# 医学影像技术考试一本通

## （第2版）

主　编　王　骏　蔡裕兴　姚志峰　高燕萍
副主编　王军英　张　驰　许　静　王　丽　郭晋刚
编　委　（按姓名汉语拼音排序）

| | |
|---|---|
| 蔡裕兴 | 南方医科大学南方医院 |
| 陈鲁东 | 中国融通医疗健康公司马鞍山八十六医院 |
| 董慧贞 | 苏州大学附属第二医院 |
| 董廷现 | 云南省肿瘤医院 |
| 冯　楠 | 石河子大学第一附属医院 |
| 高燕萍 | 云南省肿瘤医院 |
| 顾　丰 | 邳州市人民医院 |
| 郭晋刚 | 山西省肿瘤医院 |
| 冀书颖 | 河北医科大学第二医院 |
| 李开信 | 中国融通医疗健康公司马鞍山八十六医院 |
| 李　平 | 苏州市立医院 |
| 潘　礼 | 桂林医科大学第二附属医院 |
| 王晶艳 | 南京医科大学附属口腔医院（江苏省口腔医院） |
| 王军英 | 江苏卫生健康职业学院 |
| 王　骏 | 长沙医学院 |
| 王　丽 | 常州市妇幼保健院（南京医科大学常州医学中心） |
| 吴　静 | 郑州市中心医院 |
| 向镛兆 | 四川大学华西医院 |
| 许　静 | 中国人民解放军东部战区总医院 |
| 姚志峰 | 南京大学医学院附属鼓楼医院 |
| 张　驰 | 汉中市人民医院 |
| 张桂英 | 吉林省松原市中心医院 |
| 张　芹 | 淮安市涟水县人民医院 |
| 张译文 | 南京医科大学附属儿童医院 |
| 赵海涛 | 西安国际医学中心医院 |
| 周益莹 | 南京医科大学第一附属医院（江苏省人民医院） |
| 朱海燕 | 常州市妇幼保健院（南京医科大学常州医学中心） |

北京大学医学出版社

YIXUE YINGXIANG JISHU KAOSHI YIBENTONG

### 图书在版编目（CIP）数据

医学影像技术考试一本通 / 王骏等主编． -- 2版．
北京 ： 北京大学医学出版社，2025．5． -- ISBN 978-7
-5659-3382-0

Ⅰ．R445

中国国家版本馆CIP数据核字第2025FL1773号

---

医学影像技术考试一本通（第2版）

| | |
|---|---|
| 主　　编： | 王　骏　蔡裕兴　姚志峰　高燕萍 |
| 出版发行： | 北京大学医学出版社 |
| 地　　址： | （100191）北京市海淀区学院路38号　北京大学医学部院内 |
| 电　　话： | 发行部 010-82802230；图书邮购 010-82802495 |
| 网　　址： | http://www.pumpress.com.cn |
| E-mail： | booksale@bjmu.edu.cn |
| 印　　刷： | 北京瑞达方舟印务有限公司 |
| 经　　销： | 新华书店 |
| 责任编辑：赵　欣　　责任校对：靳新强　　责任印制：李　啸 |
| 开　　本： | 889 mm×1194 mm　1/16　印张：39　字数：1210千字 |
| 版　　次： | 2017年2月第1版　2025年5月第2版　2025年5月第1次印刷 |
| 书　　号： | ISBN 978-7-5659-3382-0 |
| 定　　价： | 99.00元 |

版权所有，违者必究

（凡属质量问题请与本社发行部联系退换）

# 与读者言（代前言）

《医学影像技术考试一本通》第 1 版早已售罄，我应该感谢你们：为我们打名气的同时，逼着我们改版，做到与时俱进的同时，硬逼着我们更加高效——"你快，我更快"，使我们永不懈怠。

为满足考生巨大的需求，适应学科及考试的变化，同时进一步打击因缺货造成的盗版，我与出版社作了沟通，打算再版。此提议得到了出版社的大力支持，并得到了来自全国各地同行的积极响应。我便一个段落一个段落地写，脚踏实地，一步一个脚印，有时竟耽误了吃饭。

能有今天，都是因为我在中国人民解放军东部战军总医院 28 年中边干、边想，是整个医学影像技术学组参与考试最多的一位。加之我利用业余时间还从事各类教学工作，硬逼自己每次所出的试卷与我以往任何一次所出的试卷没有一道试题是完全相同的，导致我在全院每年年底的"三基"考试中，最终只需 10 分钟，便完成了 100 题的单选题，且为满分。

正因如此，便有了这部我编写最早的考试用书。此前是在人民军医出版社一版再版，今天又在北京大学医学出版社一版再版，其实质为第 4 版。我们将医学影像成像原理、医学影像设备学、医学影像检查技术学、医学影像信息学、医学影像质量控制与安全保证、医学影像后处理技术，甚至是医学影像诊断学等进行了全面系统的梳理。为了便于大家参与各种不同目的的考试，划分为数字X 线成像技术、电子计算机断层扫描（CT）成像技术、磁共振成像（MRI）技术、数字减影血管造影（DSA）及介入技术、超声成像技术、核医学成像技术、放射治疗技术、生物医学工程技术和医学影像诊断学几大部分，达 6000 余道试题，目的就是满足在校学生的考试、入医院前准入制考试、医院各医技部门的"三基"考试、职称晋升考试的需要，与时俱进。

我始终讲，复习迎考，最佳的学习方法就是利用一部理论书籍加这本试题库一同复习，唯有用理论和系统知识武装起来的大脑，再通过该书"刷题"，温故知新，查漏补缺，才会获得最佳的学习效果，因为试题万变不离其宗。而单纯地一味"刷题"，题型、题目稍加变化，你就吃亏了，因为试题是千变万化的。在这里，我要突出强调的是，考试没有什么重点与非重点之分，重点不意味着必考，非重点也不意味着不考，只是所考的比例不同、深浅不同而已。倘若你复习时抱有侥幸心理，这个不考，那个不考，一旦碰到，就惨啦！再加上你所认为的"重点"也不是个个都有把握，而非重点在平时复习时又被你放弃了，最终的结果可想而知。

不仅如此，我还得建议大家，在"刷题"时要融会贯通、举一反三，甚至还得联系临床的工作实际，千万不能只背答案。这就如同波尔克所说，读书而不思考，等于吃饭而不消化。这就是一种学习方法，越是不会的，越是要考。如果你有了这种理念，世上无难事，你一定会一次性通过任何级别的考试，并高分通过。说穿了，考试也就是一种形式，是诸多评价体系中最公平、最公正的一种不可或缺的手段与方法。以此不断丰富、发展、完善自我，因为：知识就是力量，知识改变命运。也只有让学习成为一种生活方式，才有可能使成功成为一种习惯，才有可能从成功走向卓越。

需要指出的是，从事医学影像技术专业必须懂得医学影像诊断学，否则就是睁眼瞎。而睁眼瞎是不可能利用手中的武器，通过医学影像成像技术为影像诊断与鉴别诊断提供帮助的。而是需要对病灶进行放大扫描、薄层扫描，或是三组重组，亦或是增强扫描；以及对脂肪抑制、水抑制，甚至弥散加权成像（DWI）、灌注加权成像（PWI）和磁敏感加权成像（SWI）等进行灵活应用。这些都是作为一名医学影像技术从业人员的价值所在，以减少患者往返医院的次数，为早发现、早诊断、早治疗、精准治疗疾病提供我们应尽的责任与义务。为此，我们特地补充了医学影像诊断学的相关内容，以检查督促临床一线的工作质量与学习效果。

最后，感谢北京大学医学出版社赵欣主任等长期以来对我们的支持，我谨代表全体编委对他们的无私奉献深表敬意！同时，也衷心鸣谢各位编委的巨大付出，才使本书得以早日改版。更希望广大读者对本书一如继往地提出宝贵意见（E-mail：yingsong@sina.com；微信号：1145486363）。也正是因为有了全体同仁的关爱，才让我们有信心、有能力越做越好，这也是时代赋予我们这代人的责任、义务与使命！

王　骏

2025 年 3 月于南京都市之巅

# 目　录

## 第 1 章　数字 X 线成像技术 …………… 1

练习一…………………………………… 1
　练习一答案…………………………… 9
练习二…………………………………… 10
　练习二答案…………………………… 18
练习三…………………………………… 19
　练习三答案…………………………… 26
练习四…………………………………… 27
　练习四答案…………………………… 35
练习五…………………………………… 36
　练习五答案…………………………… 43
练习六…………………………………… 44
　练习六答案…………………………… 52
练习七…………………………………… 52
　练习七答案…………………………… 60
练习八…………………………………… 60
　练习八答案…………………………… 68
练习九…………………………………… 68
　练习九答案…………………………… 76
练习十…………………………………… 77
　练习十答案…………………………… 84
练习十一………………………………… 85
　练习十一答案………………………… 92
练习十二………………………………… 92
　练习十二答案………………………… 100
练习十三………………………………… 100
　练习十三答案………………………… 108
练习十四………………………………… 108
　练习十四答案………………………… 116
练习十五………………………………… 116
　练习十五答案………………………… 124

练习十六………………………………… 124
　练习十六答案………………………… 132
练习十七………………………………… 132
　练习十七答案………………………… 139
练习十八………………………………… 140
　练习十八答案………………………… 148
练习十九………………………………… 148
　练习十九答案………………………… 155
练习二十………………………………… 156
　练习二十答案………………………… 165
练习二十一……………………………… 166
　练习二十一答案……………………… 180

## 第 2 章　电子计算机断层扫描（CT） 成像技术…………………… 185

练习二十二……………………………… 185
　练习二十二答案……………………… 193
练习二十三……………………………… 196
　练习二十三答案……………………… 204
练习二十四……………………………… 207
　练习二十四答案……………………… 215
练习二十五……………………………… 219
　练习二十五答案……………………… 226
练习二十六……………………………… 228
　练习二十六答案……………………… 235
练习二十七……………………………… 236
　练习二十七答案……………………… 243
练习二十八……………………………… 244
　练习二十八答案……………………… 255
练习二十九……………………………… 255
　练习二十九答案……………………… 263

| | |
|---|---|
| 练习三十 | 266 |
|  练习三十答案 | 273 |
| 练习三十一 | 276 |
|  练习三十一答案 | 290 |

## 第3章  磁共振成像技术   296

| | |
|---|---|
| 练习三十二 | 296 |
|  练习三十二答案 | 303 |
| 练习三十三 | 306 |
|  练习三十三答案 | 314 |
| 练习三十四 | 316 |
|  练习三十四答案 | 323 |
| 练习三十五 | 326 |
|  练习三十五答案 | 336 |
| 练习三十六 | 338 |
|  练习三十六答案 | 346 |
| 练习三十七 | 352 |
|  练习三十七答案 | 362 |

## 第4章  数字减影血管造影（DSA）及介入技术   369

| | |
|---|---|
| 练习三十八 | 369 |
|  练习三十八答案 | 380 |

## 第5章  超声成像技术   381

| | |
|---|---|
| 练习三十九 | 381 |
|  练习三十九答案 | 390 |
| 练习四十 | 394 |
|  练习四十答案 | 400 |

## 第6章  核医学成像技术   405

| | |
|---|---|
| 练习四十一 | 405 |
|  练习四十一答案 | 413 |
| 练习四十二 | 413 |
|  练习四十二答案 | 423 |

## 第7章  放射治疗技术   428

| | |
|---|---|
| 练习四十三 | 428 |
|  练习四十三答案 | 436 |
| 练习四十四 | 440 |
|  练习四十四答案 | 449 |
| 练习四十五 | 452 |
|  练习四十五答案 | 460 |
| 练习四十六 | 463 |
|  练习四十六答案 | 471 |
| 练习四十七 | 474 |
|  练习四十七答案 | 483 |
| 练习四十八 | 487 |
|  练习四十八答案 | 495 |
| 练习四十九 | 497 |
|  练习四十九答案 | 505 |
| 练习五十 | 509 |
|  练习五十答案 | 518 |
| 练习五十一 | 521 |
|  练习五十一答案 | 530 |
| 练习五十二 | 533 |
|  练习五十二答案 | 541 |
| 练习五十三 | 544 |
|  练习五十三答案 | 552 |
| 练习五十四 | 556 |
|  练习五十四答案 | 564 |

## 第8章  生物医学工程技术   567

| | |
|---|---|
| 练习五十五 | 567 |
|  练习五十五答案 | 576 |

## 第9章  医学影像诊断学   577

| | |
|---|---|
| 练习五十六 | 577 |
|  练习五十六答案 | 584 |
| 练习五十七 | 589 |
|  练习五十七答案 | 596 |
| 练习五十八 | 600 |
|  练习五十八答案 | 611 |

# 第1章

## 数字X线成像技术

## 练习一

1. 下列**不属于**X线管焦点成像性能主要参量的是
   A．焦点（F）大小
   B．焦点调制传递函数（MTF）
   C．焦点的极限分辨率（R）
   D．焦点电流（mA）
   E．焦点的散焦值（B）

2. 关于焦点面上的线量分布，**不正确**的说法是
   A．焦点面上的线量分布不均匀
   B．焦点宽方向两端线量高
   C．焦点宽方向中间线量高
   D．焦点长方向两端线量低
   E．焦点长方向线量呈单峰分布

3. 下列照射野的叙述，正确的是
   A．照射野的大小对照片密度没有影响
   B．照射野多用铝质滤过板控制
   C．照射野越大，影像对比度越大
   D．摄影时照射野应比被检部位略小
   E．照射野增大，散射线增多

4. 关于焦点阳极效应的叙述，**错误**的是
   A．平行于X线管长轴方向上，近阳极端的X线量少
   B．平行于X线管长轴方向上，近阳极端的X线量多
   C．平行于X线管长轴方向上，近阴极端的X线量多
   D．平行于X线管短轴方向上，X线量分布相等
   E．平行于X线管短轴方向上，X线量分布对称

5. 关于有效焦点标称值的表示方法，正确的是
   A．1.0
   B．1.0 mm
   C．1.0 mm×1.0 mm
   D．1.0 cm
   E．1.0 cm×1.0 cm

6. 关于中心线的叙述，正确的是
   A．中心线一般通过被摄部位的边缘
   B．斜射线是X线摄影方向的代表
   C．中心线必须通过被摄部位的中心
   D．中心线是指从阳极靶面射出的X线
   E．中心线是X线束中垂直于窗口中心的线

7. 有关X线束的说法，正确的是
   A．X线束一般呈圆锥状束
   B．X线束范围由滤线栅控制
   C．X线束即中心线
   D．X线束多与被检部呈切线关系
   E．X线束一定与探测器垂直

8. 关于滤线栅栅比的叙述，**错误**的是
   A．栅条高度与栅条间隔之比
   B．滤线栅的几何特性之一
   C．栅比越大，消除散射线作用越好
   D．栅比亦称栅曝光量倍数
   E．高电压摄影应用大栅比滤线栅

9. 关于X线束、照射野的叙述，**错误**的是
   A．照射野的大小，多用遮线器控制
   B．摄影时，照射野应当略大于胶片尺寸
   C．X线束具有穿透性
   D．X线束是指中心线以外的射线束
   E．照射野增大，影像灰雾度增大

10. X线管发出的X线束是
    A．交叉线束
    B．垂直线束
    C．锥形线束
    D．平行线束
    E．不规则线束

11. 关于影响X线硬度的因素，正确的是
    A．管电流
    B．曝光时间

C. 焦-片距

D. 管电压

E. 肢-片距

12. 下列表示 X 线硬度的说法，正确的是

A. 摄影条件中的 X 线量

B. 摄影条件中的 X 线质

C. 摄影条件中的曝光量

D. 摄影条件中的曝光时间

E. 摄影条件中的管电流

13. 曝光时间和光强度乘积相等导致影像密度不等的现象称为

A. 静电效应

B. 反转现象

C. 间歇曝光效应

D. 互易律失效

E. 压力效应

14. 控制照射野大小的措施应是

A. 安装遮线器

B. 安装滤线栅

C. 安装集射罩

D. 安装滤过板

E. 采用空气间隙法

15. 滤线栅的栅比值越大，照片影像

A. 模糊度越高

B. 密度越高

C. 对比度越高

D. 半影越高

E. 灰雾越大

16. 下列叙述中**错误**的是

A. 荧光屏上明亮的部分，表示人体结构密度低

B. X 线照片上明亮的部分，表示人体结构密度高

C. 脂肪组织在荧光屏上表现为黑暗的阴影

D. 骨骼组织在照片上表现为白色的阴影

E. 气体在照片上表现为黑色的阴影

17. X 线穿过人体组织从易到难的顺序是

A. 肺、脂肪、肌肉、骨骼

B. 肺、肌肉、脂肪、骨骼

C. 骨骼、肌肉、脂肪、肺

D. 脂肪、肺、肌肉、骨骼

E. 骨骼、肌肉、肺、脂肪

18. 下列**不属于**滤线栅特性的是

A. 栅比（R）

B. 栅密度（n）

C. 铅容积（P）

D. X 线透过率（$T_p$）

E. 曝光量倍数（B）

19. 关于遮线器作用的叙述，**错误**的是

A. 为了提高照片影像质量

B. 用来控制照射野

C. 可以将散射线直接吸收

D. 通过减少照射面积，减少散射线

E. 在减少散射线的同时，也减少了部分原发射线

20. 关于滤过板的叙述，正确的是

A. 为了吸收原发射线中波长较长的无用软射线，从而减少被照体的皮肤剂量

B. 可以调节照射野面积，从而减少散射线

C. 可以选用适当厚度的铅板，置于 X 线管窗口处

D. 可以选用非常厚的铝板，置于 X 线管窗口处

E. 可以选用非常厚的铜板，置于 X 线管窗口处

21. 下列各项中波长最短的是

A. 红外线

B. 紫外线

C. X 线

D. 可见光线

E. 普通光线

22. 有关感光效应的叙述，**错误**的是

A. 感光效应与管电压的 $n$ 次方成正比

B. 感光效应与管电流成正比

C. 感光效应与摄影距离成反比

D. 感光效应与摄影时间成正比

E. 感光效应与滤线栅曝光量倍数成反比

23. 根据成像板（IP）应用的目的，**不存在**的类型是

A. 标准型

B. 高分辨力型

C. 减影型

D. 激发型

E. 多层体层摄影型

24. 关于摄影距离的说法，正确的是

A. 摄影距离对照片对比度影响最大

B．摄影距离对照片密度影响很小

C．X线强度在空间中遵循平方反比定律

D．焦-片距越大，照片密度越大

E．肢-片距越大，照片密度越大

25．CR系统的成像板（IP）结构中，**不存在**的结构是

A．保护层

B．成像层

C．支持层

D．背衬层

E．反射层

26．关于光电效应的说法，**错误**的是

A．使用低电压技术时，光电效应与作用物质的原子序数的四次方成正比

B．原子序数越高，光电吸收越多

C．X线减弱系数差越大，X线对比度越高

D．光电效应就是散射效应

E．光电效应随管电压的增高而减少

27．X线影像对比度的主要决定因素是

A．电流时间乘积（mAs）的大小

B．胶片γ值大小

C．管电压（kV）大小

D．被照体吸收X线差异

E．曝光时间

28．光学密度最小值的组合是

A．25 mA，1/15 s

B．50 mA，1/30 s

C．100 mA，1/60 s

D．150 mA，1/100 s

E．200 mA，1/200 s

29．下列影响X线吸收差异的因素中，**错误**的是

A．X线吸收差异越小，照片对比度越大

B．构成被检体组织的原子序数差异越大，照片对比度越大

C．构成被检体组织的厚度差异越大，照片对比度越大

D．构成被检体组织的密度差异越大，照片对比度越大

E．构成被检体组织的性质不同，对比度不同

30．管电压为40～100 kV的X线摄影称为

A．高电压摄影

B．普通电压摄影

C．软组织摄影

D．钼靶摄影

E．超高电压摄影

31．滤线栅的栅比是指

A．铝条高度与相邻两铝条间距的比值

B．铅条高度与相邻两铅条间距的比值

C．铜条高度与相邻两铜条间距的比值

D．铝条长度与相邻两铝条间距的比值

E．铅条长度与相邻两铅条间距的比值

32．关于栅比的说法，正确的是

A．栅比值越高，消除散射线作用越好

B．铝条长度越长，消除散射线作用越好

C．铅条长度越长，消除散射线作用越好

D．铜条长度越长，消除散射线作用越好

E．栅比值越低，消除散射线作用越好

33．栅密度是指

A．在滤线栅表面上单位距离内，铝条与其间距形成的线对数

B．在滤线栅表面上单位距离内，铅条与其间距形成的线对数

C．在滤线栅表面上单位距离内，铜条与其间距形成的线对数

D．在滤线栅平方面积内，铝条与其间距形成的线对数

E．在滤线栅平方面积内，铅条与其间距形成的线对数

34．栅焦距是指

A．聚焦式滤线栅的倾斜铅条会聚于空中一直线到栅平面的垂直距离

B．聚焦式滤线栅的倾斜铝条会聚于空中一直线到栅平面的垂直距离

C．聚焦式滤线栅的倾斜铜条会聚于空中一直线到栅平面的垂直距离

D．聚焦式滤线栅的倾斜铅条会聚于空中一直线到滤线栅中心的距离

E．聚焦式滤线栅的倾斜铝条会聚于空中一直线到滤线栅边缘的距离

35．关于滤线栅吸收散射线的能力，**错误**的说法是

A．栅比越大，消除散射线能力越强

B．栅密度越大，吸收散射线能力越强

C．栅容积越大，消除散射线能力越强

D．栅曝光量倍数越小，吸收散射线能力越小

E．曝光量倍数又称滤线栅因子，其越小，吸收射线能力越强

36．关于X线的传递及影像形成，**错误**的说法是
A．人体信息分布于三维空间
B．被照肢体为X线诊断信息源
C．X线影像的表现形式为三维图像
D．被照体信息须经转换介质的转换才可观察
E．X线为传递被照体信息的载体

37．下列叙述中**错误**的是
A．X线影像的传递与转换精度，取决于荧光体的发光效率等因素
B．增感屏是X线影像的转换介质之一
C．透过肢体的X线影像不能被肉眼所识别
D．X线照片上光学密度高的部位，是组织密度高的部位
E．X线照射量大的部位，胶片显影后银颗粒集中

38．有关DR的说法，**错误**的是
A．使用平板探测器（FPD）
B．图像细致程度决定于感光板像素大小尺寸
C．14英寸×17英寸的成像板像素为2500×3000以上
D．最高空间频率3～6 LP/mm
E．不可与现有X线设备配合使用

39．**不属于**影像诊断过程中的必要因素的是
A．信息质量
B．信息传递
C．信息损失
D．信息识别
E．信息判断

40．X线照片影像中**不能**显示的部位是
A．被检体的形态
B．被检体的大小
C．被检体的内部结构
D．被检体的宽容度
E．被检体的密度

41．**不属于**数字化影像的是
A．CT
B．荧光摄影
C．MRI
D．DSA
E．CR

42．X线摄影能使胶片产生的作用是
A．脱水作用
B．感光作用
C．荧光作用
D．电离作用
E．穿透作用

43．X线使胶片感光形成肉眼**不能**识别的信息影像称为
A．阴影
B．潜影
C．负像
D．图像
E．正像

44．在X线摄影时，影响照片光学密度的主要因素是
A．电流时间乘积（mAs）
B．FFD
C．管电压（kV）
D．显影加工
E．γ值

45．在普通X线检查中最常用的方法是
A．X线透视
B．X线摄影
C．X线造影检查
D．特殊X线摄影
E．X线体层摄影

46．关于X线摄影检查优点的叙述，**错误**的是
A．比透视检查照射量少
B．影像对比度比透视更高
C．有影像记录
D．密度、厚度差异极小的组织也能够清晰显示
E．操作方便

47．在X线照片影像的形成过程中，**不起**作用的是
A．X线的穿透作用
B．X线的散射线
C．X线的感光作用
D．X线的荧光作用
E．被照体对X线的吸收差异

48．下列叙述中，**不正确**的说法是
A．人眼对密度的识别能力与观片灯照度也有很大关系

B．观片灯照度的变化与照片密度表现关系密切

C．观片灯照度为 100 lux 时，透光率为 10% 的照片，其密度值为 1

D．照片密度为 1.5～2.0，可用 10000 lux 照度的观片灯观察

E．0.7～1.5 的 X 线照片密度与 10000 lux 照度的观片灯匹配最佳

49．有关 CR 的说法，**错误**的是

A．使用成像板（IP）作为高性能的中介

B．图像细致度可通过改变扫描密度来调整

C．可使用现有 X 线设备

D．无床旁照片能力

E．操作费用高于传统 X 线摄影

50．下列叙述中**错误**的是

A．在一张照片密度值处处相等的照片上无影像可见

B．照片密度值等于零的照片是不存在的

C．X 线对比度即 γ 值

D．照片密度差等于零的照片是一张废片

E．照片对比度即光学对比度

51．下列关于管电压的叙述，**错误**的是

A．管电压越高，光电吸收占比越少

B．管电压越高，康普顿吸收占比越少

C．管电压越高，照片对比度越小

D．管电压越高，影像层次越好

E．管电压越低，照片对比度越大，影像层次越差

52．下列叙述中**错误**的是

A．组织密度差越大，产生的 X 线照片对比度越小

B．组织的衰减系数与构成该物质的密度成正比

C．X 线对比度越大，影像对比度越大

D．被摄体密度、原子序数相同时，照片对比度由被摄体厚度决定

E．肢体厚度大时，照片密度小

53．为获取相同的照片密度值，焦 - 片距从 100 cm 增加至 200 cm，则所需的曝光量为原曝光量的倍数是

A．2

B．4

C．8

D．1/2

E．1/4

54．关于光学对比度与 X 线对比度的关系式，正确的是

A．$K = r \cdot K_x$

B．$K_x = r \cdot \lg K$

C．$K = \lg K_x$

D．$K = r \cdot \lg K_x$

E．$K_x = r \cdot K$

55．下列叙述中，**错误**的是

A．显影液温度过高可致照片对比度下降

B．光学对比度的形成实质是被照体对 X 线的吸收差

C．灰雾增高可致光学对比度下降

D．X 线摄影中尽量采用 γ 值大的 X 线胶片

E．影响光学对比度的主要因素为 X 线量

56．关于影像的放大，正确的叙述是

A．在 X 线摄影中，影像只有几何尺寸的改变时，称为影像的放大

B．物 - 片距越小，放大率越大

C．焦 - 片距越大，放大率越大

D．肢体与胶片紧贴，放大率越大

E．X 线焦点越小，放大率越大

57．应用 100 kV 摄影时，散射线几乎全部来自

A．光电效应

B．康普顿散射

C．不变散射

D．电子对效应

E．光核反应

58．下列关于滤线栅的叙述，**错误**的是

A．滤线栅铅条高度与充填物幅度的比值称为栅比

B．滤线栅表面单位距离内，铅条与其间距形成的线对数称为栅密度

C．栅铅条纵轴排列的方位是相互平行的称为线形栅

D．栅铅条均呈倾斜排列，半径相同并聚焦于空间的称为聚焦栅

E．滤线栅铅条高度与铅条宽度的比值称为栅比

59．**不会**产生滤线栅切割效应的情况是

A．中心射线左右偏离栅中线 5 cm

B．中心射线倾斜方向与铅条方向垂直

C. 中心射线倾斜方向与铅条方向平行

D. X线管上下偏离栅焦距

E. 聚焦栅反置使用

60. IP中成像荧光层的荧光材料是

A. 钨酸钙

B. 溴化银

C. 氟卤化钡晶体

D. 硫化镉锌/银

E. 氟卤化钡/铕

61. 下列说法中**错误**的是

A. X线与被照物体的关系不正确，可引起影像失真

B. 焦点过大，可引起影像失真

C. 中心线未对准被照物体中心，可引起歪斜失真

D. 肢-片距过大也可引起影像失真

E. 焦-片距过小也可引起影像失真

62. 关于减少影像重叠方法的说法，**错误**的是

A. 多种角度摄影

B. 旋转体位观察

C. 利用斜射线摄影

D. 放大摄影

E. 体层摄影

63. 焦点为0.3作放大摄影时，焦点的极限放大率为

A. 1.2

B. 1.5

C. 1.67

D. 2.0

E. 3.0

64. 使用滤线栅的目的在于

A. 吸收焦点外X线

B. 吸收散射线

C. 吸收原发射线及大量散射线

D. 抑制原发射线，减少散射线

E. 吸收软射线

65. **不**属于CR系统成像步骤的是

A. 记录

B. 读取

C. 复制

D. 处理

E. 显示

66. 增加窗口过滤板的厚度，可导致X线质

A. 失真

B. 变多

C. 变形

D. 变硬

E. 变软

67. 关于窗口过滤板的作用，正确的说法是

A. 减少散射线

B. 抑制散射线

C. 吸收散射线

D. 吸收漏射线

E. 吸收原发射线

68. CR系统的关键元件（信息载体）是

A. 增感屏

B. X线胶片

C. 暗盒

D. 成像板（IP）

E. 光盘

69. 在滤线栅使用原则中，X线管电压须超过

A. 55 kV

B. 60 kV

C. 65 kV

D. 70 kV

E. 75 kV

70. 入射光子能量恰好等于某原子轨道的结合能时，光电效应的产生概率

A. 突然减少

B. 突然增大

C. 变为零

D. 变为100%

E. 不变

71. 在滤线栅使用原则中，肢体厚度应超过

A. 5 cm

B. 10 cm

C. 15 cm

D. 20 cm

E. 25 cm

72. 在X线摄影中，表示X线量的是

A. 靶物质

B. 半价层

C. 电压波形

D. 管电压（kV）

E. 电流时间乘积（mAs）

73. 下列物质可用作滤线栅板填充物的是
    A. 铜
    B. 钨
    C. 锌
    D. 铝
    E. 铁

74. 下列 X 线特性中，属于放射治疗基础的是
    A. 穿透作用
    B. 荧光作用
    C. 电离作用
    D. 感光作用
    E. 脱水作用

75. 铅玻璃长期受 X 线照射可产生
    A. 穿透作用
    B. 荧光作用
    C. 电离作用
    D. 感光作用
    E. 着色作用

76. 遮线器的主要作用是
    A. 吸收散射线
    B. 吸收漏射线
    C. 减少散射线
    D. 抑制散射线产生
    E. 控制原发射线

77. 空气间隙法的主要作用是
    A. 吸收散射线
    B. 吸收漏射线
    C. 减少散射线
    D. 抑制散射线产生
    E. 吸收原发射线

78. 制作直接数字化 X 线摄影的平板探测器（FPD）的材料是
    A. 碘化铯 [CsI（Tl）]
    B. 非晶硒（Se）
    C. 二极管
    D. 碘化银
    E. 氟卤化钡晶体

79. 解决常规 X 线摄影的数字化问题的核心部分是
    A. 三维信号的数字采集
    B. 二维信号的数字采集
    C. 三维信号的图像采集
    D. 二维信号的图像采集
    E. 三维信号的图像处理

80. 计算机 X 线摄影的英文缩写是
    A. DR
    B. DSA
    C. CR
    D. CT
    E. MR

81. 光学对比度的计算式是
    A. $D = \lg I_0/I$
    B. $K = D_1 - D_2$
    C. $K = r \cdot \lg K_x$
    D. $S = H/K$
    E. $R = 1/2d$

82. 光学密度的表达式是
    A. $D = \lg I_0/I$
    B. $K = D_1 - D_2$
    C. $K = r \cdot \lg K_x$
    D. $S = H/K$
    E. $R = 1/2d$

83. 512×512 表示方式代表的是
    A. 像素
    B. 矩阵
    C. 体素
    D. 视野
    E. 灰阶

84. 光学对比度与照片清晰度的关系是
    A. $D = \lg I_0/I$
    B. $K = D_1 - D_2$
    C. $K = r \cdot \lg K_x$
    D. $S = H/K$
    E. $R = 1/2d$

85. 医用 X 线波长范围是
    A. 1.24/U（nm）（U 为管电压）
    B. $1.5 \lambda_{min}$
    C. $2.5 \lambda_{min}$
    D. 0.008 ~ 0.06 nm
    E. $3.5 \lambda_{min}$

86. 评价 X 线管焦点成像性能的主要参数，**错误**的说法是
    A. 焦点的大小
    B. 焦点的极限分辨力
    C. 曝光条件

D．焦点的增涨值

E．焦点的调制传递函数

87．与 X 线管有效焦点尺寸有关的因素，**错误**的是

　　A．X 线机本身的设计

　　B．阴极灯丝的形状

　　C．焦点的投影方位

　　D．摄影时焦点面的方位

　　E．曝光条件

88．下列缩小半影的措施中，**错误**的是

　　A．使用小焦点

　　B．缩小肢-片距

　　C．缩小照射野

　　D．增大焦-肢距

　　E．增大焦-片距

89．下列**不能**决定 X 线束能量的是

　　A．X 线光子的数目

　　B．单个光子的能量大小

　　C．管电流量

　　D．管电压

　　E．曝光时间

90．对 X 线质的叙述，**错误**的是

　　A．X 线质与光子数目有关

　　B．X 线质反映了 X 线穿透物质本领的大小

　　C．X 线波长越短，线质越硬

　　D．X 线频率越高，穿透力越强

　　E．用管电压数值可以表示 X 线质

91．X 线摄影时，关于有效缩小照射野的说法，**错误**的是

　　A．减少 X 线照射量

　　B．提高影像质量

　　C．减少散射线

　　D．降低影像的密度

　　E．增加 X 线照射量

92．关于"透过人体后的射线"，叙述**错误**的是

　　A．是减弱后的射线

　　B．具有 X 线对比度

　　C．具有肢体对 X 线吸收后的差异

　　D．不具有肢体的信息

　　E．是肉眼观察不到的影像信息

93．下列叙述中，**错误**的是

　　A．X 线管发射的 X 线不具有任何医学信号

　　B．X 线照射人体后可形成 X 线对比度

　　C．透过人体后，射线载有被照体信息

　　D．透过人体后，射线不均匀分布

　　E．X 线对比度即 X 线影像相邻两处的密度差

94．由照片影像转换为人脑的诊断图像，其传递精度**不**取决于

　　A．观察器的色光种类

　　B．观察屏的亮度

　　C．荧光屏的性能

　　D．观察者的视力

　　E．观察者的心理状态

95．关于成像板上的潜影信息变成数字图像的程序，下列正确的是

　　A．成像板→激光束扫描→荧光→光电倍增管→电信号→A/D 转换→计算机→数字图像

　　B．成像板→紫外线扫描→荧光→光电倍增管→电信号→A/D 转换→计算机→数字图像

　　C．成像板→激光束扫描→荧光→光电倍增管→电信号→D/A 转换→计算机→数字图像

　　D．成像板→激光束扫描→荧光→摄像机→电信号→A/D 转换→计算机→数字图像

　　E．成像板→红外线扫描→荧光→光电倍增管→电信号→A/D 转换→计算机→数字图像

96．数字量转换为模拟量称作

　　A．D/B 转换

　　B．D/C 转换

　　C．D/A 转换

　　D．B/D 转换

　　E．C/D 转换

97．下列叙述中，**错误**的是

　　A．焦点的大小是影响影像清晰度的主要原因之一

　　B．焦点是一个微小的点，不具备几何学面积

　　C．X 线影像显示的只是物体的放大影像

　　D．焦点的优劣直接影响成像质量

　　E．为了提高影像质量，日常工作中可尽量使用小焦点摄影

98．从 X 线到影像直接完成转换的成像设备是

　　A．非晶硒平板探测器

　　B．碘化铯+非晶硅平板探测器

　　C．LI＋TV 摄像机

　　D．闪烁体＋CCD 摄像机阵列

　　E．成像板（IP）

99．下列叙述中，正确的是
　　A．借助强光灯可提高识别高密度照片的能力
　　B．借助强光灯还可提高识别高密度组织结构的能力
　　C．观察密度偏低的照片比密度偏高的照片要省力一些
　　D．照片本底灰雾等于片基密度值
　　E．各部位标准照片影像的标准范围相同

## 练习一答案

1．D　2．C
3．E　照射野的大小对照片密度有一定的影响。照射野越大，散射线越多，影像对比度越低，但通常摄影时照射野应比被检部位略大。
4．B　平行于X线管长轴方向上，近阳极端的X线量少，近阴极端的X线量多；而平行于X线管短轴方向上，X线量分布相等，X线量呈分布对称。
5．A　根据国际电工委员会［IEC 336号出版物（1982年）］规定，有效焦点标称值用无量纲数字表示。
6．E　中心线一般通过被检部位中心垂直射入影像接收器中心。
7．A　X线管套上X线窗口呈圆形，故X线束一般呈圆锥状束，其摄影范围由缩光器控制，调成各种矩形。
8．D　栅比是栅条高度与栅条间隔之比，它是滤线栅的几何特性之一，栅比越大，消除散射线作用越好，但所需的原发射线量加大，增加了受检者X线辐射；X线摄影所采用的电压越高，则所需滤线栅的栅比越高。
9．D　照射野的大小，多用遮线器控制；摄影时，照射野应当略大于胶片尺寸，照射野增大，影像灰雾度增大，对比度下降；X线束中，中心线以外的射线称为斜射线。
10．C　11．D　12．B　13．D　14．A
15．C　栅比越大，消除散射线的能力越强，图像对比度越高。
16．C　在荧光屏上，明亮的部分表示人体结构密度低，X线易于穿透；在X线照片上，明亮的部分表示人体结构密度高，X线不易穿透。
17．A　18．D
19．C　遮线器通常是用来控制照射野，通过减少照射面积，间接地减少散射线，提高照片影像质量的同时，减少了受检者的辐射；但在减少散射线的同时，也减少了部分原发射线。
20．A　21．C
22．C　感光效应与摄影距离的平方成反比。
23．D
24．C　X线强度在空间中遵循平方反比定律，焦-片距越大，照片密度越小；肢-片距越大，照片密度越小。
25．E
26．D　康普顿效应就是散射效应，随管电压的增高而增高。
27．D
28．E　光学密度通常与电流时间乘积有关，即电流时间乘积值越大，则密度值越大。
29．A　X线吸收差异越小，照片对比度越小；构成被检体组织的原子序数差异越大，照片对比度越大；构成被检体组织的厚度差异越大，照片对比度越大；构成被检体组织的密度差异越大，照片对比度越大；构成被检体组织的性质不同，对比度不同。

30．B  高电压摄影指管电压在 100 kV 以上所进行的 X 线摄影；钼靶摄影指管电压在 40 kV 以下所进行的 X 线摄影；两者之间则为普通电压摄影。

31．B

32．A  栅比值越高，消除散射线作用越好，但同时也滤过原发射线，为得到相同的密度值，需相应加大 X 线摄影剂量，这样受检者剂量也相应增加。

33．B  34．A

35．E  栅比越大，消除散射线能力越强；栅密度越大，吸收散射线能力越强；栅容积越大，消除散射线能力越强；曝光量倍数又称滤线栅因子，其越大，吸收射线能力越强。

36．C  37．D

38．E  DR 可以与现有 X 线设备配合使用，如改装的 DR。

39．C  40．D  41．B  42．B  43．B  44．A  45．B

46．D  X 线摄影检查的优点是：比透视检查照射量少，影像对比度比透视更高，有影像记录，操作方便。

47．B  48．B  49．D  50．C

51．B  波长 $\lambda_{min}$ = 1.24/kV（nm），管电压越高，光电吸收占比例越少，康普顿吸收占比越大；管电压越高，X 线波长越短，其穿透力越强，照片层次越丰富；管电压越高，单位容积内 X 线碰撞的机会增多，致使散射线（或二次射线）增多，图像灰雾加大，对比度下降。

52．A  53．B  54．B  55．E

56．E  放大率 $M = 1 + b/a = 1 + 0.2/F$，$a$ 为焦 - 肢距，$b$ 为肢 - 片距，$F$ 为焦点大小。物 - 片距越小，放大率越小；焦 - 片距越大，放大率越小；X 线焦点越小，放大率越大。

57．B  58．E

59．C  中心射线左右偏离栅中线 5 cm、中心射线倾斜方向与铅条方向垂直、X 线管上下偏离栅焦距、聚焦栅反置使用均为滤线栅的禁忌。

60．C  61．B  62．D  63．C  64．B  65．C  66．D  67．E  68．D  69．B  70．B  71．C

72．E  73．D  74．C  75．E  76．E  77．C  78．D  79．C  80．C  81．B  82．A  83．B

84．D

85．D  医用 X 线管电压范围为 20 ～ 150 kV，$\lambda_{min}$ = 1.24/U（nm）。U = 20 kV 时，$\lambda_1$ = 0.06 nm；U = 150 kV 时，$\lambda_2$ = 0.008 nm。

86．C  87．D

88．C  缩小半影的措施：使用小焦点、缩小肢 - 片距、增大焦 - 肢距、增大焦 - 片距。

89．E  90．A  91．E  92．D  93．E  94．C  95．A  96．C  97．B  98．A  99．B

# 练习二

1．下列叙述中，正确的是
　　A．管电压一定时，决定影像密度的因素是管电流量
　　B．不同的曝光量，在照片上密度值是相同的
　　C．照射量与密度值是固定的正比关系
　　D．曝光过度时，照片密度值变化更大
　　E．X 线胶片对照射量的反应也影响照片影像密度

2．下列叙述中，**错误**的是
　　A．照片密度与照射量的关系是由胶片特性曲线来描绘的
　　B．特性曲线不同，照射量与密度之间的关系会改变
　　C．特性曲线直线部分的照片密度与照射量成

正比

D．特性曲线的斜率大者，密度增加幅度亦大

E．特性曲线趾部呈现的密度与胶片接受的感光效应成正比

3．下列叙述中，**错误**的是

A．胶片γ值不变，用不同的线质摄影时照片对比度不同

B．骨组织和脂肪组织在不同管电压时线吸收曲线不相同

C．肌肉组织的线吸收曲线在高管电压或低管电压时有明显差异

D．高电压摄影时，骨、肌肉、脂肪组织的X线量吸收差异不大

E．低电压摄影时，骨、肌肉、脂肪组织的X线量吸收差异大

4．**不属于**直接影响光学对比度的因素的是

A．胶片γ值

B．X线质

C．散射线

D．X线量

E．被照体本身

5．下列叙述中，**错误**的是

A．X线摄影中尽量采用γ值大的X线胶片

B．光学对比度的形成实质是被照体对X线的吸收差

C．影响光学对比度的主要因素为X线量

D．灰雾增高可致光学对比度下降

E．显影液温度过高可致照片对比度下降

6．下列叙述中，**错误**的是

A．大物体密度小，小物体密度大，重叠投影时小物体可以显示

B．为减少重叠可采取切线投影

C．大、小物体密度相等，密度均较高时，重叠投影时小物体隐约可见

D．大、小物体密度相等，密度均较低时，重叠投影时小物体不能显示

E．大物体密度大，小物体密度小，重叠投影后小物体不能显示

7．当前动态范围和量子检出率均高的检测器属

A．成像板转换器

B．硒鼓检测器

C．平板探测器

D．CCD摄像机阵列器件

E．影像增强器

8．关于平板探测器的叙述，**错误**的是

A．将透过人体的X线光子转换成数字图像

B．工作效率提高

C．动态范围较屏-片系统大

D．物理性能与屏-片系统相同

E．DQE比CR系统高

9．**不属于**照片标记的基本内容的是

A．X线片号

B．摄影部位

C．摄影日期（年、月、日）

D．左、右方位

E．姓名

10．关于口腔曲面全景体层摄影的临床应用叙述，**错误**的是

A．全口牙位曲面体层

B．上颌骨位曲面体层

C．下颌骨位曲面体层

D．颧骨位曲面体层

E．颞下颌关节曲面体层

11．关于CR的工作原理，**错误**的是

A．IP由基层、荧光体层和保护层构成

B．透过人体的X线光子以潜影形式储存在荧光层的晶体内

C．透过人体的X线光子被IP转换成数字图像

D．IP在读出装置接受激光束扫描

E．激光束激发出的荧光与潜影成正比

12．X线摄影的模糊阈值是

A．0.1 mm

B．0.2 mm

C．2.0 mm

D．0.1 cm

E．0.2 cm

13．伦琴发现X线的时间是

A．1985年11月8日

B．1895年11月8日

C．1985年12月8日

D．1895年12月8日

E．1896年12月22日

14．**不应**用X线为能量源的检查是

A．CR

B. CT
C. MRI
D. DSA
E. DR

15. 高速电子与阳极靶物质发生相互作用时
    A. 产生连续X线
    B. 只产生特性X线
    C. 产生连续X线和特性X线
    D. 不产生X线
    E. 产生电子线

16. X线摄影中表示X线量的是
    A. 半值层
    B. 靶物质
    C. 管电压
    D. 电流时间乘积
    E. 电压波形

17. 在X线管中，当高速电子与阳极靶相互作用时，绝大部分高速电子的能量转变为
    A. X线的能量
    B. 热能
    C. 连续X线的能量
    D. 特性X线的能量
    E. 电子对的能量

18. 有关中心线、照射野的叙述，**错误**的是
    A. X线束入射于被照体的曝光面的大小称照射野
    B. 摄影时照射野应缩小到能容下被检部位的标度
    C. 照射野的大小大多用遮线器控制
    D. 来自中心部分的X线为中心线
    E. 中心线必须垂直于被照体中心

19. 关于X线信息影像形成与传递的叙述，**错误**的是
    A. X线管射出的X线强度分布是不均匀的
    B. X线透过被照体后就形成了X线信息影像
    C. 被照体是信息源
    D. X线是信息源
    E. 可见光透过照片后在视网膜形成视觉影像

20. 与常规X线摄影比，**不是**DR的优点的是
    A. 转换效率非常高
    B. 动态范围宽广
    C. 密度分辨率高
    D. 空间分辨率高
    E. 高MTF特性

21. 影响X线照片对比度的最主要因素是
    A. 管电流
    B. 管电压
    C. 焦-片距
    D. 物-片距
    E. 曝光时间

22. **不属于**X线产生应具备的条件的是
    A. 阳极旋转
    B. 高真空
    C. 电子云
    D. 电子的骤然减速
    E. 电子的高速运动

23. 有关连续放射的解释，正确的是
    A. 它是高速电子与靶物质原子的原子核相互作用的结果
    B. 它的质决定于管电流
    C. 它与高速电子能量无关
    D. 它是高速电子与靶物质原子的轨道电子相互作用的结果
    E. 它的质量与靶物质的原子序数无关

24. 关于X线性质的叙述，**不正确**的是
    A. X线与可见光一样均为电磁波
    B. X线具有波动性和微粒性
    C. 康普顿吸收证明了它的波动性
    D. 光电吸收和X线的荧光作用证明了它的微粒性
    E. 干涉和衍射证明了它的波动性

25. CR经X线照射后在成像板存留的是
    A. 模拟影像
    B. 数字影像
    C. 黑白影像
    D. 彩色影像
    E. 电信号

26. 用于读出CR中X线影像信息的光束是
    A. 可见光
    B. 红外线
    C. 紫外线
    D. 激光
    E. 电子线

27. **不影响**X线对比度的因素是

A．胶片性能

B．被照体密度

C．散射效应

D．X线波长

E．被照体厚度

28．关于高电压摄影，**不正确**的技术是

A．管电压大于 120 kV

B．可缩短曝光时间

C．最好用低反差胶片

D．改善图像空间分辨率

E．用栅比高的滤线装置

29．关于高电压摄影优点的叙述，**不正确**的是

A．减少X线用量

B．提高解像力

C．提高图像锐利度

D．延长球管寿命

E．增加图像对比度

30．关于X线线衰减系数 μ，**错误**的叙述是

A．X线穿过人体某一部位时，其强度按指数规律吸收衰减

B．X线线衰减系数与物质的原子序数和密度有关

C．X线线衰减系数与物质的厚度有关

D．X线线衰减系数与CT扫描的时间有关

E．X线线衰减系数与CT扫描时所采用的能量大小有关

31．在X线管中，电子撞击阳极靶面的动能，决定于

A．管电流大小

B．管电压大小

C．灯丝电压大小

D．靶物质的性质

E．作用时间

32．只用X线的微粒性**不能**作出完善解释的现象是

A．X线激发荧光现象

B．X线反射现象

C．X线使气体电离现象

D．X线衍射现象

E．X线散射现象

33．从X线到影像按潜影→可见光→数字影像这一程序转换的是

A．I.I＋TV摄像机

B．成像板

C．闪烁体＋CCD摄像机阵列

D．直接转换平板探测器

E．间接转换平板探测器

34．屏-片与数字平板X线摄影的共同之处是

A．图像存储

B．成像能源

C．转换介质

D．成像方式

E．传输方式

35．关于X线产生原理，**错误**的叙述是

A．高速电子和阳极靶物质相互进行能量转换的结果

B．利用靶物质轨道电子结合能

C．利用原子存在于最低能级的需要

D．利用阳极靶的几何形状和倾斜角度

E．利用靶物质的核电场

36．关于连续放射，正确的叙述是

A．高速电子在改变方向时因能量增加而增速

B．是高速电子击脱靶物质原子内层轨道电子的结果

C．只服从靶物质的原子特性

D．产生的辐射波长呈线状分布

E．连续放射又称韧致放射

37．关于特性放射，正确的叙述是

A．是在靶物质的原子壳层电子跃迁中产生的

B．产生的X线光子能量与冲击靶物质的高速电子的能量有关

C．是高速电子与靶物质原子核相互作用的结果

D．产生的辐射波长呈分布很广的连续X线谱

E．特性放射**不是**标识放射

38．关于平板探测器的叙述，**错误**的是

A．有直接转换型和间接转换型

B．其极限分辨率比屏-片系统低

C．其MTF比屏-片系统低

D．其DQE比屏-片系统高

E．DQE比CR系统高

39．X线剂量测量、X线治疗、X线损伤的基础是

A．穿透作用

B．荧光作用

C．电离作用

D．感光作用
E．反射作用

40．对于 X 线强度的理解，**错误**的是
   A．指在垂直于 X 线传播方向的单位面积上，单位时间内通过的 X 线光子数量与能量之和
   B．指 X 线束光子数量乘以每个光子的能量
   C．X 线质与量的乘积
   D．X 线曝光量
   E．X 线的硬度或穿透力

41．关于 X 线强度的影响因素，正确的叙述是
   A．靶物质、管电压、管电流是决定 X 线强度的三个因素
   B．靶物质的原子序数越高，X 线产生的效率越低
   C．管电压与冲击阳极靶面的电子数量有关
   D．管电流决定着高速电子的能量大小
   E．管电压是唯一因素

42．关于像素的叙述，正确的是
   A．像素就是体素
   B．计算机图像处理方法中图像的一个基本单元
   C．图像重建中的一个容积素
   D．探测器阵列中的一个单元
   E．图像灰阶标尺中的一个刻度

43．关于 CR 的特点，**错误**的是
   A．用途广，适应性强
   B．动态范围大
   C．密度分辨率高
   D．可进行血管造影
   E．数字图像

44．关于 CR 成像优、缺点的叙述，**错误**的是
   A．空间分辨率比屏-片系统高
   B．可与原有的 X 线摄影设备匹配工作
   C．具有后处理功能
   D．时间分辨率较差
   E．空间分辨率比屏-片系统低

45．关于 X 线检查的限度，**错误**的叙述是
   A．受病变密度的限制
   B．受病变反应时间的限制
   C．受病变部位的限制
   D．受发育方面的限制
   E．受 X 线本身的限制

46．关于 X 线摄影检查的优点，**错误**的叙述是
   A．对功能的观察优于透视
   B．成像清晰
   C．对比度良好
   D．有客观记录
   E．能显示密度、厚度差异小的部位

47．在 X 线摄影中，病变的发现与显示取决于
   A．使病变显示出来的对比度和适当体位
   B．病变形状
   C．临床资料
   D．诊断医生的诊断水平
   E．病变器官的功能状态

48．关于显示病变的最佳体位的含义，**错误**的是
   A．常规体位是最标准、最易发现和显示病变的体位
   B．遵循 X 线摄影的常规体位、中心角度和投射方向
   C．当病变部位与常规体位不一致时，可利用荧光透视转动不同体位，找出其病变显示的特异征象
   D．对处于边缘部位的病变，只有采取切线位才能显示
   E．显示病变与摄影体位无关

49．X 线摄影产生影像**不对称**的原因是
   A．焦-片距过大或过小
   B．管电压过高或过低
   C．电流时间乘积过大或过小
   D．中心射线束倾斜或物体旋转
   E．化学冲洗过度或不足

50．关于切线效果，**错误**的说法是
   A．被照体局部的边缘部分与 X 线束垂直时形成
   B．胸片上锁骨伴随阴影是切线效果
   C．胸片上女性乳腺阴影是切线效果
   D．胸片上叶间裂显示的线状阴影是切线效果
   E．摄影时要充分注意切线效果的临床意义

51．关于摄影的基本概念，**错误**的是
   A．摄影是利用光或其他能量表现被照体信息状态，并以可见光学影像进行记录的一种技术
   B．影像是用能量或物理量，把被照体信息表现出来的图案

C．信息信号是由载体表现出来的单位信息量

D．将载体表现出来的信息信号加以配列，就形成了表现信息的影像，此配列称成像系统

E．摄影程序：光或能量→检测→信号→图像形成

52．X线信息影像的形成与传递中，叙述**错误**的是

A．第一阶段形成的X线信息影像可以被肉眼识别

B．第二阶段是把X线信息影像转换成为可见密度影像的中心环节

C．第三阶段要借助观片灯，将密度分布转换成为可见光的空间分布，传递到视网膜

D．第四阶段要通过视网膜上明暗相间的图案，形成意识上的影像

E．第五阶段通过识别、判断作出评价或诊断

53．X线摄影的目的是

A．掌握X线机的性能

B．正确使用摄影条件

C．在允许的辐射剂量内，获得最有效的影像信息

D．发挥增感屏-胶片体系的信息传递功能

E．掌握显影加工技术

54．X线照片影像的形成过程中，**不起**作用的是

A．X线的穿透作用

B．X线的荧光作用

C．X线的散射线

D．X线的感光作用

E．被照体对X线的吸收差异

55．构成X线照片影像的四大要素**不包括**

A．密度

B．厚度

C．对比度

D．锐利度

E．失真度

56．关于数字X线成像方法的叙述，**错误**的是

A．胶片数字化仪不是数字化X线成像方式

B．计算机X线摄影是数字化X线成像方式

C．非直接转换技术是数字化X线成像方式

D．直接转换技术是数字化X线成像方式

E．硒鼓技术用于直接放射成像技术

57．数字摄影中**不能**进行图像重建的是

A．DR

B．MRI

C．DSA

D．CT

E．CR

58．需要降低摄影条件的病理改变是

A．骨硬化

B．骨囊肿

C．肺不张

D．胸腔积液

E．腹水

59．需要增加摄影条件的病理情况是

A．脑积水

B．关节炎

C．骨囊肿

D．骨萎缩

E．液气胸

60．X线光子统计涨落的照片记录称为

A．量子斑点

B．屏结构斑点

C．胶片结构斑点

D．分辨率

E．增感率

61．在操作X线机时，**错误**的方法是

A．电源电压不超过规定电压±10%

B．搁置时间长则经过训练后再使用

C．X线管套表面温度不超过50~60℃

D．曝光过程可临时调动各调节旋钮

E．高压电缆弯曲弧度直径不宜过小

62．哪项X线检查能满足：①可变动被检者体位，采取不同方向观察；②可了解器官的动态变化；③能即刻作出初步的结论

A．透视

B．摄影

C．造影

D．CT

E．MRI

63．DR系统所用射线剂量

A．比屏-片系统多

B．比普通摄影剂量小

C．与普通摄影剂量相同

D．不能确定

E. 差不多

64. DR 系统的背景噪声与 CR 系统和屏-片系统比较
   A. 比 CR 的大
   B. 与 CR 的相同
   C. 与普通屏-片系统相同
   D. 比屏-片系统大
   E. 比 CR 的小

65. CR 系统中 RE 是以下哪项的缩写
   A. 频率等级
   B. 频率类型
   C. 频率增强
   D. 旋转量
   E. 旋转中心

66. X 线信息影像的形成是在哪一阶段
   A. X 线到达被照体之前
   B. X 线照片冲洗之后
   C. X 线透过被照体之后
   D. 视觉影像就是 X 线信息影像
   E. 在大脑判断之前

67. 关于 X 线照片影像形成的叙述，**错误**的是
   A. 原发 X 线经被照体吸收与散射后由屏-片体系转换而成
   B. 利用了 X 线透射线的直进性
   C. 透过被照体的透射线和散射线形成照片影像
   D. 照片接受的散射线不形成影像
   E. 利用了 X 线的穿透性

68. 在 CR 系统中固有噪声**不包括**
   A. IP 结构噪声
   B. 胶片的结构噪声
   C. 激光噪声
   D. X 线量子噪声
   E. 模拟电路噪声

69. 关于 X 线强度分布的叙述，正确的是
   A. 与靶面倾斜角度无关
   B. 阴极端 X 线强度弱
   C. 照射野内分布均匀
   D. X 线管短轴方向两侧对称
   E. 与靶面状况无关

70. 关于光电效应的叙述，**不正确**的是
   A. 光电效应产生特性放射
   B. 光电效应发生在诊断 X 线范围内
   C. 管电压为 70 kV 以下的光电效应为主要作用形式
   D. 骨比软组织的光电吸收系数大
   E. 光电效应也产生韧致放射

71. CR 系统的宽容度比普通屏-片系统的
   A. 小
   B. 相同
   C. 大
   D. 不确定
   E. 相似

72. IP 在一次摄影读取完影像，并消除余影后
   A. 不能再次使用
   B. 需要换 IP
   C. 间歇一段时间后再用
   D. 专人专板
   E. 可再次使用

73. 在管电压与管电流相同时，与连续 X 线强度有关的是
   A. 靶面的倾角
   B. 管内真空程度
   C. 靶物质的厚度
   D. 靶物质的原子序数
   E. 阳极和阴极之间的距离

74. 决定 X 线性质的是
   A. 管电压
   B. 管电流
   C. 电流时间乘积
   D. 曝光时间
   E. 摄影距离

75. 关于 X 线强度的叙述，**错误**的是
   A. X 线管电压增高，X 线波长变短
   B. 高压波形不影响 X 线强度
   C. X 线质是由管电压决定的
   D. X 线量用电流时间乘积（mAs）表示
   E. X 线质也可用 HVL 表示

76. $I = I_0 e^{-\mu D}$ 中，表示入射 X 线强度的是
   A. $I$
   B. $I_0$
   C. e
   D. $\mu$
   E. $D$

77. 原子中，外层电子向最内层轨道跃迁时，释放

的 X 线光子称为
   A．K 系特性放射
   B．L 系特性放射
   C．M 系特性放射
   D．N 系特性放射
   E．O 系特性放射

78．IP 信息量最大的尺寸是
   A．14 英寸 ×17 英寸
   B．14 英寸 ×14 英寸
   C．11 英寸 ×14 英寸
   D．10 英寸 ×12 英寸
   E．8 英寸 ×10 英寸

79．表现出 X 线具有微粒性的现象是
   A．频率
   B．波长
   C．能量
   D．折射
   E．反射

80．在诊断 X 线范围内，下列叙述**错误**的是
   A．相干散射不产生电离过程
   B．光电效应产生的概率在 40%
   C．康普顿效应产生的概率与能量成正比
   D．不发生电子对效应
   E．不发生光核反应

81．关于照片影像对比度的叙述，**错误**的是
   A．乳腺选用低电压为提高影像对比
   B．骨骼照片有良好的对比
   C．离体的肺组织照片对比低
   D．消化道组织本身影像对比最好
   E．高电压摄影影像对比降低

82．与几何模糊**无关**的因素是
   A．焦 - 片距
   B．物 - 片距
   C．阳极效应
   D．焦点面积
   E．被照体形态

83．有关感光效应的叙述，正确的是
   A．感光效应与管电压成反比
   B．感光效应与管电压 $n$ 次方成正比
   C．感光效应与管电压成正比
   D．感光效应与管电压平方成反比
   E．感光效应与管电压平方成正比

84．关于 IP 的叙述，**错误**的是
   A．IP 是一种成像转换器件
   B．IP 不产生潜影
   C．带有潜影的 IP 被激光照射后发出蓝色荧光
   D．IP 被可见强光照射后潜影信息会消失
   E．IP 的型号不同对 X 线的敏感度也不同

85．在 $S = (D_1 - D_2)/H = K/H$ 中，$S$ 为锐利度，$K$ 为对比度，$H$ 是
   A．高度
   B．密度
   C．厚度
   D．模糊值
   E．灰雾值

86．目前 IP 的尺寸**不包括**
   A．14 英寸 ×17 英寸
   B．14 英寸 ×14 英寸
   C．10 英寸 ×12 英寸
   D．8 英寸 ×10 英寸
   E．5.5 英寸 ×14 英寸

87．关于照片对比度与层次的概念叙述，**错误**的是
   A．照片反映出的各组织影像的密度等级为层次
   B．密度等级越多，层次就越丰富
   C．层次表示信息量
   D．照片上相邻两组织的密度差为照片对比度
   E．照片对比度与层次是同一概念

88．IP 是哪项的英文缩写
   A．暗盒
   B．屏 - 片体系
   C．成像板
   D．激光胶片
   E．增感屏

89．影像的放大率 $M = S/G = 1 + b/a$ 中，下列表述**错误**的是
   A．$S$—肢体在照片上的影像大小
   B．$G$—被照体大小
   C．$M$—放大率
   D．$a$—焦 - 肢距
   E．$b$—焦 - 片距

90．关于照片影像失真度概念的叙述，正确的是
   A．标准的优秀照片影像不应有任何失真度
   B．影像的变形是被照体不等量放大的结果

C．失真度与焦点、被照体及胶片三者间位置无关

D．位置变形不是影像的变形

E．放大变形不是影像的变形

91．CR 技术**不包括**
   A．动态成像
   B．双面阅读方式
   C．结构化存储荧光体
   D．线扫描方式
   E．双能量减影

92．CR 影像的噪声源**不包括**
   A．成像板
   B．扫描装置
   C．曝光量大小
   D．X 线机的功率
   E．X 线量子噪声

93．中心线以外的射线称
   A．平行线
   B．垂直线
   C．轴线
   D．斜射线
   E．中心线

94．CR 系统的空间分辨率主要取决于
   A．激光束的直径
   B．激光源的强度
   C．荧光点的尺寸
   D．采样间隔

E．成像板的扫描间隔

95．与屏-片系统相比，关于 CR 特点的叙述，**错误**的是
   A．具有更宽的曝光范围
   B．极大地简化了工作流程
   C．强大的后处理功能可提高图像质量
   D．一定程度上降低被检者辐射剂量
   E．分辨率能基本满足临床需要

96．关于 CCD 的叙述，**错误**的是
   A．是一种半导体器件
   B．是一种固体摄像器
   C．是一种发光二极管
   D．是一种电耦合器件
   E．是一种光照下能产生电荷的器件

97．**不影响** X 线对比度的因素是
   A．X 线源与人体间的距离
   B．人体组织的原子序数
   C．物质的线吸收系数
   D．人体组织的密度
   E．X 线波长

98．影响 CCD 探测器空间分辨率的是
   A．入射光子能量
   B．入射光子数量
   C．光敏元件种类
   D．光敏元件数量
   E．电路排列方式

## 练习二答案

1．E

2．E  胶片的特性曲线由趾部、直线部、肩部、反转部组成，对 X 线摄影而言，主要是利用其直线部，而数字 X 线摄影的直线部是屏-片系统直线部宽容度的 4 个数量级。

3．C  4．D  5．C  6．D  7．E  8．D  9．B  10．D  11．C  12．B  13．B  14．C  15．C  16．D  17．B  18．E  19．D  20．D  21．B

22．A  X 线产生应具备的条件：高真空，X 线两端存在电压差才会有电子云和电子的高速运动，靶面阻挡才会使得电子骤然减速。

23．A  高速电子受靶物质原子核电场作用程度不同，损失能量不同，产生不同波长的 X 线。

24．C  25．A  26．D  27．A  28．C

29．E  X 线高电压摄影的优势在于：减少 X 线用量，便于受检者防护；提高解像力、图像的空间分辨力；

摄影时间缩短，可提高图像锐利度；延长球管寿命。其缺点是：因 X 线散射线的增大，致使图像灰雾增加，对比下降；为此，随着管电压的增大，需使用高栅比滤线栅。

30．D　31．B　32．D　33．B　34．B　35．D　36．E　37．A　38．C　39．C　40．D　41．A

42．B　像素是平面最小单位，体素是立体最小单位。

43．D　44．A　45．E　46．A　47．A　48．E　49．D　50．A　51．E　52．A　53．C　54．C

55．B　56．A　57．E　58．B　59．E　60．A　61．D　62．A　63．B　64．B　65．C　66．C

67．D　68．B

69．D　X 线强度分布在 X 线管短轴方向两侧对称，在 X 线管长轴方向两侧不对称，阴极端 X 线强度大。

70．E　71．C　72．E　73．D　74．A　75．B　76．B　77．A　78．E　79．C　80．B　81．D

82．E　83．B　84．B　85．D　86．E　87．E　88．C　89．E　90．B　91．A　92．D　93．D

94．A　95．D　96．C　97．A　98．D

# 练习三

1．非晶硒探测器中场效应管的作用是
   A．接收作用
   B．转换作用
   C．开关作用
   D．读取作用
   E．放大作用

2．$S = (D_1 - D_2)/H = K/H$ 中，关于 $H$ 的叙述**错误**的是
   A．指照片上两相邻组织影像密度界限的清楚程度
   B．称为模糊值
   C．亦称不锐利度
   D．或称密度移行距离
   E．以 mm 为单位

3．胸部 X 线摄影管电压的最佳选择是
   A．60 kV
   B．70 kV
   C．80 kV
   D．100 kV
   E．120 kV

4．$H = F \times b/a$ 中，**错误**的是
   A．$H$ 表示半影大小
   B．$F$ 表示焦点尺寸
   C．$b$ 表示被照体至胶片的距离
   D．$a$ 表示焦点至肢体的距离
   E．$H = 0.1$ mm 称为模糊阈值

5．关于焦点极限分辨率（$R$）的叙述，**错误**的是
   A．是 X 线管焦点的成像特性之一
   B．单位是 LP/mm
   C．焦点面上线量分布为单峰时，分辨率大
   D．焦点面上线量分布为多峰时，分辨率小
   E．极限分辨率小的焦点成像性能好

6．关于滤线栅栅比（$R$）与栅密度（$n$）的叙述**错误**的是
   A．$R$ 为滤线栅铅条高度与其间隔之比
   B．$R$ 值越大，消除散射线作用越好
   C．$R$ 是一无单位的数
   D．$n$ 的单位是线 / 厘米
   E．$n$ 值越小，吸收散射线能力越强

7．滤线栅的几何特性**不包括**
   A．焦距 $f_0$
   B．焦栅距离界限 $f_1 \sim f_2$
   C．对比度改善系数 $K$
   D．栅比 $R$
   E．栅密度 $n$

8．使用非晶硒平板探测器摄影时，与影像矩阵大小有关的是
   A．入射 X 线强度
   B．非晶硒涂层厚度
   C．偏置电压大小
   D．探测元数量
   E．模 / 数转换器数量

9. 直接放大摄影原理的主要依据是
   A．光学原理
   B．化学原理
   C．物理学原理
   D．几何学原理
   E．感光学原理
10. 有关放大摄影的叙述，正确的是
    A．肢-片距与普通摄影的肢-片距相等
    B．X线曝光量与普通摄影相同
    C．X线曝光量应小于普通摄影
    D．焦点大小决定最大允许放大率
    E．具有将低频信号转成高频信号的能力
11. 限定放大摄影的放大倍数，取决于
    A．X线球管容量
    B．X线球管焦点尺寸
    C．焦点至胶片距离
    D．病灶的大小
    E．被照体的厚度
12. 关于物质结构的叙述，**错误**的是
    A．物质由原子组成
    B．核外电子具有不同壳层
    C．一般每层上的电子数最多是 $2n^2$ 个
    D．核外的带负电荷的电子称为电子云
    E．一般每层上的电子数最多是 $2n$ 个
13. 关于原子核外结构的叙述，**错误**的是
    A．原子均由原子核及核外电子组成
    B．电子沿一定轨道绕核旋转
    C．核外电子具有不同壳层
    D．K层最多容纳8个电子
    E．K层电子半径最小
14. 关于原子能级的相关叙述，**错误**的是
    A．电子在各个轨道上具有的能量是连续的
    B．原子能级，以电子伏特表示
    C．结合力与原子序数有关
    D．移走轨道电子所需的最小能量称结合能
    E．原子处于能量最低状态时称基态
15. 关于X线的叙述**错误**的是
    A．X线是一种电磁波
    B．X线波长长，穿透力弱
    C．L层比M层产生的X线波长长
    D．L层比M层产生的X线波长短
    E．X线波长与电子所在壳层有关
16. 关于连续X线光子能量的叙述，**错误**的是
    A．X线是一束混合能谱
    B．能量大，X线波长长
    C．能量决定于电子的能量
    D．能量决定于核电荷
    E．能量决定于电子接近核的情况
17. 非晶硒平板探测器中，构成探测元的是
    A．电容和电荷放大器
    B．电容和光电导体材料
    C．电容和薄膜晶体管
    D．光电导体材料和电荷放大器
    E．光电导体材料和薄膜晶体管
18. 关于特征X线的叙述，正确的是
    A．X线波长仅与管电压有关
    B．外层轨道上的电子跃迁至内层轨道上的空位发射出的X线为特征放射
    C．X线谱是连续能量谱
    D．电压升高，特征放射能量减少
    E．管电压升高，特征射线的百分比减少
19. X线束成为混合射线的原因是
    A．阴极产生的电子能量不同
    B．固有滤过材料不同
    C．靶物质的材料不同
    D．由于光电效应所致
    E．由于康普顿效应所致
20. 关于X线物理效应的叙述，**错误**的是
    A．穿透作用
    B．电离作用
    C．荧光作用
    D．热作用
    E．着色作用
21. X线曝光宽容度较大的是
    A．无屏胶片摄影
    B．屏/片系统摄影
    C．CR系统摄影
    D．单面胶片乳腺摄影
    E．纵断体层X线摄影
22. 在影响X线衰减的因素中，**错误**的是
    A．X线能量增加，光电作用的百分数下降
    B．原子序数大的物质 $\mu$ 值大
    C．物质密度大的 $\mu$ 值小
    D．组织密度决定组织阻止射线的能力

E．每克物质的电子数是 X 线减弱的主要因素
23．关于 X 线滤过的说法，**错误**的是
 A．滤过是把 X 线束中的低能成分吸收掉
 B．固有滤过是指 X 线管本身的滤过
 C．固有滤过用铅当量表示
 D．总滤过为附加滤过与固有滤过之和
 E．一般对低能量射线采用铝滤过板
24．人体对 X 线衰减的叙述，**错误**的是
 A．组织对 X 线衰减不同，形成影像对比
 B．软组织对 X 线衰减相当于水
 C．脂肪对 X 线衰减最小
 D．骨对 X 线衰减相当于铝
 E．骨组织对 X 线衰减最大
25．X 线管内阴极电子轰击的面积称
 A．小焦点
 B．大焦点
 C．双焦点
 D．有效焦点
 E．实际焦点
26．关于旋转阳极 X 线管阳极的叙述，**错误**的是
 A．靶盘直径越大，热容量越大
 B．靶盘直径增大，启动负荷不变
 C．靶盘增加，石墨层启动负荷增加
 D．在未达到额定转速前，延长启动时间可提高转速
 E．其 X 线发生效率与固定阳极管相同
27．X 线机"容量保护"调整的依据是
 A．X 线管的灯丝发射特性
 B．X 线管的阳极特性
 C．X 线管的构造参数
 D．X 线管的产热、散热特性
 E．X 线管的最大负荷参数
28．一次负荷的安全性是指 X 线管的
 A．容量
 B．寿命
 C．热容量
 D．散热率
 E．最高管电压
29．下列因素与电源质量**无关**的是
 A．电源变压器容量
 B．电源频率
 C．电源电压
 D．电源电阻
 E．高压整流方式
30．关于准直器的作用，**错误**的是
 A．显示照射野
 B．显示中心线
 C．屏蔽多余原射线
 D．吸收二次射线
 E．将被检者接受剂量限制到最低
31．X 线装置对电源要求的叙述，**错误**的是
 A．瞬间以最大负荷曝光时，电源降落应在 10%以内
 B．三相 X 线机要求电源三相四线供电
 C．X 线机要求电源容量小，内阻大
 D．几台 X 线机可以共用一台电源变压器
 E．使用铜质电源线
32．关于自动曝光量控制（AEC）的叙述，**错误**的是
 A．被照体很薄时，AEC 也可立即切断 X 线
 B．探测器有电离室式、半导体、荧光体三种
 C．AEC 的管电压特性与所用屏-片体系的管电压特性有关
 D．探测器置于屏-片体系之前还是之后，效果不一样
 E．探测器的探测野位置、形状、数量应根据摄影部位选择
33．X 线管的靶面材料通常是
 A．铁
 B．钨
 C．金
 D．铜
 E．钼
34．X 线的波长长短与下列有关的量是
 A．管电流
 B．灯丝加热电压
 C．电源电压
 D．毫安秒
 E．管电压
35．CR 影像读取中，与"快速扫描方向"属于同一概念的是
 A．慢扫描方向
 B．屏扫描方向
 C．副扫描方向

D. 激光扫描方向

E. 成像板传送方向

36. X线最长波长与最短波长的关系是

A. $\lambda_{max} = 0.5\lambda_0$

B. $\lambda_{max} = 1.5\lambda_0$

C. $\lambda_{max} = 2.0\lambda_0$

D. $\lambda_{max} = 2.5\lambda_0$

E. $\lambda_{max} = 3.5\lambda_0$

37. 对X线的描述，下列正确的是

A. X线的硬度大→频率高→穿透力强

B. X线的硬度大→波长长→穿透力强

C. X线的硬度大→频率高→穿透力弱

D. X线的硬度大→波长长→穿透力弱

E. X线的硬度大→HVL小→穿透力强

38. 下列**不属于**X线机辅助装置的是

A. 摄影床

B. 诊视床

C. X线管

D. 影像增强器

E. 摄像机

39. 医用X线诊断装置的组成**不包括**

A. 控制器

B. 供电变压器

C. 高压发生器

D. 专用机械装置

E. 影像装置

40. 旋转阳极X线管与固定阳极管比，优点是

A. 焦点大，功率小

B. 焦点小，功率大

C. 焦点大，功率大

D. 焦点小，功率小

E. 旋转速度高，焦点大

41. X线管阴极的作用是

A. 发射电子并聚焦

B. 只发射电子

C. 只聚焦

D. 散热

E. 产生X线

42. X线管阳极靶面材料的特点**不包括**

A. 原子序数高

B. X线发生效率高

C. 熔点高

D. 焦点小

E. 金属蒸发率低

43. X线发生效率的公式是

A. $\eta = kV/Z$

B. $\eta = kVZ$

C. $\eta = kVZ^2$

D. $\eta = kV^2Z$

E. $\eta = k^2VZ$

44. 热容量的单位J和HU的关系是

A. 1HU = 1.414 J

B. 1HU = 0.4 J

C. 1HU = 0.9 J

D. 1HU = 0.77 J

E. 1HU = 1.0 J

45. 关于管电压、管电流的叙述，正确的是

A. 管电压是峰值，管电流是平均值

B. 管电压是峰值，管电流是有效值

C. 管电压是有效值，管电流是平均值

D. 管电压是峰值，管电流是峰值

E. 管电压是平均值，管电流是有效值

46. 管电压的单位是

A. V

B. mV

C. nV

D. kV

E. DV

47. 旋转阳极X线管阳极倾角一般在

A. 5°～8°

B. 15°～28°

C. 25°～28°

D. 5°～28°

E. 12°～19°

48. X线管的结构参数**不包括**

A. 外形尺寸

B. 阳极靶面倾角

C. 管电流

D. 有效焦点尺寸

E. 管壁滤过当量

49. 旋转阳极启动的定子线圈安装在

A. 控制台内

B. 球管内阳极端

C. 球管内阴极端

D．高压发生器内

E．管套中央部

50．X线球管组件的散热方式**不包括**

　　A．密封管套，空调散热

　　B．密封管套，自然散热

　　C．密封管套，风扇散热

　　D．闭路油循环风冷散热

　　E．管套内冷水循环散热

51．一般诊断X线机管电压的调节范围是

　　A．20～80 kV

　　B．30～90 kV

　　C．60～120 kV

　　D．60～180 kV

　　E．40～150 kV

52．X线机曝光条件的控制方式**不包括**

　　A．kV、mA、s 三钮控制

　　B．kV、mA、s、A 四钮控制

　　C．kV、mAs 两钮控制

　　D．kV 一钮控制

　　E．零钮控制

53．X线机控制装置的类型**不包括**

　　A．旋钮式

　　B．按键式

　　C．触摸开关式

　　D．触摸屏式

　　E．空气开关式

54．下列**不属于**高压部件的是

　　A．高压变压器

　　B．灯丝变压器

　　C．高压交换闸

　　D．高压接触器

　　E．高压电缆

55．X线机接地的意义是指

　　A．工作接地

　　B．工作接地和保护性接地

　　C．保护性接地

　　D．工作接地和保护性接地意义相同

　　E．电机中心头接地

56．X线机对接地电阻的要求是

　　A．小于8Ω

　　B．小于7Ω

　　C．小于6Ω

D．小于5Ω

E．小于4Ω

57．一般立柱式支持装置可带动X线管完成几个方向的移动和几个方向的转动

　　A．3，3

　　B．2，4

　　C．3，2

　　D．4，2

　　E．2，2

58．普通摄影时，一般使用的准直器是

　　A．电动准直器

　　B．手动准直器

　　C．全自动准直器

　　D．手动准直器和电动准直器

　　E．手动准直器和全自动准直器

59．立位滤线器主要用于

　　A．四肢摄影

　　B．胸部透视

　　C．胸部摄影

　　D．骨盆摄影

　　E．肾盂造影

60．CR影像读取中，与激光束能量**无关**的是

　　A．存储能量的释放

　　B．读取扫描的时间

　　C．荧光滞后的效果

　　D．残余信号的保留

　　E．影像处理的模式

61．**不影响**X线强度的因素是

　　A．靶物质

　　B．管电压

　　C．管电流

　　D．空间电荷

　　E．高压波形

62．下列**不属于**诊断X线机的是

　　A．体层X线机

　　B．乳腺X线机

　　C．放疗模拟定位机

　　D．摄影X线机

　　E．透视X线机

63．胸部高电压摄影，滤线栅的栅比**不应小于**

　　A．8∶1

　　B．10∶1

C. 12∶1

D. 16∶1

E. 18∶1

64．细小玻璃碎片进入眼内，该异物属于

A．不透性异物

B．半透性异物

C．透过性异物

D．金属性异物

E．磁性异物

65．成像板的结构中，**不包括**

A．基板层

B．防光晕层

C．背面保护层

D．表面保护层

E．光激励荧光物质层

66．与常规 X 线摄影相比，对同一部位进行摄影时其放大摄影条件正确的解释是

A．两者条件相同

B．需降低曝光剂量

C．需增加曝光量

D．很难确定增和减

E．需降低 kV

67．应用光或其他能量表现被照体信息状态，并以可见影像加以记录的技术称为

A．影像

B．摄影

C．信息信号

D．成像系统

E．摄影程序

68．放大摄影时，使用 0.05 mm 的超微焦点 X 线管，半影阈值为 0.2 mm，那么最大放大率是

A．3 倍

B．4 倍

C．5 倍

D．6 倍

E．8 倍

69．关于矩阵的论述，**错误**的是

A．采样野固定，矩阵越大，像素量越多

B．矩阵是二维排列的像素阵列

C．矩阵影响图像空间分辨率

D．矩阵与 CT 图像质量有关

E．扫描野与矩阵成反比关系

70．属于滤线栅几何特性参数的是

A．选择能

B．滤线栅因子

C．对比度改善系数

D．栅密度

E．散射线透过率

71．有关摄影条件选择中可变因素的叙述，**错误**的是

A．不随意运动器官的移动是主要矛盾

B．同体厚的两个健康人的胸片，摄影条件应一致

C．同厚度的慢性骨髓炎与骨结核相比，需增加摄影条件

D．被照体构成组织比例是重要可变因素

E．病理因素对摄影条件的影响十分复杂

72．直接 X 线摄影影像属于

A．一维图像

B．二维图像

C．三维图像

D．彩色图像

E．反转图像

73．X 线影像的转换介质**不包括**

A．IP

B．荧光屏

C．影像增强器

D．滤线栅

E．屏-片系统

74．X 线照片影像的五大要素**不包括**

A．密度

B．对比度

C．锐利度

D．亮度

E．颗粒度

75．光盘容量 700 兆，可存储 0.5 兆/幅的幅数是

A．1000

B．1200

C．1400

D．1600

E．1750

76．关于 X 线照片对比度的概念，正确的是

A．被照体厚度之差

B．摄影因素之差

C．照片上相邻两点之间的密度差
D．X线强度之差
E．组织的吸收系数之差

77．关于像素的概念，正确的是
   A．像素是组成图像的基本单元
   B．像素大小与扫描野成反比
   C．像素大小与矩阵成正比
   D．像素与体素无任何关系
   E．像素是一个三维概念

78．两组织间产生最大X线对比度的是
   A．骨与肌肉
   B．肌肉与脂肪
   C．骨与脂肪
   D．肌肉与空气
   E．骨与空气

79．关于焦点允许放大率的计算，正确的计算式是
   A．$F = H \times b/a$
   B．$M = F \times 1/H$
   C．$H = F \times b/a$
   D．$M = 1 + 0.2/F$
   E．$M = 1 + F/H$

80．有关矩阵概念的叙述，**错误**的是
   A．矩阵是构成图像的像素阵列
   B．矩阵决定图像的像素大小和数目
   C．矩阵相同，FOV小，像素小
   D．矩阵大，表示像素大，图像分辨率高
   E．矩阵大小应适应诊断图像细节的显示

81．关于照射野的描述，正确的是
   A．照射野的大小不影响照片的密度
   B．照射野大小与散射线量成反比
   C．照射野大小多用遮线器控制
   D．照射野越大影像质量越好
   E．照射野边缘应小于胶片边缘1 cm

82．有关中心线的说法，正确的是
   A．代表摄影方向
   B．多与被检部呈切线关系
   C．中心线即X线束
   D．一定通过病灶中心
   E．一定与胶片垂直

83．关于X线摄影中影像放大的叙述，**错误**的是
   A．摄影放大是必然的
   B．取决于焦-物-片间的几何关系

C．放大可提高照片清晰度
D．放大可引起失真
E．焦点面积限制放大倍数

84．减少放大的正确手段是
   A．使用小焦点
   B．缩小物-片距
   C．增加照射量
   D．垂直投射
   E．使用微粒胶片

85．关于焦点方位特性的描述，正确的是
   A．近阳极侧焦点面大
   B．近阴极侧焦点面大
   C．X线管短轴方向不等大
   D．X线管长轴方向等大
   E．各方位焦点面等大

86．关于焦点面线量分布的说法，正确的是
   A．X线管长轴方向呈单峰分布
   B．X线管短轴方向呈单峰分布
   C．X线管长轴方向呈多峰分布
   D．X线管短轴方向呈均匀分布
   E．各方向呈均匀分布

87．关于锐利度的叙述**错误**的是
   A．锐利度与对比度成正比
   B．锐利度与模糊值成反比
   C．锐利度与焦点面大小有关
   D．锐利度与放大率有关
   E．用阴极侧射线摄影锐利度增大

88．DR摄影与图像质量**无关**的是
   A．良好的线性
   B．后处理功能
   C．量子检测率
   D．直接读出方式
   E．探测器刷新速度

89．照片斑点形成的最主要原因是
   A．焦点性能差
   B．胶片γ值小
   C．管电流量小
   D．放大率大
   E．增感屏分辨率高

90．有关成像板的描述，**错误**的是
   A．成像板是CR系统中信息的阅读部件
   B．发光中心能贮存X线光子能量

C. 潜影可用强光照射消除

D. 本身不具备影像显示功能

E. 寿命与机械磨损和化学损伤有关

91. DR 进行双能量减影的关键技术是

A. 像素尺寸

B. 像素矩阵

C. 刷新率

D. 采用非结晶硒

E. 碘化铯结晶形态

92. 下列成像技术中，DQE 最高的是

A. 屏片系统

B. CR

C. 碘化铯/非结晶硅 DR

D. CCD

E. 影像增强器

93. 使用曝光倍数为 2 的滤线栅，管电流应取不用滤线栅时的

A. 1/2 量

B. 1/4 量

C. 1 倍量

D. 2 倍量

E. 4 倍量

94. 下列有关管电压的叙述，**错误**的是

A. 使用低电压摄影时，管电压对照片密度的影响大

B. 管电压的指数 $n$ 值随管电压的升高而升高

C. 使用高电压摄影时，摄影条件的通融性大

D. 使用低电压摄影时，管电压选择通融性小

E. 使用低电压摄影时，可增加影像对比度

95. 当前评价数字摄影系统性能的最重要参数是

A. MTF

B. 极限分辨率

C. 密度分辨率

D. DQE

E. 入射剂量

96. 中心线指的是

A. 向足侧倾斜的 X 线

B. X 线束以外的 X 线

C. 与地面垂直的 X 线

D. 被照体反射的 X 线

E. X 线束中心部分

97. 病灶组织的放射性分布高于正常组织的显像是

A. 平面显像

B. 断层显像

C. 阴性显像

D. 阳性显像

E. 介入显像

98. X 线的本质**不同于**

A. 无线电波

B. 可见光

C. 红外线

D. 阴极射线

E. γ 射线

99. 连续 X 线的辐射方式称为

A. 自发辐射

B. 受激辐射

C. 轫致辐射

D. 标识辐射

E. 热辐射

# 练习三答案

1. C　2. A　3. E　4. E　5. E　6. E　7. C　8. D　9. D　10. D　11. B　12. E

13. D　H 原子核外只有 1 个电子。

14. A　15. C　16. B　17. C　18. B　19. A　20. E　21. C　22. C　23. C

24. C　人体中，X 线衰减由弱到强顺序为：肺（含空气）、脂肪、肌肉、骨骼。

25. E　26. C　27. E　28. A　29. E　30. D　31. C　32. B　33. B　34. E　35. D　36. B

37. A　38. C　39. B　40. B　41. A　42. D　43. B

44. D　1 HU = 1 kVp（峰）× 1 mA（平均）× 1 s = $2^{1/2}/2$ kV（有效）× 1.1 mA（有效）× 1 s = 0.707 × 1.1 kV

（有效）×1 mA（有效）×1 s = 0.77 kV（有效）×1 mA（有效）×1 s = 0.77 J。

45．A  46．D  47．E  48．C  49．B  50．A  51．E  52．B  53．E  54．D  55．B  56．E
57．A  58．B  59．C  60．D  61．D  62．C  63．C  64．B  65．B
66．C  放大摄影时，肢片距增大，导致到达胶片上的 X 线量降低，故需增加曝光量。
67．B
68．C  M = 1 + 0.2/F = 1 + 0.2/0.05 = 5。
69．E  70．D  71．B  72．B  73．D  74．D  75．C  76．C
77．A  像素 = FOV/ 矩阵。
78．E  79．D  80．D  81．C  82．A  83．C  84．B  85．B  86．A  87．E  88．E  89．C
90．A  91．C  92．C  93．D  94．B  95．D  96．E  97．D  98．D  99．C

## 练习四

1. 下列叙述中，**错误**的是
   A．相干散射不产生电离过程
   B．光电效应产生的概率与能量呈正比
   C．康普顿效应产生的概率与入射光子的能量呈正比
   D．在诊断范围内不发生电子对效应
   E．在诊断范围内不发生光核反应

2. X 线管内保持高度真空的主要目的是
   A．保护灯丝
   B．保护靶面
   C．防止电子与空气分子冲击而减速
   D．形成高压回路
   E．防止电子与空气分子冲击而引起化学反应

3. 产生连续 X 线，是由于高速电子作用于
   A．原子核，使之分裂
   B．原子内层轨道电子，使之脱出
   C．原子外层轨道电子，使之脱出
   D．原子的核电场，损失能量而减速
   E．靶物质中的自由电子，使之改变方向

4. 不同靶物质的 X 线谱高能端重合，是因为
   A．X 线管固有滤过的缘故
   B．X 线低能成分被管壁吸收的缘故
   C．X 线谱中最大光子能量只与管电压有关
   D．X 线谱中最大光子能量只与管电流有关
   E．X 线谱中最大光子能量只与阴极、阳极间的距离有关

5. 影响 X 线强度的因素中，可以忽略的是
   A．管电压
   B．管电流
   C．靶面物质
   D．管电流波形
   E．管内真空程度

6. 与 X 线量**无关**的因素是
   A．管电流
   B．管电压
   C．给予 X 线管的电能
   D．靶物质的原子序数
   E．X 线管阳极、阴极间的距离

7. 质量吸收系数 $\mu_m$ 的单位是
   A．$kg \times m^{-1}$
   B．$kg^{-1} \times m$
   C．$m^2 \times kg^{-1}$
   D．$kg \times m^{-2}$
   E．$kg \times m^2$

8. 按波长由长到短排列的电磁波顺序是
   A．无线电波，紫外线，可见光，红外线，X 线
   B．紫外线，可见光，红外线，无线电波，X 线
   C．无线电波，X 线，红外线，可见光，紫外线
   D．无线电波，红外线，可见光，紫外线，X 线
   E．X 线，紫外线，可见光，红外线，无线电波

9. X 线管中形成高速电子流的条件**不包括**
   A．电子源
   B．旋转阳极
   C．保持管内高度真空

D．适当的障碍物（靶面）
E．阴极与阳极间加以高电压

10．应用于X线摄影的X线波长，一般为
A．$(0.02 \sim 0.3) \times 10^{-8}$ cm
B．$(0.04 \sim 0.4) \times 10^{-8}$ cm
C．$(0.06 \sim 0.5) \times 10^{-8}$ cm
D．$(0.08 \sim 0.6) \times 10^{-8}$ cm
E．$(0.10 \sim 0.8) \times 10^{-8}$ cm

11．关于X线滤过的叙述，**错误**的是
A．固有滤过一般用铝当量表示
B．固有滤过指X线机本身的滤过
C．将X线束中低能成分吸收掉，称X线滤过
D．对高能射线采用铜铝复合板，铝面朝向X线管
E．总滤过为固有滤过与附加滤过之和

12．下列成像系统，检查通过量较低的是
A．非晶硅DR
B．CCD
C．非晶硒
D．硫氧化钆DR
E．CR

13．表征X线微粒性的物理现象是
A．干涉
B．衍射
C．光电效应
D．是一种横波
E．感光效应

14．关于物质结构的叙述，**错误**的是
A．原子由原子核及核外电子组成
B．核外电子具有不同壳层
C．壳层中都含有一定数目的电子轨迹
D．半径最小的壳层称L层
E．每层上的电子数一般最多是$2n^2$个

15．关于原子能级的叙述，**错误**的是
A．轨道电子具有的能量谱是不连续的
B．结合力即原子核对电子的吸引力
C．移走轨道电子所需最小能量即结合能
D．内层电子产生的X线波长最长
E．X线波长与电子所在壳层有关

16．X线管内高速电子的动能取决于
A．X线管灯丝加热电压
B．两极间的管电压
C．靶物质的原子序数
D．管电流
E．阴极灯丝焦点大小

17．与钨构成合金并组成常规X线管靶面材料的是
A．钼
B．铍
C．铷
D．铼
E．铯

18．阳极被电子轰击并产生X线的部位是
A．阴极
B．转子
C．定子
D．焦点
E．旋转轨迹

19．下列组合，**错误**的是
A．软组织摄影设备——钼靶X线管
B．电容充放电式X线机——三极X线管
C．X线管的输入功率单位——焦耳
D．X线管标称功率单位——千瓦
E．CT设备——大容量X线管

20．X线管的代表容量又称
A．热容量
B．额定容量
C．瞬时负荷
D．连续负荷
E．最大负荷

21．诊断用X线发生时，电能转化为热能的比例大约为
A．80%
B．85%
C．90%
D．95%
E．99%

22．连续热量积累的最大允许值是指X线管的
A．容量
B．寿命
C．热容量
D．散热率
E．焦点值

23．对X线机供电电源的波动要求是
A．＜1%

B．< 2%

C．< 5%

D．< 10%

E．< 15%

24．大型 X 线机的供电电源多采用

　　A．单相 110 V

　　B．单相 220 V

　　C．两相 200 V

　　D．两相 380 V

　　E．三相 380 V

25．对 X 线机工作接地说法，正确的是

　　A．机壳接地

　　B．床体接地

　　C．屏蔽接地

　　D．电路参考点接地

　　E．高压次级中心点接地

26．遮线器安装于 X 线管的

　　A．左侧

　　B．右侧

　　C．上方

　　D．窗口处

　　E．管套内

27．关于 X 线管的叙述，**错误**的是

　　A．X 线管的灯丝加热电压是高电压

　　B．工作时灯丝电压先于管电压加至 X 线管

　　C．X 线管产生 X 线的效率很低

　　D．X 线管消耗的电能大部分变为热

　　E．X 线管透视时阳极可以不旋转

28．关于 X 线信息影像的形成与传递过程的叙述，**错误**的是

　　A．X 线透过被照体后形成 X 线信息影像

　　B．X 线经被照体后照射到屏-片系统，经显影形成光学密度影像

　　C．被照体是信息源，X 线是信息载体

　　D．照片密度影像通过大脑判断，形成诊断

　　E．X 线管发射的 X 线强度分布是不均匀的

29．X 线透过被照体后形成的 X 线强度的差异，称为

　　A．人工对比度

　　B．天然对比度

　　C．射线对比度

　　D．胶片对比度

E．照片对比度

30．照片对比度与射线对比度关系的叙述，**错误**的是

　　A．照片对比度与射线对比度有关

　　B．密度等级越多，照片对比度越小

　　C．射线对比度是照片对比度的基础

　　D．射线对比度大则照片对比度小

　　E．照片对比度与胶片对比度成正比

31．最先将 X 线摄影胶片数字化的系统是

　　A．CCD

　　B．CR

　　C．非晶硒

　　D．非晶硅

　　E．胶片数字扫描仪

32．非晶硅平板探测器中，为减少光散射，碘化铯晶体形状加工成

　　A．扁平状

　　B．针状

　　C．颗粒状

　　D．圆柱状

　　E．粉状

33．属于 DR 成像间接转换方式的部件是

　　A．增感屏

　　B．非晶硒平板探测器

　　C．多丝正比电离室

　　D．碘化铯 + 非晶硅探测器

　　E．半导体狭缝线阵探测器

34．有关照片影像变形的叙述，**不正确**的是

　　A．被照物体与胶片不平行造成了影像失真

　　B．影像大小与形态随 X 线倾斜角度改变

　　C．球形病灶在中心线倾斜投影下成像为椭圆形

　　D．X 线中心线垂直于胶片，是为防止影像变形

　　E．X 线中心线倾斜一定的角度是为了防止影像变形

35．关于照片影像放大、变形的叙述，**不正确**的是

　　A．影像与物体只有几何尺寸的改变时，称影像放大

　　B．影像与物体同时有形态上的改变时，称变形

　　C．影像放大与变形的程度，称为失真度

　　D．照片影像的变形，是被照体产生不等量放大的结果

　　E．X 线摄影无任何影像上的放大

36. 有关X线照片影像的重叠和切线效应的叙述，**错误**的是
   A．X线照片必然会产生被照体影像的重叠
   B．三维被照体投影成二维影像必然产生重叠效果
   C．被照体的局部边缘与X线束平行时，有清晰锐利的边界
   D．通过局部边缘部分的X线俗称"切线"
   E．影像重叠现象可用切线投影方法解决

37. 滤线栅的切割效应，最大的是
   A．滤线栅侧向倾斜
   B．滤线栅侧向偏离栅焦距
   C．滤线栅上、下偏离栅焦距
   D．滤线栅反用
   E．双重偏离

38. **不属于**滤线栅物理性能参数的是
   A．一次X线透过率
   B．散射线透过率
   C．滤线栅的栅焦距
   D．对比度改善系数
   E．曝光量倍数

39. 有关滤线栅分类的叙述，**不正确**的是
   A．按结构特点分有聚焦式、平行式和交叉式
   B．按运动功能分有固定式和运动式
   C．运动式也称活动式
   D．聚焦式也称栅格式
   E．平行式也称线形式

40. 关于X线滤线栅的叙述，**错误**的是
   A．使用滤线栅是吸收散射线的有效方法
   B．中心线倾斜的摄影可使用格栅
   C．固定滤线栅的栅密度要比活动栅高
   D．用活动滤线器是避免铅条阴影的干扰
   E．格栅的铅条相互垂直组成

41. 有关CR直方图的叙述，**错误**的是
   A．直方图形状取决于解剖
   B．直方图形状取决于影像采集的摄影技术
   C．直方图分析的结果使得原始影像数据的标准化成为可能
   D．直方图可以正确的重建影像的灰阶范围
   E．直方图的X轴为发生频率的图形，Y轴为像素值

42. 对X线照片颗粒性测量的叙述，**错误**的是
   A．主观性颗粒质量——肉眼观察获得的颗粒状况
   B．客观性颗粒质量——物理学检查的颗粒状况
   C．常用的检测方法有RMS的测量
   D．常用的检测方法有维纳频谱的测量
   E．MTF用来测量颗粒度

43. 有关感光效应的解释，**错误**的是
   A．是X线对胶片产生的感光作用
   B．照片密度是胶片对感光效应的记录
   C．照片密度与胶片的感光效应成正比
   D．影响感光效应的因素，也是影响密度的因素
   E．感光效应公式为：$E = K \times kV^n i \times t \times s \times f \times Z/B \times D \times r^2 \cdot e^{-\mu d}$

44. 关于管电压在摄影条件选择中的意义的叙述，**错误**的是
   A．管电压代表着X线的穿透力
   B．管电压控制着影像的对比度
   C．管电压对照片密度的影响要大于照射量（mAs）
   D．低电压技术时，kV对照片密度的影响大于高电压技术
   E．照片密度与管电压的$n$次方成正比

45. 关于屏-片、滤线栅、照射野的叙述，**错误**的是
   A．增感率指获得1.0密度时不用增感屏和使用增感屏的照射量之比
   B．屏-片和管电流量关系：$Q_2 = (S_1/S_2) \times Q_1 = K_S Q_1$
   C．使用滤线栅需增加管电流量
   D．缩小照射野，影像上的密度降低
   E．栅比越高，影像密度越高

46. 有关摄影条件变换的叙述，**错误**的是
   A．摄影同一部位，三相12脉冲比单相全波整流可降低摄影条件
   B．最大管电流不能任意选择，受X线管容量限制
   C．摄影距离选择应遵循反平方定律
   D．慢屏换快屏，应根据增感系数相应减少管电流量
   E．摄影同一部位，照射野由大变小时要适当

减条件

47．与形成X线照片影像的要素**无关**的是
   A．照片密度
   B．照片的对比度
   C．照片的锐利度
   D．照片的颗粒度
   E．照片的几何精度

48．**不属于**决定成像板空间分辨率的因素的是
   A．成像板的结构
   B．成像板的厚度
   C．激光点的尺寸
   D．荧光体内可见光的散射
   E．照射量

49．关于被照体本身因素影响照片对比度的叙述，**不正确**的是
   A．原子序数差别越大，射线对比度就越高
   B．组织密度差越大，造成的对比就明显
   C．原子序数、密度相同，对比度受厚度支配
   D．被照体组织的形状与对比度相关
   E．具有生命力的肺有很好的对比度

50．有关X线照片对比度的叙述，**不正确**的是
   A．散射线使照片对比度下降
   B．照片对比度高才是好照片
   C．低kV技术的X线照片具有较高对比度
   D．高电压摄影技术照片影像对比度下降
   E．胸部高电压摄影对比度能呈现肺纹理的连续追踪

51．关于X线影像放大的叙述，**不正确**的是
   A．X线照片影像是与被照体大小一致的影像
   B．影像的放大率 $M = S/G$
   C．焦-片距、物-片距是影像放大的主要因素
   D．X线摄影中，被照体应尽可能贴近胶片
   E．影像允许放大率的确定，基于模糊的阈值

52．有关管电压的叙述，**不正确**的是
   A．X线摄影的基本因素之一是管电压的选择
   B．kV是影响密度、信息量的重要因素
   C．kV升高，摄影条件的宽容度减少
   D．kV控制照片影像的对比度
   E．kV表示X线的穿透力

53．摄影条件可变因素的叙述，**不正确**的是
   A．X线照片影像因被照体构成不同而异
   B．胸部X线吸收差异随其构成组织而变化
   C．同等厚度的被检者，摄影条件一样
   D．骨质疏松，对X线吸收程度小
   E．要尽量减少因移动造成的影像模糊

54．关于CR阅读器部件功能的叙述，**错误**的是
   A．集光器用以收集成像板的发射光线
   B．光电转换器作用是将发射光线转换为电信号
   C．模数转换器是将数字信号转化为模拟信号
   D．擦抹装置用于清除成像板上的所有残留信号
   E．传输环节能够在与快速扫描方向垂直的方向上传送成像板

55．下述全部均受kV的影响，**除外**
   A．物理对比度
   B．散射线的产生
   C．X线照片对比度
   D．X线照片锐利度
   E．X线照片失真度

56．能产生高对比照片的管电压范围是
   A．20～40 kV
   B．40～60 kV
   C．40～100 kV
   D．80～100 kV
   E．100 kV 以上

57．在X线摄影中，不适当的角度主要影响照片的
   A．密度
   B．对比度
   C．层次
   D．清晰度
   E．失真度

58．直接吸收散射线最好的方法是
   A．滤过板
   B．双叶遮线器
   C．遮线筒
   D．降低管电压
   E．滤线栅

59．当滤线栅的间隔排列成角度时，它们的连线在空间的指定点汇合，这种栅称为
   A．平行栅
   B．直线栅
   C．聚焦栅
   D．格栅

E. 斜方形栅

60. 当X线照射某些物质时能激发出可见的荧光,此为X线的
    A. 穿透作用
    B. 荧光作用
    C. 反射作用
    D. 衍射作用
    E. 着色作用

61. 属于X线的化学效应的是
    A. 感光作用
    B. 荧光作用
    C. 电离作用
    D. 干涉作用
    E. 穿透作用

62. CR阅读器固态与气态激光源相比,其优点**不包括**
    A. 更紧凑
    B. 更有效
    C. 更可靠
    D. 持续时间长
    E. 延迟时间在6～10 ms/像素

63. **不属于**影响光学对比度的因素的是
    A. 胶片γ值
    B. X线质
    C. X线量
    D. 胶片灰雾
    E. 照射时间

64. 在X线摄影方位叙述中,**错误**的是
    A. 近头者为上,近足者为下
    B. 近冠状面者为内侧,远冠状面者为外侧
    C. 近心脏者为近端,远离心脏者为远端
    D. 近身体腹面者为前,近身体背面者为后
    E. 距体表近者为浅,远离体表者为深

65. 与解剖学水平面平行的是
    A. 听眶线
    B. 听眦线
    C. 听鼻线
    D. 听口线
    E. 听眉线

66. 被检者身体直立,矢状轴与地面垂直,此称
    A. 站立位
    B. 坐位
    C. 仰卧位
    D. 俯卧位
    E. 侧卧位

67. 关于滤过板在X线摄影应用的叙述,**不正确**的是
    A. 在X线摄影中只使用固有滤过板
    B. 铜不能单独作滤过板使用
    C. 使用复合滤过板时,应将高原子序数的物质面向X线管
    D. 滤过板的作用是吸收软X线减少被检者照射量,其次是调整照片密度
    E. 在铜铝复合滤过板,铝板吸收铜产生的标识X线

68. X线束的滤过**不包括**
    A. X线管的固有滤过
    B. X线管的管套固有滤过
    C. 附加滤过板
    D. 被照体
    E. 胶片

69. 下列说法正确的是
    A. X线管长轴方向,阳极X线量多,阴极少
    B. X线管长轴方向,阳极X线量少,阴极多
    C. X线管短轴方向,阳极X线量多,阳极少
    D. X线管短轴方向,阳极X线量少,阳极多
    E. X线管长轴、短轴方向X线量基本对称

70. X线强度的空间分布**不取决于**
    A. 入射电子的能量
    B. 靶物质
    C. 靶角
    D. 靶厚度
    E. 管电流

71. 计算机X线摄影与下述名称**无关**的是
    A. 存储荧光体数字X线摄影
    B. 数字发光X线摄影
    C. 光激励发光X线摄影
    D. CR
    E. DR

72. 作为X线管阳极,**不具备**的条件是
    A. 原子序数高
    B. 熔点高
    C. 散热系数高
    D. 蒸发压力低

E．能产生高磁场

73．旋转阳极 X 线管**不具备**的特点是
   A．结构复杂，造价较高
   B．功率大
   C．曝光时间短
   D．有效焦点面积小
   E．传导散热能力强

74．下列有关原子的说法**错误**的是
   A．中性原子的轨道电子数与原子核中的质子数相等
   B．中性原子的轨道电子数与原子序数相同
   C．在电子轨道里，最接近原子核的是 K 层轨道，它只包括 2 个电子
   D．原子的性质决定于质子数，或最外层轨道电子的状态
   E．轨道电子的质量与原子核质量相等

75．X 线的波长与下列**无关**的是
   A．原子被击电子所在壳层
   B．填补的电子所属壳层
   C．管电压
   D．管电流
   E．电子撞击靶物质时所具的动能

76．下列关于体素的叙述，正确的是
   A．主要根据层厚大小
   B．又称为像元
   C．由长、宽组成决定
   D．是 CT 扫描的最小体积单位
   E．大小一般为 0.1～1 mm

77．标识放射取决于
   A．管电压
   B．管电流
   C．曝光时间
   D．阳极靶物质
   E．摄影距离

78．有关标识放射的解释，**错误**的是
   A．标识放射是高速电子与物质原子的轨道电子相互作用的结果，最容易在 K 层发生
   B．标识放射 X 线的波长由跃迁的电子能量差所决定
   C．标识放射产生的 X 线的质与高速电子的能量有关
   D．靶物质原子序数较高时，标识放射的能量就大
   E．管电压在 70 kVp 以下，不产生 K 系标识放射

79．X 线产生中，电子从阴极射向阳极所获得的能量决定于
   A．两极间的管电压
   B．管电流
   C．X 线管灯丝加热电压
   D．阴极灯丝焦点的大小
   E．靶物质的原子序数

80．从 X 线管产生的 X 线的特点是
   A．频率一定，能量一定的 X 线
   B．频率不同，能量一定的 X 线
   C．频率一定，能量不同的 X 线
   D．频率不同，强度不同的混合线
   E．只有标识 X 线

81．光电效应体现 X 线的
   A．波动性
   B．微粒性
   C．电离作用
   D．感光作用
   E．着色作用

82．电离室的应用体现出 X 线的
   A．荧光作用
   B．电离作用
   C．感光作用
   D．生物效应
   E．着色作用

83．有关 X 线性质的叙述，**错误**的是
   A．X 线与红外线和紫外线一样，均为电磁波
   B．X 线具有波动和微粒的二象性
   C．X 线的干涉与衍射现象证明了它的波动性，康普顿效应则证明了它的微粒性
   D．光电效应也证明了它的波动性
   E．X 线不具有质量和电荷

84．为提高旋转阳极 X 线管的短时负荷量，**不应**采取的措施是
   A．提高阳极旋转速度
   B．加大焦点轨道直径
   C．增加阳极倾斜角度
   D．加大实际焦点面积
   E．降低管电压波形的脉动率

85. 在旋转阳极管的使用事项中，可以**不考虑**
   A．必须使阳极旋转，并达到预定转速后方可曝光
   B．不能超负荷使用
   C．注意连续使用中的间隙时间
   D．连续透视中，应适当使旋转阳极启动几次，对X线管有利
   E．透视时使用大焦点节省机器

86. 在诊断X线机中，**不需要**高压绝缘的机件是
   A．接于高压变压器次级的中心点的电流表
   B．高压变压器的次级线圈
   C．X线管灯丝变压器的次级线圈
   D．三极X线管的栅电极
   E．恒倍压整流电路中的电容器

87. 关于X线管使用的叙述，**错误**的是
   A．软组织摄影应使用钼靶铍窗口的X线管
   B．栅控X线管本身带有快速X线开关闸
   C．增加电源频率就可提高旋转阳极转速
   D．减少阳极的倾斜角度，可提高X线管负荷
   E．阳极度面越粗糙，产生的X线强度越均匀

88. 作为X线机的分类，**不妥当**的是
   A．凡用于透视、摄影和特殊检查用X线机，均属于诊断用的X线机
   B．凡用于疾病治疗用X线机，均属于治疗用X线机，如接触治疗机、中层治疗机和深层治疗机
   C．按机械结构和运输方式，可分为携带式、移动式和固定式三种
   D．按机器体积大小，可分为大、中、小三种
   E．按机器应用特点，可分综合用X线机（一机多用）和专用X线机（专机专用）

89. 关于X线机操作注意事项的叙述，**不正确**的是
   A．了解机器性能、规格特点
   B．严防过载使用
   C．注意间歇冷却时间
   D．禁止曝光时转动调节旋钮
   E．X线摄影时无照射野大小可谈

90. 诊断用X线机出现下列故障时，还会有X线产生的是
   A．X线管灯丝断路
   B．X线管灯丝加热变压器线圈间短路
   C．高压变压器断路

   D．X线管焦点变形破损
   E．X线管阳极侧高压电缆未接触

91. X线机的基本结构**不包括**
   A．X线管
   B．高压发生器
   C．控制台
   D．辅助设备
   E．显、定影液

92. **不属于**光学成像的一般特点的是
   A．物与像的光强其空间排列相对位置不发生变化
   B．成像后其像的空间大小不发生变化
   C．成像后其像的空间频率发生变化
   D．成像后其初相位可能发生变化
   E．成像过程实质上是对调制度的传递

93. 光学传递函数是通过下列哪项的傅里叶变换
   A．调制传递函数
   B．相位传递函数
   C．点扩散函数
   D．线扩散函数
   E．狭缝函数

94. **不属于**组成X线成像系统成像单元的是
   A．焦点
   B．滤线器
   C．增感屏
   D．胶片
   E．观片灯

95. 下列说法**错误**的是
   A．成像系统大都是由几个成像单元组成
   B．X线成像系统由焦点、滤线器、屏-片系统等组成
   C．成像系统的分辨率等于各单元的分辨率之和
   D．上一个成像单元的输出可看作下一个成像单元的输入
   E．各单元的相位位移可以互相补偿

96. X线照片对比度的定义是
   A．照片密度的等级
   B．黑色金属银粒子
   C．照片上相邻两处的密度之差
   D．照片上的透明区
   E．在正反照射条件中的错误界限

97. 感光效应是X线对胶片产生的感光作用，而

密度是胶片对感光效应的记录，**不取决于**感光效应的因素是

A．射线因素

B．照片因素

C．冲洗因素

D．被照体本身因素

E．观片灯的因素

98．关于密度、对比度、锐利度的相互关系，**错误**的是

A．密度是对比度、锐利度的基础

B．照片对比度可随密度的改变而改变

C．在高密度的近旁，如有对比度小的物体，影像也难以辨认

D．锐利度与对比度无直接关系

E．观片灯的颜色也影响着照片对比度的效果

99．有关光学对比度的说法中**错误**的是

A．光学对比度是透过人体各组织的 X 线强度之比

B．X 线胶片的 γ 值越大，产生的照片对比度就越大

C．高千伏摄影时产生的照片对比度低，层次丰富

D．增加曝光量（mAs）将使低密度处照片对比度增加

E．灰雾使照片对比度下降

# 练习四答案

1．B　2．C　3．D　4．C　5．E　6．E　7．C　8．D　9．D　10．D　11．D　12．E　13．C　14．D　15．D　16．B　17．D　18．D　19．C　20．B　21．E　22．C　23．D　24．E　25．E　26．D　27．A　28．D　29．C　30．D　31．E　32．B　33．D　34．E　35．E　36．E　37．D　38．C　39．D　40．B　41．E　42．E

43．C　从胶片特性曲线可以看出，曝光量与照片密度呈非线性关系，只有特性曲线的线性部分其曝光量与照片密度成正比。

44．C　从感光效应公式可知，感光效应与管电压的 $n$ 次方成正比，$n$ 值随管电压的升高而变小，故低电压时，管电压对照片密度影响大。照片密度主要依靠照射量控制。

45．E

46．E　从感光效应公式可知，感光效应与照射野大小成反比；当照射野比较大时，胶片感光效应适当，当照射野变小时，散射线变少，导致影像密度下降（散射线也形成一定的影像密度）。为了维持原影像密度，必须增强摄影条件。

47．E　48．E　49．D

50．B　X 线照片对比度的评判标准应以适当的对比度为佳，而不应该以鲜明的对比度为准，如果 X 线照片对比过于强烈，不是白就是黑，导致 X 线照片缺乏层次。

51．A　52．C　53．C　54．C　55．E　56．B　57．E　58．E　59．C　60．B　61．A　62．E　63．E　64．B　65．A　66．A　67．A　68．E

69．B　X 线管短轴方向，X 线量基本对称；X 线管长轴方向，阳极 X 线量少，阴极多，也称足跟效应。为此，在 X 线摄影中，将摄影体部较厚的区域置于靠阴极端。

70．E　71．E　72．E　73．E　74．E　75．D

76．D　体素又称体元，是三维立体概念。

77．D　78．C　79．A

80．D　从 X 线管产生的 X 线是频率不同、强度不同的混合射线。为此，需在球管窗口加滤过器，以吸收低能 X 线，减少无用射线对被检者的辐射。

81．B 82．B 83．D 84．C 85．E 86．A 87．E 88．D 89．E 90．D 91．E 92．B
93．D 94．E 95．C 96．C 97．E 98．D 99．A

# 练习五

1. 影响感光效应的因素中的射线因素**不包括**
   A．管电压（kV）
   B．管电流（mA）
   C．曝光时间（S）
   D．焦片距（FFD）
   E．增感率（V）
2. CCD 光电灵敏度高，可成像的最小照度为
   A．0.01 lux
   B．0.02 lux
   C．0.10 lux
   D．0.50 lux
   E．0.80 lux
3. X 线照片某处对入射光吸收率为 90%，该处的光学密度值为
   A．0.10
   B．0.90
   C．1.00
   D．2.00
   E．3.00
4. 应用 CCD 线阵结构的成像设备是
   A．摄像机
   B．传真机
   C．数码相机
   D．CCD 数字 X 线摄影机
   E．直接数字 X 线摄影机
5. 下列影响 X 线对比度的因素中**错误**的是
   A．被照体的原子序数（Z）
   B．线吸收系数（$\mu$）
   C．观片灯的光强（I）
   D．被照体的密度（$\rho$）
   E．被照体的厚度（d）
6. 下列说法**不正确**的是
   A．被照体衰减系数之差称 X 线对比度指数
   B．管电压升高，X 线对比度指数下降
   C．管电压与 X 线对比度指数成正比
   D．X 线对比度的观察法有 X 线透视法和胶片摄影法
   E．提高 X 线对比度，应使用适当的管电压
7. 滤线栅的栅比 R 越高，X 线照片影像的哪一个值越高
   A．锐利度
   B．密度
   C．对比度
   D．半影
   E．灰雾
8. 间接转换型平板探测器中，非晶硅光电二极管的作用是
   A．产生荧光
   B．将可见光转换成电荷
   C．将 X 线光子转换成光电子
   D．将电子转换成光子
   E．将电信号转换为数字信号
9. 下列有关焦点的说法**不正确**的是
   A．X 线管阳极靶面接受电子撞击的面积称实际焦点
   B．像面上不同方位上观察到焦点尺寸称为有效焦点
   C．焦点面上的线量分布是均匀的
   D．一般 X 线管都没有大、小焦点
   E．X 线管的焦点越小，摄得肢体的影像就越好
10. 属于 DR 成像直接转换方式的是
    A．半导体狭缝扫描方式
    B．碘化铯 + 非晶硅平板探测器
    C．利用成像板进行 X 线摄影
    D．闪烁体 + CCD 摄像机阵列
    E．硫氧化钆：铽 + 非晶硅平板探测器
11. 下列有关散射线的说法，**错误**的是
    A．由于人体是一个散射体，因此产生散射线
    B．照散野越大，散射线越多
    C．被照体越厚，散射线越多

D．散射线的吸收通常使用滤线器

E．增感屏速度越快，散射线越少

12．有关中心线的描述**不正确**的是

　　A．中心线垂直于窗口平面中心的射线

　　B．中心线与斜射线成一定夹角

　　C．中心线是摄影体位的方向代表

　　D．中心线是位于任何一平面照射野的中心位置

　　E．中心线是体表定位的标志

13．关于滤线器的使用**不正确**的是

　　A．只要滤线器活动，就不会在照片上出现铅条影

　　B．增加被照体与胶片的距离，也可减少散射线

　　C．聚焦式滤线栅的铅条与间隙充填物都是弧形排列的

　　D．胸部高电压摄影距离，应注意与栅焦距的适应

　　E．用格栅摄影时，不能使用在中心线有倾斜的摄影中

14．关于X线的传递及影像形成的叙述，下列**错误**的是

　　A．被照体信息分布于三维空间

　　B．X线影像的表现形式均为三维图像

　　C．被照体为X线诊断信息源

　　D．X线为传递被照体信息的载体

　　E．被照体信息须经转换介质的转换才可观察

15．有效焦点大小在摄影时的变化规律为

　　A．管电压越大，焦点越大

　　B．管电流越大，焦点越大

　　C．曝光时间越长，焦点越大

　　D．照射野越小，焦点越小

　　E．摄影距离越大，焦点越小

16．CR成像板的光激励发光强度与入射的X线曝光量动态范围超过

　　A．$1:10$

　　B．$1:10^2$

　　C．$1:10^3$

　　D．$1:10^4$

　　E．$1:10^5$

17．关于照射野的说法，**错误**的是

　　A．照射野的大小对照片密度没有影响

　　B．照射野多用遮线器控制

　　C．照射野过大，可使照片灰雾增加

　　D．摄影时照射野应比被检部位略大

　　E．照射野边缘应限定在使用胶片尺寸内

18．有关中心线的叙述，正确的是

　　A．中心线是摄影方向的表征

　　B．斜射线能正确反映被照体的状况

　　C．中心线一般通过被摄部位的边缘

　　D．中心线分为阳极端中心线及阴极端中心线

　　E．从X线管窗口射出的X线即是中心线

19．关于滤线栅栅比的正确解释是

　　A．栅比为铅条高度与其宽度之比

　　B．栅比为铅条宽度与其高度之比

　　C．栅比愈大，透过的散射线越少

　　D．栅比为单位距离内铅条的数目

　　E．栅比表示单位体积中铅的重量大小

20．准直器（遮线器）的作用是

　　A．消除散射线

　　B．吸收散射线

　　C．抑制散射线

　　D．生成散射线

　　E．与散射线无关

21．滤线栅的特性**不包括**

　　A．栅比

　　B．栅焦距

　　C．栅密度

　　D．栅曝光倍数

　　E．栅面积

22．增加窗口滤过板的厚度，对X线质产生的影响是

　　A．变软

　　B．变硬

　　C．能谱变宽

　　D．量增大

　　E．无变化

23．X线使感光系统产生感光的效果称为

　　A．密度

　　B．对比度

　　C．亮度

　　D．清晰度

　　E．感光效应

24．CR摄影记录影像信息的部件是

　　A．CCD阵列

B．成像板

C．多丝正比室

D．平板探测器

E．Ⅱ-TV 系统

25．关于有效焦点大小的叙述，**错误**的是

A．在像面的不同方位上实际焦点的投影

B．实际焦点在 X 线管长轴垂直方向上的投影

C．在 X 线管靶面下垂直方向上水平投影的大小

D．从灯丝正面发出的电子所形成的焦点

E．有效焦点为一矩形，大小为 $a \times b\sin A$

26．像素的位置处理是根据其

A．大小

B．明亮

C．定位

D．深度

E．层次

27．有关 X 线束、照射野的叙述，**错误**的是

A．X 线管发射锥束 X 线束

B．X 线束入射被照体曝光面的大小称照射野

C．摄影时照射野应尽量大

D．摄影中的 X 线束有一定的穿透能力

E．X 线束中心部分的 X 线为中心线

28．任何像素的两个属性是

A．大小和深度

B．深度和特性

C．特性和位置

D．位置和大小

E．对比和层次

29．关于滤线栅的叙述，正确的是

A．栅密度（$n$）的单位是 L/cm

B．$n$ 值越小的滤线栅，吸收散射线能力越强

C．散射线透过率 $T_s$ 越大，吸收散射线能力越强

D．选择能 $z$ 越小，滤线栅质量越好

E．对比度改善系数 $K$ 值越小越好

30．关于滤线栅使用注意事项的叙述，**错误**的是

A．将滤线栅置于焦点和被照体之间

B．焦点到滤线栅的距离与栅焦距相等

C．X 线中心线对准滤线栅的中心

D．原发射线投射方向与滤线栅铅条排列间隙平行

E．原发 X 线与滤线栅铅条平行

31．有关滤线栅使用的叙述，**错误**的是

A．用高栅比滤线栅，被检者接受的辐射线大

B．管电压较低的情况下，不宜选用高栅比栅

C．TUBE SIDE－滤线器的正面朝向 X 线管

D．焦聚栅不能反置

E．使用交叉栅时，可倾斜 X 线中心线进行摄影

32．$S = (D_1 - D_2)/H = K/H$ 中，关于 $H$ 的叙述**错误**的是

A．称为模糊值

B．亦称不锐利度

C．以 mm 为单位

D．或称密度移行距离

E．其值越小，边缘越模糊

33．频率的单位是

A．焦耳

B．米

C．赫兹

D．电子伏特

E．秒

34．关于 $M = 1 \pm 0.2/F$ 计算式的表述，**错误**的是

A．0.2 为模糊阈值，单位为 mm

B．$M$ 表示焦点允许放大率

C．$F$ 表示焦点尺寸

D．$F$ 以 mm 为单位

E．$M$ 以 mm 为单位

35．**不影响** X 线对比度的因素是

A．X 线源与人体间的距离

B．人体组织的原子序数

C．物质的线性吸收系数

D．人体组织的密度

E．X 线波长

36．**不构成** X 线照片影像的物理因素是

A．密度

B．对比度

C．锐利度

D．颗粒度

E．清晰度

37．空间频率这个术语借用自

A．物理学

B．生物学

C．计算机学

D．电子工程学

E．磁共振成像

38．滤线栅的物理性能**不包括**

A．一次 X 线透过率 $T_p$

B．全 X 线透过率 $T_t$

C．散射线透过率 $T_s$

D．对比度改善系数 $K$

E．铅容积 $P$

39．当以时间范围来表达转换成以频率范围来表达时，其表达单位从_____转换到_____

A．秒、赫兹

B．赫兹、秒

C．毫米、毫米$^{-1}$

D．毫米$^{-1}$、毫米

E．秒$^{-1}$、赫兹$^{-1}$

40．有关空气间隙法的说法**不正确**的是

A．散射线在到达胶片前几乎都被衰减了

B．为放大影像

C．加大了几何学模糊

D．加大了 X 线管的剂量

E．减少了产生的半影

41．关于 X 线束限制器的作用，**不正确**的是

A．开孔遮线板也属于 X 线束限制器的一种

B．X 线束限制器效率最高的是多叶遮线器

C．X 线束限制器的作用是减少散射线、改善照片质量以及减少被检者的辐射剂量

D．X 线束限制器的照射野大小与照片密度无关

E．X 线束限制器包括开孔遮线板、遮线筒和多叶遮线器三种类型

42．下列叙述**不正确**的是

A．一般 X 线管多设有两个焦点灯丝

B．诊断用 X 线管的有效焦点都设计为正方形

C．更换 X 线管要同型号或具备一定条件的代用管

D．X 线管阴极与阳极间的距离比整流管两极间距离小

E．管套窗口与管壁窗口要在同一方位上

43．有关 X 线管焦点的叙述，**错误**的是

A．X 线管焦点分实际焦点和有效焦点

B．X 线管长轴方向的极限分辨率比短轴方向大

C．X 线管焦点长方向线量分布为单峰分布

D．X 线管焦点宽方向线量分布为单峰分布

E．X 线管靠近阳极端的有效焦点小，X 线量少

44．**不属于** X 线焦点成像性能的主要参量的是

A．焦点的尺寸（F）

B．焦点的调制传递函数（MTF）

C．焦点的极限分辨率（LP/mm）

D．焦点面上线量分布

E．焦点的散焦值（B）

45．某一部位以 80 kV、100 mA、0.4 s、FFD = 200 cm 可获得适当密度的照片，现管电压，管电流不变，摄影时间改为 0.1 s，那么摄影距离 FDD 应改为

A．50 cm

B．75 cm

C．100 cm

D．150 cm

E．250 cm

46．若一平行式滤线栅的铅条厚度为 0.05 mm，间隙宽度为 0.15 mm，那么此滤线栅的栅密度为

A．20

B．50

C．66

D．100

E．200

47．下列有关焦点长、宽方向 MTF 的说法正确的是

A．焦点长方向比宽方向的 MTF 小

B．焦点长方向比宽方向的 MTF 大

C．焦点长方向在高频段比宽方向大，但低频段小

D．焦点长方向在低频段比宽方向大，但高频段小

E．焦点长方向和宽方向的 MTF 为同一 MTF 曲线

48．有关 X 线影像增强器优缺点的叙述，**不正确**的是

A．影像增强器高亮度明显增加，为透视荧光亮度的 3000 ~ 6000 倍，无需暗适应

B．影像增强器可接电视、电影、录像系统

C．影像对比度增加

D．输出屏上影像失真度不一致

E．分辨率略小，但不严重

49．焦点尺寸为 0.3 的 X 线机，其允许放大率为

A．0.67
B．1
C．1.2
D．1.33
E．1.67

50．用 F = 2.0 的 X 线管焦点摄影时，若焦 - 片距为 100 cm，肢 - 片距为 10 cm，产生的几何学模糊是
A．0.10 mm
B．0.18 mm
C．0.2 mm
D．0.22 mm
E．2.0 mm

51．用 F = 2.0 的焦点，摄取腰椎正位，若肢 - 片距 b = 10 cm，焦 - 片距最小为多少时影像是清晰的
A．60 cm
B．90 cm
C．100 cm
D．110 cm
E．150 cm

52．采用 F = 2.0 焦点摄影时，允许的放大率为
A．2.0
B．1.67
C．1.33
D．1.1
E．1.0

53．临床需作放大 1.5 倍的 X 线摄影时，焦点必须是
A．F = 2.0
B．F = 1.0
C．F = 0.9
D．F = 0.6
E．F = 0.4

54．F = 0.5 焦点的允许放大率与焦 - 肢距 a、肢 - 片距 b 的组合中**不正确**的是
A．M = 1.4    a = 25 cm    b = 10 cm
B．M = 1.4    a = 50 cm    b = 20 cm
C．M = 1.5    a = 40 cm    b = 20 cm
D．M = 1.4    a = 40 cm    b = 15 cm
E．M = 1.4    a = 60 cm    b = 24 cm

55．下列各项中，**不属于**摄影条件的是

A．大、小焦点
B．焦 - 片距
C．滤线器
D．管电压
E．屏气情况

56．**不是**摄影条件表的制订方法的为
A．经验选定法
B．系数选定法
C．指数化选定法
D．自动化选定法
E．光学传递函数选定法

57．为获得同一密度照片，在下列摄影条件选择中，**不正确**的是
A．距离增加 3 倍，mAs 就要增加 9 倍
B．mAs 增加 3 倍，时间就减少到原来的 1/3
C．多叶遮线器照射野扩大 1 倍，mAs 减少到 1/3
D．使用 60 增感率的增感屏比用 20 的 mAs 减少到 1/3
E．管电压增加 3 倍，mAs 减少到 $1/3^n$（$n = 2 \sim 4$）

58．前后位的英文缩写是
A．AP
B．DV
C．VD
D．RAO
E．RPO

59．X 线放大摄影要求的 X 线管焦点应**不大于**
A．0.3
B．0.5
C．1.0
D．1.5
E．2.0

60．有关放大摄影原理的叙述，**错误**的是
A．依据几何投影原理
B．被照体细节的视觉可见度增加
C．放大率的阈值为 5.0
D．将高频信号转成低频信号
E．焦点大小决定最大允许放大率

61．X 线检查项目**不包括**
A．X 透视
B．X 线摄影
C．造影 X 线检查

D．特殊摄影检查

E．MR 扫描

62．关于原子核外结构的叙述，**错误**的是

A．原子由原子核及核外电子组成

B．每一壳层都含有一定数目的电子轨迹

C．半径最小的壳层叫 K 层

D．在核外的带负电荷的电子为"电子云"

E．核外最外层电子数最多不超过 2 个

63．关于原子能级的叙述，正确的是

A．原子核对核外电子的吸引力即结合力

B．移走轨道电子所需最大能量即结合能

C．能级高，产生的 X 线波长短

D．X 线波长与电子所在壳层无关

E．内层轨道电子所产生的 X 线波长较长

64．关于原子能级的相关叙述，**错误**的是

A．每个电子轨道上的电子都具有一定的能量

B．电子在各个轨道上具有的能量是不连续的

C．不连续的能量值构成原子能级

D．原子能级以电子伏特表示

E．靠近原子核的壳层电子结合力小

65．关于 X 线的叙述，**错误**的是

A．X 线也称伦琴射线

B．X 线本质是一种电磁波

C．X 线具有一定的波长和频率

D．X 线属于电磁波中的电离辐射

E．X 线是带电粒子

66．在空间频率方面，边缘锐利的物体

A．含有高频率

B．接近单个频率

C．含有窄幅频率

D．与频率无关

E．含有低频率

67．X 线管内高速电子的动能取决于

A．X 线管灯丝加热电压

B．两极间的管电压

C．靶物质的原子序数

D．管电流

E．阴极灯丝焦点大小

68．有关 X 线发生效率的解释，正确的是

A．与管电压无关

B．与管电流无关

C．与靶物质的原子序数成正比

D．诊断用 X 线的发生效率为 30%

E．与特征 X 线的波长有关

69．空间频率范围常作为　被识别

A．Y-空间

B．K-空间

C．T-空间

D．Z-空间

E．X-空间

70．关于光电效应的叙述，**错误**的是

A．光子能量过大，光电作用概率下降

B．发生概率与原子序数的 3 次方成反比

C．光电效应可增加 X 线对比度

D．使被检者接受的照射量比其他作用多

E．光子的能量全部被吸收

71．关于 X 线的康普顿效应的叙述，**错误**的是

A．也称散射效应

B．与物质的原子序数有关

C．与电子数成反比

D．产生的散射线使胶片产生灰雾

E．产生的散射线对防护带来困难

72．X 线管放置较长时间再次使用前须做的工作是

A．冷高压实验

B．老化训练

C．管电流测试

D．管电压测试

E．空间电荷补偿测试

73．X 线摄影用最短波长的计算公式为

A．$\lambda_{min} = 1.24/kV$（nm）

B．$\lambda_{max} = (1.2 \sim 1.5)\lambda_{min}$（nm）

C．$\lambda_{mean} = 2.5\lambda_{min}$（nm）

D．$\lambda_{max} = 2\lambda_{min}$（nm）

E．$\lambda_{min} = 12.4/kV$（nm）

74．关于 X 线质的叙述，**错误**的是

A．X 线质即 X 线硬度

B．X 线质由 X 线的波长决定

C．X 线质可用管电压表示

D．X 线摄影的半值层应为 1.5 mm 铜

E．X 线质可由半值层表示

75．关于物质对 X 线吸收衰减的叙述，**错误**的是

A．X 线穿过物质时衰减

B．康普顿效应在医用 X 线领域不发生

C．物质吸收的衰减——光电效应吸收

D．物质引起散射与吸收的衰减——康普顿效应

E．X线的能量影响衰减

76．影像矩阵是

A．基于组织自旋密度

B．基于组织弛豫时间

C．小栅格所含的数目

D．有限的数字序列

E．像素点的大小

77．人体对X线衰减的叙述，**错误**的是

A．骨组织对X线的衰减最大

B．软组织对X线的衰减相当于水

C．组织对X线的衰减不同形成影像对比

D．骨对X线的衰减相当于铅

E．空气对X线的衰减最小

78．诊断X线机装置的组成**不包括**

A．控制装置

B．专用机械装置

C．影像装置

D．高压发生装置

E．空调降温

79．关于专用X线机的叙述，**错误**的是

A．胃肠专用机多配用增强电视系统

B．乳腺机的千伏调节范围一般为20～40 kV

C．床边专用机也采用逆变式高压发生器

D．C形臂、导管床用于心血管专用机

E．口腔专用机只限于口腔全景摄影机

80．关于旋转阳极X线管阳极的叙述，**错误**的是

A．靶盘直径越大，X线管容量越大

B．靶盘直径增大，启动负荷不变

C．靶盘增加，石墨层启动负荷增加

D．在未达到额定转速前，延长启动时间可提高转速

E．其X线发生效率与固定阳极管相同

81．关于X线管容量的叙述，**错误**的是

A．X线管容量指确定时间下所能承受的最大曝光条件

B．旋转阳极X线管瞬间容量是指1.0 s能承受的最大负荷

C．连续负荷用以限定X线持续发生时的最大负荷

D．X线管的容量与高压整流方式有关

E．热容量用以限定阳极能承受的热量积累

82．关于X线管容量的组合，**不正确**的是

A．瞬时负荷——比负荷值

B．连续负荷——阳极热容量和冷却效应

C．旋转阳极的代表容量——0.1秒时的最大负荷

D．热容量——表示连续使用特性

E．阳极效应容量小

83．关于X线机的接地概念，**错误**的是

A．高压变压器次级中心接地为保护接地

B．接地电路中任一点对"地"（零电位）的电位差，称作对地电压

C．控制台外壳接地为保护接地

D．接地电极20 m范围内，地面上相距0.8 m的两点间的电位差，称作跨步电压

E．X线机接地电阻一般不得大于4Ω

84．下列关于机件的使用正确的是

A．胸部摄影无须用立位滤线器

B．自动压迫器用于胃肠透视中

C．快速换片器用于体层摄影中

D．胸部摄影用8∶1栅比滤线栅

E．影像增强器只用于DSA

85．有关特征X线的解释，**不正确**的是

A．是高速电子与靶物质电子相互作用的结果

B．特征X线的质与高速电子的能量有关

C．特征X线的波长由跃迁的电子能量差决定

D．靶物质原子序数较高时，特征X线的能量大

E．70 kV以下不产生K系特征X线

86．限定放大摄影放大倍数的主要依据是

A．X线管容量

B．X线管焦点尺寸

C．焦点至胶片距离

D．病灶的大小

E．被照体的厚度

87．所谓近距离摄影，是指焦-片距为

A．15～20 cm

B．25～30 cm

C．35～50 cm

D．55～60 cm

E．65～70 cm

88．曲面体层常用于

A．颧骨检查

B．筛骨检查

C．颌骨检查

D．颞骨检查

E．蝶骨检查

89．原子的组成是

A．原子核和核外电子

B．原子和中子

C．中子和核外电子

D．原子核和质子

E．质子和核外电子

90．X线光子能量的计算公式，正确的是

A．$\varepsilon = 0.5\,hv$

B．$\varepsilon = 0.5\,mv$

C．$\varepsilon = hv$

D．$\varepsilon = hv^2$

E．$\varepsilon = hc$

91．高速电子与阳极靶物质发生相互作用时

A．产生连续X线

B．只产生特性X线

C．产生连续X线和特性X线

D．不产生X线

E．产生电子线

92．每毫米1个线对等于每厘米多少线对

A．0.01

B．0.1

C．1.0

D．10

E．100

93．在X线管中，当高速电子与阳极靶相互作用时，绝大部分高速电子的能量转变为

A．X线的能量

B．热能

C．连续X线的能量

D．特性X线的能量

E．电子对的能量

94．入射光子能量恰好等于原子轨道的结合能时，光电效应的产生概率

A．突然减少

B．突然增大

C．变为零

D．变为10%

E．不变

95．关于光电效应发生概率的叙述，正确的是

A．与能量的6次方成反比

B．与能量的4次方成反比

C．与能量的2次方成反比

D．与能量的3次方成反比

E．与能量的2次方成正比

96．导致X线衰减的原因是

A．物质和距离

B．X线不可见

C．X线波长短

D．X线能量大

E．X线是电磁波

97．关于水、冰、水蒸气的质量衰减系数，正确的是

A．水和冰的相同，比水蒸气的大

B．冰和水蒸气的相同，比水的大

C．水和水蒸气的相同，比冰的大

D．水、冰、水蒸气的均相同

E．水和水蒸气的相同，比冰的小

98．影响半值层测量的因素**不包括**

A．管电压

B．总过滤

C．电压波形

D．几何尺寸

E．曝光时间

## 练习五答案

1．E  2．B

3．C  X线照片的密度值为阻光率的常用对数值，为无量纲单位。某点入射光吸收率90%，出射光10%，即透光率为10%，阻光率为100/10，即为10，密度值为1。

4．D　5．C　6．C　7．C　8．B　9．C　10．A　11．E　12．D　13．A　14．B　15．B　16．D
17．A　18．A　19．C
20．C　只有滤线栅才能消除散射线。可以通过滤过器吸收低能X线，从而在一定程度上抑制散射线。而准直器（遮线器）可以通过调节照射野的大小抑制散射线。
21．E　22．B　23．E　24．B　25．D　26．C　27．C　28．C　29．A　30．A　31．E　32．E
33．C　34．E　35．A　36．E　37．D　38．E　39．A　40．E　41．D　42．D　43．D　44．D
45．C　46．B　47．B　48．C　49．E　50．D　51．D　52．D
53．E　M＝1±0.2/F
54．C　M＝1±0.2/F，M＝1+b/a
55．E　56．E　57．C　58．A　59．A　60．C　61．E　62．E　63．A　64．E　65．E　66．A
67．B　68．C　69．B　70．B　71．C　72．B　73．A　74．D　75．B　76．C　77．D　78．E
79．E　80．B　81．B　82．E　83．A　84．B　85．B　86．B　87．C　88．C　89．A　90．C
91．C　92．D　93．B　94．B　95．D　96．A　97．D　98．E

# 练习六

1．X线机的辅助设备**不包括**
　　A．天、地轨
　　B．影像增强器
　　C．X线电视
　　D．空间电荷补偿器
　　E．体层床

2．**不属于**诊断X线机的是
　　A．体层专用X线机
　　B．乳腺专用X线机
　　C．口腔专用X线机
　　D．放疗模拟定位机
　　E．放射治疗装置

3．关于阳极帽的作用，正确的是
　　A．固定靶面
　　B．散热
　　C．吸收二次电子和部分散射线
　　D．平衡阳极重量
　　E．固定灯丝

4．关于旋转阳极X线管的阳极结构的叙述正确的是
　　A．靶面、阳极柄
　　B．阳极头、转子
　　C．阳极头、阳极柄
　　D．靶面、钼杆、转子
　　E．阳极帽、转子、钼杆

5．高速旋转阳极X线管的阳极转速，一般约为
　　A．7500 r/s
　　B．6500 r/s
　　C．8500 r/min
　　D．4500 r/min
　　E．500 r/min

6．关于对X线管的叙述，**错误**的是
　　A．旋转阳极X线管的靶面热量主要通过热辐射散热
　　B．固定阳极X线管的靶面热量主要通过热传导散热
　　C．与转子连接支撑靶体的钼杆较细，目的是减少热量传导
　　D．转子黑化的目的是增加转子表面的热辐射
　　E．转子轴承使用的润滑剂是固体润滑剂和油脂类润滑剂

7．对旋转阳极X线管的代表容量，下列叙述正确的是
　　A．是指在自整流电路中，曝光时间为1 s时所能承受的最大负荷
　　B．是指在半波整流电路中，曝光时间为0.1 s时所能承受的最大负荷
　　C．是指在单相全波整波电路中，曝光时间为

0.1 s 时所能承受的最大负荷

　　D．是指在三相六管全波整流电路中，曝光时间为 0.1 s 时所能承受的最大负荷

　　E．是指在三相十二管全波整流电路中，曝光时间为 0.1 s 时所能承受的最大负荷

8．关于管电压的叙述，正确的是

　　A．是指加于 X 线管两极间的最高有效值电压

　　B．是指加于 X 线管两极间的最高平均值电压

　　C．最高管电压与 X 线管的长度、形状、介质材料无关

　　D．管电压的单位是伏特

　　E．是加于 X 线管两端的峰值电压

9．对于实际焦点，正确的说法是

　　A．实际焦点的大小主要取决于槽的形状、宽度、深度

　　B．形成实际焦点的电子密度是均匀的

　　C．灯丝前端发射的电子形成副焦点

　　D．灯丝侧面发射的电子形成主焦点

　　E．实际焦点是正方形

10．**不**在 X 线机控制台上使用的开关是

　　A．按钮开关

　　B．脚开关

　　C．琴键开关

　　D．刷形开关

　　E．转换开关

11．**不**属于接触器组成结构的部件是

　　A．铁芯

　　B．熔断器

　　C．线圈

　　D．复位弹簧

　　E．罩极圈

12．立柱式 X 线管头支持装置的组成**不包括**

　　A．立柱

　　B．移动轨道

　　C．滑架

　　D．胸片架

　　E．横臂

13．关于准直器的叙述，**错误**的是

　　A．将照射野限制在所需最小范围

　　B．使被检者尽量减少受照剂量

　　C．X 线摄影时能间接指示照射野

　　D．X 线摄影时能间接指示中心线

　　E．X 线摄影时照射野一般是圆形

14．非晶硅平板探测器基本结构**不包括**

　　A．闪烁体层

　　B．非晶硅光电二极管阵列

　　C．行驱动电路

　　D．列驱动路

　　E．图像信号读取电路

15．非晶硅探测器四步成像过程**不包括**

　　A．X 线曝光

　　B．可见光信息

　　C．电荷图像

　　D．银盐图像

　　E．数字图像

16．激活物质必须有以下哪种特性才能产生激光

　　A．基态与激发态间产生粒子数反转

　　B．有电子源

　　C．原子发生受激辐射

　　D．基态的原子数大于激发态的原子数

　　E．基态与激发态的原子数相同

17．钨靶 X 线机，产生特征 X 线的最低管电压是

　　A．35 kV

　　B．50 kV

　　C．70 kV

　　D．85 kV

　　E．90 kV

18．在 X 线摄影中，光电效应的负面影响是

　　A．产生散射

　　B．产生灰雾

　　C．增加 X 线对比度

　　D．使被检者接受的照射量多

　　E．降低对比

19．便携式 X 线机的管电流一般小于

　　A．5 mA

　　B．10 mA

　　C．50 mA

　　D．100 mA

　　E．200 mA

20．阳极被电子轰击并产生 X 线的部位是

　　A．阳极中心

　　B．转子

　　C．定子

　　D．焦点

E. 旋转轨迹

21. 最大负荷量是指X线管的最大容量,其限定条件是指X线管的
    A. 极限使用
    B. 瞬时使用
    C. 连续使用
    D. 安全使用
    E. 无条件使用

22. 准直(遮线)器的作用是遮去不必要的
    A. 软射线
    B. 硬射线
    C. 散射线
    D. α射线
    E. 原发X线

23. 常用的准直器的结构是
    A. 圆形
    B. 菱形
    C. 简易型
    D. 多叶型
    E. 电子型

24. X线机准直器(遮线器)的分型有
    A. 活动型
    B. 固定型
    C. 全自动型
    D. 红外遥控型
    E. 移动型

25. 最早应用于医学领域的辐射能源是
    A. β线
    B. γ线
    C. X线
    D. 钴
    E. 镭

26. X线管的代表容量又称
    A. 热容量
    B. 额定容量
    C. 瞬时负荷
    D. 连续负荷
    E. 最大负荷

27. **不属于**X线机的操作步骤的是
    A. 接通机器电源,调整电源电压达规定范围
    B. 根据检查要求作技术选择
    C. 调节合适的曝光条件
    D. 选择胶片尺寸
    E. 调节并固定X线管位置

28. 采用近距离摄影的好处主要是
    A. 产生运动模糊
    B. 产生放大模糊
    C. 增加对比度
    D. 减少失真度
    E. 减少曝光条件

29. 关于近距离摄影技术的叙述,正确的是
    A. 被照体与胶片相隔10 cm可以提高影像质量
    B. 近距离摄影可以应用在髌骨摄影上
    C. 使用高电压摄影是有利的
    D. 使用大焦点也是有利的
    E. 作为近距离曝光过度的照片,通常要在强光灯下观察

30. 应用CCD面阵结构的成像设备是
    A. 扫描仪
    B. 数码相机
    C. CR数字X线摄影
    D. 半导体狭缝扫描仪
    E. 直接转换平板探测器

31. 非晶硒探测器使用的衬底材料是
    A. 铅板
    B. 铜板
    C. 铝板
    D. 纸板
    E. 玻璃

32. 软X线摄影所采用的暗盒为
    A. 铝板暗盒
    B. 书本暗盒
    C. 纸板夹式的胶片夹
    D. 胶木暗盒
    E. 配备高速增感屏的塑胶和碳纤维暗盒

33. 关于直接放大摄影的叙述,**错误**的是
    A. 放大摄影是一种将平片摄影照片利用放大机加以放大的技术
    B. 放大摄影要求被照体距胶片有一段距离,可以利用Grodel效应,而不使用滤线栅
    C. 根据目前使用的X线管焦点大小,有效放大率应控制在2～4倍
    D. 管电压一般使用较高,以缩短曝光时间,大多数使用70～120 kV

E．放大摄影专用机应使用微焦点X线管
34．关于放大摄影的叙述，**错误**的是
    A．放大摄影一般不用滤线栅
    B．X线管窗口必须放置滤过板，使总滤过相当于2.5 mm的铝
    C．放大摄影使用增感屏，用以缩短曝光时间，且放大摄影能克服增感屏产生的模糊
    D．高速屏适宜做放大摄影用
    E．X线管焦点是X线放大摄影的工具
35．关于放大摄影技术的叙述，**错误**的是
    A．放大摄影必须使用滤线栅，以吸收散射线
    B．放大摄影可提高影像分辨率
    C．放大摄影可使细小物体影像消失
    D．放大摄影总的曝光条件应较普通X线摄影稍大
    E．一个有利用价值的放大影像的放大倍数，取决于焦点大小
36．下列叙述**错误**的是
    A．高电压摄影与低电压摄影相比，X线管X线发生率高
    B．乳腺摄影管电压应在20～40 kV
    C．巴尔金法主要用于眼球异物定位X线摄影检查
    D．高电压摄影使用低反差的胶片是有利的
    E．影像增强器的使用，可以减少被检者的照射剂量
37．下列组合中，**不正确**的是
    A．高千伏摄影——高栅比的滤线栅
    B．软X线摄影——γ值大的X线胶片
    C．放大摄影——放大摄影架
    D．体层摄影——增强器
    E．PACS——计算机
38．X线穿过均匀物质时，与衰减有关的因素是
    A．物质的衰减系数
    B．物质与X线源的距离
    C．X线的曝光时间
    D．X线束的厚度
    E．物质的面积
39．关于切线摄影的叙述，**错误**的是
    A．将中心线从被检部位边缘通过，称切线投影
    B．此法可使相邻部分X线吸收差异减小

C．对于某些边缘凸出，可采用此法
    D．对某些边缘凹陷，可采用此法
    E．对某些表面病灶，可采用此法
40．关于X线检查的叙述，**错误**的是
    A．一种无创伤、无损伤的临床诊断方法
    B．直视体内组织器官和病灶
    C．不改变或不破坏机体完整性的情况下，对活体器官的形态进行观察
    D．可对活体器官功能进行观察
    E．被检部位必须具有对比方可有效
41．关于X线影像分析与诊断的叙述，**错误**的是
    A．X线影像形成的技术条件应满足诊断的要求
    B．应首先观察病灶本身
    C．区分正常与异常
    D．观察病灶分布、数量、形态、密度与邻近组织的关系
    E．X线影像的分析与诊断必须结合临床
42．对现代医学影像发展趋势的论述，**错误**的是
    A．从大体形态学向着分子、生理、功能代谢、基因成像过渡
    B．从胶片采集、显示向着数字采集、电子传输发展
    C．对比剂从一般性组织增强向着组织、疾病特异性增强发展
    D．介入治疗向着全面诊断方向发展
    E．从单一图像技术向着综合图像技术发展
43．关于移动因素与照片影像关系的叙述，**不正确**的是
    A．尽量减少因移动造成的影像模糊
    B．胸部摄影要考虑呼吸、心脏搏动等因素
    C．心脏搏动是胸部移动因素中的主要矛盾
    D．抓住休止期可以得到一幅静止运动的心肺照片
    E．消化道照片曝光时间可控制在2.0 s左右
44．DR摄影，与图像质量**无关**的是
    A．良好的线性
    B．后处理功能
    C．量子检测率
    D．直接读出方式
    E．探测器刷新速度
45．应减少管电压值的病理因素有

A. 脓胸
B. 肺不张
C. 成骨性骨质改变
D. 气胸
E. 肺实质性改变

46. 应增加管电压的病理因素**不包括**
A. 胸腔积液
B. 胸廓成形术
C. 气胸
D. 骨性病变
E. 慢性骨髓炎

47. 眼球异物定位最主要的目的是
A. 确定有无异物
B. 确定异物大小
C. 确定异物位置
D. 确定异物性质
E. 确定手术方案

48. 眼球异物定位方法中定位最准确的是
A. 巴尔金定位法
B. 角膜缘定位环法
C. 吸盘式定位器法
D. 薄骨位摄片法
E. 无骨位摄片法

49. 巴尔金定位法中代表角膜前缘的是
A. 正位片中3点与9点的连线
B. 正位片中6点与12点的连线
C. 正位片中3点与12点的连线
D. 侧位片中6点与12点的连线
E. 侧位片中3点与9点的连线

50. 巴尔金法中,侧位片异物位于眼球轴线下方5 mm,角膜缘后方10 mm,其在正位片上可能位于
A. 外上象限
B. 内上象限
C. 外下象限
D. 内下象限
E. 外下或内下象限

51. 在X线管与被检者之间放入的附加衰减材料是
A. 像素移位
B. 补偿滤过
C. 空间滤过
D. 窗口技术
E. 图像合成或积分

52. 有关连续X线在物质中衰减的叙述,**错误**的是
A. 低能X线光子更易被吸收
B. 透过物质后的射线平均能量提高
C. 透过物质后平均能量接近最高能量
D. 透过物质后的射线量减少而质不变
E. X线管窗口滤过板可滤过低能X线光子

53. 关于X线透视检查的叙述,**错误**的是
A. 立即获取检查结果
B. 进行动态观察
C. 多角度观察病变
D. 观察细微结构
E. 可进行胃肠钡餐检查

54. 与照片影像形成**无关**的因素是
A. X线的穿透性
B. X线的荧光作用
C. X线的感光作用
D. 散射线的产生
E. 被照体对X线吸收差异存在

55. 非晶硒探测器是利用了其
A. 导电性
B. 绝缘性
C. 荧光特性
D. 光电导性
E. 电离作用

56. 模拟信息转换形成数字信息,需通过的是
A. 影像板
B. 增感屏
C. A/D
D. 非晶硒
E. D/A

57. 数字影像所有像素的阵列称为
A. 灰阶
B. 像素体
C. 密度分辨率
D. 图像矩阵
E. 空间分辨率

58. 关于图像的空间分辨率低的叙述,**错误**的是
A. 构成图像的像素数量少
B. 构成图像的像素尺寸大
C. 观察到的图像细节就少
D. 构成图像的像素数量多

E．图像矩阵小

59．关于数字 X 线成像的基础的叙述，正确的是
   A．将传统屏-片系统的模拟信息转换成了数字信息
   B．将 X 线转化成电能
   C．将传统屏-片系统的 X 线信息转化成光学信息
   D．将 X 线能转化成光能
   E．将传统屏-片系统的数字信息转换成了模拟信息

60．关于信噪比的说法，**错误**的是
   A．信号强度与噪声强度的比值
   B．噪声强度与信号强度的比值
   C．SNR 是评价影像质量的指标之一
   D．SNR 越大，影像质量越好
   E．降低噪声，提高图像信噪比

61．关于时间分辨率的说法，正确的是
   A．时间分辨率又称高对比分辨率
   B．是从影像中所能辨认密度差别的最小极限
   C．是指成像系统对运动部位成像的瞬间显示能力
   D．是对影像细微结构的辨别能力
   E．是对影像细微密度差别的辨别能力

62．计算机 X 线摄影的英文表达是
   A．control recognizer
   B．center radiation
   C．control reader
   D．center X-ray
   E．computed radiography

63．**不属于** CR 系统的主要结构的是
   A．X 线机
   B．影像后处理工作站
   C．影像阅读处理器
   D．X 线信息转化装置
   E．存储装置

64．CR 图像在光盘的储存方式一般采用
   A．压缩
   B．放大
   C．储存模拟信息
   D．不做任何处理
   E．光盘只能储存 DICOM 格式的 CR 图像

65．在 CR 摄影中，X 线量的变化引起的噪声是
   A．固有噪声
   B．光子噪声
   C．结构噪声
   D．量子噪声
   E．A/D 转换噪声

66．在 IP 结构中，能够记录 X 线的关键成分是
   A．保护层
   B．支持层
   C．铕离子
   D．氟卤化钡
   E．背衬层

67．IP 在一次激发后的最佳读出时间**不能**大于
   A．4 小时
   B．6 小时
   C．8 小时
   D．12 小时
   E．24 小时

68．IP 中记录 X 线能量的物质是
   A．感光物质
   B．荧光物质
   C．发光物质
   D．卤化银
   E．辉尽性荧光物质

69．IP 经激光激发后输出的信号为
   A．紫外线
   B．X 线
   C．可见光
   D．数字信号
   E．模拟信号

70．IP 第二次激发与第一次激发所呈现的关系是
   A．对数关系
   B．线性关系
   C．反对数关系
   D．曲线关系
   E．抛物线关系

71．关于 IP 的叙述，**错误**的是
   A．IP 被可见强光照射后潜影信息会消失
   B．IP 的型号不同对 X 线的敏感度也不同
   C．IP 被激光照射后发出蓝色荧光
   D．IP 不产生潜影
   E．IP 是一种成像转换器件

72．关于 IP 工作过程的叙述，**错误**的是

A. 可以重复使用，只要不被划损，寿命可达上万次

B. X线透过被照体后与IP发生作用，以模拟信号的形式构成潜影

C. 潜影经过读取后，可产生光激励发光现象

D. IP残余的影像数据可以通过紫外线消除后才能重复使用

E. 集光器收集IP被二次激发的光，并送入光电倍增管

73. 关于CR系统信息转换过程的描述，正确的是

A. 读取存储在成像板上的数字信号

B. 优化处理成像板上数字信号

C. 将模拟信息转换为数字信息的过程

D. 光电倍增管将X线吸收差别量化

E. 数字信号强弱与二次激发时激光束能量无关

74. IP是哪项的英文缩写

A. 屏-片体系

B. 成像板

C. 增感屏

D. 暗盒

E. 激光胶片

75. IP分类中**不包括**

A. 多层体层型

B. 高分辨率型

C. 低分辨率型

D. 能量减影型

E. 标准型

76. 关于IP使用的描述**错误**的是

A. IP应装在暗盒内使用

B. IP潜影消除后可重复使用

C. IP潜影未消除时可重复读取

D. IP外观似增感屏，使用时有正反之分

E. IP只要不损伤，可无限期使用

77. IP经X线照射后所形成的信号为

A. 可见光

B. 紫外线

C. 红外线

D. 模拟信号

E. 数字信号

78. IP成像层中的辉尽性荧光物质主要是

A. 含有微量三价铕离子的氟卤化钡晶体

B. 含有微量二价铕离子的氟卤化钡晶体

C. 含有微量一价铕离子的氟卤化钡晶体

D. 单纯的氟卤化钡晶体

E. 单纯的二价铕离子

79. IP经X线照射后形成潜影，其中铕离子正确的变化是

A. 3+ → 2+

B. 2+ → 1+

C. 1+ → 2+

D. 2+ → 3+

E. 2+ → 4+

80. IP的潜影被激光扫描时，以何种光的形式释放出储存的能量

A. X线

B. 紫外线

C. 红外线

D. A射线

E. γ射线

81. 激发IP潜影发光所用的光是

A. 日光

B. 紫外线

C. 红外线

D. 激光

E. X线

82. CR影像的空间分辨率表示方法为

A. Pixel

B. Pixel/cm

C. LP/mm

D. LP

E. Cm

83. 有关CR优点的叙述**不正确**的是

A. IP可重复使用

B. 影像可数字化存储

C. 具有多种图像后处理功能

D. 完成多种幅式打印

E. 可与原有X线摄影设备匹配使用

84. CR信息储存的介质是

A. 软盘

B. 硬盘

C. 胶片

D. 成像板

E. 光盘

85. 进行乳腺摄影时，所用的IP为

A．高分辨率型

B．低分辨率型

C．标准型

D．能量减影型

E．多层体层型

86．**不属于** CR 谐调处理的调节参量的是

A．旋转量

B．移动量

C．基础曲线

D．旋转中心

E．频率增强

87．CR 系统的宽容度比普通屏-片系统的宽容度

A．小

B．大

C．相同

D．不确定

E．无可比性

88．CR 系统所获得的图像是

A．三维图像

B．四维图像

C．模拟图像

D．数字图像

E．一维图像

89．CR 系统与原有 X 线机匹配使用时

A．不需做任何处理

B．需改造原有的 X 线机

C．需要更换原有的 X 线机

D．需更换 X 线球管

E．摄影技术与原有的不同

90．关于 CR 系统空间分辨率的叙述，正确的是

A．比 X 线胶片的高

B．不如 X 线胶片的空间分辨率高

C．与 X 线胶片相同

D．没有可比性

E．不相关

91．IP 影像读出后消除余影所用的能量是

A．X 线

B．γ 射线

C．红外线

D．紫外线

E．强光

92．在 CR 系统影像处理系统中，曝光数据识别器（EDR）功能所在象限是

A．第一象限

B．第二象限

C．第三象限

D．第四象限

E．第五象限

93．在 CR 系统影像处理系统四象限理论中，影像处理装置（IPC）所在象限是

A．第一象限

B．第二象限

C．第三象限

D．第四象限

E．第五象限

94．在 CR 系统影像处理系统四象限理论中，影像记录（IRC）所在象限是

A．第一象限

B．第二象限

C．第三象限

D．第四象限

E．第五象限

95．在 CR 系统中，PSL 的含义是

A．光激励发光

B．光发光

C．发光体

D．辉尽性荧光物质

E．荧光现象

96．在 CR 系统中，固有噪声**不包括**

A．激光噪声 IP

B．模拟电路噪声

C．X 线量子噪声

D．胶片的结构噪声

E．结构噪声

97．在 CR 系统中，GS 的含义是

A．频率等级

B．频率增强

C．旋转中心

D．旋转量

E．谐调曲线移动量

98．在 CR 系统中，频率增强的缩写是

A．RE

B．GS

C．GT

D. PSL
E. IP

99. 在CR系统中，GT的含义是
   A. 移动量
   B. 频率增强
   C. 旋转量
   D. 谐调曲线类型
   E. 旋转中心

## 练习六答案

1. D  2. E  3. C  4. D  5. C  6. E  7. D  8. E  9. A  10. B  11. B  12. D  13. E
14. D  15. D  16. C  17. C  18. D  19. C  20. D  21. D  22. E  23. D  24. C  25. C
26. B  27. D  28. B  29. B  30. B  31. E  32. C  33. A  34. D  35. A  36. D  37. D
38. A  39. B  40. A  41. B  42. D  43. E  44. E  45. D  46. C  47. C  48. B  49. D
50. E  51. B  52. D  53. D  54. D  55. D  56. C  57. D  58. D  59. A  60. D  61. C
62. E  63. D  64. A  65. D  66. C  67. C  68. E  69. E  70. B  71. D  72. C  73. C
74. B  75. C  76. E  77. D  78. B  79. D  80. B  81. D  82. C  83. D  84. D  85. A
86. E  87. B  88. D  89. A  90. B  91. E  92. B  93. C  94. D  95. A  96. D  97. E
98. A  99. D

## 练习七

1. 在CR系统运行中，影像处理过程可用"四象限"理论解释，第一象限是指
   A. 影像采集
   B. 影像读取
   C. 影像再现
   D. 影像处理
   E. 谐调处理

2. 在CR系统运行中，影像处理过程可用"四象限"理论解释，第二象限是指
   A. 影像采集
   B. 影像读取
   C. 影像再现
   D. 影像处理
   E. 谐调处理

3. 在CR系统运行中，影像处理过程可用"四象限"理论解释，第三象限是指
   A. 影像采集
   B. 影像读取
   C. 影像再现
   D. 影像处理
   E. 谐调处理

4. 在CR系统运行中，影像处理过程可用"四象限"理论解释，第四象限是指
   A. 影像采集
   B. 影像读取
   C. 影像再现
   D. 影像处理
   E. 谐调处理

5. CR系统影像处理技术中，可改变影像对比度的是
   A. GA
   B. GC
   C. GS
   D. RN
   E. RE

6. CR系统影像处理技术中，可最清晰显示ROI的是
   A. GA

B．GC

C．GS

D．RN

E．RE

7．CR 系统影像处理技术中，可获取影像最优密度的是

A．GA

B．GC

C．GS

D．RN

E．RE

8．能够影响图像灰阶数的是

A．像素位数

B．FOV 大小

C．采集矩阵

D．显示矩阵

E．窗口大小

9．能够影响扫描范围的是

A．像素位数

B．FOV 大小

C．采集矩阵

D．显示矩阵

E．窗口大小

10．能够影响图像大小的是

A．像素位数

B．FOV 大小

C．采集矩阵

D．显示矩阵

E．窗口大小

11．能够决定影像显示范围的是

A．像素位数

B．FOV 大小

C．采集矩阵

D．显示矩阵

E．窗口大小

12．提取时间依赖性结构，可以采取的方法是

A．更换掩模

B．图像位移

C．空间滤过

D．时间滤过

E．积分掩模

13．增强或减弱特殊结构空间频率成分，可以采取的方法是

A．更换掩模

B．图像位移

C．空间滤过

D．时间滤过

E．积分掩模

14．CR 系统四种分割曝光模式的类型**不包括**

A．无分割

B．四分割

C．水平分割

D．轴向分割

E．垂直分割

15．下列**不属于**数字成像方法的是

A．DR

B．CR

C．CT

D．X-TV

E．DSA

16．如果两个数字成像设备诊断某疾病的 ROC 曲线下面积相同，则下列说法正确的是

A．两种设备的总性能不相同

B．两条 ROC 曲线的部分面积相同

C．对该病的诊断能力相同

D．这两种设备性能一定相同

E．不能说明问题

17．关于 CR 的叙述正确的是

A．是利用 PSL 现象

B．IP 的潜影不会消退

C．IP 的潜影会立即消退

D．对天然辐射不敏感

E．时间分辨力高

18．关于 CR 成像优、缺点的叙述**错误**的是

A．具有后处理功能

B．时间分辨力较差

C．空间分辨力比屏-片系统高

D．密度分辨力比屏-片系统高

E．可与原有的 X 线摄影设备匹配工作

19．关于 CR 象限理论的叙述，**错误**的是

A．第一象限为 IP 的固有特征

B．第二象限为输入读出装置信号和输出的信号的关系

C．第三象限为影像处理装置

D. 第四象限为影像记录装置，对使用的胶片特性曲线实施补偿
E. 第五象限为影像传输装置

20. 关于DR的叙述，正确的是
    A. 没有光电转换
    B. 不能达到动态成像
    C. 可分为直接转换、间接转换
    D. 不使用荧光物质
    E. DR全部都是直接转换成像

21. DR是哪项的缩写
    A. 模拟摄影
    B. 数字摄影
    C. 普通X线摄影
    D. 荧光摄影
    E. 传统X线摄影

22. DR像素单元等效为几个电容串联电路
    A. 1
    B. 2
    C. 3
    D. 5
    E. 7

23. 在DR成像过程中使用的偏移电压值（kV）是
    A. 1
    B. 3
    C. 5
    D. 6
    E. 8

24. 在DR平板探测器上，电压降可忽略不计的部分为
    A. 电荷收集电容
    B. 信号存储电容
    C. 介质层
    D. 方块电极层
    E. 碘化铯晶体层

25. DR摄影是否经过A/D转换
    A. 部分经过
    B. 否
    C. 是
    D. 最后经过A/D转换
    E. 不确定

26. CR系统的组成**不包括**
    A. 成像板
    B. 影像阅读器
    C. X线摄影装置
    D. 影像存储系统
    E. 影像处理工作站

27. DR系统中最重要的组成部件是
    A. 半导体
    B. 平板探测器
    C. 非晶硅
    D. 成像板
    E. 碘化铯晶体

28. 下列非晶硒平板探测器的结构中，**错误**的是
    A. X线转换单元
    B. 信号传输单元
    C. 高速信号处理单元
    D. CsI闪烁体层阵列
    E. 探测器单元阵列

29. 关于DR系统优越性的叙述，**错误**的是
    A. 实现无胶片放射科
    B. 提高影像质量
    C. 需较高的辐射剂量
    D. 提高工作效率
    E. 利于远程医疗

30. 应用非晶硒和薄膜晶体管阵列技术制成的探测器是
    A. 间接转换平板探测器
    B. 直接转换平板探测器
    C. 硒鼓探测器
    D. IP成像转换器
    E. 多丝正比室检探器

31. 关于CR的工作原理，**错误**的是
    A. IP由基层、荧光体层和保护层构成
    B. 透过人体的X线光子以潜影形式储存在荧光层的晶体内
    C. 在读出装置IP接受激光束扫描
    D. 激光束激发出图像数据
    E. 计算机处理该数字信号

32. 关于碘化铯加非晶硅型FPD的结构，**错误**的是
    A. CsI闪烁体层
    B. 非晶硅光电二极管阵列
    C. 行驱动电路
    D. 图像信号读取电路
    E. 激光束处理阵列电路

33．下列说法**不正确**的是
   A．CR 系统的空间分辨比常规 X 线摄影好，显示的信息可被诊断医生阅读、理解
   B．CR 系统与普通 X 线照片不同之处在于其影像记录与显示不是在同一媒介上完成的
   C．是用 IP 替代传统的胶片/增感屏来成像
   D．把储存于 IP 上的 X 线信号用激光仪转换成电信号并进行数字图像处理
   E．IP 由支撑体、荧光物质、保护层构成

34．DR 与 CR 比较，关于 DR 优越性的叙述，**错误**的是
   A．更好的空间分辨率
   B．更低的 DQE
   C．图像层次更丰富
   D．更高的动态范围
   E．图像显示迅速

35．关于 DR 分类的叙述，**错误**的是
   A．直接转换型平板探测器（非晶硒）
   B．间接转换型平板探测器（碘化铯+非晶硅）
   C．CCD X 线成像
   D．IP X 线成像
   E．多丝正比电离室（MWPC）X 线成像

36．关于非晶硒平板探测器评价的叙述，**错误**的是
   A．图像质量高
   B．时间分辨率高
   C．曝光宽容度大
   D．后处理能力强
   E．不能与 PACS 结合

37．关于 CCD X 线成像方式的叙述，**错误**的是
   A．碘化铯将不可见的信息 X 线转换为可见光
   B．可见光经光导纤维或镜面、光学镜头传导到 CCD
   C．CCD 将可见光图像转换成数字信号
   D．闪烁晶体接受 X 线照射发出不可见光
   E．数字信号进入计算机系统进行图像处理

38．关于低剂量摄影装置（LDRD）的特点，**错误**的是
   A．LDRD 是采用扫描狭缝式线阵列探测器的扫描装置
   B．扫描剂量低
   C．探测面积小
   D．动态范围宽

   E．实现了实质上的直接数字化成像

39．在 1 幅图像上选择性增强或减弱特殊结构空间频率成分的是
   A．窗口技术
   B．空间滤过
   C．像素移位
   D．图像合成或积分
   E．补偿滤过

40．下列叙述中**错误**的是
   A．矩阵是由纵横排列的栅格构成的
   B．像素是构成数字图像的最小元素
   C．矩阵越大，栅格中所分的线条数越少，图像模糊
   D．矩阵越大，分辨率越强
   E．像素越多，影像越清晰

41．人眼的动态范围在
   A．$2^0 \sim 2^2$
   B．$2^2 \sim 2^4$
   C．$2^4 \sim 2^6$
   D．$2^6 \sim 2^8$
   E．$2^8 \sim 2^{10}$

42．下列叙述中，正确的是
   A．Bit 是信息量的单位
   B．μs 是亮度的单位
   C．LP 是图像的单位
   D．ms 是像素的单位
   E．mm 是矩阵的单位

43．下列叙述中，**错误**的是
   A．信噪比可用 SNR 表示
   B．信噪比是指信号强度与噪声强度的比值
   C．信噪比越大，影像质量越好
   D．信噪比是评价影像质量的指标之一
   E．信噪比是指噪声强度与信号强度的比值

44．关于量子检出效率的叙述，**错误**的是
   A．量子检出效率可以用 DQE 表示
   B．是指将 X 线输入信号转换成有用输出信号的效率
   C．量子检出效率与影像质量、辐射剂量无关
   D．量子检出效率提高，能够降低辐射剂量
   E．量子检出效率提高，影像质量提高

45．关于 CR 系统的叙述，**错误**的是
   A．CR 系统所用的 X 线机可与传统的 X 线机

兼容

B．CR 系统不能同时检测到较强和较弱的信号能力

C．CR 的动态范围很大

D．CR 系统的成像介质是成像板

E．CR 系统能够把一定强度的影像信号分得更细，使影像层次丰富

46．下列对 IP **不能够**产生显著影响的是

A．电磁波

B．紫外线

C．粒子射线

D．普通日光灯光线

E．X 线

47．下列属于数字 X 线检查技术的是

A．普通 X 线摄影

B．X 线造影检查

C．X 线体层摄影

D．普通 X 线透视

E．计算机 X 线摄影

48．数模转换器的英文缩写是

A．CAB

B．ADC

C．CAD

D．A/D

E．D/A

49．人的肉眼从白到黑能分辨的灰度层次（灰阶）有

A．5 个

B．16 个

C．100 个

D．500 个

E．1000 个

50．CR 图像质量受下列哪种因素影响最小

A．光致发光荧光物质自身特性

B．摄片室温度

C．读取激光频率

D．光、电、机械噪声影响

E．数字化程度、后处理

51．下列数字减影技术，**错误**的是

A．时间减影

B．距离减影

C．能量减影

D．混合减影

E．数字体层摄影减影

52．1 幅图像如有 8bit 动态范围，这将有多少灰阶

A．8

B．16

C．64

D．256

E．512

53．对于动态范围的另一个术语是

A．动态值

B．灰阶值

C．对比分辨率

D．灰阶分辨率

E．空间分辨率

54．通常人员终生累积照射的控制量为

A．150 cGy

B．150 Gy

C．250 cGy

D．250 Gy

E．50 Gy

55．通常人员 1 次（4 天内）全照射的控制量为

A．150 cGy

B．150 Gy

C．250 cGy

D．50 cGy

E．50 Gy

56．下列防护物质中，最理想的防护物是

A．铁

B．铅

C．铜

D．铝

E．银

57．关于 X 线防护原则**错误**的是

A．减少 X 线辐射剂量

B．缩短受照时间

C．最简单的防护措施是距离防护

D．缩短焦物距

E．屏蔽防护

58．肋骨骨折一般**不用**的摄影体位是

A．前后正位

B．后前正位

C．侧位

D．后前斜位

E．双能量减影
59．骨折临床愈合期一般在骨折后
    A．3 周
    B．4 周
    C．5 周
    D．6 周
    E．7 周
60．疲劳骨折的最好发部位是
    A．股骨
    B．第 2 跖骨
    C．肱骨
    D．跟骨
    E．手指骨
61．与被检者防护**无关**的内容是
    A．尽量进行隔室操作
    B．采用合适的曝光条件
    C．严格控制照射野
    D．对非摄影部位进行屏蔽防护
    E．拉大检查的时间间隔
62．胸部正位摄影，中心线经哪个胸椎入射
    A．第 6 胸椎
    B．第 7 胸椎
    C．第 8 胸椎
    D．第 9 胸椎
    E．第 10 胸椎
63．腹部前后位摄影呼吸方式为
    A．深吸气后屏气
    B．深吸气呼出后屏气
    C．深呼气屏气
    D．平静呼吸屏气
    E．不屏气
64．胸部后前位摄影最佳摄影距离为
    A．100 cm
    B．150 cm
    C．180 cm
    D．200 cm
    E．250 cm
65．踝关节正位中心线经内外踝连线上多少距离垂直射入暗盒中心
    A．1 cm
    B．2 cm
    C．3 cm
    D．4 cm
    E．5 cm
66．常规摄影体位为正位及内斜位的摄影部位是
    A．足
    B．踝
    C．膝
    D．腕
    E．肘
67．鼻窦瓦氏位摄影体位要求听眦线与暗盒成角
    A．20°
    B．25°
    C．30°
    D．37°
    E．45°
68．摄影胸部后前位，能够避免肩胛骨与肺重叠的动作是
    A．双手叉腰、挺胸
    B．手背放于髋上，两臂内旋
    C．两臂高举抱头
    D．两臂自然下垂
    E．手背放于髋上，两臂外旋
69．腹部 X 线平片上，肠梗阻特征影像始于发病后
    A．1～2 小时
    B．2～4 小时
    C．3 小时
    D．5 小时
    E．6～8 小时
70．腕骨骨折发生率最高的为
    A．舟状骨
    B．三角骨
    C．大多角骨
    D．小多角骨
    E．月骨
71．疑颧骨弓骨折应采用的体位为
    A．颅底顶颌位
    B．头颅侧位
    C．头颅后前位
    D．汤氏位
    E．许氏位
72．关于阻光率的描述中，**错误**的是
    A．指照片阻挡光线的能力
    B．在数值上等于透光率的倒数

C. 指照片透过光线的能力
D. 阻光率可用"O"表示
E. O值大表示胶片接受的曝光量多

73. 照片的透光率、阻光率、光学密度值三者之间换算正确的是
   A. 当T=1时，O=1，D=0
   B. 当T=1时，O=1，D=1
   C. 当T=1时，O=1，D=2
   D. 当T=1时，O=0，D=1
   E. 当T=1时，O=2，D=1

74. H-D曲线中X线摄影力求利用的部分是
   A. 起始部
   B. 直线部
   C. 肩部
   D. 反转部
   E. 全部

75. 吸收入射可见光99%的照片密度值是
   A. 1.0
   B. 1.5
   C. 2.0
   D. 2.5
   E. 3.0

76. 有关H-D曲线的叙述，**错误**的是
   A. 照片对比度与胶片的γ值有关
   B. 通常把H-D曲线的最大斜率称为γ值
   C. H-D曲线可因显影液种类而异
   D. γ值大的胶片其X线摄影条件通融性小
   E. H-D曲线的直线部可表示胶片的解像力

77. 对干式打印机特点的叙述，**错误**的是
   A. 不需要洗片机
   B. 无废液对环境污染
   C. 需要加大暗室面积
   D. 无需供水和排水工程
   E. 机身小巧、安装简捷

78. 关于胶片本底灰雾$D_0$的叙述，**错误**的是
   A. $D_0$是照射量等于零时照片所具有的密度值
   B. $D_0$位于特性曲线的起始点
   C. $D_0$是胶片曝光后产生的最小密度值
   D. $D_0$由片基密度和乳剂灰雾组成
   E. $D_0$大小与乳剂感光中心的大小和数目有关

79. 医用X线胶片保管过程中，做法**错误**的是
   A. 高温、干燥下存放

B. 避免放射线照射
C. 防压力效应的产生
D. 防有害气体
E. 在有效期内使用

80. 如果透过照片某点的光为观片灯光强的1/100，则该点的密度值为
   A. 0.01
   B. 0.1
   C. 1.0
   D. 2.0
   E. 10.0

81. 关于照片密度的说法，**错误**的是
   A. 光学密度即照片上的黑化程度
   B. 照片密度可直接用光学密度计测量
   C. 照片密度可用阻光率的常用对数值表示
   D. 照片上透亮部分表示光学密度高、组织密度低的部分
   E. 照片上的密度即双面药膜的密度之和

82. 关于照片密度，下列叙述**错误**的是
   A. 在X线诊断中，照片密度是以人眼的识别力来判断的
   B. 照片影像的密度值可用透射式光学密度计测量
   C. 适当的密度取决于X线摄影条件的最佳选择
   D. 影像密度过高的部分不能清晰地显示出细节
   E. 照片影像的最低密度部分往往低于人眼能分辨的最低密度

83. 人眼对X线照片影像识别的密度值范围为
   A. 0.01～1.5
   B. 0.12～1.5
   C. 0.25～2.0
   D. 0.35～2.5
   E. 0.35～3.0

84. X线照片上相邻组织影像的密度差称为
   A. 照片对比度
   B. 胶片对比度
   C. 射线对比度
   D. 物体对比度
   E. X线信息影像

85. 下列胶片特性曲线的说法，**错误**的是
   A. 表示照片密度值与曝光量之间的关系

B．横轴表示曝光量，纵轴表示照片密度值

C．能够表达出感光材料的感光特性

D．横轴表示照片密度值，纵轴表示曝光量

E．可称为 H-D 曲线

86．关于胶片 γ 值与宽容度的说法，**错误**的是

A．γ 值表示特性曲线直线部分的斜率

B．γ 值为 2.5～3.5

C．宽容度为特性曲线直线部在横轴上的投影值

D．γ 值大的胶片，宽容度大

E．宽容度大的胶片允许曝光量的选择范围大

87．**不属于**胶片物理性能的是

A．分辨率

B．清晰度

C．MTF

D．感色性

E．感光度

88．关于胶片特性曲线最低点的描述，**错误**的是

A．表示本底灰雾

B．与曝光量无关

C．受乳剂灰雾影响

D．受片基灰雾影响

E．与胶片保存条件无关

89．红外线激光胶片的吸收光谱峰值是

A．420 nm

B．550 nm

C．630 nm

D．820 nm

E．950 nm

90．氦氖激光胶片的吸收光谱峰值是

A．420 nm

B．550 nm

C．630 nm

D．820 nm

E．950 nm

91．在 X 线胶片特性曲线中，感光过度部分是

A．起始部

B．直线部

C．肩部

D．反转部

E．顶部

92．一幅数字图像中，窗位的含义是

A．显示图像的对比度范围

B．重建图像的对比度范围

C．窗宽范围的中心值

D．窗宽范围的上限值

E．窗宽范围的下限值

93．X 线胶片特性曲线直线部表示的是

A．密度与照射量的增加成正比

B．密度与照射量的增加成反比

C．密度与照射量的增加不成比例

D．是 X 线摄影曝光不足的部分

E．是 X 线摄影曝光过度的部分

94．X 线胶片特性曲线**不能**反映的是

A．感光度

B．颗粒度

C．反差系数

D．宽容度

E．最大密度

95．下列 X 线胶片特性曲线所反映的特性中，正确的是

A．颗粒度

B．透明度

C．感色性

D．增感度

E．本底灰雾

96．下列**不属于**形成 X 线照片斑点的原因是

A．胶片斑点

B．增感屏结构斑点

C．量子斑点

D．荧光斑点

E．增感屏斑点

97．有关宽容度的说法，正确的是

A．感光材料不能按比例记录被照体反差的能力

B．为特性曲线起始部在横轴上的投影

C．γ 值大、宽容小，影像对比度高

D．宽容度小的胶片对摄影条件的通融性大

E．X 线胶片的宽容度一般为 0.6～0.8

98．X 线胶片上产生密度 1.0 所需曝光量的倒数定义为

A．感光度

B．最小密度

C．反差系数

D．宽容度
E．最大密度

99．产生诊断密度（0.25～2.0）所对应的曝光量范围称为
A．感光度
B．反差系数
C．平均斜率
D．宽容度
E．最大密度

100．**不属于**激光打印机的优点的是
A．直接把数字化记录在胶片上
B．可以得到高质量图像
C．能够较好地控制曝光量
D．做到多端输入
E．自动质控，操作特别复杂

# 练习七答案

1．A 2．B 3．D 4．C 5．A 6．B 7．C 8．A 9．B 10．C 11．E 12．D 13．C
14．D 15．D 16．C 17．A 18．C 19．E 20．C 21．B 22．C 23．D 24．B 25．C
26．C 27．B 28．D 29．C 30．B 31．D 32．E 33．A 34．B 35．D 36．E 37．D
38．C 39．B 40．C 41．C 42．A 43．E 44．C 45．B 46．D 47．E 48．E 49．B
50．B 51．B 52．D 53．D 54．C 55．D 56．C 57．D 58．C 59．A 60．B 61．A
62．A 63．B 64．C 65．A 66．A 67．D 68．B 69．E 70．A 71．A 72．C 73．A
74．B
75．C 透光率为1%，阻光率为100，D = lg100 = 2。
76．E 77．C 78．C 79．A 80．D 81．D 82．E 83．C 84．A 85．D 86．D 87．D
88．E 89．D 90．C 91．C 92．C 93．A 94．B 95．E 96．D 97．C 98．A 99．D
100．E

# 练习八

1．下列**不属于**激光打印机基本结构的是
A．激光打印系统
B．胶片传送系统
C．温度调节系统
D．信息传递与存储系统
E．控制系统

2．现代医学成像系统中最先进的硬拷贝技术是
A．自动洗片机技术
B．干式激光打印机
C．湿式激光打印机
D．多幅照相机
E．纸制打印机

3．下列具有独特的图像灰阶密度校正调节系统的是

A．激光打印机
B．X线影像录像机
C．数字图像光盘工作站
D．小型PACS
E．中型PACS

4．下列叙述**错误**的是
A．湿式胶片又分红外激光与氦氖激光胶片两种
B．氦氖激光胶片对光谱在350～500 mm内不敏感
C．干式激光胶片又称为热敏胶片
D．激光氦氖胶片为单层乳剂层
E．激光胶片的片基为聚酯片基

5．下列叙述**错误**的是

A．干式激光打印机也需要用显、定影液化学处理

B．湿式激光打印机不利于环保

C．干式激光打印机有利于环保

D．干式激光打印机是激光打印与自动洗片机合二为一的设备

E．干式激光打印机又分为干式卤化银激光成像和干式热敏成像及干式喷墨成像

6．下列叙述**错误**的是

A．干式激光打印机成像质量不稳定

B．干式激光打印机占用专用场地少

C．干式激光打印机卡片现象少于湿式激光打印机

D．干式激光打印机取代了湿式激光打印机

E．激光发生器是激光成像系统的光源

7．下列叙述**错误**的是

A．1台激光打印机能同时满足8台主机设备的影像打印

B．图像记忆板能保证断电时图像不丢失

C．厂家配置的湿式激光洗片机显、定影药液功能基本相同

D．激光束的强度是由调节器来决定的

E．激光打印机受荧光屏的光斑影响

8．下列叙述正确的是

A．重新校准激光打印机，就等于重新设置一个新的标准

B．如果打印机有内置的QA密度计，就可按照打印机的设置程序逐项进行

C．激光打印机的机房，通常要求室温为 $20\pm2$℃，湿度为 $70\%\pm5\%$。

D．如激光打印机房内的温湿度偏差较大时，仍可正常开机

E．氦氖激光管的自然寿命为2万小时左右

9．下列叙述正确的是

A．利用计算机网络技术，可把2～3台激光打印机连接在一起

B．采用ACR-NEMA格式图像的网络设备相连接，称之为激光打印机互联

C．激光打印机控制终端，不能用来关掉网络接口

D．当激光打印机间距大于457m时，也可选用细缆

E．选择打印机时，不要考虑它的联网功能

10．下列叙述**错误**的是

A．显示器分为普通彩色和医用单色

B．显像管是一个矩形的玻璃真空器件

C．电子枪是显像管的重要组成部分

D．电子枪射出的电子束流的大小与视频信号成正比

E．显示器清晰度高就等于好

11．下列叙述**错误**的是

A．液晶分子会规则旋转90°

B．改变刺激液晶的电压值就能控制光线强度

C．LCD有X线辐射

D．显示器分辨率越高功耗越大

E．显卡精度的高低影响输出图像质量的好坏

12．下列叙述**错误**的是

A．液晶显示器上某个持续发光或不发光的像素点，被称为坏点

B．专业显示器都应配置相应品牌的专业显卡

C．医用显示器应通过专门的医疗设备安全认证标准

D．显示器的亮度不可任意调整

E．内置亮度计能自动校准显示器

13．下列叙述**错误**的是

A．光盘是存储数字和图像信息的介质

B．刻录是先将硬盘上的信息读入到刻录机的缓存中，再从缓存中写到光盘上

C．CD-R（CD-recorder 或 CD-recordabe）= 光盘写录机

D．CD-RW（CD-rewritable）= 光盘写录机

E．CD-RW驱动器能提供反复擦写光盘的功能

14．下列叙述**错误**的是

A．移动硬盘是保存庞大的医学影像数据信息的最佳方式

B．光盘的组成分为表面层、保护层、反射层、有机色素保护层、信号记录层、光盘基板、数据记录沟

C．刻录光盘前应使用杀毒软件对电脑进行杀毒

D．在刻录过程中，尽量不要执行其他程序

E．在刻录有价值的医学影像数据时，建议选择快速刻录

15．下列叙述**错误**的是

A．医学影像的刻录应尽可能采用DICOM格式

B．在刻录工作时应不要随意使用键盘和鼠标

C．刻录完毕后不需检阅图像质量

D．刻录好的光盘要防止强光照射

E．刻录好的光盘应防尘、防潮

16．下列叙述错误的是

A．IDE = 即插即用

B．EIDE = 即插即用

C．EIDE = 加强型即插即用

D．内置 DVD 光盘刻录机安装在计算机主机内部

E．外置 DVD 光盘刻录机通过外部接口连接在主机上

17．下列叙述错误的是

A．数据缓存是 DVD-RW 刻录机用来存放写入光盘数据的地方

B．缓存能使刻录工作平稳、恒定地写入

C．DVD 刻录机采用的防刻死技术与 CD-RW 所采用的技术不一样

D．电机转速影响刻录速度

E．DVD 刻录机能根据不同盘片染料对激光发射头的刻写功率进行调整

18．下列激光照相机特点错误的是

A．成像分辨率与激光束宽度成反比

B．成像分辨率不能超过读取分辨率

C．图像可任意放大、缩小

D．对胶片无特殊要求，凡单面药膜片均可

E．只适用于数字信息图像

19．显示器所表现的亮度信号的等级差别称为

A．CT 值标度

B．灰阶

C．窗宽

D．窗位

E．矩阵

20．关于阴极射线管（CRT）型多辐照相机，叙述错误的是

A．阴极射线管把视频信号转换为图像信号

B．图像信号显示在视频显示器屏幕上

C．屏幕上的图像经透镜系统聚焦后投影到 CT 胶片上使其感光

D．多辐照相机的视频显示器与主机显示器同步

E．多幅图像经 1 次曝光可全部完成

21．关于激光型多辐照相机的叙述错误的是

A．用激光束扫描显示器上的图像，再通过光镜折射成像

B．激光束直接投射到胶片上，防止伪影，分辨率高，成像效果好

C．机内装有硬磁盘作为图像缓冲，可进行连续打印

D．功能多，幅式可多样化选择，可自编幅式程序

E．可多机输入，效率高，联机并网均可

22．图像显示技术中，应用最多而且最重要的是

A．窗口技术

B．放大技术

C．黑白反转技术

D．三维图像重建技术

E．图像方向旋转技术

23．关于窗技术叙述错误的是

A．根据诊断需要调节图像的对比度和亮度的技术

B．窗技术包括窗宽、窗位的选择

C．窗宽指显示图像时所选用的 CT 值的范围

D．窗位指窗宽上、下限 CT 值的平均数

E．如窗位和窗宽均调节至 80，显示 CT 值的范围是 80 ~ 160

24．一般来说，适合诊断的密度范围在

A．0 ~ 0.15

B．0.15 ~ 0.25

C．0.25 ~ 0.5

D．0.25 ~ 2.0

E．2.0 ~ 3.0

25．激光打印机的基本结构不包括

A．激光打印系统

B．胶片传递系统

C．温度控制系统

D．信息传递与存储系统

E．控制系统

26．对热敏胶片储存环境温度要求为

A．0℃以下

B．0 ~ 5℃

C．5 ~ 24℃

D．24 ~ 35℃

E．35 ~ 40℃

27．激光相机中用来控制激光打印程序及幅式选择的系统是
   A．控制系统
   B．激光打印系统
   C．胶片传送系统
   D．信息传递系统
   E．信息存储系统

28．关于激光相机的叙述，**错误**的是
   A．激光相机的光源是激光
   B．激光源为紫外激光
   C．像素灰度值控制激光束强度
   D．激光束直接使胶片感光
   E．胶片在移动中完成逐行打印

29．照度的单位是
   A．Cd
   B．Cd/m$^2$
   C．lux
   D．nm
   E．mol

30．激光打印机对激光束强度的控制方式，正确的是
   A．直接控制到每个像素单元
   B．按行控制像素单元
   C．按列控制像素单元
   D．按面控制像素单元
   E．根据打印要求自由设置

31．关于激光相机功能的叙述，**错误**的是
   A．幅式可多样化选择
   B．可直接打印 35 mm 幻灯片
   C．可自动优化图像质量
   D．打印前可以清除
   E．可任选图像的拷贝数目

32．下列叙述中**错误**的是
   A．照片对比度与胶片的 γ 值有关
   B．γ 值大的胶片，其宽容度一般小
   C．特性曲线直线部的斜率为 γ 值
   D．特性曲线上任何一点 γ 值是定值
   E．特性曲线因胶片的不同而不同

33．下列由光盘刻录机（记录器）、CD-ROM 光盘驱动器和软件包构成的是
   A．激光打印机
   B．X 线影像录像机
   C．数字图像光盘工作站
   D．小型 PACS
   E．中型 PACS

34．X 线信息影像转换成可见密度影像的介质，**不含**
   A．屏-片系统
   B．影像增强系统
   C．电影胶片
   D．观片灯
   E．荧光屏

35．严格讲，用于骨与关节诊断的显示器矩阵，要求**不得低于**
   A．256×246
   B．512×512
   C．1k×1k
   D．2k×2k
   E．2.5k×2.5k

36．关于 X 线照片影像的形成要素，**不包括**
   A．照片密度
   B．照片的感度
   C．照片的对比度
   D．照片的锐利度
   E．照片的放大与变形

37．观察 X 线照片影像的先决条件是照片的
   A．密度
   B．对比度
   C．锐利度
   D．分辨率
   E．层次

38．来自各种电子源，处于一种随机形式的是
   A．运动性伪影
   B．饱和状态伪影
   C．设备性伪影
   D．量子噪声
   E．电子噪声

39．计算机接受外界信息必须经过
   A．运算放大器
   B．A/D 转换器
   C．D/A 转换器
   D．积分器
   E．脉冲发生器

40．下述关于显示矩阵的叙述，正确的是

A．像素的尺寸与重建视野无关
B．显示像素越小，影像越锐利
C．显示器的矩阵是可变的
D．显示野不变，增加矩阵，则像素变大
E．接收器分辨率应小于固有分辨率

41．关于激光打印机的叙述，**错误**的是
A．激光打印图像是模拟图成像
B．激光图像可多机输入
C．可连续打印，存储、打印可并行
D．打印格式多种，也可自行编辑
E．同时带有质量控制程序

42．内存中用于永久存放特殊、专用数据的部分称为
A．RAM
B．ROM
C．CPU
D．CDR
E．CDRW

43．目前汉字输入的主流方法仍是
A．写字板
B．语音输入
C．键盘输入
D．图形输入
E．智能输入

44．下列说法**错误**的是
A．激光打印机分辨率高于多幅照相机
B．氦氖激光相机必须匹配氦氖胶片
C．红外激光相机必须使用红外胶片
D．氦氖或红外激光打印机胶片可互相替代使用
E．干式激光打印机不需胶片冲洗过程

45．医用激光打印机的光源为
A．X线
B．Y线
C．激光束
D．可见光
E．紫外线

46．视读密度为
A．视觉判断的照片影像密度大小
B．主观判断的照片影像密度大小
C．综合判断的照片影像密度大小
D．客观判断的照片影像密度大小
E．光学密度仪测量的照片影像密度大小

47．显示器所表现的亮度信号的等级差别称为
A．矩阵
B．灰阶
C．窗宽
D．窗位
E．CT值标度

48．CAD是指
A．CT血管造影技术
B．计算机辅助检测
C．介入放射技术
D．放射治疗技术
E．计算机摄影技术

49．**不属于**CR的调谐处理参数的是
A．GT
B．GA
C．GC
D．GS
E．RN

50．关于计算机辅助检测的叙述**错误**的是
A．帮助医生判断病变的性质
B．帮助医生发现肺部结节
C．帮助医生诊断乳腺癌
D．帮助医生判断任何部位的良性或恶性肿瘤
E．用于乳腺癌与肺结节的发现与诊断效果最好

51．CR系统的调谐曲线处理是处理影像的
A．γ值
B．对比度
C．宽容度
D．锐利度
E．感光度

52．CR系统中旋转中心（GC）为谐调曲线的
A．最大密度
B．最小密度
C．任一密度
D．中心密度
E．随时设置密度

53．关于CR系统的信息处理**错误**的是
A．能够进行动态范围控制主要是能将影像置于最适宜处显示
B．能够对影像进行谐调处理
C．能够对影像进行空间频率处理
D．能够对影像进行减影处理

E．空间频率处理决定图像的层次

54．在CR系统中空间频率是处理影像的
   A．黑化度
   B．对比度
   C．宽容度
   D．锐利度
   E．γ值

55．CR系统影像处理技术中，用来对空间频率分级的是
   A．GA
   B．GC
   C．GS
   D．RN
   E．RE

56．CR系统影像处理技术中，用于控制频率的增强程度的是
   A．GA
   B．GC
   C．GS
   D．RN
   E．RE

57．对CR图像后处理中谐调处理的叙述，**不妥**的是
   A．也称层次处理
   B．有多种协调曲线类型
   C．突出影像边缘锐利度
   D．调节影像的整体密度
   E．用来改变影像的对比度

58．属于CR空间频率处理技术的是
   A．旋转量
   B．移动量
   C．基础曲线
   D．频率等级
   E．旋转中心

59．CR的空间频率处理主要用于改善影像的
   A．密度
   B．对比度
   C．锐利度
   D．颗粒度
   E．失真度

60．在CR系统中GT的含义是
   A．旋转量
   B．旋转中心
   C．移动量
   D．频率增强
   E．谐调曲线类型

61．在CR系统中GS的含义是
   A．旋转量
   B．谐调曲线移动量
   C．旋转中心
   D．频率等级
   E．频率增强

62．适用全医院范围内的图像传输的是
   A．激光打印机
   B．X线影像录像机
   C．数字图像光盘工作站
   D．小型PACS
   E．中型PACS

63．用于影像科范围内的图像传送的是
   A．激光打印机
   B．X线影像录像机
   C．数字图像光盘工作站
   D．小型PACS
   E．中型PACS

64．下列**不属于**PACS组成的是
   A．影像数据采集系统与管理系统
   B．主要提供各种医学影像信息的人机接口
   C．影像显示处理系统
   D．高速信号处理系统
   E．HIS网关和WEB网关

65．关于PACS的网络结构类型，**错误**的是
   A．总线型
   B．星型
   C．树型
   D．环形
   E．交叉型

66．影响PACS影像传输速度的因素中**错误**的是
   A．终端与接口的数量
   B．终端与接口的物理性连接
   C．直线型传输最为迅速
   D．PACS的影像传输类型
   E．不同信号媒介的转换

67．关于医学影像信息压缩的优点叙述，**错误**的是
   A．能够提高传输速度

B．能够节约储存空间

C．JPEG 标准压缩可以压缩灰度

D．压缩比越大，丢失信息会越少

E．JPEG 标准压缩可以压缩彩色影像

68．关于 PACS 的优势，**错误**的是

A．无胶片化管理

B．优化打印任务，减少打印费用

C．影像显示处理功能强

D．图像资源不可共享

E．实现远程会诊

69．当前，医学影像设备和软件之间通用的传输标准是

A．ACR-NEMA 1.0

B．ACR-NEMA 3.0

C．DICOM 3.0

D．Windows 98

E．TCP/IP

70．采用计算机和远程通信技术的医疗信息传输系统称为

A．远程会诊

B．远程诊断

C．远程教育

D．远程医疗系统

E．远程放射学系统

71．将 PACS 各组成部分连成一体的是

A．存储系统

B．显示设备

C．数据库系统

D．通讯网络系统

E．图像采集装置

72．HIS 涉及多种学科，但**不包括**

A．计算机

B．照片冲洗

C．医学管理

D．网络通讯

E．软件开发

73．1993 年推出的"医学数字图像通讯标准"版本是

A．HL 7

B．ACR-NEMA 1.0

C．ACR-NEMA 2.0

D．DICOM 3.0

E．ISO-OSI

74．PACS 正确的含义是

A．图像存储系统

B．图像传输系统

C．图像网络系统

D．图像通讯系统

E．图像存储与通讯系统

75．二进制用_____显示

A．0 和 1

B．0.1～5

C．0.1～9

D．0.1～99

E．2

76．RIS 为记录诊断数据等利用的多媒体手段是

A．录音

B．图像

C．声音、视频

D．图形

E．MIDI

77．DICOM 在各种设备间主要传送的是

A．电子数据

B．图像

C．声音

D．视频信号

E．医学图像及其信息

78．目前世界公认的医学图像传输与存储的标准是

A．ACR-NEMA 1.0

B．ACR-NEMA 2.0

C．DICOM 3.0

D．HL 7

E．TCP/IP

79．有关 PACS 的说法正确的是

A．PACS 的成像原理主要涉及的是数字荧光成像的物理学

B．PACS 是存放和传输图像的设备，不是成像装置

C．PACS 系统是用 IP 替代传统的胶片/增感屏来照相

D．PACS 系统的成像要经过影像信息的记录、读取、处理和显示四个步骤

E．PACS 系统图像信息的存储和压缩是不必要的

80．PACS 是

A．X 线成像设备
B．数字荧光成像设备
C．存储和传输图像的设备
D．直接数字化 X 线摄影设备
E．将模拟信息数字化的设备

81．PACS 系统影像信息传输的媒介有
A．有线电信号、微波、模拟信号
B．有线电信号、光信号、无线电信号
C．有线电信号、光信号、模拟信号
D．模拟信号、光信号、微波
E．电信号、直接信号、模拟信号

82．PACS 以计算机为中心，图像的组成**不包括**
A．获取
B．传输
C．存档
D．复制
E．处理

83．PACS 的主要组成**不包括**
A．X 线机
B．图像信息的获取
C．图像信息的传输
D．图像信息的存储与压缩
E．图像信息的处理

84．医学数字图像存储和通讯系统的英文缩写是
A．PACS
B．PETS
C．DAS
D．FOV
E．PITCH

85．数据库索引描述的是数据库记录的
A．逻辑次序
B．物理次序
C．文件次序
D．存储次序
E．排列次序

86．计算机网络是下列哪项技术与计算机技术结合的产物
A．通信技术
B．图像技术
C．文字处理技术
D．表格处理技术
E．科学技术

87．最常用的局域网是
A．以太网
B．令牌环网
C．光纤分布式数据接口
D．异步传输模式
E．星型网

88．局域网要接入广域网需要使用下列哪项提供转接服务
A．调制解调器
B．路由器
C．集线器
D．网卡
E．交换机

89．任何网接入 Internet 网，均应使用
A．用户名
B．DDN 专线
C．集线器
D．交换机
E．IP 地址

90．**不属于**计算机病毒特性的是
A．传染性
B．潜伏性
C．破坏性
D．易发性
E．多形性

91．可以清除计算机病毒的软件是
A．ExCel
B．KV 3000
C．IE 4.0
D．Windows 98
E．Maya

92．字长 8 位（bit）时，能表达的灰阶数是
A．32
B．64
C．128
D．256
E．512

93．计算机中央处理单元简称
A．ROM
B．RAM
C．CPU
D．UNIT

E．PROCESS

94．信息的载体是

A．数据

B．记录

C．声音

D．信息量

E．传输

95．计算机采用_____工作

A．字母

B．二进制

C．十进制

D．位

E．十六进制

96．操作台视频显示系统的组成中**不包括**

A．字符显示器及调节器

B．图像后处理软件

C．视频控制器

D．视频接口

E．键盘

97．兴趣区内，等量像素的信号平均值与噪声标准差之比为

A．对比噪声比

B．对比度

C．图像均匀度

D．空间分辨率

E．信噪比

98．下列与散射线**无关**的是

A．被照体厚度

B．被照面积

C．被照体体积

D．被照体组织密度

E．被照体的固定

99．$|S_1 - S_2|/|S_1 + S_2|$，提示

A．对比噪声比

B．对比度

C．图像均匀度

D．空间分辨率

E．信噪比

## 练习八答案

1．C 2．B 3．A 4．B 5．A 6．A 7．E 8．A 9．A 10．E 11．C 12．D 13．D
14．E 15．C 16．B 17．C 18．D 19．B 20．E 21．A 22．A 23．E 24．D 25．C
26．C 27．E 28．B 29．C 30．A 31．C 32．D 33．C 34．D 35．D 36．B 37．A
38．E 39．B 40．B 41．A 42．B 43．C 44．D 45．D 46．A 47．B 48．B 49．E
50．D 51．B 52．D 53．E 54．D 55．D 56．E 57．E 58．E 59．C 60．E 61．E
62．E 63．D 64．D 65．D 66．C 67．D 68．D 69．D 70．D 71．D 72．B 73．D
74．E 75．A 76．B 77．E 78．C 79．B 80．C 81．E 82．D 83．A 84．A 85．A
86．A 87．A 88．B 89．E 90．D 91．B 92．D 93．C 94．A 95．B 96．B 97．E
98．E 99．B

## 练习九

1．**不属于**一张优质 X 线照片应具备的条件的是

A．适当的密度

B．良好的对比度

C．鲜明的锐利度

D．正确的几何投影

E．一定的照片斑点

2．良好的 X 线诊断照片密度的范围是

A．0.1～0.5

B. 0.2～0.8

C. 0.3～1.5

D. 0.1～3.5

E. 0.3～4.5

3. **不属于**产生运动模糊的原因的是

　A．X线摄影时，X线管的运动

　B．X线摄影时，被照肢体的运动

　C．肢-片距过小

　D．X线摄影时，胶片产生运动

　E．对不合作者，采用的曝光时间过长

4. 关于X线照片影像的锐利度的说法，**错误**的是

　A．照片上相邻两部分密度移行距离越短，锐利度越高

　B．照片对比度越高，影像锐利度越高

　C．分辨率是胶片本身具有的性能

　D．分辨率就是锐利度

　E．锐利度建立在对比度的基础之上

5. 关于影响锐利度的因素，说法**错误**的是

　A．几何模糊可影响照片锐利度

　B．移动模糊可影响照片锐利度

　C．物体吸收照射量可影响照片锐利度

　D．屏-片组合模糊可影响照片锐利度

　E．摄影距离可影响照片锐利度

6. 关于影像的变形，说法**错误**的是

　A．影像的变形，是影像较原物体形态、大小的改变程度

　B．被照体平行胶片时，放大变形最小

　C．接近中心线并尽量靠近胶片时，影像的位置变形最小

　D．被照体与胶片成角度时，放大变形最小

　E．中心线射入点经被检部位中心垂直入片，影像失真度最小

7. 下列有关失真度的说法，**错误**的是

　A．影像变形有放大变形、位置变形、形态变形等

　B．影像失真的主要原因是不适当的摄影距离与摄影角度

　C．照片影像较原物体在大小、形态上的差异称为失真度

　D．影像失真是同一物体不同部分不等量放大所致

　E．一张标准X线照片应无任何失真

8. 下列减少运动模糊的方法中，正确的是

　A．缩短摄影距离

　B．增高管电压

　C．让被检者平静呼吸曝光

　D．增加曝光时间

　E．缩短曝光时间及固定肢体

9. 减小几何学模糊的有效措施是

　A．缩小照射野

　B．选用小焦点

　C．减少焦-片距

　D．增大肢-片距

　E．使用低 mA

10. 关于照片影像模糊的叙述，**错误**的是

　A．半影可使观片者有影像模糊的感觉

　B．开始有模糊感觉时的半影值为模糊阈值

　C．近年来，有人主张半影达 0.2 mm 为模糊阈值

　D．国际放射学界公认的模糊阈值为 1.2 mm

　E．利用模糊阈值，根据焦点的大小，可得到焦点的允许放大率

11. 为被检者摄影时，**不属于**放射防护措施的是

　A．缩小照射野

　B．增加曝光时间

　C．增加焦-肢距

　D．减小肢-片距

　E．屏蔽非照射部位

12. 下列表示放射诊断影像质量控制的是

　A．QA

　B．QB

　C．QC

　D．QM

　E．QT

13. 下列表示放射诊断影像质量保证的是

　A．QA

　B．QB

　C．QC

　D．QM

　E．QT

14. 下列表示放射诊断影像质量管理的是

　A．QA

　B．QB

　C．QC

D．QM

E．QT

15．减影期间被检者发生移动，可以采取的方法是
   A．更换掩模
   B．图像位移
   C．空间滤过
   D．时间滤过
   E．积分掩模

16．消除运动伪影，可以采取的方法是
   A．更换掩模
   B．图像位移
   C．空间滤过
   D．时间滤过
   E．积分掩模

17．下述**不能**影响数字成像系统噪声的是
   A．X线量子波动
   B．探测器因素
   C．电子电路
   D．被照体结构
   E．胶片的结构

18．关于DR系统背景噪声的说法，正确的是
   A．比CR的大
   B．与CR的相同
   C．与普通屏-片系统相同
   D．比屏-片系统大
   E．比CR的小

19．由于摄影系统不稳定，引发条纹状伪影和旋涡伪影的是
   A．运动性伪影
   B．饱和状态伪影
   C．设备性伪影
   D．量子噪声
   E．电子噪声

20．通过计算机内推法程序来消除移动性伪影的技术是
   A．像素移位
   B．空间滤过
   C．窗口技术
   D．图像合成或积分
   E．补偿滤过

21．关于每天开机后进行球管预热的叙述，**错误**的是
   A．每天开机后，首先应对球管进行升温预热

   B．球管预热可以防止球管温度瞬间突然升高
   C．球管预热是为了校正CT各数值
   D．球管预热是由低的kV和mA条件逐步升高到高的kV和mA条件
   E．球管预热可以延长球管使用寿命

22．对影像模糊度的叙述正确的是
   A．模糊与管电压有直接关系
   B．被照体放大，即为模糊度
   C．一张优质片，模糊度为零
   D．半影越大，模糊度越高
   E．被照体失真即为模糊度

23．适当的X线量可改善照片对比度是因为把密度值移到了胶片特性曲线的
   A．足部
   B．直线部
   C．肩部
   D．顶点
   E．反转部

24．X线影像的外缘不清晰，称为
   A．颗粒模糊
   B．斑点
   C．半影
   D．影像重叠
   E．吸收模糊

25．如果X线照片影像，没有真正表现被摄部位的大小和形状，称作
   A．偏差
   B．半影
   C．失真
   D．重叠
   E．吸收

26．摄影中不适当的角度，主要影响照片的
   A．密度
   B．对比度
   C．层次
   D．清晰度
   E．失真度

27．对照片层次的正确解释是
   A．指照片上被照体组织结构的各种密度
   B．低kV层次多
   C．对比度大，层次多
   D．kV越高，层次越多

E．密度越高，层次越多
28．有关散线的叙述**错误**的是
   A．遮线筒可控制散射线
   B．被照体越厚，散射线越多
   C．由于滤线器吸收了散射线，所以减少了被检者的接受量
   D．管电压与散射线成正比关系
   E．散射线能增加照片的密度
29．观察X线照片影像的先决条件是照片的
   A．密度
   B．对比度
   C．锐利度
   D．分辨率
   E．层次
30．物体的X线吸收量单位是
   A．伦琴
   B．拉德
   C．戈瑞
   D．居里
   E．帕
31．衡量防护材料防护性能的铅当量单位为
   A．mm
   B．cm
   C．伦琴
   D．戈瑞
   E．居里
32．人体X线吸收量主要取决于
   A．待检组织的密度、比重
   B．待检组织的厚度
   C．待检组织的形状
   D．靶片距
   E．待检组织的大小
33．对X线吸收能力最强的组织、结构是
   A．骨骼
   B．皮肤
   C．肌肉
   D．含气肺组织
   E．尿液
34．下列关于X线防护的知识**错误**的是
   A．机房有用射线束朝向墙厚度：不低于2 mm铅当量
   B．机房侧壁、顶壁墙厚度：不低于1 mm铅当量
   C．铅围裙等个人防护用品：不低于0.25 mm铅当量
   D．控制台屏蔽室防护能力：不低于0.25 mm铅当量
   E．焦-肢距不小于35 cm
35．下列关于X线的防护措施**错误**的是
   A．铅皮遮挡非检查部位
   B．焦-肢距不小于30 cm
   C．造影时尽可能减少曝光时间
   D．机房安全应通过国家有关部门验证
   E．控制台屏蔽室防护能力不低于0.5 mm铅当量
36．**不能**减少被检者和医务人员接受的X线量的措施是
   A．提高管电压
   B．使用高速增感屏
   C．使用遮光器
   D．穿戴个人防护服
   E．使用滤线栅
37．放射线工作人员常规健康体检，**不检查**
   A．晶状体
   B．精子含量与活动能力
   C．皮肤
   D．指甲
   E．红细胞计数
38．下列状况中仍能从事放射线工作的是
   A．血红蛋白：120～150 g/L（男），110～130 g/L（女）
   B．血红蛋白高于180 g/L或红细胞计数高于$7.0\times10^{12}$/L
   C．红细胞计数：低于$4.0\times10^{12}$/L（男），$3.5\times10^{12}$/L（女）
   D．白细胞计数：低于$4.0\times10^{9}$/L或高于$10\times10^{9}$/L
   E．血小板计数：持续低于$100\times10^{9}$/L
39．对影像伪影的最佳描述为
   A．一些东西留在被检者的身后
   B．被检者缺少了一些东西
   C．不能代表真实解剖的图形
   D．真实解剖的阳性或阴性增强
   E．被检者体内有不该有的结构

40. 防止产生图像伪影的准备工作是
    A．换鞋入室
    B．碘过敏试验
    C．去除金属饰物
    D．带齐检查结果
    E．扫描前 4 小时禁食

41. 与照片影像放大和变形无关的因素是
    A．曝光量
    B．物 - 片距
    C．焦 - 片距
    D．中心线入射点
    E．被照体与胶片的体位关系

42. 导致 X 线照片运动模糊的因素中，可暂时控制的是
    A．呼吸
    B．心脏搏动
    C．胃肠蠕动
    D．痉挛
    E．食管蠕动

43. 关于 X 线防护的目的，错误的叙述是
    A．提高有关人员的辐射防护知识水平
    B．保障 X 线工作者的健康和安全
    C．将随机性效应的发生率限制到可以接受的水平
    D．保障被检者及其后代的健康和安全
    E．防止有害的非随机性效应

44. 关于 X 线工作者的防护措施，错误的是
    A．工作期间必须接受辐射剂量的监控与监测
    B．定期进行健康检查
    C．X 线设备的操作必须在屏蔽防护合格下进行
    D．严格进行剂量限制控制，1 年内不超过 5 mSv
    E．X 线设备的防护监测必须由国家指定部门进行

45. 下列不属于 X 线防护的原则的是
    A．辐射实践的正当化与辐射防护的最优化
    B．遵循防护外照射的三原则：缩短照射时间、增大与 X 线源的距离、设置屏蔽防护
    C．固有防护为主，个人防护为辅
    D．X 线工作者防护为主，被检者防护为辅
    E．合理降低个人受照剂量与全民检查频度

46. 不属于 X 线摄影操作中应注意的被检者防护措施的是
    A．适当的检查方法和正确的临床判断
    B．采用恰当的 X 线照射量和质
    C．认真控制照射野范围
    D．注意非摄影部位的屏蔽防护
    E．避免操作失误，减少重拍率

47. 关于 X 线照片影像的锐利度，叙述错误的是
    A．锐利度建立在对比度的基础之上
    B．照片上相邻两部分密度移行距离越短，锐利度越高
    C．分辨率就是锐利度
    D．胶片分辨记录被照体细微结构的能力称为分辨力
    E．分辨率是胶片本身具有的性能

48. 关于影响锐利度的因素，叙述错误的是
    A．几何模糊影响照片锐利度
    B．移动模糊影响照片锐利度
    C．物体吸收模糊影响照片锐利度
    D．屏 - 片体系照相模糊影响照片锐利度
    E．加大 X 线剂量影响照片锐利度

49. 不属于减少影像模糊度的摄影技术要求的是
    A．被照体尽可能靠近胶片
    B．尽可能使用大的焦 - 片距
    C．使用最小的焦点
    D．注意对准中心射线的入射点
    E．缩短曝光时间

50. 下列防护物质中，最理想的防护物是
    A．铁
    B．铅
    C．铜
    D．铝
    E．建筑材料

51. 与被检者防护无关的是
    A．辐射实践正当化
    B．检查最优化
    C．CT 机的固有防护
    D．关好检查室门
    E．被检者的指导水平

52. 人体最易被辐射损害的组织或器官是
    A．生殖腺、造血组织
    B．晶状体、毛发、汗腺
    C．脑、肺、肝

D．甲状腺、骨关节

E．脂肪、结缔组织

53．X线光子数量产生的影响因素是

A．矩阵中像素数量的多少

B．探测器数量的多少

C．采样频率的高低

D．毫安秒的大小

E．千伏的高低

54．对公众个人单个组织所受辐射年剂量当量限值应低于

A．0.5 mSv

B．5 mSv

C．50 mSv

D．150 mSv

E．500 mSv

55．关于移动因素与照片影像关系的叙述，**错误**的是

A．尽量减少因移动造成的影像模糊

B．尽量减少意外性移动

C．胸部摄影有呼吸、心脏搏动及意外等移动

D．心脏搏动为随意性

E．1.0 s曝光无法获得静止的心、肺影像

56．**不属于**质量控制的基本方法的是

A．流程图

B．原因结果图

C．矩形图

D．控制图

E．直方图

57．下列组合**错误**的是

A．高感受性组织——生殖腺

B．中高感受性组织——晶状体

C．中感受性组织——肝

D．中低感受性组织——骨骼

E．低感受性组织——肺

58．关于被照体本身因素影响照片对比度的叙述，**错误**的是

A．原子序数越大，射线对比度越高

B．组织密度越大，造成的对比越明显

C．原子序数、密度相同，对比度受厚度支配

D．被照体组织的形状与对比度相关

E．具有生命力的肺有很好的对比度

59．模糊度的反义词是

A．光密度

B．对比度

C．锐利度

D．失真度

E．颗粒度

60．关于散射线的叙述，正确的是

A．散射线与原发X线方向一致

B．散射线的波长比原发射线短

C．大部分散射线由光电效应产生

D．散射线的量主要取决于原发射线的能量

E．作用于胶片的X线只是直进的原发射线

61．**不属于**减少和消除散射线的方法的是

A．使用遮线器

B．选择低千伏摄影

C．选用低感度屏-片系统

D．适当缩小照射野

E．使用滤线栅

62．消除散射线的设备为

A．铅板

B．滤过板

C．增感屏

D．遮线器

E．滤线栅

63．减少生理性移动最有效的措施是

A．固定被照体

B．选择曝光时机

C．缩短曝光时间

D．被照体尽量贴近胶片

E．尽量选用小焦点摄影

64．与辐射引起的生物效应**无关**的因素是

A．辐射剂量

B．照射方式

C．照射部位

D．种族分类

E．健康状态

65．属于对X线照射"高感受性组织"的是

A．脑

B．关节

C．口腔黏膜

D．淋巴组织

E．肝

66．与辐射防护**无关**的是

A．安装铅玻璃

B．安装推拉铅门
C．安装活动铅屏
D．安装换气空调
E．安装曝光指示灯

67．照射有效剂量当量在 5～15 mSv/年范围内为
A．甲种工作条件
B．乙种工作条件
C．丙种工作条件
D．特殊意外工作
E．放射专业学生实习

68．与被检者辐射防护**无关**的是
A．隔室操作
B．控制照射野
C．选择适当的检查方法
D．严格执行辐射安全操作规则
E．提高图像接受介质的灵敏度

69．可增强影像边缘锐利度的方法是
A．三维图像重建
B．多平面重组
C．矢状位重建
D．冠状位重建
E．高对比分辨率算法

70．影响辐射损伤的因素**不包括**
A．辐射线性质
B．照射部位和范围
C．照射方式
D．性别、年龄
E．身高

71．产生生物效应阶段时间最长的是
A．物理阶段
B．化学阶段
C．生物学阶段
D．生化学阶段
E．物理化学阶段

72．与辐射损伤**无关**的因素是
A．照射方式
B．照射范围
C．X 线剂量
D．辐射线性质
E．X 线管类型

73．下列组合**错误**的是
A．高感受性组织——皮肤
B．中高感受性组织——毛发
C．中感受性组织——血管
D．中低感受性组织——脾
E．低感受性组织——结缔组织

74．用来评价辐射损害程度的指标是
A．安全度
B．危险度
C．照射量
D．吸收剂量
E．照射量率

75．常用来描述辐射场量的概念是
A．照射量
B．照射量率
C．比释动能
D．剂量当量
E．剂量当量率

76．减少与抑制散射线的方法**错误**的是
A．降低管电压
B．减小被照体-胶片距离
C．缩小照射野
D．使用后盖贴有金属膜的探测器
E．窗口上安装多层遮线器

77．关于滤线栅的叙述**错误**的是
A．栅密度的单位是线/厘米
B．栅比值越小的滤线栅，吸收散射线能力越强
C．散射线透过率越小，吸收散射线能力越强
D．选择能越大，滤线栅质量越好
E．对比度改善系数值越大越好

78．心脏搏动引起的影像模糊属于
A．设备移动
B．生理移动
C．意外移动
D．胶片移动
E．X 线管移动

79．关于控制 X 线影像变形的方法，**错误**的是
A．影像的失真受 X 线投影中几何条件的控制
B．被照体平行胶片时，放大变形最小
C．被照体接近中心线，影像的位置变形最小
D．X 线通过被检部位，垂直胶片时，形状变形最小
E．使用倾斜中心线摄影，不会产生影像失真

80．**不影响** X 线对比度的因素是

A．X线源与人体间的距离
B．人体组织的原子序数
C．物质的线吸收系数
D．人体组织的密度
E．X线波长

81．**不属于**产生X线照片灰雾的原因的是
A．胶片本底灰雾
B．焦点外X线
C．显影处理
D．被检体产生的散射线
E．胶片分辨率

82．辐射线照射引起DNA构造变化出现的生物效应阶段是
A．物理阶段
B．物理生化阶段
C．化学阶段
D．生物化学阶段
E．生物学阶段

83．关于影响照片锐利度的因素的叙述**错误**的是
A．焦点的几何学模糊
B．运动模糊
C．屏-片体系的模糊
D．最大的是运动模糊
E．最大的是几何学模糊

84．关于照片锐利度的叙述**错误**的是
A．不锐利的照片有漏掉病灶的可能
B．不锐利的照片影像边界不清
C．不锐利的照片易出现误诊
D．锐利度是模糊度的反义词
E．被照体越靠近胶片，影像越不锐利

85．X线经被照体形成X线信息影像，其质量**不决定于**
A．被照体的厚度与密度
B．被照体的原子序数
C．X线的散射状况
D．被照体的形状
E．X线的量

86．胸部正位摄影，规定体表入射剂量小于
A．0.3 mGy
B．1.5 mGy
C．5.0 mGy
D．10.0 mGy

E．30.0 mGy

87．空间分辨率又称为
A．空间响应函数
B．对比分辨率
C．调制传递函数
D．点分布函数
E．高对比度分辨率

88．利用线对测试卡摄影，可以测试胶片的
A．密度
B．光晕
C．分辨率
D．灰雾度
E．锐利度

89．表示空间分辨率的单位是
A．半值全宽
B．对比度指数
C．百分线对数（LP%）
D．每平方厘米线对数（LP/cm$^2$）
E．每厘米线对数（LP/cm）

90．关于X线剂量的叙述，**错误**的是
A．修正后的吸收剂量称为剂量当量
B．照射量率是单位时间内照射量的增量
C．单位质量空气中所形成的离子的总电荷量是照射量
D．吸收剂量率表示单位时间内吸收剂量的增量
E．照射量是1R的照射使每千克空气吸收射线的能量

91．关于X线剂量定义的解释，**错误**的是
A．吸收剂量——单位质量的物质吸收的电率辐射能量
B．剂量当量——引起某些生物效应的危险
C．剂量当量率——单位时间内剂量当量的增量
D．比释动能——间接辐射粒子释放的带电粒子的初始动能之和
E．比释动能率——时间间隔内的比释动能的减量

92．放射线照射晚期障碍，出现疾患可能性最大的是
A．白细胞数减少
B．皮肤烧伤
C．肺纤维化

D．癌的发生

E．口腔炎

93．在 X 线检查中对被检者的防护措施**错误**的是

　　A．避免操作失误

　　B．选用多种 X 线检查方法

　　C．采用恰当的 X 线的质和量

　　D．严格控制照射量

　　E．做好非检查部位的屏蔽防护

94．关于 X 线防护原则，**错误**的是

　　A．X 线工作人员与被检者防护兼顾

　　B．缩短受照时间

　　C．个人防护为主与固有防护为辅

　　D．增加照射距离

　　E．合理降低全民检查频率

95．单位剂量当量在受照器官或组织中引起随机效应的概率称

　　A．危险度

　　B．安全系数

　　C．照射量率

　　D．吸收剂量率

　　E．剂量当量率

96．质量管理活动开展的程序，**不包括**

　　A．对策实施

　　B．效果确认

C．标准化

D．遗留问题和今后的改善方法

E．领导决策

97．照射量的单位为

　　A．库仑每千克

　　B．库仑每千克秒

　　C．焦耳每千克

　　D．焦耳每千克秒

　　E．戈瑞每秒

98．关于废片分析的组合，**错误**的是

　　A．废片率——总废片张数 / 总使用胶片张数

　　B．项目废片率——各项目废片数 / 总废片张数

　　C．重拍片率——废片率

　　D．重拍片率——总重拍片张数 / 总使用胶片张数

　　E．项目重拍片率——各项目重拍片张数 / 总重拍片张数

99．关于影像质量控制标准的描述，**错误**的是

　　A．以诊断学要求为依据

　　B．以影像技术要求为依据

　　C．以能满足诊断学要求的技术条件为保证

　　D．同时考虑减少影像检查的辐射剂量

　　E．应提供重要的影像细节

## 练习九答案

1．E　2．C　3．C　4．D　5．C　6．D　7．E　8．E　9．B　10．D　11．B　12．C　13．A　14．D　15．A　16．B　17．E　18．E　19．C　20．A　21．C　22．D　23．B　24．C　25．C　26．E　27．A　28．C　29．A　30．C　31．A　32．A　33．A　34．D　35．B　36．E　37．B　38．A　39．C　40．C　41．A　42．A　43．A　44．D　45．D　46．A　47．C　48．E　49．D　50．B　51．D　52．A　53．D　54．C　55．D　56．E　57．E　58．D　59．C　60．B　61．C　62．E　63．C　64．D　65．D　66．D　67．B　68．A　69．E　70．E　71．C　72．E　73．A　74．B　75．C　76．B　77．B　78．B　79．E　80．A　81．E　82．D　83．B　84．E　85．D　86．A　87．E　88．C　89．E　90．C　91．E　92．D　93．B　94．C　95．A　96．E　97．A　98．C　99．B

# 练习十

1. 下列胸部后前位评价点的组合，**错误**的是
   A．对比度——纵隔与横膈密度匹配良好
   B．对比度——肩胛骨与侧方向重叠的肋骨处于可见范围
   C．锐利度——心脏与横膈边缘清晰锐利
   D．颗粒度——肩胛骨下方的软组织未见颗粒性斑点
   E．颗粒度——脂肪线可见
2. 肺野末梢血管的影像清晰可见的细节指标是
   A．Φ1 mm
   B．Φ2 mm
   C．Φ3 mm
   D．Φ4 mm
   E．Φ5 mm
3. **不符合**胸部正位成像技术条件标准的是
   A．管电压取 70 ~ 80 kV
   B．滤线栅取 10∶1 以上的栅比
   C．选用大宽容度屏 - 片组合，相对感度 400
   D．X 线管总滤过不低于 3.0 mmAl
   E．采用自动曝光控制（AEC）
4. 颅骨后前正位诊断学要求清晰可见的结构，**无关**的是
   A．颅骨穹窿内、外板结构
   B．额窦
   C．筛窦
   D．颞骨岩部及内听道
   E．蝶鞍
5. 腹部泌尿系平片（KUB）影像细节显示指标为
   A．1.0 mm 钙化点
   B．1.5 mm 钙化点
   C．2.0 mm 钙化点
   D．2.5 mm 钙化点
   E．3.0 mm 钙化点
6. 全面质量管理（TQC）的重要意义**不在于**
   A．全面
   B．全盘采用组织管理
   C．全员
   D．全过程
   E．全盘采用科学方法
7. 照射量的国际单位是
   A．伦琴
   B．库仑·千克$^{-1}$
   C．安培·千克$^{-1}$
   D．戈瑞
   E．希沃特
8. 戈瑞（Gy）和拉德（rad）的换算关系是
   A．1 Gy = 10 rad
   B．1 Gy = $10^2$ rad
   C．1 Gy = $10^3$ rad
   D．1 Gy = $10^4$ rad
   E．1 Gy = $10^5$ rad
9. 1R 的照射量对应空气的吸收剂量是
   A．$8.7 \times 10^{-1}$ Gy
   B．$8.7 \times 10^{-2}$ Gy
   C．$8.7 \times 10^{-3}$ Gy
   D．$8.7 \times 10^{-4}$ Gy
   E．$8.7 \times 10^{-5}$ Gy
10. 剂量当量的单位 Sv 与 rem 的关系是
    A．1 Sv = 10 rem
    B．1 Sv = $10^2$ rem
    C．1 Sv = $10^3$ rem
    D．1 Sv = $10^4$ rem
    E．1 Sv = $10^5$ rem
11. 比释动能率的国际单位是
    A．rem·s$^{-1}$
    B．R·s$^{-1}$
    C．rad·s$^{-1}$
    D．Gy·s$^{-1}$
    E．Sv·s$^{-1}$
12. 用辐射的权重因子修正后的吸收剂量是
    A．有效剂量
    B．剂量当量
    C．照射量
    D．比释动能
    E．半价层
13. 放射工作人员防止眼晶体发生非随机性效应的

年剂量当量限值是

A. 50 mSv/年

B. 100 mSv/年

C. 150 mSv/年

D. 250 mSv/年

E. 350 mSv/年

14. 放射工作人员全身均匀照射时，防止随机性效应的年剂量当量限值是

A. 10 mSv/年

B. 20 mSv/年

C. 30 mSv/年

D. 40 mSv/年

E. 50 mSv/年

15. 放射工作条件在年有效剂量当量有可能超过 15 mSv/年时，定为

A. 乙种工作条件

B. 丙种工作条件

C. 戊种工作条件

D. 甲种工作条件

E. 丁种工作条件

16. 未满多大年龄者，**不得**参与放射工作

A. 12 岁

B. 13 岁

C. 14 岁

D. 15 岁

E. 16 岁

17. 特殊意外情况下，在一次事件中的有效剂量**不得**大于

A. 50 mSv

B. 100 mSv

C. 150 mSv

D. 200 mSv

E. 250 mSv

18. 非放射专业学生教学期间，有效剂量当量**不得**大于

A. 0.2 mSv/年

B. 0.3 mSv/年

C. 0.5 mSv/年

D. 1.0 mSv/年

E. 1.5 mSv/年

19. 对公众的个人年剂量当量限值，全身照射时应低于

A. 1 mSv

B. 2 mSv

C. 3 mSv

D. 4 mSv

E. 5 mSv

20. 铅当量的单位是

A. mmPb

B. CmPb

C. mPb

D. DmPb

E. nmPb

21. **不属于**登记室职责范围内工作的是

A. 审查申请单

B. 安排检查时间

C. 填写片袋和做索引

D. 给被检者检查须知并做好解释工作

E. 对胸腹检查被检者作呼吸训练

22. 构成照片影像的要素中，属于几何因素的是

A. 密度

B. 对比度

C. 锐利度

D. 颗粒度

E. 失真度

23. 照片对比度与层次的概念叙述，**错误**的是

A. 照片反映出的各组织影像的密度等级为层次

B. 密度等级越多，层次就越丰富

C. 层次表示信息量

D. 照片上相邻两组织的密度差为照片对比度

E. 照片对比度与层次是同一概念

24. 关于照片影像对比度的叙述，**错误**的是

A. 乳腺应选用低电压技术

B. 骨骼照片有很高的对比

C. 离体的肺组织照片，对比低

D. 消化道通过组织对比形成照片影像对比

E. 高压摄影应选用 100 kV 以上

25. **不影响** X 线对比度的因素是

A. X 线源与人体间的距离

B. 人体组织的原子序数

C. 物质的线吸收系数

D. 人体组织的密度

E. X 线波长

26. 关于X线管焦点调制传递函数（MTF）的叙述，**错误**的是
    A．是描述焦点产生的模糊使影像质量受损的函数
    B．MTF的最大值为0，最小值为1
    C．H(w) = 1表示影像的对比度与射线对比度一致
    D．H(w) = 0表示影像的对比度 = 0，影像消失
    E．焦点的MTF测试方法为狭缝照相法

27. 有关焦点极限分辨率的叙述，**错误**的是
    A．X线管焦点小，分辨率大
    B．焦点上线量分布为单峰时，分辨率大
    C．焦点上线量分布为双峰时，分辨率大
    D．MTF = 0时的分辨率为极限分辨率
    E．MTF = 1.0时的信息传递最高

28. 关于照片模糊度的叙述，**错误**的是
    A．照片模糊度中含有几何、移动和屏/片模糊三因素
    B．照片总模糊的因素中最大模糊是移动模糊
    C．总模糊的因素中几何模糊占第二位
    D．照片总模糊度大于单一系统的模糊度
    E．照片总模糊度等于各系统的模糊度之和

29. 关于照片影像失真度的概念正确的是
    A．标准的优秀照片影像不应有任何失真度
    B．影像的变形是被照体不等量放大的结果
    C．失真度与焦点、被照体及胶片三者间的位置无关
    D．位置变形不是影像的变形
    E．放大变形不是影像的变形

30. 有关锐利度和模糊度的叙述，**错误**的是
    A．模糊度也称不锐利度
    B．模糊度以长度（mm）量度
    C．照片的锐利度与模糊值成反比
    D．物体越小，照片对比度越低，模糊值小
    E．模糊值一定时，随对比度增加，锐利度越好

31. 关于散射线含有率的概念，**错误**的是
    A．随管电压的升高而加大
    B．80～90 kV以上时，散射线含有率趋向平稳
    C．与散射线的散射角无关
    D．随体厚的增加而增加
    E．30 cm×30 cm的照射野时达到了饱和

32. 有关滤线栅的使用，**错误**的是
    A．栅比高，被检者接受的辐射线也就越小
    B．管电压较低的情况下，不宜选用高栅比栅
    C．TUBE SIDE——朝向X线管
    D．RATIO——栅比
    E．CASSETTE——朝向暗盒

33. 关于影像锐利度因素的说法，**错误**的是
    A．锐利度的计算值不变，人眼感觉的影像锐利度不变
    B．照片的锐利度与对比度成正比
    C．照片的锐利度与模糊值成反比
    D．物理学锐利度与人眼的感觉并不始终一致
    E．通常以模糊度的概念分析影响锐利度的因素

34. 对X线照片颗粒性测量的叙述，**错误**的是
    A．主观性颗粒质量——肉眼观察获得的颗粒状况
    B．客观性颗粒质量——物理学检查的颗粒状况
    C．常用的检测方法有测量RMS
    D．常用的检测方法有测量维纳频谱
    E．MTF用来测量颗粒度

35. 有关量子斑点的叙述，**错误**的是
    A．量子斑点又称量子噪声
    B．量子斑点是X线量子统计涨落在照片上的反映
    C．量子密度的涨落遵循统计学规律
    D．X线量子冲击到介质受光面时是均匀分布的
    E．X线量子越多，统计涨落越小

36. 关于维纳频谱的叙述，**错误**的是
    A．维纳频谱即Wiener spectrum（WS）
    B．$\Delta D(x)$自相关函数的傅里叶变换为WS
    C．用WS分析形成X线照片斑点的原因
    D．维纳频谱可以确定不同频率的RMS
    E．维纳频谱也称量子检出效率

37. 关于移动因素与照片影像关系的叙述，**错误**的是
    A．尽量减少因移动造成的影像模糊
    B．尽量减少意外性移动
    C．胸部摄影有呼吸、心脏搏动及意外等移动
    D．消化道照射时间可控制在0.2 s左右
    E．用心电联动装置抓住0.05 s可得静止的心肺照片

38. X线照片影像质量评价目前进入一新领域的是
    A. 视觉评价
    B. 主观评价
    C. 客观评价
    D. 综合评价
    E. 数学评价

39. 属于主观评价的方法是
    A. 均方根值
    B. 威纳频谱
    C. 调制传递函数
    D. 量子检出效率
    E. 受试者作业特征曲线

40. 关于X线照片质量客观评价方法的叙述，**错误**的是
    A. MTF——调制传递函数
    B. LSF——点扩散函数
    C. WS——维纳频谱
    D. ACF——自相关函数
    E. DQE——量子检出效率

41. 关于ROC曲线的叙述，**错误**的是
    A. ROC曲线——receiver operating characteristic curve
    B. 是一种客观的评价方法
    C. 可评价成像系统中微小病灶的检出能力
    D. ROC——受试者作业特征曲线
    E. 以人眼观察刺激反应判断的评价方法

42. 综合评价的概念中**不含有**
    A. 诊断要求
    B. 物理参量
    C. 胶片种类
    D. 成像技术条件
    E. 符合诊断要求的最低剂量

43. 下列关于MTF的组合，**错误**的是
    A. MTF——影像清晰度的评价
    B. 屏-片体系MTF——使用矩形波测试卡
    C. MTF——上升空间频率高
    D. 焦点MTF——测定变换法
    E. MTF——上升屏-片感度低

44. **不影响**影像锐利度的因素是
    A. 几何模糊
    B. 移动模糊
    C. 物体吸收模糊
    D. 屏-片系统模糊
    E. 影像密度

45. 关于半影的说法，**错误**的是
    A. 是模糊阴影
    B. 是影像密度的半值大小
    C. 由几何原因造成
    D. 与焦点大小有关
    E. 其值越小、影像越清晰

46. 几何学模糊的影响因素**不包括**
    A. 焦点大小
    B. 物-片距
    C. 胶片 γ 值
    D. 焦-肢距
    E. 散焦值

47. 一般人眼的模糊阈值是
    A. 0.2 nm
    B. 0.2 μm
    C. 0.2 mm
    D. 0.2 cm
    E. 0.2 km

48. 散射线对像质影响最大的是
    A. 密度
    B. 对比度
    C. 颗粒度
    D. 失真度
    E. 模糊度

49. 关于减少运动模糊的措施，**错误**的是
    A. 固定肢体
    B. 缩短曝光时间
    C. 缩小物-片距
    D. 缩小照射野
    E. 缩小放大率

50. 以下物理量及其单位表述，正确的是
    A. 照射量——拉德
    B. 剂量当量——希沃特（Sv）
    C. 吸收剂量——库仑每千克（C·kg$^{-1}$）
    D. 比释动能——戈瑞每秒（Gy·s$^{-1}$）
    E. 吸收剂量率——伦琴每秒（R·s$^{-1}$）

51. 对X线照射感受性低的组织是
    A. 肾
    B. 关节
    C. 生殖腺

D．毛细血管

E．神经组织

52．我国规定，连续 3 个月内接受的总剂量当量**不得超过**

   A．15 mSv

   B．20 mSv

   C．25 mSv

   D．30 mSv

   E．40 mSv

53．甲种工作条件，指年照射有效剂量当量**不超过**

   A．5 mSv/年

   B．8 mSv/年

   C．10 mSv/年

   D．12 mSv/年

   E．15 mSv/年

54．诊断用 X 线机房的主防护应有的铅当量厚度是

   A．0.5 mm

   B．1.0 mm

   C．1.5 mm

   D．2.0 mm

   E．2.5 mm

55．公众个人单个器官所受年剂量应低于

   A．5 mSv

   B．10 mSv

   C．25 mSv

   D．50 mSv

   E．100 mSv

56．X 线主防护是指

   A．对散射线的防护

   B．对漏射线照射的防护

   C．对原发射线照射的防护

   D．对非电离辐射照射的防护

   E．对以上各种射线照射的防护

57．X 线辐射损伤的影响因素，**错误**的是

   A．辐射线性质

   B．X 线剂量

   C．与照射部位和范围无关

   D．剂量率

   E．照射方式

58．关于 X 线辐射效应的危险度叙述，**错误**的是

   A．接受低剂量率辐射引起的损害是随机效应

   B．受小剂量辐射的人群中不会引起辐射损害

   C．辐射损害用危险度来评价危险程度

   D．危险度：单位剂量当量在受照组织引起随机效应的概率

   E．辐射致癌的危险度用死亡率来表示

59．人眼能分辨的最低密度差异为

   A．2%

   B．5%

   C．10%

   D．15%

   E．30%

60．凡利用特性曲线、响应函数等测定和评价的方法均属于

   A．主观评价法

   B．视觉评价位

   C．综合评价法

   D．客观评价法

   E．模糊数学评价法

61．X 线影像的边缘不清晰，称为

   A．颗粒模糊

   B．斑点

   C．半影

   D．影像重叠

   E．吸收模糊

62．下列组合**错误**的是

   A．照射量——R（伦琴）

   B．吸收量——rad（拉德）

   C．剂量——rem（雷姆）

   D．光学密度——D（度）

   E．亮度——I（勒克司）

63．在放射线防护应遵循的原则中，**不正确**的是

   A．缩短照射时间

   B．减少照射距离

   C．利用屏蔽作用

   D．采用特殊位置，避免要害部位直接接受 X 线照射

   E．缩小照射野

64．放射线工作人员的定期健康检查，应每年检查一次，其中检查项目**不包括**

   A．白细胞总数及其分类的检查

   B．红细胞、血红蛋白或全血比重的检查

   C．血压测量

   D．眼睛的检查

E．皮肤检查
65．下列说法正确的是
   A．极限分辨率高的像质好
   B．鉴别率相同，极限分辨率大的像质比极限分辨率小的好
   C．极限分辨率相同，鉴别率大的像质比鉴别率小的好
   D．同一空间频率，MTF值大的像质比MTF值小的好
   E．鉴别率大的好
66．一个矩形波测试卡的铅条厚度为$d$，铅条的相隔为$D$，则此矩形波测试卡的空间频率为
   A．$1/d$
   B．$1/D$
   C．$1/(D+d)$
   D．$D$
   E．$d$
67．下列有关调制传递函数的说法错误的是
   A．调制传递函数是以空间频率为变量的函数
   B．$0 \leq H(\omega) \leq 1$
   C．调制传递值的改变只体现光能的重新分配
   D．焦点的OTF等于MTF
   E．屏-片系统的OTF等于MTF
68．有关空间频率的描述不正确的是
   A．空间频率是指单位空间距离所包含空间周期性变化的次数
   B．在X线摄影学常把每mm内包含的"线对"称作空间频率
   C．空间频率的单位为"LP/mm"或"rad/mm"
   D．空间频率的定义式为$\omega = 1/\lambda$
   E．空间圆频率$v = 2\pi/\omega$
69．显微密度计不用于下列哪种测量试验中
   A．胶片的特性曲线
   B．屏-片系统的MTF
   C．焦点的MTF
   D．照片的颗粒度MRS
   E．受试者作业特征曲线ROC
70．用星卡测量焦点的极限分辨率时，模糊带形状有
   A．1种
   B．2种
   C．3种
   D．4种
   E．5种
71．优质X线照片不能显示的是
   A．被照体的大小
   B．被照体的形态
   C．被照体的内部结构
   D．被照体的密度
   E．被照体的宽容度
72．国际放射界公认的模糊阈值是
   A．0.1 mm
   B．0.2 mm
   C．0.3 mm
   D．0.4 mm
   E．0.5 mm
73．分辨率为5 LP/mm时，其线对宽度为
   A．0.1 mm
   B．0.2 mm
   C．0.5 mm
   D．1.0 mm
   E．2.0 mm
74．焦点极限分辨率（R）的测试设备是
   A．星形测试卡
   B．狭缝照相装置
   C．矩形波形测试卡
   D．正弦波测试卡
   E．显微密度计
75．测试焦点的几何学模糊（H）的设备是
   A．狭缝照相装置
   B．星形测试卡
   C．显微密度计
   D．正弦波测试卡
   E．尺子
76．关于焦点的散焦值（B）的叙述，错误的是
   A．是描述X线管焦点的R值随负荷条件相对变化的量
   B．其值随管电流增加而改变
   C．测试设备是星形测试卡
   D．计算式为$B = R_{100}/R_{50}$
   E．散焦值B大于等于1
77．影响X线照片影像清晰度的因素，不包括
   A．影像放大率
   B．胶片对比度

C．摄影管电压

D．摄影时间

E．是否用对比剂

78．关于焦点极限分辨率（R）的叙述，**错误**的是

A．R 值是 X 线管焦点的成像特性之一

B．是规定测量条件下不能成像的最小空间频率

C．单位为 LP/mm

D．用狭缝照相装置测试

E．R 值大的焦点成像性能比 R 值小的好

79．影响 X 线照片清晰度的观察条件**不包括**

A．观片灯亮度

B．照明用电源电压

C．肉眼的 MTF

D．室内照明条件

E．环境明暗程度

80．关于照片锐利度的叙述，**不正确**的是

A．用 $S$ 表示

B．$H$ 称为模糊值

C．$S = H/(D_1 - D_2)$

D．$K = D_1 - D_2$ 为相邻组织密度差

E．指照片上两相邻组织影像界限的清晰明了的程度

81．**不是** X 线照片影像质量客观评价法的是

A．调制传递函数（MTF）

B．照片颗粒度均方根值（RMS）

C．威纳频谱（WS）

D．量子检出效率（DQE）

E．解像力

82．针孔照相法只适用于测量大于多少的焦点

A．0.1 mm

B．0.15 mm

C．0.2 mm

D．0.25 mm

E．0.3 mm

83．用 2° 星卡测量焦点的模糊带，像面上第一模糊带直径为 $D$，星卡的放大率为 $M$，则焦点像的极限分辨率为

A．28.65/$D$

B．28.65$(M-1)/D$

C．28.65$M/D$

D．28.65$(M+1)/D$

E．28.65/$D(M-1)$

84．**不属于**照片模糊的是

A．几何模糊

B．光学模糊

C．屏-片系统模糊

D．视觉模糊

E．运动模糊

85．下列**不属于**减少几何学模糊的方法的是

A．尽可能使用小焦点

B．缩短曝光时间

C．尽可能使被照体靠近胶片

D．增大焦-肢距

E．缩小影像的放大率

86．有关影像失真度的概念，**错误**的是

A．一张标准片影像不应有任何的失真度

B．照片影像与被照体在大小、形态上的差异称失真度

C．影像的失真度取决于中心线、被照体和胶片三者间的位置关系

D．影像的变形是同一物体的不同部分不等量放大的结果

E．减少影像失真度的方法是将焦点置于被照体中心的正上方

87．训练 X 线球管的目的是

A．避免环境变化引起扫描误差

B．提高探测器精度

C．保持 CT 值正确性

D．避免球管损坏

E．提高图像质量

88．解像率为 10 LP/mm 的胶片，能显示的最细线径为

A．0.1 mm

B．0.05 mm

C．0.01 mm

D．0.2 mm

E．10 mm

89．测试空间分辨率的工具是

A．高对比度分辨率体模

B．水模

C．仿真人体体模

D．低对比度分辨率体模

E．针孔成像仪

90．表示空间分辨率的单位是

A．半值全宽

B．对比度指数

C．百分线对数（LP%）

D．每平方厘米线对数（LP/cm$^2$）

E．每厘米线对数（LP/cm）

91．关于X线剂量的叙述，**不正确**的是

A．照射量——1R的照射为使每千克空气吸收射线的能量

B．照射量率——单位时间内照射量的增量

C．吸收剂量——单位质量的物质吸收的电率辐射能量

D．吸收剂量率——单位时间内吸收剂量的增量

E．剂量当量——单位面积内X线剂量照射的多少

92．关于X线剂量定义的解释，**错误**的是

A．吸收剂量——单位质量的物质吸收的电率辐射能量

B．剂量当量——引起某些生物效应的危险

C．剂量当量率——单位时间内剂量当量的增量

D．比释动能——间接辐射粒子释放的带电粒子的初启动能之和

E．比释动能率——时间间隔内的比释动能的减量

93．放射线照射急性障碍在早期反复出现的症状，可能性最大的是

A．白细胞数减少

B．皮肤烧伤

C．肺纤维化

D．癌发生

E．口腔炎

94．关于X线防护原则，**错误**的是

A．建立剂量限制体制

B．缩短受照时间

C．建立屏蔽防护

D．缩短焦-物距

E．合理降低个人受照剂量

95．在对被检者的防护措施中，**错误**的是

A．减少废片率和重拍片率

B．为减少照片斑点，尽量增大X线照射量

C．严格控制照射量

D．做好非检查部位的屏蔽防护

E．提高影像转换介质的射线灵敏度

96．关于我国的放射卫生防护标准叙述，**错误**的是

A．辐射实践正当化为放射防护的综合原则

B．我国放射卫生防护标准是GB4792

C．放射防护水平最优化为放射防护的综合原则

D．以剂量当量限值或最大允许剂量为唯一指标

E．个人剂量当量限值为放射防护的综合原则

97．关于质量管理目标，下列**错误**的是

A．体现代价、危害、利益三方面的最优化

B．改善专业人员培训水平

C．改善人员间的横向联系，达到全面质量管理共识

D．建立标准化及评价方法

E．以经济效益为中心

98．质量管理活动开展的程序，**不包括**

A．题目（问题）的决定

B．现状把握

C．组织结构评估

D．对策

E．要因分析

## 练习十答案

1．A 2．B 3．A 4．E 5．A 6．B 7．B 8．B 9．C 10．B 11．D 12．B 13．C
14．E 15．D 16．E 17．B 18．C 19．E 20．A 21．E 22．E 23．E 24．D 25．A
26．B 27．C 28．E 29．B 30．D 31．C 32．A 33．A 34．E 35．D 36．E 37．D
38．D 39．E 40．B 41．B 42．C 43．C 44．E 45．A 46．C 47．C 48．C 49．D
50．B 51．E 52．C 53．C 54．D 55．D 56．C 57．C 58．B 59．C 60．D 61．C
62．D 63．B 64．C 65．D 66．C 67．E 68．E 69．A 70．C 71．E 72．B 73．B

74. A 75. E 76. D 77. E 78. D 79. B 80. C 81. E 82. E 83. A 84. D 85. B
86. A 87. D 88. B 89. A 90. E 91. E 92. E 93. A 94. D 95. B 96. D 97. E
98. C

# 练习十一

1. 关于质量管理活动开展的程序，**错误**的是
   A．对策实施
   B．效果确认
   C．标准化
   D．遗留问题和今后的改善方法
   E．算经济账
2. 与常规X线影像质量控制标准**无关**的内容是
   A．诊断学要求标准
   B．物理学要求标准
   C．检查收费的要求标准
   D．体位显示标准
   E．成像技术标准
3. 与辐射损伤**无关**的因素是
   A．辐射线的性质
   B．X线剂量
   C．照射部位和范围
   D．血型
   E．照射方式
4. **不是**现状分析四个基点的是
   A．材料
   B．方法
   C．人力
   D．标准
   E．设备
5. 比释动能的适用范围是
   A．X线照射空气
   B．γ射线照射空气
   C．α射线照射任何物质
   D．β射线照射任何物质
   E．不带电粒子的电离辐射照射任何物质
6. 描述物质吸收电离辐射能量的辐射量是
   A．照射量
   B．铅当量
   C．半值层
   D．铝当量
   E．吸收剂量
7. 用辐射权重因子修正后的吸收剂量称
   A．有效剂量
   B．剂量当量
   C．照射量
   D．比释动能
   E．半值层
8. 放射工作人员携带个人剂量计的正确部位是
   A．上臂
   B．上衣兜内
   C．裤子兜内
   D．左胸前
   E．背部
9. 辐射的生物效应分为
   A．致癌效应和皮肤效应
   B．遗传效应和致癌效应
   C．非随机性效应和随机性效应
   D．胚胎死亡效应和致癌效应
   E．遗传效应和皮肤效应
10. 人体对辐射敏感的组织**不包括**
    A．卵巢
    B．四肢
    C．晶状体
    D．骨髓
    E．睾丸
11. 胎儿出生前受X线照射的主要有害效应**不包括**
    A．智力低下
    B．皮炎
    C．畸形
    D．胚胎死亡
    E．诱发癌症
12. 我国放射防护标准中规定公众年剂量限值是
    A．5 mSv

B．5 Sv

C．50 mSv

D．50 Sv

E．5 mGy

13．选择屏蔽材料时，**不需**考虑的因素是

A．防护性能

B．运输安全

C．结构性能

D．稳定性能

E．经济成本

14．下列**不属于**个人防护用品的是

A．防护帽

B．铅眼镜

C．防护手套

D．防护围裙

E．准直器

15．所谓二级放射事故，对公众人员是指受到照射大于年限值的

A．2倍

B．5倍

C．10倍

D．15倍

E．20倍

16．以下物理量及其单位的组合，正确的是

A．比释动能率——库仑每千克秒（C·kg$^{-1}$·s$^{-1}$）

B．吸收剂量率——焦耳每千克秒（J·kg$^{-1}$·s$^{-1}$）

C．剂量当量率——戈瑞每秒（Gy·s$^{-1}$）

D．照射量率——希每秒（Sv·s$^{-1}$）

E．照射量——希沃特（Sv）

17．不属于X线对人体损伤的因素是

A．X线剂量

B．照射方式

C．X线剂量率

D．照射部位与范围

E．使用何种X线球管

18．**不属于**对X线照射高感受性的组织是

A．胎儿

B．肠上皮

C．生殖腺

D．口腔黏膜

E．淋巴组织

19．放射工作者定期体检的项目中，**不包括**

A．脑

B．晶状体

C．放射线既往史

D．红细胞、血红蛋白或全血比重

E．白细胞总数及其分类

20．建立X线防护外照射的基本方法是

A．屏蔽防护

B．个人剂量限制

C．防护水平最优化

D．合理降低个人受照剂量

E．合理降低全民检查频率

21．我国电视标准规定，图像的宽高比为

A．1∶1

B．4∶3

C．5∶4

D．16∶9

E．16∶7

22．我国电视标准规定每秒钟传送的图像幅数为

A．15

B．20

C．25

D．30

E．35

23．胸部摄影，窗口总滤过标准要求为

A．2.0 mmAl 当量

B．2.5 mmAl 当量

C．3.5 mmAl 当量

D．3.0 mmAl 当量

E．4.0 mmAl 当量

24．影响照片清晰度的主要因素是

A．管电压（kV）

B．管电流量（mAs）

C．焦-片距离（FFD）

D．焦点尺寸

E．显影加工

25．关于散射线含有率的叙述，**错误**的是

A．照射野是产生散射线的因素之一

B．照射野增大时，散射线含有率大幅度上升

C．散射线含有率随管电压的升高而加大

D．散射线含有率随被照体厚度的增加而增加

E．散射线含有率随管电流的加大而减小

26．关于消除或减少散射线的方法中，说法**错误**的是

A．使用遮线器可减少散射线
B．使用滤线器可减少散射线
C．使用增感屏可减少散射线
D．减小照射野可减少散射线
E．采用空气间隙法可消除散射线

27．散射线的增加与下列因素的关系，正确的是
A．与 kV 成正比
B．与 mA 成正比
C．与距离成正比
D．与肢体厚度成反比
E．与摄影时间成正比

28．关于散射线的特点，说法**错误**的是
A．射线能量低
B．穿透力弱
C．方向不定
D．波长短
E．散射光子能量低

29．**无助于**提高 X 线照片的清晰度的措施是
A．使用小焦点
B．使用滤线器
C．降低千伏值
D．缩短物-片距
E．缩短曝光时间

30．关于散射线的描述，下述**不正确**的是
A．X 线穿透人体后产生散射线或次发射线
B．散射线的波长比原发射线短
C．X 线穿透肢体部位越厚，产生的散射线越多
D．散射线具有荧光作用和感光作用
E．散射线使人体电离，产生损害作用

31．关于影像的变形，说法**错误**的是
A．影像的变形，是同一物体的不同部分产生不等量放大的结果
B．被照体平行胶片时，放大变形最小
C．接近中心线并尽量靠近胶片时，影像的位置变形最小
D．中心射线射入点应通过被检部位，并垂直于胶片，此时影像的形状变形最小
E．影像变形与 X 线入射角无关

32．关于射线因素影响照片影像对比度的叙述，正确的是
A．X 线量控制着照片对比度
B．X 线管的滤过不影响照片对比度

C．散射线与照片对比度无关
D．X 线量是照片对比度形成的决定因素
E．管电压波形与照片对比度有关

33．散射线含有率是指
A．散射线的绝对量
B．散射线与一次射线的比值
C．一次射线与散射线的比值
D．散射线与一次射线的总量
E．散射线量与到达胶片的总线量之比

34．能减小几何模糊的措施是
A．应用滤线栅
B．屏气曝光
C．短时间曝光
D．使被照体靠近胶片
E．应用增感屏

35．几何模糊增加的因素是
A．用小焦点
B．缩小物-片距
C．增大焦-物距
D．增大物-片距
E．用大照射野

36．关于散射线含有率的叙述，**错误**的是
A．随管电压的升高而增大
B．在管电压 80 kV 以下时趋向平稳
C．随被照体厚度增加而大幅度增加
D．随照射野的增加而大幅度上升
E．在照射野为 30 cm×30 cm 时达到饱和

37．C/N 提示
A．对比噪声比
B．对比度
C．图像均匀度
D．空间分辨率
E．信噪比

38．乳腺矢状面解剖上端和下端一般分别在
A．上端在第 1 肋，下端到第 7 肋水平
B．上端在第 2 肋，下端到第 6 肋水平
C．上端在第 3 肋，下端到第 6 肋水平
D．上端在第 3 肋，下端到第 5 肋水平
E．上端在第 4 肋，下端到第 6 肋水平

39．左乳腺时钟 7 点的位置，相当于
A．上外象限
B．上内象限

C．下内象限
D．下外象限
E．内外象限

40．乳腺摄影"CC"英文缩写代表的体位是
A．侧位
B．夸大位
C．轴位
D．放大位
E．内外侧斜位

41．关于软 X 线的叙述，**错误**的是
A．波长较短
B．波长较长
C．能量较低
D．穿透物质的能力较弱
E．适于软组织摄影

42．关于乳腺摄影的解释，**错误**的是
A．采用 25～35 kV 的软射线摄影
B．脂肪组织取代腺体的乳腺，微小钙化灶容易显示
C．检出砂粒状等微细钙化，可提高乳腺癌的早期发现率
D．乳腺的压迫摄影可提高影像对比
E．较大的乳腺采用 40～60 kV 的管电压摄影

43．有关乳腺摄影加压的叙述，**错误**的是
A．使乳腺扁平，厚度均匀
B．使乳腺面积增大，病灶检出效率高
C．乳腺组织越薄，照片清晰度越高
D．肿块较大时，应加大压力，以提高照片清晰度
E．乳腺、胶片、增感屏三者紧贴，减小几何模糊

44．乳腺摄影中所用的 IP 为
A．标准型
B．能量减影型
C．多层体层型
D．高分辨率型
E．低分辨率型

45．软 X 线摄影所用管电压是
A．25 kV 以下
B．30 kV 以下
C．35 kV 以下
D．40 kV 以下
E．45 kV 以下

46．关于乳腺摄影的注意事项**错误**的是
A．采用近距离摄影
B．X 线照片应有上、下、左、右标记
C．曝光时，乳腺皮肤应平坦，乳头呈切线位
D．因乳腺均为软组织，故不需加压摄影
E．应屏气曝光

47．软组织摄影用 X 线管阳极的靶面材料是
A．钨
B．铁
C．金
D．铝
E．钼

48．下列组织中，**不属于**内分泌腺的是
A．胰腺
B．生殖腺
C．甲状腺
D．肾上腺
E．乳腺

49．关于软 X 线摄影的叙述，**不正确**的是
A．40 kV 以下管电压摄影称"软 X 线摄影"
B．可获得对比良好的软组织 X 线照片
C．软组织摄影 X 线由钨靶 X 线管产生
D．适用于被照体组织较薄的软组织
E．适用于乳腺、喉侧位等

50．关于钼靶 X 线机结构的叙述，**错误**的是
A．按乳腺生理特征设计
B．阳极为散热性好的铜体上嵌以钼
C．阳极倾角为 19°
D．阴极接地
E．线焦点

51．关于软 X 线的叙述，**错误**的是
A．波长较短
B．波长较长
C．能量较低
D．穿透物质的能力较弱
E．适于软组织摄影

52．关于乳腺摄影的叙述，**错误**的是
A．通常使用钼靶 X 线机
B．常摄取内外侧斜位和轴位片
C．用 40 kV 以上的管电压
D．屏气曝光

E．焦-片距为 60 cm 左右

53．高千伏摄影**不适合**于检查的部位是
   A．喉部
   B．胸部
   C．鼻咽部
   D．心血管造影
   E．乳腺

54．乳腺摄影技术的叙述，**错误**的是
   A．以不用增感屏为好，因增感屏的使用极大减低了影像清晰度
   B．应摄取内外侧斜位及轴位两张照片
   C．X线管窗口必须附加铅滤过板
   D．为减少被检者乳腺皮肤照射量，应使用高电压、小电流摄影
   E．最好使用钼靶X线管

55．软X线摄影**不适用于**
   A．乳腺
   B．鼻咽部
   C．颈部
   D．垂体
   E．四肢软组织

56．关于钼靶X线管，下列叙述正确的是
   A．软组织摄影时，主要利用钼产生的连续X线
   B．X线通过软组织后，主要通过康普顿效应来获得高对比照片
   C．钼靶X线管的极间距离比钨靶管的大
   D．钼靶产生X线的效率比钨靶高
   E．相同灯丝加热电流和相同管电压下，钼靶管比钨靶管获得的管电流大

57．与X线本质**不同**的是
   A．无线电波
   B．微波
   C．超声波
   D．红外线
   E．γ射线

58．下列组合**错误**的是
   A．淋巴系统——能协助静脉运送体液回归血液循环
   B．淋巴系统——能运转脂肪
   C．淋巴系统——参与免疫过程
   D．淋巴系统——腺体之一

E．淋巴系统——可繁殖增生淋巴细胞

59．下列**不属于**淋巴系统的是
   A．胸导管
   B．乳糜池
   C．胸腺
   D．脾
   E．肾上腺

60．下列组合**错误**的是
   A．红细胞的功能——运输氧气和二氧化碳
   B．红细胞的功能——对机体产生的酸碱物质起缓冲作用
   C．白细胞的功能——保护机体、抵抗外来微生物的侵害
   D．血小板的功能——凝血、止血、溶解纤维蛋白
   E．血小板正常——（1万～4万）/mm$^3$

61．下列组合**错误**的是
   A．甲状旁腺——血钙平衡
   B．肝——解毒
   C．肾上腺——血糖
   D．胸腺——免疫
   E．垂体——生长

62．肝排泄对比剂进入血液后，绝大多数结合
   A．红细胞
   B．血浆白蛋白
   C．白细胞
   D．血小板
   E．淋巴细胞

63．人体的血量占体重的
   A．1%～2%
   B．3%～6%
   C．7%～8%
   D．9%～10%
   E．11%～12%

64．血浆的正常pH为
   A．7.20～7.25
   B．7.25～7.30
   C．7.35～7.45
   D．7.50～7.55
   E．7.60～7.65

65．人体的体液占体重的
   A．20%

B．30%

C．40%

D．50%

E．60%

66．造成夜盲症的原因是缺乏

A．维生素A

B．维生素B

C．维生素C

D．维生素D

E．维生素E

67．若某人的血清中仅含有抗A凝集素，则其血型为

A．A型

B．B型

C．AB型

D．O型

E．Rh阳性

68．激活胃蛋白酶原的是

A．胃酸

B．内因子

C．黏液

D．肠致活酶

E．胆盐

69．正常组织显影，而病变组织不显影的显像是

A．平面显像

B．断层显像

C．阴性显像

D．阳性显像

E．介入显像

70．在下列组合中，彼此无关的是

A．白细胞——细菌

B．红细胞——免疫

C．血小板——凝血、止血

D．血色素——氧气

E．血浆——电解质

71．下列组合错误的是

A．血液——由细胞（有形成分）和液体组成

B．血红蛋白量减少——会提高氧气的运输能力

C．细胞（有形成分）——红细胞、白细胞和血小板

D．血液的液体——血浆

E．血浆——含有大量水分、多种化学物质

72．下列组合错误的是

A．细胞——生物体形态结构的基本单位

B．细胞——生理功能的基本单位

C．细胞——发育分化的基本单位

D．细胞的构成物质——原生质

E．细胞的构成物质——细胞膜

73．细胞兴奋的标志是

A．静息电位

B．阈刺激

C．动作电位

D．极化

E．阈电位

74．有关条件反射的叙述错误的是

A．无关刺激和非条件刺激强化后才能建立

B．数量是有限的

C．既可消退，也可重建

D．在非条件反射的基础上

E．使机体更有预见性、灵活性和适应性

75．呆小症的原因是

A．幼年生长激素分泌不足

B．幼年甲状腺激素分泌不足

C．幼年生长激素分泌过多

D．成年生长激素分泌过多

E．成年甲状腺激素分泌不足

76．不属于血液中白细胞的是

A．中性粒细胞

B．淋巴细胞

C．单核细胞

D．内皮细胞

E．嗜酸性粒细胞

77．听鼻线是指

A．外耳孔与同侧鼻尖的连线

B．外耳孔与同侧鼻根的连线

C．外耳孔与同侧鼻翼的连线

D．外耳孔与同侧鼻翼下缘的连线

E．外耳孔与同侧鼻孔的连线

78．关于头颅基准线的说法错误的是

A．瞳间线为左右两瞳孔的连线

B．听眶线为外耳孔与同侧眼眶上缘的连线

C．听眦线为外耳孔与同侧外眦的连线

D．听鼻线为外耳孔与鼻中棘的连线

E．听口线为外耳孔与同侧口角的连线

79. 关于右前斜位的说法正确的是：被检者身体
   A. 右前部斜贴探测器
   B. 左前部斜贴探测器
   C. 右后部斜贴探测器
   D. 左后部斜贴探测器
   E. 右侧贴近探测器

80. 关于左前斜位的说法正确的是：被检者身体
   A. 右前部斜贴探测器
   B. 左前部斜贴探测器
   C. 右后部斜贴探测器
   D. 左后部斜贴探测器
   E. 右侧贴近探测器

81. 关于左后斜位的说法正确的是：被检者身体
   A. 右前部斜贴探测器
   B. 左前部斜贴探测器
   C. 右后部斜贴探测器
   D. 左后部斜贴探测器
   E. 右侧贴近探测器

82. 关于右后斜位的说法正确的是：被检者身体
   A. 右前部斜贴探测器
   B. 左前部斜贴探测器
   C. 右后部斜贴探测器
   D. 左后部斜贴探测器
   E. 右侧贴近探测器

83. 关于右侧位的说法正确的是
   A. 被检者身体左侧贴近探测器
   B. 被检者身体右侧贴近探测器
   C. 中心线从右侧射至左侧
   D. 中心线从前方射至后方
   E. 中心线从后方射至前方

84. 听眦线与听眉线的夹角为
   A. 10°
   B. 12°
   C. 20°
   D. 25°
   E. 35°

85. **不属于**头部定位的连线是
   A. 听眶线
   B. 听鼻线
   C. 听口线
   D. 瞳间线
   E. 眉间线

86. 摄影体位的命名原则**不包括**
   A. 根据中心线与被照体的入射关系命名
   B. 根据中心线与病灶的入射关系命名
   C. 根据被照体与胶片的位置关系命名
   D. 根据被照体与摄影床的位置关系命名
   E. 根据发明人名字命名

87. 身体与摄影床间的位置关系，正确的应称为
   A. 摄影方向
   B. 摄影体位
   C. 摄影位置
   D. 摄影方位
   E. 摄影姿势

88. 听眦线是
   A. 外耳孔与同侧外眼眦的连线
   B. 外耳孔上缘与同侧眶下缘的连线
   C. 外耳孔与眉上缘中点的连线
   D. 外耳孔上缘与同侧鼻翼的连线
   E. 外耳孔上缘与同侧眶上缘的连线

89. 听眉线是
   A. 外耳孔与同侧外眼眦的连线
   B. 外耳孔上缘与同侧眶下缘的连线
   C. 外耳孔与眉间的连线
   D. 外耳孔上缘与同侧鼻翼的连线
   E. 外耳孔上缘与同侧眶上缘的连线

90. 听眦线与听眶线之间夹角为
   A. 9°
   B. 12°
   C. 15°
   D. 18°
   E. 20°

91. 与解剖学水平线平行的基线是
   A. 听眶线
   B. 听眦线
   C. 听眉线
   D. 听鼻线
   E. 耳垂直线

92. 中心线向头侧倾斜是指
   A. 向下倾斜
   B. 向上倾斜
   C. 向近端倾斜
   D. 向远端倾斜
   E. 向体轴倾斜

93. X线照片标记内容**不包括**
   A. 摄影日期
   B. X线片号
   C. 被检者姓名
   D. 病变性质
   E. 被检肢体方位
94. X线自被检者的前方射向后方为
   A. 前后方向
   B. 后前方向
   C. 冠状方向
   D. 轴方向
   E. 切线方向
95. 中心线沿被检体局部边缘投射称为
   A. 前后方向
   B. 后前方向
   C. 切线方向
   D. 冠状方向
   E. 轴方向
96. 颌顶位又称为
   A. 顶颌位
   B. 下上轴位
   C. 上下轴位
   D. 额鼻位
   E. 后前位
97. 常用切线位摄影检查的是
   A. 锁骨骨折
   B. 顶骨骨折
   C. 肩关节脱位
   D. 乳突炎症
   E. 髂骨肿瘤
98. 代表听眶线的英文缩写是
   A. EML
   B. OML
   C. RBL
   D. SML
   E. TBL
99. 有关标准姿势的叙述**错误**的是
   A. 人体直立
   B. 掌心向前
   C. 两眼向前方平视
   D. 双上肢下垂置于躯干两侧
   E. 两下肢并拢，足尖外展

## 练习十一答案

1. E  2. C  3. D  4. D  5. E  6. E  7. B  8. D  9. C  10. B  11. B  12. A  13. B
14. E  15. C  16. B  17. E  18. D  19. A  20. A  21. C  22. C  23. D  24. D  25. E
26. C  27. A  28. D  29. C  30. B  31. E  32. B  33. E  34. M  35. D  36. B  37. A
38. B  39. C  40. C  41. A  42. E  43. D  44. D  45. M  46. M  47. E  48. E  49. C
50. D  51. A  52. C  53. E  54. D  55. D  56. E  57. C  58. D  59. E  60. E  61. C
62. B  63. C  64. C  65. E  66. A  67. B  68. A  69. C  70. B  71. B  72. E  73. C
74. B  75. B  76. D  77. D  78. B  79. A  80. B  81. D  82. C  83. B  84. A  85. C
86. B  87. B  88. A  89. C  90. B  91. A  92. B  93. D  94. A  95. C  96. B  97. B
98. C  99. E

## 练习十二

1. 下列X线对比剂中，属非离子型对比剂的是
   A. 泛影葡胺
   B. 碘化钠
   C. 胆影葡胺

D．碘苯六醇

E．碘化油

2．下列造影检查中，属于直接引入法的是

A．口服胆囊造影

B．静脉胆系造影

C．心脏造影

D．静脉尿路造影

E．大剂量静脉尿路造影

3．在下列X线对比剂中，属于无机碘的是

A．泛影葡胺

B．碘化钠

C．胆影钠

D．碘化油

E．碘必乐

4．下列主要经肾排泄的对比剂是

A．吡罗勃定

B．泛影葡胺

C．胆影葡胺

D．碘番酸

E．碘影钠

5．下列主要经肝排泄的对比剂是

A．复方泛影葡胺

B．泛影葡胺

C．胆影葡胺

D．碘苯六醇

E．碘曲仑

6．属于生理排泄法引入对比剂的是

A．食管造影

B．口服法胆系造影

C．子宫输卵管造影

D．钡灌肠大肠造影

E．逆行肾盂造影

7．下列X线对比剂中，属于离子型对比剂的是

A．复方泛影葡胺

B．甲泛葡糖

C．碘普罗胺

D．碘苯六醇

E．碘曲仑

8．关于高压注射器有关参数的概念，**错误**的是

A．在对比剂的用量上，总的用量按被检者的体重计算

B．注射流率是指单位时间内经导管注入对比剂的量，一般以 ml/s 表示

C．注射斜率是指注射的对比剂达到预选流率所需要的时间

D．注射加速度是注射速度的时间变化率

E．应用时只需考虑压力即可

9．下列按被检者的体重计算的是

A．对比剂用量

B．注射流率

C．注射斜率

D．注射加速度

E．多次注射

10．注射的对比剂达到预选流率所需要的时间是指

A．对比剂用量

B．注射流率

C．注射斜率

D．注射加速度

E．多次注射

11．单位时间内经导管注入对比剂的量是

A．对比剂用量

B．注射流率

C．注射斜率

D．注射加速度

E．多次注射

12．在一次造影过程中，可重复注射对比剂的是指

A．对比剂用量

B．注射流率

C．注射斜率

D．注射加速度

E．多次注射

13．表示注射速度的时间变化率的是

A．对比剂用量

B．注射流率

C．注射斜率

D．注射加速度

E．多次注射

14．对注射流率**不产生**影响的因素是

A．造影导管的内径

B．血管壁的脆性

C．对比剂的黏稠度

D．造影导管的长度

E．导管端与血管的方位关系

15．下列与静脉注射对比剂发生不良反应**无关**的因

素是

A．被检者的个体差异

B．对比剂药品的质量

C．螺旋扫描

D．应用对比剂的注射速度

E．应用对比剂的总量

16．X线对比剂应具备的条件中**错误**的是

A．原子序数高

B．容易吸收与排泄

C．易在体内储存

D．理化性能稳定

E．没有毒性

17．关于造影检查的叙述，**错误**的是

A．将对比剂引入器官或周围间隙，使之产生对比

B．造影检查方式有直接引入和间接引入两种方法

C．直接引入法包括口服法、灌注法、穿刺注入法

D．口服胆囊造影是间接引入法

E．静脉肾盂造影属直接引入法中的穿刺注入法

18．常规口服法胆系造影所用的对比剂是

A．胆影葡胺

B．碘番酸

C．泛影葡胺

D．碘化钾

E．碘化油

19．非离子型对比剂是

A．泛影钠

B．泛影葡胺

C．胆影葡胺

D．优维显

E．碘苯酯

20．相对可靠的碘过敏试验方法是

A．口含试验

B．皮内试验

C．静脉试验

D．口服试验

E．结膜试验

21．碘制对比剂可发生过敏反应，**不属于**轻度反应的是

A．恶心、呕吐

B．气喘、呼吸困难

C．荨麻疹

D．头昏、头痛

E．面色潮红

22．子宫输卵管造影时，出现咳嗽、呼吸困难、咯血及偏瘫或昏迷时，主要考虑为

A．碘过敏

B．迷走神经兴奋

C．碘油栓塞

D．麻醉药物过敏

E．X线吸收过多

23．关于对比剂的使用，**错误**的是

A．胆影葡胺——胆道造影

B．泛影葡胺——尿路造影

C．碘化油——心血管造影

D．医用硫酸钡——消化道造影

E．空气——脑室造影

24．下列碘过敏试验方法**错误**的是

A．皮下试验

B．眼结膜试验

C．舌下试验

D．口服法试

E．静脉注射法试验

25．静脉尿路造影常用的对比剂为

A．硫酸钡

B．泛影葡胺

C．碘化油

D．阿米培克

E．泛影钠

26．与静脉注射对比剂发生不良反应**无关**的因素是

A．对比剂的剂量大小

B．对比剂注射速度

C．被检者的个体差异

D．对比剂药品的质量

E．被检者的检查部位

27．有关非离子型与离子型对比剂的叙述，**错误**的是

A．均为阳性对比剂

B．离子型对比剂在水溶液中能分解成阴、阳离子

C．离子型对比剂具有高渗性

D．非离子型对比剂在结构上有许多羟基

E．两者的毒性与不良反应一样

28. 主要经肾排泄的离子型对比剂是
    A．胆影葡胺
    B．碘必乐
    C．优维显
    D．碘苯酯
    E．泛影葡胺
29. 离子型碘对比剂引起低血钙导致心功能紊乱的原因是
    A．弱亲水性
    B．存在羧基
    C．高离子性
    D．高渗透性
    E．化学毒性
30. 与非离子对比剂的亲水性相关的因素是
    A．渗透压
    B．碘含量
    C．颗粒数量
    D．羟基数量
    E．羧基数量
31. 属于重度过敏反应的表现是
    A．恶心
    B．灼热感
    C．面部潮红
    D．血压急剧下降
    E．皮肤荨麻疹
32. **不属于**对比剂重度过敏反应的症状是
    A．脉搏细弱
    B．大小便失禁
    C．严重喉头水肿
    D．皮肤出现荨麻疹
    E．皮下或黏膜下出血
33. 消化道常用的对比剂是
    A．碘化油
    B．泛影葡胺
    C．优维显
    D．医用硫酸钡
    E．阿米培克
34. 属于非离子型对比剂的是
    A．硫酸钡
    B．泛影葡胺
    C．碘化油
    D．阿米培克
    E．泛影钠
35. 关于阴性对比剂的叙述正确的是
    A．氧气属阳性对比剂
    B．氧气比空气更容易获取
    C．空气在器官内吸收快
    D．$CO_2$不如空气使用安全
    E．空气有产生气体栓塞的危险
36. 下列造影中，对比剂的引入方式属生理排泄的是
    A．胃肠道钡餐造影
    B．逆行肾盂造影
    C．口服胆囊造影
    D．腹膜后充气造影
    E．颈内动脉造影
37. 表示肝排泄对比剂能力的指标是
    A．血中胆红素的含量
    B．尿胆原的含量
    C．尿内胆红素的含量
    D．粪便内胆红素的含量
    E．粪胆原的含量
38. 下列造影组合**错误**的是
    A．膝关节——空气造影
    B．心血管——碘油造影
    C．消化道——钡剂造影
    D．椎管——碘苯酯造影
    E．膀胱——双重对比造影
39. 关于对比剂的叙述**错误**的是
    A．分为阴性和阳性对比剂两类
    B．可显示组织器官的形态
    C．非离子型对比剂属于盐类物质
    D．非离子型对比剂毒性较小
    E．与周围器官能形成密度差别
40. 关于阴性对比剂的叙述**错误**的是
    A．氧气属阴性对比剂
    B．空气有产生气体栓塞的危险
    C．空气在器官内吸收较慢
    D．二氧化碳的溶解度较大
    E．有效原子序数大
41. 关于阳性对比剂的叙述，**错误**的是
    A．与周围组织相比X线减弱系数大
    B．与阴性对比剂相比X线减弱系数大
    C．阳性对比剂易被X线透过

D．碘剂和钡剂均为阳性对比剂

E．非离子型对比剂毒性较小

42．关于对比剂应具备的条件，**错误**的是

A．与人体组织密度相近

B．无毒性，不良反应少

C．理化性能稳定

D．易于吸收与排泄

E．使用方便

43．关于碘对比剂的叙述，正确的是

A．泛影葡胺属无机碘化物

B．碘对比剂均为阳性对比剂

C．离子型对比剂是阴性对比剂

D．非离子对比剂不能用于心血管造影

E．复方泛影葡胺是非碘对比剂

44．属非离子型对比剂的是

A．碘化钠

B．碘番酸

C．碘必乐

D．碘酞葡胺

E．泛影葡胺

45．经肾排泄的非离子型对比剂是

A．胆影钠

B．碘番酸

C．胆影葡胺

D．泛影葡胺

E．甲泛葡糖

46．对心、脑组织毒性最低的对比剂是

A．胆影葡胺

B．泛影葡胺

C．复方泛影葡胺

D．碘酞葡胺

E．甲泛葡糖

47．**不用**碘化油做对比剂的造影检查是

A．瘘管造影

B．椎管造影

C．心血管造影

D．支气管造影

E．输卵管造影

48．造影中发生气体栓塞，应将患者置于

A．半卧位

B．头低足高右侧卧位

C．头低足高左侧卧位

D．头高足低右侧卧位

E．头高足低左侧卧位

49．造影时患者出现重度碘过敏反应，最有效的措施是

A．立即请医生处理

B．头高足低左侧卧位

C．平卧或头低足高位

D．头高足低右侧卧位

E．立即停止造影进行急救

50．属生理排泄的造影检查是

A．T形管胆道造影

B．逆行肾盂造影

C．口服胆囊造影

D．子宫输卵管造影

E．颈内动脉造影

51．对比剂泛影葡胺属于

A．阴性对比剂

B．离子型对比剂

C．阳性非离子型对比剂

D．阴性离子型对比剂

E．非离子型对比剂

52．关于阳性对比剂的特点**错误**的是

A．比重大

B．原子量低

C．X线不易透过

D．X线衰减系数大

E．碘制剂都是阳性对比剂

53．关于对比剂的叙述**错误**的是

A．用以形成人工对比

B．能显示组织器官的形态

C．有阴性及阳性两类对比剂

D．非离子型对比剂毒性较大

E．与周围组织器官能形成密度差别

54．静脉注射碘过敏试验，注药后观察反应的常规时间是

A．3分钟

B．5分钟

C．15分钟

D．25分钟

E．35分钟

55．造影时发生碘油栓塞，患者应取的位置是

A．头高足低右侧卧位

B．头低足高左侧卧位

C．头高足低左侧卧位

D．头低足高右侧卧位

E．平卧位

56．下列组合**错误**的是

A．硫酸钡——阳性对比剂

B．优维显——离子型对比剂

C．碘必乐——非离子型对比剂

D．二氧化碳——阴性对比剂

E．胆影葡胺——有机碘化物

57．碘苯酯主要用于

A．支气管造影

B．逆行肾盂造影

C．脑血管造影

D．椎管造影

E．关节腔造影

58．在下列胆道系统造影中，属于生理排泄法的是

A．经皮经肝胆道造影（PTC）

B．内镜胰胆管造影

C．腹腔镜胆道造影

D．T形管造影

E．口服胆囊造影

59．属无机碘的对比剂是

A．碘必乐

B．碘化油

C．碘番酸

D．碘化钠

E．碘苯酯

60．主要经肝排泄的静脉注射对比剂有

A．胆影葡胺

B．碘肽葡胺

C．碘葡酰胺

D．碘番酸

E．碘卡明

61．下列**不属于**直接引入法造影的是

A．胃肠钡餐造影

B．钡灌肠造影

C．逆行肾盂造影

D．静脉肾盂造影

E．子宫输卵管造影

62．关于阴性对比剂的叙述**错误**的是

A．空气是阴性对比剂

B．空气在器官内吸收较快

C．空气易产生气体栓塞

D．二氧化碳的溶解度较大

E．二氧化碳不易产生气体栓塞

63．关于阳性对比剂的叙述**错误**的是

A．对比剂充盈处光学密度值小

B．与周围组织相比X线减弱系数小

C．阳性对比剂不易被X线透过

D．碘剂和钡剂均为阳性对比剂

E．非离子型对比剂毒性较小

64．下列组合正确的是

A．碘必乐——无机碘化物

B．优维显——阳性对比剂

C．硫酸钡——离子型对比剂

D．碘化钠——非离子型对比剂

E．胆影葡胺——经肾排泄对比剂

65．可使组织结构影像产生对比最明显的手段是

A．利用天然对比

B．利用生理功能

C．利用人工对比

D．利用专用设备

E．利用高反差胶片

66．关于对比剂应具备的条件**错误**的是

A．使用方便

B．刺激性小

C．理化性能稳定

D．易于吸收与排泄

E．能造影就行

67．关于阴性对比剂的特点**错误**的是

A．密度低

B．成本低

C．重量轻

D．原子量高

E．X线易穿过

68．关于碘对比剂的叙述**错误**的是

A．是阳性对比剂

B．不必做过敏试验

C．经肾排泄型使用较多

D．分离子型和非离子型

E．分有机碘化物和无机碘化物

69．关于阴性对比剂的叙述**错误**的是

A．氧气属阴性对比剂

B．空气在器官内吸收较慢

C．二氧化碳的溶解度较低

D．阴性对比剂可用于膀胱造影

E．空气有产生气体栓塞的危险

70．属于阴性对比剂的是

　　A．硫酸钡

　　B．碘化钠

　　C．二氧化碳

　　D．优维显

　　E．泛影钠

71．下列有关阳性对比剂的说法**错误**的是

　　A．对比剂的原子序数大

　　B．对比剂的密度低

　　C．对比剂对X线吸收多

　　D．对比剂充盈器官后，在X线照片上显示照片密度低

　　E．对比剂内的主要成分是碘或钡

72．下列有关阴性对比剂的说法**错误**的是

　　A．阴性对比剂不能用于脑血管造影

　　B．阴性对比剂可用于膀胱造影

　　C．各种气体都可作为阴性对比剂

　　D．阴性对比剂在X线照片上显示黑色影像

　　E．阴性对比剂在透视荧光屏上显示明亮影像

73．属于有机碘对比剂的是

　　A．硫酸钡干混悬剂

　　B．复方泛影葡胺

　　C．钡胶浆

　　D．碘化油

　　E．氧气

74．属于无机碘对比剂的是

　　A．空气

　　B．碘曲伦

　　C．硫酸钡

　　D．碘化钠

　　E．碘酞钠

75．属于非离子型对比剂的是

　　A．泛影钠

　　B．碘曲伦

　　C．泛影葡胺

　　D．碘苯酯

　　E．胆影葡胺

76．化学结构属于双聚体的对比剂是

　　A．泛影葡胺

　　B．碘曲伦

　　C．优维显

　　D．泛影钠

　　E．碘必乐

77．属于低渗对比剂的是

　　A．胆影葡胺

　　B．优维显

　　C．碘酞钠

　　D．碘苯酯

　　E．碘化钠

78．属于高渗对比剂的是

　　A．碘必乐

　　B．碘化油

　　C．泛影钠

　　D．碘番酸

　　E．硫酸钡

79．属于等渗对比剂的是

　　A．碘必乐

　　B．复方泛影葡胺

　　C．碘曲伦

　　D．优维显

　　E．泛影钠

80．血管造影时，对被检者毒性和不良反应小的对比剂是

　　A．泛影钠

　　B．优维显

　　C．复方泛影葡胺

　　D．泛影葡胺

　　E．碘酞钠

81．属于碘过敏重度反应的临床表现的是

　　A．面部潮红

　　B．恶心

　　C．头晕

　　D．休克

　　E．皮肤荨麻疹

82．**不属于**直接引入对比剂的造影检查的是

　　A．胃肠造影

　　B．口服胆囊造影

　　C．逆行肾盂造影

　　D．脊髓造影

　　E．心室造影

83. 属于逆行肾盂造影的对比剂引入方法的是
    A．口服对比剂
    B．尿道注入对比剂
    C．静脉注入对比剂
    D．直接穿刺注入对比剂
    E．动脉穿刺导管选择注入对比剂

84. 属于静脉肾盂造影的对比剂引入方法是
    A．直接引入
    B．生理排泄
    C．体表穿刺
    D．导管选择
    E．人体自然孔道

85. 属于胃低张双对比造影用药品的是
    A．苯巴比妥
    B．山莨菪碱
    C．1%肾上腺素
    D．异丙基肾上腺素
    E．盐酸山梗菜碱

86. 用于静脉肾盂造影检查的对比剂是
    A．钡胶浆
    B．胆影葡胺
    C．优维显
    D．碘化钠
    E．碘化油

87. 脑血管造影用复方泛影葡胺对比剂的选用浓度是
    A．20%
    B．30%
    C．40%
    D．60%
    E．76%

88. 可显示女性生殖器官的X线检查是
    A．腹膜后充气造影
    B．腹部摄影
    C．子宫输卵管造影
    D．骨盆测量
    E．胎盘造影

89. 脊髓造影最佳的对比剂选择是
    A．空气
    B．碘必乐
    C．伊索显
    D．碘化油
    E．碘苯酯

90. 高危患者做静脉尿路造影及心血管造影，应首选
    A．泛影葡胺
    B．甲泛葡糖
    C．双碘酞葡胺
    D．碘酞葡胺
    E．泛影钠

91. 子宫输卵管造影，常用的对比剂为
    A．60%泛影葡胺
    B．40%碘化油
    C．76%泛影葡胺
    D．20%碘化油
    E．二氧化碳

92. 腹部检查前，口服阳性对比剂或水的目的是
    A．防止因禁食引起的脱水
    B．增加腹部组织间的密度对比
    C．增加腹部组织的空间对比
    D．消除被检者的焦虑及紧张
    E．增加组织间的自然对比

93. 被检者口服碘番酸片剂后，在人体的吸收部位是
    A．胃
    B．结肠
    C．小肠
    D．盲肠
    E．十二指肠

94. 可**不做**碘过敏试验的造影检查是
    A．脑血管造影
    B．口服胆囊造影
    C．静脉肾盂造影
    D．腹腔动脉造影
    E．静脉胆系造影

95. 头颅后前位摄影宜采用的正确呼吸方式是
    A．平静呼吸不屏气
    B．平静呼吸下屏气
    C．深吸气后屏气
    D．深呼气后屏气
    E．均匀连续浅呼吸

96. 在头颅后前位摄影时必须垂直暗盒的定位线是
    A．听眶线
    B．瞳间线
    C．听眦线

D. 听眉线

E. 听口线

97. 关于头颅后前位摄影，下列**错误**的说法是

　　A. 被检者俯卧于摄影床上

　　B. 头颅矢状面与暗盒垂直

　　C. 听眦线垂直于床面

　　D. 暗盒上缘超出颅顶约 5 cm

　　E. 中心线自枕外隆凸经眉间垂直暗盒射入

98. 进行头颅侧位摄影时，**错误**的说法是

　　A. 被检者俯卧于摄影床上，头颅侧转

　　B. 头颅矢状面与暗盒平行

　　C. 瞳间线垂直于床面

　　D. 暗盒上缘超出颅顶约 3 cm

　　E. 中心线自外眦垂直暗盒射入

99. 关于头颅侧位摄影，**错误**的叙述是

　　A. 被检者俯卧于床上，头侧转

　　B. 健侧靠近床面使矢状面与床面平行

　　C. 瞳间线与床面垂直

　　D. 胶片上缘超过顶部 3 cm

　　E. 中心线对外耳孔前上 2.5 cm 垂直射入

100. 脑血管造影是将有机碘对比剂注入

　　A. 股动脉

　　B. 肱动脉

　　C. 颈动脉

　　D. 股静脉

　　E. 肱静脉

## 练习十二答案

1. D  2. C  3. B  4. B  5. C  6. B  7. A  8. E  9. A  10. C  11. B  12. E  13. D
14. D  15. C  16. C  17. E  18. B  19. D  20. C  21. B  22. C  23. C  24. A  25. B
26. E  27. E  28. E  29. C  30. D  31. D  32. D  33. D  34. D  35. E  36. C  37. A
38. B  39. C  40. E  41. C  42. A  43. B  44. C  45. E  46. E  47. C  48. C  49. E
50. C  51. B  52. B  53. D  54. C  55. B  56. B  57. C  58. E  59. D  60. A  61. D
62. B  63. B  64. B  65. C  66. E  67. D  68. B  69. C  70. C  71. B  72. B  73. B
74. D  75. B  76. B  77. B  78. C  79. C  80. B  81. B  82. B  83. B  84. B  85. B
86. C  87. D  88. C  89. C  90. B  91. C  92. C  93. C  94. B  95. B  96. C  97. D
98. E  99. B  100. C

## 练习十三

1. 脑循环时间是

　　A. 4 秒

　　B. 8 秒

　　C. 12 秒

　　D. 16 秒

　　E. 20 秒

2. 下列被称作大脑基底线的是

　　A. 听眦线

　　B. 听眉线

　　C. 听口线

　　D. 听眶线

　　E. 听鼻线

3. 脑外伤患者摄头颅平片，除摄正位头颅片外，还应摄

　　A. 颅底位片

　　B. 水平侧位片

　　C. 汤氏（Towne）位片

　　D. 侧位片

　　E. 眼眶位片

4. 枕骨骨折的最佳摄片位置是

A．颅骨正位
B．颅骨侧位
C．汤氏位
D．切线位
E．颅底位

5．颅骨凹陷骨折的 X 线摄影体位是
A．头颅后前正位
B．头颅侧位
C．瓦氏位
D．颅底位
E．头颈侧位水平摄影

6．要显示头颅骨凸出或凹陷性病变，需要拍摄
A．头颅局部切线位
B．颅底位
C．汤氏位
D．头颅正位
E．头颅侧位

7．外伤性颅底骨折，禁止使用的摄影体位是
A．颅底侧位
B．颅底颌顶位
C．头颅汤氏位
D．斯氏位
E．高位颈椎颅底侧位

8．下列摄影位置的对应关系，**错误**的是
A．蝶鞍测量——汤氏位
B．额窦骨壁瘤——柯氏位
C．上颌窦囊肿——华氏位
D．面骨骨折——铁氏位（大瓦特氏位）
E．颞颌关节脱位——开、闭口位

9．脑颅和面颅的分界是
A．眶上缘、颧骨弓和外耳门上缘连线
B．眶下缘、颧骨弓和外耳门上缘连线
C．眶上缘、颧骨弓和外耳门下缘连线
D．眶前缘、颧骨弓和外耳门上缘连线
E．眶下缘、颧骨弓和外耳门下缘连线

10．关于头颅摄影注意事项的叙述，**错误**的是
A．颅骨切线位可不用滤线器
B．中心线倾斜角度必须准确
C．颅底骨折患者常取颌顶位摄影
D．可取平静呼吸下屏气曝光
E．焦 - 片距一般为 100 cm

11．颅底凹陷症的标准摄影体位是

A．颅底颌顶位
B．颅底顶颌位
C．头颅汤氏位
D．高颈椎侧位
E．高颈椎颅底侧位

12．关于头颅侧位摄影，中心线应对准
A．听眦线中点
B．听眦线前、中 1/3 处
C．外耳孔前、上各 2.5 cm 处
D．外耳孔前 2.5 cm 处
E．外耳孔上 2.5 cm 处

13．有关颅骨的叙述，**错误**的是
A．颅骨由 23 块骨组成
B．颅骨分为脑颅骨与面颅骨
C．额、筛、顶、枕、颞、蝶骨组成脑颅骨
D．额、顶、枕、颞骨组成颅盖骨
E．额、筛、枕、颞、蝶骨组成颅底

14．关于头颅摄影的叙述，**错误**的是
A．头颅后前位，中心线向足侧倾斜 23°经眉间射入
B．头颅后前正位，中心线垂直经眉间射入
C．头颅侧位，中心线垂直蝶鞍处射入
D．蝶鞍体表定位于外耳孔前上各 2.5 cm 处
E．蝶鞍体表定位于听眦线中后 1/3 交点向上各 2 cm

15．关于垂体的描述，**错误**的是
A．是内分泌腺
B．位于蝶骨体上方
C．可影响其他内分泌腺的活动
D．可分泌与生长有关的激素
E．能分泌维持血钙平衡有关的激素

16．有关颅中窝结构的描述，**错误**的是
A．上颌神经通过圆孔
B．动眼神经通过眶上裂
C．滑车神经通过卵圆孔
D．脑膜中动脉通过棘孔
E．视神经管通过眼动脉

17．关于大脑的描述，**错误**的是
A．左右大脑半球间有大脑纵裂
B．大脑半球表面的灰质为大脑皮质
C．大脑皮质的深面是髓质
D．大脑髓质中包藏的核团为基底核

E．胼胝体是大脑基底部的灰质

18．通过卵圆孔的结构为
   A．三叉神经第一支
   B．三叉神经第二支
   C．三叉神经第三支
   D．静脉
   E．脑膜中动脉

19．关于岩骨锥体角定义的叙述，最确切的是
   A．头颅正中矢状面与颞骨的夹角
   B．岩骨长轴线与头颅水平面间的夹角
   C．岩骨长轴线与头颅正中矢状面的夹角
   D．岩骨的长轴线与头颅冠状面间的夹角
   E．岩骨短轴与头颅正中矢状面间的夹角

20．关于颅骨中的孔与其通过组织的组合，正确的是
   A．眶上裂——上颌神经
   B．枕骨大孔——延髓
   C．圆孔——动眼神经
   D．卵圆孔——迷走神经
   E．颈静脉孔——面神经

21．下列组合错误的是
   A．大脑——由左、右大脑半球构成
   B．第三脑室——位于延髓、脑桥和小脑之间
   C．小脑——位于颅后窝内
   D．脑干——由延髓、脑桥和中脑组成
   E．间脑——位于大脑半球之间

22．关于头颅应用解剖的叙述，错误的是
   A．头颅骨可分为脑颅和面颅骨
   B．大多数头颅骨借骨缝连接
   C．前后径为眉间至枕骨最远点的距离
   D．横径是两侧颞鳞缝上缘间的距离
   E．鼻窦位于脑颅中

23．关于头颅指数的叙述，错误的是
   A．是头颅最大前后径与最大横径之比
   B．中头型的头颅指数70%～80%
   C．短头型的头颅指数大于80%
   D．长头型的头颅指数小于70%
   E．头颅指数因人而异

24．关于头颅摄影注意事项的叙述，错误的是
   A．一般采用滤线器摄影技术
   B．FFD 一般为 100 cm
   C．凹陷性骨折应采用切线位摄影
   D．小部位摄影可不用增感屏
   E．头颅外伤者尽量少摆动患者

25．临床怀疑颅底骨折的患者，应选择的摄影位置是
   A．头颅后前位＋常规侧位
   B．头颅前后位＋常规侧位
   C．头颅顶颏位＋常规侧位
   D．头颅颏顶位＋常规侧位
   E．头颅前后位＋仰卧水平侧位

26．下列位于颅后窝的结构是
   A．筛孔
   B．圆孔
   C．卵圆孔
   D．棘孔
   E．舌下神经孔

27．动眼神经出颅的部位是
   A．圆孔
   B．卵圆孔
   C．棘孔
   D．眶上裂
   E．视神经管

28．关于脑室的叙述，错误的是
   A．脑室是脑内的腔隙
   B．脑室共有4个
   C．有侧脑室、第三脑室和一对第四脑室
   D．侧脑室借室间孔与第三脑室相通
   E．第四脑室位于脑桥、延髓和小脑之间

29．生命中枢在
   A．脊髓
   B．延髓
   C．脑桥
   D．中脑
   E．下丘脑

30．下列组合中，无关的是
   A．蝶鞍—垂体
   B．颅中窝—卵圆孔
   C．内听道—第8对神经
   D．视神经孔—第5对脑神经
   E．圆孔—上颌神经

31．下列组合中，关系最密切的是
   A．甲状旁腺—脑室
   B．松果体—蝶鞍

C．泪腺—上颌窦
D．晶体—基底核
E．脑垂体—蝶骨

32．下列组合**无关**的是
A．颅前窝—筛骨板
B．颅前窝—嗅神经
C．颅前窝—前筛骨神经
D．颅前窝—前筛骨动静脉
E．颅前窝—视神经管

33．关于头颅后前位的摄影体位，**不正确**的是
A．被检者俯卧于摄影台上
B．额及鼻尖部置于台面中线上
C．冠状面垂直于台面
D．听眦线垂直于台面
E．中心线经枕外隆凸至眉间射入探测器

34．脑可分为
A．脑干、小脑、间脑、大脑
B．大脑、间脑、小脑、中脑
C．大脑、小脑、中脑、延髓
D．大脑、间脑、小脑、脑桥
E．脑桥、中脑、延髓、脊髓

35．脑的动脉供应来自
A．颈外动脉
B．颈内动脉
C．椎动脉
D．颈外动脉和椎动脉
E．颈内动脉和椎动脉

36．垂体位于
A．颅前窝
B．颅中窝
C．颅后窝
D．胸骨后
E．枕骨大孔附近

37．有关颅中窝结构的描述，**错误**的是
A．上颌神经通过圆孔
B．脑膜中动脉通过棘孔
C．动眼神经通过眶上裂
D．滑车神经通过卵圆孔
E．视神经管位于蝶骨

38．下列叙述的头颅正位标准片，**错误**的是
A．矢状缝与鼻中隔位于照片正中
B．岩骨上缘位于眼眶内正中

C．眼眶、上颌窦、筛窦等左右对称显示
D．两侧无名线与颅板等距
E．内听道显示于眶下缘

39．头颅后前位摄影，中心线应通过
A．枕外隆凸，经眉间
B．两外耳孔连线中点
C．鼻尖
D．瞳间线中点
E．鼻根

40．颅骨后前位摄影，下列描述**错误**的是
A．被检者俯卧，前额和鼻部紧贴台面
B．头颅正中面对台面中线
C．两外耳孔与台面等距
D．听眦线与台面垂直
E．两手可放于头颅两侧以固定头部

41．头颅侧位摄影，下列描述**错误**的是
A．可观察蝶鞍的形态和大小
B．被检者俯卧于摄影床上
C．头侧转，被检侧贴紧床面
D．听眦线垂直床面
E．头颅正中面与台面平行

42．头颅汤氏（Towne）位摄影，下列描述**错误**的是
A．被检者仰卧于摄影床上
B．头部正中面对准台面中线并垂直于台面
C．听眦线与台面垂直
D．两外耳孔与台面等距
E．暗盒上缘超出头顶3 cm

43．若观察脑垂体病变，最佳摄影体位是
A．头颅后前位
B．颅底颌顶位
C．蝶鞍侧位
D．汤氏位
E．劳氏位

44．下列颅骨疾患的摄影位置选择，**错误**的是
A．面骨骨折——铁氏位
B．颅底凹陷——常规颅侧位
C．颅底骨折——仰卧水平颅侧位
D．下颌髁状突骨折——反汤氏位
E．眼眶肿瘤——柯氏位

45．关于头颅后前位摄片目的的叙述中，**不正确**的是
A．观察颅骨的骨质

B. 观察全颅骨的对称性
C. 观察颅骨骨板厚度
D. 观察颅骨内有无钙化斑和颅骨指压纹
E. 观察蝶鞍有无增大

46. 关于头颅正位的标准片显示，下列正确的是
 A. 人字缝与鼻中隔位于照片正中
 B. 岩骨上缘位于眶下缘显示
 C. 内听道显示于眶下缘
 D. 眼眶、上颌窦、蝶鞍等左右对称显示
 E. 两侧无名线距颅板等到距

47. 关于头颅侧位标准片的描述**错误**的是
 A. 蝶鞍位于照片正中略偏前
 B. 蝶鞍各缘呈单线的半月状阴影，无双边影
 C. 颅前窝底线重叠为单线
 D. 两侧乳突、外耳孔、下颌骨小头对称显示
 E. 听眶线与胶片长轴平行

48. 对光反射的中枢位于
 A. 脊髓
 B. 延髓
 C. 脑桥
 D. 中脑
 E. 下丘脑

49. **不经**眶上裂出入颅的结构是
 A. 视神经
 B. 动眼神经
 C. 滑车神经
 D. 展神经
 E. 眼神经

50. 对人体结构（器官）的描述采用的标准姿势为
 A. 立正姿势
 B. 解剖学姿势
 C. 俯卧姿势
 D. 侧卧姿势
 E. 仰卧姿势

51. 关于X线影像的分析，**错误**的是
 A. 须了解检查的目的
 B. 不必阅读申请单
 C. 确认照片是否符合诊断要求
 D. 掌握正常与变异的表现是判断病变的基础
 E. 影像分析必须结合临床

52. 将人体纵断为前后两部分的断面称为
 A. 矢状面

B. 冠状面
C. 水平面
D. 垂直面
E. 正中矢状面

53. 关于脊髓的解剖，**错误**的是
 A. 脊髓位于椎管内
 B. 上与延髓相连
 C. 末端变细为脊髓圆锥
 D. 于第2腰椎水平续为终丝
 E. 终丝止于尾骨的背面

54. 按解剖学方位，人体可有互相垂直的三种类型的轴，即
 A. 矢状轴、冠状轴、额状轴
 B. 矢状轴、冠状轴、垂直轴
 C. 垂直轴、冠状轴、水平轴
 D. 额状轴、垂直轴、冠状轴
 E. 矢状轴、冠状轴、水平轴

55. 关于方位术语的叙述，正确的是
 A. 人体仰卧时，近腹者为上
 B. 近正中矢状面者为近侧
 C. 远正中矢状面者为外侧
 D. 近内腔者为内侧
 E. 远头顶者为远侧

56. 下列**不符合**解剖学姿势的是
 A. 身体直立
 B. 两足并立、足尖向前
 C. 双上肢垂直躯干两侧
 D. 手掌向内侧
 E. 两眼向前平视

57. 肢端肥大症的X线摄影采用
 A. 头颅前后位
 B. 头颅侧位
 C. 颅底位
 D. 斯氏位
 E. 许氏位

58. 有关解剖学方位的描述，**错误**的是
 A. 近头为上
 B. 近体表为浅
 C. 近正中矢状面为内侧
 D. 近肢侧为近端
 E. 近腹为前

59. 与解剖学水平面平行的定位线是

A．听眉线

B．听眦线

C．听眶线

D．听口线

E．听鼻线

60．下列组合**错误**的是
   A．人字缝——两侧顶骨与额骨的连接
   B．矢状缝——两侧顶骨的连接
   C．颅底部——构成三个颅窝
   D．颅中窝——蝶鞍
   E．颅后窝——舌下神经孔

61．单层扁平上皮分布在
   A．血管的内表面
   B．胆囊的内表面
   C．肾小管
   D．膀胱的内表面
   E．胃的内表面

62．颈部摄影采用的正确呼吸方式是
   A．平静呼吸，不屏气
   B．平静呼吸下屏气
   C．深吸气后屏气
   D．深呼气后屏气
   E．均匀连续浅呼吸

63．第 3～7 颈椎前后位摄影中心线应当对准
   A．第 1 颈椎
   B．第 2 颈椎
   C．第 3 颈椎
   D．第 5 颈椎
   E．第 1 胸椎

64．柯氏位主要显示
   A．上颌窦
   B．内耳道
   C．蝶窦
   D．额窦
   E．鼓窦入口

65．在进行第 3～7 颈椎前后位摄影时，**错误**的是
   A．颈椎矢状面垂直于探测器
   B．颈椎矢状面与探测器中线重合
   C．听鼻线垂直于探测器
   D．听口线垂直于探测器
   E．中心线向头端倾斜 10°～15°，对准甲状软骨射入探测器

66．观察上颌窦的最佳位置是
   A．头颅后前位
   B．头颅侧位
   C．柯氏位
   D．瓦氏位
   E．汤氏位

67．甲状软骨相当于
   A．第 2 颈椎
   B．第 3 颈椎
   C．第 4 颈椎
   D．第 5 颈椎
   E．第 6 颈椎

68．观察寰枕关节、寰枢关节正位，下列**错误**的说法是
   A．可选择第 1～2 颈椎张口位
   B．曝光时口腔尽量张大并发"啊"声
   C．上、下切牙连线对准探测器中心
   D．中心线对准第 1 颈椎，垂直于探测器射入
   E．上颌门牙咬合面与乳突尖连线垂直于床面

69．鼻骨侧位摄影正确的中心线射入点是
   A．鼻根
   B．鼻根上 1 cm
   C．鼻根下 1 cm
   D．鼻根上 2 cm
   E．鼻根下 2 cm

70．关于瓦氏位摄影，下列**错误**的说法是
   A．被检者俯卧头颅矢状面与台中线垂直并重合
   B．听眦线与台面呈 37°
   C．鼻根部对准暗盒中心
   D．听眦线与台面呈 23°
   E．中心线对准鼻根垂直射入探测器

71．颈椎右后斜位**不可以**显示的部位是
   A．左侧椎间孔
   B．右侧椎间孔
   C．近照片侧椎弓根显示清晰
   D．小关节
   E．椎体

72．X 线摄影时需要张口、闭口的位置是
   A．下颌骨正位
   B．下颌骨侧位
   C．劳氏位

D. 颞颌关节侧位
E. 汤氏位

73. 乳突许氏位摄影正确的角度是乳突
   A. 15°侧位
   B. 25°侧位
   C. 35°侧位
   D. 45°侧位
   E. 55°侧位

74. X线摄影时需要张口的位置是
   A. 头颅侧位
   B. 下颌骨侧位
   C. 颞颌关节正位
   D. 第1～2颈椎前后位
   E. 伦氏位

75. 检查牙冠部需用的胶片是
   A. 咬翼片
   B. 牙型片
   C. 齿型片
   D. 上颌咬颌片
   E. 下颌咬颌片

76. 上颌牙摄影时头颅基本体位**错误**的是
   A. 听口线与地面平行
   B. 听鼻线与地面平行
   C. 矢状面与地面垂直
   D. 头颅直立
   E. 头颅贴在靠椅上固定不动

77. 下颌牙摄影时头颅基本体位**错误**的是
   A. 听口线与地面平行
   B. 听鼻线与地面平行
   C. 矢状面与地面垂直
   D. 头颅直立
   E. 头颅枕于特制的椅背上

78. 上、下颌牙摄影时正确的中心射入点是
   A. 牙冠
   B. 牙颈
   C. 牙根尖
   D. 口腔中心
   E. 鼻尖部

79. 上颌牙的牙根线是
   A. 听鼻线下1 cm
   B. 听鼻线上1 cm
   C. 听口线

D. 听眶线
E. 听鼻线

80. 下颌牙的牙根线为
   A. 下颌骨下缘上2 cm
   B. 下颌骨下缘上1.5 cm
   C. 下颌骨下缘上1 cm
   D. 下颌骨下缘上0.5 cm
   E. 下颌骨下缘

81. $\overline{21|}$ 表示
   A. 右上颌侧切牙和侧切牙
   B. 右上颌尖牙和第1前磨牙
   C. 右上颌第1前磨牙和第2前磨牙
   D. 右上颌第1磨牙和第2磨牙
   E. 左上颌第1前磨牙和第2前磨牙

82. 右上颌切牙位的摄影**错误**的是
   A. 头颅呈基础体位，听鼻线与地面平行
   B. 嘴张开，牙片放入口内
   C. 牙片药膜面紧贴上颌切牙的舌侧
   D. 中心线向头侧倾斜60°，经鼻尖射入胶片
   E. 中心线向足侧倾斜60°，经鼻尖射入胶片

83. $\overline{|Ⅲ}$ 表示
   A. 左上颌侧切牙
   B. 左上颌第1磨牙
   C. 左上颌乳侧切牙
   D. 左上颌第1乳磨牙
   E. 左上颌乳尖牙

84. 左下颌尖牙位的摄影正确的是
   A. 头颅呈基础体位，听鼻线与地面平行
   B. 中心线向头侧倾斜25°，经口角射入探测器
   C. 牙片药膜面紧贴下颌尖牙的唇侧
   D. 中心线向头侧倾斜20°，经下颌尖牙的体表定位点射入探测器
   E. 中心线向足侧倾斜20°，经下颌尖牙的体表定位点射入探测器

85. 成人各牙齿摄影，关于中心线倾斜角度**错误**的是
   A. 下颌切牙 -30°～-15°
   B. 上颌尖牙 30°～50°
   C. 上颌前磨牙 30°～40°
   D. 下颌磨牙 -5°～0°

E．上颌磨牙 -5°～0°

86．瓦氏位主要显示
   A．上颌窦
   B．内耳道
   C．蝶窦
   D．额窦
   E．鼓窦入口

87．下列**不属于**五官系统造影的是
   A．泪道造影
   B．腮腺造影
   C．下颌下腺造影
   D．鼻腔造影
   E．上颌窦造影

88．眼眶薄骨正位摄影时，要求眼球
   A．内转 45°
   B．外转 45°
   C．内转 30°
   D．外转 30°
   E．外转 15°

89．眼眶薄骨侧位摄影时，要求眼球
   A．内转 45°
   B．外转 45°
   C．内转 30°
   D．外转 30°
   E．外转 15°

90．眼球前半部的细小异物，一般用
   A．眼眶正位
   B．眼眶薄骨正位
   C．眼眶薄骨侧位
   D．眼眶切线法无骨位
   E．眼眶插入法无骨位

91．眶内异物定位方法很多，常用的定位方法是
   A．几何定位法
   B．超声定位法
   C．手术中定位法
   D．普通头颅侧位片定位法
   E．CT

92．颈椎左、右斜位最适宜于检查
   A．颈椎脱位
   B．颈椎病
   C．颈椎结核
   D．颈椎骨折

E．颈椎炎症

93．脊柱的体表定位**不正确**的是
   A．第 6 颈椎——甲状软骨同一平面
   B．第 7 颈椎——环状软骨下方 2 cm 同一平面
   C．第 7 胸椎——胸骨体正中同一平面
   D．第 2 骶椎——髂前上棘连线中点同一平面
   E．尾椎——耻骨联合同一平面

94．诊断"眼底肿瘤"应首选
   A．眼眶正侧位平片
   B．CT
   C．MRI
   D．超声或检眼镜
   E．血管造影

95．关于颈部的体表解剖，**错误**的是
   A．舌骨相当于第 4 颈椎水平
   B．甲状软骨是喉与气管、咽与食管的分界点
   C．甲状软骨其后方正对第 5 颈椎
   D．环状软骨位于甲状软骨下方
   E．胸骨颈静脉切迹相当于第 2、3 胸椎水平

96．**不能**显示先天性耳道畸形的摄影位置是
   A．瓦氏位
   B．许氏位
   C．梅氏位
   D．斯氏位
   E．颅底位

97．观察外耳道闭锁的最佳摄影体位是
   A．许氏位
   B．头颅正位（经眶位）
   C．颅底位
   D．汤氏位
   E．梅氏位

98．有关咽部结构的叙述，**错误**的是
   A．咽部由鼻咽、口咽、喉咽组成
   B．咽部是由软组织构成的管腔
   C．咽部软组织由黏膜和黏膜下肌群组成
   D．口咽下部与主气管相连接
   E．咽后壁与颈椎相邻

99．有关咽部功能的表述，正确的是
   A．呼吸、吞咽、品味
   B．吞咽、品味、发音
   C．发音、嗅味、吞咽
   D．呼吸、吞咽、发音

E．发音、嗅味、呼吸
100．成人男性甲状软骨后方正对
   A．第 2 颈椎
   B．第 3 颈椎
   C．第 4 颈椎
   D．第 5 颈椎
   E．第 6 颈椎

## 练习十三答案

1．B  2．D  3．B  4．C  5．E  6．A  7．B  8．A  9．A  10．C  11．E  12．C  13．D
14．A  15．E  16．C  17．E  18．C  19．C  20．B  21．B  22．E  23．A  24．D  25．E
26．E  27．D  28．C  29．B  30．D  31．E  32．E  33．C  34．A  35．E  36．B  37．D
38．E  39．A  40．D  41．D  42．E  43．C  44．B  45．E  46．E  47．D  48．D  49．A
50．B  51．B  52．B  53．D  54．B  55．C  56．D  57．B  58．D  59．C  60．A  61．A
62．B  63．D  64．D  65．D  66．D  67．D  68．E  69．C  70．D  71．B  72．D  73．B
74．D  75．A  76．A  77．B  78．C  79．E  80．C  81．A  82．D  83．E  84．D  85．D
86．A  87．D  88．A  89．B  90．E  91．A  92．B  93．D  94．D  95．B  96．A  97．C
98．D  99．D  100．D

## 练习十四

1．成年人喉咽界于
   A．第 4、5 颈椎至第 6 颈椎之间
   B．第 4、5 颈椎至第 7 颈椎之间
   C．第 4、5 颈椎至第 1 胸椎之间
   D．第 3 颈椎至第 6 颈椎之间
   E．第 3 颈椎至第 1 胸椎之间
2．与上腭同一平面的椎体是
   A．第 1 颈椎
   B．第 2 颈椎
   C．第 3 颈椎
   D．第 4 颈椎
   E．第 5 颈椎
3．颈椎张口位摄影，中心线经
   A．上颌切牙咬合面中点
   B．下颌切牙咬合面中点
   C．上颌磨牙咬合面中点
   D．下颌磨牙咬合面中点
   E．上颌尖牙咬合面中点
4．颈椎左前斜位摄影，观察的是
   A．右侧椎间孔
   B．左侧椎间孔
   C．近片侧椎弓峡部
   D．远片侧椎弓峡部
   E．颈椎椎体
5．从颈椎开口位照片中，判断摄影体位正确的依据是
   A．上切牙与枕骨边缘投影重叠
   B．上切牙与枕骨边缘稍分离
   C．上切牙投影在枕骨边缘的下方
   D．上切牙投影在枕骨边缘的上方
   E．上切牙与枕骨边缘分离约 0.5 cm
6．神经根型颈椎病，首选的摄影体位是
   A．颈椎双斜位
   B．颈椎开口位
   C．颈椎过伸位
   D．颈椎过屈位
   E．颈椎侧位
7．关于颈椎特点的描述，正确的是

A．均有椎体椎弓
B．第1～2颈椎无横突孔
C．第2～6颈椎棘突末端不分叉
D．第7颈椎横突末端膨大，称颈动脉结节
E．第7颈椎又名隆椎

8．关于第1～2颈椎张口位摄影，**错误**的说法是
A．可观察寰椎病变
B．可观察枢椎病变
C．口尽量张大
D．听眦线垂直于台面
E．上下切齿连线中点对探测器中心

9．关于颈椎斜位摄影，下列说法**错误**的是
A．用于观察颈椎椎间孔
B．可显示小关节及椎弓根
C．常规摄取左、右侧两片
D．冠状面与台面呈25°～35°
E．中心线可向足侧倾斜10°

10．关于寰椎的描述，**错误**的是
A．无椎体
B．无关节突
C．由前弓、后弓和侧块构成
D．棘突长
E．前弓短，后面正中有齿突凹

11．**不能**显示内听道影像的摄影体位是
A．乳突侧位
B．汤氏位
C．斯氏位
D．颅底位
E．经眶位

12．下面组合**不正确**的是
A．视神经孔——Rhees's
B．岩骨半轴位——Towne's
C．鼻窦瓦氏位——Water's
D．鼻窦柯氏位——Caldweell's
E．岩骨半轴位——反Towne's

13．头颅经眶位可检查
A．内听道
B．枕骨
C．枕大孔
D．岩骨
E．蝶鞍

14．上颌窦摄影，常规位置是

A．柯氏位（Caldwell's）
B．瓦氏位（Water's）
C．斯氏位（Stenever's）
D．劳氏位（Law's）
E．瑞氏位（Rhees's）

15．柯氏位（Caldwell's）摄影，中心线与听眦线的夹角是
A．15°
B．23°
C．37°
D．45°
E．53°

16．**不属于**中耳结构的是
A．乳突窦
B．鼓室
C．前庭
D．乳突气房
E．听小骨

17．8 7 6 5 4 3 2 1 1 2 3 4 5 6 7 8 8 7 6 5 4 3 2 1 1 2 3 4 5 6 7 8 书写方式，代表的是
A．乳牙
B．磨牙
C．恒牙
D．切牙
E．乳尖牙

18．Ⅴ Ⅳ Ⅲ Ⅱ Ⅰ　Ⅰ Ⅱ Ⅲ Ⅳ Ⅴ　Ⅴ Ⅳ Ⅲ Ⅱ Ⅰ　Ⅰ Ⅱ Ⅲ Ⅳ Ⅴ 书写方式，表示的是
A．乳牙
B．磨牙
C．恒牙
D．切牙
E．乳尖牙

19．**不开口**于中鼻道的鼻窦是
A．额窦
B．上颌窦
C．筛窦
D．蝶窦
E．筛窦前组

20．关于眼眶的描述，**错误**的有
A．眼眶容纳眼球及其附属结构
B．眶外壁由颧骨和蝶骨构成
C．上壁借额骨眶板与颅前窝隔开

D. 内侧壁最薄，由泪骨和筛骨构成

E. 下壁主要由上颌骨构成

21. **不通过**颈静脉孔的结构是

   A. 颈内静脉

   B. 舌咽神经

   C. 副神经

   D. 迷走神经

   E. 舌下神经

22. 脊神经的组成中，**错误**的是

   A. 颈神经 7 对

   B. 胸神经 12 对

   C. 腰神经 5 对

   D. 骶神经 5 对

   E. 尾神经 1 对

23. 能清楚显示听小骨衔接关节的扫描是

   A. 横断面扫描

   B. 冠状面扫描

   C. 增强扫描

   D. 动态扫描

   E. 定位扫描

24. **不参与**组成眼眶的骨骼是

   A. 额骨

   B. 蝶骨

   C. 上颌骨

   D. 鼻骨

   E. 颧骨

25. 鼻窦瓦氏位摄影，正确的体位角度是

   A. 听眶线与探测器呈 37°

   B. 听眦线与探测器呈 37°

   C. 听口线与探测器呈 37°

   D. 听鼻线与探测器呈 37°

   E. 听眉线与探测器呈 37°

26. 有关上颌窦瓦氏位标准片所见的叙述，**错误**的是

   A. 鸡冠及鼻中隔连线位于照片正中

   B. 两侧眼眶、筛窦、上颌窦对称显示

   C. 岩骨上缘投影于上颌窦正中

   D. 窦腔包括额窦边界锐利明确，其周围骨质清晰

   E. 岩骨上缘投影于上颌窦下缘

27. 显示颈椎椎间孔的最佳摄影位置是

   A. 正位

   B. 斜位

   C. 侧位

   D. 张口位

   E. 切线位

28. 关于颈椎侧位照片显示，**错误**的是

   A. 第 1~7 颈椎显示在照片正中

   B. 各椎体两侧缘重合，无双缘现象

   C. 椎间孔呈椭圆形显示

   D. 椎间隙显示清晰

   E. 颈椎前软组织层次清楚

29. 颈椎最主要的特征是

   A. 椎体较小

   B. 棘突分叉

   C. 有横突孔

   D. 关节突不明显

   E. 椎孔较小

30. 喉腔最狭窄的部位是

   A. 喉口

   B. 前庭裂

   C. 喉中间腔

   D. 声门裂

   E. 声门下腔

31. 经眶位摄影，主要显示的影像是

   A. 听骨

   B. 乳突

   C. 眶下裂

   D. 内听道

   E. 眶上裂

32. 颈椎俯卧斜位摄影，中心线应

   A. 向足侧倾斜 10°

   B. 向头侧倾斜 10°

   C. 向足侧倾斜 20°

   D. 向头侧倾斜 20°

   E. 垂直摄影

33. 与喉软骨构成**无关**的是

   A. 甲状软骨

   B. 环状软骨

   C. 会厌软骨

   D. 腭骨

   E. 杓状软骨

34. 密度最高的组织是

   A. 门齿

B. 骨

C. 肋骨

D. 毛发

E. 指甲

35. 能显示第 1~7 颈椎正常生理曲度的摄影位置是

A. 颈椎正位

B. 颈椎侧位

C. 颈椎后前斜位

D. 颈椎过仰位

E. 颈椎过屈位

36. 颏孔位于

A. 额骨内

B. 下颌骨内

C. 上颌骨内

D. 腭骨内

E. 梨骨内

37. 显示乳突胆脂瘤的最佳摄影位置是

A. 劳氏位

B. 许氏位

C. 伦氏位

D. 梅氏位

E. 斯氏位

38. 下列摄影位置中，能使鞍背显示在枕大孔内的是

A. Waters 位

B. Mayer 位

C. Rhese 位

D. Schuller 位

E. Towne 位

39. 检查额窦及前组筛窦的最佳位置是

A. 瓦氏位

B. 柯氏位

C. 鼻窦侧位

D. 瑞氏位

E. 颅底位

40. 在瓦氏位照片上，投影在上颌窦内的颅底是

A. 卵圆孔

B. 圆孔

C. 破裂孔

D. 棘孔

E. 颈静脉孔

41. 为了显示颧骨弓，除拍轴位像外，还可拍

A. 后前位

B. 斯氏位

C. 侧位

D. 颏顶位

E. 汤氏位

42. 全颈椎正位的摄影**不应该**是

A. 下颌做张闭口运动

B. 低毫安长时间

C. 焦-片距为 75 cm

D. 听眶线垂直台面

E. 中心线倾斜摄影

43. 下颌关节侧位摄影时，**不正确**的是

A. 俯卧，头侧转，下颌关节置于探测器中心

B. 双侧分别摄取张口、闭口位

C. 中心线向足侧倾斜 25°~30°

D. 可按乳突许氏位中心线照射

E. 焦-片距采用远距离

44. 属于眼球中膜的结构是

A. 角膜

B. 巩膜

C. 睫状体

D. 视网膜

E. 玻璃体

45. 下列**不属于**听觉器的是

A. 外耳

B. 眶内的肌膜

C. 咽鼓管

D. 内耳

E. 骨迷路

46. 关于眼眶的描述，正确的是

A. 尖向后、口朝前的圆形腔隙

B. 外侧壁为蝶骨和额骨

C. 上壁为筛骨

D. 内侧壁为筛骨、额骨、泪骨和蝶骨

E. 下壁为颧

47. 有关牙齿的描述，**错误**的是

A. 切牙牙冠呈凿形

B. 尖牙牙冠呈锥形

C. 前磨牙牙冠呈方圆形

D. 磨牙有 3 个牙根

E. 磨牙牙冠呈方形

48. **不属于**面颅骨的是
    A．泪骨
    B．颞骨
    C．颧骨
    D．腭骨
    E．犁骨

49. **不能**用口腔曲面全景摄影检查的部位是
    A．上颌骨
    B．下颌骨
    C．牙
    D．鼻中隔
    E．下颌关节

50. 颈椎张口位摄影，中心线应对准
    A．耳唇
    B．外耳孔
    C．第1颈椎
    D．枕骨粗隆
    E．上颌切牙咬合面中点

51. 下列组合中**不正确**的是
    A．眼眶——后前45°位
    B．内听道——瑞氏位
    C．颧骨弓——顶颌斜位
    D．颞下颌关节——张、闭口位
    E．乳突——伦氏位

52. 下颌骨仰卧侧位摄影，若暗盒下垫一颏高头低的15°的角度盒，中心线向头端应倾斜
    A．5°
    B．10°
    C．15°
    D．20°
    E．30°

53. 茎突侧位摄影，中心线应
    A．垂直射入
    B．向头侧倾斜10°
    C．向面侧倾斜10°
    D．向头侧及面侧各倾斜10°
    E．向足侧及面侧各倾斜10°

54. 瓦氏（Water's）位标准片显示，岩骨上缘应投影于
    A．眼眶正中
    B．眼眶下缘
    C．上颌窦上缘
    D．上颌窦正中
    E．上颌窦下缘

55. 若鼻骨侧位摄影不使用滤线设备，则摄影条件相当于
    A．头颅侧位
    B．头颅正位
    C．腕部正位
    D．手指正位
    E．肘部正位

56. 茎突前后位摄影，被检者口尽量张大，是为了使茎突显示在
    A．眼眶内
    B．张开的口腔内
    C．上颌窦内
    D．鼻腔内
    E．下颌切迹内

57. 汤氏位摄影，中心线应
    A．垂直射入
    B．向足侧倾斜30°
    C．向头侧倾斜30°
    D．向足侧倾斜45°
    E．向头侧倾斜45°

58. 下列**不属于**面骨的是
    A．鼻骨
    B．泪骨
    C．腭骨
    D．颧骨
    E．筛骨

59. 关于头型与面型的摄影意义，**错误**的是
    A．头颅指数＝头颅横径÷头颅前后径×100
    B．头颅指数在70%～80%者为中头型，大于80%为短头型，小于70%为长头型
    C．短头型的锥体角比长头型小
    D．听眦线称为放射解剖学基线，听眶线称为人体解剖学基线
    E．面型影响体表定位点与探测器基线的关系

60. 根据眼眶后前位标准片的显示，下列说法**错误**的是
    A．鸡冠与鼻中隔连线位于照片正中
    B．两眼眶对称显示
    C．岩骨上缘投影于上颌窦下缘
    D．前颅凹底线清晰可见

E. 诸眶骨边界锐利

61. 颈静脉孔张口位是探测器垂直于
   A. 听眦线
   B. 听鼻线
   C. 听口线
   D. 听眶线
   E. 听眉线

62. 鼻骨轴位摄影，下列能显示的是
   A. 鼻翼
   B. 鼻中隔
   C. 鼻骨
   D. 鼻腔
   E. 鼻窦

63. 面骨摄影，被检者俯卧于摄影床上，听眦线与床面成
   A. 15°
   B. 30°
   C. 45°
   D. 60°
   E. 90°

64. 显示颧弓的最佳体位是
   A. 后前45°位
   B. 颌顶位
   C. 顶颌位
   D. 瓦氏位
   E. 顶颌斜位

65. 鼻窦共有
   A. 2对
   B. 3对
   C. 4对
   D. 5对
   E. 6对

66. 顶颌斜面位主要用于观察
   A. 颅底
   B. 颧弓
   C. 眼眶
   D. 上颌窦
   E. 鼻骨

67. 颞下颌关节侧位摄影，中心线应
   A. 垂直射入
   B. 向足侧倾斜25°
   C. 向头侧倾斜25°
   D. 向足侧倾斜45°
   E. 向头侧倾斜45°

68. 下列关于颞下颌关节侧位摄影的叙述中，**错误**的是
   A. 被检者俯卧
   B. 头颅矢状面与探测器平行
   C. 被检侧耳郭向前折叠，并用胶布粘住
   D. 摄取双侧
   E. 摄取张、闭口位各一张

69. 下颌骨仰卧侧位摄影，若探测器平置于摄影床下，则中心线应
   A. 向足侧倾斜15°
   B. 向头侧倾斜15°
   C. 向足侧倾斜30°
   D. 向头侧倾斜30°
   E. 垂直射入

70. 关于眼球异物摄影位置的选择，**错误**的是
   A. 眼球异物平片——柯氏位或头颅正位
   B. 眼球前半球细小低密度异物——无骨相
   C. 眼球异物的薄骨定位——使用巴尔金氏环
   D. 球后极异物——加照垂直校正位，以校正正位的误差
   E. 眼球边缘性异物——加照生理定位法鉴别

71. 下列摄影技术中**错误**的是
   A. 柯氏位可显示筛窦和前后两组影像
   B. 眼眶肿物应选择柯氏位、瑞氏位和眶缘切线位
   C. 上颌窦肿瘤取瓦氏位外，还应摄取颅底减角位
   D. 正常的瓦氏位照片，两侧密度不一致（非病变所致）的原因，主要是中心线偏斜或滤线栅侧向倾斜造成的切割效应
   E. 眶下裂取头颅后前正位，中心线向头侧倾斜20°

72. 乳突许氏摄影，中心线应
   A. 向足侧及面侧各倾斜15°
   B. 向足侧倾斜15°
   C. 向足侧倾斜25°
   D. 向足侧倾斜45°
   E. 向足侧及面侧各倾斜25°

73. 临床疑似颈椎骨折的患者，摄片最佳的体位组合是

A. 张口位 + 站立侧位

B. 第 3～7 颈椎正位 + 站立侧位

C. 全颈椎正位 + 站立侧位

D. 全颈椎正位 + 仰卧水平侧位

E. 张口位 + 仰卧水平侧位

74. 由上中切牙牙冠与枕骨底部骨板缘投影是否相重合，可判断下列哪个位置摄影正确与否

A. 颈椎侧位

B. 头颅后前位

C. 颅底颌顶位

D. 第 1～2 颈椎张口位

E. 上颌窦瓦氏位

75. 颈椎侧位摄影，下列描述**错误**的是

A. 被检者侧立于摄片架前

B. 下颌内收

C. 颈部长轴与胶片照射野平行

D. 两肩尽量下垂

E. 暗盒上缘超出枕外隆凸，下缘低于第 2 胸椎

76. 全颈椎正位摄影，下列描述**错误**的是

A. 头部正中面对暗盒中线并垂直于暗盒

B. 听眦线垂直于暗盒

C. 胶片上缘超出枕外隆凸 3 cm，下缘包括第 1 胸椎

D. 曝光时嘱被检者做连续、缓慢和均匀的张、闭口运动

E. 采用低千伏、低毫安、长时间、近焦-片距的曝光条件

77. 摄取全颈椎正位像时，最佳摄影条件为

A. 低电压、低毫安、长时间、远焦-片距

B. 高电压、低毫安、长时间、远焦-片距

C. 低电压、高毫安、长时间、近焦-片距

D. 低电压、低毫安、长时间、近焦-片距

E. 低电压、高毫安、短时间、近焦-片距

78. 高位截瘫患者，需照颈椎正侧位，正确的做法是

A. 选好条件，自己摆位

B. 选好条件，由患者配合摆位

C. 选好条件，请家属协助摆位

D. 选好条件，请经治医生协助摆位

E. 选好条件，请护士协助摆位

79. 若观察右侧的颈椎椎间孔，宜采取的体位是

A. 张口位

B. 全颈椎正位

C. 侧位

D. 右前斜位

E. 左前斜位

80. 下列疾患的摄影位置选择，**错误**的是

A. 颈肋——以第 7 颈椎为中心的前后正位

B. 颈椎病——常规正侧位

C. 第 1、2 颈椎半脱位——第 1～2 颈椎张口位及侧位

D. 胸腔开口综合征——包括下部颈椎及双侧锁骨的前后正位

E. 颈椎结核——常规正侧位

81. 关于颈椎斜位标准片，下列描述**不正确**的是

A. 第 1～7 颈椎位于照片正中显示

B. 椎间孔呈卵圆形序列，边缘清晰锐利

C. 椎弓根投影于椎体正中

D. 下颌骨与第 1、2 颈椎体略有重叠

E. 椎间隙明确、易分辨

82. 下列组合**错误**的是

A. 寰椎和枢椎——张口位

B. 枕骨大孔——瑞氏位

C. 肺尖——前弓位

D. 舟骨——蝶位

E. 颞下颌关节——张、闭口位

83. 曲面体层常用于检查

A. 颧骨

B. 筛骨

C. 颌骨

D. 颞骨

E. 蝶骨

84. 眼球异物定位检查的主要目的是

A. 确定有无异物

B. 确定异物大小

C. 确定异物位置

D. 确定异物性质

E. 确定手术方案

85. 颅骨中，唯一能活动的骨骼是

A. 鼻骨

B. 颧骨

C. 犁骨

D. 下颌骨

E. 上颌骨

86. **不属于**颅骨的是
   A. 额骨
   B. 枕骨
   C. 蝶骨
   D. 颧骨
   E. 筛骨

87. 下列**不属于**中枢神经的是
   A. 脑桥
   B. 延髓
   C. 三叉神经节
   D. 脊髓
   E. 小脑

88. 卵圆孔位于
   A. 额骨
   B. 颞骨
   C. 蝶骨
   D. 筛骨
   E. 上颌骨

89. 与环状软骨在同一平面的是
   A. 第3颈椎
   B. 第4颈椎
   C. 第5颈椎
   D. 第6颈椎
   E. 第7颈椎

90. 肺部摄影的距离是
   A. 40～60 cm
   B. 75～100 cm
   C. 150～180 cm
   D. 180～200 cm
   E. 200 cm 以上

91. 纵隔摄影的距离是
   A. 40～60 cm
   B. 75～100 cm
   C. 150～180 cm
   D. 180～200 cm
   E. 200 cm 以上

92. 胸骨后前位摄影宜采用的正确呼吸方式是
   A. 平静呼吸，不屏气
   B. 平静呼吸下屏气
   C. 深吸气后屏气
   D. 深呼气后屏气
   E. 均匀连续浅呼吸

93. 心脏摄影宜采用的正确呼吸方式是
   A. 平静呼吸，不屏气
   B. 平静呼吸下屏气
   C. 深吸气后屏气
   D. 深呼气后屏气
   E. 均匀连续浅呼吸

94. 胸椎前后位摄影中心线应当对准
   A. 第5颈椎
   B. 第5胸椎
   C. 第6胸椎
   D. 第3腰椎
   E. 髂前上棘连线中点

95. 进行胸部后前位摄影，正确的中心射入点是
   A. 第5颈椎
   B. 第6胸椎
   C. 第7胸椎
   D. 第3腰椎
   E. 髂前上棘连线中点

96. 肺部摄影，曝光时呼吸方式应当选用
   A. 平静呼吸，不屏气
   B. 平静呼吸下屏气
   C. 深吸气后屏气
   D. 深呼气后屏气
   E. 缓慢连续浅呼吸

97. 肋骨摄影时，下列**不合适**的位置是
   A. 膈下肋骨前后位
   B. 膈上肋骨前后位
   C. 肋骨侧位
   D. 肋骨切线位
   E. 肋骨斜位

98. 下列摄影位置曝光时采用缓慢连续浅呼吸的是
   A. 胸椎前后位
   B. 胸骨后前位
   C. 胸骨侧位
   D. 肋骨后前位
   E. 头颅后前位

99. 显示肺尖病变，应当选择的摄影位置是
   A. 胸部后前位
   B. 胸部前后位
   C. 胸部前弓位（后前方向）
   D. 胸部前弓位（前后方向）
   E. 胸部侧位

100．显示右肺中叶病变，应当选择的摄影位置是
   A．胸部前后位
   B．胸部后前位
   C．胸部前弓位（前后方向）
   D．胸部前弓位（后前方向）
   E．胸部斜位

## 练习十四答案

1．A　2．A　3．A　4．B　5．A　6．A　7．E　8．D　9．D　10．D　11．A　12．E　13．A
14．B　15．B　16．C　17．C　18．A　19．D　20．D　21．E　22．A　23．B　24．D　25．B
26．C　27．B　28．C　29．C　30．D　31．D　32．A　33．D　34．A　35．B　36．B　37．D
38．E　39．B　40．B　41．D　42．E　43．E　44．C　45．B　46．D　47．D　48．B　49．D
50．E　51．B　52．C　53．C　54．E　55．C　56．C　57．B　58．E　59．C　60．C　61．C
62．E　63．C　64．E　65．C　66．B　67．B　68．C　69．D　70．A　71．C　72．C　73．C
74．D　75．B　76．C　77．C　78．C　79．D　80．B　81．D　82．C　83．C　84．C　85．D
86．D　87．C　88．C　89．D　90．C　91．D　92．E　93．D　94．C　95．C　96．C　97．C
98．B　99．D　100．D

## 练习十五

1．下列摄影位置焦 - 片距选择不为 90 ~ 100 cm 的是
   A．头颅侧位
   B．胆区右前斜位
   C．胸部后前位
   D．膀胱区前后位
   E．腹部前后位

2．下列摄影位置焦 - 片距选择为 200 cm 的是
   A．胸部后前位
   B．胸部侧位
   C．心脏血管后前位
   D．胸部右前斜位
   E．胸部左前斜位

3．右侧少量胸腔积液，可选择的摄影位置是
   A．胸部前弓位（前后方向）
   B．胸部左侧位
   C．胸部右侧卧后前位
   D．胸部左侧卧后前位
   E．胸部前弓位（后前方向）

4．关于胸锁关节后前位正确的中心线射入点是
   A．采用近距离摄影，中心线对准第 2 胸椎垂直于探测器射入
   B．采用近距离摄影，中心线对准第 3 胸椎垂直于探测器射入
   C．采用近距离摄影，中心线对准第 4 胸椎垂直于探测器射入
   D．采用 75 cm 焦 - 片距摄影，中心线对准第 2 胸椎垂直于探测器射入
   E．采用 90 cm 焦 - 片距摄影，中心线对准第 3 胸椎垂直于探测器射入

5．关于肋骨切线位摄影，说法错误的是
   A．被检者取立位或卧位
   B．被检部肋骨纵轴与探测器垂直
   C．被检部肋骨横轴与探测器垂直
   D．中心线与被检部肋骨相切射入探测器
   E．用于观察肋骨切线位局部影像

6．关于胸部后前位摄影，说法错误的是
   A．被检者前胸紧贴探测器立于摄影架前
   B．探测器上缘超出两肩峰 3 cm
   C．两手背放在髋部，双侧肘部内旋

D．中心线经第 6 或 7 胸椎高度垂直于探测器射入

E．焦 - 片距为 180 cm，深吸气后屏气曝光

7．男性双乳头连线相当于

　A．第 2 胸椎

　B．第 3 胸椎

　C．第 4 胸椎

　D．第 5 胸椎

　E．第 6 胸椎

8．关于胸椎侧位摄影时，**错误**的是

　A．健侧靠近暗盒

　B．身体冠状面与床面垂直

　C．棘突后缘置于台中线外约 5 cm 处

　D．探测器下缘包括第 1 腰椎

　E．中心线对第 6 胸椎垂直于探测器射入

9．下列应增加曝光条件的是

　A．结核性关节炎

　B．骨囊肿

　C．脑积水

　D．肺气肿

　E．胸腔积液

10．胸骨角两侧平对

　A．第 5 肋

　B．第 4 肋

　C．第 3 肋

　D．第 2 肋

　E．第 1 肋

11．胸椎摄片时应包括

　A．上腰椎或下颈椎

　B．上腰椎

　C．下颈椎

　D．不必包括上腰椎或下颈椎

　E．必须包括全腰椎或全颈椎

12．显示心脏四个腔隙最满意的体位，实际上即为心脏正位投影的是

　A．后前位

　B．右侧斜位

　C．左前斜位

　D．左侧位

　E．右侧位

13．拍摄胸骨时中心线自右后向左前斜的主要目的是避开

　A．脊柱重叠

　B．心脏重叠

　C．食管重叠

　D．升主动脉重叠

　E．胸大肌重叠

14．关于胸骨摄影，**错误**的是

　A．低千伏、低毫安、长曝光时间

　B．中心线倾斜应根据胸厚而定

　C．必须取右前斜位

　D．被检者可以呼吸，不需屏气

　E．焦 - 片距离应取近距离

15．关于肋骨切线位摄影技术的叙述，**不正确**的是

　A．肋骨切线位适用于肋骨的局部病变

　B．摄影时可用不透 X 线物质做标志

　C．应根据不同部位确定倾斜方向与角度

　D．深吸气后屏气曝光

　E．条件与一般肋骨摄影条件相同

16．高 kV 摄影主要适用于检查

　A．胸部

　B．骨骼

　C．乳腺

　D．颈部软组织

　E．腹部

17．下列成像方法中较少用于胸部的是

　A．胸部平片

　B．CT

　C．超声

　D．MRI

　E．支气管分层

18．"胸片常规位"指的是

　A．立位后前位

　B．立位前后位

　C．卧位后前位

　D．卧位前后位

　E．右侧位

19．标准后前位立位胸片，焦 - 片距应为

　A．0.35 ~ 0.5 m

　B．0.5 ~ 1.0 m

　C．1.0 ~ 1.5 m

　D．1.5 ~ 1.8 m

　E．1.8 ~ 2.0 m

20．诊断硅肺的标准技术是

A．放大摄影
B．标准后前位高千伏胸片
C．断层
D．常规胸片
E．胸部透视

21．关于胸部的体表标志，**错误**的是
A．胸骨角相当于第4、5胸椎水平，后方对气管分叉处
B．胸骨柄中分处相当于主动脉弓的最高点
C．剑胸关节相当于第9胸椎水平
D．女性乳头对第4肋骨，相当于第7、8胸椎水平
E．肩胛骨下角对第7后肋

22．胸部的径线中，前正中线是指
A．通过胸骨两外侧缘中点的垂线
B．通过锁骨中点的垂线
C．通过腋窝中点的垂线
D．相当于各椎体横突尖端的连线
E．相当于各棘突的连线

23．**不属于**胸部高电压摄影技术优越性的是
A．诊断细节的可见度增大
B．摄影条件的宽容度增大，易于掌握
C．容易连续追踪气管、支气管影像以及末梢肺纹理
D．照射量减少，可使用小焦点、短时间曝光
E．散射线增多，照片对比度下降

24．纵隔气肿X线摄影体位的选择，除常规正位外，必须加照
A．前弓位
B．侧位
C．侧卧水平正位
D．仰卧前后位
E．切线位

25．胸部后前正位片标准所见**不包括**
A．照片中无组织遮盖部分呈漆黑
B．全部胸椎清晰可见，骨纹理能辨认
C．肋骨骨纹理能够辨认，心脏边缘锐利
D．膈肌以上肺野及两侧肋膈角均应包括在照片内
E．左右胸锁关节对称，肺尖显示充分，肩胛骨投影于肺野外

26．用X线证实少量胸腔积液时，最好的摄影方法是
A．健侧向下侧卧后前位
B．健侧向下侧卧侧位
C．患侧向下侧卧侧位
D．患侧向下侧卧后前位
E．仰卧前后位

27．关于小儿胸部X线片摄影，**错误**的是
A．不能坐立的婴幼儿，不一定用立位摄影
B．呼气和吸气相摄片无明显差别
C．用大毫安、短时间
D．正常胸腺有时会与心脏增大混淆
E．正常也可见气管移位，如头颈的扭转

28．膈上肋骨正位摄影，呼吸方式为
A．平静呼吸
B．深呼气后屏气
C．深吸气后屏气
D．平静呼吸下屏气
E．深吸气后深呼气屏气

29．采用深呼气后屏气状态摄影的部位是
A．肺部
B．心脏
C．膈上肋骨
D．膈下肋骨
E．乳腺

30．下列人体体表定位标志中，**错误**的是
A．喉头隆起——第4颈椎高度
B．剑突相当——第7胸椎高度
C．胸骨柄上缘——第3胸椎高度
D．两侧髂骨嵴连线——第4腰椎水平
E．第1腰椎——相当剑突与脐连线中点

31．正常人左肺一般由几个肺段组成
A．7个
B．8个
C．9个
D．10个
E．11个

32．形成正位肺门阴影的最重要解剖结构是
A．肺动脉
B．肺静脉
C．支气管
D．支气管动脉
E．淋巴组织

33. 下列说法**不正确**的是
    A. 左前斜位——冠状面与探测器成 40°～45°
    B. 右前斜位——冠状面与探测器成 45°～55°
    C. 胸正位——冠状面平行于探测器
    D. 胸侧位——冠状面垂直于探测器
    E. 前凸位胸部——冠状面与探测器不小于 45°

34. 被照体矢状面与探测器平行的摄影体位有
    A. 胸部正位
    B. 鼻窦瓦氏位
    C. 乳突轴位
    D. 腕关节正位
    E. 心脏左侧位

35. 与胸骨角同一平面的是
    A. 第 1、2 胸椎间
    B. 第 2、3 胸椎间
    C. 第 3、4 胸椎间
    D. 第 4、5 胸椎间
    E. 第 5、6 胸椎间

36. 锁骨内侧端与胸骨柄构成
    A. 肩峰
    B. 喙突
    C. 肩关节
    D. 肩锁关节
    E. 胸锁关节

37. 关于锁骨轴位的摄影，**错误**的是
    A. 用于观察锁骨下上位
    B. 取仰卧位、肩稍垫高
    C. 探测器横立于肩上方并后倾 30°
    D. 尽量包括锁骨全部
    E. 中心线与冠状面平行经锁骨投射

38. 锁骨上下斜位，下列叙述**错误**的是
    A. 被检者仰卧摄影床上
    B. 探测器竖立于被检侧肩部上方
    C. 锁骨中点置于照射野中心
    D. 中心线向头侧倾斜与水平面成 20°～30°
    E. 平静呼吸中屏气曝光

39. 脊柱四个生理弯曲度的组合**错误**的是
    A. 颈段——前凸
    B. 胸段——前凸
    C. 腰段——前凸
    D. 骶尾段——后凸
    E. 胸段——后凸

40. 进行上部胸椎侧位摄影，下述方法**错误**的是
    A. 取侧卧位
    B. 近台侧上肢屈曲上举
    C. 远台侧上肢置于身体后下方
    D. 中心线向头侧倾斜 15°
    E. 平静呼吸中屏气曝光

41. **不参与**骨性胸廓组成的骨骼是
    A. 胸骨
    B. 肋骨
    C. 胸椎
    D. 肩胛骨
    E. 胸锁关节

42. 肋骨斜位摄影，目的是观察
    A. 腋中线，肋骨上斜部骨质情况
    B. 腋中线，肋骨直线部骨质情况
    C. 腋后线，肋骨弯曲部骨质情况
    D. 腋前线，肋骨弯曲部骨质情况
    E. 腋中线，肋骨弯曲部骨质情况

43. 肋骨斜位摄影，常用于检查
    A. 肋软骨
    B. 锁骨中线区肋骨
    C. 腋中线区肋骨
    D. 肩胛中线肋骨
    E. 肋骨小头

44. 胸骨后前位摄影时，适用的呼吸方式是
    A. 平静呼吸，不屏气
    B. 平静呼吸下屏气
    C. 深吸气后屏气
    D. 深呼气后屏气
    E. 均匀连续浅呼吸

45. 胸部摄影，FFD 选用 180 cm 的原因是避免
    A. 左右径较窄、前后径较薄引起的影像放大
    B. 左右径较厚、前后径较宽引起的影像放大
    C. 左右径较短、前后径较长引起的影像放大
    D. 左右径较扁、前后径较窄引起的影像放大
    E. 左右径较宽、前后径较厚引起的影像放大

46. 幼儿胸部正位摄影，中心线经
    A. 第 5 胸椎
    B. 第 6 胸椎
    C. 第 7 胸椎
    D. 胸骨角水平
    E. 腋中线前 5 cm 水平

47. 胸部疾病容易观察的有利条件是
   A. 肺是人体的窗口
   B. 肺呈海绵状，质软而轻
   C. 发病率极高，涉及临床各科
   D. 肺内疾病与机体发生广泛联系
   E. 含气肺组织与周围器官形成的天然对比

48. 胸部高电压摄影，滤线栅的栅比**不应**小于
   A. 8∶1
   B. 10∶1
   C. 12∶1
   D. 14∶1
   E. 16∶1

49. 心脏右前斜位摄影，服钡剂的目的是观察
   A. 右心房压迫食管情况
   B. 右心室压迫食管情况
   C. 左心房压迫食管情况
   D. 左心室压迫食管情况
   E. 全心压迫食管情况

50. 心脏左前斜位，冠状面与胶片的夹角是
   A. 30°～50°
   B. 45°～55°
   C. 55°～65°
   D. 70°～80°
   E. 85°

51. 关于胸部正位摄影的叙述，正确的是
   A. 后前位比前后位心脏放大率大
   B. RAO 称第二斜位
   C. 主动脉弓投影于右上肺野
   D. 吸气时横膈上升
   E. 胸锁关节在后前位，与第 4 后肋相重

52. 下列病变中，适用于深呼气曝光的是
   A. 肺炎
   B. 肺脓肿
   C. 肺大疱
   D. 肺癌
   E. 肺结核

53. 关于心脏摄影的叙述，**错误**的是
   A. 常规取站立后前位
   B. 右前斜位应服钡剂
   C. 摄影距离 200 cm
   D. 侧位常规取左侧位
   E. 深吸气屏气曝光

54. 在胸部正位取后前立位的原因中，**无关**的是
   A. 立位能正确反映胸部脏器的确切形态
   B. 立位能观察到产生气液面的病理改变
   C. 后前位肺组织更靠近胶片，影像清晰
   D. 后前位肩胛骨易于投影在肺野之外
   E. 后前位心脏放大率小

55. 有关肋骨的描述，**错误**的是
   A. 肋骨共 12 对
   B. 第 1～7 肋前端与胸骨相连
   C. 第 8～12 肋不与胸骨直接相连，称为真肋
   D. 第 8～12 肋前端借肋软骨与上位肋软骨连接
   E. 肋的后端与胸椎形成关节

56. 有关胸膜的描述，正确的是
   A. 脏胸膜分为肋胸膜、膈胸膜和纵隔胸膜
   B. 脏胸膜与壁胸膜在肺根表面及其下方互相移行
   C. 左右胸膜腔相通
   D. 胸膜腔由壁胸膜各部形成
   E. 壁胸膜被覆盖于肺表面

57. 有关毛细血管的说法，正确的是
   A. 是连接动脉、静脉及淋巴管之间的管道
   B. 是血液与组织液进行物质交换的场所
   C. 遍布全身所有的器官和组织
   D. 分布密度与代谢无关
   E. 管壁薄、通透性大、管内血流较快

58. 左心室流入道流出道的分界线是
   A. 室上嵴
   B. 界嵴
   C. 界沟
   D. 二尖瓣
   E. 主动脉瓣

59. 关于胸导管的描述，**错误**的是
   A. 由左右腰干和肠干汇合而成
   B. 起始部膨大，称乳糜池
   C. 经食管裂孔入胸腔
   D. 走行在食管后方
   E. 注入左静脉角

60. 有关右心室的描述，**错误**的是
   A. 是心腔最靠后的部分
   B. 入口为三尖瓣
   C. 入口为右房室口

D．出口为肺动脉瓣

E．流出道又称动脉圆锥

61．有关食管的描述，**错误**的是

A．食管的第一个生理性狭窄位于咽食管交接处

B．食管的第二处生理性狭窄位于主动脉弓压迹水平

C．食管的第三处生理性狭窄在膈食管裂孔处

D．食管壁无浆膜层

E．食管的肌层上部为横纹肌，下部为平滑肌

62．关于呼吸的描述，**错误**的是

A．呼吸是从环境中摄取氧气，排出二氧化碳

B．气体的交换在肺动脉和肺静脉之间

C．靠膈肌运动进行的呼吸为腹式呼吸

D．靠肋间肌运动进行的呼吸为胸式呼吸

E．呼吸由中枢神经系统的呼吸中枢调节

63．关于气管的解剖，**错误**的是

A．位于食管后方

B．上接环状软骨，下行入胸腔

C．在胸骨角水平分叉

D．全长10～13 cm

E．由16～20个"C"形软骨环及各环之间的结缔组织和平滑肌构成

64．有关锁骨的说法，正确的是

A．内侧与胸骨体形成胸锁关节

B．外侧与肩胛骨的喙突形成关节

C．内侧1/3呈圆形，凸向前

D．外侧2/3呈菱形，凸向后

E．锁骨是上肢带骨

65．关于胸部摄影管电压的最佳选择是

A．60 kV

B．70 kV

C．80 kV

D．100 kV

E．120 kV

66．关于呼吸系统的组成，正确的描述是

A．气管及喉室

B．气管及纵隔

C．呼吸道及肺

D．气管及食管

E．气管及支气管

67．关于肺的叙述，**错误**的是

A．肺是呼吸系统的重要器官

B．肺位于胸腔内

C．左肺因心脏而窄长

D．右肺因肝而宽短

E．肺协助吸收营养

68．关于胸骨的描述，**错误**的是

A．位于前胸壁皮下

B．上宽下窄的长扁体

C．前面微凸，后面微凹

D．与锁骨组成胸锁关节

E．由胸骨柄及剑突组成

69．下列组合**错误**的是

A．胸腔游离积液——正位，加照患侧侧卧水平正位或斜位

B．包裹性积液——正位，加照切线位

C．肺下积液——卧位

D．胸膜间皮瘤——取呼气、吸气位对照

E．纵隔气肿——除常规正位外，必须照侧位

70．心脏左前斜位，**不用于**观察的影像是

A．左心室

B．右心房

C．左心房

D．胸主动脉

E．食管受压情况

71．胸部照片中肺纹理的影像，形成的主要组织是

A．血管

B．支气管

C．淋巴管

D．肺泡

E．胸膜

72．在纵隔中**不包括**的器官是

A．食管

B．肺

C．主动脉

D．气管

E．胸腺

73．下列叙述**错误**的是

A．胸膜是一薄层浆膜

B．胸膜分为脏胸膜和壁胸膜

C．脏胸膜与壁胸膜相互沟通

D．脏胸膜被覆于肺的表面，并伸入肺叶间裂内

E．壁胸膜附于胸壁内面、膈的上面及纵隔的两侧

74．关于横膈的叙述，**错误**的是
A．肺气肿时，膈肌下降
B．急性无气肺，膈成为高位
C．左膈比右膈高
D．肺、纵隔肿瘤时，会出现膈肌麻痹
E．大量胸腔积液时，膈影像定位困难

75．下列关于心血管功能的叙述，**错误**的是
A．心传导系统含窦房结、房室结和房室束
B．心脏的正常起搏点是房室结
C．动脉是运血离心的管道
D．静脉是引导血液回心的管道
E．静脉血管壁薄、管腔大、血容量大

76．下列组合**错误**的是
A．右心房——右心房突向左前方的部分
B．右心房——上腔静脉口
C．右心房的出口——附有二尖瓣
D．右心房——下腔静脉口
E．右心房——冠状窦口

77．胸部摄影条件选择的特点，**错误**的是
A．选择 180 cm 的摄影距离
B．选择 0.05～0.01 s 的摄影时间
C．选择 100～125 kV 的高电压摄影技术
D．同厚度的筒状胸比一般型的要增加摄影条件
E．要考虑胸部疾患病理变化

78．关于骨性胸廓的组成正确的是
A．胸椎和肋骨连接而成
B．胸椎和胸骨连接而成
C．胸骨和肋骨连接而成
D．胸椎、胸骨和肋骨连接而成
E．胸骨、锁骨和肋骨连接而成

79．胸骨后前位摄影条件正确的选择是
A．低千伏、高毫安、长曝光时间
B．高千伏、高毫安、长曝光时间
C．低千伏、低毫安、短曝光时间
D．高千伏、高毫安、短曝光时间
E．低千伏、低毫安、长曝光时间

80．肋骨摄影一般**不宜**采用
A．膈上肋骨前后位
B．膈下肋骨前后位
C．肋骨斜位
D．肋骨切线位
E．肋骨侧位

81．关于胸部后前位的照片显示，**错误**的是
A．照片包括胸廓、肋膈角及全部肺野
B．肩胛骨完全位于肺野外方
C．肺纹理清晰可见
D．第 1～12 胸椎图像清晰
E．心影边缘的肋骨隐约可见

82．关于胸部正位的摄影目的，**错误**的是
A．观察肺部病变
B．了解心及大血管的形态和大小
C．观察胸膜病变
D．观察胸椎序列
E．观察纵隔肿瘤

83．胸骨角平对于
A．第 1 肋前端
B．第 2 肋前端
C．第 3 肋前端
D．第 4 肋前端
E．第 5 肋前端

84．有关左肺的叙述，**错误**的是
A．只有斜裂，无水平裂
B．分为上、下两叶
C．较右肺粗短
D．前缘有心切迹
E．肺尖部高出锁骨内 1/3 上方 2～3 cm

85．壁胸膜和脏胸膜相互移行的部位是
A．胸膜顶
B．肺裂
C．肺根
D．肋膈隐窝
E．肺底

86．立位时胸膜腔位置最低处在
A．胸膜顶部
B．肺根
C．肺底
D．肋膈隐窝
E．肺尖

87．右肺下缘的体表投影在肩胛线处与
A．第 10 肋相交
B．第 8 肋相交

C. 第 6 肋相交
D. 第 7 肋相交
E. 第 4 肋相交

88. 构成心右缘的主要结构是
A. 右心房
B. 右心室
C. 上腔静脉
D. 左心室
E. 左心房

89. 心脏的正常起搏点位于
A. 窦房结
B. 结间束
C. 左、右束支
D. 房室束
E. 房室结

90. 区分心房和心室的标志是
A. 前室间沟
B. 冠状沟
C. 胸肋面
D. 后室间沟
E. 心底

91. 平静呼吸时胸式呼吸主要活动的肌肉是
A. 膈肌
B. 腹肌
C. 肋间内肌
D. 肋间外肌
E. 胸大肌

92. 增加摄影管电压的病理因素不包括
A. 胸腔积液
B. 气胸
C. 成骨性病变
D. 慢性骨髓炎
E. 胸廓成形术

93. 胸骨角平面，相当于
A. 第 2、3 胸椎
B. 第 4、5 胸椎
C. 第 6 胸椎
D. 第 7、8 胸椎

E. 第 11 胸椎

94. 心脏右前斜位摄影，曝光前须先
A. 口服硫酸钡
B. 浅呼吸屏气
C. 深吸气屏气
D. 平静呼吸屏气
E. 腹式呼吸屏气

95. 关于幼儿胸部正位摄影的叙述，错误的是
A. 不用滤线器
B. 抓住时机瞬间曝光
C. 眼睛及性腺不受辐射
D. 照射野不超出使用胶片的面积
E. 使用低毫安

96. 关于上胸椎侧位摄影条件的选用错误的是
A. 使用滤线器
B. 阴极端对肩部
C. 平静呼吸中屏气
D. 阳极端对肩部
E. 中心线对远台侧腋中线

97. 胸部正位摄影，胸厚测量的正确部位是
A. 第 5 胸椎水平
B. 第 6 胸椎水平
C. 第 7 胸椎水平
D. 第 8 胸椎水平
E. 第 9 胸椎水平

98. 关于呼吸生理功能的叙述，错误的是
A. 成人男性肺活量为 3800 ml
B. 成人男性一次换气量为 400～500 ml
C. 成人男性余气量为 150 ml
D. 正常呼吸次数为 16～22 次/分
E. 每分钟通气量为 6～7 L，运动下高达 100 L

99. 下列叙述错误的是
A. 右肺分为三叶
B. 右肺门阴影比左肺门高
C. 右膈高于左膈
D. 气管分叉部相当第 4～6 胸椎高度
E. 肺纹理由肺动脉、肺静脉构成

## 练习十五答案

1. C  2. C  3. C  4. B  5. C  6. D  7. E  8. A  9. E  10. D  11. A  12. C  13. B
14. C  15. D  16. A  17. C  18. A  19. E  20. B  21. D  22. A  23. E  24. B  25. B
26. D  27. B  28. C  29. D  30. B  31. B  32. A  33. A  34. E  35. D  36. E  37. E
38. B  39. B  40. D  41. D  42. E  43. C  44. E  45. E  46. D  47. E  48. C  49. C
50. C  51. E  52. C  53. E  54. C  55. C  56. B  57. B  58. D  59. C  60. C  61. B
62. B  63. A  64. E  65. E  66. C  67. E  68. E  69. C  70. E  71. A  72. B  73. C
74. C  75. B  76. C  77. D  78. D  79. E  80. E  81. D  82. D  83. B  84. C  85. C
86. D  87. A  88. A  89. A  90. B  91. D  92. B  93. D  94. A  95. E  96. D  97. B
98. C  99. B

# 练习十六

1. 下列关系**错误**的是
   A. 主支气管出纵隔——肺门
   B. 肺门——叶支气管
   C. 叶支气管——亚段支气管
   D. 叶支气管——段支气管
   E. 段支气管——亚段支气管
2. 下列组合中，**不包含**在第 2 腰椎高度水平的组织是
   A. 肝
   B. 肾
   C. 腹主动脉
   D. 腔静脉
   E. 食管
3. 下列组合**错误**的是
   A. 二尖瓣——左房与左室之间
   B. 半月瓣——左室与主动脉之间
   C. 三尖瓣——右房与右室之间
   D. 肺动脉瓣——右室与肺动脉之间
   E. 心室——发出静脉
4. 上肢带骨的连接是
   A. 胸锁关节
   B. 肩关节
   C. 腕关节
   D. 掌指关节
   E. 指间关节
5. 影响心与大血管根部位置的生理因素**不包括**
   A. 体型
   B. 年龄
   C. 体位
   D. 呼吸
   E. 曝光量的大小
6. 胸部后前立位摄影时中心线应对准
   A. 第 3 胸椎
   B. 第 6 胸椎
   C. 第 7 胸椎
   D. 第 2 胸椎
   E. 第 1 胸椎
7. 有关婴幼儿胸部正位的 X 线摄影中，**错误**的是
   A. 一般多采用平卧前后位
   B. 常需成人或专用固定器具协助固定体位
   C. 务须使其矢状面与探测器垂直
   D. 焦-片距 150 cm 即可
   E. 曝光时间应在 0.02 s 以下
8. 重点用于检查叶间裂病变的摄影位置为
   A. 胸部前凸位
   B. 胸部右前斜位
   C. 胸部后仰位
   D. 胸部左前斜位

E．胸部局部点片

9．X 线摄影需曝光时屏气者取
　A．胸椎斜位
　B．腰椎侧位
　C．腰骶关节侧位
　D．腰骶关节前后位
　E．骶椎侧位

10．关于胸片摄影技术的分析正确的是
　A．正位胸片胸廓不对称，肯定是因中心线不对
　B．肺野内出现局限性密度增高影，肯定是因肺内病变
　C．气管不居中，肯定是因位置不正
　D．优质片肯定是条件合适
　E．胸片上影像模糊，肯定是因患者移动

11．胸部后前位摄影，可避免肩胛骨与肺重叠的是
　A．双手叉腰、挺胸
　B．手背放于髋上两臂内旋
　C．两臂高举抱头
　D．两臂自然下垂
　E．两手抱住胸片架

12．关于小儿胸部摄影的叙述正确的是
　A．小儿常常不易配合，所以照立位时很困难，多取卧位摄影
　B．成人肺部充气足射线易通过，小儿胸部虽薄，但脂肪软组织较厚，肺部含氧量小，因而可使用相同的管电压
　C．小儿卧位摄影时，必须加用滤线器
　D．因为小儿屏气不易配合，应尽量使用高毫安短曝光时间
　E．小儿胸廓较小，可使用近距离摄影

13．心脏摄影使用 2 m 的焦 - 片距主要是为了
　A．提高影像的锐利度
　B．使胸廓不变形
　C．增强心脏和肺组织之间的对比度
　D．减少心影和人体心脏大小差异
　E．增加清晰度

14．风湿性心瓣膜病二尖瓣狭窄，观察左心房扩大的最佳位置是
　A．胸部后前位
　B．胸部右前斜位（吞钡）
　C．胸部左前斜位（吞钡）
　D．胸部侧位
　E．胸部右后斜位

15．有关胸部的体表定位标志中，**不正确**的是
　A．支气管分叉约平第 5 胸椎
　B．主动脉弓位于心脏左上方
　C．心脏位于胸骨体和第 2～6 肋软骨后部
　D．肺动脉位于右心室下方、主动脉弓上方
　E．左肺心切迹内和胸骨体下与左侧第 4、5 肋软骨相邻

16．关于胸骨后前位的摄影要求**不正确**的是
　A．低千伏
　B．高千伏
　C．小毫安
　D．长时间
　E．近焦 - 片距

17．体循环起于
　A．右心房
　B．左心房
　C．左心室
　D．右心室
　E．右半心

18．关于右心房的描述**错误**的是
　A．壁薄腔大
　B．以冠状沟与左心房分界
　C．其出口为右房室口
　D．收纳上、下腔静脉和心脏本身的静脉
　E．其后内侧壁下部有卵圆窝

19．左心室的入口是
　A．冠状窦
　B．左肺静脉口
　C．左房室口
　D．上腔静脉口
　E．主动脉口

20．肺动脉干起始于
　A．主动脉弓
　B．左心房
　C．左心室
　D．右心室
　E．右心房

21．有关动脉的描述**错误**的是
　A．是运送血液离心的管道
　B．壁较厚，分内膜、中膜、外膜 3 层

C．大动脉中膜弹性纤维丰富

D．中、小动脉中膜以平滑肌为主

E．大动脉不易扩张和回缩

22．若心率为100次/分，则心动周期为

A．0.4 s

B．0.5 s

C．0.6 s

D．0.7 s

E．0.8 s

23．下列**不属于**微循环组成的是

A．小动脉

B．后微动脉

C．毛细血管前括约肌

D．真毛细血管

E．动静脉吻合支

24．**不属于**大叶性肺炎的X线表现的是

A．局限性肺纹理增粗模糊

B．膈肌运动受限

C．肺叶或肺段呈实变阴影

D．局限性散在斑片状阴影

E．全肺散在斑片状阴影

25．位于前纵隔的器官是

A．气管

B．食管

C．心包

D．主动脉弓

E．胸腺

26．中心型肺癌的间接X线征象是

A．肺门区肿块

B．支气管狭窄、闭塞或中断

C．支气管腔内充盈缺损

D．支气管壁不规则或残缺

E．阻塞性肺炎

27．呼吸道内面分布的上皮主要是

A．单层立方上皮

B．单层柱状上皮

C．复层扁平上皮

D．变移上皮

E．假复层纤毛柱状上皮

28．关于锁骨的正确描述是

A．与喙突相关节

B．位于喙突下方

C．内侧1/3段凸向后

D．外侧端与肩峰相关节

E．内侧与第1肋软骨相关节

29．食管的第2处狭窄在

A．起始处

B．穿膈处

C．与左主支气管交叉处

D．与右主支气管交叉处

E．与胃相接处

30．上、下呼吸道的分界器官是

A．喉

B．气管

C．咽

D．气管分叉

E．甲状软骨

31．关于肺的正确描述是

A．位于胸膜腔内，纵隔的两侧

B．肺尖向上，经胸前上口突至颈部

C．用力吸气时肺下缘动度为10~15 cm

D．左肺狭长，可分上、中、下3叶

E．在胸部平片上，表现为高密度组织阴影

32．维持胸膜腔负压的必要条件是

A．呼吸道存在一定的阻力

B．胸膜腔密闭

C．呼气肌收缩

D．吸气肌收缩

E．肺内压低于大气压

33．中纵隔内含有

A．食管

B．气管

C．胸导管

D．心包

E．迷走神经

34．位于胸、腹腔之间的是

A．纵隔

B．膈

C．肺泡隔

D．盆膈

E．尿生殖膈

35．有关胸腔积液的X线检查，**错误**的是

A．可发现胸腔积液

B．可判断积液的量和部位

C．可判断积液的性质

D．胸腔积液量少于300 ml时，站立后前位难以发现

E．游离性积液可随体位变化而移动

36．下列胸部后前位评价点的组合，**错误**的是

A．对比度——纵隔与横膈密度匹配良好

B．对比度——肩胛骨与侧方向重叠的肋骨处于可见范围

C．锐利度——心脏与横膈边缘清晰锐利

D．颗粒度——肩胛骨下方的软组织未见颗粒性斑点

E．颗粒度——脂肪线可见

37．肺野末梢血管的影像清晰可见的细节指标是

A．Φ1 mm

B．Φ2 mm

C．Φ3 mm

D．Φ4 mm

E．Φ5 mm

38．**不符合**胸部正位成像技术条件标准的是

A．管电压取70～80 kV

B．滤线栅取10∶1以上的栅比

C．选用大宽容度屏-片组合，相对感度400

D．X线管总滤过不低于3.0 mmAl

E．采用自动曝光控制（AEC）

39．从左心室发出的血管是

A．奇静脉

B．左肺动脉

C．升主动脉

D．上腔静脉

E．锁骨下动脉

40．纵隔面凹陷处称

A．膈肌

B．肺门

C．肺动脉

D．奇静脉

E．主动脉弓

41．锁骨正位片中，锁骨显示为"∽"形弯曲为

A．肩关节旋转所致

B．肩关节抬高所致

C．肩关节外展所致

D．肩关节内收所致

E．肩关节倾斜所致

42．右主支气管长轴与气管长轴的夹角为

A．5°～10°

B．12°～18°

C．20°～30°

D．35°～40°

E．45°～50°

43．左侧支气管系特殊平面与正中矢状面夹角为

A．5°～10°

B．15°～20°

C．25°～30°

D．40°～50°

E．60°～70°

44．锁骨后前位中心线对准

A．肩峰

B．喙突

C．肩胛骨内缘

D．肩胛骨上角

E．肩胛骨下角

45．因与其他组织重叠较少，故观察锁骨细小病变的最佳体位是

A．锁骨后前位

B．锁骨前后位

C．肩关节正位

D．锁骨轴位

E．胸部前弓位

46．关于锁骨轴位摄影，下列描述**错误**的是

A．被检者仰卧摄影台上

B．被检侧肩部用棉垫垫高，头转向对侧

C．被检侧上肢下垂

D．暗盒紧靠肩部上方并向后倾斜20°～30°

E．中心线向头侧倾斜20°～30°

47．以下体表定位标志中，**不正确**的是

A．第2胸椎间隙——颈静脉切迹同一平面

B．第12胸椎——剑突同一平面

C．第3腰椎间隙——脐同一平面

D．第4腰椎——髂骨嵴同一平面

E．尾骨——耻骨联合同一平面

48．关于胸椎正、侧位的标准片，下列描述**错误**的是

A．均应清晰显示全部胸椎

B．正位片，椎体于照片正中显示，棘突序列于椎体正中

C．侧位片，椎体不与肱骨重叠
D．正位片，两侧横突、椎弓根对称显示
E．正侧位片，各椎体椎间隙均应清晰明确

49．关于胸椎摄影技术的叙述，**错误**的是
A．胸椎正位摄影，应平静呼吸中屏气曝光
B．胸椎侧位摄影，中心线应向头侧倾斜 5°～10°
C．胸椎侧位摄影条件应高于正位 2～3 倍
D．胸椎斜位摄影，人体冠面应倾斜 20°
E．胸腰段侧位像的摄影条件不宜使用大 mAs

50．胸骨上共有肋骨切迹
A．5 对
B．6 对
C．7 对
D．8 对
E．9 对

51．胸骨角平
A．第 3 胸椎
B．第 3 胸椎间隙
C．第 4 胸椎
D．第 4 胸椎间隙
E．第 5 胸椎间隙

52．胸骨正位的摄影注意事项中，**错误**的是
A．向被检者左侧倾斜 X 线管
B．被检者俯卧，使胸骨尽量贴近胶片
C．曝光时嘱被检者深吸气后屏气
D．采用近焦 - 片距摄影
E．采用低千伏、低毫安、长时间的摄影条件

53．关于胸骨摄影技术的叙述，正确的是
A．胸骨正位摄影有中心线倾斜法和体位倾斜法
B．胸骨正位中心线倾斜法，中心线倾斜角度不能因胸厚而改变
C．凡是摄取胸骨像，均应屏息曝光
D．由于胸部厚度大，组织密度高，摄影条件应选择较高电压
E．胸骨正位体位倾斜法，应取右前斜位

54．膈上肋骨前后位摄影，中心线应
A．向头侧倾斜 10°～15°
B．向足侧倾斜 10°～15°
C．向头侧倾斜 30°
D．向足侧倾斜 30°
E．垂直射入

55．胸骨正位摄影，下列描述**不正确**的是
A．被检者俯卧
B．两臂内旋
C．胶片上缘包括颈静脉切迹，下缘包括剑突
D．中心线向足侧倾斜
E．用低千伏、低毫安、长时间、近焦 - 片距的摄影条件

56．膈上肋骨前后位摄影，下列描述**不正确**的是
A．正中矢状面对探测器中线并垂直射入
B．双手背放于髋部，双肩、双肘尽量内旋
C．中心线向足侧倾斜 10°～15°
D．深呼气后屏气曝光
E．照片应包括两侧肋膈角

57．**不属于**胸部摄片所显示内容的是
A．肺
B．横膈
C．全部肋骨
D．气管
E．心脏

58．胸部仰卧位摄影适用于
A．小儿和重病不能站立的患者
B．肺气胸患者
C．肺积液患者
D．病情轻能行走的患者
E．体格检查者

59．胸部后前位的标准片，下列叙述**错误**的是
A．照片中无组织遮盖部分呈漆黑，两膈肌部透明
B．胸椎清晰可见
C．肺尖及肋膈角无丢失
D．肺尖显示充分，胸锁关节左右对称
E．肩胛骨投影于肺野以外

60．胸部侧位摄影**不适用于**观察
A．纵隔心脏后方
B．心脏后部横膈上方的肺部病变
C．肺部分叶分段和确定病灶的位置
D．胸膜的病变
E．肋骨骨折

61．关于各肺叶肺不张的摄影位置选择，**错误**的是
A．下叶肺不张——常规正侧位加斜位
B．中叶肺不张——常规正位加前弓位或侧位

C. 右上叶肺不张——常规正位

D. 左上叶肺不张——左侧位

E. 盘状肺不张——常规正位

62. 小儿胸部摄影，**错误**的是

A. 了解小儿胸部的生理解剖特点

B. 体位固定

C. 呼吸控制，应取呼气位曝光

D. 曝光时间最好控制在 1/50 s 以下

E. 注意对患儿的防护

63. 胸部正位与心脏测量摄影的相同点有

A. 焦-片距

B. 体位

C. 曝光时间

D. 中心线入射点

E. 呼吸方式

64. 食管造影用硫酸钡调配的钡水重量比是

A. 1∶1.2

B. (3～4)∶1

C. 1∶4

D. 1∶1.8

E. 1∶2

65. **不属于**左冠状动脉分支的是

A. 前降支

B. 后降支

C. 回旋支

D. 左主干

E. 对角支

66. **不属于**适当的 CR 系统应用领域的是

A. 常规 X 线平片摄影

B. 胃肠造影

C. 心脏和大血管造影

D. 椎管造影

E. IVP

67. 胸部摄影 X 线自左前经右后到达胶片的体位为

A. 右前斜位

B. 左前斜位

C. 左后斜位

D. 右后斜位

E. 右侧位

68. 对胸腹部 CT 检查被检者作呼吸训练，其目的是避免

A. 被检者产生紧张情绪

B. 产生呼吸窘迫

C. 产生呼吸运动伪影

D. 呼吸道堵塞

E. 被检者检查中咳嗽

69. **不属于**关节运动的是

A. 屈伸运动

B. 内收运动

C. 扩展运动

D. 旋转运动

E. 外展运动

70. **不属于**结缔组织的是

A. 韧带

B. 肌腱

C. 心肌

D. 血液

E. 脂肪

71. 下列叙述中**不属于**脊柱的摄影注意事项的是

A. 去除异物

B. 矫正好脊柱的生理弯曲

C. 利用 X 线管阳极效应

D. 照片应包括有特殊标志的椎体

E. 为避免影像失真，焦-片距不少于 180～200 cm

72. 腰骶关节前后位摄影中心线应当对准的部位是

A. 第 5 颈椎

B. 第 5 胸椎

C. 第 6 胸椎

D. 第 3 腰椎

E. 髂前上棘连线中点

73. 腰椎前后位摄影中心线应当对准

A. 第 5 颈椎

B. 第 5 胸椎

C. 第 6 胸椎

D. 第 3 腰椎

E. 髂前上棘连线中点

74. 在下列病变中，**不能够**采取腹部站立前后位的是

A. 腹部疑似肠梗阻

B. 泌尿系结石

C. 疑似肾下垂

D. 疑似肠套叠

E. 消化道穿孔

75. 新生儿先天性肛门闭锁，应当采用的摄影位置是
    A．腹部前后位
    B．腹部站立前后位
    C．腹部倒立正侧位
    D．腹部侧卧侧位
    E．腹部侧位

76. 腹部仰卧前后位摄影，正确的说法是
    A．探测器上缘平剑突上 3 cm
    B．探测器上缘平剑突
    C．探测器上缘平剑突下 3 cm
    D．探测器下缘包括耻骨联合上 3 cm
    E．探测器下缘包括耻骨联合

77. 摄取胆区时，要求右侧抬高，身体冠状面与床面的角度是
    A．10°
    B．20°
    C．30°
    D．40°
    E．50°

78. 进行双肾区前后位摄影时，正确的中心线射入点是
    A．剑突
    B．脐上 3 cm
    C．剑突与脐连线中点
    D．剑突下 3 cm
    E．脐

79. 进行尿道前后位摄影，下列说法正确的是
    A．探测器上缘包括髂前上棘上 3 cm
    B．探测器上缘与髂棘平齐
    C．探测器下缘与耻骨联合平齐
    D．探测器下缘包括耻骨联合下 1 cm
    E．探测器下缘尽量包括尿道

80. 关于腰椎斜位照片的显示，下列错误的是
    A．腰椎附件在斜位片上显示为"小狗"形态
    B．远照片侧的横突为"狗嘴"
    C．椎弓峡部为"狗颈"
    D．上关节突为"狗耳"
    E．椎弓根为"狗眼"

81. 腰骶关节前后位摄影正确的中心线射入点是
    A．男性向头端倾斜 15°
    B．女性向头端倾斜 35°
    C．男性向足端倾斜 15°
    D．女性向足端倾斜 35°
    E．男性向头端倾斜 35°

82. 下列不属于骨盆体表标志的是
    A．髂棘
    B．髂前上棘
    C．耻骨联合
    D．尾骨
    E．坐骨

83. 进行口服法胆系造影时，第 1 张片的摄片时间应在服药后
    A．10 h
    B．12 h
    C．15 h
    D．16 h
    E．18 h

84. 静脉尿路造影见一侧肾不显影，原因属技术操作不当的是
    A．肾血痉挛
    B．肾自截
    C．肾先天缺如
    D．腹部加压力度过小
    E．肾盂重度积水

85. 静脉尿路造影对比剂成人剂量是
    A．10 ml
    B．20 ml
    C．30 ml
    D．40 ml
    E．50 ml

86. 子宫输卵管造影时间选择正确的是
    A．月经停止后 1～3 d
    B．月经停止后 3～6 d
    C．月经停止后 7～10 d
    D．月经停止后 11～15 d
    E．月经停止后 16～20 d

87. 胃低张双对比造影钡剂用量一般为
    A．5～15 ml
    B．15～25 ml
    C．30～50 ml
    D．80～100 ml
    E．100～200 ml

88. 常规静脉尿路造影摄第 1 张片的时间，应在注

完对比剂后

A．7 min

B．10 min

C．15 min

D．20 min

E．30 min

89．子宫输卵管造影碘油造影，摄第 2 张片的时间为注完对比剂后

A．6 h

B．12 h

C．18 h

D．24 h

E．120 h

90．胃、十二指肠造影必须空腹，一般需要禁食

A．1～2 h

B．1～5 h

C．6～12 h

D．3～4 h

E．2～5 h

91．ERCP 是指

A．静脉肾盂造影

B．逆行肾盂造影

C．内镜逆行性胰胆管造影

D．静脉胆系造影

E．口服胆囊造影

92．下列**不属于** ERCP 的适应证的是

A．顽固性黄疸

B．慢性胰腺炎

C．胰腺肿瘤

D．急性胆系感染

E．胆管结石和肿瘤

93．关于 ERCP 检查，导管插入后注入对比剂，各部位剂量**错误**的是

A．充盈胆总管需 20～30 ml

B．充盈胰管需 10～20 ml

C．充盈主胰管需 2～3 ml

D．充盈胆囊需 50～80 ml

E．充盈胆管需 10～20 ml

94．两侧髂嵴最高点间的连线恰好通过

A．第 3 腰椎棘突尖

B．第 3 腰椎体中部

C．第 4 腰椎棘突尖

D．第 4 腰椎体中部

E．第 5 腰椎体中部

95．诊断肾下垂时，应摄

A．腹部立位平片

B．腹部卧位平片

C．静脉肾盂造影片

D．静脉肾盂造影后摄立位全尿路片

E．逆行肾盂造影片

96．逆行肾盂造影的禁忌证是

A．碘过敏者

B．静脉尿路造影显示不满意者

C．下尿路感染者

D．肾功能严重损害者

E．肝功能严重损害者

97．腹部正位片发现右上腹部一圆形致密影，为了进一步明确诊断，最简单的首选方法是

A．静脉尿路造影检查

B．CT 检查

C．B 超检查

D．磁共振检查

E．侧位平片检查

98．腰椎前后位摄影时，使被检者双髋和双膝部微屈，其主要目的是

A．显示椎间盘

B．显示小关节间隙

C．增加对比度

D．缩短物-片距

E．缩短曝光时间

99．静脉注射对比剂后，正常时肾盂、肾盏显影最浓的时间是

A．1～2 min

B．5～10 min

C．15～30 min

D．40～50 min

E．60～120 min

100．剑突与脐间连线的中点，相当于

A．第 11 胸椎水平

B．第 12 胸椎水平

C．第 1 腰椎水平

D．第 2 腰椎水平

E．第 2～3 腰椎间隙平面

## 练习十六答案

1. C  2. E  3. E  4. A  5. E  6. B  7. D  8. C  9. A  10. D  11. B  12. D  13. D
14. B  15. D  16. B  17. C  18. B  19. C  20. D  21. E  22. C  23. A  24. E  25. E
26. E  27. E  28. D  29. C  30. A  31. B  32. B  33. D  34. B  35. C  36. A  37. B
38. A  39. C  40. B  41. A  42. C  43. D  44. D  45. D  46. E  47. B  48. A  49. C
50. C  51. D  52. C  53. A  54. B  55. D  56. D  57. C  58. A  59. B  60. E  61. E
62. C  63. B  64. B  65. B  66. C  67. D  68. C  69. D  70. C  71. E  72. E  73. D
74. B  75. C  76. A  77. B  78. C  79. E  80. B  81. A  82. E  83. B  84. D  85. B
86. C  87. E  88. A  89. D  90. C  91. C  92. D  93. D  94. C  95. D  96. C  97. E
98. D  99. C  100. C

## 练习十七

1. 两侧髂骨嵴连线的中点，相当于
   A．第 11 胸椎平面
   B．第 1 腰椎平面
   C．第 3 腰椎平面
   D．第 4～5 腰椎间隙平面
   E．第 2 骶骨平面
2. 腰椎斜位人体需要旋转
   A．25°
   B．35°
   C．45°
   D．55°
   E．65°
3. 临床怀疑"中心型类风湿关节炎"，最佳摄影体位是
   A．骶椎正位
   B．腰椎侧位
   C．腰椎双斜位
   D．腰骶椎正侧位
   E．胸椎正侧位
4. 疑似胆囊病变，应首选
   A．腹部平片
   B．超声
   C．CT
   D．MRI
   E．口服胆囊造影
5. 关于子宫输卵管造影价值的观点**不正确**的是
   A．观察子宫、输卵管发育情况
   B．了解输卵管是否通畅
   C．无治疗价值
   D．可间接判断有无盆腔炎
   E．诊断输卵管慢性炎症
6. 下列子宫输卵管造影禁忌证**不正确**的是
   A．不孕症
   B．分娩、流产、清宫术后 6 周内
   C．内生殖器急性炎症
   D．妊娠
   E．碘过敏
7. 位置**不恒定**的腹部体表标志是
   A．剑突
   B．肋弓
   C．耻骨联合
   D．髂嵴
   E．脐
8. 对泌尿系阳性结石，应选的检查为
   A．腹部平片
   B．CT

C．腹膜后充气造影

D．逆行肾盂造影

E．静脉肾盂造影

9．一张良好的腹部平片上，正常**不能**显影的是

A．肝

B．脾

C．肾

D．腰大肌

E．胰腺

10．关于腰骶尾椎体表前面的位置，下列**错误**的是

A．第1腰椎——剑突末端与脐连线中点

B．第3腰椎——正对脐部

C．第5腰椎——脐下3 cm

D．第2骶椎——髂前上棘连线中点

E．尾骨与耻骨联合同一平面

11．疑似为消化道穿孔，观察膈下游离气体应

A．左侧卧水平摄影

B．右侧卧水平摄影

C．仰卧水平摄影

D．仰卧后前位摄影

E．站立后前位摄影

12．腹内实质性脏器病变宜先采用的检查是

A．透视

B．摄片

C．CT

D．B超

E．脑血管造影

13．诊断早期妊娠只能用的检查是

A．透视

B．摄片

C．CT

D．B超

E．脑血管造影

14．**不属于**逆行肾盂造影优点的是

A．对比剂量少，显影清楚

B．碘过敏者同样可以运用

C．禁忌证少

D．不通过血液循环，全身反应少

E．能同时了解肾功能情况

15．腹部脏器解剖位置变异较大的是

A．肝

B．胆

C．肾

D．胰

E．脾

16．与肾体积增大相关性**不大**的是

A．肾盂积水

B．肾肿瘤

C．肾脓肿

D．肾盂肾炎

E．多房性肾囊肿

17．关于摄影体位的选择，**错误**的是

A．神经根型颈椎病以双斜位为主、侧位为辅

B．脊髓型颈椎病取正、侧、斜位

C．椎动脉型颈椎病以正位为主、侧位为辅

D．第1、2颈椎脱位取开口位

E．颈椎结核及咽后壁脓肿以正位为主、侧位为辅

18．胆系造影的禁忌证**不包括**

A．肝炎及肝硬化

B．急性胆道感染

C．胆系肿瘤及囊肿

D．严重的肝、肾衰竭

E．严重的甲状腺功能亢进

19．口服胆系造影碘番酸的常规剂量应是

A．3 g

B．4 g

C．5 g

D．6 g

E．7 g

20．关于静脉胆系摄影体位的叙述，**错误**的是

A．被检者俯卧于摄影台上

B．左侧腹抬高

C．人体冠状面与台面约成20°

D．右侧腹抬高

E．中心线通过胆囊三角区垂直射入

21．静脉胆系摄影第2、3张照片分别是在对比剂注射后的

A．5 min、10 min

B．10 min、15 min

C．15 min、20 min

D．20 min、40 min

E．30 min、60 min

22．大剂量静脉肾盂造影的禁忌证**不包括**

A．严重的心血管疾患
B．甲状腺功能亢进者
C．腹部有巨大肿块者
D．骨髓瘤合并肾衰竭
E．碘过敏试验阳性者

23．有关静脉肾盂造影的叙述，**错误**的是
A．腹部不能压迫者可取头低足高位
B．过于肥胖者对比剂要加倍
C．肾下垂患者应加摄立位片
D．造影照片要显示出肾上腺
E．疑似异位肾者应使用大规格胶片

24．**不属于**静脉肾盂造影并发症的是
A．喉头水肿
B．喉头及支气管痉挛
C．肺水肿
D．血尿
E．休克

25．第1腰椎的体表定位标志是
A．胸骨体中点
B．胸骨剑突末端
C．剑突与脐连线中点
D．脐中点
E．脐上5 cm

26．排泄性胆道系统造影，与服用脂肪餐的意义**无关**的是
A．胆总管的显示
B．胆囊与肠内容或肠气的分离
C．鉴别阳性结石
D．胆囊收缩后，可进一步明确诊断
E．胆囊功能性疾患的诊断

27．常兼有治疗作用的检查方法是
A．子宫输卵管碘油造影
B．盆腔充气造影
C．盆腔动脉造影
D．盆腔静脉造影
E．腹部平片

28．下列钡剂到达盲肠的时间，可说明小肠运动过慢的是
A．2 h以上
B．3 h以上
C．4 h以上
D．5 h以上
E．6 h以上

29．阳性肾结石与胆结石平片鉴别应摄
A．腹部仰卧前后位
B．腹部侧卧前后位
C．腹部站立前后位
D．腹部站立后前位
E．腹部侧位

30．下列脏器或组织**不能**于平片摄影中显示的是
A．肾
B．腰大肌
C．心脏
D．甲状软骨
E．胆囊

31．第3腰椎约相当于
A．脐上7 cm水平
B．脐上5 cm水平
C．脐上3 cm水平
D．脐上1 cm水平
E．与脐同一水平

32．与脐同一平面的椎体是
A．第1腰椎
B．第2腰椎
C．第3腰椎
D．第4腰椎
E．第5腰椎

33．关于骨盆解剖及体表定位，**错误**的是
A．髋骨由髂、坐、耻骨组成
B．髂嵴约与第4腰椎棘突同一平面
C．耻骨联合约与骶骨中点同一平面
D．髂前上棘为前上方最突出的骨点
E．于臀部下方可扪及坐骨结节

34．与尾骨位于同一平面的是
A．髂嵴
B．髂前上棘
C．耻骨联合
D．坐骨结节
E．股骨大转子中点

35．髂骨、耻骨和坐骨的总称是
A．髋骨
B．髂嵴
C．闭孔
D．坐骨

E．髋关节

36．椎弓峡部断裂，正确的摄影体位是
   A．腰椎正位
   B．腰椎侧位
   C．腰椎双斜位
   D．腰骶部斜位
   E．腰骶部侧位

37．关于腰椎前后位摄影的叙述，**错误**的是
   A．是常规位置
   B．必须使用滤线器
   C．常与侧位片一同摄取
   D．X线管阴极端必须对上部腰椎
   E．取深呼气后屏气曝光

38．腰椎前后位的中心线入射点是
   A．胸骨剑突
   B．脐上3 cm
   C．脐
   D．脐下3 cm
   E．髂前上棘连线中点

39．腰椎斜位身体冠状面与床面成
   A．5°
   B．10°
   C．30°
   D．45°
   E．60°

40．尾骨前后位摄影时，中心线的正确投射是
   A．垂直投射
   B．向头侧倾斜15°
   C．向足侧倾斜15°
   D．向头侧倾斜45°
   E．向足侧倾斜45°

41．连接椎弓间的韧带是
   A．椎间盘
   B．前纵韧带
   C．后纵韧带
   D．棘上韧带
   E．束外韧带

42．下列组合中，**错误**的是
   A．骶髂关节正位——中心线向头侧倾斜15°
   B．骶髂关节斜位——人体矢状面倾斜45°
   C．骶髂关节左后斜位——显示右侧骶髂关节
   D．腰椎左后斜位——显示左侧椎间关节
   E．胸椎左后斜位——显示右侧椎间关节

43．肾区前后位摄影，中心线经
   A．脐部
   B．脐下3 cm
   C．剑突与脐连线中点
   D．脐与耻骨联合连线中点
   E．剑突与耻骨联合连线中点

44．腹部前后位照片能显示其轮廓的脏器是
   A．肝
   B．肾
   C．脾
   D．胰
   E．膀胱

45．输尿管生理性最狭窄的部位在
   A．肾盂起始部
   B．输尿管起始部
   C．过髂动脉处
   D．跨过骨盆入口处
   E．进入膀胱壁处

46．关于静脉肾盂造影中腹部压迫点正确的是
   A．脐水平两侧
   B．第1腰椎水平两侧
   C．耻骨联合上方3 cm
   D．两侧髂前上棘连线水平
   E．脐下两侧，骶骨岬水平

47．关于肾盂造影的叙述**错误**的是
   A．静脉法简单易行
   B．静脉法必须行碘过敏试验
   C．能显示肾盂、肾盏的形态变化
   D．肾功能丧失时尽量采用静脉法
   E．静脉法可了解肾的排泄功能

48．属静脉肾盂造影禁忌证的是
   A．肾盂结石
   B．膀胱结石
   C．尿道狭窄
   D．肾动脉狭窄
   E．严重血尿

49．大剂量静脉滴注肾盂造影的禁忌证是
   A．小儿
   B．肥胖
   C．严重肾功能不良
   D．血管硬化

E．腹部有较大肿块

50．下列**不属于**膀胱造影术前准备的是

A．排尿

B．清洁肠道

C．备好导尿管

D．碘过敏试验

E．备好注射用水和容器

51．有关椎骨的叙述，**错误**的是

A．椎体有 24 块

B．椎体是椎骨负重的主要部分

C．椎骨内部为松质骨

D．椎弓位于椎体后方，由一个椎弓根和一个椎弓板组成

E．椎弓后缘正中向后方伸出，形成棘突

52．有关骶骨的描述**错误**的是

A．骶骨由 5 个骶椎融合而成

B．骶骨中间部分有 4 条横线，为骶椎融合的痕迹

C．骶骨与腰椎为骨性联合，无椎间盘

D．骶骨背面粗糙，正中的隆起为骶正中嵴，由骶椎棘突融合而成

E．骶正中嵴外侧有 4 对骶管裂孔

53．有关骨盆的描述**错误**的是

A．由骶骨、尾骨与左右髋骨连结而成

B．上部为大骨盆，下部为小骨盆

C．界线以上的大骨盆内腔称为骨盆腔

D．两侧坐骨支与耻骨下支连成耻骨弓

E．骨盆具有承受、传递重力和保护盆内器官的作用

54．上消化道是指

A．口腔至十二指肠空肠曲

B．咽至十二指肠空肠曲

C．口腔至十二指肠

D．咽至上段空肠

E．口腔至上段空肠

55．有关胃的描述**错误**的是

A．胃的上口接食管称为贲门

B．胃的下口接十二指肠称幽门

C．胃贲门口水平以下为胃底

D．贲门位于胃的内侧壁

E．以贲门为中心，半径 2.5 cm 的区域称为贲门区

56．关于肾的叙述**错误**的是

A．肾的血管、神经、淋巴和肾盂出入的部位，称为肾门

B．出入肾门的结构合称肾蒂

C．肾门向肾内凹陷形成的腔，称为肾窦

D．肾盂出肾门后，逐渐变细并移行为输尿管

E．肾门平第 1 腰椎

57．关于输尿管的描述，**错误**的是

A．输尿管起自肾盂，终于膀胱

B．输尿管可作节律性的蠕动

C．输尿管壁有较厚的横纹肌

D．输尿管在进入膀胱壁的内段为狭窄部

E．输尿管的作用是输送尿液至膀胱

58．关于膀胱的描述，**错误**的是

A．膀胱是储存尿液的肌性囊状器官

B．膀胱壁分顶、体、底三部

C．膀胱三角区位于膀胱后部

D．膀胱三角区膀胱壁缺少黏膜下层

E．两输尿管口之间为输尿管间襞

59．关于肝的描述，**错误**的是

A．肝是消化腺

B．肝是实质性器官

C．肝血供丰富

D．肝的供血血管为肝动脉

E．胆汁不在肝内生成

60．有关胰腺的说法，**错误**的是

A．是狭长形的腺体

B．分头、体、尾和钩突四部分

C．胰尾与脾门相接

D．胰头位于十二指肠曲内

E．胰的中央有胰腺管

61．关于小肠的描述，**错误**的是

A．十二指肠是小肠的第一部分

B．空肠位于左上腹

C．回肠位于中腹部和右下腹部

D．空肠与回肠分界在上腹部

E．十二指肠空肠曲位于胃体和胰体之间

62．关于内脏神经的叙述，**错误**的是

A．又称自主神经

B．交感神经是内脏运动神经之一

C．副交感神经是脑神经

D．通常不为人的意志控制

E．内脏神经通过反射调节内脏的活动

63．关于脾的表述，**错误**的是
   A．位于左季肋部
   B．上缘前部有 2～3 条脾切迹
   C．是腹膜间位器官
   D．贴于膈肌穹窿下面
   E．脏面近中央处有脾门

64．**不能**直接产生 X 线对比度的组织与器官是
   A．消化道，血管，脂肪
   B．血管，生殖系统，脂肪
   C．泌尿系统，血管，脂肪
   D．消化道，血管，生殖系统
   E．生殖系统，泌尿系统，脂肪

65．**不是**髂骨的形态特点的是
   A．由肥厚的髂骨体和扁阔的髂骨翼组成
   B．髂骨体构成髋面的上 3/5
   C．髂骨翼内面为髂窝
   D．髂骨翼后下有耳状关节面
   E．髂骨外面称臀面，为臀大肌附着处

66．有关脊柱解剖特征的叙述，**错误**的是
   A．下颈椎比上胸椎稍宽
   B．胸椎体自上而下逐渐变宽
   C．第 1 骶椎最宽
   D．第 3 腰椎最窄
   E．第 1 骶椎以下变窄

67．脊柱生理运动功能，**不包括**
   A．前屈
   B．后伸
   C．侧弯
   D．旋转
   E．行走

68．静脉肾盂造影检查的禁忌证是
   A．肾盂积水
   B．肾结石
   C．尿路狭窄
   D．肾部肿瘤
   E．肾功能严重损伤

69．下列疾患，**不能**由腹部平片诊断的是
   A．胆囊阳性结石
   B．肠梗阻
   C．慢性胰腺炎
   D．消化道穿孔

E．小儿先天性肛门闭锁

70．腰椎斜位标准片所见**错误**的是
   A．第 1～5 腰椎及腰骶关节呈斜位，于照片正中显示
   B．各椎弓根投影于椎体正中或前 1/3 处
   C．各椎弓根投影于椎体后 1/3 处
   D．椎间隙显示良好，第 3 腰椎上、下面的两侧缘应重合
   E．与椎体相重叠的椎弓部结构，应显示清晰

71．造影前不需做肠道清洁准备的是
   A．静脉肾盂造影
   B．膀胱造影
   C．肝动脉造影
   D．输卵管造影
   E．四肢静脉造影

72．能较好地反映胆囊浓缩功能的造影方法是
   A．静脉法胆系造影
   B．口服法胆系造影
   C．术中胆道造影
   D．经皮肝穿刺胆管造影
   E．内镜逆行胆道造影

73．子宫输卵管造影的禁忌证是
   A．子宫输卵管慢性炎症
   B．子宫输卵管结核
   C．子宫输卵管良性肿瘤
   D．子宫输卵管位置、形态异常
   E．子宫输卵管出血

74．膀胱造影的方法**不包括**
   A．静脉肾盂法
   B．逆行造影法
   C．双重造影法
   D．空气造影法
   E．钡剂灌注法

75．下列组合**错误**的是
   A．消化系统——由消化管和消化腺组成
   B．消化系统——消化食物
   C．消化系统——分泌胆汁
   D．消化系统——排出食物残渣
   E．消化系统——始于口腔止于肛门

76．下列叙述**错误**的是
   A．肝的功能——参与蛋白质合成
   B．肝的功能——参与脂类转化

C．肝的功能——参与糖类和维生素分解

D．肝的功能——药物的转化和解毒

E．肝的功能——胆汁的储存

77．关于肾解剖结构的描述，**错误**的是

A．两肾均在腹膜后

B．有脂肪囊包绕

C．肾长径相当于2个椎体高度

D．右肾门平第1腰椎体

E．右肾蒂较左侧短

78．肝外胆道**不包括**

A．肝管

B．肝总管

C．胰管

D．胆囊管、胆囊

E．胆总管

79．下列组合**错误**的是

A．骨髓——造血功能

B．胆囊——胆汁分泌

C．小肠——营养吸收

D．大肠——水分吸收

E．胃——胰液分泌

80．下列组合**错误**的是

A．松果体——性腺发育

B．食管——蠕动运动

C．甲状腺——调节基础代谢

D．肾上腺——调节血压

E．小肠——胆汁分泌

81．下列叙述**错误**的是

A．唾液中也含有消化酶

B．胃液的分泌不受精神作用的影响

C．消化道的蠕动受交感神经抑制

D．胆汁有利于脂肪的消化吸收

E．食物在胃内的滞留时间以三大营养素中的脂肪最长

82．关于胰腺的描述，**不正确**的是

A．是消化腺

B．可分泌多种消化酶

C．有内分泌功能

D．胰液经胰管进入消化道

E．分泌胆汁

83．关于腰椎侧位照片显示的叙述，**错误**的是

A．全部腰椎呈侧位显示在片内

B．椎间孔投影于照片正中

C．腰大肌影像清晰

D．椎体后缘无双边现象

E．椎间隙显示清晰

84．关于腹部摄影注意事项的叙述，**错误**的是

A．摄影前都必须清洁肠腔

B．除新生儿外均应采用滤线器摄影技术

C．胶片应包括整个腹部

D．采用呼气后屏气状态曝光

E．FFD为100 cm

85．胆囊造影脂肪餐后首次摄片时间应为

A．5 min

B．10 min

C．15 min

D．30 min

E．60 min

86．有关肾盂造影腹部压迫的叙述，**错误**的是

A．防止对比剂流入膀胱

B．压迫点为脐水平两侧

C．压迫球呈倒八字形放置

D．压力为5.3～8.0 kPa

E．观察全尿路时应解除压迫

87．有关静脉肾盂造影检查，**错误**的是

A．腹腔巨大肿块不能施行加压法

B．常用的对比剂是复方泛影葡胺

C．造影前必须进行碘过敏试验

D．肾盂造影片可显示肾上腺

E．疑似肾盂积水应加大对比剂剂量

88．静脉肾盂造影中引起迷走神经反应综合征的原因是

A．腹部加压

B．注入对比剂

C．碘过敏试验

D．X线照射

E．对比剂注射快

89．有关子宫输卵管造影的叙述，**错误**的是

A．对比剂是经子宫颈口注入

B．常用碘化油作为对比剂

C．有使输卵管阻塞的危险

D．子宫恶性肿瘤者禁止造影

E．兼有治疗输卵管阻塞作用

90．组成肌腱的主要组织是

A．疏松结缔组织
B．致密结缔组织
C．网状组织
D．脂肪组织
E．肌组织

91．变移上皮分布于
A．血管的内表面
B．胆囊的内表面
C．气管内表面
D．膀胱的内表面
E．胃的内表面

92．十二指肠乳头位于十二指肠的
A．上部
B．降部
C．水平部
D．升部
E．十二指肠球部

93．关于成人肝位置的描述，**错误**的是
A．大部分位于右季肋区和腹上区
B．其最高点右侧相当于右锁骨中线与第5肋的交点
C．其最高点左侧相当于左锁骨中线与第5肋间隙的交点
D．下界可超过肋弓下缘，但一般不超过5 cm
E．平静呼吸时，肝上、下移动幅度为2～3 cm

94．最明显而固定的直肠横襞距肛门约
A．1 cm
B．3 cm
C．5 cm
D．7 cm
E．9 cm

95．直肠上端与乙状结肠相接的平面是
A．第5腰椎
B．第1骶椎
C．第2骶椎
D．第3骶椎
E．第4骶椎

96．肝总管和胆囊管共同汇合成
A．肝总管
B．胆总管
C．十二指肠乳头
D．肝内胆管
E．壶腹括约肌

97．**不属于**下消化道的是
A．十二指肠
B．空肠
C．回肠
D．直肠
E．盲肠

98．下列有关胰腺的叙述，**错误**的是
A．胰由外分泌和内分泌两部分组成
B．外分泌部分泌的胰液是最重要的消化液
C．内分泌部主要分泌胰岛素
D．横跨第1～2腰椎前，分头、体、尾三部
E．其主胰管单独开口于十二指肠

99．空肠大部分位于
A．左下腹
B．右下腹
C．右上腹
D．左上腹
E．脐区

100．**不**与胃后壁毗邻的结构是
A．胰
B．肝左叶
C．左肾上半部
D．左肾上腺
E．横结肠

# 练习十七答案

1．D 2．C 3．D 4．B 5．C 6．A 7．E 8．A 9．E 10．B 11．E 12．D 13．D
14．E 15．C 16．D 17．E 18．C 19．A 20．B 21．E 22．C 23．D 24．D 25．C
26．B 27．A 28．E 29．E 30．E 31．C 32．D 33．C 34．C 35．A 36．C 37．D

38．B  39．D  40．C  41．D  42．B  43．C  44．B  45．E  46．E  47．D  48．E  49．C
50．D  51．D  52．C  53．C  54．A  55．C  56．E  57．C  58．C  59．E  60．B  61．D
62．C  63．C  64．D  65．B  66．D  67．E  68．E  69．C  70．C  71．E  72．E  73．D
74．E  75．C  76．E  77．D  78．C  79．E  80．E  81．B  82．E  83．C  84．A  85．D
86．B  87．D  88．A  89．C  90．B  91．D  92．B  93．D  94．D  95．D  96．B  97．A
98．E  99．D  100．B

# 练习十八

1. 有关输尿管的叙述，**错误**的是
   A．为肌性管道
   B．上接肾盂，下通膀胱
   C．可产生蠕动
   D．第 1 处狭窄在起始处
   E．第 2 处狭窄在与腰大肌交叉处
2. 构成肾髓质的主要结构是
   A．肾小盏
   B．肾锥体
   C．肾大盏
   D．肾柱
   E．肾乳头
3. 关于膀胱的描述，正确的是
   A．属腹膜外位器官
   B．其最下部为膀胱底
   C．黏膜上皮为变移上皮
   D．膀胱底与前列腺相邻
   E．为生成尿的器官
4. 成人的子宫呈
   A．前倾后屈位
   B．正立位
   C．后倾位
   D．横位
   E．前倾前屈位
5. 成人脊髓下端平对
   A．第 12 胸椎
   B．第 1 腰椎
   C．第 2 腰椎
   D．第 3 腰椎
   E．第 4 腰椎
6. 胃的蠕动起始于
   A．胃底
   B．贲门部
   C．幽门部
   D．胃体的中部
   E．胃体的下部
7. 排便反射的初级中枢在
   A．脊髓胸段
   B．脊髓腰骶段
   C．延髓
   D．脑桥
   E．中脑
8. 耻骨联合平面，相当于
   A．第 3 腰椎
   B．第 4 腰椎
   C．第 5 腰椎
   D．第 2 骶椎
   E．尾骨
9. 关于腹部的摄影条件选择，**错误**的是
   A．使用滤线器
   B．屏 - 片组合感度 400
   C．总滤过 ≥ 3.0 mmAl 当量
   D．摄影距离为 90～100 cm
   E．体表允许入射剂量 > 10 mGy
10. 肾区及输尿管前后位摄影，中心线经
    A．脐部
    B．脐下 3 cm
    C．剑突到肚脐连线中点
    D．肚脐到耻骨联合连线中点
    E．剑突到耻骨联合连线中点
11. 急腹症（气腹）摄影，胶片上缘应包括
    A．肝

B．两侧膈
C．左侧膈
D．右侧膈
E．肾

12．在多囊肝的描述中，**错误**的是
A．是先天性疾病
B．早期可无明显症状
C．肝体积增大，密布大小不等的囊腔
D．囊壁不均匀增厚，并可见乳头状突起
E．常合并肾等其他脏器的多囊性病变

13．与椎骨有关的是
A．横突
B．翼状突
C．髁状突
D．后床突
E．喙状突

14．下列组合**错误**的是
A．棘突 - 肩胛骨
B．乳突 - 颞骨
C．翼状突 - 蝶骨
D．剑突 - 胸骨
E．横突 - 椎骨

15．与胃的分型**无关**的是
A．角型胃
B．袋型胃
C．钩型胃
D．长型胃
E．瀑布型骨

16．下列叙述**错误**的是
A．大肠始于右髂窝部的盲肠，最终到直肠
B．沿左侧胁腹部上升到肝下缘的是升结肠
C．由肝曲转向为横结肠
D．由脾曲从左胁腹部下行的是降结肠
E．经盆腔为乙状结肠

17．下列组合**错误**的是
A．十二指肠——起自幽门，止于十二指肠空肠曲
B．十二指肠环绕胰头——十二指肠弓
C．小肠——始于幽门，止于回盲瓣
D．空肠、回肠——无肠系膜小肠
E．十二指肠——分四部

18．下列组合**无关**的是

A．冠状动脉——心
B．腹腔动脉——肝
C．椎动脉——腰椎
D．肠系膜上动脉——小肠
E．肠系膜下动脉——乙状结肠

19．下列叙述中正确的是
A．气管在食管后方
B．十二指肠由横结肠后方穿行
C．胰腺横跨于第 5 腰椎后方
D．肾在腹膜后腔
E．膀胱在直肠后方

20．与剑突至脐连线中点在同一平面的是
A．第 10 胸椎
B．第 11 胸椎
C．第 12 胸椎
D．第 1 腰椎
E．第 2 腰椎

21．与髂前上棘连线中点在同一平面的是
A．第 5 腰椎
B．第 1 骶椎
C．第 4 腰椎
D．第 2 骶椎
E．第 4 骶椎

22．腰椎前后位的摄影中，**不正确**的是
A．被检者仰卧于摄影台上
B．身体正中矢状面对准台面中心并垂直
C．两臂伸直置于身旁或上举过头
D．两髋及膝关节伸直
E．深吸气呼气后屏气曝光

23．骶髂关节斜位摄影时，被检侧腰部及臀部抬高与台面成
A．15°
B．23°
C．45°
D．55°
E．60°

24．肾盂造影时，X 线片上的标记错误，造成最严重的后果是
A．忘记标 X 线片号
B．年、月、日不符
C．标错 X 线号，但未重号
D．左、右贴反

E．造影后分段拍片，时间标记不明

25．不能站立和直坐的患者，检查肠梗阻应摄

　　A．腹部常规前后位

　　B．斜位

　　C．腹部侧位

　　D．侧卧后前位

　　E．腹部常规后前位

26．下列脏器能在腹部平片上显示的是

　　A．胆囊

　　B．胰腺

　　C．肾

　　D．子宫

　　E．输尿管

27．腹部摄影前**不应**做的准备是

　　A．检查前 1～2 d 内食用少渣的食物

　　B．检查前 1 d 16—20 时服药用活性炭 2 g

　　C．检查前 1 d 晚服蓖麻油 20～30 ml

　　D．检查日晨饮少量水约 100 ml

　　E．检查前 2 h 用肥皂水灌肠

28．腰椎斜位的摄影体位**错误**的是

　　A．侧卧，身体向后倾斜

　　B．矢状面与台面成 35°～45°

　　C．腰椎棘突后缘置台面中线后方 5 cm 处

　　D．近台面侧髋及膝部屈曲

　　E．中心线应对准第 3 腰椎垂直射入

29．输尿管的第 1 处狭窄位于

　　A．输尿管的起始部

　　B．腰大肌的前面

　　C．小骨盆入口越过髂血管处

　　D．坐骨棘附近

　　E．穿膀胱壁处

30．膀胱的最下部称

　　A．膀胱尖

　　B．膀胱底

　　C．膀胱体

　　D．膀胱颈

　　E．膀胱三角

31．男性尿道最狭窄的部位在

　　A．尿道外口

　　B．尿道膜部

　　C．尿道内口

　　D．前列腺部

　　E．海绵体部

32．男性的生殖腺是

　　A．附睾

　　B．睾丸

　　C．精囊

　　D．尿道球腺

　　E．前列腺

33．肾上腺皮质分泌的是

　　A．糖皮质激素

　　B．肾上腺素

　　C．生长激素

　　D．褪黑素

　　E．甲状腺激素

34．消化管共有的运动形式是

　　A．蠕动

　　B．容受性舒张

　　C．分节运动

　　D．集团蠕动

　　E．随意运动

35．人体最重要的排泄器官是

　　A．皮肤

　　B．肺

　　C．消化道

　　D．肾

　　E．唾液腺

36．有关胃的描述，**错误**的是

　　A．胃的上口接食管称为贲门

　　B．胃的下口接十二指肠称幽门

　　C．胃贲门口水平以上为胃底，X 线上称胃泡

　　D．贲门位于胃的内侧壁

　　E．以贲门为中心，半径 2 cm 的区域称为贲门区

37．关于小肠的描述**错误**的是

　　A．十二指肠是小肠第一部分

　　B．空肠位于左上腹

　　C．回肠位于中腹部和右下腹部

　　D．空肠与回肠分界在中腹部

　　E．十二指肠空肠曲位于胃体和胰体之间

38．肝增强扫描的图像显示的窗位相应要比平扫增加

　　A．10～15 HU

　　B．20～30 HU

C. 40～50 HU

D. 60～70 HU

E. 80～90 HU

39．关于胆道系的叙述**错误**的是

A．胆囊呈梨形

B．肝总管由左右肝管合成

C．胆总管位于肝固有动脉右侧、门静脉前方

D．胆总管与胰管合成为 Oddi 壶腹

E．胆总管走行在胰头的前方

40．有关椎骨的叙述，**错误**的是

A．包括 7 个颈椎、12 个胸椎和 5 个腰椎，以及骶椎、尾椎

B．椎体是椎骨负重的主要部分

C．椎骨内部为松质骨，表面为薄层密质骨

D．椎弓位于椎体后方，由一个椎弓根和一个椎弓板组成

E．椎弓后缘正中向后方伸出，形成棘突

41．下列**不属于**结肠癌的 X 线征象的是

A．腔内不规则龛影

B．黏膜面破坏，周围有不规则结节

C．局限性狭窄，中央有不规则龛影

D．肠腔轮廓外"T"字形显影

E．局限狭窄，表面不规则结节

42．关于腰大肌的叙述**错误**的是

A．位于脊柱腰段的外侧

B．与髂肌合成髂腰肌

C．止于股骨大转子

D．可使髋关节前屈、旋外

E．腹部平片可见其影像

43．临床称为胃窦的是

A．幽门部

B．贲门部

C．胃底部

D．幽门窦

E．幽门管

44．**不属于**肝门结构的是

A．肝门静脉

B．肝固有动脉

C．肝管

D．胆总管

E．肝的淋巴管

45．关于肾的描述**错误**的是

A．是产生尿的器官

B．其功能单位是肾单位

C．是腹膜外位器官

D．左、右各一

E．肾属非实质性器官

46．关于耻骨联合的表述，**错误**的是

A．为两侧耻骨间的联结

B．连结间有纤维软骨性耻骨间盘

C．联合上方有耻骨上韧带

D．联合下方有耻骨弓状韧带

E．耻骨联合为间接联结

47．下列**不属于**尺骨结构的是

A．桡切迹

B．鹰嘴

C．冠突

D．尺切迹

E．滑车切迹

48．关于肝的描述，**不正确**的是

A．呈不规则楔形

B．膈面与膈肌接触

C．脏面朝向下后方

D．肝门位于脏面中间部的横沟内

E．肝门是肝动脉、肝静脉、门静脉和肝管进出的门户

49．关于肾的叙述，**错误**的是

A．肾实质分为皮质和髓质两部分

B．肾皮质富含血管，主要由肾小球和肾小管组成

C．肾皮质形成肾锥体

D．肾髓质由密集的肾小管构成

E．肾锥体突向肾窦，成为肾乳头

50．关于肾的毗邻关系，以下**错误**的是

A．肾的后方与膈肌、腰大肌、腰方肌相邻

B．两肾前上方与肾上腺相贴

C．右肾前方与肝右叶、十二指肠降部和结肠肝曲相邻

D．左肾前缘与肝左叶、胃、胰和空肠相邻

E．左肾外缘邻接脾和结肠肝曲

51．关于盲肠的叙述，**错误**的是

A．是大肠的起始部

B．是大肠中最短的部分

C．是大肠中最宽的部分

D．位于右膈窝内

E．阑尾开口于盲肠前下方

52．关于肝功能的叙述，**错误**的是

A．生成胆汁

B．参与蛋白质的合成、转化与分解

C．解毒功能

D．在胚胎时期有造血功能

E．维持钙磷平衡

53．肠梗阻的首选摄影体位是

A．仰卧前后位

B．侧卧侧位

C．倒立前后位

D．站立前后位

E．右侧卧位水平前后位

54．膀胱区正位摄影，中心线应向足侧倾斜

A．10°

B．15°

C．20°

D．25°

E．30°

55．**不属于**胆道系统生理功能的是

A．分泌胆汁

B．贮存胆汁

C．浓缩胆汁

D．排泄胆汁

E．调节胆道压力

56．下列组合**不妥**的是

A．消化道造影——急性肝炎

B．MRI——脑梗死

C．超声——胆石

D．子宫输卵管造影——不孕症

E．腹部平片——消化道穿孔

57．关于腰椎侧位体位显示标准，**错误**的是

A．照片包括胸11至骶2椎骨及部分软组织

B．包括胸11至腰5棘突

C．腰椎体各缘无双边显示

D．腰2椎体处于照片正中

E．腰骶关节可见

58．关于口服胆系造影的叙述，**错误**的是

A．造影方法简单易行

B．可观察胆囊形态及功能

C．检查前1～3d进高脂肪食物

D．造影前日晚服泻药

E．造影前应摄胆区平片

59．逆行肾盂造影的术前准备，**不包括**

A．碘过敏试验

B．清洁肠道

C．麻醉剂过敏试验

D．检查当日禁食

E．有关膀胱镜检查准备

60．腹部摄影在何种呼吸状态下曝光

A．深吸气后屏住

B．深吸气后呼气屏住

C．平静下呼吸

D．平静呼吸下屏住

E．急促呼吸

61．下列说法正确的是

A．腰骶关节前后位，中心线应垂直射入

B．腰骶关节侧位，中心线应向头侧倾斜

C．骶骨前后位，中心线应向足侧倾斜

D．尾骨前后位，中心线应向头侧倾斜

E．骶骨前后位，中心线应向头侧倾斜

62．腰椎斜位的影像，其椎体与其他部分组成如"狗状"形态，其中，"狗颈"为近片侧的

A．横突

B．椎弓根

C．上关节突

D．下关节突

E．椎弓峡部

63．腰椎正位摄影，下列描述**错误**的是

A．被检者仰卧于摄影床上

B．双下肢伸直并稍内旋，两趾相接触

C．身体正中面对准床面中线并垂直床面

D．胶片上缘包括第11胸椎，下缘包括上部骶椎

E．中心线对准脐孔上方2 cm处垂直射入胶片中心

64．关于腰椎正位标准片，下列描述**错误**的是

A．照片内应包括第1～5腰椎、腰骶关节、两侧骶髂关节及两侧膈肌

B．椎体序列于照片正中，棘突序列于椎体正中

C．两侧横突，椎弓根对称显示

D．椎间隙清晰

E．第3腰椎椎体各缘呈切线状显示，无双边

现象

65. 关于腰椎侧位标准片，下列正确的是
    A. 照片内应显示第 1～5 腰椎、腰骶关节、两侧骶髂关节及两侧腰大肌
    B. 椎体以正常生理曲度序列于照片正中，棘突序列于椎体正中
    C. 两侧横突，椎弓根对称显示
    D. 腰大肌阴影边界清晰明了
    E. 上缘包括 12 胸椎，下缘包括骶椎

66. 关于腰椎斜位摄影，下列描述**错误**的是
    A. 胶片上缘包括第 12 胸椎，下缘包括上部骶椎
    B. 被检侧远离床面
    C. 身体冠状面与床面成 45°
    D. 中心线经第 3 腰椎垂直射入照射野中心
    E. 应摄双侧以作对比

67. 腰椎正位标准片，照片内可**不包括**
    A. 第 1～5 腰椎
    B. 腰骶关节
    C. 两侧骶髂关节
    D. 两侧膈肌
    E. 两侧腰大肌

68. 腰椎侧位摄影，**不观察**
    A. 椎体的骨质和形态
    B. 椎间盘
    C. 棘突
    D. 横突
    E. 关节突

69. 腰椎斜位摄影，**不观察**腰椎的
    A. 椎弓峡部
    B. 上、下关节突
    C. 横突
    D. 椎弓根
    E. 椎间孔

70. 骨盆正位摄影，中心线的入射点为
    A. 两侧髂前上棘连线中点
    B. 耻骨联合与脐孔的连线中点
    C. 两侧髂嵴上缘连线中点与耻骨联合上缘连线的中点
    D. 两侧髂前上棘连线中点与耻骨联合上缘连线的中点
    E. 两侧髂前上棘连线中点与耻骨联合连线的中点

71. 髂骨前后斜位摄影，对侧身体抬高至冠状面，与台面成 35°～45°，是为了
    A. 髂骨与探测器垂直
    B. 髂骨与探测器成 35°～45°
    C. 髂骨与探测器成 45°～55°
    D. 髂骨与探测器平行
    E. 髂骨与探测器成 60°

72. 骶髂关节前后位摄影，中心线应
    A. 垂直射入
    B. 向足侧倾斜 15°～20°
    C. 向头侧倾斜 15°～20°
    D. 向足侧倾斜 30°
    E. 向头侧倾斜 30°

73. 下列关于髂骨斜位和骶髂关节斜位的说法正确的是
    A. 髂骨斜位被检侧抬高 35°～45°，骶髂关节斜位对侧抬高 15°～20°
    B. 髂骨斜位和骶髂关节斜位均应被检侧抬高 35°～45°
    C. 髂骨斜位和骶髂关节斜位均应被检侧抬高 15°～20°
    D. 髂骨斜位被检侧抬高 15°～20°，骶髂关切斜位对侧抬高 15°～20°
    E. 髂骨斜位对侧抬高 35°～45°，骶髂关节斜位被检侧抬高 15°～25°

74. 关于腹部站立位标准片的显示，下列描述**不正确**的是
    A. 椎体棘突位于照片正中
    B. 两侧膈肌、输尿管及骨盆腔对称显示
    C. 膈肌边缘锐利，无丢失
    D. 胃内液平面及可能出现的肠内液平面均应辨认明确
    E. 肾、腰大肌影像显示清晰

75. 腹部平片显示**不清**的是
    A. 双肾
    B. 腰椎
    C. 腰大肌
    D. 肠腔积气
    E. 输尿管

76. 关于腹部平片摄影技术，叙述**错误**的是
    A. 做泌尿系平片，照片前必须清洁灌肠、排

尿，体位取前后仰卧位

B．对于检查肠梗阻，应取前后立位或仰卧水平侧位

C．肠梗阻检查前，不应灌肠减压，也不应服用镇痛药

D．作为腹部平片，无论检查肠梗阻、泌尿系结石，还是消化道穿孔，照片均应包括全腹部及骨盆腔

E．肠梗阻、消化道穿孔也可取侧卧水平正位

77．腹部斜位常用于检查

A．急腹症

B．胎儿畸形

C．胆结石

D．腹部异物

E．先天肛门闭锁

78．下列疾患的体位选择**错误**的是

A．肠套叠——钡剂灌肠

B．消化道穿孔——腹部站立前后位

C．肾下垂——腹部仰卧前后位

D．先天性肛门闭锁——腹部倒立前后位

E．泌尿系结石——腹部仰卧前后位

79．平片摄影**无**诊断意义的妇科疾患是

A．盆腔结核

B．皮样囊肿或畸胎瘤

C．子宫肌瘤

D．巨大卵巢肿瘤

E．输卵管阻塞畸形

80．腹部正位摄影，下列描述**不正确**的是

A．被检者仰卧在摄影台上

B．身体正中矢状面对准暗盒中线

C．暗盒下缘超出耻骨联合下 3 cm

D．中心线对准剑突与脐的连线中点垂直射入

E．曝光时嘱被检者深呼气后屏气

81．下列**不是**优良的腹部平片的特点是

A．棘突位于照片正中显示

B．能观察到肾的形状、大小、轮廓

C．能清晰显示输尿管的走行

D．能观察到腰大肌阴影

E．肠内容物及积气清洁彻底

82．骶髂关于俯卧位主要是利用了 X 线的

A．反射

B．折射

C．衍射

D．斜射

E．散射

83．结肠钡灌肠造影硫酸钡的调配，应选择的钡水重量比是

A．1∶2

B．1∶4

C．1∶3

D．1∶1

E．2∶3

84．下列造影检查发生意外的组合，**不正确**的是

A．静脉肾盂造影——迷走神经反应

B．脑血管造影——碘过敏反应

C．逆行肾盂造影——中毒性休克

D．冠状动脉造影——心搏骤停

E．胃肠造影——钡剂反应

85．**不是**经体表穿刺引入对比剂的造影检查的是

A．脑血管造影

B．逆行肾盂造影

C．脊髓造影

D．静脉胆系造影

E．腹腔动脉造影

86．下列属于静脉胆系造影优点的是

A．造影过程时间太长

B．有碘过敏的可能

C．胆管显示较好

D．受胃肠道影响较大

E．受个人差异的影响

87．下列**不属于**上消化道造影前准备内容的是

A．造影前 6 h 禁食

B．做碘过敏试验

C．造影前禁水

D．胃潴留时洗胃

E．检查前 3 d 禁服高原子量药物

88．下列属于钡剂灌肠造影用器械的是

A．导尿管

B．双腔气囊管

C．猪尾导管

D．压迫器

E．高压注射器

89．下列有关结肠低张双重造影检查的说法，**不正确**的是

A．造影前肌内注射山莨菪碱
B．在透视下先注入气体，再注入钡剂
C．硫酸钡配制成 1∶4 钡水重量比浓度
D．造影前清洁灌肠
E．灌肠注气不能超过 1000 ml

90．口服碘番酸片剂的间隔时间是
   A．2 min
   B．5 min
   C．8 min
   D．10 min
   E．4 min

91．口服胆囊造影服油餐后的拍片时间是
   A．30 min
   B．20 min
   C．40 min
   D．60 min
   E．50 min

92．口服胆囊造影在胆囊显影后服油脂餐的目的是观察
   A．肝功能
   B．胆囊扩张功能
   C．胆囊收缩功能
   D．胆囊储存功能
   E．胆囊形态

93．下列**不属于**口服胆囊造影检查特点的是
   A．简便安全
   B．易发生碘过敏反应
   C．造影过程时间长
   D．对胆囊功能观察有利
   E．胆管显示不如静脉法

94．静脉胆系造影，注射对比剂后的第 1 张拍片时间是
   A．7 min
   B．20 min
   C．30 min
   D．60 min
   E．80 min

95．肝的左内叶和右前叶之间为
   A．肝左静脉
   B．肝中静脉
   C．肝前静脉
   D．下腔静脉
   E．肝右静脉

96．关于口服胆囊造影前准备，下列**错误**的是
   A．造影前一日中午食油脂餐
   B．造影日早禁食
   C．造影前口服泻剂代替灌肠
   D．造影日带一份脂肪餐备用
   E．通常服药后 12 h 后拍摄第 1 张照片

97．静脉肾盂造影采用下腹部压迫方法，下列说法正确的是
   A．加速对比剂从肾盂排泄
   B．固定被检者
   C．阻断肾盂内对比剂流入膀胱
   D．防止被检者在拍片时呼吸
   E．压迫脂肪组织

98．下列属于静脉肾盂造影的腹部压迫部位的是
   A．脐两侧
   B．髂骨嵴连线水平
   C．髂前上棘连线水平
   D．耻骨联合上缘
   E．耻骨联合下缘

99．静脉肾盂造影检查前准备，下列**错误**的是
   A．拍摄腹部平片
   B．造影前一日中午吃油餐
   C．做碘过敏试验
   D．造影前 12 h 禁食
   E．造影前禁水

100．静脉肾盂造影，注射对比剂后的第 1 张拍片时间是
   A．2 min
   B．5 min
   C．7 min
   D．15 min
   E．30 min

# 练习十八答案

1. E  2. B  3. C  4. E  5. B  6. D  7. B  8. E  9. E  10. E  11. B  12. D  13. A
14. A  15. B  16. B  17. D  18. C  19. D  20. D  21. D  22. D  23. B  24. D  25. D
26. C  27. D  28. B  29. A  30. D  31. A  32. B  33. A  34. A  35. D  36. C  37. D
38. B  39. D  40. D  41. D  42. C  43. A  44. D  45. E  46. E  47. D  48. E  49. C
50. D  51. E  52. E  53. D  54. A  55. A  56. A  57. D  58. D  59. A  60. B  61. E
62. E  63. B  64. A  65. E  66. B  67. D  68. D  69. D  70. D  71. D  72. C  73. E
74. B  75. E  76. D  77. C  78. C  79. E  80. D  81. C  82. D  83. B  84. C  85. B
86. C  87. D  88. D  89. D  90. B  91. D  92. C  93. D  94. D  95. B  96. C  97. C
98. C  99. B  100. C

# 练习十九

1. 静脉肾盂造影，腹部压迫的充气压力值一般是
   A. 100～110 mmHg
   B. 70～80 mmHg
   C. 50～65 mmHg
   D. 30～50 mmHg
   E. 20～40 mmHg

2. 肾下垂患者做静脉肾盂造影时拍摄全尿路时的摄影体位是
   A. 侧位
   B. 斜位
   C. 前后站立位
   D. 头低位
   E. 轴位

3. 静脉肾盂造影压迫腹部易引起的被检者反应是
   A. 气体栓塞反应
   B. 碘过敏反应
   C. 迷走神经反应
   D. 钡剂反应
   E. 局部疼痛

4. 有关静脉肾盂造影的叙述**错误**的是
   A. 造影前要做碘过敏试验
   B. 对肥胖患者可不采用腹部压迫，用头低位和大剂量对比剂方法
   C. 注射对比剂前可饮水
   D. 注射对比剂 7 min 后拍摄第 1 张片
   E. 腹部压迫的压力值为 70～80 mmHg

5. 逆行肾盂造影每侧输尿管注入对比剂的量应选择
   A. 3 ml
   B. 3～5 ml
   C. 5～10 ml
   D. 20 ml
   E. 20～25 ml

6. 逆行肾盂造影注药后的拍片时间是
   A. 立即拍片
   B. 2 min
   C. 5 min
   D. 8 min
   E. 10 min

7. 腹部血管造影的造影前准备**不正确**的是
   A. 76%复方泛影葡胺
   B. 做碘过敏试验
   C. 造影前可以吃饭，可不做肠道清洁
   D. 造影前给镇静剂
   E. 做好导管消毒及 X 线设备准备

8. 下列组合中**错误**的是
   A. 骶髂关节正位——中心线向头侧倾斜 15°
   B. 骶髂关节斜位——人体矢状面倾斜 45°
   C. 骶髂关节左后斜位——显示右侧骶髂关节

D．腰椎左后斜位——显示左侧椎间关节

E．胸椎左后斜位——显示右侧椎间关节

9．**不**属于盆腔 CT 检查适应证的是

　A．附件炎

　B．前列腺癌

　C．骨盆外伤

　D．盆腔脓肿

　E．膀胱结石

10．四肢摄影的距离是

　A．40～60 cm

　B．75～100 cm

　C．150～180 cm

　D．180～200 cm

　E．200 cm 以上

11．下列显示舟骨的最佳位置是

　A．腕关节前后位

　B．腕关节后前位

　C．腕关节尺偏位

　D．腕关节轴位

　E．腕关节侧位

12．下肢摄影宜采用的正确呼吸方式是

　A．平静呼吸不屏气

　B．平静呼吸下屏气

　C．深吸气后屏气

　D．深呼气后屏气

　E．均匀连续浅呼吸

13．肩关节摄影宜采用的正确呼吸方式是

　A．平静呼吸，不屏气

　B．平静呼吸下屏气

　C．深吸气后屏气

　D．深呼气后屏气

　E．均匀连续浅呼吸

14．肘关节前后位摄影，下列说法**错误**的是

　A．肱骨内、外上髁连线中点置于照射野中心

　B．焦-片距为 75 cm 或 90 cm

　C．肘关节伸直矢状面与探测器边缘平行

　D．手掌向下，肘关节平放于探测器

　E．平静呼吸不屏气曝光

15．观察跟骨左右两侧的最佳位置是

　A．跟骨底跟轴位

　B．跟骨侧位

　C．踝关节前后位

D．踝关节侧位

E．足部侧位

16．关于手后前位摄影的叙述，**错误**的是

　A．手掌向下平放于探测器

　B．手矢状面与探测器边缘平行

　C．第 2 掌骨头远端置于照射野中心

　D．焦-片距为 75 cm

　E．选用小 mA，长时间，平静呼吸不屏气曝光

17．进行肩胛骨摄影时，正确的中心线射入点是

　A．肩峰

　B．肩胛骨喙突下方 4～5 cm

　C．肩关节

　D．肩锁关节端

　E．肩胛骨喙突

18．关于足前后位摄影的描述**错误**的是

　A．平静呼吸不屏气曝光

　B．第 3 跖骨头基底部置于照射野中心

　C．足底部紧贴暗盒

　D．第 3 跖骨头远端置于照射野中心

　E．焦-片距为 75 cm 或 90 cm

19．进行踝关节前后位摄影时，正确的中心线射入点是

　A．内踝上 1 cm

　B．外踝上 1 cm

　C．内、外踝连线中点上 1 cm

　D．内、外踝连线中点上方 1.5 cm

　E．内、外踝连线中点下方 1.5 cm

20．膝关节前后位摄影，正确的中心线射入点是

　A．髌骨下缘

　B．髌骨上缘

　C．髌骨上 1 cm

　D．髌骨下 1 cm

　E．髌骨上下缘连线中点

21．髋关节摄影定位点，髂前上棘与耻骨联合上缘连线中点向外下作垂线，距垂足

　A．2 cm

　B．3 cm

　C．4 cm

　D．5 cm

　E．6 cm

22．了解股骨头向后脱位情况，应选择的最佳位置是

A．髋关节前后位
B．髋关节后前斜位（谢氏位）
C．双侧髋关节与股骨颈侧位（蛙形位）
D．股骨颈仰卧侧位
E．股骨侧位

23．手后前位摄影正确的中心线射入点是
A．第2掌骨远端
B．第2掌骨近端
C．第3掌骨远端
D．第3掌骨近端
E．第3指骨远端

24．腕关节后前位摄影正确的中心线射入点是
A．尺桡骨茎突连线中点上方1 cm
B．尺桡骨茎突连线中点下方1 cm
C．尺桡骨茎突连线中点
D．桡骨茎突
E．尺骨茎突

25．右手侧位主要用于检查的病变是
A．指骨结核
B．指骨线性骨折
C．指骨骨髓炎
D．手部异物
E．手部炎症

26．关于手后前斜位的叙述，**错误**的是
A．用于观察第1掌骨
B．用于观察第2掌骨
C．用于观察第3掌骨
D．用于观察第4～5掌骨
E．中心线对准第3手掌骨头远端垂直于暗盒射入

27．观察鹰咀的最佳位置是
A．肱骨前后位
B．肘关节前后位
C．肘关节轴位
D．前臂前后位
E．前臂侧位

28．进行肩关节前后位摄影时，照射野上缘应当超出肩部软组织正确数值是
A．2 cm
B．3 cm
C．4 cm
D．5 cm
E．6 cm

29．关于锁骨上下斜位的叙述中，**错误**的是
A．被检者仰卧于摄影床上
B．锁骨中点置于照射野中心
C．暗盒竖立于被检侧肩部上方
D．中心线向头侧倾斜，与水平面成20°～30°
E．平静呼吸中屏气曝光

30．足前后位照片**不能**显示的部位是
A．趾骨
B．跖骨
C．舟骨
D．跟骨
E．楔骨

31．检查足畸形或足内异物的最佳摄影位置是
A．足后前位
B．足侧位
C．足外斜位
D．足内斜位
E．足部轴位

32．在足内斜位摄影时，**错误**的是
A．被检者坐于摄影床上
B．足底内侧贴近探测器
C．足底与探测器成20°～30°
D．第3跖骨基底部置于照射野中心
E．中心线对准第3跖骨基底部

33．跟骨底跟轴位摄影时，中心线射入角度正确的是
A．向足侧倾斜15°～25°
B．向头侧倾斜10°～20°
C．向足侧倾斜35°～45°
D．向头侧倾斜35°～45°
E．向头侧倾斜20°～30°

34．疑有跟骨骨刺时的最佳摄影位置是
A．足前后位
B．踝关节前后位
C．踝关节侧位
D．跟骨侧位
E．跟骨前后位

35．关于膝关节前后位摄影的说法，**错误**的是
A．被检者坐于摄影床上
B．被检侧下肢伸直，足尖向上稍向外旋
C．髌骨下缘对准照射野中心

D. 中心线对准髌骨下缘垂直射入

E. 平静呼吸不屏气曝光

36. 关于髌骨轴位摄影，**错误**的是

   A. 被检者仰卧于摄影床上

   B. 髌骨置于照射野中心

   C. 平静呼吸不屏气曝光

   D. 中心线对准髌骨下缘，经髌骨后缘垂直于探测器

   E. 主要显示髌骨骨折后左右分离情况

37. 进行膝关节侧位摄影，下肢屈膝的角度是

   A. 65°～75°

   B. 85°～95°

   C. 105°～115°

   D. 120°～135°

   E. 145°～165°

38. 进行小儿双侧髋关节与股骨颈侧位（蛙形位）摄影正确的是

   A. 双侧髋部屈曲，且外旋与床面皆成约30°

   B. 双侧髋部屈曲，且外旋与床面皆成约40°

   C. 双侧髋部屈曲，且外旋与床面皆成约50°

   D. 双侧髋部屈曲，且外旋与床面皆成约60°

   E. 双侧髋部屈曲，且外旋与床面皆成约70°

39. 骨的前面向内侧旋转称为

   A. 旋内

   B. 旋外

   C. 内收

   D. 外展

   E. 屈伸

40. 四肢长管状骨摄片时至少应包括

   A. 邻近1个关节

   B. 邻近2个关节

   C. 不必包括关节

   D. 不必摄侧位片

   E. 必须对称拍摄

41. 肘关节标准侧位摄影时，肘部应屈曲

   A. 30°

   B. 45°

   C. 90°

   D. 120°

   E. 180°

42. 临床怀疑大骨节病，最佳摄影体位是

   A. 腰椎正侧位片

   B. 双侧膝关节侧位片

   C. 双手正位及双踝关节正位

   D. 双侧手腕外展位

   E. 双侧第1跖趾骨正、斜位

43. 临床怀疑痛风，最佳摄影体位是

   A. 第1跖趾骨正、斜位

   B. 双侧跟骨侧位

   C. 双侧掌上斜位

   D. 骨盆正位

   E. 胸骨正位

44. 疑腕豆骨骨折，首选摄影体位是

   A. 手腕外展位

   B. 掌上斜位

   C. 手腕侧位

   D. 手腕内收位

   E. 腕关节正位

45. 形成关节的两块骨骼之间，作增大角度的运动的肢体位称作

   A. 外展位

   B. 内收位

   C. 外旋位

   D. 屈曲位

   E. 伸展位

46. 关于骨骼系统摄影条件的选择，**错误**的是

   A. 选用小焦点，以求得最小的几何模糊

   B. 同一部位不同厚度，采用固定毫安秒和距离而调整管电压的方法

   C. 厚度超过15 cm，选用滤线栅

   D. 慢性骨髓炎、骨结核等摄影条件要减少

   E. 石膏固定照片要增加管电压5～8 kV

47. 骨与关节X线摄片检查常规要求

   A. 正侧位摄片

   B. 双侧对照摄片

   C. 左右斜位摄片

   D. 正侧位摄片，必要时双侧对照

   E. 正侧位摄片，包括周围软组织及邻近1个关节

48. 观察儿童骨龄应摄

   A. 踝关节

   B. 腕关节

   C. 膝关节

   D. 肘关节

E．胸片
49．四肢扫描时，区分图像左右的操作是
   A．双侧对比摆位
   B．包括邻近关节
   C．包括周围软组织
   D．输入注释标记
   E．选择进床或出床
50．下列组合**错误**的是
   A．肩胛骨骨折——前后正位和侧位
   B．扁平足——常规正侧位
   C．外翻——正位加轴位
   D．第1掌骨骨折——正位及外斜位
   E．腕舟骨骨折——外展位
51．常用于跟骨骨刺检查的位置是
   A．一侧足侧位
   B．双侧跟骨侧位
   C．足正位
   D．足内斜位
   E．足外斜位
52．关于骨骼摄影条件的选择，**错误**的是
   A．尽可能使用小焦点
   B．急性骨髓炎应增加摄影条件
   C．胶片尺寸不宜过小，应包括软组织
   D．远端四肢关节摄影可采用乳腺摄影用片
   E．厚度超过15 cm时，应使用滤线栅
53．肩胛骨关节盂与肱骨头构成
   A．肩峰
   B．喙突
   C．肩关节
   D．肩锁关节
   E．胸锁关节
54．肩胛骨位于
   A．背部的外下方
   B．背部的前上方
   C．背部的后上方
   D．背部的外上方
   E．背部的前下方
55．髋关节的组成正确的是
   A．髋臼与关节盂
   B．髋臼与小粗隆
   C．髋臼与大粗隆
   D．髋臼与股骨头

   E．髋臼与股骨颈
56．肩关节正位摄影，中心线的正确射入点是
   A．锁骨的中点
   B．关节盂
   C．肩峰
   D．肩胛骨喙突
   E．肱骨头
57．关于下肢摄影，**错误**的是
   A．长骨长轴应平行于胶片长轴
   B．与上肢等厚部位应略增 kV
   C．至少应包括一端关节
   D．股骨近端不用滤线器
   E．焦-片距通常多采用 100 cm
58．类风湿关节炎，正确的摄影体位是
   A．双手正位
   B．单侧腕关节正位
   C．双侧腕关节正位
   D．单手正位，包括腕关节
   E．双手正位，包括腕关节
59．先天性肩胛骨高位症，正确的摄影体位是
   A．双侧腕关节正位
   B．双侧踝关节正位
   C．双侧肩关节正位
   D．双侧肩胛骨正位
   E．双肩锁关节正位
60．对于扁平足，正确的摄影体位是
   A．单足水平侧位
   B．双足水平侧位
   C．单足倾斜侧位
   D．单足负重水平侧位
   E．双足负重水平侧位
61．用于足弓测量的检查位置是
   A．全足正位
   B．足正位
   C．双足负重侧位
   D．足侧位
   E．足内斜位
62．足部最大的骨骼是
   A．距骨
   B．舟骨
   C．跟骨
   D．骰骨

E．楔骨

63．髋关节正位照片，小粗隆全部显示时的体位是
　　A．足尖中立位
　　B．足尖内旋超过 10°
　　C．足尖外旋超过 10°
　　D．足尖内旋超过 20°
　　E．足尖外旋超过 20°

64．肩胛骨下角与
　　A．第 7 胸椎相平
　　B．第 7 胸椎间隙相平
　　C．第 6 胸椎相平
　　D．第 6 胸椎间隙相平
　　E．第 9 胸椎相平

65．由掌骨头和近节指骨底构成的关节，称作
　　A．腕掌关节
　　B．掌指关节
　　C．胸锁关节
　　D．肩锁关节
　　E．手指间关节

66．关于腕部豆骨位置的叙述，正确的是
　　A．尺侧突起的小骨
　　B．桡侧突起的小骨
　　C．腕骨远侧列的小骨
　　D．外侧突起的小骨
　　E．前面突起的小骨

67．属于自由下肢骨的是
　　A．股骨、髌骨、胫腓骨和足骨
　　B．髋部、膝部、踝部和足部
　　C．髋部、膝部、大腿和足部
　　D．髋部、膝部、大腿和小腿
　　E．髋部、大腿、小腿和足部

68．下列组成**错误**的是
　　A．闭孔——坐骨与耻骨
　　B．髋关节——髋臼与股骨头
　　C．膝关节——股骨下端/胫腓骨上端
　　D．踝关节——胫腓骨下端与距骨
　　E．耻骨联合——左、右两侧耻骨面

69．下列组合**错误**的是
　　A．髋臼——大转子
　　B．闭孔——髂骨、坐骨、耻骨
　　C．髋关节——髋臼、股骨头
　　D．骶髂关节——髂骨耳状面、骶骨

E．耻骨联合——左、右耻骨联合面

70．手正位片，拇指显示为
　　A．轴位影像
　　B．正位影像
　　C．斜位影像
　　D．侧位影像
　　E．切线位影像

71．手正位摄影，腕部舟骨呈
　　A．半轴位影像
　　B．正位影像
　　C．斜位影像
　　D．侧位影像
　　E．切线位影像

72．关于肱骨下端的描述，正确的是
　　A．外上髁位于滑车的外侧
　　B．内上髁位于肱骨小头的内侧
　　C．尺神经沟在内上髁的后下方
　　D．肱骨下端后面有冠状窝
　　E．肱骨下端前面有鹰嘴窝

73．手掌下斜位摄影，中心线应对准
　　A．第 2 掌骨头
　　B．第 2 掌骨头基底部
　　C．第 3 掌骨头
　　D．第 3 掌骨头基底部
　　E．第 4 掌骨头

74．关于常规上臂侧位摄影的说法**错误**的是
　　A．是一个常规位置
　　B．应包括肩、肘两关节
　　C．上臂长轴应与照射野长轴平行
　　D．取仰卧位摄影
　　E．上肢伸直，桡侧近探测器

75．单手正位摄影，中心线应垂直对准
　　A．第 2 掌骨头
　　B．第 3 掌骨头
　　C．第 3 掌骨头基底部
　　D．第 4 掌骨头
　　E．第 5 掌骨基底部

76．关于常规手后前位摄影的叙述，**错误**的是
　　A．被检者侧坐于摄影床旁
　　B．探测器平放
　　C．被检手掌面向下
　　D．五指伸直略分开

E. 中心线向近端倾斜10°

77. 关于肩关节前后位摄影，**错误**的是
   A. 显示肱骨头与关节盂关节间隙的切线像
   B. 身体矢状面必须平行于探测器
   C. 肩胛骨喙突对准照射野中心
   D. 中心线对准喙突投射
   E. 可检查肱骨近端骨质病变

78. 足内斜位摄影时，足底与暗盒的夹角为
   A. 0°~5°
   B. 30°~45°
   C. 50°~60°
   D. 70°~80°
   E. 90°

79. 单侧跟骨侧位摄影时，中心线应对准
   A. 内踝
   B. 外踝
   C. 内踝下2.5 cm处
   D. 跖骨中点
   E. 外踝上1 cm处

80. 踝关节正位摄影，中心线应对准
   A. 内踝
   B. 外踝
   C. 内、外踝连线中点
   D. 内、外踝连线中点上1 cm
   E. 内、外踝连线中点上5 cm

81. 关于足正位摄影，下列**错误**的是
   A. 是常规位置
   B. 可清晰显示距骨及跟骨
   C. 足底平踏检查床
   D. 足趾应包括在照射野内
   E. 中心线可对舟骰关节入射

82. 小腿前后位摄影时，足的位置应为
   A. 足尖垂直向上
   B. 足尖向上并内旋10°
   C. 足尖向上并内旋15°
   D. 足尖向上并外旋10°
   E. 足尖向上并外旋15°

83. 膝关节侧位摄影，中心线应对准
   A. 髌骨下缘与腘窝折线中点
   B. 髌骨上缘
   C. 髌骨下缘
   D. 髌骨后缘
   E. 髌骨中点

84. 髋关节蛙式位，大粗隆与股骨颈重叠的原因是
   A. 股骨外翻角度较大
   B. 股骨外翻角度较小
   C. 股骨内翻角度较大
   D. 股骨内翻角度较小
   E. 股骨倾斜角度较大

85. 关于髌骨侧位摄影的叙述，**错误**的是
   A. 体位与膝关节侧位相同
   B. 可用于检查周围软组织病变
   C. 中心线经髌骨后缘垂直入射
   D. 髌骨与股骨下端应略有重叠
   E. 是常规位置

86. 腕关节后前位中心线应对准下列哪项射入
   A. 尺桡骨茎突连线中点上方1 cm
   B. 尺桡骨茎突连线中点下方1 cm
   C. 尺桡骨茎突连线中点
   D. 桡骨茎突
   E. 尺骨茎突

87. 膝关节前后位摄影时**错误**的是
   A. 被检者坐于摄影床上
   B. 被检侧下肢伸直，足尖向上稍向外旋
   C. 髌骨下缘对准照射野中心
   D. 中心线对准髌骨下缘垂直射入
   E. 平静呼吸不屏气曝光

88. 滑膜关节的基本结构是
   A. 关节面、关节囊、关节内韧带
   B. 关节面、关节囊、关节内软骨
   C. 关节腔、关节囊、关节内软骨
   D. 关节面、关节囊、关节腔
   E. 关节面、关节腔、关节软骨

89. 有关肩关节的描述，**错误**的是
   A. 肩关节由肱骨头与肩胛骨构成
   B. 肩关节是典型的球窝关节
   C. 关节囊薄而松弛
   D. 关节囊的前方缺少肌附着
   E. 关节盂浅

90. 有关膝关节半月板的描述，**错误**的是
   A. 半月板是位于股骨和胫骨关节面之间的纤维软骨板
   B. 半月板周缘厚，内缘薄
   C. 半月板上面凹陷，下面平坦

D．两端借韧带附着于胫骨髁间隆起

E．两侧半月板的前端借膝横韧带相连

91．下列组织**不是**上皮组织的是

A．口腔黏膜

B．胃黏膜

C．生殖上皮

D．感觉上皮

E．横纹肌

92．关于软骨的说法正确的是

A．营养依赖于淋巴管

B．具有对机体支持和保护作用

C．有神经支配

D．成人仅见于关节软骨

E．来源于胚胎期的间充质

93．骨骼摄影距离最佳选择是

A．150 cm

B．100 cm

C．80 cm

D．60 cm

E．50 cm

94．关于常规照片标记的叙述，**错误**的是

A．标记以解剖学姿势为准

B．应标有检查日期

C．造影检查应标有摄片时间

D．标志在照片的非诊断区

E．必须统一使用数码输入

95．上肢骨提携角的角度是

A．5°

B．5°～10°

C．10°

D．10°～15°

E．15°～20°

96．掌下斜位片，掌骨投影重叠较多的是

A．第1～2掌骨

B．第2～3掌骨

C．第3～4掌骨

D．第4～5掌骨

E．第1～5掌骨

97．双手及腕关节正位，**不适用**于检查的疾病是

A．痛风

B．呆小症

C．大骨节病

D．垂体性侏儒

E．类风湿关节炎

98．踝关节的组成正确的是

A．胫骨和距骨

B．腓骨和距骨

C．胫腓骨下端和距骨

D．胫腓骨下端和舟骨

E．胫腓骨下端和跟、距骨

99．全身最长的管状骨是

A．肱骨

B．股骨

C．肋骨

D．胫骨

E．桡骨

# 练习十九答案

1．B 2．C 3．C 4．C 5．C 6．A 7．C 8．B 9．A 10．B 11．C 12．A 13．B
14．D 15．A 16．C 17．B 18．D 19．C 20．A 21．D 22．B 23．C 24．C 25．D
26．D 27．C 28．B 29．C 30．D 31．B 32．C 33．D 34．C 35．B 36．A 37．D
38．A 39．A 40．A 41．C 42．C 43．A 44．B 45．E 46．D 47．C 48．E 49．D
50．B 51．A 52．B 53．C 54．D 55．D 56．D 57．D 58．E 59．D 60．D 61．C
62．C 63．D 64．B 65．B 66．A 67．A 68．C 69．A 70．C 71．A 72．C 73．C
74．E 75．C 76．E 77．B 78．B 79．C 80．D 81．B 82．A 83．A 84．A 85．D
86．C 87．B 88．D 89．C 90．C 91．E 92．E 93．B 94．E 95．D 96．D 97．A
98．C 99．B

# 练习二十

1. 膝关节的组成**不包括**
   A．髌骨
   B．腓骨小头
   C．胫骨上端
   D．髁间隆起
   E．股骨内、外髁
2. 髋关节**不能**做的运动是
   A．屈伸
   B．外展
   C．旋外
   D．背屈
   E．跳跃
3. 扁平足的病因是
   A．内弓下陷
   B．外弓下陷
   C．前弓下陷
   D．后弓下陷
   E．内弓角度加大
4. 骨髓炎的好发部位是
   A．老年期膝关节
   B．老年期肘关节
   C．生长期全身骨骼
   D．生长期的长管状骨
   E．老年期的长管状骨
5. 下列组合**错误**的是
   A．髌骨骨折——侧位及轴位
   B．膝内翻——正位，双侧对照
   C．膝关节副韧带损伤——正位，双侧对照
   D．胫骨结节骨软骨炎——双侧胫骨结节侧位对照
   E．小儿髋关节脱位——双髋正位
6. 肱骨穿胸侧位，适用的病变是
   A．肱骨骨折
   B．肱骨骨疣
   C．肱骨骨髓炎
   D．肱骨成骨肉瘤
   E．肱骨外科颈骨折
7. 肘关节侧位摄影，叙述**错误**的是
   A．肘关节弯曲呈 90°
   B．尺侧靠近台面
   C．掌面与台面垂直
   D．五指紧贴台面
   E．肩部与肘部平齐
8. 属两次曝光的摄影体位是
   A．足前后位
   B．足侧位
   C．足内斜位
   D．足外斜位
   E．全足正位
9. **不能**显示跟骨影像的摄影体位是
   A．足正位
   B．足侧位
   C．全足正位
   D．跟骨侧位
   E．跟骨轴位
10. 股骨粉碎性骨折，侧位摄影首选的体位是
    A．蛙式位
    B．谢氏位
    C．侧卧侧位
    D．仰卧水平侧位
    E．俯卧水平侧位
11. 有关髋关节前后位摄影的叙述，正确的是
    A．双足内收 20°
    B．双足外旋 20°
    C．双足尖垂直向上
    D．双下肢稍外展，足尖内旋并拢
    E．双足跟并拢，足尖自然外旋
12. CT 与 X 线照片比较，X 线照片**不易**显示的病变是
    A．骨折
    B．异物
    C．骨结核
    D．骨肿瘤
    E．软组织内出血
13. 下列组合**错误**的是
    A．细胞的基本物质——原生质

B．细胞质——物质交换、信息传递

C．细胞核——集中全套遗传信息

D．细胞膜——细胞外表为质膜，细胞内为膜结构

E．细胞器——完成细胞的主要功能

14．下列组合**错误**的是

A．结缔组织——固有结缔组织

B．结缔组织——脂肪组织

C．结缔组织——软骨

D．结缔组织——骨与关节组织

E．结缔组织——上皮组织

15．**不包括**在骨分类内的是

A．长骨

B．短骨

C．方骨

D．扁骨

E．不规则骨

16．下列组合**错误**的是

A．尺骨——大粗隆

B．颞骨——乳突

C．肩胛骨——喙状突

D．胸骨——剑突

E．腰椎——棘突

17．关于上肢摄影的注意事项，**不妥**的是

A．至少包括1个关节

B．幼儿骨关节应摄取双侧

C．必须使用滤线设备

D．焦-片距一般为75～100 cm

E．注意X线防护

18．下列关于骨构造的叙述，**错误**的是

A．由骨质、骨膜、骨髓构成

B．骨质分骨密质、骨松质两种

C．骨膜对骨有营养、再生和感觉作用

D．红骨髓具有造血功能

E．成人骨干骨髓腔内的骨髓终生具有造血功能

19．与肱骨小头相关节的是

A．尺骨头

B．滑车切迹

C．鹰嘴

D．冠突

E．桡骨头

20．关于胫骨的叙述，正确的是

A．位于小腿外侧

B．胫骨体呈圆柱形

C．上端膨大形成内、外侧髁

D．两髁之间形成髁间凹

E．下端膨大外侧面形成外踝

21．上肢骨的前界为

A．腋前、后皱襞

B．三角肌后缘的上部

C．锁骨的外侧和肩峰

D．锁骨的外侧和肩关节

E．三角肌及胸大肌间沟

22．肩胛骨下角与

A．第6肋骨相平

B．第7肋骨相平

C．第8肋骨相平

D．第9肋骨相平

E．第10肋骨相平

23．股骨干轴线与胫腓骨轴线形成的外展角，平均为

A．5°

B．10°

C．15°

D．20°

E．25°

24．膝关节髁间凹后前位片，髁间凹呈

A．正位投影

B．侧位投影

C．斜位投影

D．轴位投影

E．切线位投影

25．在跟骨轴位片上，**不能**显示的影像是

A．舟骨

B．距骨

C．外、内踝

D．跟距关节

E．跟骨结节

26．造影前**不需**做肠道清洁准备的是

A．膀胱造影

B．肝动脉造影

C．静脉肾盂造影

D．膝关节充气造影

E．腹膜后充气造影

27．下列骨骼中，属于扁骨的是

A．椎骨

B．股骨

C．肩胛骨

D．上颌骨

E．指骨

28．手前后斜位应使手背与暗盒成角为

A．30°

B．45°

C．55°

D．60°

E．35°

29．足前后位中心线应对准

A．第 3 跖骨中部

B．第 3 跖骨基底部

C．第 3 楔骨前部

D．第 3 趾骨中部

E．第 2 趾骨底部

30．手的掌下斜位主要检查

A．第 1 掌骨

B．第 1、2、3 掌骨

C．第 3 掌骨

D．第 4、5 掌骨

E．全部掌骨

31．肘关节标准侧位摄影时，肘部应屈曲

A．30°

B．45°

C．90°

D．120°

E．180°

32．被检者仰卧，上臂外展与躯干成直角，肘部屈曲 90°，使前臂上举，中心线对准喙突下方 4～5 cm 处与探测器垂直，此位置主要是检查

A．肩关节的病变

B．肩胛骨的病变

C．肩锁关节的病变

D．肱骨上端的病变

E．锁骨的病变

33．拍照踝关节侧位，中心线应对准

A．跟骨中间

B．外踝

C．内踝上方 1 cm

D．跟距关节

E．内外踝连线中点向上 1 cm

34．肱骨近端侧位的摄影操作中**不正确**的为

A．患者侧立于胸片架前

B．被检侧上臂外缘贴探测器

C．被检侧肩部下垂，对侧肩部抬高

D．被检侧肱骨外科颈对准照射野中心

E．中心线通过对侧腋下，对准患侧肱骨干 1/2 处垂直射入

35．肩胛骨前后位（上臂外展）的摄影要点**不对**的是

A．仰卧，被检侧肩胛骨置于照射野中心

B．对侧上臂外展，与躯干成直角

C．被检侧肘部弯曲，使前臂上举与躯干平行

D．被检侧前臂和手背紧靠台面

E．中心线对准喙突下方 4～5 cm 处与探测器垂直

36．游离下肢骨的连接**不包括**

A．膝关节

B．跗骨间关节

C．跖关节

D．跖趾关节

E．骶髂关节

37．下列**不是**骨肿瘤 X 线表现的是

A．溶骨性破坏

B．瘤骨形成

C．层状、日光放射状骨膜反应

D．局部软组织肿块

E．死骨形成

38．细胞间质中**不含**纤维的是

A．致密结缔组织

B．脂肪组织

C．网状组织

D．上皮组织

E．疏松结缔组织

39．骨构造的正确划分是

A．松质骨、密质骨和髓腔

B．骨质、骨髓和骨膜

C．环骨板、骨单位和间骨板

D．骨板、骨陷窝和骨小管

E．骨质、血管和神经

40．关于桡骨正确的描述是

A．上端粗大，下端细小

B．下端内侧面有桡切迹
C．位于前臂内侧
D．桡骨头内下方有桡骨粗隆
E．桡骨头呈半球状

41．人体最复杂的关节是
A．肩关节
B．肘关节
C．髋关节
D．膝关节
E．踝关节

42．关于关节解剖的叙述，**错误**的是
A．关节的基本构造为关节面、关节腔、关节盘
B．关节面表面比较光滑，并有关节软骨覆盖
C．关节腔是由关节囊滑膜层和关节软骨共同围成的密闭腔
D．关节腔是滑膜关节所特有的
E．关节软骨内既无血管，又无神经

43．关于股骨的表述，**错误**的是
A．人体最长的长管状骨
B．上端构成髋关节
C．下端构成膝关节
D．股骨头为股骨上端
E．股骨头呈球形，关节面中央有股骨头凹

44．正确的髋关节体表定位点是
A．股骨大粗隆
B．髂前上棘与耻骨连线中点
C．股动脉搏动点
D．耻骨联合外上各 2.5 cm 处
E．股骨大粗隆与耻骨连线中点

45．关于 X 线影像分析与诊断的叙述，**不妥**的是
A．X 线影像形成的技术条件应满足诊断的要求
B．应首先观察病灶本身
C．区分正常与异常
D．观察病灶分布、数量、形态、密度与邻近组织关系
E．X 线影像的分析与诊断必须结合临床

46．根据被检肢体的姿势命名的是
A．汤氏位
B．切线位
C．左后斜位
D．张口闭口位
E．蝶形位

47．关于肘关节轴位摄影，下列描述**错误**的是
A．被检侧上臂紧靠探测器
B．肩部放低与肘部相平
C．极度屈肘
D．肱骨内、外上髁连线呈水平
E．中心线向肩部倾斜 30°，显示鹰嘴突影像清晰

48．四肢摄影的注意事项中，**错误**的是
A．长骨摄影应至少包括邻近一端的关节
B．在一张胶片上同时摄影两个位置时，肢体的同一端应放在胶片的同一端，关节面在同一水平线上
C．长骨的长轴应与胶片的长轴平行
D．焦 - 片距为 75～100 cm
E．增生性骨病应减少管电压，溶骨性骨病和长期失用的骨骼应增加管电压

49．关于肩关节轴位中心线的描述，下列正确的是
A．向头侧倾斜 10° 经腋下射入
B．由足向头水平经腋下射入
C．由足向头水平投射并向内侧倾斜 10°，经腋下射入
D．由足向头水平投射并向外侧倾斜 10°，经腋下射入
E．由头向足水平投射

50．髋关节正位摄影，其定位点应为
A．被检侧髂前上棘与耻骨联合下缘连线中点向外下垂直 5 cm 处
B．被检侧髂前上棘与耻骨联合上缘连线中点
C．被检侧髂前上棘与耻骨联合上缘连线中点向外下垂直 5 cm 处
D．两侧髂前上棘连线中点与耻骨联合上缘的连线中点
E．被检侧髂前上棘与耻骨联合上缘连线中点向内上垂直 5 cm 处

51．髋关节水平侧位摄影，暗盒侧立后，上缘包括髂嵴，下缘与躯干分开约成 45°，其目的是
A．暗盒长轴与股骨干垂直
B．暗盒长轴与股骨干平行
C．暗盒长轴与股骨颈垂直
D．暗盒长轴与股骨颈平行
E．暗盒长轴与股骨头平行

52．跟骨轴位标准片显示，其纵径与横径之比为

A．1∶1
B．1∶2
C．2∶1
D．1∶3
E．3∶1

53．手正位**不适用于**观察
A．手骨形态
B．关节
C．骨龄
D．异物
E．舟状骨

54．对手侧位摄影描述**错误**的是
A．被检者侧坐于摄影台一端
B．被检侧腕部伸直，肘部弯曲约成直角
C．各指伸直分开
D．第5掌指骨贴紧探测器
E．手掌面与探测器垂直

55．手前后斜位中心线对准_____垂直射入探测器
A．第1掌骨头
B．第2掌骨头
C．第3掌骨头
D．第4掌骨头
E．第5掌骨头

56．检查第2、3掌骨最佳体位组合是
A．手正位+手侧位
B．手正位+手后前斜位
C．手正位+手前后斜位
D．手侧位+手后前斜位
E．手侧位+手前后斜位

57．下列组合中**错误**的是
A．屈曲不能伸直时的指骨正位像——掌上位
B．能伸直时的指骨正位像——掌下位
C．4、5掌骨斜位像——掌上斜位
D．豆骨正位像——掌下斜位
E．拇指正位像——手侧位

58．腕关节正位中心线对准_____垂直射入
A．尺骨茎突
B．桡骨茎突
C．尺骨和桡骨茎突连线的中心
D．第3掌骨基底部
E．尺骨和桡骨茎突连线中点上1 cm处

59．检查月骨脱位，下列位置最佳的是

A．腕关节正位
B．腕关节侧位
C．腕关节轴位
D．腕关节尺偏位
E．腕关节斜位

60．腕关节轴位最适于观察
A．舟骨
B．月骨
C．各掌骨
D．豆骨
E．三角骨

61．尺桡骨正位摄影，下列描述**错误**的是
A．被检者正坐于摄影台旁
B．被检侧前臂伸直
C．掌面向下背面紧靠探测器
D．照射野上缘包肘关节，下缘包腕关节
E．中心线对准前臂中点垂直射入

62．肘关节轴位摄影，中心线垂直射入照射野中心主要是显示
A．尺骨鹰嘴
B．肱骨内髁
C．肱骨外髁
D．肱骨与尺骨关节
E．桡骨小头

63．关于肱骨正位的描述，下列**错误**的是
A．被检者仰卧于摄影台上
B．手臂伸直
C．被检侧前臂略向外展20°～30°
D．掌心向下，上臂背侧紧靠探测器
E．照射野上缘包肩关节，下缘包肘关节

64．肘关节轴位摄影，中心线向肩部倾斜30°主要是观察
A．尺骨鹰嘴
B．肱骨内髁
C．尺神经沟
D．肱尺关节
E．桡骨小头

65．下列部位的摄影技术，叙述**错误**的是
A．肱骨正位像，上肢应伸直并外展
B．肱骨侧位像，应屈肘后再向内旋转
C．肱骨外斜颈骨折，患肢不能上举时，应取穿胸位

D．肱骨头穿胸位，无论立位还是仰卧水平位，摄影条件都应一致

E．肱骨结节间沟炎的病例，应加照间沟切线位

66．肩关节轴位摄影，下列描述**错误**的是

A．被检者仰卧摄影台上

B．被检侧肩背部用棉垫垫高 5 cm 左右

C．上臂外展与肩齐，头转向对侧

D．暗盒横向直立于肩上并使之固定

E．锁骨置于暗盒中心

67．肩胛骨前后位描述**错误**的是

A．被检者仰卧摄影台上

B．被检侧上臂外展至与肩齐

C．肘部弯曲，手部紧靠台面，掌面向上

D．照射野上缘超出肩部，下缘包肩胛下角，外缘包肱骨上端

E．中心线对准喙突垂直射入

68．肩胛骨前后位中心线对准

A．喙突

B．喙突下 1 cm

C．喙突下 3 cm

D．喙突下 5 cm

E．肩胛下角

69．肩胛骨侧位，中心线对准肩胛骨

A．内缘中点

B．外缘中点

C．内、外缘连线中点

D．喙突下 5 cm 处

E．肩胛下角

70．足内斜位摄影，下列描述**错误**的是

A．被检侧足底内缘紧靠探测器

B．被检侧小腿内收，使足底外缘抬高至与探测器成 30°～45°

C．中心线对准第 3 跖骨基底部垂直射入

D．全足诸骨呈斜位显示

E．第 1、2 跖骨有部分重叠

71．足负重侧位片的测量点有

A．4 个

B．5 个

C．6 个

D．7 个

E．8 个

72．足外侧位摄影，描述正确的是

A．被检者站立于摄影台上

B．被检侧下肢伸直

C．小腿胫侧向下

D．足内侧紧靠探测器

E．足底部及内、外踝连线与探测器垂直

73．跟骨侧位中心线对准内踝下

A．1 cm

B．2 cm

C．3 cm

D．4 cm

E．5 cm

74．跟骨下上轴位摄影，下列描述**错误**的是

A．被检者坐于摄影台上

B．被检侧下肢伸直，稍外旋

C．踝关节极度屈曲

D．足部长轴与探测器垂直

E．中心线向头侧倾斜 35°～45°，经内外踝连线中点射入胶片

75．踝关节正位，中心线对准内外踝连线

A．中点

B．中点上 1 cm

C．中点下 1 cm

D．中点上 1.5 cm

E．中点下 1.5 cm

76．髋关节侧卧位，中心线应向

A．头侧倾斜 20°～25°

B．头侧倾斜 25°～30°

C．足侧倾斜 25°～30°

D．头侧倾斜 35°～45°

E．足侧倾斜 35°～45°

77．下列疾患的摄影位置选择，**错误**的是

A．胫骨粗隆骨软骨炎——常规正侧位

B．踝关节韧带撕裂——内旋 60°位

C．膝关节内侧副韧带损伤——双膝强力外展正位

D．膝内翻和膝外翻——双膝正立位

E．胫骨慢性骨髓炎死骨形成——小腿全长正侧位，加滤线器

78．四肢游离骨的连接**不包括**

A．肩锁关节

B．腕关节

C．掌指关节

D．胫腓关节

E．跖趾关节

79．舟骨摄影，**不选择**的位置是

A．外展位

B．斜位

C．后前正位

D．中心线倾斜 20°位

E．暗盒倾斜 20°位

80．肩关节正位摄影的描述，**不正确**的是

A．被检者可取仰卧位或前后站立位

B．被检侧上肢伸直并稍内旋

C．对侧肩部离开探测器使被检侧肩胛骨与探测器平行

D．被检侧肩胛骨的喙突置于照射野中心

E．标准片所见肩关节盂前后缘重合，不与肱骨重叠

81．膝关节正位摄影，下列描述**不正确**的是

A．被检侧下肢伸直，足尖向上并稍内旋

B．髌骨下缘 1 cm 处置于探测器中心

C．中心线对准髌骨下缘 1 cm 处垂直射入

D．标准片显示关节面位于照射野正中

E．腓骨小头与胫骨无重叠

82．膝关节正位摄影，下列描述正确的是

A．被检侧下肢伸直，足尖向上并稍外旋

B．髌骨置于照射野中心

C．髌骨位于照片正中显示

D．中心线对准髌骨下缘垂直射入

E．腓骨小头与胫骨无重叠

83．膝关节侧位摄影，下列描述正确的是

A．被检者侧卧摄影台上

B．被检侧胫侧紧靠探测器

C．被检侧膝关节弯曲成 90°

D．胫腓骨与照射野长轴平行

E．中心线对准髌骨垂直射入

84．髋关节正位摄影，下列描述**不正确**的是

A．被检者仰卧摄影台上

B．双下肢伸直

C．双足尖稍内旋

D．两踇趾相互接触

E．股骨颈置于照射野中心

85．检查第 4、5 掌骨，最佳体位组合是

A．手正位＋手侧位

B．手正位＋手前后斜位

C．手正位＋手后前斜位

D．手侧位＋手前后斜位

E．手侧位＋手后前斜位

86．下列摄影位置，**不能**作为小儿先天髋关节脱臼检查方法的是

A．骨盆半轴位（Martius）

B．双髋内旋外展位（Von Rosen）

C．双髋开排位（Lorenr）

D．Rippstein 位

E．Thomas 位

87．多发性骨髓瘤，可**不摄取**的部位是

A．腰椎

B．肋骨

C．颅骨

D．骨盆

E．跖骨

88．男，25 岁，股骨颈骨折金属物内固定后复查，了解骨折对位、对线情况，最佳检查方法是

A．X 线透视

B．X 线平片

C．CT

D．CT 三维重建

E．MRI

89．关于乳腺导管造影的**错误**说法是

A．适用于乳头溢液者

B．选择 30%泛影葡胺用量为 2 ml

C．摄取乳腺正位

D．摄取乳腺侧位

E．摄取乳腺上下位

90．关于软 X 线摄影正确的说法是

A．20 kV 以下管电压产生的 X 线为软 X 线

B．30 kV 以下管电压产生的 X 线为软 X 线

C．40 kV 以下管电压产生的 X 线为软 X 线

D．50 kV 以下管电压产生的 X 线为软 X 线

E．60 kV 以下管电压产生的 X 线为软 X 线

91．关于乳腺摄影常规位置，**错误**的是

A．左乳腺侧位

B．右乳腺侧位

C．乳腺上下轴位

D．乳腺内外侧斜位

E．乳腺下上轴位

92. 管电压在 40kV 以下的摄影是
    A．体层摄影
    B．乳腺摄影
    C．计算机 X 线摄影
    D．造影检查
    E．普通摄影

93. 软 X 线摄影主要利用 X 线的
    A．光电吸收
    B．康普顿吸收
    C．电子对效应
    D．光核反应
    E．相干散射

94. 软线摄影的管电压范围为
    A．25 kV
    B．25～40 kV
    C．40～100 kV
    D．40～60 kV
    E．100～200 kV

95. 关于"软 X 线技术"描述**不正确**的是
    A．用于乳腺、阴囊等软组织
    B．用钨靶球管
    C．管电压 40 kV 左右
    D．摄影时通常不用双面高速增感屏
    E．为减少散射线，X 线管窗口通常加薄铜板或铝板

96. 关于乳腺摄影，下列技术**不正确**的是
    A．不用或只用单面增感屏
    B．钼靶
    C．低电压
    D．只需拍侧位片
    E．低电流

97. 下列对成像方法的特点描述**不正确**的是
    A．CT——对椎体内微小骨裂价值高
    B．MRI——对钙化、结石不敏感
    C．超声——对肺内病变价值低
    D．同位素——对全身广泛转移价值高
    E．高千伏摄影——对乳腺病变价值高

98. 乳腺钼靶摄影最佳时间是
    A．月经结束后 1 周内
    B．月经期
    C．月经前期
    D．月经中期

    E．与经期无关

99. 乳腺钼靶摄影常规位置是
    A．轴位＋侧位
    B．轴位＋斜位
    C．轴位＋放大摄影
    D．侧位＋斜位
    E．侧位＋放大摄影

100. 早期乳腺癌最适宜的检查方法是
    A．CT
    B．钼靶
    C．MRI
    D．红外线
    E．B 超

101. 有关解剖学方位的描述，**错误**的是
    A．近腹侧为前
    B．近头侧为上
    C．近足侧为下
    D．近腋中线为内侧
    E．近心侧为近端

102. 有关人体水平面的叙述，正确的是
    A．两眼眶下缘连线为水平面
    B．水平面与冠状面相平行
    C．水平面与矢状面相互垂直
    D．水平面与矢状面相互平行
    E．水平面只有一个

103. 水平投射指的是
    A．中心线与地面相交
    B．中心线与地面垂直
    C．中心线与地面重合
    D．中心线与地面平行
    E．中心线与地面成角

104. X 线胶片长轴与摄影床长轴平行称
    A．竖向
    B．横向
    C．立向
    D．斜向
    E．交叉向

105. 有关摄影体位命名原则的叙述，**错误**的是
    A．依被照体的摄影部位
    B．依被照体摄影时的姿势
    C．依 X 线入射被照体时的方向
    D．依被照体与摄影床的位置关系

E．依被照体与探测器所处的位置关系
106．下列与摄影距离无关的术语是
　　A．焦-片距
　　B．焦-台距
　　C．焦-肢距
　　D．肢-台距
　　E．肢-片距
107．下列术语与X线机无关的是
　　A．X线中心线的投射
　　B．摄影台中线
　　C．焦-片距
　　D．肢-片距
　　E．胶片轴线
108．X线摄影所指的标准平面不是
　　A．矢状面
　　B．侧面
　　C．水平面
　　D．正中面
　　E．冠状面
109．不是根据姓氏命名的位置是
　　A．斯氏位
　　B．劳氏位
　　C．谢氏位
　　D．蝶形位
　　E．柯氏位
110．表示听眉线的英语缩写是
　　A．RBL
　　B．EML
　　C．OML
　　D．SML
　　E．TBL
111．人体标准姿势内容，下列错误的是
　　A．身体直立
　　B．上肢下垂、手心向前
　　C．两眼平视正前方
　　D．足尖向前
　　E．听眦线与地面平行
112．解剖学的基准线不包括
　　A．垂直线
　　B．水平线
　　C．正中矢状线
　　D．听鼻线
　　E．冠状线
113．RBL是指
　　A．听眶线
　　B．听眦线
　　C．听鼻线
　　D．听眉线
　　E．眶下线
114．与解剖学上的颅底水平面平行的连线是
　　A．听鼻线
　　B．听眉线
　　C．听眶线
　　D．听口线
　　E．眉间线
115．将人体分为前、后两部分的纵切面为
　　A．矢状面
　　B．冠状面
　　C．水平面
　　D．正中矢状面
　　E．横切面
116．将人体纵切为左、右两部分的切面为
　　A．水平面
　　B．横切面
　　C．冠状面
　　D．额状面
　　E．矢状面
117．中心线与地面垂直为
　　A．水平投射
　　B．垂直投射
　　C．向上投射
　　D．向下投射
　　E．倾射投射
118．中心线与被照体局部边缘相切为
　　A．前后方向
　　B．后前方向
　　C．切线方向
　　D．冠状方向
　　E．轴方向
119．第一斜位又称为
　　A．右后斜位
　　B．左后斜位
　　C．左侧位
　　D．右前斜位

E．左前斜位

120．X线自左前经右后达胶片称
A．右前斜位
B．左前斜位
C．左后斜位
D．右后斜位
E．侧位

121．外耳孔与同侧鼻翼下缘的连线称为
A．听眦线
B．听眶线
C．听鼻线
D．听口线
E．瞳间线

122．有关摄影体位**错误**的叙述是
A．右前斜位也称第一斜位
B．左前斜位也称第二斜位
C．左侧位摄影X线由右侧投射到左侧
D．顶颌位又称下上轴位
E．右前斜位与左后斜位效果相似

123．有关听眶线的描述，正确的是
A．外耳孔与同侧眼眶下缘的连线
B．外耳孔与同侧眼外眦的连线
C．外耳孔与鼻前棘的连线
D．外耳孔与眉弓的连线
E．外耳孔与鼻尖的连线

124．有关水平面界定的叙述，**错误**的是
A．两眼眶下缘连线为水平面
B．水平面与矢状面相互垂直
C．乳突尖端位于水平面上方
D．蝶鞍位于水平面下方
E．视神经孔位于水平面上方

125．下面组合**错误**的是
A．前后向——AP
B．背腹向——DV
C．腹背向——DV
D．第一斜位——RAO
E．第二斜位——LAO

126．中心线经被照体的内侧射向外侧的方向称
A．外内方向
B．后前方向
C．内外方向
D．掌背方向
E．前后方向

127．有关人体平面的叙述，**错误**的是
A．水平面又称为横断面
B．水平面垂直于冠状面
C．矢状面垂直于冠状面
D．冠状面将人体前后分割
E．矢状面将人体上下分割

128．将人的面颅分为三型的线是
A．瞳间线、鼻颏线及听眦线
B．听口线、鼻颏线及听眦线
C．听眶线、鼻颏线及听眦线
D．听鼻线、鼻颏线及听眦线
E．额鼻线、鼻颏线及听眦线

129．下列人体体表定位中，**错误**的是
A．喉头隆起——第4颈椎高度
B．剑突——相当于第7胸椎高度
C．两侧髂嵴连线——第4腰椎水平
D．胸骨柄上缘——第3胸椎高度
E．第1腰椎——相当于剑突与脐连线中点

# 练习二十答案

1．B  2．D  3．A  4．D  5．C  6．E  7．D  8．E  9．A  10．D  11．D  12．E  13．B
14．E  15．C  16．A  17．C  18．E  19．E  20．C  21．E  22．B  23．B  24．E  25．A
26．D  27．C  28．B  29．B  30．B  31．C  32．C  33．C  34．E  35．E  36．D  37．E
38．D  39．B  40．D  41．D  42．A  43．D  44．C  45．B  46．E  47．B  48．E  49．C
50．C  51．D  52．C  53．E  54．C  55．C  56．C  57．D  58．C  59．C  60．C  61．C
62．A  63．D  64．C  65．D  66．E  67．E  68．D  69．A  70．D  71．C  72．E  73．B

74．B  75．B  76．D  77．A  78．A  79．C  80．B  81．E  82．D  83．A  84．E  85．B
86．A  87．E  88．B  89．C  90．C  91．E  92．B  93．A  94．B  95．B  96．D  97．E
98．A  99．D  100．B  101．D  102．C  103．D  104．A  105．A  106．D  107．E  108．B
109．D  110．B  111．E  112．D  113．A  114．C  115．B  116．E  117．B  118．C  119．D
120．D  121．C  122．D  123．A  124．C  125．C  126．C  127．E  128．E  129．B

# 练习二十一

1. 按牙片分配法，拍摄成人全口牙片，应拍摄
   A．8张
   B．10张
   C．12张
   D．14张
   E．16张
2. 按牙片分配法，拍摄儿童全口牙片，应拍摄
   A．8张
   B．10张
   C．12张
   D．14张
   E．16张
3. 牙片拍摄时，所用的垂直角度是指
   A．X线中心线与牙齿相垂直
   B．X线中心线与牙片相垂直
   C．X线中心线与牙弓相垂直
   D．X线中心线与被检牙长轴和胶片之间的角平分线相垂直
   E．X线中心线与牙弓曲线之间的分角线相垂直
4. 牙片拍摄时，所用的水平角度是指
   A．X线中心线与牙列相平行
   B．X线中心线与被检牙的邻牙间隙相平行
   C．X线中心线与牙弓相平行
   D．X线中心线与牙片之间的角平分线相平行
   E．X线中心线与牙片相平行
5. 牙片拍摄时，垂直角度过大会导致
   A．成像被拉长
   B．成像被缩短
   C．成像被放大
   D．成像被缩小
   E．牙的邻面影像相互重叠
6. 牙片拍摄时，垂直角度过小会导致
   A．成像被拉长
   B．成像被缩短
   C．成像被放大
   D．成像被缩小
   E．牙的邻面影像相互重叠
7. 牙片拍摄时，水平角度不平行会导致
   A．成像被拉长
   B．成像被缩短
   C．成像被放大
   D．成像被缩小
   E．牙的邻面影像相互重叠
8. 牙位16表示的牙齿是
   A．上颌左侧第一磨牙
   B．上颌右侧第一磨牙
   C．上颌左侧第一前磨牙
   D．上颌右侧第二磨牙
   E．上颌右侧第一前磨牙
9. 根尖片摄影技术，拍摄上颌中切牙牙片时，中心线入射点为
   A．鼻尖
   B．同侧鼻翼
   C．同侧瞳孔向下垂线与同侧鼻翼水平线交点
   D．同侧颧骨
   E．鼻尖上方1 cm
10. 根尖片摄影技术，拍摄上颌侧切牙牙片时，中心线入射点为
    A．鼻尖
    B．摄影侧鼻翼
    C．摄影侧瞳孔向下垂线与同侧鼻翼水平线交点
    D．鼻尖与摄影侧鼻翼连线的中点
    E．投照侧颧骨下缘
11. 根尖片摄影技术，拍摄上颌尖牙牙片时，中心

线入射点为

A．鼻尖

B．摄影侧鼻翼

C．摄影侧瞳孔向下垂线与同侧鼻翼水平线的交点

D．摄影侧颧骨

E．摄影侧眼外眦

12．根尖片摄影技术，拍摄上颌前磨牙牙片时，中心线入射点为

A．鼻尖

B．摄影侧鼻翼

C．摄影侧瞳孔向下的垂线与同侧外耳道口上缘和鼻尖连线的交点

D．摄影侧颧骨

E．摄影侧眼外眦

13．根尖片摄影技术，拍摄上颌后磨牙牙片时，中心线入射点为

A．鼻尖

B．摄影侧鼻翼

C．摄影侧瞳孔向下垂线与同侧鼻翼水平线交点

D．摄影侧颧骨

E．摄影侧眼外眦向下的垂线与外耳道口上缘和鼻尖连线的交点

14．根尖片摄影技术，拍摄下颌牙牙片时，中心线入射点在

A．摄影侧下颌骨下缘的假想连线上

B．摄影侧下颌骨下缘上 1 cm 的假想连线上

C．摄影侧下颌骨下缘下 1 cm 的假想连线上

D．摄影侧下颌骨体部的假想连线上

E．摄影侧下颌骨上缘的假想连线上

15．根尖片摄影技术，拍摄上颌中切牙牙片时，X线倾斜方向与倾斜角度是

A．向足侧倾斜，+52°

B．向足侧倾斜，+42°

C．向头侧倾斜，-42°

D．向足侧倾斜，+12°

E．向头侧倾斜，-12°

16．根尖片摄影技术，拍摄上颌尖牙牙片时，X线倾斜方向与倾斜角度分别是

A．向足侧倾斜，+55°

B．向足侧倾斜，+45°

C．向头侧倾斜，-45°

D．向足侧倾斜，+15°

E．向头侧倾斜，-15°

17．根尖片摄影技术，拍摄上颌前磨牙牙片时，X线倾斜方向与倾斜角度分别是

A．向足侧倾斜，+40°

B．向足侧倾斜，+30°

C．向头侧倾斜，-30°

D．向足侧倾斜，+15°

E．向头侧倾斜，-15°

18．根尖片摄影技术，拍摄上颌后磨牙牙片时，X线倾斜方向与倾斜角度分别是

A．向足侧倾斜，+38°

B．向足侧倾斜，+28°

C．向头侧倾斜，-28°

D．向足侧倾斜，+18°

E．向头侧倾斜，-18°

19．唾液腺造影禁忌证**不包括**

A．导管阴性结石

B．导管阳性结石

C．唾液腺急性炎症

D．碘剂过敏

E．过敏体质

20．颞下颌关节造影的禁忌证**不包括**

A．碘过敏者

B．颞下颌关节区皮肤有感染者

C．白血病

D．使用抗凝剂者

E．关节盘穿孔

21．颞下颌关节造影的适应证是

A．碘过敏者

B．颞下颌关节区皮肤有感染者

C．白血病

D．使用抗凝剂者

E．颞下颌关节紊乱病关节盘移位、关节盘穿孔

22．上颌骨骨折患者应首选拍摄的 X 片位是

A．华氏位

B．上颌咬合片

C．全景片

D．颅底位

E．头侧位

23．下颌骨正中受到冲击，应考虑的骨折部位是

A．下颌骨正中骨折

B．下颌骨正中骨折、双侧髁状突颈骨折

C．下颌骨正中骨折、双侧下颌体骨折

D．下颌骨正中骨折、单侧髁状突颈骨折

E．双侧下颌体骨折

24．下颌骨正中受到冲击，选择拍摄的 X 平片是

A．下颌颏部或下颌口底咬合片

B．全景片、下颌后前位、下颌颏部或下颌口底咬合片

C．下颌颏部或下颌口底咬合片

D．全景片

E．下颌后前位

25．唾液腺浅叶肿瘤影像学检查首选

A．造影

B．B 超

C．磁共振成像

D．CT

E．同位素示踪

26．腮腺深叶肿瘤和咽旁肿瘤鉴别首选

A．造影

B．B 超

C．磁共振成像

D．CBCT

E．同位素示踪

27．唾液腺肿瘤影像学检查首选

A．造影

B．MRI

C．US

D．CBCT

E．超声

28．观察关节间隙最为准确的片位是

A．经咽侧位

B．下颌斜侧位

C．头侧位

D．全景

E．许勒位

29．下列影像学检查方法中最适合种植术前观察的是

A．根尖片

B．横断咬合片

C．CBCT

D．全景片

E．螺旋 CT

30．与传统医用 CT 相比，**不是**口腔颌面锥形束 CT 优点的是

A．空间分辨力高

B．密度分辨力高

C．辐射剂量小

D．体积小

E．价格便宜

31．**不是**唾液腺造影适应证的是

A．唾液腺的慢性炎症

B．舍格伦综合征

C．唾液腺肿瘤

D．唾液腺导管结石阳性

E．唾液腺瘘

32．乳腺辐射致癌危险度的权重系数为

A．0.05

B．0.15

C．0.25

D．0.35

E．0.45

33．在评估乳腺摄影的潜在致癌辐射风险度时，以下**不属于**考虑范围的是

A．腺体组织对辐射最敏感

B．脂肪组织对辐射最敏感

C．平均腺体剂量要比最大腺体剂量更有利于表示致癌风险的评估

D．重点关心的人群是 40 岁以上的女性

E．含脂肪成分较多的中老年女性乳腺

34．乳腺摄影检查中每个个体的剂量可能受影响的因素是

A．选择的图像接收器、滤线栅的选择、照射野的大小

B．乳腺压迫程度、乳腺大小和肥胖度、照射野的大小

C．选择的图像接收器、滤线栅的选择、X 线束能量（HVL，kV）

D．滤线栅的选择、X 线束能量（HVL，kV）、照射野的大小

E．照射野的大小、滤线栅的选择、X 线束能量（HVL，kV）

35．近几年来，特别是靶/滤过组合，已推荐用于获取较厚乳腺或腺体成分高的乳腺 X 线摄影的是

A．铑/铑或钼/铑组合
B．铑/铑或钨/铑组合
C．铑/铑或铜/铑组合
D．铑/铑或铬/铑组合
E．铑/铑或钼/铜组合

36．美国ACR推荐使用RMI-156型或NA18-220型乳腺模体。这种典型的乳腺模体相当于乳房厚度
A．4 cm
B．4.1 cm
C．4.2 cm
D．4.3 cm
E．4.4 cm

37．乳腺摄影潜在致癌风险的首选测量是
A．皮肤剂量
B．平均腺体剂量（Dg）
C．腺体中段平板组织剂量（Dmg）
D．皮肤剂量与平均腺体剂量的比值（Ds/Dg）
E．腺体中段平板组织剂量与平均腺体剂量的比值（Dmg/Dg）

38．平均乳腺组分、压迫厚度为4.5 cm的乳腺，一次曝光的平均腺体剂量（Dg）应**不超过**
A．1 mGy
B．2 mGy
C．3 mGy
D．4 mGy
E．5 mGy

39．大多数有滤线栅乳腺摄影的乳腺剂量是无滤线栅摄影的
A．2～2.5倍
B．2.5～3倍
C．3～3.5倍
D．3.5～4倍
E．4.5～5倍

40．在乳腺压迫程度中，"持续"的压迫可降低剂量到
A．30%
B．40%
C．50%
D．60%
E．70%

41．压迫乳腺厚度在很大程度上影响着乳腺X线摄影的剂量，压迫时乳腺面积变化也很大，其对剂量的影响
A．不变
B．较小
C．较大
D．与面积成正比
E．与面积成反比

42．乳腺影像的特征指标与普通射线影像不一样，影像黑化度（$D_{max}$）要求大于
A．2
B．3
C．4
D．5
E．6

43．乳腺摄影特别要求高清晰度、高分辨力、低噪声、＿＿＿＿细节分辨率、＿＿＿＿灰雾
A．高、低
B．高、高
C．低、低
D．低、高
E．高、中等

44．乳腺照片的可见密度范围依赖于观片灯的亮度及环境条件，亮度一般在
A．1000～3000 cd/m²
B．2000～4000 cd/m²
C．3000～7000 cd/m²
D．4000～8000 cd/m²
E．7000～10000 cd/m²

45．钼靶软X线主要用于乳腺摄影，其诊断的重大意义在于可发现
A．乳腺增生
B．早期乳腺癌
C．乳腺钙化
D．乳腺炎
E．乳腺肥大

46．关于软组织X线摄影的叙述，**错误**的是
A．X线管用金属钼做靶面
B．管电压在40 kV以下
C．能量较低
D．X线波长较短
E．是检查乳腺的有效方法

47．乳腺摄影的总滤过**不包括**

A．管壳铍窗滤过

B．油层滤过

C．靶面材料

D．组合机头窗口材料

E．附加滤过

48．乳腺摄影时对腺体的适当加压会提高摄影效果，其原因**错误**的是

A．通过减小乳房厚度使散射线减少，提高对比度

B．使乳房内的结构分离，易于病变显示

C．减少了物体-影像接收器的距离，分辨力提高

D．固定了乳房，减少了产生运动模糊的概率

E．适当的压迫使乳房平展，使密度的一致性减低

49．2003年，美国妇女20～59岁癌症致死的首要因素是

A．肺癌

B．宫颈癌

C．乳腺癌

D．子宫内膜癌

E．卵巢癌

50．通过"早发现、早诊断、早治疗"提高治愈率和生存率效果最佳的两种恶性肿瘤是

A．肺癌和乳腺癌

B．肺癌和宫颈癌

C．肺癌和卵巢癌

D．乳腺癌和卵巢癌

E．乳腺癌和宫颈癌

51．乳腺摄影在压迫过程中，压迫器应保持和影像接收器平面平行，此偏差**不能**超过

A．2 cm

B．1 cm

C．0.5 cm

D．0.2 cm

E．0.1 cm

52．乳腺X线摄影最常使用的附加体位是

A．90°侧位

B．定点压迫位

C．放大位

D．夸大头尾位

E．乳沟位

53．关于乳腺摄影附加体位的描述，**错误**的是

A．90°侧位和标准体位结合成三角形来确定乳腺病变定位

B．定点压迫位通常结合小焦点放大摄影来提高乳房细节的分辨力

C．夸大头尾位能显示乳房内侧部位的深部病变

D．乳沟位适用于增加乳房后内深部病变的显示

E．放大位摄影时，所用X线管焦点的尺寸不能超过0.2 mm

54．关于乳腺影像质量影响因素的叙述，**错误**的是

A．不充分压迫导致的运动模糊常见于MLO位

B．光学密度在1.0以下的照片区域即为曝光不足

C．光学密度为1.0时最有利于对病变的观察

D．与CC位相比，运动模糊更多地发生在MLO位

E．量子斑点更容易在高对比胶片上看到

55．WHO指出乳腺每次曝光的平均腺体剂量**不能**高于

A．1 mGy

B．2 mGy

C．3 mGy

D．4 mGy

E．5 mGy

56．乳腺平均腺体剂量的英文缩写为

A．AGD

B．DQE

C．ESE

D．CCD

E．TFT

57．乳腺组织中对辐射最敏感的是

A．脂肪

B．皮肤

C．乳晕组织

D．乳腺导管

E．腺体组织

58．成年女性乳房位于胸廓前第几肋间水平的筋膜浅层与深层中间

A．第1～5肋间

B．第2～5肋间

C．第1～6肋间

D．第 2～6 肋间

E．第 3～6 肋间

59．关于乳腺摄影机 X 线发生系统的叙述，**错误**的是

A．钼靶 X 线管功率小、焦点小、几何尺寸小

B．钼靶 X 线管为双焦点

C．乳腺摄影最适宜的 X 线波长为 0.06～0.09 nm

D．乳腺摄影主要应用钼靶辐射的连续 X 线

E．乳腺机将 X 线管焦点安置在胸壁正上方

60．下列叙述**不是**铑靶 X 线管优势的是

A．对于致密性乳腺有更好的穿透能力

B．能提供更短的曝光时间

C．降低曝光剂量

D．特别适合亚洲女性的硬质乳腺

E．适宜连续工作

61．钼靶铑滤过的组合使用适用于

A．低密度乳腺

B．中等密度乳腺

C．较高密度乳腺

D．高密度乳腺

E．极高密度乳腺（如植入物）

62．乳腺摄影 X 线机固定的焦-片距为

A．700 mm

B．650 mm

C．600 mm

D．550 mm

E．500 mm

63．加压后，乳腺厚度小于多少时应用滤线栅的效果不显著

A．70 mm

B．60 mm

C．50 mm

D．40 mm

E．30 mm

64．乳腺摄影主要利用 X 线的

A．光电效应

B．康普顿效应

C．生物效应

D．散射效应

E．电子效应

65．乳腺 X 线摄影中为了获得边缘强化，提高影像清晰度，利用相位对比 X 线摄影，其最佳的焦点和放大率为

A．0.1 的焦点、1.5 倍的放大率

B．0.1 的焦点、1.75 倍的放大率

C．0.1 的焦点、2 倍的放大率

D．0.3 的焦点、1.75 倍的放大率

E．0.3 的焦点、2 倍的放大率

66．乳腺活检是对乳腺病变的一种有效的定性检查方法，下列叙述中**错误**的是

A．活检装置需安装在摄影平台上

B．应将腺体病灶的大致部位置于摄影平台中央

C．可使用随机压迫器

D．需 ±15° 两次曝光

E．需在两幅影像中标记出病灶中心

67．对于乳腺内的微小钙化，最敏感的检查方法是

A．乳腺红外线检查

B．乳腺 X 线检查

C．B 超检查

D．乳腺 CT

E．乳腺 MRI

68．乳腺解剖结构的基本单位是

A．腺叶

B．乳腺小叶

C．小叶间隔

D．乳腺导管

E．腺泡

69．乳腺大体解剖的构成**不包括**

A．乳腺组织

B．Cooper 韧带

C．胸大肌

D．胸小肌

E．皮下脂肪

70．关于副乳的描述，**错误**的是

A．是多余的乳腺没有退化或退化不全的异常现象

B．常见的部位是腋下，亦可见于胸壁、腹部、腹股沟等处

C．少数患者有遗传倾向

D．副乳内不含腺体组织，均为脂肪组织

E．少数有副乳的人可以发生乳腺癌

71．关于乳腺摄影机 X 线管的特点，**错误**的是

A．功率小

B．焦点大
C．几何尺寸大
D．靶面材料为钼或铑
E．高压低

72．关于相位对比乳腺摄影系统，**错误**的是
   A．X线穿透物体时，会发生强度衰减和相位移动
   B．导致X线强度衰减的主要原因是光电效应及康普顿散射
   C．形成相位移动的主要原因是X线发生了折射和干扰
   D．根据相位位移变化所形成的图像称为相位对比成像
   E．PCM系统只利用了相位对比成像，与吸收对比成像无关

73．每个乳腺含有
   A．2～5个乳腺叶、乳腺小叶
   B．5～10个乳腺叶、乳腺小叶
   C．10～15个乳腺叶、乳腺小叶
   D．15～20个乳腺叶、乳腺小叶
   E．20～25个乳腺叶、乳腺小叶

74．乳腺小叶由
   A．乳腺导管组成
   B．乳腺小叶间隔组成
   C．乳腺腺泡组成
   D．乳腺脂肪组织组成
   E．腺泡及终末导管组成

75．乳腺癌的好发部位是
   A．乳腺小叶
   B．腺叶与腺泡之间
   C．皮下脂肪
   D．Cooper韧带
   E．腺叶乳管

76．X线平片分层描述乳房解剖结构从浅到深的顺序为
   A．皮肤→皮下脂肪→乳腺组织→乳腺后脂肪组织→位于深筋膜下的脂肪和胸肌层
   B．皮肤脂肪→皮肤→乳腺后脂肪组织→位于深筋膜下的脂肪和胸肌层
   C．皮肤→皮下脂肪→乳腺后脂肪组织→组织→位于深筋膜下的脂肪和胸肌层
   D．皮肤→皮下脂肪→乳腺组织→位于深筋膜下的脂肪和胸肌层→乳腺后脂肪组织
   E．皮肤→皮下脂肪→位于深筋膜下的脂肪和胸肌层→乳腺后脂肪组织→乳腺组织

77．正常乳腺X线平片可以看到的结构是
   A．皮肤、皮下脂肪、腺体组织、腺体后脂肪、胸壁肌肉
   B．皮肤、皮下脂肪、腺体组织
   C．腺体组织、腺体后脂肪、胸壁肌肉
   D．皮肤、皮下脂肪、腺体组织、腺体后脂肪
   E．皮肤、腺体组织、腺体后脂肪、胸壁肌肉

78．正常乳腺淋巴的引流途径**不包括**
   A．经胸大肌外侧缘淋巴管引流至腋窝淋巴结
   B．穿过胸大肌的淋巴管流入头部淋巴结
   C．乳房内侧淋巴液经肋间淋巴管流向胸骨旁淋巴结
   D．一侧乳房淋巴液可流向对侧
   E．乳房深部的淋巴液引流向肝

79．乳腺癌经血行肺转移的一条重要途径是
   A．直接注入肋间静脉
   B．经内乳静脉的穿支注入同侧无名静脉
   C．直接汇入腋静脉
   D．经肋间静脉与椎静脉的交通支引入
   E．直接汇入奇静脉

80．乳腺癌经血行转移至脊柱的一条重要途径是
   A．直接注入肋间静脉
   B．经内乳静脉的穿支注入同侧无名静脉
   C．直接汇入腋静脉
   D．直接汇入锁骨下静脉
   E．直接注入无名静脉

81．有关副乳的描述，**错误**的是
   A．副乳不会发生乳癌
   B．是多余的乳腺没有退化或退化不全的异常现象
   C．常见的部位在腋窝，亦可见于胸壁、腹部、腹股沟
   D．多数患者有遗传倾向
   E．副乳内含有少量腺体组织，部分副乳有乳头

82．我国乳腺癌发病高峰的两个年龄段是
   A．35～45岁、50～64岁
   B．40～50岁、50～64岁
   C．35～45岁、60～65岁
   D．40～50岁、60～65岁

E. 40~50岁、65~70岁

83. 乳腺间质**不包括**
    A. 纤维组织
    B. 脂肪
    C. 血管
    D. 乳腺导管
    E. 淋巴管

84. X线平片上，正常乳腺乳晕区皮肤的厚度一般为
    A. 小于0.5 mm
    B. 大于5 mm
    C. 0.5~5 mm
    D. 1~5 mm
    E. 2~5 mm

85. 正常乳腺皮肤最厚区为
    A. 内上象限皮肤
    B. 内下象限皮肤
    C. 外上象限皮肤
    D. 外下象限皮肤
    E. 乳晕部

86. 腺体的X线表现为
    A. 呈放射状向乳腺深部走行的致密影
    B. 皮肤与腺体之间的高度透亮带
    C. 乳腺内部片状的致密阴影
    D. 乳腺组织与胸壁之间的透亮带
    E. 乳腺上部皮下脂肪层中线条状影

87. 较大的乳导管在X线片上表现为
    A. 乳头后方呈放射状向乳腺深部走行的致密影
    B. 皮肤与腺体之间的高度透亮带
    C. 乳腺内部片状的致密阴影
    D. 乳腺组织与胸壁之间的透亮带
    E. 乳腺上部皮下脂肪层中线条状影

88. 皮下脂肪层的X线表现为
    A. 呈放射状向乳腺深部走行的致密影
    B. 皮肤与腺体之间宽度为0.5~2.5 mm的高度透亮带
    C. 乳腺内部片状的致密阴影
    D. 乳腺组织与胸壁之间的透亮带
    E. 乳腺上部皮下脂肪层中线条状影

89. 乳后脂肪间隙在X线片上表现为
    A. 乳头后方呈放射状向乳腺深部走行的致密影
    B. 皮肤与腺体之间的高度透亮带
    C. 乳腺内部片状的致密阴影
    D. 乳腺组织与胸壁之间的透亮带
    E. 乳腺上部皮下脂肪层中线条状影

90. 悬吊韧带在正常乳腺平片上易辨认的结构层次是
    A. 表皮层
    B. 腺体后脂肪层
    C. 皮下脂肪层
    D. 腺体组织层
    E. 胸部肌肉层

91. 正常乳腺BI-RADS 1型的X线特征是
    A. 脂肪含量占25%以下，腺体含量占75%以上
    B. 脂肪含量占25%~50%，腺体含量占50%~75%
    C. 脂肪组织占50%以下，腺体组织占50%以上
    D. 脂肪组织占50%~75%，腺体组织占25%~50%
    E. 脂肪含量占75%以上，腺体含量占25%以下

92. 正常乳腺BI-RADS 4型的X线特征是
    A. 脂肪含量占75%以上，腺体含量占25%以下
    B. 脂肪组织占25%~50%，腺体组织占50%~75%
    C. 脂肪含量占25%~50%，腺体含量占50%~75%
    D. 脂肪组织占50%以下，腺体组织占50%以上
    E. 脂肪含量占25%以下，腺体含量占75%以上

93. 下列**不属于**影响乳腺密度主要因素的是
    A. 体重
    B. 年龄
    C. 生育史
    D. 服激素史
    E. 乳腺增生史

94. **不属于**影响两侧乳腺密度不对称主要原因的是
    A. 图像的质量
    B. 腺体重叠
    C. 先天变异
    D. 哺乳史

E．病理因素

95．在X线平片上乳腺癌最常发生的部位是
A．乳晕后大导管
B．乳晕下区域
C．腺体组织和脂肪组织交界区
D．腺体组织
E．腺体后脂肪组织

96．乳腺影像反映摄影系统捕获微小细节的效果称为
A．对比度
B．清晰度
C．分辨力
D．密度差
E．反差

97．乳腺对射线的吸收系数差异
A．大
B．小
C．非常小
D．非常大
E．一般

98．乳腺影像的特征指标要求对比度大于
A．3
B．3.5
C．4
D．4.5
E．5

99．关于乳腺摄影视野的说法，**不正确**的是
A．小片盒不适合大乳腺的需要，需要进行多次曝光以保证覆盖全部乳腺组织
B．利用大号数字探测器进行小乳腺成像，不会出现胶片系统材料浪费的问题
C．使用大探测器对小乳腺成像时，在放大模式下，不能产生小像素的效果，但可减少辐射剂量
D．数字乳腺制造商必须确定一个最佳尺寸，适合大多数女性，而无需二次曝光
E．大探测配合小号乳腺压迫板，可解决定位问题

100．下列说法**错误**的是
A．对于大或致密的乳腺应选用钨靶/铑靶
B．铑靶可以提供比钨靶更高的能量，使乳腺X线摄影剂量下降约60%
C．在乳腺摄影能量常用水平上（平均能量为20 keV），硒的量子效率最佳
D．数字化乳腺摄影，较高的X线能量采用较小X线剂量能产生较高的图像质量
E．数字化乳腺摄影使用双靶X线管球可以降低X线摄影剂量

101．乳腺疾病的三大主要症状是
A．肿块、结节、疼痛
B．乳头溃疡、疼痛、乳头溢液
C．肿块、乳头溃疡、乳头溢液
D．肿块、疼痛、乳头溢液
E．肿块、结节、乳头溢液

102．乳房疼痛急剧加重，局部压痛明显伴剧烈跳痛的最常见因素是
A．良性肿瘤
B．恶性肿瘤
C．炎症
D．囊性增生
E．导管增生

103．乳腺纤维囊性改变疼痛的特点是
A．经前疼痛剧烈，经后无缓解
B．经前疼痛缓解，经后加重
C．经前无症状，经后疼痛加剧
D．经前疼痛剧烈，经后减轻或完全缓解
E．经前、经后无明显变化

104．乳腺扪诊时检查的顺序为
A．自内上到内下，再由外下到外上至腋部
B．自内上到外上，再由外下到内下至腋部
C．自外上到外下，再由内下到内上至腋部
D．自外上到内上，再由内下到外下至腋部
E．自乳晕向外

105．**不属于**发生乳腺癌高危人群的是
A．月经初潮年龄小于12岁或绝经年龄大于55岁者
B．第一胎的生育年龄大于35岁，或未生育，产后未哺乳
C．月经周期长
D．绝经后雌激素水平高或采用雌激素替代治疗
E．有乳腺癌家族史

106．乳腺大多数病理改变起源于
A．乳叶
B．乳小叶

C．腺泡

D．小叶内终末导管

E．终末导管小叶单位

107．下列**不属于**乳腺组织的是

A．腺体

B．乳腺腺管

C．胸大肌

D．纤维组织

E．脂肪组织

108．生育期女性乳腺 X 线摄影或自我体检的最好时期在

A．经前期

B．月经期

C．月经来潮后 7～10 天

D．月经来潮后 15 天左右

E．与月经无关

109．Wolfe 分型中 DY 型的主要表现为

A．几乎完全由脂肪构成

B．自乳头伸向后方较明显的多数条索状影，余为脂肪，前者范围小于乳腺体积的 1/4

C．条索影范围超过乳腺体积的 1/4

D．条索影范围超过乳腺体积的 1/4，但小于 1/2

E．乳内主要由不规则性的片状密度增高影占据

110．乳腺癌的临床分期**不正确**的是

A．0 期：临床没有肿块的导管内癌或称原位癌

B．1 期：肿瘤小于 2 cm，腋窝淋巴结阴性和没有远处转移的证据

C．2 期：肿瘤在 2～5 cm，腋窝淋巴结阴性

D．c3 期：肿瘤大于 5 cm，或区域淋巴结有多个转移，肿瘤可能浸润到胸大肌或乳房的皮肤，无远处转移

E．4 期：有远处其他器官转移

111．乳腺癌 TNM 分期中，T1 期肿瘤直径**不超过**

A．1 cm

B．2 cm

C．3 cm

D．4 cm

E．5 cm

112．乳腺 X 线片中爆米花样钙化最常见于

A．纤维腺瘤

B．脂肪坏死

C．动脉钙化

D．皮脂腺钙化

E．缝线钙化

113．乳腺 X 线片中漏斗征最常见于

A．乳腺增生

B．纤维腺瘤

C．乳腺癌

D．乳腺感染

E．脂肪坏死

114．与对侧比较，一侧乳腺内病变旁小血管数量增加或迂曲增粗，最常见于

A．乳腺增生

B．乳腺癌

C．纤维腺瘤

D．错构瘤

E．脂肪坏死

115．乳腺出现白星状影最常见于

A．乳腺纤维瘤透明变性

B．乳腺硬化性导管增生

C．乳腺浸润性导管癌中的硬癌

D．乳腺术后瘢痕

E．乳腺脓肿

116．BI-RADS 3 类病变建议的复查时间是

A．3 个月

B．6 个月

C．8 个月

D．10 个月

E．12 个月

117．下列描述与乳腺纤维瘤特征**不符合**的是

A．明显疼痛

B．肿块边界清楚

C．生长缓慢

D．活动度大

E．球形或分叶状

118．乳后脂肪线的宽度为

A．0.5～2 mm

B．2～2.5 mm

C．2.5～3 mm

D．3～3.5 mm

E．3.5～4 mm

119．关于乳腺癌的描述，**错误**的是

A. 漏斗征

B. 酒窝征

C. 彗星尾征

D. 透明晕圈征

E. 帐篷征

120. 关于降低乳腺癌发生的措施中，**不正确**的是

A. 实行人工喂养

B. 生活规律

C. 控制脂肪的摄入

D. 不吸烟、不喝酒

E. 更年期后适当增加体育活动，减少过剩脂肪

121. 在美国，妇女们被建议每年做一次乳腺X线摄影检查的起始年龄是

A. 35岁

B. 40岁

C. 45岁

D. 50岁

E. 55岁

122. 双乳肿块，月经前胀痛，月经来潮后缓解，应首先考虑

A. 乳腺纤维腺瘤

B. 乳腺癌

C. 急性乳腺炎

D. 乳腺结核

E. 乳腺纤维囊性改变

123. **不属于**我国乳腺癌流行病学特点的是

A. 发病率持续上升，每年增长3个百分点

B. 第1高峰出现在45岁左右

C. 55岁左右出现第2个高峰

D. 乡镇及农村过去的低发区，发病率上升

E. 明显年轻化

124. 实验表明，多少幅乳腺体层合成的影像剂量与一幅屏-片乳腺摄影的剂量相同

A. 3

B. 5

C. 8

D. 9

E. 10

125. 在单一体位中使所有乳房组织成像的体位是

A. CC

B. MLO

C. LMO

D. SIO

E. ML

126. 在MLO中，暗盒托盘平面与水平面成

A. 30°

B. 45°

C. 60°

D. 40°~50°

E. 30°~60°

127. 乳腺摄影中，最常用的附加体位是

A. 定点压迫位

B. 放大位

C. 夸大头尾位

D. 乳沟位

E. 侧位

128. 与标准体位结合成三角形来进行乳腺病变定位的体位是

A. 定点压迫位

B. 放大位

C. 夸大头尾位

D. 乳沟位

E. 侧位

129. 可用来证实重力依赖性钙化的体位是

A. 定点压迫位

B. 放大位

C. 夸大头尾位

D. 乳沟位

E. 侧位

130. 乳腺X线摄影中，放大位所用X线管焦点的测量尺寸**不能**超过

A. 1 mm

B. 2 mm

C. 0.1 mm

D. 0.2 mm

E. 0.3 mm

131. 能显示包括大部分腋尾乳房外侧部分深部病变的体位是

A. 定点压迫位

B. 放大位

C. 夸大头尾位

D. 乳沟位

E. 侧位

132. 用于增加乳房后内深部病变显示的体位是
    A．定点压迫位
    B．放大位
    C．夸大头尾位
    D．乳沟位
    E．侧位

133. 乳腺 X 线摄影中，内外侧斜位的诊断学标准中**不包括**
    A．胸大肌显示充分，且延伸至或低于后乳头线
    B．乳头无下垂
    C．乳房下皱褶展开，乳房后下缘的皮肤皱褶应最小化或不存在
    D．所有脉管、纤维束和胸大肌边缘均清晰显示
    E．乳头位于照片中心横轴线上

134. 乳腺 X 线摄影中，头尾位的诊断学标准中**不包括**
    A．包含乳房的后内侧缘
    B．双侧乳腺照片影像对称，呈棱形
    C．腺体后的脂肪组织清晰显示
    D．无皮肤皱褶
    E．乳头位于照片中心横轴线上

135. 下列关于乳腺各组织的光学密度中，正确的是
    A．腺体组织应具有至少 1.2 的光学密度
    B．脂肪组织应具有至少 1 的光学密度
    C．胸壁肌肉组织的光学密度应大于 1.2
    D．腺体组织的光学密度在 1.5～2 最有利于对病变的观察
    E．脂肪组织的光学密度在 1.5～2 为好

136. 在乳腺 X 线摄影中可能遇到的模糊种类**不包括**
    A．运动模糊
    B．视差模糊
    C．伪影模糊
    D．几何模糊
    E．增感屏模糊

137. 关于 X 线束准直的国际标准要求中，**错误**的是
    A．压迫器的胸壁缘超出影像接收器胸壁缘的尺寸不能大于 SID 的 2%
    B．X 线束准直装置的光野与 X 线照射野的偏差不超过 SID 的 2%
    C．X 线照射野不会延伸至影像接收器任何边缘之外超过 SID 的 2%
    D．X 线照射野在整个胸壁缘的一侧可延伸到影像接收器的胸壁缘
    E．压迫器垂直缘的阴影不应在影像中见到

138. 从事乳腺摄影检查工作的放射医师必须具备的条件中，**错误**的是
    A．得到专门机构的特许
    B．接受 2 个月阅读乳腺摄影影像诊断的正规培训
    C．每年至少阅读 500 幅乳腺摄影影像
    D．每 2 年完成至少 40 h 的乳腺摄影影像阅读报告的培训
    E．每 3 年完成至少 40 h 的乳腺摄影方面的继续教育

139. 从事乳腺摄影检查工作的放射技师必须具备的条件中，**错误**的是
    A．得到国家专门机构的特许或注册认证
    B．接受放射技术专业的培训
    C．至少从事过 5 年放射技术工作
    D．至少从事过 2 年乳腺摄影工作
    E．每隔 2 年至少进行 1 次培训

140. 关于乳腺模体照片的观察条件，**错误**的是
    A．由 2 名有经验的医生一同观察
    B．在同一个观片灯下观察
    C．在同一观片环境中观察
    D．用同一型号的放大镜观察
    E．在一天的同一时刻观察

141. 模体影像检测建议执行的标准中，**错误**的是
    A．至少可见 4 个非常大的斑点群、3 条非常大的纤维以及 3 个非常大的块状物，而且数目的减少不能超过一半
    B．模体影像背景的光学密度至少是 1.4
    C．模体影像背景的光学密度的变化在 ±0.2 之内
    D．对于 4 mm 厚的丙烯酸圆盘而言，密度差异至少为 0.4
    E．对于 4 mm 厚的丙烯酸圆盘而言，密度差异的变化范围为 ±0.2

142. 关于数字乳腺 X 线摄影质量控制检测的描述，**错误**的是
    A．每次曝光的平均腺体剂量极限值 ≤ 3 mGy
    B．胸壁侧漏掉组织的宽度极限值 ≤ 5 mm

C．通常曝光时间应选择在 0.5～2 s

D．主要显示设备所在的室内光线应小于 10 lux

E．CRT 显示器的最大亮度偏差应小于 10%

143．数字乳腺 X 线摄影质量控制计划的实施项目中，**不属于**每天质量控制的实施项目的是

A．视察系统的运行情况，确定运行状态

B．视察暗盒和成像板

C．观察剂量测量仪的阅读面板，确定运行正常

D．记录受检者每个体位皮肤的入射剂量、加压厚度和管电压

E．执行影像质量控制时，在影像中寻找是否存在灰尘颗粒、刮擦痕以及其他伪影，确保所有影像都在质量控制中

144．数字乳腺 X 线摄影质量控制计划的实施项目中，**不属于**每周质量控制的实施项目的是

A．擦除所有很少使用或没有流通的成像板

B．检测平板探测器的背景噪声

C．验证软拷贝观察工作站显示器的校准

D．几何畸变和高对比的检测

E．采集 QC 测试模体影像，并在计算机数据库中编入目录，当超出预设定的界限时，检查系统性能并采取措施

145．在数字乳腺 X 线摄影质量控制计划的实施项目中，**不属于**每季度质量控制的实施项目的是

A．验证软拷贝观察工作站显示器的校准

B．视察暗盒和成像板，必要时按照生产商的指导进行清洁或视具体情况而定

C．对平板探测器执行校准程序

D．执行量化 QC 模体

E．几何畸变和高对比的检测

146．数字乳腺 X 线摄影质量控制计划的实施项目中，**不属于**每年质量控制的实施项目的是

A．视察 / 评估影像质量

B．抽查影像处理算法的适用性

C．检查 QC 曝光指示器数据库，确定曝光不足或过度的原因并执行校正措施

D．执行验收检测步骤以确定和（或）重新建立基准值

E．检查重拍现象、受检者曝光量趋向、QC 记录和设备维修历史

147．关于 PCM 乳腺 X 线摄影系统特点的叙述，**错误**的是

A．采用相位对比技术，弥补 X 线吸收系数相近组织间对比度的不足

B．可以获得边缘增强效应

C．图像精度可达 15 μm

D．提高了图像的精锐度

E．可发现微小的肿瘤及钙化灶

148．乳腺 X 线摄影中，相位对比技术的基本要素是

A．X 线的折射作用

B．X 线的反射作用

C．X 线的衍射作用

D．X 线的干射作用

E．X 线的电离作用

149．关于 PCM 乳腺 X 线摄影技术的叙述，正确的是

A．X 线折射的方向与可见光折射的方向一致

B．X 线折射的方向与可见光折射的方向相反

C．X 线衍射的方向与可见光衍射的方向一致

D．X 线衍射的方向与可见光衍射的方向相反

E．X 线干射的方向与可见光干射的方向一致

150．PCM 乳腺 X 线摄影技术中，有关合理运用于乳腺 X 线诊断的重要环节，**不正确**的描述是

A．适当尺寸的 X 线焦点

B．不能有放大比例的摄影

C．适当的读取精度

D．适当的放大再还原程序

E．适当的高精度打印

151．PCM 乳腺 X 线摄影技术中，合理运用于乳腺 X 线诊断的参数是

A．X 线焦点尺寸为 75 μm

B．SID 为 104 cm

C．放大倍数为 1.75

D．读取精度为 42.75 μm

E．打印精度为 15 μm

152．PCM 乳腺 X 线摄影系统的组成**不包括**

A．相位对比乳腺机

B．高精度 CR

C．还原程序

D．处理系统

E．高精度干式激光打印机

153．PCM 乳腺 X 线摄影系统具有丰富的图像处理功能，描述正确的是

A．G 处理，即自动频率处理

B．F 处理，即混合处理

C．E 处理，即自动均衡处理

D．H 处理，即自动梯度处理

E．协调处理

154．数字乳腺 X 线摄影中，影像采集部分是指

A．X 线源和影像接收器

B．影像接收器和影像阅读器

C．X 线源和图像显示器

D．影像阅读器和图像显示器

E．影像接收器和影像显示器

155．数字乳腺 X 线摄影中，影像显示部分是指

A．X 线源和影像接收器

B．显示器、影像显示软件、激光打印机、观片灯

C．影像处理软件

D．影像接收器、显示器、影像显示软件

E．X 线源、影像接收器、显示器、影像显示软件

156．乳腺加压减少哪两者的间距

A．焦点 - 物体

B．焦点 - 滤线栅

C．滤线栅 - 影像接收器

D．物体 - 影像接收器

E．滤线栅 - 物体

157．乳腺 X 线摄影不加压可能会使病变影像产生

A．真阳性

B．假阳性

C．真阴性

D．假阴性

E．混合影

158．适当加压使乳房平展，提高影像的

A．对比度一致性

B．清晰度一致性

C．密度一致性

D．锐利度一致性

E．噪声一致性

159．加压减少乳房厚度，可减少

A．曝光剂量

B．摄影距离

C．滤线栅比值

D．滤过板厚度

E．防护屏蔽

160．在乳房加压时，压迫器保持与影像接收器平面平行，偏差**不能**超出

A．1 mm

B．5 mm

C．1 cm

D．2 cm

E．3 cm

161．头尾位（CC）是弥补 MLO 位，最重要的是观察

A．内侧组织

B．外侧组织

C．上部组织

D．下部组织

E．外后组织

162．乳腺 X 线摄影的附加位置中**不包括**

A．90°侧位

B．定点压迫位

C．乳沟位

D．放大位

E．内收、外展位

163．从事乳腺摄影的技师在质控中的职责范围**不包括**

A．受检者体位

B．乳房压迫

C．影像产生

D．图像处理

E．受检者随访

164．关于乳腺 X 线摄影技术的叙述，**不正确**的是

A．相位对比乳腺 X 线摄影系统是近几年 X 线摄影技术上的一项新技术

B．1895 年伦琴发现了 X 线的许多特性

C．X 线作为波动特性之一的相位特性，已应用于成像技术

D．由于折射特征的发现，使之成为今天"相位对比技术"的理论基础

E．相位对比乳腺摄影技术分别采用不同的辐射源划分为两个阶段

165．相位对比乳腺 X 线摄影技术采用不同的辐射源划分两个阶段，即

A．经同步加速器产生 X 线和经医用 X 线机产生 X 线

B．经折射特性产生 X 线和经相位对比产生 X 线

C．经同步加速器产生 X 线和经折射特性产生 X 线

D．经相位对比产生 X 线和经医用 X 线机产生 X 线

E．经折射特性产生 X 线和经医用 X 线机产生 X 线

# 练习二十一答案

1．D 对成人进行全口牙齿检查时，需用 14 张胶片。

2．B 对儿童进行全口牙齿检查时，需用 10 张胶片。

3．D X 线中心线与被检牙长轴和胶片之间夹角的分角线的角度称为垂直角度，应尽量呈直角投射。

4．B X 线中心线向牙近、远中方向所倾斜的角度称为水平角度，X 线水平角度必须随患者牙弓形态进行调整，X 线中心线与邻牙间隙相平行，以避免牙影像重叠。

5．B 牙片拍摄时，牙齿投影在 X 片上的长短取决于垂直角度的大小。垂直角度过大，成像会被缩短。

6．A 牙片拍摄时，垂直角度过小，成像会被拉长。

7．E 牙齿间邻面是否重叠、牙根形态是否变形取决于水平角度。水平角度随患者牙弓形态进行调整。当 X 线未与邻牙间隙平行时，即会出现重叠影。

8．B  9．A  10．D  11．B  12．C  13．E  14．B  15．B  16．B  17．B  18．B  19．A

20．E 凡有碘过敏反应史及颞下颌关节局部皮肤有感染者，不宜进行关节造影检查。患者有出血性疾患及使用抗凝血药物治疗，一般亦不宜做关节造影检查。

21．E 颞下颌关节造影检查主要为了观察关节盘的位置和是否存在关节盘穿孔。

22．A 华氏位主要用于观察上颌窦、额窦、眼眶、上颌骨、颧骨、颧弓，在上颌骨外伤及肿瘤时，常用此片观察上颌骨情况。

23．B 下颌骨正中受到冲击时，要特别注意观察下颌骨正中和双侧髁状突颈的骨折。

24．B 下颌骨正中受到冲击时，应选择全景片、下颌后前位、下颌颏部或下颌口底咬合片等平片技术，以观察下颌骨正中和双侧髁状突颈是否骨折。

25．B 超声在浅表组织和器官中发挥着重要的作用，能清晰显示病变浅部的形状结构变化，故唾液腺浅叶肿瘤影像学检查首选 B 超，且方便、价廉、无创伤。

26．D 口腔颌面部 CT 主要用于口腔颌面部病变的搜寻，腮腺深叶肿瘤和咽旁肿瘤鉴别首选 CBCT。

27．D 唾液腺肿瘤影像学检查首选锥形束 CT（CBCT）。

28．E 许勒位主要用于观察颞下颌关节间隙，现在越来越被口腔颌面 CBCT 所取代。

29．C CBCT 已作为种植术前的常规检查，用于种植定位。

30．B 与传统医用 CT 相比，口腔颌面锥形束 CT 具有空间分辨力高、辐射剂量小、体积小、价格便宜等优点。但是其密度分辨力比较低，软组织成像能力差，以及金属伪影等限制了其在临床中的进一步应用。

31．D 唾液腺的慢性炎症、舍格伦综合征、唾液腺良性肥大、唾液腺肿瘤、唾液腺瘘、唾液腺导管阴性结石，以及需要确定唾液腺周围组织病变是否侵及腺体及导管时，均可进行唾液腺造影。唾液腺导管结石阳性是唾液腺造影的禁忌证。

32．B 国际放射防护委员会（ICRP）对于人体受辐射危险的主要组织可能出现的随机效应给予了定量估计，其中，乳腺的辐射致癌危险度的权重系数为 0.15，仅次于性腺。

33．B 在评估乳腺摄影的潜在致癌辐射风险度时，有三种考虑必须牢记。第一，与乳腺中的脂肪、皮肤、乳晕组织相比，腺体组织对辐射最敏感；第二，平均腺体剂量要比最大腺体剂量更有利于表示致癌

风险的评估，而且它也与剂量线性响应相一致；第三，重点关心的人群是40岁以上的女性。因此，合理的剂量评估主要用于含脂肪成分较大的中老年妇女乳腺。

34．C 乳腺摄影检查中每个个体的剂量可能受到选择图像的接收器、滤线栅的选择、X线束能量（HVL，kV）、乳腺压迫程度、乳腺大小和肥胖度（乳腺组织构成比例）等因素的影响。

35．A 近几年来，特别是靶/滤过组合（铑/铑或钼/铑组合），已推荐用于获取较厚乳腺或腺体成分高的乳腺X线摄影。

36．C 这种典型的乳腺模体相当于乳房厚度4.2 cm，其腺体和脂肪各占50%。

37．B 平均腺体剂量（Dg）是乳腺摄影潜在致癌风险首选测量。因为平均腺体剂量能准确评估乳腺摄影潜在致癌危险率，它已成为标准乳腺摄影剂量。

38．C 一个典型的乳腺组成成分，压迫乳腺标准厚度为4.5 cm时，一次曝光检查可接受平均腺体剂量的（Dg）的推荐值不应超过3 mGy。

39．A 滤线栅不仅吸收散射线，还吸收穿过人体后的有价值的X线，因此，在X线摄影中，使用滤线栅需要增大2～2.5倍的剂量进行补充。

40．C 压迫乳腺不仅可以减少移动模糊伪影，而且还能使乳腺密度一致，使剂量降低50%。

41．B 女性乳腺在大小、乳腺组织构成比上差异很大，从而导致在给定的摄影技术条件下乳腺剂量值变化范围较宽。压迫乳腺厚度在很大程度上影响着乳腺剂量，虽然压迫时乳腺面积变化也很大，但面积对剂量的影响相对较小。一个脂肪成分较高的乳腺要比含腺体成分高的乳腺更容易穿透，于是每次检查脂肪型乳腺，同样技术条件下，乳腺接受的是一个相对低的剂量值。

42．C 普通X影像要求（$D_{max}$）>3，乳腺（$D_{max}$）要求>4。

43．A 乳腺影像密度高，要求高清晰度、高分辨力、低噪声、高细节分辨力、低灰度，这样才能显示乳腺照片上的丰富信息。

44．C ACR要求至少有3500 cd/$m^2$的亮度水平。

45．B 乳腺筛查X线摄影是早期乳腺癌检查最有效的方法。

46．D 软组织X线摄影的波长较长。

47．C 乳腺摄影的总滤过包括管壳铍窗滤过、油层滤过、组合机头窗口材料、附加滤过。

48．E 49．C 50．E 51．B 52．A

53．C 令大头尾位能显示乳房外侧部位的深部病变。

54．C 光学密度为1.4～2时最有利于对病变的观察。

55．C 56．A 57．E 58．D

59．D 乳腺摄影主要应用钼靶辐射的特征X线，这种波长的特征射线可以使乳腺组织产生较好的对比度，有利于乳腺结构的显示。

60．E 铑靶X线管阳极热容量较低，不适宜连续工作。

61．B 62．B 63．D

64．A 随着管电压的降低，物质对X线的吸收以光电效应为主。

65．B 目前的研究结果表明，乳腺相位对比X线摄影使用0.1的焦点、1.75倍的放大率是最适合的。

66．C 乳腺活检需使用活检专用压迫器。

67．B 68．B

69．D 乳房大体解剖由乳腺组织、Cooper韧带、胸大肌、皮下脂肪、腋窝淋巴结、乳头、乳晕、皮肤构成。

70．D 副乳内含有少量腺体组织，大部分为脂肪组织。

71．C 乳腺摄影机X线管的几何尺寸小。

72．E PCM指相位对比乳腺摄影系统，它采用相位对比技术，弥补X线吸收系数相近的组织间对比度的不足，将相位对比技术和传统的吸收对比技术组合起来，获得边缘增强效应，使乳腺肿瘤和周围组织之间、肿瘤组织内部及周围正常组织之间的边缘都得到强化勾勒，为发现更微小的肿瘤及钙化提供可能。

73．D　每个乳腺含有 15～20 个呈轮辐状排列的腺叶、腺小叶。

74．E　乳腺小叶由诸多腺泡及终末导管组成。

75．A　乳腺小叶是目前比较公认的乳腺癌的好发部位。

76．A　顺序为皮肤、皮下脂肪层（包绕乳腺组织将乳腺与皮肤分隔）、乳腺组织及固定乳腺和皮肤组织的叶间纤维间隔、乳腺后脂肪组织（分隔乳腺与胸肌筋膜）、位于深筋膜下的脂肪和胸肌层。

77．A　从外到内依次为皮肤、皮下脂肪、腺体组织、腺体后脂肪、胸壁肌肉。

78．B　穿过胸大肌的淋巴管流入头部淋巴结不是正常乳腺淋巴的引流途径。

79．B　经内乳静脉的穿支注入同侧无名静脉，是乳腺癌经血行肺转移的一条重要途径；直接汇入腋静脉为乳腺癌血行肺转移的又一条途径。

80．A　直接注入肋间静脉，再经肋间静脉与椎静脉的交通支引入奇静脉、上腔静脉，此为乳腺癌经血行转移至脊柱、骨盆、颅骨等的途径。

81．A　少数有副乳的人可发生乳腺癌。

82．A　我国乳腺癌发病高峰的两个年龄段是 35～45 岁、50～64 岁。

83．D　乳腺间质包括纤维组织、脂肪、血管及淋巴管。

84．D　乳晕区皮肤厚度为 1～5 mm

85．E　一般双侧乳晕部及乳房下返褶处皮肤最厚。

86．C　腺体表现为乳腺内部片状的致密阴影，其边缘多较模糊。

87．A　乳腺导管中较大的乳导管在 X 线片上表现为乳头后方呈放射状向乳腺深部走行的致密影，常常被称为"乳腺小梁"。

88．B　皮下脂肪层表现为皮肤与腺体之间宽度为 0.5～2.5 mm 的高度透亮带，青年女性较薄，老年女性较厚。

89．D　乳后脂肪间隙表现为轴斜位片上乳腺组织与胸壁之间的透亮带。

90．C　乳腺悬韧带在皮下脂肪层最易辨认，此层中还可以见到静脉影。

91．E　BI-RADS 1 型：脂肪含量占 75% 以上，腺体含量占 25% 以下；BI-RADS 2 型：脂肪含量占 50%～75%，腺体含量占 25%～50%；BI-RADS 3 型：脂肪含量占 25%～50%，腺体含量占 50%～75%；BI-RADS 4 型：脂肪含量占 25% 以下，腺体含量占 75% 以上。

92．E

93．C　影响乳腺密度的主要因素有体重、年龄、服激素史、乳腺增生史（乳腺纤维囊性改变）。

94．D　影响两侧乳腺密度不对称的主要因素有图像的质量、腺体的重叠、先天变异、病理因素。

95．C　乳腺癌的好发部位在腺体结构与皮下组织交界的区域，故此区域的微小变化常常是早期乳腺癌唯一的 X 线征象。

96．B　影像中，模糊度即为清晰度的反意，它是通过微小线性结构边缘、组织边缘的消晰效果显示出来的。

97．C　乳腺属于软组织，其组织密度低，因此对射线的吸收系数差异非常小。

98．B　乳腺影像对比度要高于普通 X 线照片影像。

99．C　使用大探测器对小乳腺成像时，在放大模式下，能产生小像素的效果，也可减少辐射剂量。

100．B　101．D　102．C　103．D　104．A

105．C　月经周期短，说明雌激素作用时间长。

106．E　乳腺大多数病理改变都起源于终末导管小叶单位。

107．C　乳腺实质包括腺体、乳腺腺管和基质，实质周围为脂肪和纤维。

108．C　生育期女性乳腺 X 线摄影或自我体检最好选择在月经来潮后 7～10 天。

109．E　DY 型：乳内主要为不规则性的片状密度增高影占据。

110．C　2 期：肿瘤在 2～5 cm，腋窝淋巴结可以有肿大或阴性；或肿瘤小于 2 cm，但腋窝淋巴结有肿大。

111．B　1 期：肿瘤小于 2 cm，腋窝淋巴结阴性和没有远处转移的证据。

112．A

113．C　漏斗征通常为恶性征象。

114．B　与对侧比较，一侧乳腺内病变旁小血管数量增加或迂曲增粗，即称为血运增加，通常为乳腺癌，乳腺感染也可出现这些征象。

115．C　白星状影常见于乳腺癌，尤其是浸润性导管癌中的硬癌。

116．B　BI-RADS 3 类可能良性，建议 6 个月后复查随访。

117．A　大多数纤维腺瘤不伴疼痛。

118．A　乳后脂肪线的宽度为 0.5～2 mm。

119．D　出现透明晕圈征的肿块几乎均考虑为良性。

120．A　保持健康的体重可以降低患乳腺癌的概率。同时少食脂肪，生活规律，不吸烟、饮酒。

121．B　在美国，女性建议从 40 岁开始每年做一次乳腺 X 线摄影检查。

122．E　乳腺纤维囊性改变在月经前期乳腺组织普遍退化时，胀痛不适等症状更明显。

123．C　在我国，乳腺癌在 60 岁时出现第 2 次高峰。

124．C

125．B　内外侧斜位可在单一体位中使所有乳房组织成像。

126．E　在 MLO 中，暗盒托盘平面与水平面成 30°～60°，使得暗盒与胸大肌平行。角度必须调整到与受检者体型相适应（影像探测器与胸大肌角度平行），以利于最多的组织成像。

127．E　乳腺摄影中，侧位是最常用的附加体位。

128．E　侧位与标准体位结合成三角形来确定乳腺病变的定位。

129．E　侧位也可用来证实重力依赖性钙化。

130．D　放大位所用 X 线管焦点的测量尺寸不能超过 0.2 mm。

131．C　夸大头尾位能显示包括大部分腋尾乳房外侧部分的深部病变。

132．D　乳沟位用于增加乳房后内深部病变的显示。

133．E　"乳头位于照片中心横轴线上"是头尾位诊断学标准中的内容。

134．B　双侧乳腺 CC 位照片相对放置，则两侧乳房呈球形。

135．E　腺体组织应具有至少 1 的光学密度，1.4～2 的光学密度最有利于对病变的观察。脂肪组织的光学密度至少为 1.2，以在 1.5～2 的区间内为好，不可大于 3.1。胸壁肌肉组织光学密度大于 1，可显示肌肉下的腺体组织；可分清乳房腺体组织的不同密度和层次；全部皮肤线隐约可见；皮肤毛囊隐约可见，不影响对乳房内腺体和脂肪组织的观察。

136．C　乳腺摄影中可能遇到的模糊种类包括：运动模糊、屏-片密着不良、增感屏模糊、几何模糊和视差模糊。屏-片密着不良可导致影像的局部模糊，其原因是增感屏的可见光在到达胶片前有较大程度的扩散。包括暗盒设计不当或损坏、暗盒内的胶片放置不正确和胶片与增感屏间存有污物或空气。

137．A　压迫器的胸壁缘超出影像接收器胸壁缘的尺寸不能大于 SID 的 1%，否则压迫器垂直缘的阴影会在影像中见到。

138．D　从事乳腺摄影检查工作的放射医师必须得到专门机构的特许，接受 2 个月阅读乳腺摄影影像诊断的正规培训；同时接受医用物理学、辐射效应和辐射防护的指导。此外，每年至少阅读 500 幅乳腺摄影影像，同时记录阳性所见、病理活检结果以及发现癌症的数量；每 3 年必须完成至少 40 h 的乳腺摄影影像阅读报告的培训和至少 40 h 的乳腺摄影方面的继续教育。

139．D  从事乳腺摄影检查工作的放射技师必须得到国家专门机构的特许或注册认证，要求接受放射技术专业的培训或至少从事过 5 年放射技术和 1 年的乳腺摄影工作，同时还特别要求每隔 2 年至少进行 1 次培训。

140．A  乳腺模体照片应由同一个人，在同一个观片灯下，在同一观片环境中，用同一型号的放大镜来观察，在一天的同一时刻进行。因为对影像进行客观的评价非常困难，不同的人对影像上物体的个数会得到不同的数据。

141．A  ACR 乳腺摄影的标准是至少可见 4 条非常大的纤维、3 个非常大的斑点群以及 3 个非常大的块状物，而且数目的减少不能超过一半。

142．E  CRT 显示器的最大亮度偏差应小于 30%，LCD 显示器应小于 10%。

143．B  视察暗盒和成像板是每季度质量控制的实施项目。

144．D  几何畸变和高对比的检测是每季度质量控制的实施项目。

145．A  验证软拷贝观察工作站显示器的校准是每周质量控制的实施项目。

146．C  检查 QC 曝光指示器数据库，确定曝光不足或过度的原因并执行校正措施是每季度质量控制的实施项目。

147．C  PCM 乳腺 X 线摄影系统图像精度可达 25 μm。

148．A  X 线穿透物体时会发生轻微折射，形成相位的位移。X 线穿透不同物质时所产生的相位位移是不同的，根据相位位移变化所形成的图像称为"相位对比成像"。

149．B  PCM 乳腺 X 线摄影系统中 X 线发生折射的方向与可见光折射的方向正好相反。

150．B  在 PCM 乳腺 X 线摄影技术中，合理运用于乳腺 X 线诊断的重要环节包括适当比例的放大摄影（调整好源 - 物距和物 - 像距的比例）。

151．C  在 PCM 乳腺 X 线摄影技术中，合理运用于乳腺 X 线诊断时，根据目前的研究结果显示，以下几个参数是最合适的：① X 线焦点尺寸为 100 μm；② SID 为 114 cm；③ STD：全乳片为 65 cm，点片为 78 cm；④放大倍数为 1.75；⑤读取精度为 43.75 μm；⑥适当的还原程序；⑦打印精度为 25 μm。

152．C  PCM 乳腺 X 线摄影系统由相位对比乳腺机、高精度 CR、处理系统和高精度干式激光打印机四部分组成，处理系统中包括还原程序。

153．C  PCM 乳腺 X 线摄影系统具有丰富的图像处理功能，可分为 G 处理，即自动梯度处理；F 处理，即自动频率处理；E 处理，即自动均衡处理；H 处理，即混合处理。协调处理是 CR 图像处理技术，主要用来改变影像的对比度、调节影像的整体密度。

154．A  X 线管发射 X 线源经被检体被影像接收器采集即是影像形成的过程。

155．B  影像是通过打印及显示部分来观察的。

156．D  压迫减小了物体 - 影像接收器距离，提高了结构影像分辨力。

157．D  加压摄影的目的是使乳房内结构分离，降低病变影像模糊不清带来的假阴性可能。

158．C  加压使乳房平展，提高密度一致性。

159．A  加压减小了适宜曝光所需剂量，同时散射线减少，提高对比度。

160．C

161．A  MLO 体位最有可能漏掉内侧组织。

162．E  内收、外展位是骨关节 X 线摄影位置。

163．E  对受检者随访是医师的职责。

164．C  X 线作为波动特性之一的相位特性，并未应用于成像技术。

165．A  相位对比乳腺摄影技术分别采用不同的辐射源划分两个阶段：经同步加速器产生 X 线和经医用 X 线机产生 X 线。

# 第 2 章 电子计算机断层扫描（CT）成像技术

## 练习二十二

1. CT 的发明者是
   A．Ambrose
   B．Cormack
   C．Hounsfield
   D．Ledley
   E．Roentgen

2. CT 的应用范围**不适合**的是
   A．工业
   B．农业
   C．办公管理
   D．医学影像诊断
   E．医学影像治疗

3. 关于 CT 图像特点的叙述，**错误**的是
   A．横断面图像
   B．密度分辨率高于 X 线平片
   C．可做定量诊断
   D．空间分辨率高于 X 线平片
   E．利用计算机做各种图像处理

4. CT 扫描使影像诊断范围扩大的根本原因是
   A．被检者接受 X 线量少
   B．显示的范围大
   C．密度分辨率高
   D．空间分辨率高
   E．可获得冠状面、矢状面图像

5. 下列**不属于** CT 硬件结构的是
   A．扫描机架系统
   B．X 线球管
   C．高压发生器
   D．图像处理功能
   E．探测器

6. 下列**不属于** CT 功能软件的是
   A．动态扫描
   B．定量骨密度测定
   C．三维重组
   D．图像处理功能
   E．图像存储和记录部分

7. 第 1 台 CT 扫描机研制成功的时间是
   A．1968 年
   B．1971 年
   C．1972 年
   D．1974 年
   E．1979 年

8. CT 扫描的优点**不包括**
   A．可做定量分析
   B．图像无层面以外结构的干扰
   C．真正的断面图像
   D．密度分辨率高
   E．软组织对比好

9. CT 设备硬件的基本结构**不包括**
   A．自动洗片机
   B．扫描检查床
   C．扫描机架系统
   D．计算机及阵列处理机
   E．X 线及数据收集系统

10. 关于 CT 机工作原理的叙述，**错误**的是
    A．X 线穿透被检部位时，其强度呈负指数关系衰减
    B．透过被检体的 X 线被探测器接收直接成像
    C．计算机将模拟信号变成数字信号，再重建图像
    D．利用窄束 X 线穿透被检部位
    E．计算机通过反投影等计算，将扫描数据转换为影像数据

11. 扫描时只有球管旋转、探测器不动的 CT 机，属于
    A．第一代 CT 机

B. 第二代CT机
C. 第三代CT机
D. 第四代CT机
E. 第五代CT机

12. 下列又称电子束CT的是
    A. 第一代CT机
    B. 第二代CT机
    C. 第三代CT机
    D. 第四代CT机
    E. 第五代CT机

13. 关于CT机的主要技术性能指标的叙述，正确的是
    A. X线球管的热容量越大，散热率越大，单次扫描的最长时间越短
    B. CT机扫描机架孔径越小，需要X线球管的功率越高
    C. 硬磁盘容量大小决定着对图像数据的存储量
    D. 重建的矩阵越大，所需的重建时间越短
    E. 探测器的数目越多，扫描时间越长

14. 关于CT空间分辨率的叙述，错误的是
    A. 是由X线束的几何尺寸所决定
    B. 受到探测器的大小、采样间隔等因素的限制
    C. 指在高对比的情况下鉴别细微结构的能力
    D. 可通过选择不同的重建滤过函数而改变
    E. 高于普通X线检查的空间分辨率

15. 关于螺旋CT的叙述，错误的是
    A. 利用滑环技术，球管围绕机架连续旋转曝光
    B. 因扫描轨迹是螺旋线，故称螺旋扫描
    C. 螺旋CT扫描方式实现了容积数据的快速采集
    D. 螺旋CT采集的数据是一定层厚的多个标准断层的数据总和
    E. 螺旋CT采集数据重建时可任意选择重建层面位置

16. 关于CT机中矩阵的说法，错误的是
    A. 重建矩阵即显示器的显示矩阵
    B. 像素是组成图像矩阵的最小单位
    C. 显示野相同时，矩阵越大，像素越小
    D. 显示野相同时，矩阵越大，图像空间分辨率越高
    E. 在相同显示野，矩阵越大，计算机工作量大

17. 水的CT值是
    A. 0 HU
    B. 35～50 HU
    C. 1000 HU
    D. -100 HU
    E. -1000 HU

18. 软组织的CT值是
    A. 0 HU
    B. 35～50 HU
    C. 1000 HU
    D. -100 HU
    E. -1000 HU

19. 气体的CT值是
    A. 0 HU
    B. 35～50 HU
    C. ＞2000 HU
    D. -100 HU
    E. -1000 HU

20. 关于滤过反投影法的特点，错误的是
    A. 无需进行傅里叶变换
    B. 重建速度快
    C. 重建图像质量高
    D. 比其他变换复杂
    E. 重建图像精确度高

21. 低对比分辨率的概念，正确的是
    A. 低比度分辨率就是影像的对比度
    B. 低对比度分辨率就是空间分辨率
    C. 能分辨最低密度差别的能力
    D. 指单位长度内能观察到的线对数
    E. 对于物体空间大小的鉴别能力

22. 与CT扫描前定位的作用无关的是
    A. 确定扫描野
    B. 确定扫描起始线
    C. 确定扫描终止线
    D. 确定扫描的范围
    E. 确定扫描的层数

23. 关于人体组织CT值的比较，下列错误的是
    A. 脑白质＜脑灰质
    B. 骨松质＜钙质
    C. 血液＜血凝
    D. 脂肪＞水
    E. 血液＞水

24. CT 扫描中最常用的造影方法是
    A. 血管造影
    B. 脑室造影
    C. 关节造影
    D. 脊髓造影
    E. 胆囊造影
25. 在 CT 成像过程中，属于采样系统的关键部件是
    A. 电子计算机
    B. 滤过器
    C. 图像显示器
    D. 探测器
    E. 胶片打印机
26. 探测器的作用是
    A. 探测被检者位置是否准确
    B. 探测扫描时有无散射线
    C. 将接收到的 X 线能量按其强度变化转换成可供记录的电信号
    D. 将模拟信号转变为数字信号
    E. 将微弱的电流进行放大
27. 下列属于 CT 后处理功能的是
    A. 进行模 / 数转换
    B. 控制 X 线剂量
    C. 采集扫描数据
    D. 进行故障诊断
    E. 三维图像重组
28. 下列**不属于**非螺旋 CT 扫描和重建成像参数的是
    A. 视野
    B. 螺距
    C. 层间距
    D. 管电压
    E. 管电流量
29. 与非螺旋 CT 扫描相比，螺旋 CT 扫描模式的最大优点是
    A. X 线管容量大
    B. 连续旋转
    C. 扫描速度快
    D. 存储容量大
    E. 容积数据采集
30. CT 图像质量参数**不包括**
    A. 空间分辨率
    B. 密度分辨率
    C. 噪声
    D. 伪影
    E. CTDI
31. 关于准直器的作用叙述**错误**的是
    A. 减少被检者的辐射剂量
    B. 决定扫描层的厚度
    C. 决定像素的长和宽
    D. 提高图像质量
    E. 大幅度减少散射线的干扰
32. **不属于** CT 扫描成像基本步骤的是
    A. 产生 X 线
    B. 采集数据
    C. 重建图像
    D. 图像后处理
    E. 显示图像
33. 非螺旋 CT 的重叠扫描是指
    A. 重建间隔小于重建层厚
    B. 重建间隔大于重建层厚
    C. 层间隔大于扫描层厚
    D. 层间隔小于扫描层厚
    E. 层间隔等于扫描层厚
34. 关于扫描层厚的说法正确的是
    A. 同一组织扫描，厚层比薄层的密度分辨率要低
    B. 同一组织扫描，厚层与薄层的密度分辨率相等
    C. 同一组织扫描，厚层比薄层的密度分辨率要高
    D. 不同组织扫描，厚层比薄层的密度分辨率要低
    E. 不同组织扫描，厚层比薄层的密度分辨率要高
35. 在 CT 图像显示技术中，应用最多而且最重要的是
    A. 放大技术
    B. 窗口技术
    C. 黑白反转技术
    D. 三维图像重组技术
    E. 图像方向旋转技术
36. 对于 4 层螺旋 CT，若选择床速是 20 mm/周，扫描层厚 10 mm，则螺距为
    A. 0.5
    B. 1

C. 2

D. 4

E. 8

37. 下列对 CT 辐射剂量**无影响**的成像参数是
    A. 管电压
    B. 管电流量
    C. 扫描范围
    D. 螺距
    E. 视野

38. CT 常用的辐射剂量表达参数是
    A. 吸收剂量
    B. 千伏值
    C. 毫安量
    D. CTDI
    E. 曝光量

39. 下列关于对薄层扫描的描述，正确的是
    A. 能提高扫描速度
    B. 能降低 CT 检查剂量
    C. 能提高图像空间分辨率
    D. 能提高图像密度分辨率
    E. 辐射剂量没变

40. 在 CT 扫描检查规则中，下列正确的是
    A. 腹部扫描前不需要禁食
    B. 需要作增强扫描的患者，扫描前 12 小时禁食
    C. 扫描室内一般应禁止家属及陪伴人员陪伴扫描
    D. CT 扫描检查辐射剂量非常低，应用范围较广
    E. 电源接通后，CT 机可直接进行扫描操作

41. 关于 CT 增强扫描的叙述，正确的是
    A. 增强扫描就是螺旋扫描
    B. 增强扫描是指经血管注射对比剂后再行扫描的方法
    C. 增强扫描不能用轴位扫描模式
    D. 增强扫描就是两期和多期扫描
    E. 增强扫描是高级 CT 特有的扫描程序

42. 下列 CT 检查前准备工作中，**错误**的是
    A. 对躁动不安或不合作的患者，不可以给镇静剂
    B. 做 CT 检查的被检者，应当更衣、换鞋，防止将灰尘带入机房
    C. CT 扫描速度较快，对于胸、腹部被检者，要做好呼吸训练
    D. 检查前向需要作增强扫描的被检者说明注射对比剂后可能出现的身体反应，避免被检者可能出现的恐慌
    E. 认真检查并除去检查部位的金属饰物和异物，以防止产生伪影

43. 在 CT 检查中最常用的检查方法是
    A. 灌注扫描
    B. 增强扫描
    C. 平扫
    D. 动态扫描
    E. 造影 CT 扫描

44. 关于螺旋扫描叙述，**错误**的是
    A. X 线球管连续产生 X 线
    B. 被检者随检查床沿纵轴方向匀速移动
    C. X 线球管和探测器连续旋转
    D. 扫描速度较慢
    E. 扫描轨迹呈螺旋状

45. 关于对高分辨率扫描的描述，正确的是
    A. 可提高图像空间分辨率
    B. 可提高图像密度分辨率
    C. 扫描层厚一般为 2～3 mm
    D. 应使用较大的扫描视野
    E. 采用标准重建算法

46. 下列**不属于** CT 图像测量和计算内容的是
    A. CT 值
    B. 扫描范围
    C. 距离
    D. 周长
    E. 面积

47. 在 CT 图像中，推算病灶大致体积的计算正确的是
    A. 长 × 宽 × 层间距 × 层数
    B. 长 × 宽 × 层厚 × 层数
    C. 长 × 宽 × 周长 × 距离
    D. 长 × 宽 × 扫描范围 × 周长
    E. 长 × 宽 × 层厚 × 面积

48. 在 CT 图像中，当病变较大时，CT 值的正确测量方法是
    A. 测其最小 CT 值
    B. 测其最大 CT 值

C．测其平均 CT 值

D．测其边缘 CT 值

E．测其中心 CT 值

49．在 CT 平扫图像中，肝的正常 CT 值是

A．-950 ~ -550 HU

B．-100 ~ -50 HU

C．60±5 HU，或高于同层脾 10 HU

D．> 80 HU

E．> 250 HU

50．在 CT 图像中，脂肪的正常 CT 值是

A．-950 ~ -550 HU

B．-100 ~ -50 HU

C．45 ~ 75 HU

D．> 80 HU

E．> 250 HU

51．在 CT 图像中，肺的正常 CT 值是

A．-950 ~ -550 HU

B．-100 ~ -50 HU

C．45 ~ 75 HU

D．> 80 HU

E．> 250 HU

52．在 CT 图像中，密质骨正常的 CT 值是

A．-950 ~ -550 HU

B．-100 ~ -50 HU

C．45 ~ 75 HU

D．> 80 HU

E．> 250 HU

53．在 CT 图像中，钙化的正常 CT 值是

A．-950 ~ -550 HU

B．-100 ~ -50 HU

C．45 ~ 75 HU

D．> 80 HU

E．> 250 HU

54．关于视野的叙述，正确的是

A．视野即扫描野

B．视野指扫描架扫描孔的大小

C．视野是重建参数之一

D．视野为多边形

E．视野可用 VOF 表示

55．下列属于扫描和重建参数的是

A．密度分辨率

B．影像矩阵

C．空间分辨率

D．时间分辨率

E．CTDI

56．非螺旋 CT 扫描，下列属于图像重建参数的是

A．管电压

B．层间隔

C．CTDI

D．视野

E．准直宽度

57．螺旋 CT 扫描，下列对放射剂量有影响的是

A．重建层厚

B．密度分辨率

C．管电流量

D．重建滤过算法

E．重建层间距

58．对定位像扫描的叙述正确的是

A．扫描时 X 线球管和探测器连续旋转

B．扫描时被检者随着检查床在扫描孔内往返移动

C．只有正位定位像

D．扫描时 X 线球管和探测器静止不动

E．扫描时床和被检者静止不动

59．X 线球管围绕人体腹背轴（前后轴）旋转的扫描方式称为

A．横断位扫描

B．冠状位扫描

C．矢状位扫描

D．正位定位扫描

E．侧位定位扫描

60．关于 CT 图像显示技术，下列**错误**的是

A．窗口技术

B．图像放大技术

C．三维图像重组

D．图像黑白反转及方向翻转

E．高分辨率扫描

61．下列**不属于**增强扫描的有

A．灌注扫描

B．动态扫描

C．肾动脉血管成像

D．肺部高分辨率 CT 扫描

E．CT 尿路成像（CTU）

62．随着 CT 机性能和软件的开发，CT 图像重组出

A．六维图像
B．五维图像
C．三维、四维图像
D．二维图像
E．一维图像

63．关于CT图像空间分辨率，下列说法正确的是
A．空间分辨率与螺距无关
B．不同重建方法得到图像的空间分辨率不同
C．空间分辨率与探测器大小成正比
D．空间分辨率与探测器数目成反比
E．空间分辨率与被测物体间密度差成反比

64．**不属于**CT常规扫描程序的是
A．输入被检者资料
B．设计扫描方案
C．病案编码
D．扫描前定位
E．完成扫描

65．对CT值的描述，下列**错误**的是
A．CT值受管电压影响
B．CT值受部分容积效应影响
C．调整窗宽不影响组织的CT值
D．组织的CT值在任何情况下都是恒定的
E．调整窗中心不影响组织的CT值

66．多期扫描时对CT设备性能的要求是
A．重建速度快
B．扫描速度快
C．空间分辨率高
D．密度分辨率高
E．特殊重建算法

67．CT机房的设计与布局不必考虑的要求是
A．能充分发挥CT机各部件的功能
B．使日常工作便于进行
C．选择避风向阳的房间
D．充分利用有效的空间
E．射线的严格防护

68．CT机房和计算机房的适宜温度为
A．15～25℃
B．16～22℃
C．18～22℃
D．18～26℃
E．18～28℃

69．CT机房的相对湿度应保持在

A．20%以下
B．20%～35%
C．40%～65%
D．70%～80%
E．80%以上

70．关于CT机安装与调试，**错误**的叙述是
A．CT机的安装首先必须注意开箱检查
B．各部件的放置应事先安排，尽量一次到位
C．要检查电源电压、频率、功率是否符合设备的要求
D．CT机的调试工作基本上都由硬件来完成
E．水模测试主要是测试照射野范围内射线剂量的均匀一致性和CT值的准确性

71．对比度分辨率的概念正确的是
A．对比度分辨率就是影像的对比度
B．对比度分辨率就是空间分辨率
C．单位长度内能观察到的线对数
D．能分辨最低密度差别的能力
E．对于物体空间大小的鉴别能力

72．关于CT的空间分辨率，叙述**错误**的是
A．是指在高对比的情况下鉴别细微结构的能力
B．可通过选择不同的卷积滤波器而改变
C．由X线束的几何尺寸所决定
D．高于普通X线检查的空间分辨率
E．受到探测器的大小、采样间隔等因素的限制

73．关于CT机中的矩阵，说法**错误**的是
A．纵横二维排列的像素
B．实际上是衰减系数的矩阵
C．在相同采样野里，矩阵越大，有效野越大
D．在相同采样野里，矩阵越大，图像质量越高
E．在相同采样野里，矩阵越大，计算机工作量越大

74．关于CT值，**错误**的叙述是
A．CT值是Hounsfield定义的新的衰减系数的标度
B．Hounsfield将空气至致密骨之间的X线衰减系数的变化划为2000个单位
C．人们为了纪念亨氏的不朽功绩，将这种新的标度单位命名为HU（Hounsfield unit）
D．国际上规定以HU作为表达组织密度的

CT 值统一单位

E．空气的 CT 值为 0 HU，骨密质的 CT 值为 2000 HU

75．关于高分辨率 CT 扫描的叙述，**错误**的是

A．采用较薄扫描层厚

B．采用高分辨率算法

C．能减少图像噪声

D．能提高空间分辨率

E．能减少部分容积效应

76．关于 CT 扫描投影数据重建图像，**错误**的叙述是

A．CT 图像的形成方式是数据重建

B．对采集到的数字数据要通过复杂运算求得各坐标点的 $\mu$ 值后再重建出图像

C．不同的扫描方式将引起图像重建方法的某些改变

D．不同的重建方法，重建后的图像质量不一样

E．迭代法不是目前 CT 图像重建技术中应用最广泛的方法

77．**不属于** CTA 特点的是

A．是血管检查的金标准

B．属于微创检查

C．诊断准确率较高

D．显示血管立体结构影像

E．可同时显示血管外的病变

78．**不包括**在 CT 机采样系统内的部件是

A．扫描机架

B．探测器

C．X 线管

D．数模转换器（D/A）

E．模数转换器（A/D）

79．关于 CT 机使用的 X 线管，**错误**的叙述是

A．与一般 X 线机使用的 X 线管结构基本相同

B．有固定阳极 X 线管和旋转阳极 X 线管两种

C．安装时固定阳极 X 线管的长轴与探测器垂直

D．固定阳极 X 线管主要用于单束和多束形扫描机中

E．旋转阳极 X 线管主要用于扇束旋转扫描机中

80．关于 CT 机内 X 线探测器必备性能，叙述**错误**的是

A．体积大，灵敏度高

B．对 X 线能量具有良好的探测能力

C．对较大范围的 X 线强度具有良好的反应能力及均匀性

D．残光少且恢复常态的时间快

E．工作性能稳定，有良好的再现性且使用寿命长

81．固体探测器的主要优点是

A．相邻的探测器之间存在有缝隙

B．有较高的光子转换效率

C．晶体发光后余辉较长

D．整个阵列中的各个探测器不易做得完全一致

E．对 X 线的不感应区较大

82．与固体探测器相比，**不是**气体探测器的优点的是

A．光子转换效率高

B．几何利用率高

C．总剂量效率在 50%～70%

D．各个电离室相互联通

E．有较好的一致性

83．决定 CT 值的因素是

A．物质的原子序数

B．水的密度

C．物质的密度

D．光学密度

E．X 线的线性衰减系数

84．关于密度分辨率的叙述，**错误**的是

A．又称低对比分辨率

B．常用单位 mm

C．受噪声影响明显

D．X 线剂量大密度分辨率高

E．分辨组织间密度差别的能力

85．**不属于**超高速 CT 机结构的是

A．电子枪

B．偏转线圈

C．聚焦线圈

D．真空系统

E．旋转阳极 X 线管

86．CT 成像技术的优势**不包括**

A．可做定量分析

B．密度分辨率高

C．真正的断面图像

D．病灶定性诊断准确

E．可利用计算机做图像处理

87．关于 CT 中滤过器的作用，**错误**的是

A．吸收低能 X 线

B．优化射线能谱

C．减少被检者 X 线剂量

D．使滤过 X 线束能量分布均匀

E．决定扫描层厚

88．Hounsfield 获得诺贝尔生理学或医学奖的年份是

A．1973 年

B．1974 年

C．1976 年

D．1978 年

E．1979 年

89．非螺旋 CT 扫描后得到的是

A．横断面扫描数据

B．冠状面扫描数据

C．矢状面扫描数据

D．斜面扫描数据

E．容积扫描数据

90．螺旋 CT 机的球管需提高散热效率，其主要原因是

A．X 线的产生效率高

B．焦点 - 探测器距离远

C．使用了高 kV

D．使用了高 mA

E．采用了滑环技术

91．螺旋 CT 的基本结构属于

A．第一代 CT 机

B．第二代 CT 机

C．第三代 CT 机

D．第四代 CT 机

E．第五代 CT 机

92．电子束 CT 成像的扇形射线束源来自

A．电子枪

B．偏转线圈

C．探测器阵列环

D．固定钨环

E．聚焦线圈

93．闪烁晶体探测器结构中**不包括**

A．闪烁晶体

B．光导纤维

C．光电倍增管

D．电离室

E．前置放大器

94．气体探测器密封气室的压强约是

A．20 个大气压

B．30 个大气压

C．40 个大气压

D．50 个大气压

E．60 个大气压

95．下述 CT 术语的组合正确的是

A．曲面重组——MPR

B．最小密度投影——SSD

C．矩阵——二维像素阵列

D．体素——pixel

E．像素——体积单位

96．关于 CT 机的 X 线发生器，叙述**错误**的是

A．对高压的稳定性要求很高

B．需采用高精度的反馈稳压措施

C．高压发生器有连续式和脉冲式之分

D．连续式主要用于第三代 CT 机

E．脉冲式应用于产生 CT 扫描机上的脉冲 X 线

97．存储图像和保存系统操作及故障诊断软件的部件是

A．磁盘机

B．磁带机

C．视频显示系统

D．运算放大器

E．A/D 转换器

98．主控计算机完成执行的功能**不包括**

A．控制和监视扫描过程，并将扫描输入数据送入存储器

B．CT 值的校正和输入数据的扩展，即进行插值处理

C．图像重建的程序控制

D．胶片打印机的程序控制

E．故障诊断及分析

# 练习二十二答案

1. C　CT 的发明者是亨斯菲尔德（Godfrey N. Hounsfield）教授，1919 年 8 月 28 日生于英国诺丁汉，2004 年 8 月 12 日逝世。

2. C　CT 主要用于医学影像学对疾病的诊断，还可帮助制订放射治疗计划和放射治疗效果评估，另外还用于工业、农业等方面。办公管理不是 CT 的应用范围。

3. D　CT 图像的特点：真正的断面图像，密度分辨率高，可做定量分析诊断，利用计算机和某些图像处理软件可做各种图像处理。

4. B　其最根本的原因是完全的断层影像避免了传统 X 线平片的重叠影像，单有高密度分辨率而没有断层影像不能达到如今 CT 的诊断范围，当年 Hounsfield 获奖也是因为他发明了计算机体层，当时的 CT 密度分辨率并不高。

5. D　CT 的硬件结构主要包括：X 线发生装置（高压发生器、X 线球管、准直器、滤过器），X 线检测装置（探测器、转换器），机械运动装置（扫描机架系统、滑环、扫描床）。

6. E　CT 功能软件有动态扫描功能软件、三维图像重组功能软件、定量骨密度测定功能软件和图像处理功能软件。

7. B　第 1 台 CT 扫描机研制成功的时间是 1971 年。1971 年，英国的 Atkinson Morley 医院安装了第 1 台 CT 原型设备，并于同年 10 月 4 日检查了第 1 位患者，获得具有诊断价值的头部 CT 图像，从而宣告世界上第 1 台 CT 扫描机研制成功。

8. E　CT 扫描的优点包括：真正的断面图像，图像无层面以外结构的干扰，密度分辨率高，可做定量分析，可做图像后处理。软组织对比好是 MR 的优点，CT 的软组织对比差。

9. A　CT 设备硬件的基本结构包括：扫描机架系统、扫描检查床、X 线及数据收集系统、计算机及阵列处理机。自动洗片机是用于打印图像的设备。

10. B　CT 机工作原理是利用窄 X 线束环绕人体被检部位一定厚度的层面进行扫描，透过该层面的 X 线部分被吸收，X 线强度因而衰减，穿透人体后未被吸收的 X 线被探测器接收，转变为可见光，由光电转换器转变为电信号，再经模/数（A/D）转换器转换为数字信号输入计算机进行处理，重建成图像。而不是透过被检体的 X 线被探测器接收直接成像。

11. D　第四代 CT 机有多达 600~1500 个探测器，全部分布在 360°的圆周上，扫描方式是探测器不动，只有球管围绕患者旋转。由于 X 线束的扇形角加大，因而减少了 X 线管的负载，使扫描速度更快。

12. E　第五代 CT 机又称电子束 CT，它的结构明显不同于前几代 CT 机。它由一个电子束 X 线管、一组由 864 个固定探测器组成的阵列和一个采样、整理、数据显示的计算机系统构成。最大的差别是 X 线发射部分，包括一个电子枪、偏转线圈和处于真空中的半圆形钨靶。

13. C　CT 图像存储设备硬磁盘的容量越大，对图像数据的存储量就越大。

14. E　CT 的空间分辨率较普通 X 线检查低，但密度分辨率则较普通 X 线检查高得多，能够分辨普通 X 线检查无法分辨的密度差异较小的组织结构。

15. D　螺旋 CT 采集数据是一个连续的螺旋形空间内的容积数据；而逐层扫描 CT 扫描 X 线管环绕人体某部一定厚度的层面扫描 1 周，探测器完成数据采集一次，经计算机处理后重建出一幅图像，仅仅是人体的一个层面。

16. A　矩阵是像素以二维方式排列的阵列，它与重建后图像的质量有关。在相同大小的采样野中，矩阵越大，像素也就越多，重建后图像质量越高。CT 图像重建后，在显示器上用于显示的矩阵称为显示矩阵，为保证图像显示的质量，显示矩阵往往是等于或大于重建矩阵。通常重建矩阵为 512×512 的 CT，显示矩阵常为 1024×1024。

17. A  在亨氏单位（Hounsfield unit，HU）中，水的 CT 值被定标为 0 HU。
18. B  软组织的 CT 值为 35～50 HU。
19. E  在亨氏单位（Hounsfield unit，HU）中，气体的 CT 值被定标为 -1000 HU。
20. D  滤波反投影法的特点是比其他变换简单。
21. C  低对比分辨力是指能分辨最低密度差别的能力。
22. E
23. D  在亨氏单位（HU）中，把水的 CT 值定标为 0 HU，而脂肪的 CT 值约为 -100 HU。
24. A  CT 扫描中最常用的造影方法是血管造影。
25. D  在 CT 成像过程中，采样系统的关键部件是探测器。
26. C  探测器的作用是将接收到的 X 线能量按其强度变化转换成可供记录的电信号。
27. E  三维图像重组属于 CT 后处理功能。
28. B  螺距属于螺旋 CT 扫描和重建成像参数。
29. E  螺旋 CT 扫描模式的最大优点是实现容积数据采集，克服了常规 CT 扫描方式的许多不足。
30. E  CT 图像质量参数包括空间分辨率、密度分辨率、噪声和伪影，不包括 CTDI。
31. C  像素的大小和准直器没有关系。
32. D
33. D  对于非螺旋 CT 来讲，层间隔大于扫描层厚为间隔扫描，层间隔小于扫描层厚为重叠扫描，层间隔等于扫描层厚为无间隔的连续不断扫描。
34. E  对于不同组织扫描，厚层比薄层的密度分辨率、信噪比高，但空间分辨率低。
35. B  窗口技术在 CT 图像显示技术中是应用最多而且最重要的。选用适当的窗口技术，可提高组织结构细节的显示或分辨密度差别小的两种组织；若选用不适当，就会导致图像结构不清楚，甚至不能满足诊断的要求。
36. A  螺距等于机架旋转 1 周，检查床移行的距离除以准直器的宽度，此为 4 排探测器，再除以 4。
37. E  视野是指重建后图像的显示范围，选用合适可改善显示图像的分辨率，有利于图像的观察和病变的诊断，对 CT 辐射剂量无影响。
38. D  CT 辐射剂量参数常用 CTDI 表达。
39. C  薄层扫描可提高图像的空间分辨率。
40. C  在 CT 扫描检查规则中，扫描室内一般应禁止家属及陪伴人员陪伴扫描。
41. B  增强扫描是指经静脉血管注射对比剂后再行扫描的方法。
42. A  在 CT 检查前患者准备工作中，对躁动不安或不合作的患者，应给予镇静药后方能检查。
43. C  在临床 CT 检查中，平扫是最常用的检查方法，一般先做平扫。
44. D  螺旋扫描的优点是扫描速度快，可进行连续快速扫描成像，大多数检查能够在被检者一次屏气期间完成。
45. A  高分辨率扫描具有极好的图像空间分辨率，对小病灶及病灶的细微形态显示较好。
46. B  扫描范围是扫描计划时确定的，与图像测量无关。
47. B  在 CT 图像中，推算病灶大致体积的计算常用下式获得：长 × 宽 × 层厚 × 层数。
48. E  当病变较大时，应测量中心 CT 值以避免部分容积效应；如病变密度范围较大时，其低密度部分与高密度部分均需分别测量，以满足诊断需要。
49. C
50. B  CT 图像中，脂肪的正常 CT 值为 -100～-50 HU。
51. A  CT 图像中，肺的正常 CT 值为 -950～-550 HU。

52．E　CT 图像中，密质骨的正常 CT 值 > 250 HU。

53．D　CT 图像中，钙化的正常 CT 值为 80 ~ 200 HU。

54．C　CT 中的视野（FOV），分扫描野（sFOV）和显示野（dFOV）。后者是在扫描野的范围内，基于检查前的设定重建后图像的显示范围，是重建参数之一。

55．B

56．D　视野是图像重建参数之一。

57．C　对于螺旋 CT 扫描，对放射剂量有影响的是管电流量。

58．D　在定位像扫描时，检查床和被检者朝一个方向匀速移动，X 线球管和探测器是静止不动的。

59．B　X 线球管围绕人体腹背轴（前后轴）旋转的扫描方式为冠状位扫描。

60．E　高分辨力扫描，不是 CT 图像显示技术，而是一种特殊扫描技术。

61．D　肺部高分辨率扫描不需注射对比剂，不属于 CT 增强扫描。

62．C　随着 CT 机性能和软件的开发，CT 图像可重组出三维、四维图像。

63．B　不同重建方法，得到图像的空间分辨率不同，应根据临床需要和经验适当选择。

64．C　CT 常规扫描程序是：输入被检者资料、设计扫描方案、扫描前定位、完成扫描。

65．D

66．B　多期扫描时，对 CT 设备性能的要求是扫描速度快。

67．C　CT 机房的设计与布局要求，应从以下几个方面考虑：扫描架和床的伸延空间，射线防护措施，利于设备安装维护，通风防尘，利于工作，方便患者。不必考虑选择避风向阳的房间。

68．C　CT 机房和计算机房的适宜温度为 18 ~ 22℃。

69．C　CT 机房的相对湿度应保持在 40% ~ 65%。

70．D　CT 机安装与调试，是由硬件和软件共同完成的。

71．D　对比度分辨率，是指分辨最低密度差别的能力。

72．D　普通 X 线检查的空间分辨率比 CT 的空间分辨率高。

73．C　矩阵是像素以二维的方式排列而成，在相同大小的采样野中，矩阵越大像素就越多，重建后图像质量越高。

74．E　在亨氏标度单位（HU）中，把空气的 CT 值定为 –1000 HU，骨密质的 CT 值为 +1000 HU。

75．C　高分辨率 CT 扫描，可提高空间分辨率，但增加图像噪声。

76．E　CT 扫描投影数据重建图像，在重建速度方面迭代法是目前 CT 图像重建技术中应用最广泛的方法。

77．A　近年来，CTA 检查技术的发展十分迅速，明显提高脑血管畸形的检出率和确诊率，但脑血管造影在成像技术上也已从二维进展至三维空间，图像资料经工作站处理，快速重建成为三维血管影像（3D-DSA），在神经介入治疗中具有特殊的优越性。虽然 CTA 影像技术的迅速发展在某些方面弥补了脑血管造影检查的不足，但需较大剂量的对比剂、掌握药物注射与扫描的最佳时间间隔，且不能显示扫描范围以外的病变、易造成漏诊等缺陷均限制其临床应用；对侧支循环血管、动脉粥样硬化改变及血管痉挛的显示也不如脑血管造影检查。为此，迄今为止，脑血管病最终确诊的手段仍需通过脑血管造影检查来完成。目前，脑血管造影检查仍是诊断脑血管病变的金标准。

78．D　CT 机采样系统内的部件不包括数模转换器（D/A）。

79．C　CT 机安装时固定阳极 X 线管的长轴与探测器平行。

80．A　CT 机内 X 线探测器的性能包括：对 X 线能量具有良好的探测能力，对较大范围的 X 线强度具有良好的反应能力及均匀性，残光少且恢复常态的时间快，工作性能稳定，有良好的再现性且使用寿命长。

81．B　固体探测器的主要优点是灵敏度较高，有较高的光子转换效率。

82．A　固体探测器的主要优点是灵敏度高，光子转换效率高。气体检测器相比固体检测器无此优点。

83．E　决定 CT 值的因素是 X 线的线性衰减系数。

84. B 密度分辨率是指分辨两种组织之间的最小密度差异的能力，常用单位为百分单位毫米或毫米百分单位。

85. E 超高速CT机结构中包括电子枪、真空系统、聚焦线圈、偏转线圈。

86. D CT成像技术的优势包括密度分辨率高，真正的断面图像可做定量分析，可利用计算机做图像处理。

87. E CT中滤过器的作用是：吸收低能X线、优化射线能谱、减少被检者X线剂量、使滤过X线束能量分布均匀。

88. E 1979年Hounsfield和在塔夫茨大学从事CT图像重建研究的Cormack教授一起，获得了诺贝尔生理学或医学奖。

89. A 非螺旋CT扫描后得到的是横断面扫描数据，称层面扫描。

90. E 螺旋CT机采用了滑环技术实现了连续旋转，球管需提高散热效率。

91. C 螺旋CT的基本结构属于第三代CT机。为了减少运动时间，第三代CT取消平移运动，使X线管和探测器作为整体围绕被检者做旋转运动，进一步缩短了扫描时间。

92. D 电子束CT成像的扇形射线束源来自固定钨环。电子束CT采用一个大型特制的扫描电子束X线管，在扫描机的一端安装电子枪，所产生的电子束经加速、聚焦和磁偏转后轰击4个紧挨着的半环状钨靶产生X线，经准直后呈扇形线束照射受检者。

93. D 闪烁晶体探测器属于固体探测器，结构中包括闪烁晶体、光导纤维、光电倍增管和前置放大器。电离室属于气体探测器。

94. B。气体探测器密封气室的压强约是30个大气压，以增加气体分子的电离。气体探测器的吸收效率比固体探测器要低，采用高压氙气以增加氙气分子的密度，可使吸收效率提高。

95. C 矩阵是像素以二维方式排列的阵列。

96. D CT机的X线发生器分为连续式和脉冲式，连续式主要用于第二代CT机，脉冲式主要用于第三代CT机。

97. A 存储图像和保存系统操作及故障诊断软件的部件是磁盘机。

98. D 主控计算机完成执行的功能包括扫描过程监控、CT值校正、输入数据扩展、图像重建程序控制、故障诊断分析，不包括自动洗片机的程序控制。

# 练习二十三

1. CT扫描机中实现人机对话的系统是
   A. 扫描系统
   B. 图像处理系统
   C. 视频显示系统
   D. 电视组件系统
   E. 软盘系统
2. 关于CT扫描检查床，叙述**错误**的是
   A. 把被检部位正确固定在X线束射来的位置上
   B. 不仅能做被检者轴位向CT检查，而且还具有倾斜功能
   C. 移动精度要求高，绝对误差不允许超过±0.5 cm
   D. 还有一种附加装置可使检查床做左右运动
   E. 有的检查床配有冠状位头托架、坐位架及腰部扫描垫等
3. 体位确定后，扫描各层面准确与否主要取决于
   A. 扫描机架
   B. 准直器
   C. 高压发生器
   D. 操作台
   E. 扫描检查床
4. 能将CT图像直接影印在白纸上的设备是

A．湿式胶片打印机

B．干式激光打印机

C．纸质打印机

D．CRT 多辐照相机

E．图像处理机

5．CT 机中软件最主要的功能是

A．将收集到的投影资料进行图像重建

B．控制 X 线剂量

C．采集扫描数据

D．进行故障诊断

E．三维图像重组

6．对基本功能软件概念的正确理解是

A．各型 CT 机均具备的功能软件

B．CT 机的扫描功能软件

C．CT 机的诊断功能软件

D．CT 机的图像处理功能软件

E．CT 机的故障诊断功能软件

7．**不**属于 CT 机特殊功能软件的是

A．动态扫描功能软件

B．故障诊断功能软件

C．三维图像重组功能软件

D．定量骨密度测定功能软件

E．目标扫描功能软件

8．对 X 线光子的转换效率高而余辉时间长的探测器闪烁晶体是

A．碘化钠

B．氟化钙

C．碘化铋

D．锗酸铋

E．电离室

9．优点较多、应用较广的 CT 机探测器闪烁晶体是

A．碘化钠

B．氟化钙

C．碘化铋

D．锗酸铋

E．非晶硅

10．图像重建之前的数字数据处理项目**不包括**

A．减除空气值

B．修正零点漂移值

C．收集数据

D．线性化处理

E．正常化处理

11．CT 机中用于进行减除空气值和修正零点漂移值的部件是

A．积分器

B．对数器

C．卷积器

D．反投影器

E．A/D 转换器

12．对数字数据的线性化处理是指

A．对 X 线的线束硬化效应进行校正

B．对空气值进行减除

C．对零点漂移值进行修正

D．对扫描数据的总和进行检验和校正

E．对处理好的数字数据再进行卷积处理

13．高压滑环技术与低压滑环技术共同具有的特点是

A．通过碳刷和滑环的接触导电

B．易产生高压噪声

C．高压发生器装在扫描架内

D．通过滑环转递的电压达上万伏

E．高压发生器装在扫描架外

14．滑环式 CT 扫描机与传统 CT 机比较，改变的是

A．X 线曝光方式

B．数据采集方式

C．图像重建方式

D．图像显示方式

E．常规扫描方式

15．滑环式 CT 机间断式 CT 扫描与螺旋式 CT 扫描的相同点是

A．X 线管连续旋转

B．连续产生 X 线

C．连续取样

D．曝光时连续动床

E．间隔产生 X 线

16．非螺旋 CT 扫描与螺旋 CT 扫描的本质区别在于

A．扫描时间

B．球管运动

C．数据采集时是否有床的运动

D．图像重建

E．图像信息

17．关于螺距，叙述**错误**的是

A．螺距是螺旋 CT 扫描方式产生的新成像参数之一

B．螺距的定义是机架旋转1周检查床移动的距离与准直器宽度的比值

C．螺旋CT扫描若螺距等于零，与常规CT扫描相同

D．增加螺距使探测器接收的射线量增加并使图像的质量提高

E．螺距等于0.5时，层厚数据的获取一般采用2周机架的旋转及扫描

18．关于螺旋CT扫描的重建间隔，叙述**错误**的是

A．重建间隔就是常规CT扫描的层间隔

B．定义为被重建的相邻两层横断面之间长轴方向的距离

C．重建间隔并非是常规CT扫描层厚的概念

D．对原始数据的回顾性重建可采用任意间隔

E．重建间隔大小的选择与图像的质量无关

19．关于螺旋CT扫描的图像重建方法，叙述**错误**的是

A．原始数据的内插方式是螺旋CT扫描成像的关键

B．线性内插方法的效果好、易使用

C．线性内插方法有全扫描、不完全扫描、内插半扫描和外插半扫描等

D．全扫描法是360°收集原始投影数据

E．不完全扫描法是最简单的内插算法

20．在临床应用中，螺旋CT检查效果不如常规CT的部位是

A．胸部

B．腹部

C．CTA

D．头部

E．肝

21．与常规CT扫描相比，**不属于**螺旋CT扫描优点的是

A．整个器官或一个部位一次屏息下的容积扫描，不会产生病灶的遗漏

B．单位时间内扫描速度的提高，使对比剂的利用率提高

C．层厚响应曲线增宽，使纵向分辨率改变

D．可任意地回顾性重建，无层间隔大小的约束和重建次数的限制

E．容积扫描，提高了多方位和三维重组图像的质量

22．与检查效果密切相关的CT检查前工作是

A．仔细阅读申请单

B．划价交费

C．预约登记

D．编写索引

E．交代准备工作

23．与图像左右正确标注**无关**的项目是

A．头先进或足先进

B．仰卧位或俯卧位

C．左侧卧位或右侧卧位

D．床进或床出

E．左上肢与右上肢

24．CT图像的测量原则**不包括**

A．测量CT值应目标明确，在最有代表性的显示最佳的层面中测量

B．正常与异常组织应同时测量比较

C．平扫与增强后测量，最好在同一平面的两个图像上测量

D．大小测量要在病变形态范围显示最大、最清楚的层面上测量

E．测量面积大小，必须同时测量体积

25．X线球管围绕人体左右轴旋转的扫描方式称为

A．横断扫描

B．冠状位扫描

C．矢状位扫描

D．正位定位扫描

E．侧位定位扫描

26．关于增强扫描，叙述**错误**的是

A．注入对比剂后进行的CT扫描称增强扫描

B．增强就是增加组织之间对X线的吸收差

C．增强扫描的实质是加大X线照射量的扫描

D．增强后形成的图像对比度增加

E．增强扫描提高了病变的检出率和诊断率

27．注入对比剂后，初期增强效应比较明显的器官是

A．肝

B．胆

C．肾

D．胰

E．脾

28．关于CT检查的辐射特点，叙述正确的是

A．在同样的照射条件下，CT检查比普通X

线检查的辐射剂量少

B．CT检查所用的X线穿透性小，吸收量大

C．CT检查使用的探测器对X线能量损失大

D．CT机X线管的滤过要求没有普通X线管高

E．对于同一部位来讲，CT检查比普通X线摄影检查辐射剂量小

29．层厚层距为1.5～2.0 mm的连续扫描，上下范围约3 cm，该参数适用于

A．腮腺扫描

B．喉部扫描

C．颞下颌关节扫描

D．上颌窦扫描

E．鼻咽部扫描

30．关于高分辨率CT扫描技术的特点，叙述**错误**的是

A．具有极好的空间分辨率

B．完全可替代常规CT

C．与肺功能检查有更好的相关性

D．扫描层多、层薄、需要更高的管电压和管电流

E．扫描时不需造影增强

31．CT图像的质量参数**不包括**

A．空间分辨率和密度分辨率

B．噪声与伪影

C．部分容积效应

D．周围间隙现象

E．扫描视野

32．关于CT扫描技术参数，叙述**错误**的是

A．X线剂量增加，使图像噪声加大，图像质量下降

B．层面厚度是影响图像分辨率的一个重要因素

C．显示野可以根据欲观察的范围而改变其大小

D．过滤函数是能改变图像重建算法的数字软件过滤器

E．过滤函数有标准算法、软组织算法、骨算法三种

33．关于CT图像放大技术，叙述**错误**的是

A．几何放大技术应用在采集数据阶段

B．变域图像放大技术应用在图像重建阶段

C．宏观图像放大技术常用于扫描后对细微结构图像的再重建处理

D．内插图像放大技术实际上是一种内插处理过程

E．直接把图像进行放大即可

34．对纵隔肿瘤诊断价值最大的检查方法是

A．胸透

B．胸片

C．CT

D．胸部正侧位

E．体层

35．关于CT发明的阐述，**错误**的是

A．1967年开始研究

B．1971年研制成功

C．1972年宣读关于CT的第1篇论文

D．1974年获得McRobert奖

E．1979年获诺贝尔生理学或医学奖

36．CT成像使用的物理源为

A．伽马射线

B．射频脉冲

C．X线

D．康普顿散射

E．光电吸收

37．CT扫描与常规X线体层摄影的相同之处是

A．断面图像层厚准确，影像清晰

B．密度分辨率高

C．使用移动X线源成像

D．无层面以外结构干扰

E．计算机可根据断层图像数据重建多方位的断面图像

38．关于CT密度分辨率的叙述，**错误**的是

A．CT比MRI的密度分辨率高

B．CT成像，X线束经过准直，散射线少，使密度分辨率提高

C．CT探测器的灵敏度高、检测效率高，提高密度分辨率

D．利用数字窗口技术，提高密度分辨率

E．CT密度分辨率比常规X线检查高

39．有关CT工作原理的论述，**错误**的是

A．X线从X线管射入被检体

B．探测器接收经被照体衰减的X线信息

C．探测器的信号反映被照体的内部信息

D．利用计算机高速运算能力及图像重建原理重建层面图像

E．重建影像经准直器校正后显示在显示器上

40．CT 设备基本结构中**不包括**

A．扫描机架系统

B．计算机和阵列处理器

C．操作台及图像显示系统

D．X 线系统

E．图像格式转换器

41．探测器数量最多的是

A．第一代 CT 机

B．第二代 CT 机

C．第三代 CT 机

D．第四代 CT 机

E．第五代 CT 机

42．与 CT 图像数据存储量相关的是

A．扫描野

B．硬磁盘容量

C．探测器数目

D．计算机计算速度

E．阵列处理器

43．CT 机房安装空调的主要目的是

A．提供舒适的检查环境

B．便于密封机房的空气交换

C．便于排出 CT 工作产生的热量

D．满足计算机正常工作的要求

E．关闭窗户，防止灰尘进入机房

44．CT 机房的工作环境要求中，**不包括**

A．电源功率大，频率稳定

B．符合磁屏蔽要求

C．保持 40%～60%的相对湿度

D．清洁、防尘的工作环境

E．保持 18～22℃的室温

45．**不属于**电子束 CT 特点的是

A．使用电子枪

B．使用静止的双探测器环

C．使用静止钨靶环

D．电子束扫描靶环产生 X 线束

E．X 线束环绕被检者进行 360°扫描

46．与 CT 空间分辨率**无关**的是

A．像素的尺寸

B．重建算法

C．采样频率

D．探测器孔径

E．辐射剂量

47．体素的三要素是

A．面积、矩阵、单位

B．准直、剂量、吸收

C．层厚、层距、螺距

D．长、宽、高

E．幂、方、根

48．关于灰阶的论述，**不正确**的是

A．人体组织 CT 值的范围从 -1000 到 +1000 共 16 个刻度

B．每一灰阶刻度内有 4 级连续变化的灰度

C．2000 个 CT 值范围内共有 64 个连续的不同灰度的过渡等级

D．64 个灰阶中每一等级分别代表 31 个连续的 CT 值

E．人眼只能分辨 16 级灰阶

49．与 CT 扫描分辨率**无关**的因素是

A．图像矩阵

B．扫描层厚

C．重建速度

D．扫描螺矩

E．焦点尺寸

50．凝血的 CT 值是

A．16 HU

B．24 HU

C．36 HU

D．40 HU

E．60 HU

51．有关迭代法重建的论述，**错误**的是

A．将扫描所获各个方向对物体剖面的投影，在反方向进行投影重建

B．量子噪声和被检者运动影响计算精度

C．重建耗时长

D．包括代数重建、迭代最小平方法和联合方程重建法

E．也称逐次近似法

52．关于单层 CT 机准直器的理解**错误**的是

A．可减少被检者的辐射剂量，提高图像质量

B．准直器影响像素的长度和宽度

C．控制扫描层厚

D．准直器宽度与 CT 图像噪声有关

E．缩小准直器宽度可减轻部分容积效应的影响

53. 关于CT探测器类型和性能特点的理解正确的是
    A．探测器中闪烁晶体的作用是将辐射能转换为光能
    B．正比计数器和盖革计数器是固体探测器
    C．固体探测器的几何利用率高于气体探测器
    D．气体探测器的光子转换效率高于固体探测器
    E．半导体探测器是收集电离电荷的探测器

54. 关于阵列处理机功能的阐述，**错误**的是
    A．图像重建的程序控制
    B．接受来自数据采集系统的数据
    C．对扫描数据进行运算处理
    D．把数据运算结果送至主控计算机
    E．与主控计算机并行工作

55. 关于主控计算机的功能，**错误**的是
    A．控制图像重建程序
    B．负责CT值校正
    C．不接受来自阵列处理器的任务
    D．控制光盘的数据传输
    E．故障诊断

56. 关于CT机X线发生器的叙述**错误**的是
    A．对高压稳定性要求高
    B．有连续式和脉冲式之分
    C．连续式主要用于第二代CT
    D．脉冲式采用栅控技术
    E．脉冲式主要用于第三代CT

57. **不**安装于CT扫描机架内的是
    A．准直器
    B．磁盘机
    C．模/数转换器
    D．探测器
    E．X线管

58. 关于磁盘机功能的叙述，**不正确**的是
    A．存储图像文件
    B．存储原始扫描数据
    C．存储操作系统和故障诊断软件
    D．作为磁带机和光盘传输数据的中介
    E．完整数字/模拟数据转换

59. 与磁盘机的用途最相近的是
    A．计算机的缓冲内存
    B．显示内存
    C．原始数据暂存空间
    D．光盘
    E．图像重建内存

60. 可接受人工操作指令的部件是
    A．计算机
    B．阵列处理器
    C．操作台
    D．光盘
    E．显示器

61. CT原始投影数据产生的正确流程是
    A．X线源→准直器→过滤器→被检体→准直器→探测器→A/D→数字信号
    B．X线源→准直器→被检体→过滤器→准直器→探测器→A/D→数字信号
    C．X线源→被检体→准直器→过滤器→准直器→探测器→A/D→数字信号
    D．X线源→过滤器→准直器→被检体→准直器→探测器→A/D→数字信号
    E．X线源→过滤器→准直器→被检体→探测器→准直器→A/D→数字信号

62. 同样的扫描范围和参数，单层螺旋扫描螺距为2时，接受的射线量为螺距1时的
    A．200%
    B．150%
    C．100%
    D．75%
    E．50%

63. 滑环式扫描方式分为间断式和螺旋式，两者的明显区别是
    A．扫描速度
    B．球管曝光过程中扫描床是否移动
    C．可以做三维重组
    D．图像质量
    E．检查时间

64. 有关单层螺旋CT螺距的叙述，正确的是
    A．螺距是每秒床进距离与层厚的比
    B．螺距是准直与球管旋转一周时床进距离的比值
    C．大螺距比小螺距图像质量好
    D．无间隙螺旋扫描的螺距为1或小于1
    E．大螺距纵向分辨率高

65. 螺旋扫描中有关重建间隔的叙述，正确的是
    A．重建间隔与扫描层厚总是一致

B. 重建间隔总是大于扫描层厚
C. 重建间隔与螺距总是一致
D. 重建间隔是相邻两横断面图像之间长轴方向上的距离
E. 重建间隔由扫描长度决定

66. 螺旋CT扫描，关于层厚响应曲线（SSP）增宽的叙述**错误**的是
    A. 螺旋CT扫描的实际层厚较预定层厚增加
    B. 螺旋CT图像噪声降低
    C. 螺旋CT图像对比度增加
    D. 螺旋CT扫描，纵向空间分辨率增加
    E. 螺旋CT扫描，部分容积效应增大

67. 体位设计时，正确的床位高度是
    A. 检查部位的中心位于扫描野的中心
    B. 水平定位线位于腋中线
    C. 水平定位线位于耳屏前
    D. 水平定位线位于听眦线
    E. 垂直定位线位于扫描部位的上缘

68. 直接放大扫描为
    A. 缩小扫描野
    B. 缩小观察野
    C. 缩小矩阵
    D. 增大像素值
    E. 将感兴趣区图像再放大

69. 图像重建与图像重组的共同点**不包括**
    A. 都需要保留原始数据
    B. 相同层厚的扫描
    C. 保持扫描条件的一致性
    D. 保持扫描层面的连续性
    E. 都能做冠状与矢状位图像重组或重建

70. 引起组织CT值测量值改变的因素**不包括**
    A. 测量位置
    B. 测量范围
    C. 平扫或增强后不同时相扫描
    D. 扫描野大小
    E. 测量兴趣区内不同组织构成比

71. 对CT专用术语的解释，**错误**的是
    A. 扫描机架顶部向床头侧倾倒，称为正角度倾斜
    B. X线球管围绕人体左右轴旋转扫描称为矢状位扫描
    C. 当扫描床面向扫描框架扫描孔方向运行时称进床
    D. 头先进与足先进是由被检者躺的方向决定的
    E. 定位扫描，体位不动，X线管旋转

72. 矩阵512×512，显示野为25 cm时，像素的大小为
    A. 0.2 mm
    B. 0.3 mm
    C. 0.4 mm
    D. 0.5 mm
    E. 0.8 mm

73. CT平扫的含义是
    A. CT常规扫描
    B. CT血管造影
    C. 螺旋CT增强扫描
    D. 双层螺旋增强扫描
    E. 多层螺旋增强扫描

74. 扫描过程中，对某一层面按时间间隔进行重复扫描的CT扫描方式是
    A. 多期扫描
    B. 目标扫描
    C. 重叠扫描
    D. 动态多层扫描
    E. 单层动态序列扫描

75. CT薄层扫描的优点是
    A. 降低设备损耗
    B. 提高时间分辨率
    C. 提高密度分辨率
    D. 减少部分容积效应
    E. 减少被检者辐射剂量

76. 关于高分辨率CT扫描的叙述，**错误**的是
    A. 采用较薄扫描层厚
    B. 采用高分辨率算法
    C. 可减少图像噪声
    D. 可提高空间分辨率
    E. 可减少部分容积效应

77. 关于CT多期扫描的叙述，正确的是
    A. 必须注射对比剂
    B. 减少被检者射线量
    C. 采用非螺旋扫描
    D. 检查床床位固定
    E. 层厚应小于层距

78. 以下**不属于**CTA特点的是

A．属于微创检查
B．必须注射对比剂
C．可显示血管壁状态
D．可显示血管供血组织的灌注信息
E．显示血管立体结构影像

79．属于 CT 机准备工作的是
A．CT 值校准
B．给予镇静剂
C．审核 CT 检查申请单
D．被检者的呼吸训练
E．去除被检部位金属物

80．关于 CT 旋转阳极 X 线管的描述，**错误**的是
A．主要用于三、四代 CT 机
B．扫描时间短，管电流较小
C．焦点较小
D．阳极转速较快
E．阳极靶面材质多为钨、铼合金

81．CT 成像中的内插方法常用于
A．非螺旋 CT 中的图像重建
B．螺旋 CT 中的图像重建
C．动态 CT 扫描中的时间计算
D．图像后处理中的三维重组
E．CT 灌注扫描中的灌注量计算

82．**不属于** CT 扫描 X 线束特点的是
A．使用窄束 X 线，相对散射线少
B．射线能量较高，人体吸收少
C．探测器转换效率高，射线损失少
D．目前射线束多为笔形线束
E．射线滤过要求高，相对软射线成分少

83．根据 Lambert-Beer 定律，单能 X 线通过均质物体的衰减方式是
A．常数衰减
B．指数衰减
C．函数衰减
D．傅里叶变换
E．线性衰减

84．CT 扫描中所采用的射线能谱通常是
A．包括长短波长的多能谱射线
B．强度均匀的近似单能谱射线
C．能量均衡的伽玛射线
D．波长相同的多能谱射线
E．有强度变化的单能谱射线

85．CT 扫描通常使用较高的 kV，其主要原因是
A．缩短扫描时间
B．减少重建时间
C．减少部分容积效应
D．增加光子的穿透性
E．增加图像的宽容度

86．下述 CT 图像重建术语中，属于螺旋 CT 数据处理的专用方法是
A．算法
B．线性内插
C．卷积
D．重建函数核
E．滤过反投影

87．下述关于重建函数核的叙述，正确的是
A．是球管窗口前的滤过装置
B．是 kV、mA 参数的组合
C．是一种降低噪声算法
D．是一种图像重建算法函数
E．是螺旋扫描的成像参数

88．纵向分辨率的含义是
A．图像平面内的分辨率
B．等同于空间分辨率
C．人体长轴方向的分辨率
D．探测器的固有分辨率
E．被扫描物体的分辨率

89．多层螺旋 CT 纵向分辨率改善，成像质量改变最明显的是
A．密度分辨率
B．图像噪声
C．平面内分辨率
D．多平面重组
E．图像对比度

90．CT 机动态范围的含义是
A．最大响应与最小检测值间的比值
B．模拟信号与数字信号之间的比值
C．探测器吸收转换效率的比值
D．扫描机架倾斜的范围
E．检查床移动的范围

91．某一体素内包含有相同容积的血液（40 HU）、灰质（43 HU）和白质（46 HU），该体素测得的 CT 值应为
A．40 HU

B．43 HU

C．46 HU

D．86 HU

E．129 HU

92．CT扫描中理想的层厚响应曲线（SSP）应该是

A．矩形

B．梯形

C．菱形

D．椭圆形

E．圆形

93．**不属于**螺旋CT扫描基本概念的是

A．扫描范围逐层数据采集

B．没有明确的层厚概念

C．非平面的扫描数据

D．有效扫描层厚增宽

E．容积数据内插预处理

94．在单层螺旋扫描方式中，决定扫描层厚的是

A．检查床的运行距离

B．探测器的排列方式

C．像素的大小

D．准直器宽度

E．矩阵的尺寸

95．单层螺旋CT任意、回顾性重建的含义是

A．可作任意螺距大小的图像重建

B．可对原始数据进行修改的重建

C．可作任意间隔、重复的重建

D．可任意修改图像的重建方向

E．可做任意层厚的影像重建

96．CT的高分辨率算法扫描常用于

A．肌肉、脂肪

B．肝、脾

C．肺、骨骼

D．颅脑

E．肾

97．在CT图像重建中，所谓高分辨率影像重建是指

A．精细平滑滤过算法

B．低通滤过加权卷积处理

C．软组织算法

D．卷积滤过反投影

E．边缘增强算法

98．CT机中，低压滑环所接受电压值一般为

A．几伏

B．数十伏

C．数百伏

D．数千伏

E．数万伏

99．多层螺旋CT扫描的"各向同性"，是指空间分辨率在像素的下述哪一方向大致相同

A．XZ方向

B．CD方向

C．XY方向

D．YZ方向

E．XYZ方向

# 练习二十三答案

1．C　CT扫描机中实现人机对话的系统是视屏显示系统，通过键盘与计算机对话。

2．C　绝对误差不超过±0.5 mm。

3．E　体位确定后，扫描各层面准确与否主要取决于扫描检查床。

4．C　纸质打印机能将CT图像直接影印在白纸上。

5．A　CT机中软件最主要的功能是将收集到的投影资料进行图像重建处理。

6．A　基本功能软件是各型CT机均具备的功能软件。

7．B　故障诊断功能软件用于设备故障判断，不属于CT机特殊功能软件。

8．A　对X线光子的转换效率高而余辉时间长的探测器闪烁晶体是碘化钠。早期的固体探测器采用碘化钠，由于余辉时间长且动态范围有限，后被锗酸铋和钨酸镉等取代。

9．D　优点较多、应用较广的CT机探测器闪烁晶体是锗酸铋。

10. C　图像重建之前的数字数据处理项目不包括收集数据。
11. E　CT机中，A/D转换器用于进行减除空气值和修正零点漂移值。
12. A　对数字数据的线性化处理，是指对X线的线束硬化效应进行校正。
13. A　两者共同具有的特点是通过碳刷和滑环的接触导电。
14. E　滑环式CT机可以实现连续的扫描工作。
15. A　滑环式CT机间断式CT扫描与螺旋式CT扫描的相同点是X线管连续旋转。
16. C　非螺旋CT扫描时，球管旋转床静止不动；螺旋CT扫描时，球管旋转床朝一个方向匀速移动。
17. D　增加螺距，使探测器接收的射线量减少并使图像的质量降低。
18. A　重建间隔是每两层重建图像之间的间隔，它与常规CT扫描的层间隔是有区别的。在同样扫描范围内，重建间隔越小，重建出的图像数量越多。
19. E　在螺旋CT扫描的重建方法中，不完全扫描法不是最简单的内插算法。
20. D　在临床应用中，头部螺旋CT检查的效果不如常规CT。
21. C　层厚响应曲线是CT扫描机沿长轴方向通过机架中心测量的点分布函数的长轴中心曲线。与常规CT扫描相比，螺旋CT的层厚响应曲线增宽，其半值宽度也相应增宽，实际层厚增加，使纵向空间分辨力下降和部分容积效应增加。
22. E　CT检查前，向被检者交代准备工作，解释检查过程取得合作，与检查效果密切相关。
23. D　头先进或足先进、仰卧位或俯卧位、左侧卧位或右侧卧位、左上肢或右上肢，与图像左右正确标注有关。床进或床出与左右标注无关。
24. E　在CT图像上，可根据需要测量面积大小或测量体积，不是必须同时测量体积。如需要，可根据面积、层厚、层数估算体积。
25. C　X线球管围绕人体左右轴旋转的扫描方式称为矢状位扫描。
26. C　增强扫描的实质是经静脉注射水溶性有机碘对比剂后的扫描，不是指加大X线照射量的扫描。
27. C　注入对比剂后，在肝、胆、脾、胰、肾等几个器官中，初期增强效应比较明显的器官是肾。
28. A　CT检查的辐射特点是，在同样的照射条件下，CT检查比普通X线检查的辐射剂量少。
29. C　颞下颌关节扫描范围较小，需薄层扫描，可选用层厚层距为1.5~2.0 mm的连续扫描，上下范围约3 cm。
30. B　高分辨率CT扫描技术的特点具有较好的空间分辨率，对显示小病灶及病灶的细微形态优于常规CT扫描，可作为独立的检查方法，但多为常规CT检查的一种补充，不可完全替代常规CT检查。
31. E　CT图像的质量参数不包括扫描视野。
32. A　X线剂量增加，使光子数量增多，图像噪声减少，图像质量提高。
33. E　CT图像放大技术是利用软件功能根据原始图像来进行插值或放大图像，提高图像的主观质量，不是直接把图像进行放大观察。
34. C　在所列几项检查中，CT是对纵隔肿瘤诊断价值最大的检查方法。
35. D　在CT研究发展历史过程中，1974年，美国George Town医学中心工程师Ledley设计了全身CT扫描机。1974年没有获得McRobert奖的文献记载。
36. C　CT成像使用的物理源是X线。
37. C　CT扫描与常规X线体层摄影的相同之处，是在成像过程中使用移动X线源。
38. A　MRI的密度分辨率比CT高。
39. E　重建影像为数字影像，需经数/模转换器转换后显示在显示器上观看。
40. E　CT设备基本结构中包括扫描机架系统、X线系统、计算机和阵列处理器、操作台及图像显示系统，不包括图像格式转换器。
41. D　探测器最多的是第四代CT机，探测器多达600~1500个，全部分布在360°的圆周上。

42．B　与CT图像数据存储量相关的是硬磁盘容量，存储空间越大，对CT图像数据存储量就越多。

43．C　CT机房安装空调的主要目的，是便于排出CT工作时产生的热量，保持机房内温度恒定。

44．B　符合磁屏蔽要求是磁共振机房工作环境的要求，不是CT机房的工作环境要求。

45．E　电子束CT特点是扫描时电子束沿X线管轴向加速，电磁线圈将电子束聚焦，并利用磁场使电子束瞬时偏转，分别轰击4个钨靶。X线束不像普通或螺旋CT那样环绕被检者进行360°扫描。

46．E　CT密度分辨率受辐射剂量等因素影响，辐射剂量与CT空间分辨率无关。

47．D　体素作为体积单位，有三个要素：长、宽、高。

48．E

49．C　焦点尺寸、扫描层厚、扫描螺距、图像矩阵等因素可影响CT扫描分辨力。CT扫描分辨力与重建速度无关。

50．E　凝血的CT值是60～80 HU。

51．A　有关迭代法重建的论述，错误的是将扫描所获各个方向对物体剖面的投影，在反方向进行投影重建。

52．B　单层CT机准直器控制扫描层厚，影响体素的高度，不影响像素的长度和宽度。

53．A　探测器中闪烁晶体的作用是将辐射能转换成为光能，再把光能转换成电子能。

54．A　阵列处理机现称图像重建计算机，一般与主计算机相连，其本身不能独立工作，它的主要任务是在主控计算机的控制下进行图像重建等处理。

55．C　主控计算机的功能主要是接收来自阵列处理器的数字信号，并将接收到的数据处理重建成图像。

56．D　CT机X线发生器的脉冲式不采用栅控技术。

57．B　安装于CT扫描机架内的有X线管、准直器、探测器、模/数转换器。

58．E

59．C　与磁盘机的用途最相近的是原始数据暂存空间。

60．C　操作台是接受人工操作指令的部件。

61．D　CT原始投影数据产生的正确流程是：X线源→过滤器→准直器→被检体→准直器→探测器→A/D→数字信号。

62．E　同样的扫描范围和参数，单层螺旋扫描螺距为2时比螺距为1时，接受的射线量的比值是50%。在单层螺旋CT扫描中，床运行方向扫描的覆盖率与螺距有关。公式：螺距 = 扫描机架旋转1周检查床运行的距离/射线束宽度。

63．B　滑环式扫描方式分为间断式和螺旋式，两者的明显区别是球管曝光过程中扫描床是否移动。

64．D　单层螺旋CT无间隙螺旋扫描的螺距为1。

65．D　重建间隔是螺旋扫描相邻两横断面图像之间长轴方向上的距离。

66．D　螺旋CT扫描，层厚响应曲线（SSP）增宽，纵向空间分辨率降低。

67．A　体位设计时，正确的床位高度是检查部位的中心位于扫描野的中心。

68．A　缩小扫描野的扫描为直接放大扫描。

69．A　需要保留原始数据不是图像重建与图像重组的共同点。图像重建需将原始扫描数据经计算机采用特定的算法处理，最后得到用于诊断的1幅横断面图像；图像重组是利用横断面图像数据重新构成图像的一种处理方法，一般不涉及原始数据的处理，如多平面重组、三维图像处理等。

70．D　与组织CT值测量无关的是扫描野大小。

71．E　定位扫描，X线管旋转，体位随床移动。

72．D　矩阵512×512，显示野为25 cm时，像素的大小为0.5 mm。像素计算公式：像素尺寸 = 显示野/矩阵尺寸。

73．A　平扫也称普通扫描，是指不用对比剂增强或造影的扫描，即为常规CT扫描。

74．E　扫描过程中，对某一层面按时间间隔进行重复扫描的 CT 扫描方式，称为单层动态序列扫描。

75．D　CT 薄层扫描的优点是减少部分容积效应。

76．C　高分辨率 CT 扫描，可提高空间分辨率，同时图像噪声增加。

77．A　必须注射对比剂后，才能进行 CT 多期扫描。

78．D　可显示血管供血组织的灌注信息不属于 CTA 的特点。

79．A　CT 值校准属于 CT 机的准备工作。

80．B　CT 旋转阳极 X 线管一般都采用大功率，增加了热容量和散热率，以适应大电流、长时间的扫描。

81．B　CT 成像中的内插方法常用于螺旋 CT 中的图像重建。

82．D　CT 扫描 X 线束目前多为扇形线束。

83．B　根据 Lambert-Beer 定律，单能 X 线通过均质物体的衰减方式是指数衰减。

84．B　CT 扫描中用楔形滤过器吸收低能量 X 线，优化射线能谱，减少被检者辐射剂量，经滤过后的 X 线束能谱，通常是强度均匀的近似单能谱射线。

85．D　CT 扫描通常使用较高的管电压（120～140 kV），其主要原因是：减少光子能的吸收衰减系数，降低骨骼和软组织的对比度，增加穿透率使探测器能够接收到较高的光子流。

86．B　线性内插是螺旋 CT 数据处理的一种专用方法。它是采用数学方法在一已知函数的两端数值，估计该函数在两端之间任意值的方法。就是利用 CT 扫描采集到的离散的、不连续的数据，求得两个相邻离散值之间的函数值。

87．D　重建函数核是一种图像重建算法函数，决定和影响图像的分辨率、噪声等。

88．C　纵向分辨率是指人体长轴方向的分辨率。

89．D　多层螺旋 CT 纵向分辨率改善，主要涉及与人体长轴方向有关的图像质量，如矢状位或冠状位的多平面重组图像，质量改变最明显。

90．A　CT 机动态范围，是指最大响应与最小检测值间的比值。

91．B　某一体素内包含有相同容积的血液（40 HU）、灰质（43 HU）和白质（46 HU），该体素测得的 CT 值应为 43 HU。CT 成像时 CT 值的形成和计算，是根据被成像组织体素的线性衰减系数计算的，如果一个体素内包含有三个相近组织，那么该体素 CT 值的计算是这三种组织 CT 值的平均值。

92．A　CT 扫描中理想的层厚响应曲线（SSP）应该是矩形。

93．A　扫描范围逐层数据采集的说法，不属于螺旋 CT 扫描的基本概念。

94．D　在单层螺旋扫描方式中，前准直器的宽度决定扫描层厚。

95．C　单层螺旋 CT 任意、回顾性重建，是指可做任意间隔、重复的重建。

96．C　CT 的高分辨率算法扫描常用于肺、骨骼等。

97．E　在 CT 图像重建中，边缘增强算法能较好地提高分辨率。

98．C　CT 机中，低压滑环所接受电压值为数百伏。

99．E　多层螺旋 CT 扫描的"各向同性"，是指空间分辨率在像素的 X、Y、Z 三个方向大致相同。

# 练习二十四

1．螺旋 CT 扫描的射线束的类型是
　A．反扇束
　B．小扇束
　C．动态空间重现
　D．大扇束/孔束
　E．单束扫描

2．CT 扫描仪的种类**不包括**
　A．移动式 CT 扫描仪

B. 微型CT扫描仪
C. 双源CT扫描仪
D. 动态空间重建扫描仪
E. 双源动态空间重建扫描仪

3. 目前多层螺旋CT的探测器采用的材料是
   A. 钨酸镉
   B. 钨酸钙
   C. 稀土陶瓷
   D. 闪烁晶体
   E. 高压氙气

4. 目前64排螺旋CT的机架常规最快的旋转时间（s）是每周
   A. 0.3
   B. 0.35
   C. 0.36
   D. 0.37
   E. 0.38

5. CT成像"链"的正确顺序是
   A. 探测器阵列→DAS→ADC→阵列处理器
   B. DAS→ADC→阵列处理器→探测器
   C. ADC→探测器阵列→DAS→阵列处理器
   D. 阵列处理器→探测器阵列→ADC→DAS
   E. ADC→DAS→探测器阵列→阵列处理器

6. 关于多排螺旋CT优点的叙述**错误**的是
   A. 与非螺旋CT相比辐射剂量更低
   B. 图像空间分辨率提高
   C. CT透视定位更加准确
   D. 提高了X线的利用率
   E. 扫描速度更快

7. CT增强扫描的作用是
   A. 提高Z轴分辨率
   B. 提高空间分辨率
   C. 减少被检者的X线剂量
   D. 减少部分容积效应的影响
   E. 增大不同组织学特点组织之间的对比

8. 关于时间分辨率的叙述，**错误**的是
   A. 时间分辨率的高低决定使用功能
   B. 与采集时间无关
   C. 与重建时间无关
   D. 单位时间内采集图像的帧数
   E. 它是评价影像设备性能参数之一

9. 64排CT的纵向分辨率是
   A. 1.0 mm
   B. 0.8 mm
   C. 0.6 mm
   D. 0.5 mm
   E. 0.2 mm

10. 256排螺旋CT探测器的最小采集层厚是
    A. 0.75 mm
    B. 0.625 mm
    C. 0.6 mm
    D. 0.5 mm
    E. 0.4 mm

11. 256排螺旋CT球管旋转1周扫描覆盖范围是
    A. 10 mm
    B. 96 mm
    C. 128 mm
    D. 256 mm
    E. 256 cm

12. 双源CT扫描系统的定义是
    A. 有两套独立X线管球，一套独立探测器系统的CT机
    B. 有两套独立探测器系统，一套独立X线管球的CT机
    C. 有两套定位光源，一组检查床的CT机
    D. 有两套独立X线管球和两套独立探测器系统的CT机
    E. 有两个界面控制系统的CT机

13. 双源CT扫描机的英文缩写是
    A. SYCT
    B. PECT
    C. EBCT
    D. DSCT
    E. ECT

14. 双源CT机在X-Y轴平面上两套X线管的角度是
    A. 120°
    B. 110°
    C. 95°
    D. 90°
    E. 60°

15. 双源CT机单扇区扫描的时间分辨率是
    A. 33 ms
    B. 42 ms

C. 63 ms

D. 83 ms

E. 103 ms

16. 双源CT机两个X线管总功率是

    A. 180 kW

    B. 160 kW

    C. 140 kW

    D. 120 kW

    E. 100 kW

17. 双源CT机在急诊扫描中的最大扫描范围是

    A. 1.5 m

    B. 2 m

    C. 2.5 m

    D. 3 m

    E. 4 m

18. 下列关于重建时间的概念，**错误**的是

    A. 重建成1幅图像所需的时间

    B. 重建时间与计算机性能有关

    C. 矩阵越大，重建时间越长

    D. 重建时间与减少运动伪影有关

    E. 多层CT图像重建速度可达6幅/秒以上

19. 下列关于重建间隔的概念，**错误**的是

    A. 重建间隔即为重建的相邻两层横断面之间长轴方向的距离

    B. 当重建间隔小于重建层厚时，采集数据将被重复利用

    C. 当重建间隔大于重建层厚时，部分采集数据将被丢失

    D. 采用较小的重建间隔，可以获得更好的图像质量

    E. MPR图像质量主要决定于重建间隔，与采集层厚设置无关

20. 下列与重建时间**无关**的是

    A. 检查效率

    B. 运动伪影

    C. 内存容量

    D. 重建图像矩阵

    E. 阵列处理器速度

21. CT值测量时，同一扫描层面，不同CT值的组织被平均计算，这种现象被称为

    A. CT值同化

    B. CT值的衰减

    C. 部分容积效应

    D. 体积同一性现象

    E. 射线能量均衡分配

22. 有关接收器分辨率的叙述，正确的是

    A. 是指CT空间分辨率

    B. 是指CT密度分辨率

    C. 是指显示器图像分辨率

    D. CT系统分辨率等于接收器分辨率

    E. 胶片的分辨率不属于接收器分辨率

23. 关于目标扫描的叙述，正确的是

    A. 层厚小于层距

    B. 层厚大于层距

    C. 采用不同层厚、层距

    D. 又称几何放大扫描

    E. 必须采用小扫描野

24. 关于高分辨率CT扫描的叙述，**错误**的是

    A. 采用较薄扫描层厚

    B. 采用高分辨率算法

    C. 减少图像噪声

    D. 提高空间分辨率

    E. 减少部分容积效应

25. 以下需采用高分辨率CT扫描的是

    A. 心包囊肿

    B. 肺孤立结节

    C. 脑梗死病灶

    D. 腹膜后血肿

    E. 多发肝囊肿

26. 关于CT透视装置性能的叙述，**错误**的是

    A. 采用连续扫描

    B. 快速图像重建

    C. 实时显示图像

    D. 采集速率要求15幅/秒

    E. 专用图像重建处理设备

27. CT机问世后大致可以分为

    A. 三代

    B. 四代

    C. 五代

    D. 六代

    E. 七代

28. CT检查的影像物理学标准，包括

    A. 曝光时间

    B. 管电压

C．空间分辨率

D．管电流

E．层间距

29．与 CT 球管散热率有关的因素是

A．高频发生器

B．探测器类型

C．阳极靶面面积

D．射线束准直器

E．附加滤过材料

30．耳部 CT 扫描的适应证是

A．耳道异物

B．炎性病变

C．耳郭畸形

D．鼓膜穿孔

E．外耳道出血

31．下述关于扫描周期时间的叙述，正确的是

A．扫描架最短旋转时间

B．每秒重建图像的速率

C．扫描开始到图像显示的时间

D．计算机并行处理能力

E．被检者上床加扫描时间

32．关于 CT 中图像接收器的叙述，正确的是

A．仅指胶片

B．即探测器

C．指显示器

D．指准直器

E．包括胶片和显示器

33．CT 成像技术中，对体素和像素概念的叙述**错误**的是

A．体素是扫描的最小体积单位

B．体素有长、宽、高三要素

C．体素的宽度由层厚决定

D．像素是构成 CT 图像的最小单位

E．像素与体素的数量是相对应的

34．CT 扫描中术语"矩阵"的含义是

A．组成图像的最小单元

B．512×512 探测器排列而成的阵列

C．像素以不规则方式排列的数字阵列

D．256 级灰阶从黑到白排列的阵列

E．以横行、纵列组成的像素的数字阵列

35．单层螺旋扫描方式中，如准直宽度 10 mm，螺距 0.5，床速是

A．2.5 mm/圈

B．4.0 mm/圈

C．5.0 mm/圈

D．10.0 mm/圈

E．20.0 mm/圈

36．CT 的成像方式是

A．反射成像

B．直接透射成像

C．散射成像

D．数字重建成像

E．荧光作用成像

37．CT 成像过程中将 X 线信号转换为可见光的是

A．光电倍增管

B．A/D 转换器

C．准直器

D．滤过器

E．闪烁晶体

38．单层螺旋 CT 由于扫描方式的改变，产生的层厚响应曲线（SSP）形状通常是

A．笔形

B．圆形

C．矩形

D．扇形

E．梯形

39．CT 阵列处理机的英文缩写是

A．CRT

B．DAS

C．DSA

D．AP

E．A/D

40．CT 开机后对 X 线球管进行加热训练，目的是

A．保护计算机

B．保护扫描架

C．保护 X 线球管

D．保护被检者

E．保护显示器

41．欲观察病变的微细结构，应采用的扫描方式是

A．间隔扫描

B．动态扫描

C．快速扫描

D．最小层厚扫描

E．标准全周扫描

42. CT机采用的冷却系统中，效果最好的是
    A．水冷
    B．气冷
    C．水、气冷
    D．油冷
    E．油、气冷

43. 观察肺部弥漫性间质性病变，宜选用
    A．高分辨率重建算法
    B．多层动态扫描方法
    C．CT仿真内镜方法
    D．图像黑白反转及方向旋转
    E．多平面重组观察冠、矢状位影像

44. 关于CT基本概念的论述，正确的是
    A．体素是构成CT图像的最小单元
    B．窗口技术用于测量组织的CT值
    C．图像重组需要处理原始扫描数据
    D．空间分辨率与X线的实际焦点无关
    E．CT图像的显示矩阵往往等于或大于采集矩阵

45. 与扫描定位精度有关的是
    A．准直器
    B．扫描方式
    C．定位投光器
    D．X线束的准直校正
    E．检查床运动控制系统

46. CT平扫检查前的工作程序**不包括**
    A．禁食
    B．预约登记
    C．划价、交费
    D．编写索引
    E．审阅申请单

47. CT摄片的基本要求**不包括**
    A．摄取定位片
    B．胶片曝光时间设定
    C．合适的窗宽、窗位
    D．按一定的解剖顺序摄片
    E．增强前后的图像要分别摄片

48. 与MRI相比，CT的优势是
    A．直接多平面成像
    B．对钙化及骨质结构敏感
    C．对比剂安全性高
    D．化学位移成像
    E．对含水组织结构敏感

49. 与传统CT比较，滑环技术改进的核心是
    A．高压电缆
    B．X线球管
    C．扫描机架
    D．馈电方式
    E．高压发生器

50. 第三代和第四代CT机，在采样方法上的根本区别是
    A．X线管
    B．DAS系统
    C．X线束
    D．扫描方式
    E．高压发生器

51. 螺旋CT的高压发生器安装于
    A．控制台
    B．电源控制柜
    C．扫描机架
    D．稳压电源柜
    E．水冷控制柜

52. 下列CT机球管最新技术改进中，与增加球管热容量**无关**的是
    A．缩小焦点面积
    B．液态金属轴承
    C．加大阳极靶直径
    D．"飞焦点"设计
    E．采用金属管壳陶瓷绝缘

53. 有关CT训练球管的论述，**错误**的是
    A．每日开机后首先对CT机球管训练（预热）
    B．球管训练时管电压由低逐渐升高
    C．球管训练使球管内真空度提高
    D．开机后3小时没做被检者扫描也应重新训练
    E．球管训练增加了曝光次数，不利于保护球管

54. CT图像重建前，送计算机处理的信号必须经过的步骤是
    A．卷积核处理
    B．A/D转换器
    C．脉冲发生器
    D．D/A转换器
    E．平滑滤过

55. 与传统CT结构比较，滑环式CT的缺点是
    A．增加设备操作的难度

B. 扫描速度受到限制
C. 电缆容易发生折断
D. 碳刷易发生磨损
E. 图像质量下降

56. CT 所用闪烁晶体探测器内加入微量激活物质的目的**不包括**
    A. 增加探测器的量子检出率
    B. 加快探测器的刷新速度
    C. 增加闪烁晶体产生光量
    D. 提高 X 线光子转换效率
    E. 减少探测器的余辉

57. 第二代 CT 扫描机的扇形束角度为
    A. 1°~2°
    B. 3°~4°
    C. 5°~20°
    D. 21°~25°
    E. 26°~30°

58. 滑环技术应用于
    A. 第一代 CT
    B. 第二代 CT
    C. 第三代 CT
    D. 第四代 CT
    E. 第五代 CT

59. 第三代 CT 扫描机由于同步旋转扫描运动容易产生
    A. 移动条纹状伪影
    B. 环形伪影
    C. 杯状伪影
    D. 模糊伪影
    E. 帽状伪影

60. 超高速 CT 扫描是指
    A. 螺旋 CT 扫描
    B. 多层螺旋 CT 扫描
    C. 电子束 CT 扫描
    D. 动态序列扫描
    E. 快速连续扫描

61. 下述关于 CT 层厚响应曲线的叙述，**错误**的是
    A. 层厚响应曲线影响 Z 轴空间分辨率
    B. 非螺旋 CT 层厚响应曲线接近矩形
    C. 螺旋 CT 层厚响应曲线呈梯形分布
    D. 采用 180° 线性内插可明显改善曲线
    E. 加大螺距可以改善层厚响应曲线形状

62. **不属于**缩短 CT 扫描时间优点的是
    A. 减少重建时间
    B. 缩短检查时间
    C. 提高被检者流率
    D. 减少运动伪影
    E. 动态器官成像

63. 对"等宽型"多排探测器的叙述**错误**的是
    A. 探测器的排列是对称的
    B. 探测器排列的层厚组合较灵活
    C. 等宽型探测器的排列亦称对称型
    D. 与不等宽型相比，射线利用率高
    E. 过多的排间隔会造成有效信息丢失

64. 4 排螺旋 CT 的出现时间是
    A. 1989 年
    B. 1990 年
    C. 1992 年
    D. 1995 年
    E. 1998 年

65. 多排螺旋 CT 主要采用的技术是
    A. 增加扫描射线的剂量
    B. 增加探测器的排数
    C. 多滑环技术
    D. 改进碳刷与滑环接触的方式
    E. 射线的动态空间分布技术

66. **不属于** 4 层螺旋 CT 扫描图像重建预处理的方法是
    A. Z 轴滤过长轴内插
    B. 交叠采样修正
    C. 优化采样扫描
    D. 锥形束投影
    E. 扇形束重建

67. 滑环技术的主要特点是
    A. 连续曝光
    B. 连续数据采集
    C. 检查床连续移动
    D. 高压发生器连续旋转
    E. 球管沿一个方向连续旋转

68. CT 薄层扫描噪声增加的主要原因是
    A. 采用平滑算法
    B. 采用标准算法
    C. 组织对比下降
    D. X 线光子数减少

E．系统 MTF 影响
69．CT 成像，X 线透过物体组织后的光子与原发射线是
   A．非线性关系
   B．对数关系
   C．指数关系
   D．偶整数关系
   E．指数幂关系
70．下述**不属于** CT 基本成像步骤的是
   A．模数转换器将模拟信号转换为数字信号
   B．X 线球管阴极端的电子高速撞击阳极靶面
   C．图像以数字图像形式存入硬盘
   D．阵列处理器重建图像
   E．X 线束经准直器成型
71．CT 图像重建中直接反投影法的主要缺点是
   A．伪影太多
   B．成像不够清晰
   C．运算时间太长
   D．硬件成本昂贵
   E．需专用的重建处理器
72．下列**不属于** CT 图像重建方法的是
   A．迭代法
   B．3D 成像法
   C．直接反投影法
   D．卷积反投影法
   E．空间滤波重建法
73．注射对比剂后进行 CT 扫描的检查方法称为
   A．容积扫描
   B．重叠扫描
   C．放大扫描
   D．增强扫描
   E．目标扫描
74．下列组合属于 CT 重叠扫描的是
   A．层厚 10 mm，层距 10 mm
   B．层厚 10 mm，层距 15 mm
   C．层厚 5 mm，层距 10 mm
   D．层厚 10 mm，层距 5 mm
   E．层厚 5 mm，层距 5 mm
75．关于 CT 平扫的叙述，**错误**的是
   A．可显示血管壁钙化
   B．常规扫描，应用最多
   C．射线剂量少于增强扫描

   D．四肢检查须双侧同时扫描
   E．通常以部位或器官为检查单位
76．CT 的几何放大扫描指
   A．减薄扫描层厚
   B．缩小扫描间距
   C．缩小扫描野
   D．缩小显示野
   E．后处理放大
77．**不属于** HRCT 图像特征的是
   A．噪声较明显
   B．影像清晰锐利
   C．空间分辨率高
   D．边缘增强效果好
   E．可出现条形"双裂征"影
78．关于 CT 定量骨密度测定的叙述，**错误**的是
   A．用于诊断骨质疏松病变
   B．双能定量 CT 的测量误差高
   C．单能定量 CT 的辐射剂量低
   D．须借助专用体模和计算软件
   E．可获得人体某部位的骨密度值
79．操作台**无法**完成的功能是
   A．系统故障显示及诊断
   B．修改扫描参数
   C．输入被检者信息
   D．控制扫描程序
   E．改变被检者体位
80．下列对 CT 增强扫描原理和意义的描述，**错误**的是
   A．对比剂使病变组织的密度、形态、大小显示更为突出
   B．当两种组织对 X 线的吸收差加大时，图像对比增加
   C．不同的组织结构对比剂随血液灌注的量和分布不同
   D．不同的病变性质对比剂随血液灌注的量和分布不同
   E．增强扫描主要是增加组织间的天然对比
81．CT 成像中，靶扫描又称
   A．放大扫描
   B．目标扫描
   C．重叠扫描
   D．动态扫描

E．定位扫描

82．层厚、层间距小于2 mm的CT扫描称

A．薄层扫描

B．超薄层扫描

C．重叠扫描

D．高分辨率扫描

E．中间加层扫描

83．CT的发展中，所拓展的领域**不包括**

A．冠状动脉成像

B．时间分辨率的提高

C．辐射剂量的关注

D．类PET技术的拓展

E．能量减影的实现

84．属于CT数字采集系统的部件是

A．计算机

B．显示器

C．探测器

D．磁盘机

E．阵列处理机

85．320排CT探测器的覆盖范围是

A．2 cm

B．4 cm

C．8 cm

D．16 cm

E．32 cm

86．CT的全称正确的是

A．计算机扫描摄影

B．计算机体层摄影

C．计算机辅助断层摄影

D．计算机横断面体层扫描

E．计算机横断面轴向体层摄影

87．CT与常规X线体层摄影比较，关键区别是

A．采用激光相机拍照

B．无层面外组织结构干扰重叠

C．X线辐射剂量较小

D．可使用对比剂增强

E．被检者摆位置较简便

88．CT扫描时，入射人体的X线是

A．一束γ射线

B．近似单一能谱射线

C．β射线

D．散射线

E．混合能谱射线

89．单排螺旋CT与非螺旋CT相比，**不同**的是

A．纵向分辨率有所下降

B．横向分辨率有所下降

C．高对比分辨率上升

D．密度分辨率下降

E．空间分辨率保持不变

90．HRCT扫描采用的重建算法是

A．平滑算法

B．高分辨率算法

C．软组织算法

D．标准算法

E．边缘增强处理法

91．CT扫描中常用的FOV是指

A．矩阵大小

B．兴趣区

C．灰阶标尺

D．显示野

E．激光胶片的分辨率

92．决定CT机连续工作时间长短的关键指标是

A．磁盘容量

B．扫描速度

C．重建速度

D．X线管容量

E．X线管阳极热容量

93．CT探测器的作用是

A．探测中心线是否准直

B．探测被检者位置是否准确

C．探测扫描时散射线的多少

D．探测透过射线以获得正确曝光量

E．探测透过射线以获得测量数据

94．对探测器的性能要求，**错误**的是

A．线性好

B．动态范围大

C．工作性能稳定

D．荧光脉冲时间长便于测量

E．X线吸收、转换能力强

95．CT机将X线锥形射束转化为扇形射束的部件是

A．滤过器

B．准直器

C．窗口

D．探测器

E．定位系统

96．对 CT 准直器作用的论述，**错误**的是

A．决定扫描层的厚度

B．控制 X 线束的宽窄

C．决定扫描像素的大小

D．消除散射线的干扰

E．减少被检者受辐射剂量

97．有关 CT 成像过程的论述，**错误**的是

A．DAS 为数据采集系统

B．图像处理机与控制计算机并行工作

C．计算机可进行重建图像的运算

D．原始数据存储到硬盘

E．探测器输出的是数字信号

98．确定颅脑内病灶是囊性还是实性，最简单的 CT 检查方法是

A．CT 引导下穿刺活检

B．2 周后复查

C．增加冠状位扫描

D．平扫 + 增强扫描

E．脑池造影

99．为现代医学影像学的建立开辟先河的是

A．MRI

B．DSA

C．CR

D．CT

E．DR

# 练习二十四答案

1．D　螺旋 CT 扫描的射线束的类型是大扇束/孔束。

2．E　在目前 CT 扫描仪的种类中，没有双源动态空间重建扫描仪。

3．C　目前多排螺旋 CT 的探测器采用的材料是稀土陶瓷。

4．A　目前 64 排螺旋 CT 的机架常规最快的旋转时间是 0.3 s。

5．A　CT 成像"链"的正确顺序是探测器阵列 → DAS → ADC → 阵列处理器。

6．A　多排螺旋 CT 与非螺旋 CT 相比辐射剂量更高。

7．E　CT 增强扫描的作用是通过对比剂的强化作用，增大不同组织学特点组织之间的对比。

8．B　时间分辨率是指系统对运动器官的瞬间成像能力。时间分辨率越高，对运动器官的成像质量就越高，所以与采集时间有直接关系。

9．D　目前，4 排螺旋 CT 的纵向分辨率约 1.0 mm，16 排螺旋 CT 的纵向分辨率是 0.6 mm，而 64 排螺旋 CT 的纵向分辨率可达 0.5 mm。

10．D　256 排螺旋 CT 探测器扫描排厚是 0.5 mm。

11．C　256 排螺旋 CT 球管旋转 1 周扫描覆盖范围是 128 mm。

12．D　双源 CT 扫描系统是指有着两套独立 X 线管球和两套独立探测器系统的 CT 机。

13．D　双源 CT 扫描机的英文缩写是 DSCT。

14．D　双源 CT 机在 X-Y 轴平面上两套 X 线管的角度是 90°。

15．D　双源 CT 机单扇区扫描的时间分辨率是 83 ms。

16．B　双源 CT 机两个 X 线管的总功率是 160 kW。

17．B　双源 CT 机在急诊扫描中的最大扫描范围是 2 m。

18．D　重建时间为重建成 1 幅图像所需的时间，重建时间与图像的数据量、矩阵大小、计算机性能有关，运动伪影与之无关。

19．E　重建间隔是指被重建图像长轴方向的距离。重建间隔大小与被重建图像的质量有关，与采集层厚设置也有关系。

20．B　重建时间是指图像重建计算机将扫描原始数据重建成图像所需的时间，与运动伪影无关。

21. C　CT值测量时，同一扫描层面，不同CT值的组织被平均计算，这种现象被称为部分容积效应。
22. C　接收器分辨率是指显示器图像分辨率。
23. C
24. C　高分辨率CT扫描图像的特点是空间分辨率高、边缘锐利、噪声较大。
25. B　高分辨率CT扫描，多用于小器官或小病变的检查，如肺孤立结节、肺部弥漫性病变和内耳等检查。
26. D　CT透视装置性能，采集速率要求达到6～12幅/秒。目前的CT透视机，获得图像5～8幅/秒，基本上达到了实时显示的要求。
27. C　CT机问世后大致可以分为五代。
28. C　CT影像物理学的标准，常用的物理参数术语有：一致性、线性、CT值、层厚、空间分辨率、对比度分辨率、伪影和噪声等。曝光时间、管电压和管电流不属于物理学范围，而属于曝光参数。
29. C　阳极靶面面积与CT球管散热率有关。
30. B
31. C　扫描周期时间由扫描时间、重建时间和显示时间组成，也就是从扫描开始到图像显示的时间。但在当代仪器设备中，扫描周期时间＜扫描时间+重建时间+显示时间。
32. E　CT中图像接收器包括胶片和显示器。
33. C　体素作为体积单位，它有长、宽、高三要素。通常CT中体素的长和宽都为1 mm，其高度由层厚决定。
34. E　矩阵是以横行、纵列组成的像素的数字阵列。
35. C　单排螺旋扫描方式中，如准直宽度10 mm，螺距0.5，床速是5.0 mm/圈。单排螺旋CT螺距定义是扫描机架旋转1圈检查床运行的距离与射线束宽度的比值。计算公式：$P = S/D$，式中，P—螺距，S—扫描架旋转1圈的进床距离，D—射线束宽度。
36. D　CT的成像方式是数字重建成像。
37. E　CT成像过程中，固体探测器中的闪烁晶体可将X线信号转换为可见光。
38. E　单排螺旋CT，由于扫描方式的改变，产生的层厚响应曲线（SSP）形状通常是梯形分布曲线。
39. D　CT阵列处理机的英文缩写是AP（array processor）。
40. C　CT开机后对X线球管进行加热训练，目的主要是保护X线球管。
41. D　在CT检查中，为了更好地观察病变的细微结构，可采用最小层厚扫描。
42. A　CT机采用的冷却系统中，效果最好的是水冷却，但是装置复杂、结构庞大，需一定的安装空间和经常性地维护。
43. A　高分辨率重建算法适用于观察肺部弥漫性间质性病变。
44. E　CT图像的显示矩阵往往是等于或大于采集矩阵。
45. E　CT检查床的运动控制系统与扫描定位精度有关，其控制运行精度绝对误差不允许超过±0.5 mm，一些高档CT可达±0.25 mm。
46. D　CT平扫检查前的工作程序不包括编写索引。
47. B　CT摄片的基本要求有：摄取定位片，合适的窗宽、窗位，按一定的解剖顺序摄片，增强前后的图像要分别摄片。不包括胶片曝光时间设定。
48. B　与MRI相比，CT的优势是对钙化及骨质结构敏感。
49. D　与传统CT比较，滑环技术改进的核心是馈电方式。传统CT的馈电方式是通过电缆连接；滑环技术改进的核心是利用碳刷与滑环接触馈电。
50. D　第三代和第四代CT机，在采样方法上的根本区别是扫描方式。第三代CT机的扫描方式为旋转-旋转式；第四代CT机的扫描方式只有X线管的旋转。

51．C　现代螺旋CT机都采用体积小、效率高的高频高压发生器，可直接安装在旋转的扫描机架上，与X线管同步旋转。

52．A　CT机球管最新技术改进中，缩小焦点面积与增加球管热容量无关。

53．E　CT训练球管的主要作用和意义是保护球管，防止损坏。

54．B　CT图像重建前，输送计算机处理的信号必须经过的步骤是A/D转换器。A/D转换器将来自探测器的输出信号放大、积分后，多路混合变为数字信号输入计算机进行图像重建处理。

55．D　与传统CT结构比较，滑环式CT的缺点是碳刷易发生磨损。在螺旋CT系统中有静止与旋转两个部分，它们的连接靠的是滑环与碳刷的接触，包括电源供电、控制信号传送和数据的传输，碳刷发生磨损可造成接触不良，导致接触电阻增大、导电性能降低，因而引起故障。

56．C　CT所用闪烁晶体探测器内加入微量激活物质的目的是：增加探测器的量子检出率、加快探测器的刷新速度、提高X线光子转换效率、减少探测器的余辉。不包括增加闪烁晶体产生光量。

57．C　第二代CT扫描机的扇形束角度为5°～20°。

58．C　滑环技术应用于第三代CT。

59．B　第三代CT机扫描时需要对每一个相邻探测器的灵敏度差异进行校正，否则由于同步旋转的扫描运动而容易产生环形伪影。

60．C　超高速CT扫描是指电子束CT扫描。

61．E　关于CT层厚响应曲线，加大螺距可以改善层厚响应曲线形状的叙述是错误的。

62．A　缩短CT扫描时间优点有：缩短检查时间、提高被检者流率、减少运动伪影、动态器官成像。减少重建时间不属于缩短CT扫描时间的优点。

63．D　"等宽型"多排探测器与不等宽型相比，射线利用率低。等宽型探测器，组合成一个宽探测器阵列，过多的探测器排列间隔会造成有效信息的丢失；不等宽型探测器在使用宽层厚时探测器的间隙较少，射线的利用率较高。

64．E　4排螺旋CT出现年代是1998年。1998年11月在北美放射学年会上各生产厂家展示了4排螺旋CT产品，之后该项技术开始在临床应用，标志着螺旋CT发展到多排时代。

65．B　多排螺旋CT主要采用的技术是增加探测器的排数。长轴方向的探测器形成多个通道采集数据，所有收集到的数据可以叠加，得到多个1相加等于1的数据，或通过不同的探测器与数据采集通道的组合，得到不同层厚组合的多排扫描图像。

66．D

67．E　滑环技术的主要特点是球管沿一个方向连续旋转。

68．D　CT薄层扫描噪声增加的主要原因是X线光子数减少。

69．C　CT成像，X线透过物体组织后的光子与原发射线是指数关系。

70．B　X线球管阴极端的电子高速撞击阳极靶面，不属于CT基本成像步骤，它是X线球管产生X线的过程。

71．B　CT图像重建中，直接反投影法的主要缺点是成像不够清晰。直接反投影法也称累加法，是最简单、最老式的方法。

72．B　3D成像法不属于CT图像重建方法。

73．D　注射对比剂后CT扫描的检查方法称为增强扫描。

74．D　下列组合属于CT重叠扫描的是层厚10 mm，层距5 mm。

75．C　关于CT平扫，叙述错误的是射线剂量少于增强扫描。

76．C　扫描野是固定的，是指数据采集的范围，显示野是指在采集数据范围内的重建范围，矩阵相同，显示越小，像素越小，空间分辨率越高，但不能小于设备重建的最小像素值（一般为0.3 mm）。因此，CT的几何放大扫描指缩小野的扫描，其目的是增加图像的空间分辨率。而后处理的电子放大是对像素的放大，没有空间分辨率的提高。

77．E　出现条形"双裂征"影是影像诊断中的一种特征表现。

78．B　定量CT根据X线能谱分为单能量定量CT和多能量定量CT，关于CT定量骨密度测定，双能定量CT的测量误差高的说法是错误的。

79．E　改变被检者体位是在操作台无法完成的功能。

80．E　增强扫描主要是增加组织间的人工对比。静脉注射对比剂后进行扫描，使正常组织与病变组织之间含碘的浓度产生差别，形成密度差，有利于发现平扫未显示或显示不清楚的病变。

81．B

82．B　层厚、层间距小于2 mm的CT扫描称超薄层扫描。

83．D　CT的发展中，所拓展的领域包括冠状动脉成像、时间分辨率的提高、辐射剂量的关注、能量减影的实现。不包括类PET技术的拓展，它属于MR拓展的领域。

84．C　探测器属于CT数字采集系统的部件。

85．D　320排CT探测器的覆盖范围是16 cm。

86．B　CT的全称正确的是计算机体层摄影。

87．B　CT与常规X线体层摄影比较，关键区别在于无层面外组织结构干扰重叠。CT的优势之一，就是真正的断面图像，影像无前后层面外组织结构的干扰重叠。

88．B　CT扫描时，入射人体的X线是近似单一能谱射线。现在CT机中使用楔形滤过器，吸收低能量X射线，优化射线能谱，减少被检者射线剂量，并且使滤过后的X线束变成能量分布相对均匀的、近似单一能谱的硬射线束。

89．A　单排螺旋CT扫描，层厚敏感曲线增宽，纵向分辨率有所下降。

90．B　HRCT扫描采用的重建算法是高分辨率算法。

91．D　CT扫描中常用的FOV是指显示野，即DFOV。它是由CT设备本身设定的扫描时所包括的成像范围，直径一般在16～50 cm。在临床应用中，可根据不同的检查部位选择大小合适的显示野。

92．E　决定CT机连续工作时间长短的关键指标是X线管阳极热容量。现代螺旋CT为了提高X线管阳极热容量，在阳极靶面材质制作等方面进行了改进设计，如复合阳极盘的制作、飞焦点的设计、零兆X线管的推出等，大大提高了X线管的散热效率，满足了螺旋扫描长时间、连续工作的要求。

93．E　CT探测器的作用是接收探测透过射线以获得测量数据，并将其转换为可供记录的电信号。

94．D　对探测器的性能要求是性能好、动态范围大、工作性能稳定、X线吸收、转换能力强。

95．B　CT机将X线锥形射束转化为扇形射束的部件是准直器。X线管端的前准直器，通过几组叶片调节控制，将X线锥形射束转化为扇形射束。

96．C

97．E　CT成像过程探测器输出的是电信号，经模/数转换器转换后变为数字信号。

98．D　确定颅脑内病灶是囊性还是实性，最简单的CT检查方法是采用平扫加增强扫描。

99．D　自从X线发现后，医学上就开始用来探测人体疾病。但是由于人体内有些器官对X线的吸收差别极小，因此X线对那些前后重叠的组织的病变就难以发现。1972年，亨斯菲尔德在英国放射学年会上，正式宣告了CT的诞生，弥补了用传统X线技术检查人体病变的不足。这一消息引起科技界的极大震动，CT的研制成功被誉为自伦琴发现X线以后放射诊断学上最重要的成就，为现代医学影像学的建立开辟了先河。而今，CT已广泛运用于医疗诊断中。

# 练习二十五

1. CT 成像设备将来有可能发生的重大变化是
   A. 大孔径 CT
   B. 全身螺旋 CT
   C. 多层螺旋 CT
   D. 双层螺旋 CT
   E. 平板探测器 CT

2. 下列 CT 设备进展中，相对应用最早的技术是
   A. 双排探测器系统应用
   B. 螺旋 CT 扫描设备应用
   C. 多层螺旋 CT 应用
   D. 滑环技术的应用
   E. 电子束 CT 技术的应用

3. CT 检查的成像技术条件**不包括**
   A. 层厚
   B. 层间距
   C. 视野（FOV）
   D. 扫描架倾斜角度
   E. 存储方式

4. 高分辨率 CT 扫描，层厚必须采用
   A. 1～2 mm
   B. 3～4 mm
   C. 5～6 mm
   D. 8～10 mm
   E. 10～20 mm

5. CT 的发明地是
   A. 美国
   B. 英国
   C. 德国
   D. 法国
   E. 意大利

6. 在医学方面，CT 扫描最多应用于
   A. 影像诊断
   B. CT 导向介入
   C. 放射治疗计划制订
   D. 手术路径方案
   E. 骨矿物质含量测定

7. 在内耳 CT 扫描时，常选用
   A. 软组织算法
   B. 傅里叶图像重建算法
   C. 高分辨率算法
   D. 标准算法
   E. 低通滤过加权算法

8. CT 成像，能将光信号转换为电信号的是
   A. 探测器
   B. 准直器
   C. 阵列处理机
   D. A/D 转换器
   E. D/A 转换器

9. 高压滑环 CT 机的旋转机架安装部件**不包括**
   A. 准直器
   B. A/D 转换器
   C. 高压发生器
   D. 探测器
   E. 滤过器

10. CT 值的表示单位是
    A. kW
    B. HU
    C. W
    D. L
    E. CM

11. CT 成像原理利用的是
    A. 多方位成像特性
    B. 横断面图像显示特性
    C. X 线的吸收衰减特性
    D. 数据采集系统（DAS）特性
    E. X 线透过被照体之后的直进性

12. 层厚大于层间距的扫描称为
    A. 重叠扫描
    B. 薄层扫描
    C. 加层扫描
    D. 超薄层扫描
    E. 高分辨力扫描

13. CT 增强扫描，脏器组织被增强的原因是
    A. 对比剂在血管内与血红蛋白结合进入细胞内
    B. 对比剂进入血管和细胞外腔间隙
    C. 对比剂在血管内与白红细胞结合进入细胞内

D. 对比剂进入血管，因渗透压高进入细胞

E. 对比剂随血液进入脏器的空腔内

14. 与CT噪声**无关**的因素是

　　A. X线剂量

　　B. 扫描层厚

　　C. 重建算法

　　D. 探测器的灵敏度

　　E. FOV

15. CT检查中，X线管**不围绕**被检者作360°旋转的成像方法是

　　A. 平扫

　　B. 定位扫描

　　C. 动态扫描

　　D. 螺旋扫描

　　E. CT引导下活检穿刺

16. 关于CT值的叙述，正确的是

　　A. 脂肪的CT值一般比水高

　　B. CT值标尺中，骨的上限是+2000 HU

　　C. 人体组织的衰减系数相对于水的衰减系数的相对值

　　D. 目前，CT值的百分比标尺是2%

　　E. 是根据X线对人体软组织的衰减而设置的

17. CT的放大扫描实际上是

　　A. 采用了小焦点，而使图像质量保持不变

　　B. 缩小重建范围的一种扫描方法

　　C. 缩小了X线源与被检者之间的距离

　　D. 增加了被检者辐射剂量的总量

　　E. 放大倍数越大，图像越清晰

18. 下列组织（物质）CT值最高的是

　　A. 水

　　B. 脂肪

　　C. 血液

　　D. 凝血

　　E. 正常甲状腺

19. CT机的后准直器位于

　　A. 探测器前

　　B. 探测器后

　　C. X线管窗口

　　D. X线管右侧

　　E. X线管左侧

20. 对CT机源准直器的叙述，**错误**的是

　　A. 选择层厚

B. 保证成像质量

C. 产生扇形线束

D. 屏蔽不必要射线

E. 保证X线管中心与探测器中心准直

21. CT机对电源电阻的要求是

　　A. < 0.3 Ω

　　B. < 0.4 Ω

　　C. < 0.5 Ω

　　D. > 0.4 Ω

　　E. > 0.5 Ω

22. CT平扫**无法**显示的是

　　A. 软组织

　　B. 骨骼

　　C. 脊髓中央灰质

　　D. 肾上腺

　　E. 脑白质

23. 图像未发现扫描层面外病灶，原因是

　　A. 密度分辨率高

　　B. 空间分辨率高

　　C. 扫描范围不恰当

　　D. 灰阶范围小

　　E. 矩阵大

24. 关于CT检查的成像技术条件**不包括**

　　A. 检查体位

　　B. 重建方法

　　C. 窗宽

　　D. 窗位

　　E. 扫描距离

25. 下列人体组织器官CT值低于0 HU的是

　　A. 肝

　　B. 脑白质

　　C. 肺

　　D. 甲状腺

　　E. 肌肉

26. 下列组合**错误**的是

　　A. 模/数转换器——模拟信号转换为数字信号

　　B. 阵列处理器——重建图像

　　C. 图像以数字形式存入——硬盘

　　D. X线透过人体时——衰减

　　E. 从球管射出的X线首先通过——源准直器

27. 根据灰阶与CT值关系的叙述，正确的是

　　A. 高CT值部分被转换为黑色

B．高 CT 值部分被转换为白色
C．X 线衰减越大，转换成灰阶后颜色越深
D．图像中 X 线未被衰减，它将显示为白色图像
E．改变窗宽，也可改变被显示物体的 CT 值

28．使用 CT 增强扫描的主要目的是
A．可以减少扫描时毫安秒的用量
B．帮助确定病变的位置
C．提高病变组织的空间分辨率
D．增强组织间的对比度和观察病变组织的血供
E．提高 CT 机的密度分辨率

29．CT 扫描中，边缘增强滤过的作用是
A．增强所显示图像组织结构的边缘
B．只增强组织中血管的边缘
C．只增强病灶的边缘
D．只增强高密度组织结构的边缘
E．低密度的组织结构都被去除

30．CT 中体素与像素区别的叙述，正确的是
A．体素是三维的概念，像素是二维的概念
B．体素与像素的尺寸一致
C．体素只有模拟图像才有，像素属于数字图像
D．体素是图像重建过程中的产物
E．矩阵中的一个小方格，被称为体素

31．关于螺旋 CT 特点的叙述，**不正确**的是
A．扫描架转动部分单方向连续转动
B．扫描床连续匀速前进
C．X 线连续发生
D．使用滑环技术
E．扫描床连续不匀速前进

32．对 CT 探测器的性能要求，**错误**的是
A．对 X 线吸收、转换能力强
B．发光光谱与放大器相匹配
C．工作性能稳定
D．再现性好
E．灵敏度高

33．CT 用 X 线管的突出特点是
A．阳极热容量明显大
B．外形尺寸明显大
C．额定功率明显大
D．有效焦点面积明显大
E．只有一个焦点

34．决定 CT 机连续工作时间长短的关键指标是

A．磁盘容量
B．电源容量
C．X 线管阳极热容量
D．X 线管焦点
E．计算机性能

35．单层螺旋 CT 的扫描时间通常为
A．1 秒 / 周
B．0.33 秒 / 周
C．2 秒 / 周
D．0.5 秒 / 周
E．0.8 秒 / 周

36．16 层螺旋 CT 研制成功，扫描 1 周能同时获得的图像层厚是
A．16 幅 0.75 mm
B．16 幅 1 mm
C．32 幅 0.5 mm
D．32 幅 0.75 mm
E．32 幅 1 mm

37．第五代 CT 扫描机的扫描方式为
A．旋转
B．旋转→平移
C．静止
D．连续旋转
E．旋转→旋转

38．电子束 CT 机架孔径和深度分别是
A．70 cm，40 cm
B．75 cm，42 cm
C．78 cm，43 cm
D．78 cm，45 cm
E．78 cm，48 cm

39．**不属于**动态空间重建扫描优点的是
A．与血管造影相比，可减少大约 30% 的射线曝光量
B．采用任意侧注射对比剂，可观察双侧心脏血流情况
C．经尸解证实，解剖结构测量的精确度达到 95%
D．一次扫描可多平面、多种方式观察解剖结构，减少了假阳性率
E．时间分辨率高，可用于心、肺血管的动态显示和测量

40．移动式 CT 机基本属于第几代 CT 机

A．一
B．二
C．三
D．四
E．五

41．CT探测器中钨酸钙吸收转换效率为
A．95%
B．96%
C．97%
D．98%
E．99%

42．多扇区重建的目的主要是改善或提高冠状动脉CT检查时的
A．时间分辨力
B．血管最高强化值
C．扫描覆盖率
D．密度分辨率
E．图像的对比度和清晰度

43．螺旋CT扫描的概念最初见于文献记载的年份是
A．1972
B．1975
C．1978
D．1985
E．1987

44．多层螺旋CT的优点**不包括**
A．扫描速度快
B．提高图像空间分辨率
C．CT透视定位更加精确
D．提高X线的利用率
E．增加了X线球管的负荷

45．口服胆囊造影CT扫描一般在服药后
A．2～4 h
B．4～8 h
C．12～14 h
D．14～18 h
E．18～20 h

46．大脑基线是指
A．听眦线
B．听眶线
C．听眉线
D．听耳线
E．眶耳线

47．听眉线的特点**不包括**
A．标志醒目，定位准确
B．扫描范围理想
C．显示组织结构清晰
D．幕上显示基底节不如听眶线
E．幕下显示第四脑室好

48．颅脑CT扫描方法**错误**的是
A．颅脑外伤只做诊断平扫
B．脑肿瘤先平扫后增强
C．脑血管畸形做脑部CTA
D．脑瘤术后只做平扫
E．脑梗死、脑出血只做平扫

49．下列CT扫描范围**错误**的是
A．整个颈部从下颌角至胸腔入口
B．喉部扫描从颈5向下扫，连续发"E"音
C．鼻窦扫描包括所有鼻窦和鼻腔
D．眼眶扫描范围从眶底到眶顶
E．内耳扫描从外耳孔后1 cm向前至外耳孔前缘

50．CT扫描中耳、内耳，常规采用的层厚和层距是
A．7 mm
B．5 mm
C．3 mm
D．2 mm
E．1 mm

51．鼻窦横断面颅底层面破裂孔外侧蝶骨大翼上有两个小孔，靠前内侧较大的和靠后外侧的分别
A．卵圆孔，颈静脉孔
B．卵圆孔，棘孔
C．棘孔，颈静脉孔
D．棘孔，卵圆孔
E．颈静脉孔，颈动脉孔

52．胸部CT横断面解剖中，胸骨切迹平面、主动脉弓平面及胸锁关节平面分别相当于第_____胸椎平面
A．1，2，3
B．1，3，2
C．2，3，4
D．2，4，3
E．3，5，4

53．左心房中部层面相当于第_____胸椎下缘平面
A．4

B．5

C．6

D．7

E．8

54．盆腔非螺旋CT扫描常规用_____mm层厚和层距；前列腺和膀胱用_____mm层厚和层距

　　A．8～10，5～6

　　B．8～10，3～5

　　C．5～6，3～5

　　D．5～6，5～6

　　E．8～10，8～10

55．女性盆腔耻骨联合上_____cm层面相当于髋臼层面

　　A．5

　　B．4

　　C．3

　　D．2

　　E．1

56．颅脑CTA开始注射对比剂后_____秒做动脉期扫描；_____秒做实质期扫描

　　A．12～25，60～70

　　B．12～25，30～40

　　C．30～45，60～70

　　D．8～10，60～70

　　E．8～10，30～40

57．**不是**颈部CTA的适应证的是

　　A．颈动脉粥样硬化

　　B．颈静脉血栓形成

　　C．颈椎间盘突出

　　D．颈动脉瘤

　　E．颈动脉球瘤

58．固体探测器的转换效率和几何效率分别为

　　A．90%，20%～30%

　　B．95%，40%～50%

　　C．98%，50%～60%

　　D．99%，55%～65%

　　E．97%，55%～65%

59．人眼识别灰阶的能力大约在

　　A．30级

　　B．45级

　　C．60级

　　D．75级

　　E．90级

60．CT显示灰阶的设定一般**不超过**

　　A．64

　　B．128

　　C．256

　　D．512

　　E．1024

61．下列需用宽窗宽的部位是

　　A．四肢骨

　　B．颅脑

　　C．肝

　　D．胰腺

　　E．前列腺

62．层厚螺距的特点是着重体现了扫描时所使用的

　　A．探测器宽度

　　B．探测器排数

　　C．探测器总宽度

　　D．检查床移动的距离

　　E．螺距

63．静脉胆囊造影CT扫描通常注射40%～50%胆影葡胺20～30 ml，进行CT扫描检查的时间是注射后

　　A．5～7分钟

　　B．7～15分钟

　　C．15～20分钟

　　D．20～30分钟

　　E．30～60分钟

64．**不属于**CT血管造影优点的是

　　A．空间和时间分辨率高

　　B．血管病变诊断准确性高

　　C．属无创或微创检查

　　D．三维重建显示立体结构清楚

　　E．在一定范围内可替代常规血管造影

65．关于仿真内镜检查的优点，**错误**的是

　　A．无创性

　　B．视点不受限制

　　C．对扁平病灶不敏感

　　D．按电影序列反复回放，获得与光纤内镜相仿的效果

　　E．可显示病变黏膜颜色

66．要想右肺显示右中叶内侧段、外侧段、下叶外基底段和上段，左肺显示下舌段、前基底段和

上段，则胸部非螺旋CT在

A．心室层面

B．左心房中部层面

C．左心房层面

D．右肺动脉层面

E．左肺动脉层面

67．肝非螺旋CT横断面中，可见肝圆韧带将左肝分为内外两段的是

A．第1肝门层面

B．肝门稍上方层面

C．肝门层面

D．胆囊水平层面

E．胆囊下层面

68．非螺旋CT扫描男性盆腔耻骨联合上_____cm层面，在膀胱和直肠之间是呈八字形的一对精囊腺

A．5

B．4

C．3

D．2

E．1

69．椎间盘的CT值为

A．30～50 HU

B．40～60 HU

C．50～100 HU

D．60～120 HU

E．70～90 HU

70．肺动脉栓塞增强扫描的延迟扫描时间为注射对比剂后

A．3～5秒

B．5～7秒

C．7～9秒

D．9～11秒

E．11～15秒

71．心脏冠状动脉CTA检查前连接导线和放置电极欧洲标准为：_____色电极置于右锁骨中线锁骨下；_____色电极置于右侧肋弓；_____色电极置于左侧肋弓

A．红，黑，黄

B．红，黄，黑

C．白，绿，黑

D．白，绿，红

E．黑，黄，红

72．心脏冠状动脉钙化积分大于多少时，说明冠状动脉明显狭窄的可能性极大

A．0

B．100

C．150

D．200

E．250

73．腹主动脉CT增强扫描一般延迟时间为

A．5～15秒

B．15～25秒

C．25～35秒

D．35～45秒

E．45～55秒

74．肝多期CT扫描，怀疑血管瘤时，延迟时间常需在

A．30秒

B．60秒

C．120秒

D．200秒

E．300秒

75．胰腺多期CT增强扫描延迟时间为动脉期_____秒，门脉前期_____秒，平衡期120秒

A．22，55

B．23，45

C．27，45

D．40，60

E．45，55

76．结肠CT增强扫描延迟时间为

A．30秒

B．45秒

C．50秒

D．60秒

E．100秒

77．肾多期CT增强扫描延迟时间为皮质期_____秒，实质期60～90秒，排泄期_____秒

A．30，120

B．40，240

C．50，60

D．60，60

E．70，120

78．下肢CTA增强扫描延迟时间一般为

A．15 秒

B．25 秒

C．35 秒

D．45 秒

E．55 秒

79．由于探测器之间的响应不一致，可产生的伪影是

A．环状

B．直线状

C．宽条状

D．放射状

E．阴影状

80．由于投影数据测量转换的误差，可产生的伪影是

A．环状

B．直线状

C．宽条状

D．放射状

E．阴影状

81．由于射线硬化，可产生的伪影是

A．环状

B．直线状

C．宽条状

D．放射状

E．阴影状

82．环状和带状伪影的产生，是由于

A．数据采样不当

B．探测器通道故障

C．部分容积效应

D．射线束硬化

E．噪声

83．空间分辨率的大小不仅与球管焦点有关，还与探测器的_____有关

A．孔径大小

B．孔隙宽度

C．有效射线束宽度

D．排数

E．接受到的光子数

84．CT 质控的基本方法**不包括**的图表是

A．流程图

B．因果图

C．矩形图

D．控制图

E．响应图

85．水的平均 CT 值正常波动范围**不应**超过

A．1 HU

B．2 HU

C．3 HU

D．4 HU

E．5 HU

86．空气的平均 CT 值正常波动范围**不应**超过

A．1 HU

B．2 HU

C．3 HU

D．4 HU

E．5 HU

87．检查床定位精确性测试两个孔道排列偏差**不应**大于

A．1 mm

B．2 mm

C．3 mm

D．4 mm

E．5 mm

88．定位线指示灯的精确度测试正常误差范围**不应**大于

A．1 mm

B．2 mm

C．3 mm

D．4 mm

E．5 mm

89．关于肾上腺 CT 图像显示窗技术的叙述，**错误**的是

A．窗宽在 250～350 HU

B．窗位因人而异

C．脂肪多的被检者窗位在 0～20 HU

D．消瘦被检者窗位在 30～45 HU

E．肥胖被检者窗位在 100～150 HU

90．下述颅脑 CT 检查中必须拍摄骨窗的是

A．常规颅脑扫描

B．急性脑梗死

C．脑血管瘤

D．颅脑外伤

E．脑血管畸形病变

91．唾液腺 CT 扫描图像的显示窗位应根据

A．腮腺 CT 值调整

B．嚼肌 CT 值调整

C．下颌支 CT 值调整

D．软组织 CT 值调整

E．下颌下腺 CT 值调整

92．耳部 CT 图像的骨窗窗宽、窗位分别为

A．W1000～1500 HU，C150～300 HU

B．W1000～1500 HU，C200～300 HU

C．W2000～2500 HU，C350～500 HU

D．W2000～2500 HU，C400～600 HU

E．W3000～4000 HU，C400～600 HU

93．当窗宽选 200 HU，窗位选 +40 HU 时，则表现为全黑的 CT 值限界为

A．大于 +140 HU

B．大于 +100 HU

C．小于 –100 HU

D．小于 –40 HU

E．小于 –60 HU

94．表示 CT 图像灰阶位深的单位是

A．像素

B．体素

C．比特

D．矩阵

E．字段

95．正常椎间盘的 CT 值为

A．10～30 HU

B．50～100 HU

C．150～200 HU

D．250～300 HU

E．350～400 HU

96．肺部宽窗的范围是

A．W1500～2000 HU，L–1000～–500 HU

B．W1500～2000 HU，L–800～–500 HU

C．W1350～1500 HU，L–500～–350 HU

D．W1800～1000 HU，L–800～–600 HU

E．W600～800 HU，L–600～–400 HU

97．与图像显示上下位置偏移有关的操作是

A．被检者体位设计时左右偏离

B．扫描机架倾角过大

C．床面升降调节有误

D．床面进出调节有误

E．扫描野选择有误

# 练习二十五答案

1．E　CT 成像设备将来可能发生的重大变化是平板探测器 CT。自 CT 诞生以来，扫描方式发生了巨大变化：二维 CT 从单一探测器的平行束递增发展到多探测器扇形束旋转扫描，三维 CT 从最早的单排螺旋 CT 发展为多排探测器扫描，同时获得 4～320 层数据的多层螺旋 CT。近几年，平板探测器的锥束 CT 逐渐进入实用阶段，相对于其他几何结构，锥束 CT 具有空间分辨力高、数据采集时间短、射线利用效率高等显著的优点，成为一种很有发展前景的技术。

2．E　1983 年，美国 Douglas Boyd 博士开发出电子束 CT 并应用于临床。1985 年，滑环技术应用于 CT 设备，实现了单方向连续旋转扫描。1989 年，在滑环技术的基础上，螺旋 CT 扫描设备问世，缩短了患者检查时间。1992 年，Elscint 公司研制成功双排探测器 CT。1998 年，Philips、Siemens、GE、Toshiba 四家公司在北美放射学年会上同时推出 4 排螺旋 CT，从此出现多层螺旋 CT 概念。

3．E　CT 检查的成像技术条件，常选用的有层间距、FOV、扫描架倾斜角度。

4．A　高分辨力 CT 扫描必须采用 1～2 mm 扫描层厚。

5．B　CT 的发明地是英国。

6．A　在医学方面，CT 扫描最多应用于影像诊断。

7．C

8．A　CT 成像中，探测器能将光信号转换为电信号。

9．C　高压滑环一般采用小型的高频发生器，高压发生器不安装在机架上。

10．B　CT值的表示单位是亨斯菲尔德单位（Hounsfield unit），其英文缩写为HU。
11．C　CT成像原理利用的是X线的吸收衰减特性。
12．A　层厚大于层间距的扫描称为重叠扫描。
13．B　CT增强扫描，脏器组织被增强的原因是对比剂进入血管和细胞外腔间隙，使血管和细胞外腔间隙强化后进行扫描。
14．E　CT噪声因素与X线剂量、扫描层厚、探测器的灵敏度、重建算法有关。
15．B　CT检查中，定位扫描时被检者与床单向移动，X线管不围绕被检者作360°旋转。
16．C　人体组织的衰减系数是相对于水的衰减系数的相对值。
17．B　CT的放大扫描实际上是缩小重建范围的一种扫描方法。
18．E　水、脂肪、血液、凝血、甲状腺肿的CT值分别是0 HU、–90 HU、27 HU、55 HU、80 HU，最高的是正常甲状腺。
19．A　CT机的后准直器位于患者后、探测器前。
20．C　CT机源准直器照射出来的X线呈矩形。对于单排探测器，因其是弧形，形成扇形弧，对于多排探测器，便形成了锥形束。
21．A　CT机对电源电阻的要求是 < 0.3 Ω。
22．C　CT平扫无法显示的是脊髓中央灰质。
23．C　图像未发现扫描层面外病灶，原因是扫描范围不恰当。
24．E　CT检查的成像技术条件有检查体位、重建方法、窗宽、窗位。
25．C　肺内含气，CT值呈负值，低于0 HU。
26．C　通常是一次扫描后，由数据采集系统采集的原始数据先存储于硬盘的缓冲区，待扫描完成后，经重建处理后的图像，再存入硬盘的存储区。
27．B　根据灰阶与CT值关系，人体内密度不同的各种组织CT值位于 –1000 ~ +1000 HU 的2000个分度之间，人眼不能分辨这些细微的灰度差别。一般人眼只能区分16个灰阶，把图像用16个灰阶来反映2000个分度，每个灰阶的CT值为2000/16 = 125 HU，人眼能分辨相邻两个灰阶间的CT值差为125 HU，两种组织间的CT值差别小于125 HU，人眼就不能分辨。必须用窗技术解决，选用不同的窗宽和窗位，窗宽是图像上16个灰阶内包括的CT值范围，CT值高于此范围的组织无论密度值多高均显示为白色，没有灰阶的差别；CT值低于此范围的组织，无论密度值多低，均显示为黑色，也没有灰阶的差别。
28．D　使用CT增强扫描主要目的是增强组织间的对比度和观察病变组织的血供。
29．A　CT扫描中，边缘增强滤过的作用是增强所显示图像组织结构的边缘。
30．A　体素是三维的概念，像素是二维的概念。
31．E　螺旋CT扫描时，球管围绕被检体旋转，扫描床连续匀速前进。
32．B　对CT探测器的性能要求有：对X线吸收、转换能力强，工作性能稳定，灵敏度高，再现性好。
33．A　CT用X线管的突出特点是阳极热容量明显大。
34．C　X线管阳极热容量的高低是决定CT机连续工作时间长短的关键指标。
35．A　36．A　37．C　38．D　39．A　40．C　41．E　42．A　43．D　44．E　45．C　46．B
47．D　48．D　49．E　50．E　51．B　52．D　53．D　54．B　55．D　56．A　57．C　58．B
59．C　60．C　61．A　62．B　63．E　64．A　65．E　66．A　67．C　68．B　69．C　70．D
71．A　72．E　73．B　74．B　75．B　76．B　77．B　78．D　79．A　80．B　81．D　82．B
83．A　84．E　85．C　86．E　87．C　88．B　89．C　90．D　91．D　92．E　93．E　94．C
95．B　96．C　97．C

# 练习二十六

1. CT值低于0 HU的人体组织器官是
   A．肝
   B．脑白质
   C．肺
   D．甲状腺
   E．肌肉

2. 肺部CT图像拍摄时，对于窗的基本要求是
   A．一般采用双窗拍摄
   B．只需拍摄肺窗
   C．必须要拍摄骨窗
   D．必须包括肺的宽窗和窄窗各一套
   E．必须拍摄肺窗和纵隔软组织窗

3. 病变与周围组织密度接近，为突出病变，CT窗的调整应为
   A．适当调大窗宽
   B．适当调窄窗宽
   C．适当调高窗位
   D．窗宽、窗位同时调高
   E．窗宽、窗位同时调低

4. 关于CT的窗宽、窗位的叙述，**错误**的是
   A．能抑制无用的信息
   B．能增强显示有用的信息
   C．调节窗宽、窗位图像灰度改变，CT值不改变
   D．增加窗宽可使图像的信息量增加
   E．窗宽、窗位是CT中重要的图像处理技术

5. 下述CT拍片要求，对诊断影响最大的是
   A．按照解剖顺序进行图像排列
   B．平扫与增强图像不要交叉排列
   C．应将带有定位线的定位片拍入
   D．正确地选择窗宽与窗位
   E．对放大、测量、重建的图像排在后面

6. CT图像测量**无法**解决的是
   A．病变的大小
   B．病变的性质
   C．病变的密度高低
   D．病变的大致体积
   E．病变增强前后CT值对比

7. 肝CT检查，需要采用窄窗的疾病是
   A．肝腹水
   B．肝巨大恶性肿瘤
   C．肝脓肿
   D．脂肪肝
   E．肝硬化

8. CT图像中从白到黑的灰度影像，称为
   A．密度分辨率
   B．空间分辨率
   C．灰阶
   D．窗宽窗位
   E．噪声

9. 肺部肿块增强前后的CT值测量，常采用软组织窗，原因是
   A．软组织窗可显示肿块不均匀强化，帮助确定测量位置
   B．软组织窗只有一种，而肺窗有两种
   C．各个医院之间肺窗的设置相差较大
   D．肺窗CT值的线性没有软组织窗好
   E．诊断医师习惯观看软组织窗的肿块图像

10. 重点观察肾病变，图像拍摄的窗宽窗位是
    A．W250～350 HU；L35～50 HU
    B．W150～250 HU；L30～40 HU
    C．W350～500 HU；L35～50 HU
    D．W800～1000 HU；L300～400 HU
    E．W1300～1500 HU；L350～500 HU

11. 胰腺的图像拍片，**不需要**采用的方法是
    A．软组织窗 W250～350 HU；L35～50 HU
    B．窄窗 W150～200 HU；L35～50 HU
    C．双窗
    D．放大
    E．CT值测量

12. 有关窗技术的论述，**错误**的是
    A．利用窗技术可将任一范围的CT值调到人眼可识别的16个灰阶显示
    B．窗位是指窗宽上限与下限CT值的平均值（中点）
    C．窗位与窗中心指的是同一个概念
    D．调窗目的是适应胶片的感光度

E．视不同组织影像，应适当地调整窗宽、窗位

13．有关窗宽的论述，**错误**的是

A．窗宽决定显示 CT 值范围的大小

B．窗宽加大，提高图像中低密度组织对比

C．组织的 CT 值大于窗宽规定范围时呈白色

D．窗宽除以 16，等于每个灰阶包含的 CT 值

E．调节窗宽可改变图像的灰度差

14．CT 检查**不需**摄骨窗位的是

A．颅脑外伤

B．颅骨病变

C．内听道病变

D．脑萎缩

E．眼眶肿瘤

15．CT 检查时，对缺少脂肪衬托的胰腺可调整窗宽至

A．150～200 HU

B．250～300 HU

C．350～400 HU

D．550～500 HU

E．550～600 HU

16．关于 CT 窗口技术的叙述，下列**错误**的是

A．窗口技术也称为感兴趣区技术

B．窗口技术包括窗宽、窗位的选择

C．窗宽指显示图像时所选用的 CT 值的范围

D．窗位指窗宽上、下限 CT 值的平均数

E．根据诊断需要调节图像的对比度和亮度的技术

17．下列图像后处理方法中属于图像二维重组和显示的是

A．MPR

B．VR

C．VE

D．SSD

E．MIP

18．关于最大密度投影显示一般应用于

A．气管

B．骨骼

C．软组织

D．平扫的血管

E．增强的血管

19．关于 CT 检查中，**不属于**影像三维重组的是

A．仿真内镜

B．图像回顾性重建

C．容积显示

D．最大与最小密度投影

E．表面遮盖法显示

20．下列**不能**进行仿真内镜检查的部位或器官是

A．气管和支气管

B．喉部

C．胃和结肠

D．输尿管和膀胱

E．髋关节

21．对 CT 仿真内镜描述正确的是

A．能到达纤维内镜不能到达的狭窄管腔

B．能诊断黏膜的炎性病变

C．能对肠腔内的肿瘤、息肉和残留粪便进行区分

D．能发现平缓隆起的病变

E．能显示管腔内黏膜和病变的真实颜色

22．关于重组图像技术，**错误**的叙述是

A．重组图像与图像重建是完全不同的概念

B．重组图像是利用计算机将各个不同层面的像素重新排列的技术

C．重组图像是将已有的各层面中的有关显示数据提取出来，重新组合为新的层面图像

D．最常用的重组图像是冠状面和矢状面图像

E．重组的图像质量优于直接重建的图像质量

23．获得高质量的三维图像和多平面的断面图像需采用

A．螺旋扫描方式

B．放大扫描方式

C．增强扫描方式

D．目标扫描方式

E．间隔扫描方式

24．图像后处理方法中，数据处理量最大的是

A．多平面重组

B．仿真内镜

C．容积再现成像

D．最大密度投影法

E．表面阴影显示法

25．器官的空间位置和相互关系显示效果最好的图像后处理方法是

A．多平面重组

B．仿真内镜

C. 容积再现成像

D. 最大密度投影法

E. 表面阴影显示法

26. 属于多方位图像重组后处理方法的是

A. CT 灌注

B. 三维重组

C. 斜面重组

D. 仿真内镜

E. 电影显示模式

27. 下列组合中，**错误**的是

A. CT 血管造影——DSAQ

B. 多平面重组——MPR

C. 层厚响应曲线——SSP

D. 表面阴影显示——SSD

E. 最大密度投影——MIP

28. 英文缩写"CTVE"表示的是

A. CT 多层面重组

B. CT 仿真内镜

C. CT 最大密度投影

D. CT 容积再现成像

E. CT 表面阴影显示

29. **不属于**图像后处理方法的是

A. 容积再现

B. 反投影重建

C. 多平面重组

D. 仿真内镜

E. 最大密度投影

30. 做冠状、矢状位多层面重组时，要求

A. 保留原始扫描数据

B. 采用间隔扫描模式

C. 保持扫描参数一致性

D. 图像重组时可改变算法

E. 可设定不同的扫描间隔

31. 关于 CT 多方位和三维图像的叙述，正确的是

A. 可直接用于影像诊断而不再需要横断面图像

B. 需通过横断面图像的重组才能获得

C. 一般都直接从原始扫描数据重建而成

D. 尚无任何诊断的参考价值

E. 其重组所需时间太长，无实用意义

32. CT 影像后处理的常用方法是

A. 最大密度投影，曲面重组，骨算法重建

B. 曲面重组，骨算法重建，双相增强 CT 扫描

C. 最大密度投影，双相增强 CT 扫描，表面阴影显示

D. 表面阴影显示，骨算法重建，曲面重组

E. 曲面重组，表面阴影显示，最大密度投影

33. 仿真内镜成像与纤维内镜比较，优点是

A. 能进行病变组织活检

B. 能检出腔内扁平隆起或小病灶

C. 能显示黏膜及其病变本身的颜色

D. 仿真内镜成像可行病变的定性诊断

E. 在无创检查下，能多方位地观察病变

34. 关于 CT 后处理图像放大技术的论述，正确的是

A. 放大倍数越大，影像越清晰

B. 放大后，可减小部分容积效应的影响

C. 放大的图像的像素数量增加

D. 图像放大只限于整幅图像

E. 后处理放大效果不如放大扫描

35. 目前 CT 图像的存储格式大多采用

A. JPG 3.0 标准

B. DICOM 3.0 标准

C. TIF 3.0 标准

D. GIF 3.0 标准

E. BMP 3.0 标准

36. CT 图像中的伪影是指

A. 被检体内不存在的假像

B. 被检体以外物质的影像

C. 图像中不正常的解剖影像

D. 图像中密度过高或过低的影像

E. 影片中图像的变形

37. 对于 CT 图像中伪影原因的叙述，**错误**的是

A. 人体心脏的运动可形成条状伪影

B. 被检者身上携带的金属物可产生放射状伪影

C. 软组织在与骨相邻的界面可产生条纹状伪影

D. 射线硬化，则可产生圆形状伪影

E. 由于探测器之间的响应不一致，可产生环状伪影

38. 关于影响 CT 图像密度分辨率的因素，**错误**的是

A. 同一组织层厚，扫描层厚越厚，密度分辨力越高

B. 像素噪声大，密度分辨率下降

C. 被照物体的几何尺寸越大，密度分辨率越低

D．软组织算法比边缘增强算法的密度分辨率高
E．根据诊断需要调节图像的窗宽与窗位

39．关于空气校准的主要目的是
   A．使空气的CT值为零
   B．保证CT值的准确性
   C．逐渐升高球管温度
   D．延长球管使用寿命
   E．能降低kV和mA的使用条件

40．下列影响CT图像密度分辨率的因素中，正确的是
   A．增加X线剂量，探测器接收到的光子数量多，信噪比增加，密度分辨率提高
   B．增加X线剂量，探测器接收到的光子数量少，信噪比增加，密度分辨率提高
   C．增加X线剂量，探测器接收到的光子数量多，信噪比减小，密度分辨率提高
   D．增加X线剂量，探测器接收到的光子数量多，信噪比增加，密度分辨率降低
   E．减少X线剂量，探测器接收到的光子数量多，信噪比增加，密度分辨率提高

41．下列CT图像摄片因素中，对诊断影响最大的是
   A．重建的二维和三维图像应排列在后面
   B．调整适当窗宽窗位，使照片显示的图像对比清晰、密度适中
   C．定位像的拍摄
   D．照片分隔格式太少
   E．CT图像在照片上的排列顺序

42．对CT断面内的图像空间分辨率**没有**影响的参数是
   A．视野
   B．重建滤过算法
   C．重建矩阵
   D．扫描层厚
   E．扫描范围

43．对CT断面内的图像密度分辨率**不会**产生影响的参数是
   A．伪影
   B．管电压
   C．管电流量
   D．重建滤过算法
   E．视野和矩阵

44．关于工作实践中常见的CT图像伪影，**错误**的说法是
   A．运动伪影
   B．线束硬化伪影
   C．部分容积伪影
   D．树枝伪影
   E．阶梯伪影

45．关于防止产生CT图像伪影的准备工作中，**错误**的是
   A．换鞋或穿鞋套
   B．保持身体和被检部位固定不动
   C．胸、腹部被检者必须做好呼吸训练
   D．使用快速扫描，缩短扫描时间
   E．腹部、盆腔被检查者，检查前1周内应未做过食管、胃肠钡餐的检查

46．下列**无助于**改善CT图像清晰度的技术是
   A．加大mAs
   B．以待检组织CT值做窗中心
   C．薄层扫描
   D．螺旋扫描
   E．训练呼吸，减少运动伪影

47．关于CT图像伪影形成原因，下列描述**不正确**的是
   A．环形伪影：数据采集系统故障所致
   B．放射状伪影：高密度金属所致
   C．杂乱伪影：重建过程故障所致
   D．折叠伪影：扫描过程中不自主运动所致
   E．条状伪影：CT采样过程中X线强度突然发生变化

48．关于CT检查的防护，**错误**的叙述是
   A．CT检查比较安全，但不等于没有损伤
   B．X线对人体产生的生物效应是造成损伤的根本原因
   C．生物效应分为随机效应和非随机效应两种
   D．随机效应存在着剂量的阈值
   E．要防止有害的非随机效应，限制随机效应的发生率

49．在CT检查的防护措施中，与被检者的防护**无关**的是
   A．辐射实践的正当化
   B．CT检查的最优化
   C．被检者指导水平
   D．CT机本身的固有防护

E．机房设计的固有防护

50．CT扫描中产生运动伪影的形态为
  A．交叠混淆伪影
  B．杯状伪影
  C．角度伪影
  D．移动条纹伪影
  E．环状伪影

51．CT成像中，与部分容积效应有关的伪影是
  A．金属物产生的放射状伪影
  B．高浓度对比剂周围的放射状伪影
  C．岩骨嵴周围的条纹状伪影
  D．肝扫描时肋骨周围的低密度阴影
  E．移动模糊伪影

52．抑制阶梯状伪影的措施是
  A．采用较小的螺距
  B．增大螺距
  C．增加床速
  D．增加扫描层厚
  E．控制呼吸

53．与显示器屏幕中CT图像质量**无关**的是
  A．窗技术的调整
  B．工作间的光照度
  C．激光打印机性能
  D．扫描技术参数选择
  E．CT机的调试与校准

54．影响密度分辨率的主要因素是
  A．像素噪声
  B．物体大小
  C．扫描层厚
  D．重建算法
  E．光子数量

55．“部分容积效应”中“部分容积”的含义是
  A．被成像组织的面积
  B．图像中所显示的像素数
  C．相应大小的矩阵尺寸
  D．该扫描层所包含的体素
  E．包含所有像素的乘积

56．部分容积效应伪影的典型表现是
  A．影像中出现同中心的圆
  B．影像的中心部分出现指压样伪影
  C．骨与软组织边缘出现条纹状伪影
  D．物体的边缘出现星晕样伪影
  E．整个影像模糊

57．CT剂量指数的缩写为
  A．CTDI
  B．MSAD
  C．SW
  D．BI
  E．Cf

58．射线平均剂量等于CT剂量指数时，SW与BI的关系为
  A．SW＞BI
  B．SW＜BI
  C．SW＝BI
  D．SW∝BI
  E．SW≈BI

59．CT扫描时，主要与被检者的辐射剂量有关的是
  A．辐射剂量分布
  B．整体剂量分布
  C．局部剂量分布
  D．层厚剂量分布
  E．平均剂量分布

60．CT检查采用下述哪个螺距，被检者的辐射剂量最低
  A．0.5
  B．1.0
  C．1.5
  D．2.0
  E．3.0

61．下列CT空间分辨率的指标中，最好的是
  A．10 LP/cm
  B．20 LP/cm
  C．30 LP/cm
  D．最小圆孔直径 0.2 mm
  E．最小圆孔直径 0.3 mm

62．影响CT密度分辨率的主要因素是
  A．像素大小
  B．X线剂量
  C．矩阵大小
  D．探测器孔径
  E．探测器间距

63．条状伪影产生的原因**不包括**
  A．数据采样不当
  B．投影数据不全

C．部分容积效应
D．金属物
E．射线束硬化

64．影响 CT 空间分辨率的因素**不包括**
A．射线束的宽度
B．扫描层厚
C．重建算法
D．滤波函数
E．显示矩阵和重建矩阵

65．影响 CT 图像噪声的因素**不包括**
A．光子的数量
B．物体的大小
C．扫描的层厚
D．显示矩阵和重建矩阵
E．滤波函数

66．CT 中的部分容积伪影
A．随扫描时间延长而减少
B．随扫描层厚减小而减少
C．随固有滤过增加而减少
D．随 kV 减小而减少
E．随 mA 增加而减少

67．为了减少辐射剂量，胸部 CT 平扫可做
A．动态扫描
B．病灶部位局部扫描
C．薄层扫描
D．重叠扫描
E．高分辨率扫描

68．关于周围间隙现象的概念，**错误**的是
A．是由于射线衰减吸收差引起的图像失真和 CT 值改变
B．密度不同的物体交界处，密度高的物体边缘 CT 值小
C．当密度差别小的组织相邻时，其交界处影像较为清楚
D．同一层厚内垂直方向同时包含两种相邻密度不同的组织
E．周围间隙现象实质上也是一种部分容积效应

69．与 CT 剂量指数**无关**的是
A．扫描层厚
B．床移动指数
C．被检者 Z 向距离
D．X 线球管功率
E．一次扫描射线分配剂量

70．CT 中，影响层厚剂量分布的主要因素是
A．滤过器厚度
B．管电压高低
C．管电流大小
D．球管侧准直器宽度
E．探测器端有无准直器

71．增加 CT 图像对比度最有效的方法是
A．增加 kV
B．增加 mA
C．采用窄窗宽
D．使用小焦点
E．改变图像重建算法

72．有关 CT 辐射防护措施的叙述，**错误**的是
A．CT 检查应正当化
B．尽量避免不必要的重复扫描
C．扫描时尽可能增大扫描野
D．做好扫描区以外部位的遮盖防护
E．家属或陪伴人员尽可能在检查室外

73．金属伪影抑制软件校正的方法是
A．卷积法
B．卷积滤过反投影
C．逐次近似法
D．遗失数据内插法
E．优化采样扫描

74．CT 质量控制 kV 的波形测试中，正常波动范围应
A．＜1 kV
B．＜2 kV
C．＜3 kV
D．＜4 kV
E．＜5 kV

75．距离测量标尺精确性的误差范围应小于等于
A．1 mm
B．2 mm
C．3 mm
D．4 mm
E．5 mm

76．关于 CT 伪影的叙述，**错误**的是
A．伪影通常无法避免
B．伪影使图像质量下降
C．伪影有时会引起误诊

D．伪影是CT扫描图像中的一种异影
E．由系统引起的伪影是不可避免的

77．下述与CT扫描图像分辨率**无关**的因素是
A．层厚
B．层距
C．螺距
D．矩阵大小
E．焦点尺寸

78．CT机的密度分辨率范围，通常是
A．0.1%～0.2%
B．0.15%～0.25%
C．0.25%～0.5%
D．1.0%～3.0%
E．5.0%～10%

79．CT检查时，由于被检者吸气程度不一致，会造成
A．产生移动伪影
B．改变扫描层厚
C．遗漏实际病变
D．图像清晰度下降
E．增加部分容积效应

80．CT检查时，与X线束穿过物质衰减**无关**的是
A．X线经过的距离
B．物质衰减系数
C．物质厚度
D．物质面积
E．X线强度

81．CT成像中，与产生图像伪影**无关**的是
A．碘过敏试验
B．去掉金属饰物
C．扫描前屏气训练
D．必要时给予镇静剂
E．检查前不服含金属药物

82．为减少辐射剂量，CT透视时应严格控制
A．曝光时间
B．球管电压
C．扫描层厚
D．扫描视野
E．球管旋转速度

83．与CT检查质量有关的检查前准备是
A．阅读申请单
B．划价交费
C．预约登记
D．编写索引
E．交代准备工作

84．关于CT密度分辨率测试的叙述，正确的是
A．使用高分辨率测试板测试
B．可使用星模卡测试
C．以能分辨出对比度差为0.3%时的物体直径值（mm）表示
D．是与伪影有关的一种参数测试
E．可同时了解噪声的大小

85．与CT图像密度分辨率**无关**的是
A．光子的数量
B．像素噪声
C．焦点尺寸
D．焦点至探测器的距离
E．扫描层厚

86．影响空间分辨率因素中，受人为因素制约的是
A．X线扇形束的角度
B．空间采样频率
C．探测器孔径的大小
D．图像重建算法
E．采样间距

87．CT检查前，被检者自己准备工作的主要依据是
A．检查申请单
B．药物说明书
C．口头解释说明
D．被检者自己理解执行
E．检查须知预约单说明

88．CT扫描前，被检者必须去除金属物的目的是
A．防止饰物丢失
B．防止掉入机架内
C．降低曝光条件
D．避免产生图像伪影
E．被检者躺卧更舒适

89．胸部CT扫描时，受检者两手臂上举抱头的目的是
A．便于注射对比剂
B．可避免移动
C．减少伪影
D．被检者更舒适
E．方便被检者的呼吸

90．肺部病灶CT值的测量选用病变中间层面，其

原因是

A. 容易测量

B. 病灶范围比较大

C. 是病灶的实质所在

D. 减少容积效应影响

E. 此层面增强效果好

91. 与CT机高对比度分辨率衰退**无关**的因素是

A. 重建算法

B. 焦点变大

C. 探测器老化

D. X线管使用日久

E. 机械磨损、颤动

92. 能够反映人体生物生化过程的图像的检查技术是

A. PET/CT

B. DR

C. DSA

D. CR

E. CT

93. 影响密度分辨率的主要因素是

A. 重建算法

B. 窗口技术

C. 探测器孔径

D. X线管电压

E. 模数转换效率

94. 相对而言,被检者受线量少的CT扫描方式为

A. 颅脑平扫

B. 颅脑薄层扫描

C. 颅脑重叠扫描

D. 颅脑平扫加增强扫描

E. 平扫加目标扫描

95. CT成像中与产生伪影**无关**的准备工作是

A. 做好被检者呼吸训练

B. 不服含有金属类的药物

C. 给予镇静剂

D. 被检者更衣、换鞋入室

E. 去掉金属饰物

96. 与CT图像显示上下位置偏移有关的操作是

A. 受检者摆位左右偏离

B. 扫描机架倾角过大

C. 床面升降调节有误

D. 床面进出调节有误

E. 扫描野选择有误

97. 胸部连续扫描,个别层面CT图像出现重复,多见的原因是

A. 操作有误

B. 设备故障

C. 床动错误

D. 呼吸运动

E. 心脏搏动

98. 当两种物质密度差大于0.35%时即可被CT分辨,则该CT机的密度分辨率为

A. 0.035%

B. 0.35%

C. 1%

D. 3.5%

E. 10%

## 练习二十六答案

1. C  2. E  3. B  4. D  5. D  6. B  7. D  8. C  9. A  10. A  11. C  12. D  13. B
14. D  15. A  16. E  17. A  18. E  19. B  20. E  21. A  22. E  23. A  24. B  25. C
26. B  27. A  28. B  29. B  30. C  31. B  32. E  33. C  34. H  35. B  36. A  37. D
38. C  39. B  40. A  41. B  42. E  43. A  44. D  45. A  46. D  47. D  48. D  49. E
50. D  51. D  52. A  53. C  54. A  55. D  56. C  57. A  58. D  59. A  60. E
61. C  空间分辨率单位是每毫米线对数或每厘米线对数或线径(mm)。
62. B  63. B  64. A  65. D  66. B  67. B  68. C  69. D  70. D  71. C  72. C  73. D
74. B  75. A  76. A  77. B  78. C  79. C  80. D  81. A  82. A  83. E  84. C  85. C

86. D  87. E  88. D  89. C  90. D  91. A  92. A  93. A  94. A  95. D  96. C  97. D  98. B

# 练习二十七

1. 关于CT检查防护原则的叙述，**错误**的是
   A．防止发生有害的非随机效应
   B．将随机效应的发生率降低到最低水平
   C．除CT机房固有的防护外还需注意个人防护
   D．CT扫描是安全的，不需要注意被检者的个人防护
   E．被检者接受的平均剂量在辐射防护标准规定的允许值内

2. 下列受CT图像噪声影响最大的是
   A．密度分辨率
   B．空间分辨率
   C．后处理功能
   D．调制传递函数
   E．数据采集系统

3. **不属于**CT图像质量评价测试的方法是
   A．对比度传递函数
   B．调制传递函数
   C．点分布函数
   D．线分布函数
   E．威纳斯频谱

4. 属于CT运动伪影的是
   A．交叠混淆伪影
   B．移动条纹伪影
   C．角度伪影
   D．杯状伪影
   E．环状伪影

5. 定量CT骨密度测定时，对准确性影响最大的人体组织是
   A．韧带
   B．软骨
   C．椎间盘
   D．骨骼肌
   E．骨髓脂肪

6. 能测量CT值均匀性和标准偏差的设备是
   A．水模
   B．示波器
   C．胶片密度仪
   D．分辨率体模
   E．射线剂量仪

7. 增加CT图像对比度最有效的方法是
   A．增加kV
   B．增加mA
   C．采用窄窗宽
   D．使用小焦点
   E．改变图像重建算法

8. CT扫描参数中，**不影响**采集数据的是
   A．扫描层厚
   B．扫描层数
   C．焦点尺寸
   D．图像矩阵
   E．探测器阵列

9. 与常规X线摄影辐射相比，关于CT扫描辐射特点的叙述**错误**的是
   A．X线波长短
   B．均为窄线束
   C．组织吸收率高
   D．转换器灵敏
   E．滤过要求高

10. 关于部分容积效应的叙述，**错误**的是
    A．高密度组织中的低密度病灶，测出的CT值偏高
    B．低密度组织中的高密度病灶，测出的CT值偏低
    C．CT扫描中的部分容积效应是不可避免的
    D．是同一层面中，不同密度的组织CT值均化现象
    E．高档CT机不存在部分容积效应

11. 关于CT噪声的叙述正确的是
    A．噪声的大小与扫描层厚有关
    B．CT的图像质量与噪声无关

C．噪声不受X线照射剂量的影响
D．噪声与激光胶片上的曝光量有关
E．噪声是一种外界干扰因素

12．影响空间分辨率的因素中，受人为因素制约的是
 A．X线扇形束的角度
 B．空间采样频率
 C．探测器孔径的大小
 D．图像重建算法
 E．采样间距

13．与CT扫描伪影**无关**的是
 A．扫描中被检者的移动
 B．显示器故障
 C．探测器故障
 D．体内有金属异物
 E．扫描层面中有高密度骨结构

14．关于CT空间分辨率的解释，正确的是
 A．分辨组织之间最小密度差别的能力
 B．高对比度时，区分相邻最小物体的能力
 C．与CT探测器孔径大小无关
 D．与图像重建的滤波函数无关
 E．高于X线屏-片摄影

15．同一扫描层面，不同CT值的组织被平均计算，称为
 A．射线能量均衡分配
 B．部分容积效应
 C．CT值同化
 D．CT值的衰减
 E．各向同性

16．扫描总剂量不变，CT的采样频率越高，结果
 A．密度分辨率越高
 B．噪声越小
 C．密度分辨率降低
 D．空间分辨率降低
 E．低对比度分辨率越高

17．CT辐射防护中，局部剂量测量常用X线管电流量为
 A．80 mAs
 B．100 mAs
 C．120 mAs
 D．150 mAs
 E．200 mAs

18．目前提出的降低多层CT的X线辐射剂量的措施之一是
 A．"不变焦点"技术
 B．"可变焦点"技术
 C．"焦点增大"技术
 D．"焦点减小"技术
 E．"焦点对称"技术

19．关于部分容积效应的描述，正确的是
 A．是由于线束硬化造成的
 B．螺旋扫描不存在部分容积效应
 C．采用薄层扫描可以降低部分容积效应
 D．因部分容积效应形成的伪影易出现在颅后窝，呈条纹状
 E．部分容积效应不会影响组织的CT值测量的准确性

20．可以减小重建图像噪声的措施是
 A．厚层扫描
 B．降低管电压
 C．采用高空间分辨力重建滤过算法
 D．减少管电流量
 E．减小重建间隔

21．对CT图像密度分辨率影响最小的因素是
 A．信噪比
 B．待检物体形状
 C．待检物体密度
 D．噪声
 E．扫描参数

22．CT值的质控，水的平均CT值正常波动范围是
 A．±1 HU
 B．±2 HU
 C．±3 HU
 D．±4 HU
 E．±5 HU

23．CT高对比分辨率测试时其对比分辨率应大于等于
 A．5%
 B．10%
 C．15%
 D．20%
 E．25%

24．CT机的高对比分辨率衰退的主要原因**不包括**
 A．球管焦点变大

B．机械结构磨损严重

C．机械结构颤动

D．碳刷老化

E．探测器老化

25．应用对比剂行增强扫描可以产生的效果有

A．使病变和正常组织之间的密度对比加大

B．不能提高病变的检出率

C．使 CT 扫描的层厚变薄

D．病变不明显

E．图像细微结构难以显示

26．CT 增强扫描，应用最广泛的静脉注射法是

A．点滴灌注法

B．单次大量快速注射法

C．滴注 - 大量快速注射法

D．大量快速注射 - 滴注法

E．多次大量快速注射法

27．CT 检查对不合作患者注射地西泮镇静剂的成人安全剂量为

A．≤ 2 mg

B．≤ 20 mg

C．≤ 20 g

D．≥ 20 g

E．≥ 2 mg

28．婴幼儿胸部 CT 增强扫描对比剂注射剂量为每千克体重

A．0.3 ml

B．0.8 ml

C．1.0 ml

D．1.5 ml

E．2.0 ml

29．腹膜后腔扫描前需口服含碘对比剂，其总量为

A．500 ml

B．600 ml

C．700 ml

D．800 ml

E．1000 ml

30．盆腔 CT 检查需分 5 次口服稀释的对比剂，每次的用量为

A．50 ml

B．100 ml

C．300 ml

D．500 ml

E．750 ml

31．CT 对比剂过敏反应是机体对异体物质所产生的

A．热反应

B．病理反应

C．神经性反应

D．变态反应

E．刺激性反应

32．关于颅脑 CT 扫描检查技术叙述，**错误**的是

A．轴位扫描是颅脑 CT 检查最常用的检查方法

B．扫描视野通常都定在 25 cm 以下

C．图像重建采用高分辨率算法

D．扫描方向应从颅底往头顶扫完全部颅脑

E．单层 CT 层厚和层距一般选 8 ～ 10 mm

33．同时显示三个颅凹的颅脑 CT 扫描基线是

A．听眉线

B．听眦线

C．听眶线

D．听鼻线

E．听口线

34．颅脑部 CT 平扫**不可**用于的疾病是

A．脑积水

B．脑垂体微腺瘤

C．脑萎缩

D．颅脑外伤

E．脑肿瘤

35．颅内肿瘤的 X 线检查方法目前最常用的是

A．头颅平片

B．体层摄影

C．CT 检查

D．造影检查

E．全景摄影

36．脑血管意外的首选检查法是

A．颅骨平片

B．体层摄影

C．血管造影

D．MRI

E．CT 扫描

37．仅凭 CT 平扫，难以诊断的病变是

A．肾结石

B．肺结核

C．肺癌

D．椎间盘突出

E. 垂体微腺瘤

38. 诊断"垂体微腺瘤"的最佳技术是
   A. 头颅侧位片
   B. 蝶鞍分层
   C. 横断面 CT 增强扫描
   D. 冠状面、矢状面 MR 增强扫描
   E. 冠状面 CT 扫描

39. 颅脑 CT 平扫的适应证**不包括**
   A. 颅内出血
   B. 脑血管畸形
   C. 脑梗死
   D. 脑萎缩
   E. 脑积水

40. 颅内肿瘤应尽早选用的检查是
   A. 透视
   B. 摄片
   C. CT
   D. B 超
   E. 脑血管造影

41. 关于头部冠状面扫描，**错误**的是
   A. 扫描机架的倾斜
   B. 辅助支撑器材
   C. 被检者的特殊体位
   D. 特制头托架
   E. 被检者仰卧，检查床位置固定

42. **不属于**颅脑轴位 CT 扫描基线的是
   A. 冠状线
   B. 听眦线
   C. 听鼻线
   D. 听眶线
   E. 听眉线

43. **不属于**颅脑增强扫描适应证的是
   A. 颅内组织密度异常
   B. 颅内有占位表现
   C. 脑血管畸形
   D. 急性脑血肿
   E. 鞍区、小脑脑桥角及颅后窝的病灶

44. 外伤患者行脑 CT 检查时**不能**发现
   A. 颅内血肿
   B. 皮下血肿
   C. 颅底骨折
   D. 下颌骨骨折

E. 脑挫裂伤

45. 婴幼儿行 CT 检查前为了镇静可口服水合氯醛，其用量为
   A. 10 ～ 15 mg/kg
   B. 20 ～ 25 mg/kg
   C. 30 ～ 35 mg/kg
   D. 50 ～ 75 mg/kg
   E. 80 ～ 85 mg/kg

46. 颅脑横断面 CT 扫描时**不必**包括的结构为
   A. 颞叶底部
   B. 蝶鞍
   C. 上额窦
   D. 第四脑室
   E. 小脑下部

47. **不是**颅内动脉 CTA 适应证的是
   A. 颅内动脉瘤
   B. 动静脉畸形
   C. 脑膜瘤
   D. 胶质瘤
   E. 颅内感染

48. 颅内动脉 CTA 检查时对比剂的注射流率是
   A. 1.0 ～ 1.5 ml/s
   B. 2.0 ～ 2.5 ml/s
   C. 3.0 ～ 3.5 ml/s
   D. 4.0 ～ 4.5 ml/s
   E. 5.0 ～ 5.5 ml/s

49. 颅内动脉 CTA 扫描开始时间为肘静脉注射对比剂后
   A. 5 ～ 10 s
   B. 15 ～ 20 s
   C. 25 ～ 30 s
   D. 35 ～ 40 s
   E. 45 ～ 50 s

50. 下述疾病中，CT 作为首选检查方法的是
   A. 微腺瘤
   B. 转移瘤
   C. 脑外伤
   D. 结核瘤
   E. 脑梗死

51. 头颅 CT 增强扫描的对比剂常规注射方法是
   A. 静脉团注法
   B. 静脉滴注法

C．静脉团注滴注法

D．静脉多次团注法

E．静脉滴注团注法

52．CT检查对不合作患者，肌注地西泮镇静剂的成人常用剂量为

A．2 mg

B．10 mg

C．50 mg

D．1 g

E．2 g

53．颅脑CT检查增强扫描实质期的延迟时间是

A．15～20 s

B．25～30 s

C．35～40 s

D．45～50 s

E．60～70 s

54．脑肿瘤CT扫描**不能**显示的是

A．大小

B．部位

C．形态

D．病理

E．数目

55．关于颅脑CT扫描体位和扫描范围的叙述中，**错误**的是

A．顶颏位冠状面扫描时被检者取仰卧位

B．横断扫描时被检者常规采用仰卧位

C．横断扫描的扫描基线可酌情变化

D．鞍区垂体冠状面扫描的后界应包括鞍背

E．横断扫描的上界应达侧脑室体部上方约2 cm处

56．颅内肿瘤应尽早选用的检查是

A．透视

B．摄片

C．CT

D．B超

E．脑血管造影

57．颅脑CT扫描**不必**增强的是

A．颅内血管瘤

B．颅内鞍区病变

C．颅内血管畸形

D．急性颅内出血

E．小脑脑桥角病变

58．CT检查，多**不采用**颅脑增强扫描的病种是

A．感染性病变

B．寄生虫病

C．急性脑卒中

D．脑白质病

E．肿瘤

59．以听眉线为基线扫描的CT图像上，显示上半规管的最佳平面是在外耳道下缘上方

A．4 mm

B．6 mm

C．8 mm

D．10 mm

E．12 mm

60．通常**不需要**拍摄骨窗的颅脑病变是

A．颅骨本身病变

B．脑萎缩

C．颅脑外伤

D．颅脑病变侵犯到颅骨

E．涉及颅底和蝶鞍的检查

61．以听眉线为基线扫描图像中，能显示Wills血管环的平面是

A．第四脑室下方

B．鞍上池

C．第三脑室

D．松果体

E．侧脑室体部

62．被检者CT增强扫描前的禁食时间为

A．1 h

B．4 h

C．8 h

D．12 h

E．24 h

63．CT拍片时，通常需要放大照相的是

A．图像模糊不清

B．需重点观察、有病变的层面

C．图像分辨率不够

D．图像的噪声较大

E．观察部位有异影重叠

64．CT增强扫描的最终目的是

A．增强组织的辐射衰减差异

B．增强体内物体对比差异

C．提高病变的检出率

D．增加 CT 信号的信噪比

E．增加 CT 图像对比

65．X 线球管围绕人体腹背轴（前后轴）旋转的扫描方式称为

　　A．横断位扫描

　　B．冠状位扫描

　　C．矢状位扫描

　　D．正位定位扫描

　　E．侧位定位扫描

66．有关颅内 CTA 的叙述，错误的是

　　A．扫描前 4 h 禁食

　　B．扫描基线与听眦线平行

　　C．扫描范围从鞍底下 2 cm 至鞍底上 5 cm

　　D．采用高压注射器动脉导管方式注药

　　E．注药速率为 3.0～3.5 ml/s

67．蝶鞍冠状面扫描时与扫描线垂直的基线是

　　A．听眶线

　　B．听眦线

　　C．听眉线

　　D．听鼻线

　　E．耳垂直线

68．关于 CT 灌注成像检查方法的叙述，错误的是

　　A．尽量选大扫描野和较厚的层厚

　　B．要包括欲检器官和一条大的血管

　　C．开始团注同时启动动态扫描程序

　　D．扫描次数一般 2 min 内至少 6 次

　　E．对比剂注射速度应该越慢越好

69．不属于喉及颈部 CT 检查适应证的是

　　A．颈部肿块

　　B．甲状腺病变

　　C．咽喉肿瘤

　　D．慢性咽炎

　　E．颈部血管栓塞

70．关于喉咽部 CT 扫描检查叙述，错误的是

　　A．先行侧位定位像扫描

　　B．扫描层厚多采用 10 mm

　　C．扫描范围从舌骨扫至环状软骨下缘

　　D．扫描时应平静呼吸并降低呼吸幅度

　　E．被检者仰卧于检查床中间，喉部与床面平行

71．眼及眼眶 CT 检查时常规采用

　　A．增强扫描

　　B．横断面扫描

　　C．冠状位扫描

　　D．矢状位扫描

　　E．直接增强行冠状位扫描

72．有关鼻咽部 CT 扫描错误的是

　　A．扫描期间须做吞咽动作

　　B．鼻咽部 CT 主要采用横断扫描

　　C．扫描层厚一般采用 5 mm

　　D．图像重建采用标准算法

　　E．图像显示主要以软组织窗为主

73．眶内占位 X 线检查的首选方法是

　　A．平片

　　B．眶内造影

　　C．分层检查

　　D．CT 检查

　　E．DSA

74．鼻咽常规 CT 扫描范围为

　　A．上颌骨齿槽突至会厌上缘

　　B．会厌上缘至环状软骨下缘

　　C．听鼻线至硬腭

　　D．舌骨至胸廓入口水平

　　E．硬腭至舌骨

75．眼及眶部 CT 扫描的适应证不包括

　　A．屈光不正

　　B．眼部外伤

　　C．眼眶内异物

　　D．眼球及眼眶的肿瘤

　　E．眼的先天性疾病

76．眼及眶部 CT 扫描的最佳方式为

　　A．横断位扫描 + 矢状位或冠状位重组

　　B．横断位扫描 + 冠状位扫位

　　C．横断位扫描 + 薄层扫描

　　D．横断位扫描 + 增强扫描

　　E．横断位扫描 + 重叠扫描

77．颞骨扫描的常规检查方式是

　　A．横断面扫描

　　B．冠状面扫描

　　C．矢状面扫描

　　D．横断面扫描 + 冠状面重组

　　E．横断面 + 矢状面扫描

78．关于上颌窦 CT 扫描技术，错误的叙述是

　　A．上颌窦常规平扫，一般不做增强

　　B．上颌窦癌特征是窦腔内软组织肿物合并骨

质破坏

C．上颌窦癌对上颌窦后壁的破坏率高达96%

D．颅底有骨质破坏时，按颅脑扫描参数进行颅脑扫描

E．上颌窦CT图像显示采用骨窗

79．咽部常规扫描中，要求被检者做到

A．吸气后屏气

B．呼气后屏气

C．平静呼吸状态

D．发"衣"音状态

E．鼓气状态

80．关于喉部CT扫描，叙述**错误**的是

A．主要用于检查喉部恶性肿瘤

B．扫描时要求被检者做吞咽动作

C．在侧位定位片上确定扫描范围及基线

D．喉部只能进行横断扫描

E．图像显示一般用软组织窗，必要时用骨窗

81．CT检查眼部疾病的优点**不包括**

A．可清晰、准确地显示眶壁骨质结构

B．可清晰、准确地显示眶内组织结构

C．可清晰、准确地显示眼球内部结构

D．可清晰、准确地显示邻近组织结构

E．可清晰、准确地显示2mm以下的金属异物

82．耳部肿瘤CT扫描可提供给临床的信息是

A．骨质破坏范围

B．肿瘤生理功能

C．肿瘤病理结构

D．肿瘤分化程度

E．肿瘤组织信息

83．视神经扫描的最佳基准线是

A．听眦线

B．听眶线

C．听眉线

D．听鼻线

E．冠状线

84．对眼球要求固定不动最严格的是

A．眼部外伤骨折

B．眶内占位性病变

C．眶内血管瘤

D．球内小异物

E．视神经孔病变

85．关于眼部常规扫描范围的论述，**错误**的是

A．横断位扫描以听眶线为基线向上连续扫描完眼眶为止

B．横断位扫描以听眦线为基线向上连续扫描完眼眶为止

C．冠状位扫描以COR为基线从眶前缘起向后连续扫描至眶尖为止

D．冠状位扫描患者俯卧位，头尽力前伸，使听眶线与台面平行

E．冠状位扫描患者仰卧位，头尽力后仰，使听眶线与台面平行

86．**不适宜**做耳部CT扫描的疾病是

A．先天性外耳道闭锁

B．先天性耳郭畸形

C．耳部肿瘤

D．耳部炎性病变

E．耳部外伤

87．耳部常规采用横断面检查，标准位置是

A．听眉线与台面垂直

B．听眦线与台面垂直

C．听眶线与台面垂直

D．听鼻线与台面垂直

E．冠状线与台面垂直

88．常规耳部CT扫描，层厚、层间距采用

A．2～3mm

B．5～8mm

C．10～15mm

D．10～20mm

E．2mm以下

89．CT检查能评价放射治疗效果的疾病是

A．鼻咽癌

B．鼻息肉

C．筛窦骨瘤

D．鼻窦黏膜下囊肿

E．上颌骨纤维异常增殖症

90．鼻窦常规CT扫描与X线检查相比的不足之处是

A．骨质结构显示

B．软组织结构显示

C．病变的扩展情况

D．肿瘤侵犯范围

E．整体显示效果

91．鼻窦轴位扫描起始线的叙述，正确的是

A．起始线从眶上缘开始向下扫

B．起始线从上齿槽开始向下扫

C．起始线从上齿槽开始向上扫

D．起始线从下齿槽开始向上扫

E．起始线从眶下缘开始向上扫

92．鼻窦轴位横断面扫描，要求垂直于台面的基线是

　　A．听眉线

　　B．听口线

　　C．听眶线

　　D．听鼻线

　　E．冠状线

93．上颌窦轴位扫描图像**不能**显示

　　A．上颌窦前壁

　　B．上颌窦内壁

　　C．上颌窦外后壁

　　D．上颌窦前后径

　　E．上颌窦上下径

94．鼻咽部常规横断扫描技术，正确的是

　　A．仰卧位足先进

　　B．听眉线垂直台面

　　C．扫描范围自蝶鞍平面向下至硬腭平面

　　D．层厚、层间距为 10 mm

　　E．采用间隔扫描

95．有关常规喉部 CT 扫描体位的描述，正确的是

　　A．仰卧位

　　B．俯卧位

　　C．左侧位

　　D．右侧位

　　E．顶颏位

96．喉 CT 扫描，层厚与层距一般选择

　　A．1.5～2.0 mm 连续扫描

　　B．3～5 mm 连续扫描

　　C．5～10 mm 连续扫描

　　D．层厚 5 mm，层距 10 mm，间隔扫描

　　E．层厚 2 mm，层距 5 mm，间隔扫描

97．有关喉部 CT 增强扫描的叙述，**错误**的是

　　A．喉部一般不做增强扫描，必要时选用

　　B．增强的目的为显示颈部大的血管

　　C．增强可了解肿物与大血管的关系

　　D．增强为了解声带有无麻痹

　　E．增强可鉴别是否是淋巴结肿大

98．常规喉部 CT 扫描，一般应用的窗技术是

　　A．骨窗

　　B．肺窗

　　C．软组织窗

　　D．边缘增强

　　E．骨窗＋软组织窗

# 练习二十七答案

1．D　2．A　3．E　4．B　5．E　6．A　7．C　8．C　9．C　10．E　11．A　12．D　13．B
14．B　15．B　16．C　17．B　18．B　19．C　20．A　21．B　22．C　23．B　24．D　25．A
26．B　27．B　28．E　29．E　30．C　31．D　32．C　33．A　34．B　35．C　36．C　37．E
38．D　39．B　40．C　41．E　42．A　43．D　44．D　45．D　46．C　47．E　48．C　49．B
50．C　51．A　52．B　53．E　54．D　55．A　56．C　57．B　58．C　59．D　60．B　61．B
62．B　63．B　64．C　65．B　66．D　67．B　68．E　69．D　70．B　71．B　72．A　73．D
74．C　75．A　76．A　77．D　78．E　79．C　80．B　81．E　82．A　83．B　84．C　85．B
86．B　87．C　88．E　89．A　90．E　91．C　92．A　93．E　94．C　95．A　96．B　97．D
98．C

# 练习二十八

1. 关于腮腺肿物轴位扫描范围的描述，**错误**的是
   A．常规从眶上缘开始，扫至下颌骨颏部
   B．从侧位定位片中标定出扫描范围
   C．扫描范围可根据肿物大小决定
   D．扫描范围必须包括 $C_1 \sim C_7$
   E．扫描床动方向由设定的起始线和终止线决定

2. 关于唾液腺 CT 扫描显示技术的叙述，**错误**的是
   A．常规采用骨窗和软组织窗
   B．两侧腮腺同在一幅图内对称显示
   C．对感兴趣区可以进行局部放大
   D．同时做唾液腺造影时应扫正、侧位平片
   E．CT 正、侧位平片应同时照在 CT 片幅内

3. 咽部常用的软组织窗是
   A．W250 ～ 500 HU、L30 ～ 50 HU
   B．W2500 ～ 5000 HU、L300 ～ 500 HU
   C．W500 ～ 1000 HU、L50 ～ 100 HU
   D．W750 ～ 1000 HU、L80 ～ 100 HU
   E．W800 ～ 1500 HU、L30 ～ 50 HU

4. 常规 CT 扫描范围只需 3 cm 左右检查部位的是
   A．子宫
   B．肾
   C．腰椎
   D．肝
   E．颞下颌关节

5. 一次曝光**不能**同时显示双侧颞下颌关节的检查方法是
   A．颞下颌关节正位平片
   B．颞下颌关节曲面体层
   C．颞下颌关节 CT 轴位扫描
   D．颞下颌关节 CT 矢状扫描
   E．颞下颌关节 CT 冠状扫描

6. 观察下颌小头骨折内外成角畸形，最佳的体位是
   A．CT 轴位扫描
   B．CT 矢状扫描
   C．CT 冠状扫描
   D．CT 定位扫描
   E．CT 增强扫描

7. 眼眶的 CT 检查常采用听眦线作为扫描基线的原因是
   A．被检者体位较舒服
   B．显示视神经及眼外肌较好
   C．能确定病变与眶底的关系
   D．需要时可扩大扫描范围
   E．有利于眼外诸肌肉的显示

8. **不需**做眼部增强扫描的是
   A．眶内肿瘤
   B．血管性疾病
   C．可疑病变向眶外侵犯
   D．球内异物
   E．血管瘤

9. 眼部 CT 增强后单期扫描的延迟时间为
   A．20 s
   B．30 s
   C．40 s
   D．50 s
   E．60 s

10. 耳部 CT 横断面扫描采用的两条基线是
    A．听眦线，听眶线
    B．听眦线，听眉线
    C．听眶线，听眉线
    D．听鼻线，听眦线
    E．听鼻线，听眉线

11. 耳部以听眉线为基线横断扫描时于水平半规管层面**不能**显示的结构是
    A．后半规管
    B．内耳道
    C．外耳道
    D．鼓窦
    E．鼓窦入口

12. 耳部 CT 图像的骨窗窗宽、窗位分别为
    A．W1000 ～ 1500 HU，C150 ～ 300 HU
    B．W1000 ～ 1500 HU，C200 ～ 300 HU
    C．W2000 ～ 2500 HU，C350 ～ 500 HU
    D．W2000 ～ 2500 HU，C400 ～ 600 HU
    E．W3000 ～ 4000 HU，C400 ～ 600 HU

13. 颈椎椎间盘 CT 扫描的层厚、层距常规为

A．10 mm、10 mm

B．8 mm、8 mm

C．5 mm、5 mm

D．2~3 mm、2~3 mm

E．1 mm、1 mm

14．平片不显示、而CT扫描可显示的病变是

　A．鼻窦炎

　B．上颌窦囊肿

　C．鼻窦壁骨折

　D．翼腭窝内病变

　E．窦腔内黏膜增厚

15．唾液腺CT扫描基线常规采用

　A．听眶线

　B．听眉线

　C．听鼻线

　D．眉间线

　E．听眦线

16．CT横轴位扫描，砧镫关节应显示在

　A．外耳道层面

　B．茎突-乳突孔层面

　C．外耳道上棘层面

　D．鼓岬层面

　E．咽鼓管开口层面

17．在CT平扫注意事项中，**错误**的是

　A．准确定位，保证合适的扫描范围

　B．减少被检查者的不必要射线剂量

　C．采用体表标记来标注左右方位

　D．四肢检查需双侧同时扫描

　E．做必要记录以备参考

18．对喉部横断面CT扫描的呼吸要求是

　A．自然呼吸

　B．深吸气屏气

　C．深呼气屏气

　D．瓦氏呼吸

　E．腹式呼吸

19．脊柱正常CT解剖，横突孔出现在

　A．颈椎

　B．胸椎

　C．腰椎

　D．骶椎

　E．尾椎

20．喉CT扫描，层厚与层距一般选择

A．1.5~2.0 mm连续扫描

B．3.0~5.0 mm连续扫描

C．5.0~10.0 mm连续扫描

D．层厚5.0 mm，层距10.0 mm

E．层厚2.0 mm，层距5.0 mm

21．鼻窦冠状面CT扫描与台面平行的基线是

　A．听眶线

　B．听眦线

　C．听鼻线

　D．听眉线

　E．听口线

22．关于喉咽部CT扫描技术的描述，**错误**的是

　A．采用软组织模式连续扫描

　B．采用侧向定位片，层厚、层距5 mm

　C．仰卧，头后仰使颈部与床面保持平行

　D．扫描范围从舌骨平面至主动脉弓上缘

　E．扫描基线与喉室平行，使扫描线与椎间隙平行

23．颞下颌关节CT平扫检查，被检者需做的准备是

　A．禁食

　B．大量饮水

　C．屏气训练

　D．碘过敏试验

　E．去除耳部金属饰物

24．关于鼻窦轴位扫描起始线的叙述，正确的是

　A．从眶上缘开始向下扫

　B．从上齿槽开始向下扫

　C．从口咽水平始向上扫

　D．从下齿槽开始向下扫

　E．从眶下缘开始向上扫

25．可用于比较两侧肾实质对比剂灌注曲线的CT扫描方式是

　A．目标扫描

　B．多期扫描

　C．动态扫描

　D．高分辨率扫描

　E．等距间隔扫描

26．眼部的冠状面CT扫描图像中，显示眼球径面最大的是

　A．眶后层面

　B．眼球后层面

　C．眶尖部层面

D. 眶前缘层面
E. 眼球赤道附近层面

27. 在内耳 CT 扫描时，常选用
    A. 软组织算法
    B. 傅里叶图像重建算法
    C. 高分辨率算法
    D. 标准算法
    E. 低通滤过加权算法

28. 耳部冠状位扫描，被检者体位应采取
    A. 坐位
    B. 左侧卧位
    C. 右侧卧位
    D. 俯卧或仰卧
    E. 侧斜卧位

29. 耳部横断面扫描**不能**显示鼓室的
    A. 前壁
    B. 后壁
    C. 内壁
    D. 下壁
    E. 外壁

30. **不适于**做眼及眶部 CT 扫描的是
    A. 眼部外伤
    B. 眼眶内异物
    C. 眼的先天性疾病
    D. 近视眼
    E. 眼球及眶内肿物

31. 后鼻孔闭锁，最佳检查方法是
    A. 鼻窦瓦氏位
    B. 鼻窦柯氏位
    C. 鼻窦侧位
    D. 鼻窦正位体层
    E. 鼻窦 CT 轴位扫描

32. CT 成像，需要做眼眶增强扫描检查的是
    A. 球外眶内异物
    B. 眼部外伤
    C. 眶内肿瘤
    D. 球内出血
    E. 视网膜剥离

33. 耳部 CT 扫描的技术参数是
    A. 标准扫描模式
    B. 高分辨率扫描模式
    C. 层厚、层距为 5 mm
    D. 层厚 5 mm，层距 2 mm
    E. 扫描范围自外耳道上方向上至颅骨

34. 喉部的 CT 扫描范围应该是
    A. 舌骨上缘至环状软骨下缘
    B. 会厌部向下至主动脉弓上缘
    C. 口咽部向下至胸骨柄上缘
    D. 第 3 颈椎上缘至第 7 颈椎下缘
    E. 声门上方向下至声门下方

35. 眼眶的 CT 检查常采用听眶线作为扫描基线的原因是
    A. 易于确定眼内异物的方位
    B. 显示视神经及眼外肌较好
    C. 能确定病变与眶底的关系
    D. 体位舒服可避免运动伪影
    E. 有利于眼外诸肌肉的显示

36. 关于鼻窦和鼻咽部扫描的叙述，**错误**的是
    A. 鼻窦和鼻咽部扫描一般以横断面扫描为主
    B. 鼻窦周围结构如翼腭窝、颞下窝内病变 CT 无法显示
    C. 横断面扫描范围由口咽水平向上扫描完所有鼻窦
    D. 标准模式连续扫描，层厚、层距 5 mm
    E. 图像显示和摄影需同时取软组织窗和骨窗

37. 眼眶扫描时，**无需**做冠状位扫描检查的是
    A. 眼外诸肌病变
    B. 判定眼内异物的方位
    C. 确定病变与眶顶、眶底的关系
    D. 判断有无眶顶、眶底骨折
    E. 上颌窦炎

38. 关于鼻旁窦 CT 扫描的参数选择，**错误**的是
    A. 层厚 5 mm
    B. 层距 5 mm
    C. 采用小 FOV
    D. 观察薄骨有否破坏改用薄扫
    E. 薄扫时需降低条件

39. 关于胸部 CT 扫描技术，**错误**的是
    A. 被检者仰卧于检查床上
    B. 身体正中矢状面与床面中线重合
    C. 扫描范围从肺尖部至肺底
    D. 图像重建一般采用高分辨算法
    E. 扫描层厚多采用 5～10 mm

40. CT 检查前**不需要**口服碘水对比剂（或清水）

的部位或器官是

A．肺部

B．肝

C．胰腺

D．盆腔

E．肾上腺

41．**不需要**进行双期或多期扫描的增强部位或器官是

A．肾上腺

B．肺部

C．肝

D．肾

E．胰腺

42．观察肺间质病变细节，最理想的 CT 技术是

A．常规 CT 平扫

B．高分辨率 CT 扫描

C．动态增强 CT 扫描

D．弹丸式（bolus）注射，常规增强扫描

E．螺旋 CT 扫描

43．胸部 CT 扫描时，需采用俯卧位的情况是

A．肺癌的分期诊断

B．观察肺内肿物形态

C．测量肺内病变大小

D．了解胸腔积液流动性

E．观察肺弥漫性病变

44．肺 HRCT 扫描必须具备的基本条件中，与降低噪声有关的是

A．全身 CT 扫描机，其固有空间分辨率＜ 0.5 mm

B．扫描层厚为 1～1.5 mm 的超薄层扫描

C．使用高 kV 和高 mAs

D．应用 512×512 矩阵，采集、保留原始数据

E．图像重建使用高分辨率算法

45．常规 X 线胸片难于确诊，而 CT 可以明确诊断的是

A．肺炎

B．肺不张

C．胸腔积液

D．纵隔淋巴结肿大

E．肺内球形病灶

46．鉴别肺门肿块的最佳检查方法是

A．薄层扫描

B．厚层扫描

C．螺旋扫描

D．增强扫描

E．高分辨率 CT 扫描

47．观察肿瘤内血流动力学变化时，应采取

A．螺旋扫描

B．厚层扫描

C．薄层扫描

D．动态扫描

E．高分辨率 CT 扫描

48．能同时显示双侧颈总动脉、双侧颈总静脉和双侧锁骨下动脉的平面是

A．胸锁关节平面

B．胸骨切迹平面

C．主动脉弓平面

D．主动脉窗平面

E．主动脉下平面

49．冠状动脉 CTA 检查时对比剂的注射流率是

A．1.5 ml/s

B．2.0～2.5 ml/s

C．3.0～4.5 ml/s

D．5.0～5.5 ml/s

E．6 ml/s

50．冠状动脉 CTA 扫描开始时间为肘静脉注射对比剂后

A．5 s

B．10 s

C．12～15 s

D．40～45 s

E．50 s

51．为了观察冠状动脉细小分支，冠状动脉 CTA 要求重建间距小于或等于层厚的

A．10%

B．30%

C．50%

D．80%

E．100%

52．主动脉 CTA 检查时对比剂的注射流率是

A．1.5 ml/s

B．2.0 ml/s

C．3.0 ml/s

D．4.0 ml/s

E．5.0 ml/s

53．主动脉 CTA 扫描开始时间为肘静脉注射对比剂后
   A．5 s
   B．10 s
   C．15～25 s
   D．30～35 s
   E．40 s

54．为了观察动脉夹层真、假腔情况，必要时可行
   A．增强前先平扫
   B．增强后 2 次扫描
   C．动态扫描
   D．重叠扫描
   E．放大扫描

55．能同时显示右头臂静脉、右头臂动脉、左颈总动脉和左锁骨下动脉的平面是
   A．胸锁关节平面
   B．胸骨切迹平面
   C．主动脉弓平面
   D．主动脉窗平面
   E．主动脉下平面

56．冠状动脉 CTA 一般在哪一层面进行小剂量试验，以确定延迟时间
   A．主肺动脉层面
   B．在胸主动脉中段层面
   C．主动脉根部层面
   D．在门静脉主干层面
   E．腹主动脉腹腔干开口层面

57．冠状动脉 CTA 的对比剂注射速率与患者心率关系的基本准则是
   A．心率越快，注射速率越慢
   B．心率越快，注射速率越快
   C．心率越快，注射速率不变
   D．心率越慢，注射速率不变
   E．心率越慢，注射速率越快

58．可直接显示冠状动脉的无创性影像学检查方法是
   A．经胸超声
   B．血管内超声
   C．冠状动脉 CTA
   D．冠状动脉 DSA
   E．PET 心肌扫描

59．关于 CT 扫描胸部体表定位的叙述，正确的是
   A．胸骨切迹平面——相当于第 3 胸椎平面
   B．胸锁关节平面——相当于第 4 胸椎平面
   C．主动脉弓平面——相当于第 4 胸椎下缘
   D．左肺动脉平面——相当于第 6 胸椎下缘
   E．心室层面——相当于第 8 胸椎平面

60．关于 CTA 成像技术的叙述，**错误**的是
   A．SSD、MIP 常用于各种 CTA 的成像
   B．必要时应做冠状面三维图像重组
   C．颅内动脉 CTA 重建间隔为 1 mm
   D．冠状动脉 CTA 应做容积再现成像（VR）
   E．横断面扫描按高分辨率算法重建图像

61．胸部 CT 增强扫描时扫描延迟时间为
   A．10～15 s
   B．20～25 s
   C．30 s
   D．40～50 s
   E．60 s

62．关于冠状动脉 CTA 检查技术的叙述，**错误**的是
   A．扫描范围从气管隆突下至膈顶
   B．采用前瞻性心电信号触发容积扫描
   C．扫描机架的旋转时间应与心率匹配
   D．对比剂的用量和注射速率应根据体重调整
   E．扫描延迟时间的设定是检查成功的关键因素

63．需要进行 CT 增强检查的是
   A．肺间质病变
   B．眼眶内异物
   C．肺动脉血栓栓塞
   D．骨矿含量测量
   E．颅颌面三维重建

64．CT 图像显示中，通常需采用大窗宽显示的器官或部位是
   A．前列腺
   B．肝
   C．肾
   D．肺
   E．胆囊

65．婴幼儿的胸部 CT 增强扫描的对比剂注射剂量，一般每次检查根据体重以
   A．1.0 ml/kg 计算
   B．1.5 ml/kg 计算
   C．2.0 ml/kg 计算

D．2.5 ml/kg 计算

E．3.0 ml/kg 计算

66．常规胸部 CT 扫描的层厚为

A．2 mm

B．5 mm

C．8 mm

D．10 mm

E．15 mm

67．胸部 CT 扫描采用俯卧位的意义是

A．鉴别胸水或包裹性积液

B．区别肿块是囊性还是实性

C．确定肿块的移动性

D．区分结核与肿瘤

E．确定有否肺气肿存在

68．适宜做 HRCT 检查的疾病是

A．肺癌

B．肾癌

C．肝癌

D．胰头癌

E．胆管癌

69．16 排 MDCT 行冠状动脉 CTA 扫描时，心率常需控制在

A．90～100 次/分

B．80～90 次/分

C．70～80 次/分

D．60～70 次/分

E．50 次/分以下

70．MDCT 扫描中最常用的造影是

A．静脉给药 CTA

B．脑室造影

C．关节造影

D．脊髓造影

E．胆囊造影

71．CT 增强扫描可诊断的大血管病变，**不包括**

A．肺动脉栓塞

B．主动脉瘤

C．主动脉夹层

D．主动脉瓣关闭不全

E．大血管畸形

72．肺部 CT 图像的拍摄，需要加拍骨窗的疾病是

A．发现结节性病灶

B．遇大血管疾病

C．侵犯胸膜的病变

D．严重肺气肿的患者

E．疑有骨转移者

73．目前对支气管扩张的诊断最佳的检查方法是

A．胸片

B．X 线断层

C．薄层 CT

D．高分辨率 CT

E．支气管造影

74．经肘静脉注入对比剂 CT 扫描，延迟时间最短的是

A．门静脉造影

B．下腔静脉造影

C．下肢动脉造影

D．肺动脉造影

E．肝动脉造影

75．CT 扫描检查中，吞咽动作影响**不大**的部位是

A．鼻咽部

B．喉咽部

C．颌面部

D．颈椎间盘

E．腰椎间盘

76．对肝 CT 扫描检查叙述**错误**的是

A．检查前 6 h 应禁食

B．扫描前要口服 1%～2%的含碘对比剂 500～800 ml

C．扫描层厚一般采用 5～10 mm

D．扫描范围自膈面向下至肝右叶下角

E．扫描时被检者可平静缓慢呼吸

77．肾动脉血管 CT 成像检查方法**错误**的是

A．对比剂的总量为 90～100 ml

B．注射速率为 3.5 ml/s

C．肾动脉的扫描时间为注射对比剂开始后 16～22 s

D．扫描层厚一般选用 10 mm

E．采用螺旋扫描

78．诊断肾上腺疾病的最佳方法是

A．腹膜后充气造影检查

B．肾上腺血管造影检查

C．腹部 CT 检查

D．静脉肾盂造影检查

E．腹部平片检查

79. 横断面扫描价值高的部位是
    A. 肝
    B. 脊髓
    C. 半月板
    D. 脑垂体
    E. 股骨干
80. 增强扫描，最迟强化的结构是
    A. 肝
    B. 肾门以下下腔静脉
    C. 肾门以上下腔静脉
    D. 脾
    E. 胰腺
81. 增强早期，强化幅度最大的组织或结构是
    A. 肝
    B. 脾
    C. 胰腺
    D. 肌肉
    E. 下腔静脉
82. 常规CT增强扫描诊断价值最低的病变是
    A. 脊索瘤
    B. 胆结石
    C. 垂体瘤
    D. 脾转移瘤
    E. 原发性肝癌
83. 腹部CT造影扫描被检者的准备工作中，与图像的清晰度有关的是
    A. 禁食
    B. 胃肠道清洁
    C. 口服1%～2%泛影葡胺500 ml
    D. 呼吸屏气训练
    E. 碘过敏试验
84. 静脉胆道CT造影扫描，注药与扫描间隔时间应是
    A. 立即扫描
    B. 10～15 min
    C. 20～30 min
    D. 40～60 min
    E. 120～190 min
85. 肝血管瘤特征性CT扫描要求做到"两快一长"，"一长"指的是
    A. 扫描范围长
    B. 曝光时间长
    C. 患者屏气时间长
    D. 注药时间长
    E. 延迟扫描时间长
86. 肾CT扫描，扫描范围难以控制的是
    A. 肾囊变
    B. 肾积水
    C. 肾结核
    D. 异位肾
    E. 肾出血
87. 肾CT扫描，扫描技术难度最大的是
    A. 横断扫描
    B. 冠状扫描
    C. 定位扫描
    D. 增强扫描
    E. 动态扫描
88. 与肾上腺CT图像显示窗位有关的因素是
    A. 图像放大尺寸
    B. 肾上腺的大小
    C. 肾上腺的形态
    D. 肾上腺髓脂瘤的诊断
    E. 肾上腺的重量
89. 脊柱CT需做增强扫描的是
    A. 脊柱外伤
    B. 椎管狭窄
    C. 椎间盘突出
    D. 椎体压缩骨折
    E. 椎管内占位病变
90. 正常腰椎CT解剖，平扫难以观察的是
    A. 椎弓根
    B. 椎间盘
    C. 硬膜囊
    D. 硬膜外血管
    E. 硬膜外脂肪间隙
91. 通过CT脊髓造影后才能显示清楚的是
    A. 椎体
    B. 鞘膜
    C. 椎间盘
    D. 椎弓根
    E. 脊髓圆锥
92. 上腹部CT检查**不能**明确肝内感染性病灶的
    A. 部位
    B. 范围

C．大小

D．与邻近结构的关系

E．感染菌种

93．对可疑胆道系统结石的患者行上腹部CT扫描可采取

　　A．增强扫描

　　B．动态扫描

　　C．扫描前注射胆影葡胺

　　D．扫描前口服泛影葡胺

　　E．增强后作延迟扫描

94．常规肝CT扫描时，其层厚、层距分别为

　　A．5 mm、5 mm

　　B．5 mm、10 mm

　　C．10 mm、10 mm

　　D．10 mm、5 mm

　　E．15 mm、20 mm

95．重点观察胆囊时，其CT扫描层厚、层距应为

　　A．5 mm、5 mm

　　B．5 mm、10 mm

　　C．10 mm、10 mm

　　D．10 mm、5 mm

　　E．15 mm、20 mm

96．肝CT增强扫描时，其对比剂用量为

　　A．30～50 ml

　　B．60～70 ml

　　C．80～100 ml

　　D．120～150 ml

　　E．180～200 ml

97．常规胰腺CT扫描时，其层厚、层距分别为

　　A．5 mm、5 mm

　　B．5 mm、10 mm

　　C．10 mm、10 mm

　　D．10 mm、5 mm

　　E．15 mm、20 mm

98．增强后排泌期扫描有利于观察肾盂和肾盂内占位，其延迟时间为

　　A．60 s

　　B．90 s

　　C．120 s

　　D．240 s

　　E．300 s

99．腹膜后腔扫描前需饮水，其总量为

　　A．500 ml

　　B．600 ml

　　C．700 ml

　　D．800 ml

　　E．1000 ml

100．盆腔CT检查需分5次口服稀释的对比剂，每次的用量为

　　A．50 ml

　　B．100 ml

　　C．300 ml

　　D．500 ml

　　E．750 ml

101．腰椎间盘横断CT扫描前的定位像常规采用

　　A．正位

　　B．侧位

　　C．左前斜位

　　D．右前斜位

　　E．右后斜位

102．肝、脾动脉CTA扫描平面应包括

　　A．右膈面至肝下缘

　　B．右膈面至肝门

　　C．右膈面至肾下缘

　　D．肝门至肝下缘

　　E．膈面上5 cm至肝下缘

103．肝、脾动脉CTA扫描开始时间为肘静脉注射对比剂后

　　A．5 s

　　B．10 s

　　C．18～25 s

　　D．28～35 s

　　E．40 s

104．门静脉CTA扫描开始时间为肘静脉注射对比剂后

　　A．5 s

　　B．10 s

　　C．18～25 s

　　D．28～35 s

　　E．40～50 s

105．为了鉴别肝癌和肝血管瘤，可采用增强后动态扫描，此时注射对比剂后的扫描时间为

　　A．15 s、30 s、60 s、120 s

　　B．15 s、60 s、120 s、180 s

C. 30 s、60 s、120 s、180 s
D. 60 s、120 s、180 s、240 s
E. 90 s、120 s、150 s、180 s

106. **不**属于肾 CT 检查适应证的是
   A. 肾囊肿
   B. 肾脓肿
   C. 肾周脓肿
   D. 肾盂癌
   E. 肾病综合征

107. 肾 CT 图像常规窗宽、窗位为
   A. W30～50 HU, C10～15 HU
   B. W30～50 HU, C35～50 HU
   C. W30～50 HU, C80～100 HU
   D. W100～150 HU, C10～15 HU
   E. W250～350 HU, C35～50 HU

108. 盆腔 CT 图像常规窗宽、窗位为
   A. W30～50 HU, C10～15 HU
   B. W30～50 HU, C35～50 HU
   C. W30～50 HU, C80～100 HU
   D. W100～150 HU, C10～15 HU
   E. W250～350 HU, C35～50 HU

109. 腹腔动脉、肠系膜上动脉 CTA 扫描范围应为
   A. 第 12 胸椎至骶髂关节上缘
   B. 第 12 胸椎至骶髂关节下缘
   C. 第 12 胸椎至耻骨联合下缘
   D. 第 10 胸椎至骶髂关节下缘
   E. 第 10 胸椎至骶髂关节上缘

110. 胆囊造影 CT 检查**不易**显示
   A. 胆囊位置
   B. 阳性结石
   C. 阴性结石
   D. 胆囊壁病变
   E. 胆囊内占位病变

111. 肝 CT 增强扫描动脉期的延迟时间为
   A. 5～8 s
   B. 8～10 s
   C. 10～12 s
   D. 18～25 s
   E. 40～55 s

112. 关于 CT 增强扫描的叙述，**错误**的是
   A. 增强体内需观察物体的对比度
   B. 对比剂可通过不同方式注入
   C. 增强组织的辐射衰减差异
   D. 扫描方式与平扫不同
   E. 提高病变的检出率

113. **不**属于肝胆 CT 扫描适应证的是
   A. 肝癌
   B. 多囊肝
   C. 肝脓肿
   D. 病毒性肝炎
   E. 门静脉系统瘤栓

114. 上腹部 CT 扫描通常**不能**包全
   A. 肝
   B. 肾
   C. 脾
   D. 胰腺
   E. 胆囊

115. 胆系造影 CT 扫描与常规胆系造影相比的独特优点是
   A. 可评价胆囊功能
   B. 属微创检查方法
   C. 可显示胆囊形态
   D. 可显示胆囊壁病变
   E. 被检者射线剂量少

116. CT 扫描前，要求口服低浓度对比剂量最多的检查部位是
   A. 肝
   B. 胰腺
   C. 肾
   D. 盆腔
   E. 腹膜腔

117. 盆腔 CT 扫描，检查前正确的口服稀释对比剂用量是
   A. 300～500 ml
   B. 500～650 ml
   C. 700～800 ml
   D. 800～1000 ml
   E. 1000～1500 ml

118. 关于脊柱 CT 扫描适应证的叙述，**错误**的是
   A. 椎骨外伤
   B. 椎管肿瘤
   C. 椎骨病
   D. 椎间盘病变
   E. 脊髓灰质炎

119. 肝 CT 轴位扫描图像中，肝左叶左侧相邻的低密度脏器是
    A．胰腺
    B．胃泡
    C．小肠
    D．胆囊窝
    E．十二指肠

120. 常规胰腺 CT 扫描时，其层厚、层距分别为
    A．5 mm、5 mm
    B．5 mm、10 mm
    C．10 mm、10 mm
    D．10 mm、5 mm
    E．15 mm、20 mm

121. 腰椎 CT 扫描时，给被检者腿部垫起的目的是
    A．让被检者躺着更舒服
    B．减轻被检者由于椎间盘突出引起的疼痛
    C．使腰椎的生理弧度减小
    D．使扫描机架可以少倾斜角度
    E．避免被检者的脚弄脏检查床

122. CT 平扫**无法**显示的是
    A．软组织
    B．骨骼
    C．脑白质
    D．肾上腺
    E．脊髓中央灰质

123. 肾 CT 检查前，口服对比剂的总量是
    A．1000 ml
    B．800 ml
    C．700 ml
    D．600 ml
    E．500 ml

124. 对明确胆囊占位**没有**帮助的扫描方法是
    A．薄层扫描
    B．重叠扫描
    C．胆系造影扫描
    D．高分辨率扫描
    E．多期扫描

125. 呼吸运动对 CT 影像影响最大的是
    A．膀胱
    B．肝
    C．前列腺
    D．肾
    E．肾上腺

126. 为显示肝内高密度转移灶，窗宽的设置是
    A．100～250 HU
    B．0～350 HU
    C．250～450 HU
    D．-50～150 HU
    E．200～500 HU

127. 鉴别肝癌与肝血管瘤时，可采用的方法是
    A．高分辨率扫描方法
    B．肝平扫方法
    C．薄层扫描方法
    D．放大扫描方法
    E．注射对比剂后的动态扫描

128. 关于胰腺 CT 检查适应证的叙述，**错误**的是
    A．外伤
    B．胰腺钙化、结石
    C．肿瘤
    D．胰源性糖尿病
    E．急性胰腺炎

129. **不应**首选肾 CT 检查的疾病是
    A．肾上腺肿瘤
    B．输尿管结石
    C．肾动脉狭窄
    D．肾结核
    E．肾周脓肿

130. **不属于**脊柱 CT 扫描适应证的是
    A．神经根炎
    B．椎管狭窄
    C．椎间盘病变
    D．脊柱结核
    E．先天性变异

131. 椎间盘扫描时，机架倾斜角度应与
    A．椎间隙平行
    B．椎间盘垂直
    C．椎体成 45°
    D．椎体垂直
    E．椎间盘成 15°

132. 盆腔 CT 检查，需大量饮水到膀胱胀满，主要目的是
    A．观察膀胱的蓄水量
    B．与邻近的子宫相区别
    C．更清楚地显示膀胱壁的病变

D. 观察膀胱壁的厚度

E. 稀释从肾排泄的对比剂

133. 上腹部CT扫描对被检者的呼吸要求是

   A. 平静吸气后屏住呼吸

   B. 平静呼气后屏住呼吸

   C. 深吸气后于呼气末屏住呼吸

   D. 用力呼气后屏住呼吸

   E. 深吸气加上用力呼气后屏住呼吸

134. 前列腺常用的扫描模式和层厚、层距是

   A. 高分辨率扫描模式，层厚、层距5 mm

   B. 软组织扫描模式，层厚、层距5 mm

   C. 标准扫描模式，层厚、层距5 mm

   D. 软组织扫描模式，层厚、层距10 mm

   E. 标准扫描模式，层厚、层距10 mm

135. CT脊髓造影，其对比剂的注射方法是

   A. 动脉插管给药

   B. 静脉给药

   C. 通过口服给药

   D. 经腰椎穿刺蛛网膜下腔给药

   E. 通过结肠灌注给药

136. 肾CT扫描，必须增强的是

   A. 肾出血

   B. 肾结石

   C. 肾钙化

   D. 肾占位性病变

   E. 肾周围血肿

137. 从四肢静脉注入对比剂后，肝静脉期显示时间约为

   A. 30 s

   B. 35 s

   C. 45 s

   D. 55 s

   E. 60 s

138. 重点观察有无阳性结石的泌尿系CT检查，通常不预先口服稀释的阳性对比剂和做碘剂过敏试验，其目的是预防

   A. 过敏反应

   B. 影响肾功能

   C. 少量的碘剂与小结石混淆

   D. 肾绞痛发作

   E. 碘对比剂促使结石的生长

139. 四肢管状骨CT轴位扫描，层面定位主要依据

   A. 双侧比较

   B. 解剖特点

   C. 层面注释

   D. 图像结构

   E. 带扫描线的定位片

140. 四肢扫描，区分CT图像左右的操作是

   A. 双侧对比摆位

   B. 包括邻近关节

   C. 包括软组织

   D. 采用连续扫描法

   E. 输入注释标记

141. 常规CT扫描采取俯卧位的是

   A. 头颅轴扫

   B. 双膝轴扫

   C. 双踝轴扫

   D. 双腕轴扫

   E. 双髋轴扫

142. 关于肩关节CT扫描检查，正确的叙述是

   A. 扫描基线为肩峰下5 mm

   B. 连续扫描，层厚/层距为5 mm/10 mm

   C. 俯卧，两手心向下

   D. 俯卧，两手自然放置

   E. 仰卧，两手心向上，连续扫描

143. 适合于危重或不易配合患者扫描的最佳选择是

   A. 一般扫描

   B. 快速连续扫描

   C. 重叠扫描

   D. 目标扫描

   E. 放大扫描

144. **不属于**CT灌注成像需计算的参数是

   A. 灌注量

   B. 相对组织血容量

   C. 相对组织血流量

   D. 组织总容量

   E. 平均通过时间

145. CT灌注常用的术语**不含**

   A. 峰值时间

   B. 组织血流量

   C. 组织体积

   D. 平均通过时间

   E. 组织血容量

## 练习二十八答案

1．D　2．E　3．A　4．E　5．D　6．C　7．B　8．D　9．D　10．C　11．C　12．E　13．D
14．E　15．E　16．C　17．C　18．A　19．A　20．B　21．A　22．D　23．E　24．C　25．C
26．E　27．C　28．D　29．D　30．D　31．E　32．C　33．B　34．A　35．B　36．B　37．E
38．E　39．D　40．A　41．B　42．B　43．D　44．E　45．D　46．D　47．D　48．B　49．C
50．C　51．C　52．C　53．C　54．B　55．B　56．C　57．B　58．C　59．E　60．E　61．D
62．C　63．C　64．E　65．C　66．B　67．A　68．A　69．D　70．A　71．D　72．E　73．D
74．D　75．E　76．E　77．D　78．C　79．A　80．B　81．B　82．B　83．D　84．B　85．E
86．D　87．B　88．D　89．E　90．D　91．E　92．B　93．C　94．A　95．A　96．C　97．A
98．E　99．B　100．C　101．B　102．A　103．C　104．E　105．C　106．E　107．E　108．E
109．B　110．B　111．D　112．D　113．D　114．B　115．D　116．B　117．E　118．E　119．B
120．A　121．C　122．E　123．A　124．B　125．D　126．A　127．E　128．D　129．B　130．A
131．A　132．C　133．C　134．B　135．D　136．D　137．D　138．C　139．E　140．E　141．D
142．E　143．B　144．D　145．C

## 练习二十九

1．当前CT发展革新的趋势是
　A．第四代CT
　B．第五代CT
　C．双源CT
　D．电子束CT
　E．光子计数CT

2．FOV的表述方式**不是**
　A．25 cm×25 cm
　B．25 cm×35 cm
　C．50 cm×50 cm
　D．25 cm
　E．512×512

3．CT在医学领域的应用**不包括**
　A．几乎可检查人体所有部位
　B．注射对比剂后能显示血管结构
　C．可以做穿刺活检
　D．可做定量诊断
　E．可用作脑功能定位

4．眼眶CT平扫的适应证**不包括**
　A．眼球损伤
　B．眶壁骨折
　C．视神经损伤
　D．晶状体损伤
　E．眼肌损伤

5．CT轴位侧脑室前角外侧的结构是
　A．尾状核体部
　B．尾状核头部
　C．内囊前肢
　D．苍白球
　E．尾状核尾部

6．内耳CT平扫的层厚应小于
　A．10 mm
　B．8 mm
　C．5 mm
　D．3 mm
　E．2 mm

7．关于CTA扫描，下列**错误**的是
　A．采用静脉团注法
　B．对比剂用量为60～80 ml
　C．注射速率为2.5 ml/s

D. 生理盐水冲管用量为 30 ml

E. 延迟扫描 22 s 左右

8. 对于同一部位辐射剂量最大的扫描方法是

   A. 重叠扫描

   B. 薄层扫描

   C. 增强扫描

   D. 超薄层扫描

   E. 高分辨力扫描

9. 提高观察范围内组织的低对比分辨力，最常用的方法是

   A. 适当增大窗宽

   B. 适当减小窗宽

   C. 适当提高窗位

   D. 适当降低窗位

   E. 黑白翻转

10. 不属于 CT 能谱成像方法的是

    A. 单球管高低管电压扫描

    B. 单球管高电压螺旋扫描

    C. 双球管高低管电压扫描

    D. 相同管电压、双层探测器实现双能减影

    E. 单球管双能瞬时切换实现双能减影

11. CT 增强扫描时，脏器组织被增强的原因是

    A. 对比剂在血管内与血红蛋白结合进入细胞内

    B. 对比剂在血管内与红细胞结合进入细胞内

    C. 对比剂随血液进入脏器空腔内

    D. 对比剂进入血管和细胞外间隙

    E. 对比剂因血管渗透压高而进入细胞

12. 肝血管瘤肝实质期延迟扫描时间是

    A. 25 s

    B. 55～60 s

    C. 90 s

    D. 120 s

    E. 3～5 min 或更长

13. 颅底骨折首选的检查方法是

    A. 重叠扫描

    B. 目标扫描

    C. 大螺距扫描

    D. 高分辨力 CT 扫描

    E. 增强扫描

14. 经视交叉的横断面两侧结构为

    A. 漏斗

    B. 大脑中动脉

    C. 颈内动脉

    D. 基底动脉

    E. 动眼神经

15. 咽部 CT 扫描范围是

    A. 从硬腭向上到颅底

    B. 从舌后缘向上到颅底

    C. 从口咽下方 1 cm 向上到颅底

    D. 从甲状软骨上缘向上到颅底

    E. 从颅底到胸锁关节下缘

16. CT 机安装调试的内容**不包括**

    A. 探测器信号输出

    B. X 线输出量调试

    C. 检查床的运行

    D. 梯度线圈精度

    E. 准直器校准

17. CT 机结构中，接收 X 线并将其转变为电信号的部件是

    A. 准直器

    B. 探测器

    C. A/D 转换器

    D. D/A 转换器

    E. 阵列处理器

18. CT 球管特点**不包括**

    A. 体积巨大

    B. 热容量较高

    C. 瞬间功率较高

    D. 散热速度很快

    E. 最大功率高于普通 X 线机的球管

19. 为减轻 CT 图像部分容积效应，可采用

    A. 减小扫描矩阵

    B. 减小扫描层厚

    C. 骨算法重建

    D. 提高扫描 X 线条件

    E. 加大扫描层距

20. RAM DATA 是指

    A. 薄层 CT 图像

    B. 三维重组的 CT 图像

    C. X 线投影数据

    D. 经过预处理，尚未重建成横断图像的数据

    E. 横断 CT 图像

21. 关于滤波函数叙述**错误**的是

    A. 高分辨力算法，使分辨力提高

B．高分辨力算法，使噪声增加
C．软组织算法，使噪声增加
D．软组织算法，使分辨力降低
E．软组织算法，可使噪声及分辨力均降低

22．多层螺旋CT的射线束常为
A．矩形束
B．弧形束
C．散射束
D．圆形束
E．锥形束

23．腰椎间盘CT扫描定位相时，X线球管的位置是
A．0点钟方向
B．1点钟方向
C．3点钟方向
D．6点钟方向
E．12点钟方向

24．**不属于**常用的CT灌注参数的是
A．灌注量
B．组织血流量
C．组织血容量
D．平均通过时间
E．各相同性

25．关于CTA血管造影**错误**的是
A．存在部分容积效应
B．外周动脉注入对比剂
C．MPR成像
D．MIP成像
E．VR成像

26．曲面重组图像的优点是
A．使弯曲器官拉直、展开，观察器官全貌
B．受操作技术影响较大，可出现影像失真
C．重组图像与所划曲线的准确与否密切相关
D．能完全真实地反映被显示器官的空间关系
E．能完全真实地反映器官之间的解剖关系

27．SSD方法的优点**不包括**
A．三维效果明显，立体感强
B．能显示物体内部结构
C．可准确测量距离
D．可准确测量体积
E．可准确测量角度

28．CT图像后处理方法**不包括**
A．MIP
B．SSD
C．VRT
D．CTVE
E．SEQCT

29．CT高分辨力扫描的优点是
A．辐射剂量低，运动伪影少
B．可做超薄层重建
C．可用于冠状动脉成像
D．病灶内部显示清晰
E．后处理图像不会产生阶梯状伪影

30．CT高分辨力扫描多应用于
A．乳腺疾病的诊断
B．腹部疾病的诊断
C．颞骨疾病的诊断
D．盆腔疾病的诊断
E．长骨疾病的诊断

31．常规情况下**无需**肺部高分辨扫描的疾病是
A．粟粒性肺结核
B．硅肺
C．过敏性肺炎
D．小叶性肺炎
E．支气管扩张

32．可用于颌面部整形外科手术的CT检查或后处理方法是
A．定位扫描
B．增强扫描
C．动态扫描
D．容积再现
E．密度测定

33．CT扫描厚层变薄层时，为确保图像质量，应调整的参数为
A．降低kV
B．提高kV
C．降低mAs
D．增加mAs
E．曝光参数不变

34．关于颅脑CT扫描体位和扫描范围的叙述，**错误**的是
A．顶颏位冠状面扫描时患者仰卧位
B．横断扫描时患者常规采用仰卧位
C．横断扫描的扫描基线可酌情变化
D．鞍区垂体冠状面扫描的后界应包括鞍背

E. 横断扫描的上界应达侧脑室体部上方约 2 cm 处

35. 支气管扩张应采用的 CT 扫描模式是
   A. 靶扫描模式
   B. 高分辨力模式
   C. 普通扫描模式
   D. 重叠扫描模式
   E. 放大扫描模式

36. 为显示视神经眶内段全貌, CT 扫描时双眼应
   A. 下视
   B. 上视
   C. 斜视
   D. 与方向无关
   E. 平视前方

37. 结肠 CT 的适应证**不包括**
   A. 便秘
   B. 肠套叠
   C. 肠壁气囊肿
   D. 结肠炎性病变
   E. 结肠良、恶性肿瘤

38. 颅脑 CT 灌注的扫描基线为
   A. 听眦线
   B. 眶间线
   C. 听眉线
   D. 听眶线
   E. 与颞骨岩部平行

39. CT 的应用范围**不包括**
   A. 常规部位检查
   B. 穿刺活检
   C. 帮助制订放射治疗计划
   D. 测量椎体骨密度
   E. 心电功能分析

40. 胸部低剂量 CT 的适应证**不包括**
   A. 健康体检
   B. 肺动脉栓塞
   C. 肺及纵隔肿瘤治疗后复查
   D. 低剂量引导下的肺穿刺活检
   E. 肺炎复查

41. CT 影像示肝右叶低密度灶, 增强早期强化明显, 延迟扫描等密度, 最可能的诊断是
   A. 肝癌
   B. 肝血管瘤
   C. 肝脓肿
   D. 肝局灶结节增生
   E. 肝腺瘤

42. CT 图像噪声增加的最直接后果是
   A. 图像的伪影加重
   B. 密度分辨力降低
   C. Z 轴分辨力降低
   D. 空间分辨力降低
   E. 图像均匀性降低

43. CT 胸部肺功能评估的适应证是
   A. 纵隔肿瘤
   B. 肺结节
   C. 肺气肿
   D. 肺结核
   E. 肺心病

44. 应用飞焦点采集重建技术可以
   A. 缩短扫描时间
   B. 提高图像纵向分辨力
   C. 抑制零点漂移
   D. 扩展动态范围
   E. 增加扫描长度

45. 关于造成 CT 伪影因素的描述, **错误**的是
   A. 数据采集不当
   B. 患者肢体移动
   C. 射线束硬化
   D. 射线剂量过大
   E. 患者身上金属物

46. 影响 CT 密度分辨力的因素**不包括**
   A. 扫描层厚
   B. 像素噪声
   C. 重建算法
   D. 管电流 mA
   E. X 射线束的能量分布

47. 对 CT 扫描参数中 X 线剂量的叙述, **错误**的是
   A. X 线剂量的大小是保证 CT 图像质量的重要环节
   B. 增加 X 线剂量可减少图像噪声
   C. 减少 X 线剂量可降低图像噪声
   D. 内耳扫描需采用大的 X 线剂量
   E. X 线剂量提高, 图像质量改善, 但患者受照剂量加大

48. 关于噪声的描述, **错误**的是

A．噪声无处不有

B．只要方法得当，噪声可以完全消除

C．影响图像细节显示

D．曝光量增加，噪声减少

E．锐利算法噪声增加

49．CT 机的空间分辨力为 10 LP/cm，它能测量小物体的直径是

A．1.0 mm

B．0.5 mm

C．0.1 mm

D．0.05 mm

E．0.01 mm

50．FOV 固定时，增大矩阵对图像的影响，描述正确的是

A．像素尺寸增大

B．像素数量减少

C．空间分辨力提高

D．密度分辨力提高

E．图像处理时间缩短

51．关于 CT 图像空间分辨力的说法，正确的是

A．空间分辨力与螺距无关

B．不同的重建方法得到的图像空间分辨力不同

C．空间分辨力与成像矩阵大小无关

D．空间分辨力与探测器数目成反比

E．空间分辨力与所扫物体密度有关

52．关于边缘增强算法的概念，**错误**的是

A．采用低通滤过

B．可提高图像空间分辨力

C．常用于肺部的高分辨力显示

D．常用于内耳显示

E．增加图像噪声

53．关于 CT 重建算法的叙述，正确的是

A．重建算法不影响图像空间分辨力

B．低通滤过加权卷积处理的图像边缘锐利

C．卷积算法决定了图像细节的清晰程度

D．各个解剖部位的算法可互相借用

E．高分辨力算法可以降低图像噪声

54．CT 质量控制的低对比度分辨力体模测试，扫描条件是选择

A．头颅扫描条件

B．颈椎扫描条件

C．腰椎扫描条件

D．腹部扫描条件

E．股骨扫描条件

55．CT 的扫描优点**不包括**

A．真正的断面图像

B．密度分辨力高

C．可做定量分析

D．空间分辨力高

E．图像无层面以外结构的干扰

56．关于多层螺旋 CT 的特点**错误**的叙述是

A．进一步提高 X 线利用率

B．具有并列的多排探测器

C．扫描层厚由前准直器决定

D．扫描效率进一步提高

E．层厚进一步减薄

57．CT 设备采样系统的关键部件是

A．计算机

B．A/D 转换器

C．探测器

D．图像显示器

E．多幅照相机

58．目前多排 CT 探测器的最小层厚是

A．0.4 mm

B．0.5 mm

C．0.6 mm

D．0.625 mm

E．0.75 mm

59．CT 图像上密度最高的组织结构是

A．肌肉

B．脂肪

C．骨骼

D．肺组织

E．肝

60．Hounsfield 和 Cormack 共同获得诺贝尔奖的年份是

A．1984 年

B．1979 年

C．1974 年

D．1972 年

E．1971 年

61．与影响 X 线减弱的因素**无关**的是

A．X 线能量

B. 原子序数
C. 密度
D. 每克电子数
E. X线管灯丝温度

62. 对X线在物质中的衰减，下面描述**错误**的是
   A. 高原子序数的物质对X线有较强的衰减
   B. 密度大的物质对X线的衰减能力强
   C. 电子数目越多的物质越易使X线衰减
   D. 厚度大的物质对X线的衰减能力强
   E. 低原子序数的物质对X射线有较强的衰减

63. CT扫描使影像诊断范围扩大的根本原因是
   A. 患者接受X线量少
   B. 密度分辨力高
   C. 空间分辨力高
   D. 显示的范围大
   E. 可获得冠状面、矢状面图像

64. 关于灰阶的论述，**错误**的是
   A. 在照片或显示器上的黑白图像的各点表现出不同深度的灰色
   B. 表现出的亮度或灰度信号的等级差别，称为灰阶
   C. 每一灰阶刻度内有连续变化的灰度
   D. 把白色与黑色之间分成若干级称为"灰度等级"
   E. 肉眼可分辨的灰阶范围是150级

65. 一幅12 Bit数字图像的灰阶范围总数是
   A. 8192
   B. 4096
   C. 2048
   D. 1024
   E. 512

66. 与辐射损伤**无关**的因素是
   A. 辐射线的性质
   B. X线剂量
   C. 照射部位和范围
   D. 血型
   E. 照射方式

67. 下列属于人体对辐射高度敏感的组织是
   A. 性腺、骨髓
   B. 皮肤上皮、感觉器官
   C. 内皮细胞、唾液腺
   D. 中枢神经系统、内分泌腺
   E. 肌肉组织、骨组织

68. 下列属于人体对辐射**不敏感**的组织是
   A. 性腺、骨髓
   B. 皮肤上皮、感觉器官
   C. 内皮细胞、唾液腺
   D. 中枢神经系统、内分泌腺
   E. 肌肉、骨组织

69. 与组织CT值大小**无关**的是
   A. 线性衰减系数
   B. 空气的CT值
   C. 重建算法
   D. 层厚
   E. 扫描时间

70. CT图像中的伪影是指
   A. 被检体内不存在的假像
   B. 被检体以外物质的影像
   C. 图像中不正常的解剖影像
   D. 图像中密度过高或过低的影像
   E. 影片中图像的变形

71. 有关CT扫描方式的叙述，**错误**的是
   A. 分常规CT扫描和螺旋CT扫描两种
   B. 常规CT扫描通称为非螺旋CT扫描
   C. 非螺旋CT通常采用逐层扫描方式
   D. 螺旋CT通常采用容积扫描方式
   E. 常规和螺旋两种扫描的成像质量无区别

72. 螺旋扫描中会造成漏扫的螺距值是
   A. Pitch = 1.5
   B. Pitch = 1
   C. Pitch = 0.8
   D. Pitch = 0.7
   E. Pitch = 0.5

73. 关于CT机中矩阵的叙述，**错误**的是
   A. 纵横二维排列的像素阵列
   B. 实际上是衰减系数的矩阵
   C. 在相同采样野里，矩阵越大，图像密度分辨率越高
   D. 在相同采样野里，矩阵越大，图像质量越高
   E. 在相同采样野里，矩阵越大，计算机工作量越大

74. CT设备中A/D转换器的作用是
   A. 实现模拟信号到数字信号的转换

B．实现数字信号到模拟信号的转换
C．实现软射线到硬射线的转换
D．把不可见光转换为可见光
E．故障诊断软件

75．多层与单层螺旋 CT 的主要区别是
A．球管数目多
B．计算机多
C．探测器排数多
D．准直器多
E．滤线栅多

76．关于像素的正确理解是
A．像素是构成 CT 图像最小的单位
B．像素是体积概念
C．像素是三维概念
D．像素又称为体素
E．在相同采样野里，矩阵越大，像素点越少

77．**不**属于检查床运动故障的是
A．检查床不能正常行进
B．检查床只能前进
C．检查床不能升降
D．扫描床到预定位置停止
E．检查床只能倒退

78．**不**属于机房净化主要目的的是
A．防止机器散热不良
B．降低机器的故障率
C．减少环境对机器的不利影响
D．减少患者的等待时间
E．保证机器稳定运行

79．"0M" 标志的球管的主要优点是
A．热容量为零
B．散热率为零
C．可以保证长时间扫描而无需等待球管冷却
D．散热慢
E．球管功率小

80．下列操作**不必要**的是
A．开机后进行必要的预热
B．开机前先校正机器
C．停机前进行必要的冷却
D．开机前先开空调
E．停机前按规程退出程序

81．新型电磁驱动技术的优点是
A．提高空间分辨力
B．减少电磁干扰
C．拓展应用范围
D．提高转速，降低机械噪声
E．简化整机结构

82．新型 CT 应用软件**不包含**
A．心脏 CT 成像
B．冠状面成像
C．脑 CT 灌注成像
D．血管造影成像
E．肺结节分析

83．如果高压发生器报错"阳极热量限制"，应
A．停止曝光，等待厂家技术人员维修
B．减小曝光参数或等待 X 射线球管冷却
C．更换管球
D．没影响，可继续使用
E．更换保险

84．多层 CT 的扫描速度提高到 360°/0.3 s，其对高压发生器提出的新要求是
A．固态高频高压发生器
B．油浸工频高压发生器
C．油浸高压发生器
D．工频高压发生器
E．高频高压发生器

85．CT 开机的程序中最后的操作是
A．训练球管
B．接通电源柜闸刀
C．CT 值校准
D．稳压电源开关
E．电源开关

86．高压滑环技术与低压滑环技术共同具有的特点是
A．通过碳刷和滑环的接触导电
B．易产生噪声
C．高压发生器装在扫描架内
D．通过滑环传递的电压达上万伏
E．通过滑环传递的电压达数百伏

87．CT 拓展的临床应用**不包括**
A．心脏冠状动脉成像
B．弥散成像
C．CT 灌注成像
D．双能量成像
E．仿真内镜技术

88. 高压打火应进行检查的原因**不包括**
    A．检查高压插座
    B．检查绝缘油
    C．检查 X 线管
    D．检查高压电缆
    E．检查数据采集系统
89. CT 球管的发展趋势**不包括**
    A．大热容量
    B．高散热率
    C．高毫安输出
    D．小有效焦点
    E．长曝光时间
90. CT 日常维护保养**不包括**
    A．空气过滤网进行除尘
    B．定期检查图像质量
    C．螺旋 CT 清理滑环碳粉
    D．检查患者接受的照射剂量
    E．对运动部件进行必要的润滑
91. 关于螺旋 CT 的特点**错误**的是
    A．扫描架连续螺旋
    B．X 线连续发生
    C．扫描床连续进或退
    D．数据采集连续进行
    E．得到单层数据信息
92. 当前 CT 固体探测器中最常用的材料是
    A．闪烁晶体
    B．稀土陶瓷
    C．非晶硒
    D．非晶硅
    E．蓝硅
93. 矩阵 256×256/FOV 6.4 cm 与矩阵 512×512/FOV 12.8 cm 相比
    A．两种图像的像素大小相等
    B．前者较后者像素大
    C．前者较后者像素小
    D．前者像素 1 mm，后者像素 2 mm
    E．前者像素 0.25 mm，后者像素 0.125 mm
94. 决定 CT 增强扫描延迟时间长短的依据是
    A．设备性能
    B．X 线球管参数
    C．病灶的大小
    D．扫描厚数多少
    E．扫描脏器血供循环时间
95. CT 能谱成像实现虚拟平扫基于的基物质图是
    A．水 - 碘图
    B．钙 - 水图
    C．碘 - 钙图
    D．尿酸 - 钙图
    E．脂 - 水图
96. 头颅轴扫时，要求摘掉耳环的目的是
    A．降低曝光条件
    B．防止患者被划伤
    C．便于安放头架
    D．患者摆位舒适
    E．避免产生伪影
97. 第三代 CT 图像中心出现环状伪影的原因多见于
    A．X 线强度变化
    B．重建图像的中心与扫描旋转的中心重合
    C．数据采集系统故障
    D．高密度金属
    E．AP 重建故障
98. 达到相当于透视效果的扫描方式是
    A．动态扫描
    B．重叠扫描
    C．多期扫描
    D．CT 连续成像
    E．心脏门控成像
99. CT 值接近水的组织或病变是
    A．肺泡
    B．囊肿
    C．脂肪瘤
    D．血液
    E．肌肉
100. 对于肝癌和肝血管瘤的鉴别，CT 扫描方法中最佳的是
    A．常规扫描
    B．放大扫描
    C．多期扫描
    D．动态单层扫描
    E．动态多层扫描

# 练习二十九答案

1. E  光子计数探测器通过半导体材料可将 X 线光子直接转化为电子，转化后的电子被微电极捕获，可以直接记录其数量和强度信息。光子计数即将带来 CT 技术发展革新。
2. E  FOV 可以为正方形、长方形、圆形，512×512 是矩阵的表述方法。
3. E  CT 的应用范围尚不包含脑功能定位。
4. D  晶状体对射线敏感，通常首选眼部超声检查，不需要进行 CT 检查。
5. B  尾状核系纹状体的一部分，呈马蹄铁形，伴随侧脑室全长。尾状核前部膨大，称尾状核头，背面突向侧脑室前角，腹面邻接前穿质。
6. E  内耳结构复杂且微小，听小骨是人体最小的骨骼，扫描层厚应小于 2 mm。
7. C  冠状动脉 CTA 检查要求团注对比剂，通常注射速率大于 4.5 ml/s。
8. A  重叠扫描时层间距小于层厚，使相邻的扫描层面部分重叠。目的是减少部分容积效应和提高小病灶的检出率。其缺点是扫描层数增加，受检者接受 X 线量加大。
9. B  减小窗宽使 CT 值显示范围缩小，每一级灰阶所代表的 CT 值幅度减小，使密度接近的组织结构密度分辨力提高。
10. B  目前能谱 CT 技术由双源或双能瞬时切换或双层探测器实现。
11. D  对比剂注射后进入血管和细胞外间隙，使正常组织与病变组织之间碘浓度形成差异。
12. E  肝血管瘤 CT 增强为对比剂"早出晚归"征象，应当延迟 3～5 min 以后观察对比剂填充病灶情况。
13. D  高分辨力 CT 扫描有助于提高空间分辨力，观察颅底细微结构。
14. C  鞍上池内有视交叉、垂体柄、鞍背、基底动脉末端和动眼神经等，视交叉两侧为颈内动脉。
15. C  咽部 CT 扫描包含鼻咽、口咽、喉咽，扫描范围从口咽下方 1 cm 向上到颅底。
16. D  梯度线圈精度属于磁共振调试内容。
17. B  探测器的作用是接受 X 射线并将其转换为可供记录的电信号。
18. A  CT 球管的热容量、功率、散热速度均优于普通 X 线机球管。
19. B  减小扫描层厚可使同一体素内所包含的物质减少，从而减轻部分容积效应。
20. D  RAM DATA 即原始数据，是 CT 扫描后由探测器接收到的信号经模数转换后传送给计算机，其间已转换成数字信号经预处理，尚未重建成横断图像的数据。
21. C  高分辨力模式：强化边缘、轮廓的函数，提高了分辨力但图像的噪声增加。软组织模式：平滑、柔和的函数，提高了密度分辨力，噪声减少，但图像对比度下降，分辨力降低。
22. E  单层螺旋 CT 的射线束为扇形束，而多层螺旋 CT 的射线束在 Z 轴方向有一定宽度，所以为锥形束。
23. C  腰椎间盘 CT 需扫描侧位定位相，故 X 线球管的位置是 3 点钟方向。
24. E  CT 灌注成像通常测量兴趣区组织血流量、组织血容量和平均通过时间，最终确定早期脑卒中的缺血半暗带和核心梗死区。
25. B  CTA 血管造影通常从右侧肘正中静脉团注对比剂。
26. A  曲面重组并不能完全真实反映被显示器官的空间解剖关系，与操作者所划曲线关系较大。
27. B  SSD 是表面阴影显示技术，不能显示物体内部结构。
28. E  最大密度投影（MIP）、表面阴影显示（SSD）、容积再现三维成像（VRT）、CT 仿真内镜（CTVE）。SEQCT 是单能定量 CT，不是 CT 图像后处理方法。
29. D  高分辨力 CT 扫描由于分辨力高，部分容积效应影响小，对病灶内部结构和边缘形态显示更清晰。
30. C  CT 高分辨力扫描可观察颞骨的精细结构，具有较高的临床应用价值。

31．C　过敏性肺炎行常规 CT 平扫即可。

32．D　容积再现可逼真显示空间解剖结构，获得仿生学效果。

33．D　薄层扫描时 X 线光子数减少，为确保图像质量应增加 mAs。

34．A　顶颏位时 X 射线从头顶射向下颌，故患者应采取俯卧位。

35．B　高分辨力扫描对于诊断支气管扩张具有较高的临床应用价值。

36．E　眼眶扫描时患者应平视前方，眼球须保持不动。

37．A　便秘应做排便造影。

38．A　颅脑 CT 灌注的扫描基线同平扫，即听眦线。

39．E　心功能分析是 256 排以上 CT 具备的功能，但心电功能分析**不属于** CT 的应用范围。

40．B　肺动脉栓塞需要行肺动脉 CTA 检查，平扫及低剂量 CT 均无法确诊。

41．B　肝血管瘤强化特点为"早出晚归"。

42．B　密度分辨力受扫描层厚、像素噪声、重建算法、光子数量、物体的大小、物体的对比度和系统 MTF 的影响，其中，像素噪声是主要的影响因素。

43．C　CT 胸部肺功能评估用于慢性支气管炎、肺气肿、肺弥漫性疾病、弥漫性肺气肿肺减容手术及肺大疱切除术后的疗效评估。

44．B　飞焦点采集重建技术是扫描时使焦点在两个点之间快速变换，得到双倍的采样数据并重建影像的方法，可提高扫描图像的纵向分辨力。

45．D　患者造成的伪影多数为运动伪影。患者身上携带的金属物可产生放射状伪影。设备所造成的都是由于设备运行的不稳定，探测器之间响应不一致，可造成环状伪影；投影数据测量转换的误差，可导致直线状伪影，采样频率较低也可导致直线状伪影；而射线束硬化则可产生条纹状伪影。

46．E　密度分辨力受扫描层厚、像素噪声、重建算法、光子数量、物体的大小、物体的对比度和系统 MTF 的影响，其中，像素噪声是主要的影响因素。

47．C　CT 图像中的噪声的产生与射线剂量与到达探测器上光子的数量有关，射线剂量越大或者光子数越多，噪声越小。

48．B　图像噪声无法完全消除。

49．B　$5 \div 10$ LP/cm $= 0.5$ mm。

50．C　矩阵增大，像素尺寸小、数量多，空间分辨力提高、密度分辨力下降，数据量大使图像处理时间延长。

51．B　空间分辨力受 CT 成像的几何因素和图像重建算法影响。成像几何因素是指成像过程中与数据采集有关的元器件和参数的设置。

52．A　为使图像的边缘锐利，需采用高通滤过加权卷积处理。

53．C　在图像重建过程中，涉及两步重建算法卷积和反投影，如果未经校正即行反投影，有可能使成像模糊。

54．A　体模测试通常使用头颅扫描条件来扫描水模。

55．D　CT 的空间分辨力低于普通 X 线摄影。

56．C　多层螺旋 CT 的扫描层厚由后准直通过电子开关决定。

57．B

58．B　目前多排 CT 探测器的最小层厚可达到 0.5 mm。

59．C　吸收 X 射线能力最强的组织结构是骨骼，故密度最高。

60．B　1979 年，Hounsfield 和 Cormack 共同获得诺贝尔奖。

61．E　X 线管灯丝温度无法影响 X 线的减弱。

62．E　当 X 线穿过物体时，原子序数越高、密度越大、电子数目越多、厚度越大，对 X 线的衰减能力越强，反之越弱。
63. B　CT扫描使组织密度分辨力提高，从而扩大影像诊断范围。
64. E　肉眼可分辨的灰阶范围大约为16级。
65. B　Bit即比特，是信息量单位，$n$比特数字图像的灰阶范围总数是2的$n$次方。
66. D　辐射损伤与个体的发育过程相关，与血型无关。
67. A　属于人体对辐射高度敏感的组织是性腺和骨髓。
68. E　属于人体对辐射不敏感的组织是肌肉和骨组织。
69. E　扫描时间不会影响CT值。空气校准的目的就是校准CT值。
70. A　伪影的概念：被检体内不存在的假像。
71. E　螺旋扫描为容积扫描，层厚薄，图像质量优于非螺旋扫描。
72. A　Pitch即螺距，是指在螺旋扫描中球管每旋转1周，检查床前进的距离与X射线束的宽度之比，螺距大于1时会造成漏扫。
73. C　在相同采样野里，矩阵越大，像素越小，空间分辨力提高，密度分辨力下降，计算机数据工作量大。
74. A　A/D转换器即模数转换器，其作用是实现模拟信号到数字信号的转换。
75. C　多层与单层螺旋CT的最本质区别是探测器的排数。
76. A　像素是构成CT图像最小的单位，是面积、二维概念。
77. D　扫描床到预定位置停止是正常扫描过程。
78. D　机房净化与减少患者的等待时间无关。
79. C　"0M"标志即"零兆"球管，可以保证长时间扫描而无需等待球管冷却。
80. B　开机后应做球管预热和校正机器。
81. D　新型电磁驱动又称直接驱动技术，其优点是提高转速，降低机械噪声。
82. B　冠状面成像是CT的基本应用软件功能之一，不属于新型应用。
83. B　"阳极热量限制"说明阳极热量过高，应减小曝光参数或等待X射线球管冷却后方可使用。
84. A　固态高频高压发生器的体积较小、质量相对较轻，以便减小高速旋转形成的向心力。
85. C　按流程开机后应先做球管预热，再进行空气校准，即CT值校准。
86. A　高压滑环技术与低压滑环技术都是通过碳刷和滑环的接触导电。
87. B　弥散成像属于磁共振功能成像范畴。
88. E　数据采集系统不涉及高压，故不是高压打火应进行检查的原因。
89. E　CT球管的发展趋势不包括长曝光时间。
90. D　CT日常维护保养不需要检查患者接受的照射剂量。
91. E　螺旋CT扫描得到多层数据信息。
92. B　当前CT固体探测器中最常用的材料是稀土陶瓷。
93. A　两种图像的像素大小均为0.25 mm。
94. E　依据扫描脏器的血供循环时间来决定CT增强扫描延迟时间。
95. A　CT能谱成像是基于水-碘图实现虚拟平扫。
96. E　耳环在头颅轴位扫描时会产生金属伪影。
97. C　图像中心出现环状伪影的原因多见于数据采集系统故障。
98. D　CT连续成像可达到相当于透视效果，用于实时引导下穿刺。
99. B　囊肿的主要成分是水。
100. E　CT动态多层扫描能够准确鉴别肝癌和肝血管瘤。

# 练习三十

1. 观察对比剂在血管或组织中浓度变化应采取
   A．重叠扫描
   B．定位扫描
   C．动态扫描
   D．重叠扫描
   E．高分辨力扫描
2. 腹部 CT 扫描的适应证**不包括**
   A．肝肿瘤、肝囊肿
   B．胆囊炎和胆结石
   C．脾外伤
   D．肾炎
   E．腹膜后腔的炎症
3. 椎间盘 CT 扫描时，扫描基线应平行于
   A．椎体上缘
   B．椎体下缘
   C．椎体前后轴线
   D．上下椎体间隙
   E．椎体上下轴线
4. 扫描时需要扫描机架倾斜角度的部位是
   A．肝轴位扫描
   B．胰腺轴位扫描
   C．肾轴位扫描
   D．盆腔正位扫描
   E．腰椎间盘扫描
5. 显示器所表现亮度信号的等级差别称为
   A．窗宽
   B．窗位
   C．窗技术
   D．CT 值标度
   E．灰阶
6. 在定位像中**不能**标定的是
   A．扫描基线
   B．扫描范围
   C．扫描起始区域
   D．扫描曝光剂量
   E．扫描机架倾斜角度
7. CT 扫描的"各向同性"指空间分辨力在哪一方向大致相同
   A．AP 方向
   B．PA 方向
   C．XY 方向
   D．YZ 方向
   E．XYZ 方向
8. 关于腮腺混合瘤，典型的 CT 表现为
   A．不增强
   B．可增强
   C．延迟增强
   D．不均匀增强
   E．均匀增强
9. 螺旋 CT 任意地、回顾性重建的含义是
   A．可作任意螺距大小的图像重建
   B．可对原始数据进行修改的重建
   C．可作任意层间隔、层厚的重建
   D．可任意修改图像的重建方向
   E．需将以前的检查对照后重建
10. 抑制心脏搏动伪影的方法是
    A．施加心电门控
    B．给予 β 受体阻滞剂
    C．固定检查部位
    D．嘱受检者除去金属饰物
    E．施加呼吸门控
11. 关于水模中充入水的描述，**错误**的是
    A．水模中充入无色、无味的矿泉水即可
    B．必须添加蒸馏水
    C．可加新鲜的蒸馏水
    D．水中不能有气泡
    E．避免水中滋生菌类
12. 与 CT 受检者的辐射剂量**无关**的是
    A．螺距
    B．管电流
    C．管电压
    D．机房屏蔽
    E．层厚
13. 在 CT 扫描实际应用中，噪声减少 50％，则扫描剂量应增加
    A．2 倍

B. 4 倍

C. 6 倍

D. 8 倍

E. 10 倍

14. 高压滑环技术较低压滑环应用少的原因在于

   A. 高压耐压要求高

   B. 电缆容易发生折断

   C. 高压发生器设计难度大

   D. 高压滑环馈电易产生噪声

   E. 高压绝缘难以解决

15. 关于腹主动脉 CT 扫描的描述，**错误**的是

   A. 用于动脉瘤及动脉瘤术后疗效观察

   B. 扫描延迟时间为 5 ~ 10 s

   C. 为了观察夹层动脉瘤真假腔情况，可以行两次扫描

   D. 增强扫描后，应留观 15 ~ 60 min

   E. 重建层厚一般为 1 mm

16. CT 机的后准直器通常位于

   A. 球管窗前准直器

   B. 球管窗前楔形滤过器

   C. 患者与探测器之间

   D. 患者身后的探测器

   E. 模数转换器

17. 轴面图像重建算法**不包括**

   A. 180° 内插算法

   B. 360° 内插算法

   C. 滤波反投影法

   D. 迭代重建法

   E. XYZ 方向算法

18. 腹主动脉 CTA **不能**显示的血管是

   A. 肾动脉

   B. 脾动脉

   C. 无名动脉

   D. 腹腔动脉

   E. 肠系膜下动脉

19. 关于飞焦点技术的论述，**错误**的是

   A. X 射线产生的过程中，电子束偏转

   B. 轰击在阳极靶面的不同位置上

   C. 指 X 线球管大小灯丝的选择

   D. 得到双倍于探测器数量的图像数据

   E. 在两个不同的靶面部位快速变换

20. 喉部 CT 非螺旋扫描的最佳体位是

   A. 仰卧位、低头

   B. 仰卧位、仰头

   C. 左侧位

   D. 右侧位

   E. 顶颌位

21. 关于 MSCT 层厚选择方法的描述，**不妥**的是

   A. 层厚的选择取决于 X 线束的宽度

   B. 层厚的选择取决于不同探测器阵列的组合

   C. 层厚随探测器阵列的组合不同而改变

   D. 螺距越大，有效层厚就越厚

   E. 螺距越大，有效层厚就越小

22. 小剂量测试法进行冠状动脉 CTA 时，确定扫描延迟时间的测试层面是

   A. 主动脉弓层面

   B. 在胸主动脉中段层面

   C. 主动脉根部层面

   D. 门静脉主干层面

   E. 腹主动脉腹腔干开口层面

23. 关于滑环 CT 的叙述，**错误**的是

   A. 扫描架能单向连续转动

   B. 经碳刷滑环向转动部分供电

   C. 高压发生器可进入转动部分

   D. 在扫描床运动的情况下扫描

   E. 有高压滑环和低压滑环两种

24. 肺的组织权重因子为

   A. 0.01

   B. 0.04

   C. 0.08

   D. 0.12

   E. 0.14

25. 胸部健康体检的 CT 扫描最好采用

   A. 常规扫描

   B. 高分辨力扫描

   C. 肺部增强扫描

   D. 低剂量扫描

   E. 高分辨力增强扫描

26. 在其他扫描参数相同的情况下，患者的辐射剂量最低的螺距是

   A. 0.5

   B. 0.8

   C. 1.0

   D. 1.2

E. 1.5

27. 关于头颈部CTA扫描技术的叙述，**错误**的是
    A. 扫描期间平静屏气
    B. 检查体位为仰卧位
    C. 扫描期间不做吞咽动作
    D. 下颌内收，听眉线与床台面垂直
    E. 扫描范围从Willis环至主动脉弓上缘

28. 关于眼眶CT扫描的叙述中**错误**的是
    A. 常规采用横断面
    B. 确定眼内异物方位可作冠状位扫描
    C. 横断面扫描范围从眼球前部到海绵窦
    D. 观察视神经病变以听眶线为扫描基线
    E. 冠状位扫描有助于判断眶顶骨折及程度

29. 下列关于扫描床的功能描述中，**不正确**的是
    A. 承载患者
    B. 提供扫描需要的水平运动
    C. 控制螺旋扫描的层间隔
    D. 控制螺距
    E. 可上下移动

30. 关于心电门控成像的叙述，**错误**的是
    A. 前瞻性ECG触发是在预先设定的心电时相扫描
    B. 回顾性ECG门控采用螺旋扫描采集心脏容积数据
    C. 单扇区重建的时间分辨力高于多扇区重建
    D. 数据采集的时间分辨力影响心脏成像的质量
    E. 心脏成像采用半重建技术进行图像重建

31. CT机影像工作站承担的工作**不包括**
    A. 显示CT图像
    B. 与主机计算机进行数据交流
    C. 各种图像诊断软件操作
    D. 进行激光片拍摄
    E. 处理扫描原始数据

32. 关于CT扫描图像重建技术的描述，**错误**的是
    A. CT扫描图像重建是通过滤波函数的计算来完成的
    B. 滤波函数是CT机内设定的算法，操作者不可选择
    C. 根据观察不同组织的对比和诊断需要选择不同的滤波函数
    D. 选择适当的滤波函数可提高图像质量
    E. 滤波函数影响图像空间分辨力与密度分辨力

33. 关于重组图像的原理，正确的叙述是
    A. 重组图像就是图像重建
    B. 用计算机对原始数据进行运算得到显示数据矩阵
    C. 用计算机将各不同层面的像素重新排列的技术
    D. 重新组成三维的图像
    E. 重新组成三维空间中任一平面的图像

34. 决定CT图像数据位深的因素是
    A. 探测器的精度
    B. 探测器的灵敏度
    C. A/D转换器的精度
    D. 积分放大器的精度
    E. 探测器的反应速度

35. 关于滑环技术优点的叙述，**错误**的是
    A. 成像速度快
    B. 无电缆缠绕
    C. 连续采集数据
    D. 无扫描层间延迟
    E. 馈电质量提高

36. **不属于**图像后处理方法的是
    A. 容积再现
    B. 反投影重建
    C. 多平面重组
    D. 仿真内镜
    E. 最大密度投影

37. 前瞻性心电门控触发CT扫描，叙述正确的是
    A. X线管球连续曝光
    B. 检查床匀速运动
    C. 扫描时间长
    D. 辐射剂量小
    E. 可做心功能评价

38. CT（computed tomography）中"tomo"的含义是
    A. 旋转
    B. 断层
    C. 自动
    D. 成像
    E. 螺旋

39. 关于CT肺功能评估检查技术的叙述，**错误**的是
    A. 图像显示拍摄仅采用肺窗

B．扫描自主动脉弓至肺下界
C．在图像后处理工作站评估
D．需专用的肺功能评价软件
E．后处理图像采用亚毫米薄层重建

40．图像后处理方法中，重新排列体素显示二维断面图像的是
   A．多平面重组
   B．仿真内镜
   C．容积再现成像
   D．表面阴影显示法
   E．最大密度投影法

41．下肢动脉 CTA 的扫描基线通常是
   A．第 3 腰椎
   B．第 5 腰椎
   C．骶髂关节
   D．耻骨联合
   E．耻骨联合上 3 cm

42．电源逆变的概念是
   A．交流电变成直流电
   B．直流电变成交流电
   C．交流电变成交流电
   D．直流电变成直流电
   E．低压电变成高压电

43．常规 CT 扫描，层厚、层距选择 2 mm 的检查部位是
   A．肝
   B．胸部
   C．肾
   D．肾上腺
   E．输尿管

44．剂量与图像质量关系的描述，正确的是
   A．剂量增大，图像质量下降
   B．对精细部位应用较小剂量，以获得高清晰图像
   C．对所有患者应选择相同剂量，以保证相同的图像质量
   D．对所有检查部位应选择相同剂量，以保证相同的图像质量
   E．在保证图像质量的前提下，应尽可能减少剂量

45．对 CT 机定期进行校正的最终目的是
   A．保证曝光准确

B．防止机器故障
C．保证计算机工作正常
D．保证 CT 图像质量
E．保证电源稳定

46．扫描架中最大的耗能部件是
   A．旋转驱动电机
   B．冷却风扇
   C．高压发生器
   D．X 线球管
   E．探测器

47．多层螺旋 CT 螺距自由可选的正确含义是
   A．螺距在 10～20 范围内自由可选
   B．螺距在 5～10 范围内自由可选
   C．螺距在 1～5 范围内自由可选
   D．螺距在 1～2 范围内自由可选
   E．螺距在 0.5～1.5 范围内自由可选

48．下列对扫描架功能的描述**错误**的是
   A．精密的机械及电子结构平台
   B．提供了采集数据所需的机械旋转运动
   C．安装了数据采集系统及数据传输系统
   D．机械旋转性能决定了图像质量
   E．需要较高效率的冷却系统

49．内耳 HRCT 扫描的特点是
   A．显示范围变大
   B．影像层次丰富
   C．空间分辨力高
   D．密度分辨力高
   E．信噪比高

50．颈部 CT 扫描时，患者双肩下垂的意义在于
   A．防止与扫描机架碰撞
   B．降低扫描的辐射剂量
   C．防止肩部伪影产生
   D．患者体位舒适
   E．减小颈部厚度

51．影响 CT 灌注组织后期强化能力的是
   A．细胞内液量
   B．细胞外液量
   C．组织血容量
   D．血浆蛋白含量
   E．组织的富血管化程度

52．对 X 线过滤器主要作用的描述中，**错误**的是
   A．吸收低能 X 射线

B．减少 CT 的扫描剂量

C．使 X 射线能量分布集中

D．使 X 射线能谱变窄

E．减少受检者 X 射线剂量

53．在下列 X 线高压发生器的工作类型中，一般**不常用**的是

A．单相工频

B．三相工频

C．倍压式工频

D．高频逆变式

E．低频逆变式

54．下列探测器单元与数据通道关系的描述中，**错误**的是

A．探测器单元与数据通道一一对应

B．每一个探测器单元可以对应一个以上的数据通道

C．每一个数据通道可以对应一个以上的探测器单元

D．每排探测器单元可以对应一排以上的数据通道

E．探测器排数与数据通道排数一一对应

55．下列因素中，对采样率**没有**影响的是

A．扫描架的旋转速度

B．每排探测器的个数

C．DAS 的刷新率

D．数据传输的速度

E．每排数据通道的个数

56．螺旋扫描方式可缩短检查时间的最主要原因是

A．滑环技术的应用

B．探测器灵敏度的提高

C．X 线球管容量的提高

D．高压发生器功率的提高

E．球管飞焦点技术的应用

57．CT 扫描时，探测器所接收的是

A．原发射线

B．衰减射线

C．β 射线

D．γ 射线

E．散乱射线

58．下列关于颈部 CTA 适应证的叙述，**错误**的是

A．颈部血管性疾病

B．蜂窝织炎

C．脓肿形成

D．颈部良、恶性肿瘤

E．椎管狭窄

59．CT 血管成像扫描延迟时间最长的是

A．脑动脉

B．门静脉

C．肝动脉

D．冠状动脉

E．颈内动脉

60．下列对 CT 剂量监控方法的描述中，**错误**的是

A．探测器的有效单元在采集数据的同时兼顾监控 X 线剂量

B．探测器在采集数据的同时利用参考单元监控 X 线剂量

C．探测器在采集数据的同时利用独立的探测元件监控 X 线剂量

D．监控单元采集的数据仅用于剂量监控

E．有效单元采集的数据一般不用于剂量监控

61．多层螺旋 CT 中决定一次扫描重建图像层数的是

A．探测器的物理排数

B．X 线束的宽度

C．重建矩阵大小

D．采集传输数据的通道数

E．像素的大小

62．下列**不属于**图像数据预处理所包含的过程是

A．数据格式转换

B．图像分割和插值

C．滤波

D．数据压缩

E．图像数据采集

63．现代 CT 的多计算机化控制系统中，一般**不包括**

A．管理/主控计算机

B．网络通信计算机

C．数据采集计算机

D．图像重建计算机

E．部件单元控制计算机

64．**不属于**计算机基本结构的部件是

A．CPU

B．内存储器

C．总线

D．外存储器

E．光盘驱动器

65. 下列数据总线适合CT图像处理系统硬盘接口的是
    A．ISA
    B．PCI
    C．IDE
    D．SCSI
    E．USB

66. 影响CT图像噪声的因素**不包括**
    A．光子的能量
    B．物体的大小
    C．扫描的层厚
    D．滤波函数
    E．射线束的宽度

67. 胰腺增强CT扫描时，层厚及层间距分别为
    A．1 mm、1 mm
    B．3 mm、3 mm
    C．6 mm、6 mm
    D．8 mm、8 mm
    E．10 mm、10 mm

68. 肝、脾动脉CTA扫描范围应包括
    A．右膈面至肝下缘
    B．右膈面至肝门
    C．右膈面至肾下缘
    D．肝门至肝下缘
    E．膈面上5 cm至肝下缘

69. 关于甲状腺CT图像的描述，**错误**的是
    A．位于气管两侧及前缘
    B．上极平甲状软骨中点
    C．下极至第7颈椎水平
    D．密度低于周围组织
    E．注射对比剂后密度增高

70. 关于结肠CT检查准备工作的叙述，正确的是
    A．检查前2 min 肌注山莨菪碱20 mg，扫描前往结肠注入空气300～500 ml
    B．检查前10 min 肌注山莨菪碱5 mg，扫描前往结肠注入空气300～500 ml
    C．检查前10 min 肌注山莨菪碱5 mg，扫描前往结肠注入空气1000～1500 ml
    D．检查前10 min 肌注山莨菪碱20 mg，扫描前往结肠注入空气1000～1500 ml
    E．检查前2 min 肌注山莨菪碱20 mg，扫描前往结肠注入空气1000～1500 ml

71. 肺动脉栓塞CTA扫描延迟时间在开始注射对比剂后
    A．5～6 s
    B．9～11 s
    C．19～21 s
    D．25 s
    E．60 s

72. 冠状动脉CTA图像重建的算法是
    A．骨算法
    B．标准算法
    C．平滑算法
    D．锐利算法
    E．边缘增强算法

73. 关于肺动脉CT扫描的描述，**错误**的是
    A．可用于肺血管性病变的诊断和鉴别诊断
    B．可用于纵隔肿瘤和大血管病变的诊断和鉴别诊断
    C．扫描范围一般自胸腔入口到肺下界膈面
    D．开始注射对比剂后25～30 s后开始扫描
    E．常用MIP等图像后处理

74. 代表四肢的水模直径是
    A．50 cm
    B．35 cm
    C．20 cm
    D．10 cm
    E．1 cm

75. 冠状动脉CTA成像时，必须加大扫描范围至主动脉弓的是
    A．冠状动脉病变
    B．胸痛三联征
    C．冠状动脉支架术后
    D．冠状动脉痉挛
    E．心肌桥

76. 与头部冠状面扫描**无关**的设备或体位是
    A．扫描机架
    B．辅助支撑器材
    C．患者的特殊体位
    D．特制头托架
    E．需使用液压滑环设备

77. 脂肪肝在CT影像上最典型的表现是
    A．肝体积变大
    B．肝密度增高

C. 肝CT值高于脾
D. 肝CT值低于脾
E. 肝内低密度灶

78. CT空间分辨力衰退主要是由于
   A. 扫描剂量不够
   B. 成像系统中探测器、放大电路和模数转换器的老化
   C. 球管焦点变大、机架内的机械结构磨损、颤动及探测器老化等
   D. 扫描层厚过厚
   E. 显示器老化

79. 关于空间分辨力，**错误**的描述是
   A. CT的几何尺寸影响空间分辨力
   B. 噪声对空间分辨力无影响
   C. 被检物的吸收系数影响空间分辨力
   D. 空间分辨力受滤波函数的影响
   E. 数据采样率决定空间分辨力

80. 下列CT图像重建算法中，空间分辨力最高的是
   A. 标准算法
   B. 精细算法
   C. 边缘增强算法
   D. 软组织算法
   E. 平滑算法

81. 关于滤波函数的描述正确的是
   A. 骨算法密度分辨率高
   B. 软组织算法边缘清晰锐利
   C. 对内耳检查应使用骨算法
   D. 标准算法突出密度分辨率
   E. 软组织算法突出空间分辨率

82. 关于CT的检测，正确的描述是
   A. 噪声用水CT值的平均值表示
   B. 噪声用水CT值的标准差表示
   C. 噪声用水CT值的偏离均值表示
   D. 噪声用密度分辨力来衡量
   E. 噪声用空间分辨力来衡量

83. 与显示器屏幕中CT图像质量**无关**的因素是
   A. 窗技术的调整
   B. 工作间的光照度
   C. 激光打印机性能
   D. 扫描技术参数选择
   E. CT机的调试与校准

84. CT扫描前不做空气校准会造成
   A. 采集数据的误差增大
   B. 工作效率提高
   C. 机器工作稳定
   D. 图像质量得到保证
   E. 节省球管，延长寿命

85. X线管冷却系统一般**不包括**
   A. 电机
   B. 油泵
   C. 制冷机
   D. 风扇
   E. 散热器

86. **最不常见**的伪影是
   A. 环状
   B. 麻花状
   C. 条状
   D. 带状
   E. 网格状

87. **不是**设备老化后出现的问题是
   A. 图像质量下降
   B. 绝缘耐压降低
   C. 产生运动伪影
   D. 运动精度降低
   E. 系统工作不稳定

88. 为消除环状伪影，**不正确**的方法是
   A. 检查X线管射线量
   B. 检查探测器
   C. 检查积分器通道
   D. 重新调整系统
   E. 更换操作系统

89. 行胸部CT扫描时，采用俯卧位的诊断意义在于
   A. 鉴别囊性与实性肿块
   B. 鉴别游离性与包裹性胸腔积液
   C. 确定肿块的移动性
   D. 鉴别结核与肿瘤
   E. 确定是否有气胸

90. 有关肝解剖的叙述，**错误**的是
   A. 肝位于右上腹部
   B. 肝以镰状韧带为界分为左叶和右叶
   C. 肝门的前面为方叶
   D. 肝门的后方为尾叶
   E. 胆囊的左侧为中叶

91. 主动脉CTA的常规扫描范围是

A．颈动脉分叉至盆底
B．胸腔入口至第 1 腰椎
C．胸腔入口至盆底
D．第 12 胸椎至耻骨联合
E．主动脉弓至髂动脉分叉

92．关于曲面重组的描述，**错误**的是
A．不能真实反映被显示器官的空间位置
B．可将弯曲器官拉直、展开显示
C．是多平面重组的特殊形式
D．获得的是三维图像
E．受操作者影响较大

93．扫描前必须要禁食的检查是
A．常规扫描
B．定位扫描
C．增强扫描
D．放大扫描
E．高分辨力扫描

94．CT 扫描步骤中，最后完成的是
A．体位设计
B．扫描
C．照相和存储
D．制定扫描计划
E．输入患者的检查项目

95．属于 CT 机房固有防护的是
A．铅眼镜
B．铅屏风
C．铅围裙
D．铅玻璃
E．铅防护衣

96．选择适当参数降低剂量的关键**不包括**
A．合理选择 mA
B．限制扫描范围
C．选择合适的螺距
D．球管的预热
E．选择合适的 kV

97．辐射量由吸收剂量乘以某些校正系数得到，这些系数**不包括**
A．辐射权重因子（WR）
B．当量剂量（HT）
C．放射性活度（A）
D．组织权重因子（WT）
E．有效剂量（E）

98．关于辐射权重因子的叙述，**错误**的是
A．辐射防护中关注的是组织吸收剂量的平均值
B．按辐射的种类加权，X 线摄影能量范围内 WR 为 1
C．按辐射种类加权的权重因子称为辐射权重因子
D．按辐射种类加权的权重因子称为组织权重因子
E．其权重因子的数值是根据生物学资料

99．下列与 CT 剂量**无关**的是
A．CT 剂量指数
B．加权 CT 剂量指数
C．多层扫描平均剂量
D．器官或组织当量剂量
E．CT 球管的冷却曲线

100．腹部 CT 检查，口服稀释对比剂的浓度是
A．0.1%～0.15%
B．1%～1.5%
C．2%～2.5%
D．3%～3.5%
E．5%～10%

## 练习三十答案

1．C　动态扫描可观察对比剂在血管或组织中浓度变化，并生成时间 - 密度曲线。
2．D　腹部 CT 扫描在诊断肝、胆、胰、脾、肾以及腹膜后等脏器疾病方面具有很高的价值，但并不适用于肾炎的检查。
3．D　椎间盘 CT 扫描时，扫描基线应平行于椎间隙。
4．E　椎间盘 CT 扫描时，扫描基线应平行于椎间隙，故需要倾斜机架。

5. E  CT扫描的显示器具有有限的灰度范围，无法展示大量的灰度级别。为了更好地显示不同组织的CT值，将CT扫描结果根据其对应的灰度范围进行分级，在显示器上呈现出相应的灰度级别，即灰阶。
6. D  曝光剂量无法显示在定位像中。
7. E  各向同性是指空间分辨力在X、Y、Z轴方向上大致相同。
8. E  腮腺混合瘤典型的CT表现为均匀增强。
9. C  螺旋CT可作任意层间隔、层厚的图像回顾性重建。
10. A  抑制心脏搏动伪影最有效的方法是施加心电门控。
11. A  水模中充入的水不能有杂质。
12. D  机房屏蔽主要是对工作人员和公众的防护。
13. B  噪声与剂量的平方成反比，剂量增加4倍，噪声下降50%。
14. D  高压滑环馈电易产生噪声，一般使用低压滑环。
15. B  腹主动脉CT扫描延迟时间为15～20 s。
16. C  CT机的后准直器对穿过人体、到达探测器之前的射线进行再次准直。
17. E  轴面图像重建算法不包括XYZ方向算法。
18. C  头臂干又名无名动脉，由主动脉弓发出。
19. C  飞焦点技术是X射线产生的过程中，电子束偏转轰击在阳极靶面的不同位置上，在两个不同的靶面部位快速变换，得到双倍于探测器数量的图像数据，而不是指X线球管大小灯丝。
20. B  喉部CT扫描时，应仰卧位、仰头，以充分暴露喉部。
21. E  螺距越大，有效层厚越厚。
22. C  小剂量测试法进行冠状动脉CTA时，应当测试冠状动脉开口层面，即主动脉根部。
23. D  扫描床运动的情况下扫描与滑环CT的特点无关。
24. D  肺的组织权重因子为0.12。
25. D  胸部健康体检建议采用低剂量CT扫描。
26. E  螺距越大，扫描速度越快，辐射剂量越低。
27. E  头颈部CTA扫描范围应从主动脉弓下缘至颅顶。
28. C  眼眶横断面的扫描范围从眼眶下缘至眼眶上缘。
29. C  层间隔是重建概念，与扫描床功能无关。
30. C  多扇区重建的优点是时间分辨力提高。
31. C  CT机影像工作站一般不进行图像诊断。
32. B  操作者可根据组织对比需要，进行滤波函数重建算法的改变。
33. E  冠状面重组、矢状面重组、多平面重组等二维图像属于图像重组，即重新组成三维空间中任一平面的图像。
34. C  模数转换器的精度决定CT图像数据位深。
35. E  滑环技术改变了高压馈电方式，但不能提高馈电质量。
36. B  反投影重建是数据重建方法，不是图像后处理方法。
37. D  前瞻性心电门控在预设的心动时相进行采集，其优点是辐射剂量小。
38. B  CT即电子计算机断层扫描，"tomo"意为断层。
39. B  CT肺功能评估扫描范围自肺尖至肺下界，只采用肺窗即可。
40. A  多平面重组（MPR）是重新排列体素显示二维断面图像。
41. E  下肢动脉CTA要从髂外动脉开始扫描，即耻骨联合上3 cm。
42. B  电源逆变是指直流电转变成交流电。
43. D  肾上腺较小，应进行超薄层扫描。

## 第 2 章　电子计算机断层扫描（CT）成像技术

44．E　对于不同患者、不同部位应进行个性化扫描，在保证图像质量的前提下，应尽可能减小剂量。

45．D　对 CT 机定期进行校正是为了保证 CT 图像质量。

46．D　最大的耗能部件是 X 线球管。

47．E　螺距的选择范围通常在 0.5～1.5 之间。

48．D　机械部分的旋转性能与图像质量无关。

49．C　HRCT 即高分辨力 CT，主要特点是空间分辨力高。

50．C　患者双肩下垂是为了充分暴露颈部，避免肩关节产生伪影。

51．B　细胞外液量决定 CT 灌注组织的后期强化能力。

52．B　X 线过滤器可减少受检者接受的 X 射线剂量，但无法减少 CT 的原发射线剂量。

53．E　高压发生器一般不常用低频逆变式。

54．C　数据通道数大于或等于探测器单元数。

55．D　数据传输在完成采样过程之后，故对采样率没有影响。

56．A　滑环技术的应用使球管及探测器单向持续旋转，提高了扫描速度。

57．B　CT 探测器接收的是穿过人体后的衰减射线。

58．E　椎管狭窄无需做 CTA 检查。

59．B　门静脉收集腹腔内除肝以外的不成对器官的静脉血，故循环时间晚于其他动脉血管。

60．A　有效单元采集的数据一般不用于剂量监控。

61．A　多层螺旋 CT 探测器的物理排数决定一次扫描重建图像层数。

62．E　图像数据预处理过程在图像数据采集之后进行。

63．B　CT 的多计算机化控制系统中不涉及网络通信计算机。

64．E　光盘驱动器是计算机辅助功能设备，不是基本结构。

65．D　SCSI 即小型计算机系统接口，适用于 CT 图像处理系统硬盘。

66．E　CT 射线束宽度与图像噪声无关。

67．B　胰腺增强 CT 扫描时，层厚及层间距通常均为 3 mm。

68．A　肝、脾动脉 CTA 扫描范围同平扫，即右膈面至肝下缘。

69．D　甲状腺密度相对于周围组织较高。

70．D　结肠 CT 检查前 10 min 肌注山莨菪碱 20 mg 的目的是抑制肠蠕动，扫描前注入空气 1000～1500 ml 的目的是扩张肠道。

71．B　肺动脉 CTA 扫描延迟时间大约为 10 s。

72．C　冠状动脉 CTA 图像应选择平滑算法。

73．D　肺动脉 CTA 扫描延迟时间大约为 10 s。

74．D　水模大小应接近人体组织，四肢约 10 cm。

75．B　胸痛三联征扫描范围需包含冠状动脉、肺动脉、胸主动脉，故应包全主动脉弓。

76．E　头部冠状面扫描取颌顶位或顶颌位，无需使用液压滑环设备。

77．D　肝 CT 值低于脾说明前者脂肪含量增高。

78．C　CT 空间分辨力衰退主要是由于球管焦点变大、机架内的机械结构磨损、颤动及探测器老化等。

79．B　空间分辨力增高，噪声同时增加。

80．C　边缘增强算法即高分辨力算法。

81．C　骨算法空间分辨力高，软组织算法密度分辨力高。

82．B　CT 噪声用水 CT 值的标准差表示。

83．C　激光打印机性能决定胶片图像质量。

84．A　空气校准是为了减小采集数据的误差，从而保证图像质量。

85．C 制冷机不属于X线管冷却系统。
86．B 通常未见到麻花状伪影。
87．C 运动伪影是患者因素，与设备老化无关。
88．E 环状伪影与操作系统无关。
89．B 胸部CT扫描采用俯卧位主要是鉴别游离性与包裹性胸腔积液。
90．E 胆囊左侧为肝左叶。
91．C 主动脉CTA的扫描范围是胸腔入口至骨盆底部。
92．D 曲面重组获得的是二维图像。
93．C 增强扫描前禁食的原因是避免过敏后呕吐误吸。
94．C CT扫描的最后一步是照相和存储。
95．D 铅玻璃、铅门属于CT机房固有防护。
96．D 球管的预热与降低剂量无关。
97．C 放射性活度不属于校正系数。
98．D 按照辐射的种类加权的权重因子称为辐射权重因子。
99．E CT球管的冷却曲线与CT剂量无关。
100．B 腹部CT检查，口服稀释对比剂的浓度是1%～1.5%。

# 练习三十一

1．下列需做CT增强扫描的是
  A．脑萎缩
  B．颅内肿瘤
  C．颅脑外伤
  D．急性脑出血
  E．颅颌面畸形
2．有关骨巨细胞瘤的CT表现，**不正确**的描述是
  A．溶骨性破坏，边缘假分隔征
  B．骨皮质或包壳变薄、中断
  C．局部骨膜反应及伴随的软组织肿块
  D．瘤体内囊样低密度
  E．瘤体内钙化或骨化
3．扫描必须包括上纵隔的疾病是
  A．甲状腺结节
  B．甲状腺囊肿
  C．甲状旁腺瘤
  D．弥漫性甲状腺肿
  E．巨大腺瘤样甲状腺肿
4．以下组织中CT值最低的是
  A．脑灰质
  B．静脉血
  C．血块
  D．脑脊液
  E．胰腺
5．两次X线照射之间探测器能够工作的间隔时间长度被称为
  A．稳定性
  B．灵敏度
  C．转换效率
  D．响应时间
  E．动态范围
6．线性衰减系数μ的单位是
  A．m
  B．$m^{-1}$
  C．$m^2$
  D．$m^{-2}$
  E．$m^2/kg$
7．CT扫描时对Z轴分辨力影响最大的是
  A．扫描视野
  B．扫描范围
  C．扫描层厚
  D．图像矩阵
  E．重建算法

8. EBCT 的发明时间为
   A. 1972 年
   B. 1983 年
   C. 1989 年
   D. 1992 年
   E. 1998 年
9. CT 机动态范围的含义是
   A. 最大响应值与最小检测值之间的比值
   B. 模拟信号与数字信号之间的比值
   C. 探测器吸收转换效率的比值
   D. 扫描机架倾斜的范围
   E. 扫描床移动的范围
10. CT 成像中，SFOV 是指
    A. 扫描视野
    B. 兴趣区
    C. 灰阶标尺
    D. 矩阵大小
    E. 重建视野
11. 关于甲状腺肿物 CT 检查的描述，**不正确**的是
    A. 确定肿瘤性与非肿瘤性病变非常困难
    B. 有时鉴别肿瘤的良恶性存在一定困难
    C. 不能确定肿瘤的范围
    D. 增强扫描有助于病变检出
    E. 可判断有无淋巴结转移
12. 属于强制性检测的项目为
    A. 场地检测
    B. 验收检测
    C. 状态检测
    D. 稳定性检测
    E. 防护检测
13. 经肘静脉注入对比剂，最先显影的是
    A. 上腔静脉
    B. 肺动脉
    C. 主动脉
    D. 肾动脉
    E. 门静脉
14. 为确保获得冠状动脉 CTA 检查的最佳效果，屏气期间心率变化应小于
    A. 10%
    B. 20%
    C. 25%
    D. 30%
    E. 35%
15. CT 机架的孔径通常为
    A. 50 cm
    B. 60 cm
    C. 70 cm
    D. 80 cm
    E. 90 cm
16. **不宜**做心脏冠状动脉 CTA 的检查是
    A. 室性期前收缩
    B. 冠状动脉先天变异
    C. 冠动脉狭窄闭塞
    D. 冠状动脉支架术后疗效评价
    E. 心内瓣膜形态及功能的评价
17. 肝 CT 增强的门脉期扫描延迟为
    A. 5 ~ 10 s
    B. 15 ~ 20 s
    C. 30 ~ 40 s
    D. 50 ~ 60 s
    E. 65 ~ 70 s
18. 观察蝶鞍时最佳的扫描方式是
    A. 横断面扫描
    B. 横断面扫描 + 矢状位扫描
    C. 矢状位扫描
    D. 横断面扫描多方位重建
    E. 冠状面扫描
19. 螺旋 CT 扫描特有的参数是
    A. 矩阵
    B. 像素
    C. 灰阶
    D. 螺距
    E. 窗宽
20. 有关冠状动脉钙化积分的描述，**不正确**的是
    A. 用于冠状动脉钙化、冠心病的影像学筛选和冠状动脉旁路移植术后疗效观察
    B. 扫描范围从气管隆突下 1 cm 至膈顶下 0.5 cm
    C. 对比剂注射速率为 3 ml/s
    D. 一般不需要注射对比剂
    E. 横断图像按平滑算法重建
21. 心电触发扫描序列中，受检者触发扫描的间期是
    A. Q-Q
    B. Q-R
    C. Q-R-S

D．S-T
E．R-R

22．目前为止血管疾病诊断的"金标准"是
    A．CTA
    B．MRI
    C．CR
    D．DSA
    E．超声

23．前瞻性心电门控触发序列的优点是
    A．只在 R-R 间期触发扫描，患者的辐射剂量较小
    B．对心律复杂、不规律的患者效果较好
    C．不易遗漏重要的解剖结构
    D．可做心功能的评价
    E．采集全部心动周期的数据

24．有关冠状动脉钙化积分的操作技术，正确的是
    A．需要注射对比剂
    B．需要口服对比剂
    C．在行冠状动脉 CTA 检查之前完成
    D．积分数值可以从扫描影像上直接读取
    E．无需进行心率控制

25．下列**不是**系统故障主要原因的是
    A．电网波动严重
    B．元器件质量差
    C．缺少维护保养
    D．辐射防护不佳
    E．安装调试欠妥

26．下列**不属于**硬件故障的是
    A．电路板虚焊
    B．校正表损坏
    C．插座接触不良
    D．高压打火
    E．旋转速度不稳

27．**不属于** X 线管故障的是
    A．X 线管内部打火
    B．旋转阳极不转
    C．灯丝烧断
    D．玻壳破裂
    E．油压过高

28．下列**不属于** DAS 系统故障的是
    A．焦点选择故障
    B．积分通道损坏

C．模数转换电路损坏
D．数据变换电路故障
E．数据传输电路故障

29．DAS 系统输出的信号是
    A．RAW DATA
    B．衰减系数
    C．直流电压
    D．CT 值
    E．数字信号

30．引起电源损坏的主要原因**不包括**
    A．容量不足，负载过重
    B．周围环境存在干扰
    C．通风不良，散热不佳
    D．电网不稳，经常掉电
    E．元器件质量差

31．探测器输出的信号是
    A．图像
    B．衰减系数
    C．直流电压
    D．电流脉冲
    E．数字信号

32．以 IEC 标准，下列检测频率正确的是
    A．CT 值至少每周 1 次
    B．水值至少每天 1 次
    C．噪声水平每周 1 次
    D．分辨力至少每天 1 次
    E．密度分辨力至少每个月 1 次

33．关于 CT 值均匀性的测量，正确的描述是
    A．可以使用测量 CT 值线性的模体
    B．测量周边几个 ROI 的 CT 值
    C．均匀度不大于 12% 即为合格
    D．均匀度至少每年测一次
    E．需要测量中心点 ROI 与周围的差别

34．以下系统生成新校正表的操作是
    A．扫描病人后
    B．系统测试后
    C．系统调试后
    D．维护保养后
    E．系统开机后

35．CT 图像**不能**获得的参数是
    A．密度
    B．体积

C．角度
D．距离
E．信号强度

36．CT 图像观察颅骨的窗宽、窗位分别是
　　A．窗宽 35～50 HU、窗位 100～150 HU
　　B．窗宽 100～150 HU、窗位 35～50 HU
　　C．窗宽 1000～1500 HU、窗位 100～150 HU
　　D．窗宽 3000～4000 HU、窗位 35～50 HU
　　E．窗宽 3000～4000 HU、窗位 350～450 HU

37．CT 中使用的气体探测器的优点是
　　A．无余辉
　　B．无惰性
　　C．自重轻
　　D．探测效率高
　　E．可直接数字化

38．CT 扫描需观察肾盂、肾盏的病变，通常需做
　　A．普通扫描
　　B．高分辨力扫描
　　C．重叠扫描
　　D．增强延迟扫描
　　E．放大扫描

39．CT 轴位扫描图像中，肝左叶左侧相邻的低密度脏器是
　　A．胰腺
　　B．胃泡
　　C．小肠
　　D．胆囊窝
　　E．十二指肠

40．CT 定位扫描获得后前正位定位像的患者体位是
　　A．仰卧位
　　B．俯卧位
　　C．侧卧位
　　D．头先进
　　E．足先进

41．CTA 的优势**不包括**
　　A．无创或微创检查
　　B．三维重组显示立体结构
　　C．一定范围内可替代常规血管造影
　　D．减少部分容积效应
　　E．操作相对 DSA 简单

42．**不能**用体模测试的是
　　A．CT 值的准确性
　　B．管电压的精确度
　　C．噪声水平
　　D．空间分辨力
　　E．密度分辨力

43．婴幼儿做 CTA 检查前需
　　A．肌内注射地西泮
　　B．静脉注射地西泮
　　C．口服地西泮
　　D．肌内注射水合氯醛
　　E．口服水合氯醛

44．咽旁间隙向外侧移位，占位来源一般是
　　A．声门区
　　B．梨状隐窝
　　C．鼻咽部
　　D．喉部
　　E．会厌

45．CT 检查进行体位设计时，正确的床位高度是
　　A．检查部位中心位于扫描野中心
　　B．水平定位线位于腋中线
　　C．水平定位线位于外耳孔
　　D．水平定位线位于听眦线
　　E．垂直定位线位于扫描部位上缘

46．CT 图像摄片排序的要求按照
　　A．病变重点
　　B．病变大小
　　C．解剖顺序
　　D．CT 值高低
　　E．扫描层厚

47．腹主动脉 CTA 团注追踪 ROI 应放置在
　　A．腹主动脉起始段
　　B．腹主动脉中段
　　C．腹主动脉末端
　　D．腹部中段
　　E．瘤体膨大处

48．头颅横断面图像中部出现条状伪影的原因是
　　A．射线束硬化
　　B．球管老化
　　C．电源电压故障
　　D．扫描系统误差
　　E．金属伪影

49．与 CT 扫描伪影**无关**的是
　　A．扫描中患者移动

B．显示器故障

C．探测器故障

D．体内金属异物

E．扫描层面中有高密度骨出现

50．患者手术植入金属内固定，术后复查CT最佳的扫描方法为

A．提高 kV

B．提高 mAs

C．采用能谱成像

D．降低螺距

E．降低旋转时间

51．CT机主计算机的功能**不包括**

A．进行 CT 值校正及插值处理

B．控制和监视扫描过程

C．进行故障诊断和分析

D．控制自动洗片机程序

E．控制图像重建程序

52．常规双下肢 CTA 扫描延迟时间是

A．5 s

B．10 s

C．25 s

D．45 s

E．65 s

53．胰腺 CT 扫描口服对比剂稀释液的作用是

A．防止患者脱水

B．清洁肠道

C．充盈胃、十二指肠

D．稀释对比剂

E．降低对比剂不良反应

54．关于磁盘机的叙述，**错误**的是

A．对防尘要求高

B．可存储 RIS 系统数据

C．可存储原始扫描数据

D．可存储系统操作软件

E．可作光盘传送数据的中介

55．冠状动脉 CTA **无法**诊断出的是

A．冠状动脉狭窄

B．冠状动脉旁路移植术前评估

C．冠状动脉旁路移植术后复查

D．冠状动脉支架置入术后复查

E．肺心病

56．冠状动脉钙化积分，确定为血管钙化的 CT 值是

A．大于 10 HU

B．大于 30 HU

C．大于 50 HU

D．大于 70 HU

E．大于 90 HU

57．提示冠状动脉有严重的斑块负荷时，其钙化积分为

A．0

B．8～10

C．80～100

D．150～200

E．大于 400

58．肾增强扫描期相包括

A．平扫＋动脉期＋静脉期

B．平扫＋门脉期＋实质期

C．皮质期＋髓质期＋排泄期

D．动脉期＋静脉期

E．动脉期＋排泄期

59．腹部 CT 检查前口服稀释阳性对比剂的目是

A．观察肠道分泌功能

B．保护黏膜不受射线损伤

C．明确被观察部位与胃肠道之间的关系

D．观察肿物是否引起胃肠道阻塞

E．观察胃肠道内肿物形态

60．与非离子对比剂的亲水性相关的因素是

A．渗透压

B．碘含量

C．颗粒数量

D．羟基数量

E．羧基数量

61．**不属于**增强扫描的是

A．双下肢 CTA

B．冠状动脉 CTA

C．口服碘对比剂肠道造影

D．肺动脉 CTA

E．肝多期扫描

62．CT 透视功能主要用于

A．代替 X 线透视

B．穿刺定位

C．扫描前定位

D．定量分析

E．定性分析

63. CT检查床定位精度测试频度是
    A．每周1次
    B．每个月1次
    C．每季度1次
    D．每半年1次
    E．每年1次
64. 胸部低剂量扫描参数最恰当组合的是
    A．120 kV/30 mAs/0.5 s
    B．120 kV/100 mAs/0.5 s
    C．120 kV/200 mAs/0.5 s
    D．120 kV/300 mAs/0.5 s
    E．120 kV/400 mAs/0.5 s
65. 鉴别高密度肾囊肿的主要方法是
    A．根据病变形态
    B．根据病变密度
    C．根据病变边缘
    D．根据囊肿壁的厚薄
    E．根据增强CT后的变化
66. 鼻窦的恶性肿瘤中，最常见的是
    A．腺癌
    B．鳞状细胞癌
    C．未分化癌
    D．腺样囊性癌
    E．肉瘤
67. 与螺旋CT时间分辨力相关的是
    A．采集速度
    B．扫描层厚
    C．扫描部位
    D．重建时间
    E．曝光条件
68. 下列关于窗位的概念正确的是
    A．窗位相当于显示灰阶的中心
    B．不同机器的窗位值不同
    C．窗位与所显示的组织CT值无关
    D．窗位选择以水的CT值为标准
    E．窗位规定所显示CT值的范围
69. 腹部CT检查前1周内不能行肠胃钡餐造影的主要原因是
    A．肠道内遗留的钡剂会产生伪影
    B．会增加碘过敏的机会
    C．易误诊为胆结石
    D．易误诊为泌尿结石
    E．腹部CT检查能替代胃肠钡餐造影
70. 心脏搏动引起的影像模糊属于
    A．设备移动
    B．生理移动
    C．意外移动
    D．胶片移动
    E．X线管移动
71. CAD最初应用的部位是
    A．肺部
    B．乳腺
    C．关节
    D．血管
    E．腹部
72. 结肠CT扫描需向结肠内注入
    A．气体
    B．水
    C．碘对比剂
    D．硫酸钡
    E．甘油
73. 下列病变中，CT检查**不能**诊断的是
    A．鼻窦囊肿
    B．鼻窦炎
    C．眶壁外伤
    D．眶部肿瘤
    E．过敏性鼻炎
74. 通常碘对比剂的不良反应**不包括**
    A．皮肤荨麻疹
    B．呼吸困难
    C．恶心呕吐
    D．腹腔积气
    E．血压下降
75. 对等宽型多排探测器的叙述，**错误**的是
    A．探测器的排列是等宽的
    B．探测器排列的层厚组合较灵活
    C．等宽型探测器的排列亦呈对称型
    D．与不等宽型相比，射线利用率高
    E．过多的排间隔会造成有效信息的丢失
76. 对数字数据的线性化处理是指
    A．对X线的线束硬化效应进行校正
    B．对空气值进行减除
    C．对零点漂移值进行修正
    D．对扫描数据的总和进行检验和校正

E．对处理好的数字数据再进行卷积处理
77．CT机中用于进行减除空气值和修正零点漂移值的部件是
   A．积分放大器
   B．对数放大器
   C．卷积器
   D．反投影器
   E．A/D微处理器
78．下列关于电影扫描的说法，**错误**的是
   A．电影扫描指的是对同一部位进行连续扫描获得多时间点数据
   B．电影扫描辐射剂量较大
   C．电影扫描主要用于CT灌注扫描
   D．为降低辐射剂量，电影扫描可以采用间隔扫描
   E．电影扫描必须是容积扫描
79．CT扫描时，提高管球转速可以
   A．提高空间分辨力
   B．提高密度分辨力
   C．提高时间分辨力
   D．提高螺距
   E．降低空间分辨力
80．下列关于轴位扫描的说法，**错误**的是
   A．每层扫描曝光时检查床不动
   B．层厚可以根据探测器的层数排列决定
   C．图像质量一般较螺旋扫描高
   D．一般用于对扫描时间分辨力要求不高的部位
   E．运动器官不能采用轴扫模式
81．下列关于螺旋扫描的说法，**错误**的是
   A．螺旋扫描采用滑环技术
   B．扫描过程中球管持续曝光
   C．扫描速度较轴扫快
   D．扫描所得图像质量比轴扫高
   E．可以实现容积扫描
82．固体探测器的主要优点是
   A．相邻的探测器之间存在缝隙
   B．有较高的光子转换效率
   C．晶体发光后余辉较长
   D．整个阵列中的各个探测器不易做得完全一致
   E．对X线的不感应区较大
83．肺动脉CTA检查一般注意事项**不包括**
   A．扫描速度要慢
   B．为显示小血管，对图像质量要求比较高
   C．对比剂的注射速度与管电压及碘对比剂浓度有关
   D．显示小血管，要求血管图像CT值高
   E．对比剂的用量与扫描时间相关
84．常规肝CT增强扫描，下列关于动脉期的描述**不正确**的是
   A．肝静脉强化不明显
   B．肾门以下下腔静脉无明显强化
   C．脾强化程度比肝高
   D．肝明显强化
   E．增强后30 s内扫描
85．当窗宽为400 HU、窗位为40 HU时，表现为全白的CT值界限为
   A．大于240 HU
   B．大于200 HU
   C．小于−200 HU
   D．小于−140 HU
   E．小于−160 HU
86．下述CT图像重建术语中，属于螺旋扫描的方法是
   A．算法
   B．线性内插
   C．卷积
   D．重建函数核
   E．滤过反投影
87．低剂量是指受检者所接受的剂量较常规剂量降低
   A．10%以上
   B．20%以上
   C．30%以上
   D．40%以上
   E．50%以上
88．下列疾病中，CT作为首选检查方法的是
   A．微腺瘤
   B．转移瘤
   C．脑外伤
   D．结核瘤
   E．脑梗死
89．怀疑蛛网膜下腔出血应采用
   A．CT增强扫描

B. CT 平扫

C. 快速 CT 扫描

D. 螺旋 CT 扫描

E. CT 动态扫描

90. 颈部 CTA 的扫描范围是

A. 自气管分叉下缘至外耳道平面

B. 自外耳道平面至气管分叉下缘

C. 自气管分叉下缘至 $C_4$ 平面

D. 自 $C_4$ 平面至气管分叉下缘

E. 自颞骨岩部上缘至胸骨颈静脉切迹

91. 颞骨内细小结构发生病变时首选的检查是

A. CT 平扫

B. MRI

C. 高分辨力 CT

D. X 线片

E. MR 功能成像

92. 下列关于肝 CT 平扫的描述**不正确**的是

A. 常规取仰卧位

B. 扫描范围从膈顶平面至肝下缘平面

C. 采用标准或软组织算法

D. 管电压 80～100 kV

E. 管电流 200～300 mAs

93. 以下关于胸部 CT 增强扫描的描述**不正确**的是

A. 签署知情同意书

B. 在平扫发现病变的基础上进行

C. 可以显示病变强化程度

D. 扫描体位同胸部平扫

E. 窗宽、窗位与胸部平扫的纵隔窗不同

94. 脊柱外伤观察碎骨片情况最佳的影像学检查方法是

A. DR 检查

B. CT 平扫

C. MRI 平扫

D. 超声检查

E. DSA 检查

95. 关于脊柱 CT 平扫的描述，**错误**的是

A. 颈椎扫描，患者头部略垫高，使椎体尽可能与床面平行

B. 胸椎扫描，患者双手上举抱头

C. 腰椎扫描，患者双腿用专用腿垫抬高

D. 骶椎扫描，患者侧卧位

E. 颈椎和腰椎常规扫描侧位定位像

96. 脊柱 CT 扫描**不能**用于检查的疾病是

A. 椎管狭窄及椎管内占位性病变

B. 椎间盘变性

C. 椎骨外伤

D. 椎骨良恶性肿瘤

E. 脊髓灰质炎

97. 脊柱轴位 CT 扫描的描述，**错误**的是

A. 扫描线及扫描计划的确定，从侧位定位像上设定

B. 椎体扫描时，扫描线应与椎体前后方向的中轴线一致

C. 椎间盘扫描时，扫描线应平行于椎间隙

D. 椎体与椎间盘兼扫时，应根据脊柱曲度分段确定

E. 椎间盘扫描线确定后，机器连续扫描

98. CT 检查防护措施中，属于临床医生必须执行的是

A. 关好铅防护门

B. 嘱患者穿好防护用品

C. 辐射实践正当化

D. 防护水平最优化

E. 辐射量指导水平

99. **不属于**胸部 CT 扫描的适应证的是

A. 肺良恶性肿瘤

B. 纵隔肿瘤

C. 心包积液

D. 液气胸

E. 胸椎椎管内肿瘤

100. 观察骨盆骨折选取的窗宽、窗位范围为

A. 窗宽 800～1000 HU，窗位 400～450 HU

B. 窗宽 1000～1200 HU，窗位 450～500 HU

C. 窗宽 1200～1500 HU，窗位 500～700 HU

D. 窗宽 1500～1600 HU，窗位 550～700 HU

E. 窗宽 1600～1700 HU，窗位 600～700 HU

101. 肩关节 CT 扫描时，扫描范围为

A. 喙突到关节盂下缘

B. 肩峰到关节盂下缘

C. 喙突到肩胛骨下缘

D. 肩峰到肩胛骨下缘

E. 关节盂上缘到肩胛骨下缘

102. 早期声带癌 CT 可表现为

A. 正常或一侧声带稍增厚

B. 声带固定于内侧位置

C. 杓状软骨移位

D. 钙化性斑块

E. 喉软骨破坏

103. CT示眼球后肿块，内有静脉石样钙化，增强明显，最可能的诊断是

A. 炎性假瘤

B. 良性肿瘤

C. 海绵状血管瘤

D. 恶性肿瘤

E. 甲状腺性突眼

104. CT导向穿刺活检拔针后再次进行CT扫描的目的在于

A. 观察病灶有无缩小

B. 观察穿刺针眼有无闭合

C. 观察有无早期合并症

D. 观察出血量的多少

E. 观察穿刺层面是否标准

105. 骨关节CT三维重建，所需薄层图像一般采取

A. 骨算法

B. 标准算法

C. 软组织算法

D. 肺算法

E. 迭代算法

106. 对于胸部CT导向穿刺活检的论述，**错误**的是

A. 利用目标扫描选择出最佳定位层面

B. 穿刺活检的定位层面病变显示应最大

C. 穿刺时患者必须采取仰卧位，保持不动

D. 穿刺针穿入后，应于该层面扫描确认

E. 穿刺针拔出后，应再次扫描

107. 下列对常规胸部CT扫描技术叙述正确的是

A. 受检者头先进，仰卧位，双上肢放于身旁

B. 受检者特殊情况可俯卧位

C. 扫描范围自肺尖至两侧膈顶

D. 常规胸部侧位为定位像

E. 管电压 80~100 kV

108. CT引导下穿刺活检的目的是

A. 了解脏器或组织的贮备功能

B. 了解脏器的血流

C. 鉴别病变的良恶性

D. 提高图像的分辨力

E. 加快显影剂的排泄

109. **不适宜**在CT引导下穿刺的腹腔脏器是

A. 胰腺

B. 肝

C. 肾

D. 腹膜后淋巴结

E. 空肠

110. 第五代CT机又称

A. EBCT

B. MSCT

C. MDCT

D. SSCT

E. 螺旋CT

111. 关于CT透视的基本原理，正确的是

A. 只有第一幅图像是采用一次360°扫描数据

B. 所有图像均采用360°扫描数据

C. 只有第一幅图像是采用一次60°扫描数据

D. 所有图像均采用300°扫描数据

E. 第一幅之后的图像采用60°的新扫描数据和360°旧扫描数据

112. 关于移动式CT机结构特点的描述，**错误**的是

A. 机器内安装了所有成像所需要的重要部件

B. X线球管的功率低

C. 检查床移动的精确性是 +0.25 mm

D. 控制台通过电缆和扫描机架相连

E. 采用滑环技术便于移动

113. 下列**不属于**电子束CT的X线发射部分的是

A. 电子枪

B. 旋转阳极X线管

C. 偏转线圈

D. 处于真空中的半圆形钨靶

E. 聚焦线圈

114. CT机冷却效果最好的方法是

A. 水冷却

B. 风冷却

C. 油冷却

D. 油、气冷却

E. 水、风冷却

115. 阵列处理器的主要任务是

A. 进行独立存储工作

B. 储存和通讯

C. 进行图像重建等处理

D. 采集原始数据

E．反投影处理器
116．关于CT机械运动装置的描述，**错误**的是
    A．包括扫描机架、滑环、定位灯和扫描床
    B．滑环根据结构形状，分为盘状滑环和筒状滑环
    C．滑环可分为高压滑环和低压滑环
    D．滑环导电刷通常有金属导电刷和混合导电刷
    E．扫描床要求材质和承重
117．关于CT透视扫描仪的描述，**错误**的是
    A．可做常规的穿刺引导
    B．可做囊肿等的抽吸
    C．脊髓腔注射镇痛
    D．吞咽功能和关节活动的动态观察
    E．由于受呼吸运动影响，不适合胸、腹部穿刺
118．CT主计算机设备的特点**不包括**
    A．运算速度快
    B．信息存储量大
    C．接受数据采集系统的数字信号
    D．具有协同处理能力
    E．极少数为微型计算机
119．冠状动脉CTA的扫描范围是
    A．主动脉弓顶部到右侧膈顶
    B．主动脉弓顶部到心脏膈面
    C．气管分叉到心脏膈面
    D．气管分叉到左侧膈顶
    E．胸锁关节到心脏膈面
120．CT图像的动态显示范围较大是因为
    A．CT设备精密度高
    B．CT使用的是激光胶片
    C．CT使用的管电压高
    D．CT可以采用多种成像算法
    E．CT图像可以作窗宽、窗位调节
121．与CT图像重建效果**无关**的因素是
    A．保留原始数据
    B．保持扫描层面的连续性
    C．保证扫描条件的一致性
    D．保持重建时间的准确性
    E．根据需要采用不同算法重建
122．关于重建时间的叙述，**错误**的是
    A．缩短重建时间可减少运动伪影
    B．重建时间与被重建图像的矩阵大小有关
    C．重建时间的长短与阵列处理器的运算速度有关
    D．重建时间的长短与计算机内存容量的大小有关
    E．被重建图像的矩阵大，所需重建时间长
123．关于扫描野的叙述，**错误**的是
    A．扫描野也称有效视野
    B．扫描野是扫描前设定的可扫描范围
    C．在定位像扫描后，扫描野不能再次设置
    D．理论上重建视野只能小于扫描野
    E．有效视野的大小仍可改变
124．CT的基本概念和术语中，**错误**的是
    A．动态范围与探测器所采用的材质无关
    B．钨酸钙的吸收转换效率是99%
    C．零点漂移与探测器余辉时间差异有关
    D．零点漂移与X线输出量的变化有关
    E．探测器接收到的空气CT值是–1000 HU
125．CT的高频发生器电压波动范围应小于
    A．1%
    B．2%
    C．3%
    D．4%
    E．5%
126．CT螺距的单位是
    A．mm/r
    B．mm
    C．mm/s
    D．r/mm
    E．无量纲单位
127．**不能**提高扫描图像纵向分辨力的是
    A．增加检查床的移动速度
    B．减小螺距
    C．共轭采集
    D．飞焦点采集
    E．减小采集层厚
128．下列颈部组织CT值最高的是
    A．颈部肌肉
    B．甲状腺
    C．甲状旁腺
    D．颈部淋巴结
    E．颈椎间盘

129. 静脉胆囊造影 CT 扫描注射胆影葡胺的浓度是
    A．10%～20%
    B．20%～30%
    C．30%～40%
    D．40%～50%
    E．50%～60%

130. 滑环技术的主要特点是
    A．连续曝光
    B．连续采集
    C．单向连续旋转
    D．床面连续移动
    E．高压发生器连续旋转

131. 非螺旋 CT 扫描**不必**经历的步骤是
    A．球管和探测器系统启动加速
    B．X 线球管曝光采集扫描数据
    C．检查床单向连续移动
    D．球管和探测器系统减速停止
    E．检查床移动到下一层面

132. 下列**不是** CT 成像技术局限性的是
    A．CT 只能做横断扫描
    B．几乎不能显示脏器的功能和生化方面情况
    C．不能利用计算机做各种图像处理
    D．CTA 的图像质量仍不能超越常规血管造影
    E．极限空间分辨力仍未超过常规 X 线检查

133. 下列**不是**薄层 CT 扫描优点的是
    A．增强部分容积效应
    B．提高图像空间分辨力
    C．真实地反映病灶
    D．真实地反映组织器官内部的结构
    E．扫描层厚为 3～5 mm

134. 肝的左内叶和右前叶之间为
    A．肝左静脉
    B．肝中静脉
    C．肝前静脉
    D．下腔静脉
    E．肝右静脉

135. Willis 环位于
    A．第四脑室平面
    B．鞍上池平面
    C．第三脑室平面
    D．松果体平面
    E．侧脑室体部平面

136. 常有对称性钙化的脑部组织结构是
    A．松果体
    B．丘脑
    C．四叠体池
    D．脉络丛
    E．第三脑室

137. 关于眼眶 CT 扫描图像的显示，**不正确**的是
    A．能清晰显示眶壁骨性结构
    B．能清晰显示眶内软组织
    C．能清晰显示眼球内部结构
    D．能清晰显示眼内血管走行
    E．能清晰显示眼内异物大小

138. 鼻窦中开口较高的是
    A．上颌窦
    B．蝶窦
    C．额窦
    D．筛窦
    E．前、中组筛窦

139. 第二肝门层面自右向左依次为
    A．左外叶、左内叶、右前叶、右后上段
    B．右前叶、右后上段、左内叶、左外叶
    C．右后上段、右前叶、左内叶、左外叶
    D．左外叶、左内叶、右后上段、右前叶
    E．左内叶、左外叶、右后上段、右前叶

140. 通常使用较宽窗宽显示的部位是
    A．鼻窦
    B．眼眶
    C．内耳
    D．鼻咽
    E．颧骨

141. CT 检查前需注射山莨菪碱的是
    A．头颈部 CTA
    B．胸主动脉 CTA
    C．心脏冠状动脉 CTA
    D．结肠 CTVE
    E．泌尿系 CTU

142. 关于冠状动脉 CTA 检查定位的叙述**错误**的是
    A．上界为气管隆突下 1 cm
    B．下界为心脏膈面下方
    C．水平线为受检者腋中线
    D．受检者取仰卧位、双手上举
    E．体轴中心线偏左侧

143. 高对比度分辨力测试频度为
    A. 1次/天
    B. 1次/周
    C. 1次/月
    D. 1次/半年
    E. 1次/年
144. 冠状动脉CTA中，螺距与心率的关系是
    A. 螺距不随心率变化而变化
    B. 螺距随心率增加而增加
    C. 螺距随心率增加而减少
    D. 屏气后心率变化较大时，螺距不改变
    E. 螺距与图像质量无关
145. 脊柱CT图像上常做的径线测量是
    A. 椎管左右径
    B. 椎管前后径
    C. 椎体前后径
    D. 相邻椎体间隙
    E. 两侧椎间孔最大径
146. CT增强及血管成像使用的方法**不包括**
    A. 阈值监测法
    B. 对比剂智能追踪法
    C. 小剂量对比剂团注测试法
    D. 经验值法
    E. 时间飞跃法
147. 常规CT检查中常用的体位**不包括**
    A. 仰卧位
    B. 俯卧位
    C. 右侧卧位
    D. 左侧卧位
    E. 坐立位
148. 关于CT扫描注意事项的叙述，**不正确**的是
    A. 认真阅读申请单
    B. 患者更衣、换鞋入室
    C. 不能配合者应先镇静
    D. 根据临床医生要求确定扫描参数
    E. 根据药品说明书决定是否做碘过敏试验
149. CT增强检查前的准备工作**不正确**的是
    A. 了解患者心、肝、肾功能情况以及是否有碘过敏史
    B. 签署增强检查知情同意书
    C. 建立静脉通道
    D. 保持碘对比剂低温
    E. 机房内配齐急救药品
150. 盆腔CT扫描的适应证**不包括**
    A. 前列腺癌
    B. 输卵管狭窄
    C. 子宫肌瘤
    D. 卵巢囊肿
    E. 膀胱癌
151. 有关颅内CTA检查技术的叙述，**不正确**的是
    A. 去除头部金属异物
    B. 扫描基线为听眦线
    C. 注药速率为3.5~5 ml/s
    D. 经动脉高压注射器注药
    E. 扫描从后床突下3 cm至后床突上5 cm
152. 有关CT图像的重组技术**不正确**的说法是
    A. 在多排螺旋CT出现后得到了迅速发展
    B. 为临床诊断带来了新的多维诊断模式
    C. 取代了轴位断层图像
    D. 使CT的临床应用有了进一步突破
    E. 能实现心脏冠状动脉的无创伤性成像
153. 关于双能量技术的说法，**不正确**的是
    A. 可以利用球管实现能量分离
    B. 在通道放大电路中进行能量分离
    C. 可以利用探测器实现能量分离
    D. 可以用单源实现能量分离
    E. 可以用双源实现能量分离
154. **不属于**肝包虫囊肿的CT表现和特征的是
    A. 单纯型
    B. 内囊分离型
    C. 实质钙化型
    D. 实质强化型
    E. 多子囊型
155. **不属于**颈动脉体瘤的CT表现的是
    A. 颈总动脉分叉处类圆形软组织肿块
    B. 边界模糊
    C. 边界清楚
    D. 瘤体明显强化
    E. 颈内、外动脉分叉间距增大，形似杯状
156. 关于眼及眼眶CT扫描技术的叙述，**不正确**的是
    A. 轴位扫描，听眦线与床面垂直
    B. 轴位扫描，扫描基线为听眦线或听眶线
    C. 冠状位扫描，扫描体位可用颏顶位或顶

颏位

D．冠状位扫描，听眶线与床面垂直

E．冠状位扫描，扫描范围从眼球前部至海绵窦

157．CT 准直器的主要结构**不包括**的部件是

A．可屏蔽 X 线的壳体

B．光栏叶片

C．光栏传感器

D．驱动装置

E．模拟照明装置

158．CT 检查的操作步骤**不包括**

A．输入被检查者资料

B．体位的选择

C．扫描定位像

D．扫描检查

E．书写报告

159．下列**不属于** CTA 特点的是

A．属于微创检查

B．必须依赖对比剂

C．可显示血管壁斑块成分

D．显示血流动力学信息

E．显示血管立体结构影像

160．CT 扫描正当化的措施**不包括**

A．合理选择影像技术替代方法

B．用 ECT 扫描替代普通 CT

C．对患者应用屏蔽防护

D．选择最佳的临床扫描方案

E．选择最小的扫描野

161．确定屏蔽厚度的依据**不包括**

A．工作负荷

B．居留因子

C．利用因子

D．成本性能

E．防护性能

162．**不属于**肝胆 CT 扫描适应证的是

A．肝癌

B．多囊肝

C．肝脓肿

D．病毒性肝炎

E．门静脉系统瘤栓

163．脑膜瘤的典型 CT 表现**不包括**

A．平扫大多数是高密度

B．多数肿瘤密度均匀，边界清楚

C．增强扫描均匀一致强化

D．以囊性为主，呈低密度

E．周围可有水肿

164．X 线管射线量输出不足的原因**不包括**

A．球管老化

B．高压不足

C．阳极靶面烧伤

D．灯丝蒸发变细

E．热容量不足

165．判断 DAS 故障应

A．调整 X 线管位置

B．进行通道校正

C．进行 DAS 测试

D．更换探测器模块

E．重新安装操作系统

166．关于校正表的描述，正确的是

A．校正表在系统调试后产生

B．校正表每天都需要更新

C．机器调试后将永远不变

D．同型号机器的校正表相同

E．只有不同型号的机器校正表才不同

167．提高球管热容量的方法**不包括**

A．采用石墨

B．采用液态镓基金属合金替代传统轴承

C．采用飞焦点

D．将阳极靶面浸在循环散热的冷却油中

E．阳极固定，阴极旋转

168．关于咽部增强扫描观察目标的叙述，**不正确**的是

A．可以使大血管显示更佳

B．对病变定位、定性有帮助

C．可以辨别血管与淋巴结

D．可区分开大体解剖结构

E．有助于对肿瘤的鉴别诊断

169．螺旋 CT 扫描的优势**不包括**

A．扫描速度快

B．提高了 X 线的利用率

C．连续扫描减少漏扫

D．图像后处理质量提高

E．CT 造影对比剂用量增加

170．CT 机房的工作环境的要求**不包括**

A．电源频率稳定
B．符合磁屏蔽要求
C．保持40%～60%的相对湿度
D．清洁、防尘的工作环境
E．保持18～22℃的室温

171．影响冠状动脉CTA图像质量的因素**不包括**
A．屏气期间心率变化过大
B．严重心律不齐
C．屏气配合不理想
D．对比剂浓度不足
E．窦性心律规整

172．眼眶横断面CT平扫中，眼球中央层面显示的解剖结构**没有**
A．晶状体
B．视神经
C．外直肌
D．内直肌
E．眼动脉分支

173．颈椎CT横断面扫描，**不能够**显示的解剖结构是
A．椎体
B．椎弓
C．半月板
D．椎管
E．椎间盘

174．关于CT仿真内镜的描述，正确的是
A．能显示管腔内黏膜和病变的真实颜色
B．能诊断黏膜的炎性病变
C．可从狭窄或梗阻病变的远端观察
D．能发现平缓隆起的病变
E．能对肠腔内的肿瘤、息肉和粪便进行区别

175．CT肺功能评估的适应证**不包括**
A．肺气肿
B．肺大疱
C．肺弥漫性病变
D．慢性支气管炎
E．慢性阻塞性肺疾病

176．关于楔形补偿器的作用，**不正确**的叙述是
A．吸收低能量X线
B．优化射线的能谱
C．减少患者的X线剂量

D．使滤过后的X线束成为软射线束
E．使滤过后的X线束能量分布均匀

177．关于定位扫描的说法，**不正确**的是
A．定位扫描是为了获得定位像而进行的扫描
B．定位扫描时管球、探测器和检查床不动
C．一般采用较低管电流
D．一般采用正常管电压
E．某些部位可以不用扫描定位像

178．正确的防护措施**不包括**
A．头颅检查需要对甲状腺、性腺采取防护
B．胸部检查需要对甲状腺、性腺采取防护
C．上腹部检查需要对甲状腺、性腺采取防护
D．陪同人员需要采取防护措施
E．老年人检查也需要采取防护措施

179．在CT成像中，与辐射剂量**无**直接影响的因素是
A．管电压
B．管电流
C．进床方向
D．螺距
E．扫描长度

180．鼻窦的结构**不包括**
A．额窦
B．蝶窦
C．上颌窦
D．筛窦
E．海绵窦

181．CT引导经皮肺穿刺活检的适应证**不包括**
A．肺内孤立性结节
B．纵隔肿瘤
C．肺门肿块
D．疑为肺动静脉瘘的病变
E．感染菌种不明的肺部实变

182．关于冠状动脉CTA扫描前的准备，**不正确**的是
A．扫描前4 h开始禁食
B．心率70次/分以下
C．心率60次/分以下不用心电门控
D．去掉受检者外衣和颈、胸部金属异物
E．训练受检者扫描时屏气

# 练习三十一答案

1. B 颅内肿瘤需要做 CT 增强扫描以明确性质。
2. E 骨巨细胞瘤是一种局部侵袭性肿瘤，来源于骨内不成骨的间充质组织。多表现为偏心性骨质破坏区，边界清楚，无硬化边。
3. E 巨大腺瘤样甲状腺肿指的是甲状腺中的肿块异常大，因此在进行扫描时，必须包括胸部上纵隔的区域。
4. D 组织的 CT 值：脑脊液为 3～8 HU，脑灰质为 30～40 HU，血液为 13～32 HU，血块为 64～84 HU，胰腺为 45～55 HU。
5. D 探测器响应时间是指两次 X 线照射之间探测器能够工作的间隔时间长度。
6. B 线性衰减系数 μ 的单位为 $m^{-1}$。
7. C 纵向分辨力通常以扫描层厚或有效层厚表示，所以对 Z 轴分辨力影响最大的是扫描层厚。
8. B 1983 年，美国 Douglas Boyd 博士研发出电子束 CT（electron beam CT，EBCT）。
9. A 动态范围是指探测器线性段最大响应值与最小可检测值之间的比值。
10. A 扫描视野（scan field of view，SFOV）又称扫描野、采集视野。
11. C CT 有时很难区分肿物是否为肿瘤性，特别是对于肿瘤的良性与恶性的鉴别更为困难。CT 扫描的主要价值在于确定肿物的范围，判断是否有淋巴结转移，并且根据肿物的情况进行 TNM 分期，增强扫描可以提高病变的检出率。
12. D 稳定性检测属于强制性检测项目。
13. A 肘静脉注入对比剂，最先进入上腔静脉。
14. A 冠状动脉 CTA 检查时，屏气期间心率变化应小于 10%，否则应及时调整螺距。
15. C CT 机架的孔径一般为 70 cm。
16. A 心律不齐不适合做冠状动脉 CTA 检查。
17. D 门脉期扫描延迟 50～60 s。
18. E 冠状面扫描观察蝶鞍效果最佳。
19. D 螺距是螺旋 CT 扫描的特有参数。
20. C 冠状动脉钙化积分对冠状动脉整体的钙化程度进行量化，不需要注射对比剂。
21. E R-R 间期代表两个心搏之间的时间间隔。
22. D DSA 仍是血管疾病诊断的"金标准"。
23. A 前瞻性心电门控在心动周期的预设时相触发扫描，辐射剂量较小，但未采集全部心动周期的数据，所以不能做心功能评价。
24. C 冠脉钙化积分无需服药及注射对比剂，在冠状动脉 CTA 检查之前完成，需要使用软件分析计算。
25. D 辐射防护不佳不是系统故障的主要原因。
26. B 校正表损坏属于软件故障。
27. E 油压过高不属于 X 线管故障。
28. A DAS 即数据采集系统，焦点选择故障是硬件系统故障。
29. E DAS 即数据采集系统，其输出的是数字信号。
30. B 周围环境干扰不会引起电源损坏。
31. D 探测器输出的信号是电流脉冲模拟信号。
32. E IEC 标准即国际电工委员会标准，要求密度分辨力检测至少每个月 1 次。

33. E  CT值均匀性检测需要测量中心点ROI与周围的差别。
34. C  系统调试后会生成新的校正表。
35. E  磁共振图像获得的是组织信号强度。
36. E  颞骨CT窗宽3000～4000 HU、窗位350～450 HU。
37. A  气体探测器较固体探测器相比，最大的优点是无余辉。
38. D  排泄期延迟扫描用于观察肾盂、肾盏病变。
39. B  与肝左叶左侧相邻的脏器是胃。
40. B  俯卧位定位扫描获得的是后前正位定位像。
41. D  CTA仍然存在部分容积效应。
42. B  管电压的精确度无法用体模进行测试。
43. E  婴幼儿做CTA检查前需口服水合氯醛镇静。
44. C  鼻咽部占位使咽旁间隙向外侧推移。
45. A  CT检查进行体位设计时，检查部位中心应位于扫描野中心。
46. C  CT图像摄片排序要按照解剖顺序。
47. A  腹主动脉CTA团注追踪ROI应放置在腹主动脉起始段。
48. A  射线束硬化会导致头颅横断面图像中部出现条状伪影。
49. B  伪影是CT扫描过程中出现的虚假影像，原因可能是扫描设备或患者本身，与显示器无关。
50. C  采用能谱成像可去除金属内固定伪影。
51. D  CT机主计算机无法控制自动洗片机程序。
52. C  常规双下肢CTA扫描延迟时间约25 s，扫描持续时间要超过40 s。
53. C  胰腺CT扫描时，口服对比剂稀释液充盈胃及十二指肠，以便与胰腺形成对比。
54. B  RIS即放射科信息系统，磁盘机的使用与其无关。
55. E  肺心病不是冠状动脉CTA检查的适应证。
56. E  CT值大于90 HU诊断为血管钙化。
57. E  当钙化积分大于400时，提示冠状动脉有严重的斑块负荷。
58. C  肾增强扫描包含三期，即皮质期、髓质期、排泄期。
59. C  腹部CT检查前口服稀释阳性对比剂的目是明确被观察部位与胃肠道之间的关系。
60. D  羟基是典型的极性基团，与水可形成氢键。
61. C  口服碘对比剂肠道造影不属于增强检查。
62. B  CT透视功能主要用于穿刺定位。
63. B  CT检查床定位精度测试频度是每个月一次。
64. A  胸部低剂量扫描管电流量应选择30 mAs。
65. E  肾囊肿内的不同性质的高密度物质增强后的变化不同。
66. B  鼻窦覆盖的是鳞状上皮，所以在鼻窦恶性肿瘤中鳞状细胞癌最常见。
67. A  与螺旋CT时间分辨力相关的是采集速度。
68. A  窗位应选择欲观察组织的CT值，又称窗中心。
69. A  腹部CT检查前1周内不能行肠胃钡餐造影的主要原因是避免遗留的钡剂产生伪影。
70. B  心脏搏动属于生理移动。
71. A  CAD即计算机辅助诊断，最初应用的部位是肺部。
72. A  结肠CT扫描需向结肠内注入气体。
73. E  过敏性鼻炎无法用CT诊断。
74. D  腹腔积气不是碘对比剂的不良反应。

75. D 等宽型多排探测器存在过多的排间隔，使射线利用率下降、有效信息丢失。
76. A 对X线的线束硬化效应进行校正称为数字数据的线性化处理。对空气值进行减除、对零点漂移值进行修正是对探测器性能的校正。对扫描数据的总和进行检验和校正，是利用计算机软件重新组合原始数据的过程。对处理好的数字数据再进行卷积处理是图像重建的过程。
77. E 对数放大器、积分放大器是数据采集系统部件对数据进行放大处理。投影器、卷积器是图像重建过程中的部件。减除空气值和修正零点漂移值是对采集到的数据经过模数转换后，将其中的偏移值去除掉，它是由计算机程序来完成的，故对应的部件为A/D微处理器。
78. E 电影扫描不一定是容积扫描。
79. C CT扫描时，提高转速可以提高图像时间分辨力，对运动脏器检查时尤为重要。
80. E 宽体探测器一次覆盖16 cm，可以采用轴扫扫描心脏等运动器官。
81. D 螺旋扫描相对于轴扫，每层图像数据在移动中获得，需要采用插值算法重建，其分辨力不如轴扫。
82. B 固体探测器的主要优点是灵敏度较高、较高的光子转换效率、线性动态范围好，缺点是相邻的检测器间存在缝隙、X线几何利用率较低、晶体发光后余辉较长、整个阵列中的各个探测器不易做得完全一致等。
83. A 肺循环较快，肺动脉CTA检查时应快速扫描。
84. D 肝的血供肝动脉占25%，门静脉占75%，所以在动脉期强化不显著。
85. A 窗宽400 HU、窗位40 HU显示的CT值范围是–160～240 HU，大于240 HU的组织全部表现为白色。
86. B 线性内插法是螺旋扫描的数据重建方法。
87. B 日本学者Naidich于1990年首次提出低剂量CT的概念，认为受检者所接受的剂量较常规剂量要降低20%以上。
88. C CT扫描速度快，密度分辨力高，应作为脑外伤检查的首选方法。
89. B 蛛网膜下腔出血的首选检查方法是CT平扫。
90. A 颈部CTA应顺动脉血流方向扫描，扫描范围自气管分叉下缘至外耳道平面。
91. C 颞骨CT采用高分辨力扫描，其优点是具有良好的空间分辨力，可清楚显示内耳细微结构。
92. D 肝CT平扫的管电压一般为120～140 kV。
93. E 胸部平扫的纵隔窗和增强扫描的窗宽、窗位无明显差异。
94. B CT平扫观察碎骨片移位情况效果最好。
95. D 骶椎扫描患者应选择仰卧位。
96. E 脊髓灰质炎不是CT扫描的适应证。
97. E 椎间盘扫描要平行于椎间隙，机架倾斜角度分别设定，不能连续扫描。
98. C 辐射实践正当化要求临床医生加强防护意识，合理开具检查，避免不必要的检查照射。
99. E 胸椎椎管内肿瘤的CT扫描应使用脊柱扫描序列，而不是常规胸部扫描。
100. C 观察骨盆骨折应选取骨窗，通常窗宽为1200～1500 HU，窗位为500～700 HU。
101. D 肩关节CT扫描范围为肩峰到肩胛骨下缘。
102. A 声带癌的早期CT表现正常或一侧声带稍有增厚。
103. C 眼眶内海绵状血管瘤是眶内最常见的原发良性肿瘤。其特征是内部存在静脉石样钙化，增强扫描明显强化。
104. C 穿刺术后再次行CT扫描，目的是观察有无气胸或出血等并发症。
105. B 骨关节CT三维重建图像一般采取标准算法，所得重建图像噪声较小、边缘柔和、立体效果好。
106. C 由于病变发生的部位不同，为适应穿刺操作，可以选择多种体位。
107. B 胸部CT扫描时，受检者头先进，仰卧位，双上肢自然上举抱头。脊柱后凸或对少量胸腔积液进行鉴别诊断时可取侧卧位或俯卧位。在胸部正位定位像上确定扫描范围,即肺尖至肺底。管电压为 100 ~ 120 kV。

108. C　CT 引导下穿刺活检的目的是鉴别病变性质。
109. E　适用于 CT 引导下穿刺的脏器主要实质脏器及组织,空肠等空腔脏器不适宜。
110. A　EBCT 是 electron beam CT 的缩写,即电子束 CT。
111. A　CT 透视扫描只有第一幅图像是采用一次 360° 扫描数据,之后的图像采用 60° 的新扫描数据和 300° 旧扫描数据。
112. E　滑环技术改变了扫描机架中转动部分和固定部分之间的馈电方式,与 CT 机是否能够移动无关。
113. B　旋转阳极 X 线管是非电子束 CT 机的构造。
114. A　CT 的冷却系统一般有水冷却、风冷却和水、风冷却三种,其中水冷却效果最好。
115. C　阵列处理器的主要任务是在主计算机的控制下,进行图像重建等处理。
116. A　CT 机械运动装置包括扫描机架、滑环和扫描床,不包括定位灯。
117. E　CT 透视机每秒能获得 5 ~ 8 幅图像,基本达到了实时显示,可满足胸、腹部的穿刺要求。
118. E　多数采用微型计算机作为 CT 的主计算机。
119. C　冠状动脉 CTA 的扫描范围是气管分叉到心脏膈面。
120. E　CT 图像的动态显示范围是指对人体组织 CT 值显示范围的能力,人眼仅能分辨 16 个灰阶,而分段显示灰阶是通过窗宽、窗位的调节完成的。
121. D　重建时间取决于计算机的运算速度及数据处理量的大小,不影响图像重建效果。
122. A　缩短重建时间可减少受检者的检查时间,提高检查效率,但与减少运动伪影无关。
123. C　在定位像扫描后、正式扫描前,扫描野还可以再次设置。
124. A　动态范围是指最大的响应值与最小可探测值之间的比值,其响应和转换的效率通常与探测器所采用的材质有关。
125. A　高频发生器的电压波动范围小于 1%,常规三相十二脉冲发生器的波动范围小于 4%。
126. E　CT 的螺距定义为球管旋转 1 周时床移动距离与层厚之比,距离与层厚均为长度单位,故螺距无量纲。
127. A　纵向分辨力是扫描床移动方向或人体长轴方向的图像分辨力,检查床移动速度越快,纵向分辨力越小。
128. B　甲状腺位于气管两侧及前缘,其密度高于周围软组织。
129. D　静脉胆囊造影 CT 扫描通常注射 40% ~ 50% 的胆影葡胺 20 ~ 30 ml。
130. C　滑环代替电缆供电,避免了电缆的缠绕,主要特点是可以单方向连续旋转。
131. C　非螺旋 CT 扫描必须经历球管和探测器系统启动加速、X 线球管曝光采集数据、球管和探测器系统减速停止、检查床移动到下一层面 4 个步骤。
132. C　CT 成像技术的优势是具有强大的图像后处理功能。
133. A　薄层扫描的优点是减少部分容积效应。
134. B　肝的左内叶和右前叶之间为肝中静脉,右前叶和后叶间以肝右静脉为界。
135. B　鞍上池呈五角形或六角形,其内周围为 Willis 血管环。
136. D　侧脑室前角及三角区内可见脉络丛,常有对称性钙化。
137. D　眼眶 CT 扫描采用轴位平扫,对血管显示较差。
138. A　上颌窦开口于中鼻道,窦口高于窦底,炎症化脓时分泌物不易排出。
139. C　第二肝门层面自右向左依次为右后上段、右前叶、左内叶、左外叶。
140. C　内耳窗宽为 3500 HU 左右。
141. D　结肠仿真内镜检查前肌注山莨菪碱是为了抑制肠蠕动。

142. C　心脏在中纵隔偏前，冠状动脉 CTA 扫描进行体位设计时，床面水平线为受检者的腋前线。
143. C　高、低对比度分辨力测试频度均为 1 次 / 月。
144. B　螺距与心率呈正相关，患者心率增加，螺距增加。
145. B　脊柱 CT 图像上常测量椎管前后径，以判断是否存在椎管狭窄。
146. E　对比剂智能追踪法又称为阈值监测法。时间飞跃法是磁共振血管成像的常用方法。
147. E　口腔 CBCT 常用坐立位，但不是常规 CT 检查的常用体位。
148. D　放射技师应充分了解临床检查目的，合理制定扫描参数。
149. D　对比剂应加热至 37.5 ℃并保持恒定，以减少其黏稠度。
150. B　输卵管狭窄通常做碘水造影，不是盆腔 CT 检查的适应证。
151. D　CTA 血管造影通常从右侧肘正中静脉团注对比剂。
152. C　重组技术建立在轴位原始图像的基础之上。
153. B　目前双能量 CT 技术由双源球管或单源双能瞬时切换或双层探测器实现。
154. D　肝包虫囊肿根据病理学变化和 CT 表现可分为四种类型。第一种类型是单纯型，即仅有一个囊肿。第二种类型是内囊分离型，即囊肿内部存在一个或多个小囊肿。第三种类型是多子囊型，即囊肿内部存在多个较大的子囊肿。第四种类型是实变钙化型，即囊肿内部出现实变和钙化的病理改变。
155. B　颈动脉体瘤的 CT 平扫表现为颈总动脉分叉处类圆形软组织肿块，边界清楚。增强扫描瘤体明显强化，边界更清楚。颈动脉 CTA 显示颈内外动脉分叉间距增大，形似杯状。
156. D　眼及眼眶 CT 冠状位扫描体位可用颏顶位或顶颏位，听眶线与床面平行。
157. E　模拟照明装置不是 CT 准直器的主要结构。
158. E　书写报告属于诊断环节，不属于 CT 检查步骤。
159. C　CTA 尚无法显示血管壁斑块成分。
160. B　ECT 即发射型计算机断层扫描仪，是一种利用放射性核素的检查方法，辐射剂量较普通 CT 大。
161. D　成本性能不属于确定屏蔽厚度的依据。
162. D　病毒性肝炎不属于 CT 扫描适应证。
163. D　脑膜瘤 CT 平扫呈高密度，密度均匀，边界清楚，周围可有水肿，增强扫描均匀强化。
164. E　热容量不足不会引起 X 线管射线量输出不足。
165. C　判断 DAS 故障首先应进行 DAS 测试，与 X 线管、通道、探测器、操作系统无关。
166. A　校正表在系统进行调试后产生。
167. E　阳极旋转、阴极固定可提高球管的热容量。
168. D　咽部增强扫描可以使大血管显示更佳，辨别血管与淋巴结，对病变定位、定性有帮助，有助于对肿瘤的鉴别诊断。
169. E　螺旋 CT 由于扫描速度快，可减少对比剂用量。
170. B　CT 机房不需要进行磁屏蔽。
171. E　影响冠状动脉 CTA 图像质量的因素不包括窦性心律规整。
172. E　眼眶横断面 CT 平扫无法显示眼动脉分支。
173. C　半月板不是颈椎的结构。
174. C　CT 仿真内镜不能显示管腔内黏膜和病变的真实颜色，无法对肠腔内的肿瘤、息肉和粪便进行区别，也不能发现平缓隆起的病变和炎性病变。
175. B　肺大疱不属于 CT 肺功能评估的适应证。
176. D　楔形补偿器又称滤过器，其作用是吸收 X 线束中的低能量 X 线，减少被检者的皮肤吸收 X 线剂量，滤过后的 X 线束能量分布较均匀，射线的平均能量提高，射线的能谱得到优化。
177. B　定位扫描时管球和探测器不动，检查床移动。

178. B　甲状腺平对颈 5 至胸 1 椎体，如果对甲状腺采取防护，会遮挡部分肺尖组织。
179. C　进床方向与辐射剂量无关。
180. E　鼻窦包括额窦、筛窦、蝶窦、上颌窦。
181. D　CT 引导经皮肺穿刺活检的适应证是胸腔内实质性病变，肺动静脉瘘应做 CTA 检查。
182. C　心率较低的患者仍需使用心电门控。

# 第3章
# 磁共振成像技术

## 练习三十二

1. 关于磁共振物理现象发现的时间是
   A. 1946 年
   B. 1952 年
   C. 1972 年
   D. 1977 年
   E. 1978 年
2. 关于获取第 1 幅人体头部磁共振图像的时间是
   A. 1946 年
   B. 1952 年
   C. 1972 年
   D. 1977 年
   E. 1978 年
3. 下列**不属于** MRI 特点的是
   A. 以射频脉冲为能量源,避免了辐射损伤
   B. 对骨骼、钙化显示效果好
   C. 多方位成像
   D. 多参数成像
   E. 图像对软组织分辨力强
4. 在自由水中,氢质子的拉莫尔(Larmor)频率为
   A. 低于脂肪
   B. 等于脂肪
   C. 高于脂肪
   D. 独立于脂肪
   E. 0
5. MRS 的特点**不包括**
   A. 对磁场的强度、均匀度的要求高
   B. 得到的是代谢产物的信息,通常以谱线及数值来表示
   C. 外加磁场强度越高,MRS 的质量越高
   D. 对于氢的原子核,常选择三甲基硅烷作为其相关代谢物进动频率的参照标准物
   E. 得到的代谢产物的含量能够准确反映组织的代谢变化

6. 关于 MRI 中,横向弛豫是指
   A. $T_1$ 弛豫
   B. 自旋 - 自旋弛豫
   C. 自旋 - 晶格弛豫
   D. 氢质子顺磁场方向排列
   E. 氢质子逆磁场方向排列
7. 关于 MRI 中,纵向弛豫是指
   A. $T_2$ 弛豫
   B. 自旋 - 晶格弛豫
   C. 自旋 - 自旋弛豫
   D. 氢质子顺磁场方向排列
   E. 氢质子逆磁场方向排列
8. 控制磁共振成像的内在因素**不包括**
   A. 自旋质子密度
   B. 自旋 - 晶格弛豫
   C. 自旋 - 自旋弛豫
   D. 化学位移
   E. 固体
9. 关于自由感应衰减信号的叙述,**错误**的是
   A. 自由感应衰减信号是磁共振成像系统的信号源
   B. 自由感应衰减信号衰减快慢由 $T_1$ 决定
   C. 自由感应衰减信号衰减快慢由 $T_2$ 决定
   D. 自由感应衰减信号衰减快慢由 Z 决定
   E. 自由感应衰减信号强度由最大直至最小,最终停止
10. 有最高的磁旋比且在医学上有重要作用的核素是
    A. 氢
    B. 氮
    C. 氧
    D. 碳
    E. 磷

11. 在活体 MR 中研究的氟核是
    A. $^{17}F$
    B. $^{18}F$
    C. $^{19}F$
    D. $^{20}F$
    E. $^{21}F$

12. **不属于** BOLD 效应优点的是
    A. 是完全无创的技术
    B. 功能性的对比噪声比高
    C. 梯度回波的 TE 的要求低，技术上容易实现
    D. 基态的血氧水平信息明确
    E. 容易实现覆盖全脑

13. 下列关于梯度磁场的叙述，**错误**的是
    A. 通电的梯度线圈产生的空间线性变化磁场称为梯度磁场
    B. 梯度磁场的场强一端大而另一端小
    C. 梯度磁场场强的变化率在单位距离内是相同的
    D. 梯度线圈只有一种磁场方向
    E. 梯度磁场的作用是提供质子磁共振信号的三维坐标信息

14. 在活体 MR 波谱仪研究的碳核是
    A. $^{10}C$
    B. $^{11}C$
    C. $^{12}C$
    D. $^{13}C$
    E. $^{14}C$

15. 在三个梯度磁场的设置及应用方面，下列正确的是
    A. 只有层面选择梯度与相位编码梯度能够互换
    B. 只有层面选择梯度与频率编码梯度能够互换
    C. 只有相位编码梯度与频率编码梯度能够互换
    D. 三种梯度磁场均不能互换
    E. 三种梯度磁场均能互换

16. 由于磷化合物是一种活性代谢产物，它可以在试管作 MR，其涉及的核子族为
    A. $^{30}P$
    B. $^{31}P$
    C. $^{32}P$
    D. $^{33}P$
    E. $^{34}P$

17. 关于梯度场与层面关系的说法，**错误**的是
    A. 梯度场弱，梯度线圈两端的频率变化较小，就得到较厚的层面
    B. 梯度场越强，则进动频率的变化越大，也就得到较薄的层面
    C. 梯度场大小与层厚薄无关
    D. 射频频带宽度越窄，层面越薄
    E. 射频频带宽度越宽，层面越厚

18. 在 MR 成像过程中，三个梯度磁场启动的先后顺序是
    A. 层面选择→相位编码→频率编码
    B. 层面选择→频率编码→相位编码
    C. 相位编码→频率编码→层面选择
    D. 频率编码→相位编码→层面选择
    E. 相位编码→层面选择→频率编码

19. 在 MR 设备系统中，关于辅助设备的说法**错误**的是
    A. 磁屏蔽是为了防止外界铁磁性物体对静磁场产生干扰
    B. 通常磁屏蔽采用足够厚度的铁安装在墙壁及磁体周围
    C. 射频屏蔽的目的是免除电磁的干扰
    D. 射频屏蔽一般安装在扫描室内，由铜、铝合金或不锈钢制成
    E. 扫描室屏蔽对门与接缝处要求不严格

20. 在 MR 成像中，傅里叶变换的主要功能是
    A. 将信号从频率域值转换成时间域值
    B. 将信号从时间域值转换成频率域值
    C. 将信号由时间函数转换成图像
    D. 将频率函数变为时间函数
    E. 将信号由频率函数转变成图像

21. $T_1$ 值是指 90° 脉冲后，纵向磁化矢量恢复到何种程度的时间
    A. 36%
    B. 37%
    C. 63%
    D. 73%
    E. 99%

22. 在 SE 序列中，90° 射频（RF）的目的是
    A. 使磁化矢量由最小值上升到 63% 的水平

B. 使磁化矢量由最大值衰减到37%的水平
C. 使失相的质子重聚
D. 使磁化矢量倒向XY平面内进动
E. 使磁化矢量倒向负Z轴

23. 在反转恢复（IR）序列中，第一个180°RF的目的是
    A. 使失相的质子重聚
    B. 使磁化矢量倒向负Z轴
    C. 使磁化矢量倒向XY平面内进动
    D. 使磁化矢量由最大值衰减到37%的水平
    E. 使磁化矢量由最小值上升到63%的水平

24. 在常规SE脉冲序列中，TE是指
    A. 从90°脉冲到180°脉冲间的时间
    B. 从90°脉冲开始到获取回波的时间间隔
    C. 从180°脉冲到信号产生的时间
    D. 第一个90°脉冲至下一个90°脉冲所需的时间
    E. 质子完成弛豫所需要的时间

25. 下列各项中，与扫描时间完全**无关**的是
    A. 矩阵大小
    B. 平均次数
    C. 频率编码数
    D. 相位编码数
    E. 重复时间

26. $T_2$值是指横向磁化矢量衰减到何种程度的时间
    A. 36%
    B. 37%
    C. 63%
    D. 73%
    E. 99%

27. 在常规SE脉冲序列中，180°RF的目的是
    A. 使磁化矢量由最大值衰减到37%的水平
    B. 使磁化矢量倒向负Z轴
    C. 使磁化矢量倒向XY平面内进动
    D. 使失相的质子重聚
    E. 使磁化矢量由最小值上升到63%的水平

28. 在常规SE脉冲序列中，TR是指
    A. 90°脉冲到信号产生的时间
    B. 90°脉冲到180°脉冲间的时间
    C. 180°脉冲到信号产生的时间
    D. 质子完成弛豫所需要的时间
    E. 第一个90°脉冲至下一个90°脉冲所需的时间

29. 在常规SE脉冲序列中，$T_1$加权像是指
    A. 长TR、长TE所成的图像
    B. 长TR、短TE所成的图像
    C. 短TR、长TE所成的图像
    D. 短TR、短TE所成的图像
    E. 依组织密度所决定的图像

30. 在常规SE脉冲序列中，质子密度加权像是指
    A. 长TR、长TE所成的图像
    B. 长TR、短TE所成的图像
    C. 短TR、短TE所成的图像
    D. 短TR、长TE所成的图像
    E. 依组织密度所决定的图像

31. 下列MR扫描序列中，最基本、最常用的脉冲序列是
    A. 反转恢复脉冲序列（IR脉冲序列）
    B. 梯度回波脉冲序列（GRE脉冲序列）
    C. 自旋回波脉冲序列（SE脉冲序列）
    D. 平面回波成像序列（EPI脉冲序列）
    E. 体液衰减反转恢复脉冲序列（FLAIR脉冲序列）

32. 在GRE脉冲序列中，翻转角（＜90°）越大，所获图像越接近于
    A. 质子密度加权像
    B. $T_1$加权像
    C. $T_2$加权像
    D. 不是$T_1$WI，也不是$T_2$WI
    E. 不是PdWI，也不是$T_1$WI

33. 在SE脉冲序列中，射频脉冲激发的特征是
    A. 90°～90°
    B. 90°～180°
    C. 90°～90°～180°
    D. 90°～180°～180°
    E. 180°～90°～180°

34. 在FSE脉冲序列中，射频脉冲激发的特征是
    A. 90°～90°
    B. 90°～180°
    C. 90°～90°～180°
    D. 90°～180°～180°
    E. 180°～90°～180°

35. 在FSE脉冲序列中，$T_2$加权像是指
    A. 长TR、长TE所成的图像

B. 长 TR、短 TE 所成的图像

C. 短 TR、短 TE 所成的图像

D. 短 TR、长 TE 所成的图像

E. 依组织密度所决定的图像

36. 有关组织的 $T_1WI$ 或 $T_2WI$ 信号强度，下列正确的是

 A. $T_1$ 越短，信号越强；$T_2$ 越短，信号越强

 B. $T_1$ 越长，信号越强；$T_2$ 越长，信号越强

 C. $T_1$ 越长，信号越弱；$T_2$ 越长，信号越弱

 D. $T_1$ 越短，信号越强；$T_2$ 越短，信号越弱

 E. $T_1$ 越短，信号越弱；$T_2$ 越短，信号越弱

37. 在 GRE 脉冲序列中，小翻转角，长 TE，长 TR，图像是

 A. $T_1$ 加权像

 B. $T_2$ 加权像

 C. $T_2^*$ 加权像

 D. 不是 $T_1WI$，也不是 $T_2WI$

 E. 不是 PdWI，也不是 $T_1WI$

38. 在 GRE 脉冲序列中，小翻转角，短 TE，长 TR，图像是

 A. $T_1$ 加权像

 B. $T_2$ 加权像

 C. 质子密度加权像

 D. 不是 $T_1WI$，也不是 PdWI

 E. 不是 $T_2WI$，也不是 PdWI

39. 在部分饱和脉冲序列中，射频脉冲激发的特征是

 A. 90°～90°

 B. 90°～180°

 C. 90°～90°～180°

 D. 90°～180°～180°

 E. 180°～90°～180°

40. 在 IR 序列中，射频脉冲激发的特征是

 A. 90°～90°

 B. 90°～180°

 C. 90°～90°～180°

 D. 90°～180°～180°

 E. 180°～90°～180°

41. 在具有 IR 特征的 EPI 序列中，射频脉冲激发的特征是

 A. 90°～90°

 B. 90°～180°

 C. 90°～90°～180°

 D. 90°～180°～180°

 E. 180°～90°～180°

42. 在具有 SE 特征的 EPI 序列中，射频脉冲激发的特征是

 A. 90°～90°

 B. 90°～180°

 C. 90°～90°～180°

 D. 90°～180°～180°

 E. 180°～90°～180°

43. 增加平均采集次数会导致

 A. 延长扫描时间，提高信噪比

 B. 延长扫描时间，降低信噪比

 C. 缩短扫描时间，增加信噪比

 D. 缩短扫描时间，降低信噪比

 E. 平均采集次数与信噪比无关

44. 导致血流信号增强的因素是

 A. 涡流

 B. 高速信号丢失

 C. 奇数回波失相

 D. 偶数回波重聚

 E. 预饱和脉冲

45. 若欲对大容积血管筛选成像，检查非复杂性慢流血管，常先采用

 A. 2D-TOF

 B. 3D-TOF

 C. 2D-PC

 D. 3D-PC

 E. 黑血法

46. MRA 中，TOF 法是指

 A. 相位对比法

 B. 黑血技术

 C. 时间飞跃法

 D. 预饱和技术

 E. 水成像技术

47. 若欲定量与定向分析流体，宜采用

 A. 2D-PC

 B. 2D-TOF

 C. 3D-TOF

 D. 3D-PC

 E. 黑血法

48. 下列导致血流信号降低的因素是

A．流入性增强效应
B．舒张期假门控
C．偶数回波复相
D．平行于成像平面的血流
E．垂直于成像平面的血流

49．**不属于** MRA 的方法是
A．PC 法
B．TOF 法
C．密度对比法
D．黑血法
E．对比增强 MRA

50．在 MRA 中，若欲单视角观察心动周期，宜采用
A．2D-TOF
B．2D-PC
C．3D-TOF
D．3D-PC
E．黑血法

51．在 MRA 中，欲显示有信号丢失的病变如动脉瘤、血管狭窄等，常采用
A．2D-PC
B．2D-TOF
C．3D-TOF
D．3D-PC
E．黑血法

52．含蛋白质水分囊变的 MR 表现为
A．$T_1$ 加权像呈低信号，$T_2$ 加权像呈高信号
B．$T_1$ 加权像呈低信号，$T_2$ 加权像呈低信号
C．$T_1$ 加权像呈高信号，$T_2$ 加权像呈高信号
D．$T_1$ 加权像呈高信号，$T_2$ 加权像呈低信号
E．$T_1$ 加权像中等信号，$T_2$ 加权像呈高信号

53．关于磁场强度对组织弛豫时间的影响叙述正确的是
A．$T_1$ 值随场强的增加缩短
B．$T_2$ 值随场强的增加延长
C．$T_1$ 值随场强的增加延长
D．$T_2$ 值随场强的增加缩短
E．$T_1$ 值、$T_2$ 值与磁场强度无关

54．下列**不属于**射频系统的部件是
A．功率放大器
B．高压发生器
C．射频发射器
D．发射线圈
E．接收线圈

55．MRI 扫描程序**无法**直接控制的内容有
A．图像重建
B．MR 信号采集
C．显示及后处理
D．扫描脉冲序列发送
E．干式激光打印机

56．当前**不适用**于人体 MR 成像装置的磁场强度是
A．0.2 T
B．0.5 T
C．1.0 T
D．2.0 T
E．4.7 T

57．在 MR 系统中，表面线圈的主要作用是
A．缩短成像时间
B．增加空间分辨率
C．提高图像信噪比
D．增加对比度
E．扩大了成像容积

58．与 X 线 CT 相比，MR 检查显示**不占绝对优势**的病变部位为
A．肝病变
B．肺部病变
C．头颅病变
D．骨关节病变
E．颅颈移行区病变

59．在心电门控技术中，常用的触发波为
A．P 波
B．R 波
C．Q 波
D．S 波
E．T 波

60．在 MR 成像中，与图像的对比度**无关**的因素是
A．对比剂
B．脉冲参数
C．脉冲序列
D．扫描矩阵
E．回波时间

61．含纯水分囊变的 MR 表现为
A．$T_1$ 加权像呈低信号，$T_2$ 加权像呈高信号
B．$T_1$ 加权像呈低信号，$T_2$ 加权像呈低信号
C．$T_1$ 加权像呈高信号，$T_2$ 加权像呈高信号

D．$T_1$加权像呈高信号，$T_2$加权像呈低信号

E．$T_1$加权像中等信号，$T_2$加权像呈高信号

62．关于 MRA 方法的叙述，**错误**的是

　A．三维时间飞跃法

　B．二维时间飞跃法

　C．三维相位对比法

　D．二维相位对比法

　E．"白血"技术

63．根据病变显示的需要，操作者**不能**修改的成像参数是

　A．TR

　B．$T_2$

　C．平均次数 N

　D．翻转角度 FA

　E．反转时间 TI

64．在 MR 检查的二维层面参数中，层面间距的作用是

　A．防止部分容积效应

　B．防止化学位移伪影

　C．防止交叉对话效应

　D．防止卷积伪影

　E．防止截断伪影

65．关于 MRI 成像的基本原理的表述，**不准确**的是

　A．当前 MRI 都用氢核或质子成像

　B．质子是一个小磁体，有自身的磁场

　C．进动速度用进动频率表示

　D．进动频率取决于所处的外磁场场强，外磁场场强越强，进动频率越低

　E．把被检者放进 MR 机磁体内，被检者本身成为一个磁体，有其磁场，即发生了磁化

66．关于 MRI 成像基本原理的表述，**不准确**的是

　A．沿着外磁场纵轴（Z 轴）方向的磁化，称为纵向磁化

　B．在纵向磁化的基础上，向被检者发射射频脉冲（RF），如 RF 脉冲与质子进动频率相同，就能将其能量传给质子，出现共振

　C．进动频率至今尚无可靠的方程计算出来，但可以估计

　D．质子吸收 RF 脉冲的能量，由低能级跃迁到高能级

　E．质子处于同相位后，磁矢量叠加而出现横向磁化

67．关于弛豫和弛豫时间的表述，**不正确**的是

　A．终止 RF 脉冲后即发生弛豫

　B．有两种弛豫，即纵向和横向弛豫

　C．有两种弛豫时间，即 $T_1$ 和 $T_2$

　D．$T_1$ 短于 $T_2$

　E．$T_1$ 和 $T_2$ 是时间常数，而非绝对值

68．MRI 的成像基于

　A．组织间吸收系数的差别

　B．组织间弛豫时间的差别

　C．进动频率的差别

　D．射频脉冲的差别

　E．磁场强度的差别

69．在 MRI 设备中，关于主磁体价值的描述，**不正确**的是

　A．直接关系到磁场强度

　B．直接关系到磁场均匀度

　C．直接关系到磁场稳定性

　D．不影响 MRI 图像质量

　E．用以说明 MRI 设备类型

70．MR 图像与 CT 图像相比，优越性表现为

　A．断面图像

　B．数字图像

　C．灰度图像

　D．空间分辨率高

　E．软组织对比分辨率高

71．关于 MRI 成像"流空效应"的表述，**不正确**的是

　A．于 SE 序列，终止 RF 后接收该层面信号时，由于血管内血液被激发的质子已流动离开受检层面，接收不到信号，此称为流空现象

　B．血液流空现象使血管腔内不使用对比剂即可显影

　C．流空的血管呈白影

　D．流空现象亦出现于脑脊液

　E．流动的血液信号还与流动方向、速度及层流和湍流有关

72．关于质子弛豫增强效应与对比增强的表述，**不正确**的是

　A．一些顺磁或超顺磁性物质使局部产生磁场，可缩短周围质子弛豫时间

　B．钆（Gd）属顺磁性物质

C. 钆可用作 MRI 对比剂

D. 对比剂可以改变 MR 信号强度

E. $T_1WI$ 上，非增强部分呈高信号

73. 关于脉冲序列，下述**不正确**的是

A. SE 序列最常应用

B. SE 序列有两个扫描参数，即 TR 与 TE

C. 选择不同的 TR 与 TE 可分别获得 $T_1WI$、$T_2WI$ 和 PdWI

D. 一般 TR 用 300～3000 ms，TE 用 15～90 ms

E. MR 信号强度与 TR、$T_2$ 成反比，与 TE、$T_1$ 成正比

74. 关于 MRI 检查技术，下列描述**不正确**的是

A. 脂肪抑制是将图像上由脂肪形成的高信号抑制下去，使其信号强度减低

B. 脂肪抑制技术不能使非脂肪成分的高信号受抑制，其信号强度保持不变

C. MRI 对比增强检查是静脉内注入能使质子弛豫时间缩短的顺磁性物质作为对比剂，行 MRI 对比增强

D. 现在常用的对比剂为 Gd-DTPA

E. 对比增强检查对中枢神经系统疾病的诊断价值较小

75. 关于 MR 血管造影（MRA），描述**不正确**的是

A. 是血管成像的 MRI 技术

B. 必须注入对比剂，但注射量少

C. 安全、无创性检查

D. 常用时间飞跃（TOF）和相位对比（PC）法

E. 对小血管和小病变的显示不够满意

76. 设备参数**不包括**

A. 磁场强度

B. 梯度磁场强度和切换率

C. 电源容量

D. 测量条件

E. 线圈特性

77. 梯度线圈通常采用

A. 矩形线圈

B. 鞍形线圈

C. 圆形线圈

D. 菱形线圈

E. 椭圆形线圈

78. 梯度场的非线性一般**不能**超过

A. 10%

B. 8%

C. 6%

D. 4%

E. 2%

79. 梯度场强等于

A. 梯度场一端的磁场强度/梯度场的长度

B. 梯度场两端的磁场强度差值/梯度场的长度

C. 梯度场两端的磁场强度之和/梯度场的长度

D. 梯度场的磁场强度差值/梯度场的长度

E. 梯度场一端较大的磁场强度/梯度场的长度

80. 临床应用型 1.5T MRI 设备的常规梯度场强已普遍达到

A. 30 mT/m 以上

B. 20 mT/m 以上

C. 15 mT/m 以上

D. 10 mT/m 以上

E. 5 mT/m 以上

81. 临床应用型 1.5T MRI 设备的常规切换率达

A. 60 mT/(m·s) 以上

B. 80 mT/(m·s) 以上

C. 100 mT/(m·s) 以上

D. 120 mT/(m·s) 以上

E. 140 mT/(m·s) 以上

82. 磁共振信号的数量级是

A. 微伏级

B. 毫伏级

C. 伏特级

D. 千伏级

E. 纳伏级

83. MR 信号在 A/D 转换时需要的电压为

A. 1 V 左右

B. 2 V 左右

C. 4 V 左右

D. 10 V 左右

E. 20 V 左右

84. 一般在 MRI 设备中，数字信号的量化级数为

A. 32 位

B. 16 位

C. 8 位

D. 4 位

E. 2 位

85. MRI 设备的共振频率在连续几次测量中变化

量不应大于

A．50 ppm

B．40 ppm

C．30 ppm

D．20 ppm

E．10 ppm

86．脂肪组织具有较高的质子密度，在常规 SE 序列成像中

A．$T_1$ 加权像呈高信号，$T_2$ 加权像呈高信号

B．$T_1$ 加权像呈高信号，$T_2$ 加权像呈低信号

C．$T_1$ 加权像呈低信号，$T_2$ 加权像呈高信号

D．$T_1$ 加权像呈低信号，$T_2$ 加权像呈低信号

E．$T_1$ 加权像呈中等信号，$T_2$ 加权像呈中等信号

87．**不能**进行 MR 成像的元素是

A．$^{13}C$

B．$^{31}P$

C．$^{2}H$

D．$^{23}Na$

E．$^{19}F$

88．下列等式中正确的是

A．1 T（特斯拉）= 10G（高斯）

B．1 T = $10^2$G

C．1 T = $10^3$G

D．1 T = $10^4$G

E．1 T = $10^5$G

89．结合水的运动频率接近于 Larmor 频率，因此相对于自由水，其

A．$T_1$ 弛豫慢，$T_1$ 值短

B．$T_1$ 弛豫慢，$T_1$ 值长

C．$T_1$ 弛豫快，$T_1$ 值短

D．$T_1$ 弛豫快，$T_1$ 值长

E．$T_2$ 弛豫快，$T_2$ 值短

90．自由水的运动频率明显高于 Larmor 频率，因此

A．$T_1$ 弛豫慢，$T_1$ 值短

B．$T_1$ 弛豫慢，$T_1$ 值长

C．$T_1$ 弛豫快，$T_1$ 值短

D．$T_1$ 弛豫快，$T_1$ 值长

E．$T_2$ 弛豫慢，$T_2$ 值长

91．在 MRA 技术中，预饱和技术常用于抑制

A．吞咽运动伪影

B．心搏伪影

C．呼吸运动伪影

D．化学位移伪影

E．逆向流动液体信号

92．在 MRI 设备中，**不能**用作主磁体结构的是

A．永久磁体

B．常导磁体

C．超导磁体

D．开放磁体

E．封闭磁体

93．梯度回波序列（GRE）的特点为

A．成像时间长

B．空间分辨率低

C．信噪比低

D．可获得准 $T_1$WI、准 $T_2$WI 及准 PdWI

E．主要用于辅助成像

94．**不属于**组织参数的是

A．质子密度

B．纵向弛豫时间

C．横向弛豫时间

D．化学位移

E．密度值

95．选择设备**不作**主要参数考虑的是

A．磁场强度

B．梯度磁场强度和切换率

C．线圈特性

D．测量条件

E．电源容量

# 练习三十二答案

1．A  1946 年，美国哈佛大学物理学家 E. M. Purcell 和斯坦福大学 F. Bloch 同时发现 MR 现象。

2．E

3. B 对骨骼、钙化显示效果好属于 X 线及 CT 成像的特点。

4. C 拉莫尔频率是原子核在静磁场中的进动频率，由于化学位移作用，脂肪组织中氢质子的进动频率比水中质子要慢大约 3.5 ppm。

5. E

6. B 横向弛豫又称为自旋-自旋弛豫或 $T_2$ 弛豫。

7. B 纵向弛豫又称为自旋-晶格弛豫或 $T_1$ 弛豫。

8. E 除 E 外，其他均属于对磁共振成像有贡献的内在因素。

9. D 自由感应衰减信号强度由最大到最小，最终衰减为零。

10. A  11. C  12. D

13. D 梯度线圈由 X、Y、Z 三组组成，产生三个方向的梯度磁场。

14. D

15. E 三种梯度场的作用均能互换，这也是 MRI 能进行任意方位成像的原因。

16. B

17. C 在射频宽度一定的条件下，梯度场强度越大，层面越薄，反之则越厚。

18. A 在二维 MRI 成像过程中，梯度场的启动顺序分别是层面选择梯度、相位编码梯度、频率编码梯度。

19. E 扫描室门接缝不严时，外界的电磁波会干扰 MRI 成像。

20. B 在 MRI 成像过程中，接收到的 MR 信号为时域信号，傅里叶变换功能是将时域信号转换成频域信号，频域信号中包含了信号强度与空间信息，重建 MR 图像。

21. C $T_1$ 值是指纵向磁化矢量恢复到最大值的 63% 时所需要的时间。

22. D 在 SE 序列中，90° 射频脉冲的作用是将纵向磁化矢量从 Z 轴转到 XY 平面。

23. B 在 IR 序列中，第一个 180° RF 脉冲的目的是将纵向磁化矢量由 Z 轴翻转至负 Z 轴。

24. B 在 SE 序列中，TE 是指从激发脉冲到产生回波之间的时间间隔。

25. C 2D MR 扫描时间与相位编码步数、TR、平均采集次数等有关，与频率编码数无关。

26. B 在 $T_2$ 值是指横向磁化矢量衰减到其最大值 37% 时所需要的时间。

27. D 在 SE 序列中 180° 脉冲的作用是将 XY 平面内失相位的质子重聚。

28. E 重复时间 TR 是指脉冲序列的一个周期所需要的时间，SE 序列中指 90° 脉冲至下一个周期 90° 脉冲之间的时间间隔。

29. D 在 SE 序列中，$T_1$ 加权选择短 TR、短 TE。

30. B 在 SE 序列中，PD 选择长 TR、短 TE。

31. C 在 MRI 成像中，目前最基本、最常用的脉冲序列是自旋回波序列。

32. B 在 GRE 序列中，FA 越大，得到的图像越接近于 $T_1$ 加权图像。

33. B 在 SE 序列，RF 脉冲是先施加 90° 激发后，再施加 180° 聚相脉冲。

34. D FSE 序列 90° 激励脉冲后，再施加若干 180° 聚相脉冲。

35. A FSE 序列对比特性与常规 SE 序列相似，$T_2$ 加权图像是长 TR、长 TE 所得到的图像。

36. D $T_1$ 弛豫时间是纵向磁化矢量恢复到原来的 63% 所需要的时间，所以 $T_1$ 越短，信号强度越强，同理，$T_2$ 弛豫时间是指横向磁化矢量衰减至最大值的 37% 所需要的时间，所以 $T_2$ 值越短，信号越弱。

37. C 在 GRE 序列中，小 FA 加上长 TR、长 TE，可产生 $T_2^*$ 加权像。

38. C 在 GRE 序列中，小 FA 加上长 TR、短 TE，产生 PD 加权的图像。

39. A 部分饱和脉冲序列一个周期中仅有 90° 脉冲。

40. E IR 序列中，首先由 180° 射频脉冲将纵向磁化矢量反转到负 Z 轴，再加 90° 激发脉冲及 180° 聚相脉冲。

41．E　IR 特征的 EPI 序列首先加 IR 特征的脉冲，再行 EPI 采集。

42．B　SE 特征的 EPI 序列首先加 SE 特征的脉冲，再行 EPI 采集。

43．A　成像的信噪比正比于平均采集次数的平方根，成像时间正比于平均采集次数。

44．D　根据 MRA 原理可知，血流以层流流动时，沿管径不同位置流速不同，第一个 180° 脉冲不能使这些运动质子翻转聚相，但第二个 180° 脉冲可使这些质子翻转聚相，产生回波信号，即为奇数波失相及偶数波复相效应，偶数回波重新聚相产生较高的回波信号，这种信号增加仅见于对称回波中。

45．A　由于 2D TOF MRA 对慢血流病变非常敏感，因此对于大面积非复杂慢血流血管的成像，可以使用该方法成像。

46．C　MRA 的 TOF 成像法是 time of flight 的简称，指时间飞跃法。

47．D　PC MRA 的基础是流动质子的相位效应，与血流速及血流方向有关，3D PC MRA 的采集序列中，RF 脉冲激励的是一个较厚的区域，因此可定量与定向分析流体特性。

48．D　平行于成像平面的血流产生失相位，导致血流信号降低。

49．C　MR 成像中无密度对比法这种技术，因此它也不可能是 MRA 成像方法。

50．B　2D PC MRA 成像中，如果相位编码由 ECG 触发，可在一个心动周期内产生多个时相的电影成像，常用于观察心动周期。

51．D　3D PC 法对快、慢血流都敏感，是动脉瘤、狭窄的血管的最佳选择方法。

52．E　含蛋白质水分囊变组织具有中等 $T_1$、长 $T_2$。

53．C　$T_1$ 与静磁场的强度相关，场强越大，$T_1$ 值越长。

54．B

55．E　胶片的打印机是成像设备的附属设备，MR 设备可利用它打印胶片，但它不属于 MRI 扫描程序。

56．E　FDA 规定适用于人体进行 MRI 的设备主磁场强度不超过 3.0 T。

57．C　表面线圈是一种可紧贴成像部位放置的接收线圈，其目的是获取最大信号强度，提高图像信噪比。

58．B　由于肺部气体较多含 H 质子较少，不适用于 MRI 检查。

59．B　MRI 心电门控技术中使用的是 R 波触发。

60．D　扫描矩阵影响图像的信噪比和分辨率，对对比度无影响。

61．A　含纯水分囊变组织具有长 $T_1$、长 $T_2$。

62．E　"白血"技术指血流为高信号的成像，不特指 MRA 成像方法。

63．B　由于 $T_2$ 值是组织的固有参数，不能通过操作来修改。

64．C　MRI 对 RF 脉冲的形状（或包络）都有一定要求，而实际产生的 RF 脉冲并不像理想的精确，在对目标层面激励时，由于 RF 脉冲的非理想特性，将引起相邻层面内的质子受到额外激励，造成层面内的质子出现饱和现象，从而造成图像的 SNR 降低，产生交叉对话伪影，所以层间距**不能**太小。

65．D　根据 Larmor 方程，质子的进动频率为 $\omega = \gamma B_0$，因此它和主磁场成正比。

66．C　根据 Larmor 方程，质子的进动频率为 $\omega = \gamma B_0$（$\omega$ 为进动频率，$\gamma$ 为磁旋比，$B_0$ 为主磁场），因此可以计算出准确的进动频率。

67．D　通常组织的 $T_1$ 值均大于 $T_2$ 值。

68．B　MRI 成像原理基于不同组织间的弛豫时间不同。

69．D　主磁场场强越高，图像信噪比越高。

70．E

71．C　流空血管产生黑血效应，即血管呈低信号。

72．E　MRI 中增强部分组织的 $T_1$ 时间缩短，在 $T_1W$ 图像上呈现高信号。

73．E　MRI 信号强度与 TR、TE、$T_1$、$T_2$ 密切相关，这些参数对信号强度的影响呈复杂的指数变化，不是简单的线性关系。

74. E　对比增强剂在MRI中对各系统病变均有一定的诊断价值，中枢神经系统疾病也不例外。

75. B　MRA有两种形式，即不注射对比剂的MRA（包括TOF MRA及PC MRA）及注射对比剂的CE-MRA。

76. C　电源容量不属于设备参数。

77. B　梯度线圈通常采用螺线管线圈和鞍形线圈两种。

78. E　梯度场的非线性一般不超过2%，超过即可能产生图像变形。

79. B　梯度场强是单位距离上梯度磁场的变化值，单位为mT/m。

80. A　　81. D

82. A　磁共振信号非常微弱，其数量级是微伏级。

83. D　　84. B

85. E　MRI设备的共振频率的变化率不应大于10 ppm。

86. A

87. C　不存在 $^2$H 这种原子核。

88. D　$1\ T = 10^4\ G$。

89. C　结合水的运动频率接近Larmor频率，相对于自由水而言其$T_1$弛豫快，$T_1$值相对短。

90. B　液体的$T_1$时间与分子重新定向的平均速度及分子的大小有关。水分子（如自由水）比大分子（如脂类）重新定向要快得多，其运动频率比Larmor频率高得多，使质子与周围晶格之间的能量交换减慢，$T_1$时间很长。

91. E　在MRA技术中，预饱和技术常用于抑制逆向流动的液体信号。

92. E　人体必须进入磁体中才能行MRI检查，故封闭磁体不能用于主磁体结构。

93. C　GRE序列与SE序列相比，信噪比较低。

94. E　密度值属于CT成像的参数。

95. E

# 练习三十三

1. MRI中常用的射频脉冲有
   A. 30°
   B. 60°
   C. 90°
   D. 120°
   E. 150°

2. 用于MRI设备质量保证的几何参数**不包括**
   A. 空间分辨率
   B. 层面几何参数
   C. 磁体体积
   D. 空间线性
   E. 敏感容积

3. 在MRI中，成像速度最快的方法是
   A. SE序列
   B. TSE序列
   C. GRE序列
   D. IR序列
   E. EPI

4. 血流信号增加的影响因素有
   A. 高速信号丢失
   B. 奇数回波失相
   C. 偶数回波复相
   D. 心电门控
   E. 流空效应

5. **不属于MRA方法的是**
   A. 时间飞跃法
   B. 相位对比法
   C. "黑血"技术
   D. DSA
   E. 对比增强

6. 快速小角度激发成像（FLASH）与 SE 序列的主要不同点为
   A. 激励脉冲的角度
   B. 产生回波的图像
   C. 相位编码
   D. 频率编码
   E. 层面选择

7. FLASH 图像的对比度取决于
   A. 激发脉冲的角度
   B. 相位编码
   C. 层面选择
   D. 平均次数
   E. 矩阵大小

8. 根据病变显示的需要，操作者**不可以**修改的成像参数有
   A. TR
   B. TE
   C. 平均次数 $N$
   D. $T_1$ 值
   E. FA

9. 关于"MRI 发展史"，下列说法**不正确**的是
   A. 1946 年发现磁共振现象
   B. 磁共振现象由美国学者首次发现
   C. 1973 年获得第 1 幅人体 MRI 图像
   D. 1990 年用于临床诊断
   E. 目前已开发出功能成像、水成像等新技术

10. 磁场强度单位是
    A. 伦琴
    B. 戈瑞
    C. 特斯拉
    D. 帕
    E. 居里

11. FISP 与 SSFP 所属的序列为
    A. SE 序列
    B. IR 序列
    C. GRE 序列
    D. TSE 序列
    E. EPI

12. 与梯度磁场强度变化**无关**的因素是
    A. 层厚
    B. 扫描野
    C. 空间分辨率
    D. 磁共振信号强度
    E. 扫描时间

13. 在静磁场中，组织磁化氢质子的取向是
    A. 杂乱无章
    B. 顺磁场及逆磁场
    C. 90° 排列
    D. 30° 排列
    E. 顺磁场排列

14. 稳态自由进动成像（SSFP）所产生的图像特征为
    A. $T_1$ 加权像
    B. $T_2$ 加权像
    C. 质子加权像
    D. 重 $T_2$ 加权像
    E. 脂肪抑制像

15. 生物组织中 $T_2$ 值约为
    A. 数千 ms
    B. 数十 ms
    C. 数百 ms
    D. 数万 ms
    E. 数 ms

16. 生物组织中 $T_1$ 值约为
    A. 数千 ms
    B. 数十 ms
    C. 数百 ms
    D. 数万 ms
    E. 数 ms

17. 在 MR 成像装置中，梯度磁场设计有
    A. 1 个
    B. 2 个
    C. 3 个
    D. 4 个
    E. 5 个

18. 欲快速显示冠状面全脑血管概貌，宜选用
    A. 3D TOF
    B. 2D TOF
    C. 3D PC
    D. 2D PC
    E. 黑血法

19. 为减少微小动脉的信号丢失，最好选用
    A. 3D TOF
    B. 2D TOF

C. 3D PC
D. 2D PC
E. 黑血法

20. SE 序列中 90° 脉冲的作用是
    A. 使净磁化矢量从 Z 轴转向 XY 平面上作旋进运动，随之失相
    B. 使净磁化矢量从 Z 轴转向 XY 平面上作旋进运动，随之相位重聚
    C. 使净磁化矢量从 X 轴转向 Y 轴作旋进运动
    D. 使净磁化矢量从 Y 轴转向 X 轴作旋进运动
    E. 相位重聚

21. 稳态进动快速成像（FISP）与 FLASH 的不同之处在于
    A. 翻转角度
    B. 形成最大的横向磁化矢量
    C. TR
    D. TE
    E. 弛豫时间

22. 在不同区域的 K 空间数据与图像质量的关系是
    A. K 空间的中心部分决定图像的对比，边缘部分决定图像的细节
    B. K 空间的中心部分决定图像的细节，边缘部分决定图像的对比
    C. K 空间的中心与边缘部分决定图像的对比
    D. K 空间的中心与边缘部分均决定图像的细节
    E. 只有 K 空间的中心部分对比图像的质量起作用

23. 梯度回波（GRE）与自旋回波（SE）相比
    A. GRE 幅值较 SE 小，图像信噪比高
    B. GRE 幅值较 SE 小，图像信噪比低
    C. GRE 幅值较 SE 大，图像信噪比高
    D. GRE 幅值较 SE 大，图像信噪比低
    E. GRE 幅值较 SE 小，图像信噪比相同

24. 梯度回波的翻转角度大小决定了其图像的性质
    A. 翻转角大（小于 90°），得 $T_1$ 加权像；翻转角小，得 $T_2$ 加权像
    B. 翻转角大，得 $T_2$ 加权像；翻转角小，得 $T_1$ 加权像
    C. 翻转角大，得质子加权像；翻转角小，得 $T_2$ 加权像
    D. 翻转角大，得 $T_1$ 加权像；翻转角小，得质子加权像
    E. 翻转角大，得 $T_2$ 加权像；翻转角小，得质子加权像

25. $Gd^{3+}$ 含有的不成对电子数是
    A. 1 个
    B. 3 个
    C. 5 个
    D. 7 个
    E. 9 个

26. 对于 Gd-DTPA 的描述**错误**的是
    A. Gd-DTPA 口服不吸收
    B. 静脉注射后，由肾浓缩以原型随尿排出
    C. Gd-DTPA 不透过细胞膜，主要在细胞外液
    D. 不易透过血脑屏障
    E. 易透过血脑屏障

27. 注射 Gd-DTPA 后，**不应**采用的成像方法有
    A. SE 序列的 $T_1$ 加权成像
    B. GRE 序列的 $T_1$ 加权成像
    C. $T_2$ 加权成像
    D. $T_1$ 加权辅以磁化传递成像
    E. $T_1$ 加权辅以脂肪抑制技术

28. MRI 装置所**不包含**的内容有
    A. 磁体系统
    B. 梯度磁场系统
    C. 高压发生系统
    D. 射频系统
    E. 计算机系统

29. 在快速自旋回波（TSE）序列中
    A. 回波链越长，扫描时间越长
    B. 回波链越短，扫描时间越短
    C. 回波链越长，扫描时间越短
    D. 回波链可以无限制地长
    E. 扫描时间与回波链**无关**

30. 短时反转恢复（STIR）序列常用于
    A. 呼吸控制
    B. 脂肪抑制
    C. 心电控制
    D. 抑制运动
    E. 水抑制

31. **不属于**磁场对环境的影响范畴的是
    A. 依机械原理工作的仪器、仪表
    B. 磁记录装置

C．具有电真空器件和光电耦合器件的设备
D．建筑物中的钢梁、钢筋
E．心脏起搏器、离子泵等体内植入物

32．不属于环境对磁场的影响范畴的是
A．地板内的钢筋网
B．大功率电缆、变压器
C．轮椅、担架
D．小汽车、卡车
E．心脏起搏器、离子泵等体内植入物

33．在 MRI 系统中，均匀性是以主磁场的多少作为一个偏差单位来定量表示的
A．千分之一
B．万分之一
C．十万分之一
D．百万分之一
E．千万分之一

34．平均次数与信噪比及采集时间的相互关系为
A．平均采集次数增加 1 倍，信噪比也增加 $2^{1/2}$ 倍，采集时间亦增加 1 倍
B．平均采集次数增加 1 倍，信噪比增加 2 倍，采集时间增加 1 倍
C．平均采集次数增加 1 倍，信噪比增加 2 倍，采集时间增加 2 倍
D．平均采集次数增加 1 倍，信噪比增加 1 倍，采集时间增加 1 倍
E．平均采集次数增加 1 倍，信噪比增加 1 倍，采集时间增加 2 倍

35．在 IR 序列中，如果某一组织的 $T_1$ 值接近于反转时间，则该组织在图像上表现为
A．信号增强
B．信号较强
C．信号抑制
D．中等信号
E．无信号

36．颅内病变 Gd-DTPA 增强后，最宜与 $T_1$ 加权成像匹配的技术是
A．呼吸门控技术
B．心电门控技术
C．磁化传递技术
D．化学位移成像
E．脉搏门控技术

37．可以行 MR 检查的患者是

A．带有心脏起搏器者
B．心脏病患者
C．术后动脉夹存留者
D．换有人工金属瓣膜者
E．体内有胰岛素泵者

38．与 X 线、CT 相比，MRI 检查显示占绝对优势的病变为
A．头颅病变
B．颅颈移行区病变
C．肺部病变
D．肝病变
E．骨关节病变

39．不是磁共振成像设备操作模式的是
A．键盘操作模式
B．触摸屏操作模式
C．电笔操作模式
D．鼠标操作模式
E．脚控开关

40．超导磁体中有关液氦的温度错误的是
A．超导线圈应保持在绝对零度
B．绝对零度等于 –237℃
C．绝对零度等于 137℃
D．维持超导状态的温度不高于 8 K
E．超导体温度高于 10 K 后会导致失超

41．下列影像学方法可行任意方位断层的是
A．螺旋 CT
B．电子枪 CT
C．MRI
D．SPECT
E．PET

42．下列各种图像对显示颅后窝肿瘤最敏感的是
A．X 线平片
B．CT
C．$T_1$ 加权像
D．质子密度加权像
E．$T_2$ 加权像

43．下列影像学方法，可直接显示脊髓的是
A．超声
B．PET
C．X 线平片
D．CT
E．MRI

44. $T_1$ 加权图像中
    A. 只包括 $T_1$ 的成分
    B. 包括 $T_1$ 和 $T_2$ 的成分
    C. 包括 $T_1$ 和质子密度的成分
    D. 只包括 $T_2$ 和质子密度的成分
    E. 除 $T_1$ 成分外，还包括 $T_2$ 和质子密度的成分

45. 关于超导开放型 MR 设备优势的叙述，**错误**的是
    A. 便于开展介入操作
    B. 便于检查中监护被检者
    C. 便于儿科与不合作患者检查
    D. 克服了幽闭恐惧患者应用 MR 检查的限制
    E. 提供的固有磁场强度比常导型低

46. 快速小角度激发脉冲序列，可
    A. 增加横向磁化矢量
    B. 去除横向磁化矢量
    C. 稳定横向磁化矢量
    D. 去除纵向磁化矢量
    E. 减少纵向磁化矢量

47. $T_2^*$ 值
    A. 短于 $T_2$
    B. 等于 $T_2$
    C. 长于 $T_2$
    D. 等于 $T_1$
    E. 长于 $T_1$

48. 在 MR 性能参数中，mT/(m·ms) 表示
    A. 梯度场切换率
    B. 梯度场强
    C. 磁体长度
    D. 采集时间
    E. 固有磁场场强

49. 为得到一帧二维 MRI，使具有相同频率相区别的磁场为
    A. 倾倒角度不同的射频脉冲
    B. 不同位置的接收线圈
    C. 相位编码梯度磁场
    D. 频率编码梯度磁场
    E. 层面选择梯度磁场

50. 薄层扫描需具备的条件是
    A. 梯度磁场场强高
    B. 梯度磁场场强低
    C. 射频带宽要宽

    D. 射频编码大的步码数
    E. 相位编码大的步码数

51. 反转恢复脉冲序列，施加的第一个脉冲是
    A. 270°
    B. 180°
    C. 90°
    D. 50°
    E. 25°

52. SE 序列相位一致是指
    A. 180° 脉冲激励时
    B. 180° 脉冲激励前
    C. 质子群所有质子在同一方向，同步自旋
    D. 质子群所有质子在同一方向，不同步自旋
    E. 质子群所有质子在不同方向，不同步自旋

53. SE 序列相位重聚是指
    A. 90° 脉冲激励时
    B. 90° 脉冲激励后
    C. 180° 脉冲激励时
    D. 使离散相位又一致
    E. 横向宏观磁化矢量变小

54. SE 序列去相位是指
    A. 180° 脉冲激励时
    B. 180° 脉冲激励后
    C. 90° 脉冲激励时
    D. 磁场不均匀引起去相位
    E. 横向整体信号增大

55. SE 序列，两个 90° 脉冲之间的时间为
    A. TE
    B. TI
    C. 2TI
    D. T´
    E. TR

56. $T_1$ 值规定为
    A. $M_Z$ 达到最终平衡状态 63% 的时间
    B. $M_Z$ 达到最终平衡状态 37% 的时间
    C. $M_Z$ 达到最终平衡状态 63% 的信号强度
    D. $M_{XY}$ 衰减到原来值 37% 的时间
    E. $M_{XY}$ 衰减到原来值 63% 的时间

57. 核磁弛豫的概念及宏观磁化矢量的变化为
    A. 出现于 90° 射频脉冲之前
    B. 出现于 90° 射频脉冲之中
    C. $M_{XY}$ 由最大恢复到平衡状态的过程

D. $M_{XY}$ 最小

E. $M_Z$ 最大

58. MR 图像通常是指

   A. $^1H$ 图像

   B. $^2H$ 图像

   C. $^3H$ 图像

   D. $^{13}C$ 图像

   E. $^{19}F$ 图像

59. **不是** MRI 主要成像参数的是

   A. 拉莫尔（Larmor）频率

   B. 自旋密度

   C. $T_1$ 弛豫时间

   D. $T_2$ 弛豫时间

   E. TR

60. 有关 MR 进展的叙述，**错误**的是

   A. 临床应用的磁场强度已达到 3.0 T

   B. 新型磁体长度仅为 1.4 m

   C. 噪声水平已降低了 40%～90%不等

   D. 向低梯度场强方向发展

   E. 中场超导开放型 MR 设备进一步普及

61. 基于严格的自旋密度，在 $T_2WI$ 中，显示最亮的组织是

   A. 脂肪

   B. 水

   C. 肌肉

   D. 骨骼

   E. 肺

62. 基于严格的自旋密度，在 $T_2WI$ 中，显示最暗的组织是

   A. 脂肪

   B. 水

   C. 肌肉

   D. 骨骼

   E. 脑灰质

63. 有关 PC-MRA 流动图像的叙述，**不正确**的是

   A. 流动图像的信号强度与速度有关

   B. 速度越快，信号变化越明显

   C. 正向血流表现为高信号

   D. 反向血流表现为低信号

   E. 静止组织表现为低信号

64. 与自旋密度最密切相关的是

   A. 结合氢

   B. 游离氢

   C. 瞬间氢

   D. 诱发氢

   E. 与氢无关

65. 自旋密度可被最佳定义为氢的

   A. 浓聚

   B. 充电

   C. 弛豫

   D. 形状

   E. 大小

66. 自旋密度可被最佳描述为许多氢质子

   A. 通过一个像素

   B. 与一个像素的平衡

   C. 在一个像素内激励

   D. 在一个像素内

   E. 通过一个体素

67. 自旋密度在_____内最接近核

   A. 结合氢

   B. 游离氢

   C. 组织

   D. 水

   E. 与氢状态无关

68. 与自旋密度最密切相关的是

   A. 进动

   B. 弛豫

   C. 诱发

   D. 浓聚

   E. 散相

69. 与在平衡状态（$M_0$）的静态磁化矢量最密切相关的是

   A. 自旋密度

   B. $T_1$ 弛豫时间

   C. $T_2$ 弛豫时间

   D. 进动

   E. 弛豫

70. **不属于** 3D-TOF 优于 2D-TOF MRA 的是

   A. 层面方向空间分辨率比 2D-TOF 更高

   B. 原始图像的层厚可以小于 1 mm

   C. 受湍流的影响相对较小

   D. 有利于慢血流的显示

   E. 重建后图像的质量较好

71. CE-MRA 的原理就是利用对比剂使血液的

A. $T_1$ 值明显缩短
B. $T_1$ 值明显延长
C. $T_2$ 值明显缩短
D. $T_2$ 值明显延长
E. $T_2^*$ 值明显缩短

72. $T_1$ 弛豫时间也被认为是
A. 自旋密度
B. 纵向弛豫时间
C. 横向弛豫时间
D. 进动
E. 弛豫时间

73. $T_1$ 弛豫产生
A. 首先是快速，然后减慢
B. 恒量
C. 首先是慢速，然后加速
D. 不连续的
E. 匀速

74. $T_1$ 弛豫时间与_____所需时间相关
A. $M_z$ 转变成平衡
B. $M_{xy}$ 转变成平衡
C. 横向饱和
D. 纵向饱和
E. $T_2$ 弛豫时间相关

75. $T_1$ 弛豫时间是 300 ms，RF 激发后在 300 ms 静止磁场内 $M_z$ 的值将是
A. 0.37 Mz
B. 0.63 $M_z$
C. 0.37 $M_0$
D. 0.63 $M_0$
E. 0.63 $M_{xy}$

76. 某组织 $T_1$ 弛豫时间是 600 ms。将 RF 脉冲停止 600 ms 后 $M_z$ 的值将是
A. 0.37 $M_z$
B. 0.63 $M_z$
C. 0.37 $M_0$
D. 0.63 $M_0$
E. 0.37 $M_{xy}$

77. 一般来说，$T_1$ 弛豫时间
A. 比 $T_2$ 弛豫时间短
B. 与 $T_2$ 弛豫时间大致一样
C. 比 $T_2$ 弛豫时间长
D. 依各组织所相关的 $T_2$ 弛豫时间而异

E. $T_1$ 弛豫时间与 $T_2$ 弛豫时间相等

78. 有最长 $T_1$ 弛豫时间的组织是
A. 脂肪
B. 脑
C. 脑脊液
D. 肌肉
E. 骨骼

79. $M_z$ 向 $M_0$ 返回的时间常数是
A. 自旋密度
B. $T_1$ 弛豫时间
C. $T_2$ 弛豫时间
D. 进动频率
E. 0

80. 一般地讲，当 $B_0$ 增加时，$T_1$ 弛豫时间将
A. 减少
B. 保持不变
C. 增加
D. 依不同组织而异
E. 为 0

81. 在纵向弛豫时间内，"纵向"一词系指以____为轴所发生的事件
A. 被检者
B. 静止磁场
C. 磁场梯度
D. 发射天线
E. 交变磁场

82. 在 RF（射频）脉冲之后，$M_z$ 将返回到 $M_0$，其弛豫时间被描述为
A. 进动性
B. 电磁感应性
C. 纵向恢复时间
D. 横向恢复时间
E. $T_2$ 值

83. 时间飞跃法血管成像原理采用的是
A. 脉冲序列使用的是长 TR
B. 脉冲序列使用的是长 TE
C. 流入性增强效应
D. 血液表现为低信号
E. 流空效应

84. 关于血管成像中预饱和技术的叙述，正确的是
A. 是在血液流入成像区域以内施加的饱和脉冲
B. 在血液流入成像层面之后饱和血液

C．接受过预饱和脉冲的血液在成像区表现为高信号
D．可选择性抑制动脉信号，使静脉显影
E．经过饱和的血液在成像区可继续接收新的脉冲，产生 MR 信号

85．螺旋桨技术在很大程度上解决了
A．过采样伪影校正
B．运动伪影校正
C．卷积伪影校正
D．并行采集伪影校正
E．波动伪影校正

86．一般来讲，在 $T_1$ 加权影像上具有短的 $T_1$ 弛豫时间的组织显示为
A．黑色
B．灰色
C．明亮
D．彩色
E．依据组织类型而异

87．横向磁化的符号是
A．$B_0$
B．$M_0$
C．$M_{xy}$
D．$M_z$
E．$B_{xy}$

88．可控制横向磁化的弛豫的是
A．自旋密度
B．$T_1$ 弛豫
C．$T_2$ 弛豫
D．进动
E．质子密度

89．相对于 $T_1$ 弛豫时间，$T_2$ 弛豫时间
A．非常短
B．略短
C．相等
D．略长
E．非常长

90．FID 是_____弛豫的结果
A．$B_0$
B．$M_0$
C．$M_{xy}$
D．$M_z$
E．$B_{xy}$

91．$M_z$ 和 $M_{xy}$ 的弛豫是
A．仅在弛豫的早期相互依存
B．仅在弛豫的后期相互依存
C．相互依存
D．独立存在
E．仅在弛豫的中期相互依存

92．在 $T_2$ 加权图像上，组织具有
A．高自旋密度显示黑色
B．高 $B_0$ 显示明亮
C．短 $T_2$ 显示明亮
D．长 $T_2$ 显示明亮
E．长 $T_2$ 显示黑色

93．当横向磁化弛豫时，它返回到
A．0
B．$M_0$
C．$M_{xy}$
D．$M_z$
E．最大值

94．$M_z$ 重新上升到 $M_0$ 是从_____的一种弛豫
A．激励状态到均衡
B．激励状态到零
C．零到均衡
D．均衡到激励状态
E．零到激励

95．脂肪抑制技术的目的**不包括**
A．减少运动伪影
B．减少化学位移伪影
C．减少卷积伪影
D．提高病变检出率
E．改善图像对比

96．自旋-自旋弛豫表示弛豫
A．沿 X 轴
B．沿 Y 轴
C．沿 Z 轴
D．在 XY 平面
E．为 0

97．横向弛豫在_____平面发生
A．XY
B．XZ
C．YZ
D．ZO
E．不在平面上

98. 产生横向弛豫是因为
   A. 能量从 RF 吸取
   B. 能量被 RF 释放
   C. 自旋质子独立存在
   D. 自旋质子相互作用
   E. 自旋质子不存在

99. 进行脑组织灌注加权成像时最常用的序列是
   A. $T_2^*WI$ 序列
   B. $T_2WI$ 序列
   C. $T_1WI$ 序列
   D. PdWI 序列
   E. 3D 序列

# 练习三十三答案

1. C  SE 是用 90° 射频脉冲激励平衡状态的磁化矢量，使 $M_z$ 翻转到 XY 平面。
2. C  3. E
4. C  偶数回波的复相位可以使血流信号增强。
5. D  DSA 是 X 线血管数字减影成像方法。
6. A  FLASH 序列是梯度回波序列，产生的是梯度回波，SE 序列产生的是自旋回波。
7. A  FLASH 序列是梯度回波序列，其图像的对比度主要受激发脉冲角度 FA、TR 及 TE 的影响。
8. D  $T_1$ 是组织固有特性参数，任何操作都无法修改。
9. C  1978 年英国出现第 1 台用于临床的 MRI 设备。
10. C  11. C
12. E  MRI 的扫描时间为相位编码步数 ×TR× 平均采集次数，与梯度场的强度变化没有直接关系。
13. B  14. D  15. B  16. C
17. C  MR 成像装置中是在成像的三个方向上添加了 X、Y、Z 三个梯度磁场。
18. A  3D-TOF 技术对快速血流敏感，成像范围大，因此能够快速显示脑血管的全貌。
19. A  3D-TOF 序列能有效减少微动脉的信号丢失。
20. A  SE 是用 90° 射频脉冲激励平衡状态的磁化矢量，使 $M_z$ 翻转到 XY 平面。
21. B  FISP 是在采集信号后通过聚相梯度脉冲保护剩余横向磁化矢量，使横向磁化矢量在下个 RF 脉冲到达时保持一个"恒定"的幅度，达到稳定状态（稳态），而 FLASH 是信号采集之后、下次 RF 脉冲到来之前，施加扰相梯度脉冲，有效地加速相位离散，破坏剩余横向磁化矢量，仅剩下纵向磁化矢量。
22. A  K 空间性质是中心 K 空间部分决定图像的对比度及信噪比，边缘部分决定图像的细节。
23. B  SE 序列中 180° RF 聚相脉冲翻转的是磁场不均匀产生的相位离散效应与梯度场产生的相位离散效应的总和，而 GRE 序列梯度回波仅翻转由梯度磁场产生的相位离散效应，因此梯度回波信号比自旋回波信号强度低。
24. A  在 GRE 序列中，小翻转角获得 $T_2$ 加权像，大翻转角获得 $T_1$ 加权像。
25. D  3 价 Gd 离子含有 7 个不成对的电子。
26. E  磁共振对比剂 Gd-DTPA 不易透过血脑屏障。
27. C  注射 Gd-DTPA 常规剂量缩短组织的 $T_1$ 时间，对组织的 $T_2$ 值影响不大，因此注药后应该扫 $T_1$ 加权成像序列，而不是 $T_2$ 加权成像序列。
28. C  高压发生器是 X 线及核医学成像设备的部件。
29. C  FSE 序列的扫描时间 $T = TR \times N_Y \times NEX \div ETL$。
30. B
31. D  建筑物中的钢梁、钢筋不易受到磁场的影响。

32. E 心脏起搏器、离子泵等体内植入物受磁场影响，不影响整个磁场。
33. D
34. A 平均采集次数增加1倍，扫描时间增加1倍，信噪比正比于平均采集次数的平方根。
35. C STIR序列中当TI时间接近某组织的0.7倍时，组织磁化矢量在TI时刻基本为零，没有转移到XY平面的磁化矢量，因此信号被抑制。
36. C 磁化传递技术适用于MR增强检查，降低了肿瘤周围组织的信号，而不影响富含对比剂的肿瘤信号。
37. B 如果心脏病患者体内无植入金属材料，适于行MR检查。
38. B MRI设备和CT及X线相比的优势是其软组织的分辨率高，无骨性伪影。
39. E  40. C  41. C  42. E  43. E
44. E $T_1$加权图像中组织对比度主要由组织的$T_1$差别决定，短$T_1$组织信号较强，长$T_1$组织信号较弱。
45. E
46. B FLASH序列在采集信号之后去除剩余横向磁化矢量。
47. A $T_2^*$值是准$T_2$时间，$T_2^* < T_2 < T_1$。
48. A  49. C
50. A 当射频脉冲带宽不变时，梯度磁场越强，层面的厚度越薄，反之层面越厚，当梯度磁场恒定，射频脉冲带宽越宽，层面越厚，反之层面越薄。
51. B
52. C SE序列中当施加180°脉冲后质子群的所有质子在同一方向且同步进动时，其相位相同。
53. D  54. D
55. E 在SE序列中两个激发脉冲之间即两个90°脉冲之间的时间称为重复时间。
56. A $T_1$值定义为纵向磁化矢量由零增长到其最大值63%所需的时间，$T_1$值也称纵向弛豫时间。
57. C 当90°脉冲后，宏观的磁化矢量由XY平面恢复到平衡状态的过程称为核磁的弛豫过程。
58. A MRI是利用人体内H质子成像。
59. A  60. D
61. B 水中含有的自由氢质子多，其$T_2$值在所有组织中最大，因此在$T_2WI$上呈高信号。
62. D 骨骼中含有的氢质子最少，其$T_2$值在所有组织中最小，因此在$T_2WI$上呈低信号。
63. E
64. B 游离氢的浓度称为自旋密度，自由水中含有大量的游离氢。
65. A 组织的H质子的浓聚度为自旋密度。
66. D  67. A  68. B  69. A
70. D 3D TOF MRA主要用于评价快血流，显示动静脉及大容积成像的效果好，2D TOF MRA对慢血流病变非常敏感，一般应用于显示静脉、肾静脉及四肢血管系统。
71. A  72. B
73. A 纵向弛豫是先快后慢。
74. A $T_1$时间即为纵向弛豫时间，它代表$M_z$恢复至平衡状态所需要的时间。
75. B  76. B
77. C $T_1 > T_2 > T_2^*$。
78. C 脑脊液主要是自由水，自由水的$T_1$值最长。
79. B
80. C 纵向弛豫时间与主磁场强度呈正相关。
81. B MRI中定义主磁场的方向通常为Z轴方向。

82. C
83. C 时间飞跃法（TOF）MRA 是采用快速扫描序列，利用流入增强效应，选择适当的 TR 及 RF 脉冲倾角 FA，使背景静止组织处于稳定状态，不产生或产生较少的 MR 信号，而刚流入成像体层的血流未达到稳定状态，产生 MR 信号，增加血流与静止组织的对比度的成像技术。
84. D
85. B 螺旋桨技术是用来校正运动伪影的成像技术。
86. C  87. C  88. C  89. A
90. C $M_{xy}$ 在接收线圈轴线上转动，相当于线圈内磁场方向的变化，在接收线圈两端感应出一个很小的电动势，这个电动势就是磁共振信号，称为自由感应衰减（free induction decay，FID）信号。
91. C $M_z$ 与 $M_{XY}$ 是磁化矢量 M 在 Z 轴和 XY 平面上的两个不同分量，在整个弛豫过程中都互相依存。
92. D  93. A
94. A 纵向弛豫是纵向磁化矢量从激励状态到平衡状态。
95. AC  96. D  97. A
98. D $T_2$ 弛豫的本质是同类自旋核之间的能量交换，称作自旋-自旋弛豫。
99. A

# 练习三十四

1. $T_2^*$
   A. 比 $T_2$ 短
   B. 与 $T_2$ 相等
   C. 比 $T_2$ 长
   D. 依组织类型而异
   E. 为 0
2. 自旋在同一频率中进动而方向各异，称为
   A. 同相
   B. 不同相
   C. 均衡
   D. 饱和
   E. 0
3. 自旋在同一频率中进动而方向一致，称为
   A. 同相
   B. 不同相
   C. 均衡
   D. 饱和
   E. 0
4. 并行采集技术的特点**不包括**
   A. 加快了磁共振成像的采集速度
   B. 利用多个表面接收线圈采集
   C. 利用多个通道采集
   D. 利用半傅里叶采集技术
   E. 减少采集相位编码步数
5. 自旋回波的最大振幅产生于
   A. 信号的开始
   B. 信号的结束
   C. 信号的中间
   D. 根据脉冲序列而不同
   E. 0
6. 回波时间（TE）是
   A. 介于 90° RF 脉冲与 180° RF 脉冲的时间
   B. 介于 90° RF 脉冲与自旋回波的时间
   C. 介于 180° RF 脉冲与 90° RF 脉冲的时间
   D. 介于 180° RF 脉冲与自旋回波的时间
   E. 0
7. 磁化传递技术的基础是
   A. 结合水质子与 MR 信号无关
   B. 自由水质子 $T_2$ 值较长，其产生共振的频率范围较大
   C. 结合水质子 $T_2$ 值较短，其产生共振的频率范围较小
   D. 生物体中含有游离态的自由水和结合态的结合水

E．细胞内的水为结合水

8．在自旋回波脉冲序列中，可使核自旋变相的是

A．90° RF 脉冲

B．180° RF 脉冲

C．从 $T_1$ 转变到 $T_2$ 弛豫

D．从 $T_2$ 转变到 $T_1$ 弛豫

E．α 度 RF 脉冲

9．当回波时间增加时，自旋回波的振幅

A．减小

B．保持不变

C．增加

D．依赖于 $T_1$ 弛豫时间

E．为 0

10．自旋回波发生于

A．90° RF 脉冲后跟着一个 180° RF 脉冲

B．90° RF 脉冲后跟着一个 90° RF 脉冲

C．180° RF 脉冲后跟着一个 90° RF 脉冲

D．180° RF 脉冲后跟着一个 180° RF 脉冲

E．αRF 脉冲后跟着一个 180° RF 脉冲

11．不属于梯度自旋回波序列特点的是

A．快速自旋回波序列与梯度回波序列的结合

B．保持了类似自旋回波的对比特点

C．能量沉积增加

D．扫描时间可明显减少

E．既采集自旋回波，又采集梯度回波

12．与 SE 序列相比，FSE 序列的特点是

A．图像信噪比提高

B．图像对比度增加

C．脂肪信号增高

D．能量沉积减少

E．图像模糊效应减轻

13．与频率选择脂肪抑制序列相比，STIR 序列的优点是

A．脂肪抑制的选择性较高

B．扫描时间较短

C．场强依赖性低，对磁场均匀度的要求也较低

D．用于增强扫描可增强强化效果

E．小的 FOV 扫描可取得好的脂肪抑制效果

14．目前临床常采用 EPI 序列进行的检查是

A．SWI

B．DWI

C．MR 波谱

D．MR 动态增强

E．MRA

15．为测量 $M_z$，必须采用下列脉冲中的

A．90°～90°

B．90°～180°

C．180°～90°

D．180°～180°

E．α 角

16．当反转延迟时间（TI）增加时

A．FID 的振幅增加

B．FID 的振幅降低

C．$T_1$ 弛豫时间增加

D．$T_2$ 弛豫时间增加

E．质子弛豫时间增加

17．传统高场磁共振系统，最大检查孔径是

A．50 cm

B．55 cm

C．60 cm

D．65 cm

E．70 cm

18．"类 PET" 技术目前主要应用于

A．脑神经系统的评价

B．呼吸系统的评价

C．消化系统的评价

D．全身骨骼系统的评价

E．肿瘤的评价

19．关于射频系统发展趋势的描述中，最准确的是

A．多通道平台，多通道线圈

B．多通道平台，低通道线圈

C．低通道平台，低通道线圈

D．单通道平台，多通道线圈

E．单通道平台，低通道线圈

20．反转延迟时间（TI）是介于

A．90° RF 脉冲和 90° RF 脉冲的时间

B．90° RF 脉冲和 180° RF 脉冲的时间

C．180° RF 脉冲和 90° RF 脉冲的时间

D．180° RF 脉冲和 180° RF 脉冲的时间

E．αRF 脉冲和 90° RF 脉冲的时间

21．Tim 的全称是

A．time is money 时间就是金钱

B．total imaging matrix 全景成像矩阵

C．high density coil 高密度线圈

D．QD TxRxCoil 正交接收发射线圈

E．time of flight 时间飞跃

22．IR 序列中，在一个 180° RF 脉冲之后
- A．Mz 翻转至 -Mz
- B．Mz 翻转至 0
- C．Mz 翻转至 M0
- D．Mz 翻转至 Mxy
- E．Mz 最大

23．**不是**磁场强度提高带来的磁共振优势的是
- A．提高图像的信噪比
- B．缩短扫描时间，提高时间分辨率
- C．提高对比分辨率
- D．噪声更低
- E．可以开展波谱、功能成像的研究

24．在部分饱和脉冲序列中，射频脉冲激发的特征是
- A．$\alpha < 90°$
- B．90°～90°
- C．90°～180°
- D．90°～180°～180°
- E．180°～90°～180°

25．DWI 在临床上主要用于哪种疾病的诊断和鉴别诊断
- A．超急性脑梗死
- B．脑部肿瘤
- C．急性脑外伤
- D．急性脑出血
- E．蛛网膜囊肿

26．在相同分子中，同类原子间共振频率的变化归因于_____的轻微变化
- A．静磁场
- B．自旋密度
- C．弛豫时间
- D．局部的磁场
- E．质子密度

27．在某分子中，同类原子的共振频率的变化因_____而异
- A．自旋密度
- B．弛豫时间
- C．电子云
- D．核结构
- E．质子密度

28．J- 连结独立于
- A．B0
- B．M0
- C．SD
- D．$T_1$ 或 $T_2$
- E．FID

29．J- 连结依赖于
- A．$M_0$
- B．$B_0$
- C．邻近的电子
- D．邻近的核
- E．$M_{XY}$

30．在 GRE 序列中，射频脉冲激发的特征是
- A．$\alpha < 90°$
- B．90°～90°
- C．90°～180°
- D．90°～180°～180°
- E．180°～90°～180°

31．在 MR 成像过程中，平面信号的定位是
- A．频率编码起作用，相位编码不起作用
- B．相位编码起作用，频率编码不起作用
- C．频率编码和相位编码共同起作用
- D．频率编码与相位编码均不起作用
- E．与频率编码和相位编码无关

32．当对 MRI 信号取样时，决定速度的上限的是
- A．计算机的性能
- B．MRI 信号的强度
- C．MRI 信号的空间频率范围
- D．速度需要避免别名
- E．MR 信号的频率

33．大的动态范围有
- A．较好的对比分辨率
- B．较好的空间分辨率
- C．更好的灰阶层次
- D．降低成像时间
- E．较好的密度分辨率

34．在 0.5 T 的场强中，氢质子（$^1$H）的共振频率约为
- A．6.4 MHz
- B．21.3 MHz
- C．42.6 MHz
- D．63.9 MHz

E．85.2 MHz

35．关于 CEO 绿色环保梯度设计特点的叙述，**错误**的是
   A．梯度利用率最高
   B．梯度保真性最好
   C．梯度重复利用率最好
   D．TR、TE 时间很短
   E．切换率低

36．可以表示 MRI 信号数据的是
   A．X 和 Y 坐标
   B．距离和角度值
   C．量值与相位
   D．频率与相位
   E．时间

37．取样这一名称，如用于 MRI 时，与____有关
   A．检测一个 MRI 信号
   B．重建与 MRI 图像
   C．在有规律间隔下测量 MRI 信号的值
   D．在 MRI 信号上进行傅里叶转换
   E．空间变换

38．下列正确的是
   A．逆磁场方向排列的质子是高能不稳态质子
   B．顺磁场方向排列的质子是高能稳态质子
   C．顺磁场方向排列的质子是高能不稳态质子
   D．逆磁场方向排列的质子是低能稳态质子
   E．逆磁场方向排列的质子是低能不稳态质子

39．磁铁性物质不含氢，因此该处
   A．自旋密度是零
   B．电子密度是零
   C．$T_1$ 弛豫时间增加
   D．$T_2$ 弛豫时间增加
   E．质子弛豫时间增加

40．**不需要**对比剂的脑灌注成像方式是
   A．DWI
   B．ASL
   C．BOLD
   D．DTI
   E．MRS

41．金属物品带入磁体孔腔内会导致
   A．磁场强度改变
   B．磁场均匀度破坏
   C．对射频产生影响
   D．图像对比度下降
   E．磁场稳定度下降

42．在表面线圈的应用中，下述内容最贴切的是
   A．大范围线圈，大区域检测，具有高信噪比
   B．大范围线圈，小区域检测，具有高信噪比
   C．小范围线圈，大区域检测，具有高信噪比
   D．大范围线圈，大区域检测，具有低信噪比
   E．小范围线圈，小区域检测，具有低信噪比

43．一个 270° RF 脉冲后，从被检者接收的信号是
   A．骨
   B．自由感应衰减
   C．自旋回波
   D．梯度 - 重新聚焦回波
   E．梯度回波

44．可使梯度磁场更强的是
   A．离开梯度磁场更远
   B．施加梯度线圈激发
   C．给梯度线圈更高的电压
   D．使更多电流通过梯度线圈
   E．长时间激发

45．与神经系统病变术前计划成像**无关**的是
   A．血氧水平依赖成像（BOLD）
   B．神经纤维束示踪（FiberTrack）
   C．BOLD 与 FiberTrack 图像融合
   D．BOLD 图像数据分析
   E．步进式分段扫描

46．脉冲序列这一术语是指
   A．RF 脉冲和静磁场脉冲
   B．静磁场脉冲和梯度脉冲
   C．梯度脉冲和 RF 脉冲
   D．只有 RF 脉冲
   E．只有磁场梯度脉冲

47．在一个圆孔形超导 MR 设备中，当____获能时，矢状层面的质子被选择性地激励
   A．X 梯度
   B．Y 梯度
   C．Z 梯度
   D．X、Y 和 Z 梯度
   E．X 和 Y 梯度

48．当____作用时，在一个圆孔形超导 MR 设备中的单个横断层面的质子被选择性地受到激励
   A．X 梯度

B．Y 梯度

C．Z 梯度

D．X、Y 和 Z 梯度

E．X 和 Y 梯度

49．在一个双回波中，即自旋回波脉冲序列，第二个回波 TE 是从 90° RF 脉冲到_____的时间

A．第一个 180° RF 脉冲

B．第二个 180° RF 脉冲

C．第一个自旋回波

D．第二个自旋回波

E．第一个 90° RF 脉冲

50．反转恢复（inversion recovery，IR）脉冲序列由一串_____脉冲组成

A．90°～90°～90°

B．90°～180°～90°～180°

C．90°～180°～180°～90°～180°～180°

D．180°～90°～180°～180°

E．180°～180°～180°

51．反转恢复（IR）时间（TI）是介于____的时间

A．90° 与 180° RF 脉冲

B．180° 与 90° RF 脉冲

C．90° 与自旋回波

D．180° 与自旋回波

E．90° 与 90° RF 脉冲

52．重复时间（TR）是_____的时间

A．介于第一个 RF 信号与自旋回波

B．介于第一个 RF 信号与自由衰减 FID

C．层面采集

D．从一个序列的开始到下一次相同的序列

E．相位采集

53．涉及所有 TR、TE 及 TI 三个时间的脉冲序列是

A．饱和恢复

B．反转恢复

C．自旋回波

D．梯度回波

E．平面回波

54．在一个双自旋回波成像序列中，信号最强的是

A．FID

B．第一个自旋回波

C．第二个自旋回波

D．它们都一样

E．最后一个自旋回波

55．频率编码梯度能_____作频率范围的测量

A．沿相位编码梯度方向

B．沿频率编码方向

C．在一层面内

D．在一容积内

E．沿层面编码方向

56．在层面内，像素定位要求是

A．梯度磁场的缺如

B．一个梯度磁场加 RF 激发

C．RF 激发及 MR 信号采集

D．梯度磁场及 MR 信号采集

E．只需梯度磁场即可

57．在时间的任何一点上，MR 信号的强度与____的大小成比例

A．$M_b$

B．$M_0$

C．$M_{XY}$

D．$M_z$

E．$-M_z$

58．最初的 MR 信号称作

A．弛豫信号

B．自由感应衰减

C．自旋回波

D．梯度 - 重新聚焦回波

E．反转回波

59．当 $M_z$ 弛豫到均衡时

A．信号强度降低

B．信号强度增加

C．产生 FID

D．无任何发生

E．信号强度不变

60．在均衡时，如施加 90° RF 脉冲，将产生的 MR 信号是

A．弛豫信号

B．自由感应衰减

C．自旋回波

D．梯度 - 重聚回波

E．恒定信号

61．一个梯度磁场_____改变 $B_0$ 磁场的均匀度

A．线性

B．环形

C．按指数律

D．常态

E．正方形

62．超导成像系统中的一倾斜层面的质子被选择性地激发需要

　　A．X 梯度

　　B．Y 梯度

　　C．Z 梯度

　　D．X、Y 和 Z 梯度

　　E．X 和 Y 梯度

63．自旋回波在_____出现

　　A．90° RF 脉冲后即刻

　　B．180° RF 脉冲后即刻

　　C．90° RF 脉冲后一定时间

　　D．180° RF 脉冲后一定时间

　　E．0° RF 脉冲后即刻

64．采用反转恢复脉冲序列，从____重建 MR 影像

　　A．自由感应衰减

　　B．自旋回波

　　C．梯度 - 重聚回波

　　D．反转回波

　　E．信号随时重建

65．自旋回波是一种_____MR 信号

　　A．原发的

　　B．继发的

　　C．恒定

　　D．脱离共振

　　E．稳定

66．氢的旋磁比等于

　　A．21 MHz/T

　　B．42 MHz/T

　　C．21 T/MHz

　　D．42 T/MHz

　　E．42 Hz/T

67．决定到达 TE 回波的时间的是

　　A．90° RF 脉冲的时间

　　B．180° RF 脉冲的时间

　　C．重复时间

　　D．介于 90° 与 180° RF 脉冲的时间

　　E．0° RF 脉冲的时间

68．频率编码梯度是

　　A．在相位编码梯度同时施加的脉冲

　　B．在 RF 激发期间给予能量

C．在采集信号期间给予能量

D．在采集信号后给予能量

E．在采集信号前给予能量

69．在 MR 频谱的一个巅峰中包含的细微结构是由于

　　A．J- 连结

　　B．M0

　　C．B0

　　D．R- 连结

　　E．梯度场强

70．在 MRI 中傅里叶转换的作用是

　　A．对磁场精确地成形

　　B．将采集的时域信号变化为频域信号

　　C．从 $T_2$ 分离出 $T_1$

　　D．测量 MR 信号的频率带宽

　　E．无任何作用

71．自旋回波傅里叶转换后在_____产生信息

　　A．时间范围

　　B．频率范围

　　C．长度范围

　　D．容积范围

　　E．任何范围

72．当_____接受能量时，在一个圆孔形超导 MR 设备中的冠状层面的质子是被选择性地激发

　　A．X 梯度

　　B．Y 梯度

　　C．Z 梯度

　　D．X、Y、Z 梯度

　　E．XY 平面

73．在 MR 成像时，层面选择要求一个磁场梯度及

　　A．一定带宽的 RF 脉冲

　　B．单个信号频率 RF 脉冲

　　C．一个翻转 RF 脉冲

　　D．一个平坦的 RF 脉冲

　　E．强大的静磁场

74．在 MRI 中，取样是_____的过程

　　A．检测 MR 信号

　　B．转换 MR 信号

　　C．从源点函数到转换函数来改变 MR 信号

　　D．离散采样 MR 信号

　　E．从频率函数到时间函数的转换

75．如果 FT 符号代表傅里叶转换，$FT^{-1}$ 则代表

A．阴性傅里叶转换
B．虚构傅里叶转换
C．真实傅里叶转换
D．傅里叶逆变换
E．阳性傅里叶转换

76．MRI信号的傅里叶转换形成_____图形的函数
A．强度与时间
B．强度与1/时间
C．强度与长度
D．强度与1/长度
E．强度与质量

77．决定用于层面选择的RF脉冲形状的是
A．傅里叶转换
B．矩形RF脉冲
C．梯度脉冲
D．反转梯度脉冲
E．射频脉冲

78．样本的处理由_____完成
A．模数转换（ADC）
B．自由感应衰减（FID）
C．傅里叶转换（FT）
D．反转傅里叶转换（FT$^{-1}$）
E．数模转换（DAC）

79．自旋回波是一个_____的图形
A．强度与时间
B．强度与1/时间
C．强度与长度
D．强度与1/长度
E．强度与质量

80．磁场梯度的2个主要目的是
A．在一个层面中作层面选择和像素定位
B．在一个层面中作像素定位和像素强度
C．像素强度及像素特性
D．像素特性及层面选择
E．相位选择和频率选择

81．FFT的缩写代表
A．第一个傅里叶转换
B．最终的傅里叶转换
C．快速傅里叶转换
D．伪傅里叶转换
E．慢速傅里叶转换

82．当自旋回波经傅里叶转换时，其结果是

A．FID
B．梯度回波
C．MR频谱
D．RF脉冲
E．平面回波

83．不论磁体的类型，Z轴总是
A．水平
B．垂直
C．平行于$B_0$场
D．穿过被检者
E．垂直于被检者

84．从单一组织发生的MR信号的傅里叶转换中所观察到的频率范围是由于
A．该组织内不连续点
B．磁场梯度
C．RF脉冲序列的类型
D．磁场
E．该组织内连续点

85．当应用傅里叶转换时，MRI信号作为_____而被识别
A．源点函数
B．物体函数
C．图像函数
D．转换函数
E．信息函数

86．在一个MR成像设备中决定空间分辨率的是
A．采集信号的数目
B．计算机的灰阶分辨率
C．RF脉冲振幅和时间
D．磁场梯度振幅和时间
E．电子开关

87．可识别一个MR成像设备中信号的空间定位的是
A．准直器
B．过滤器
C．信号增强
D．信号编码
E．电子开关

88．在MR频谱中峰的最佳分离在_____磁场强度中获得
A．高
B．中

C. 低

D. 可变的

E. 与磁场无关

89. 最早用于 MR 图像所采用的重建数据的方法是

    A. 2D 傅里叶转换

    B. 3D 傅里叶转换

    C. 滤波反投影

    D. 向前反向转换

    E. 迭代反投影

90. 空间频率范围内的中央区决定

    A. 空间分辨率

    B. 对比分辨率

    C. 自旋密度信息

    D. 弛豫时间数据

    E. 密度分辨率

91. K- 空间这个术语是从_____借用而来的

    A. 物理学

    B. 生物学

    C. 计算机学

    D. 电子工程学

    E. 生物化学

92. MR 信号原始资料包含空间频率的

    A. X、Y 坐标

    B. 角度与强度

    C. 强度与频率

    D. 频率与相位

    E. X、Y、Z 坐标

93. 与视野（FOV）相关的是

    A. CT 机被检者孔径

    B. 被检者的最大直径

    C. 重建区域的直径

    D. 像素的直径

    E. 探测器

94. 强调较高的空间频率范围的数据会导致

    A. 检查时间较长

    B. 视野将变大

    C. 信噪比将减小

    D. 空间分辨率将降低

    E. 检查时间缩短

95. 脉冲序列是一个

    A. 数字算法

    B. 傅里叶转换的结果

    C. MR 操作的时间线条图

    D. MR 设备的控制组件的名字

    E. MR 操作的频率线条图

96. K- 空间轨迹指

    A. 各个 X 与 Y 的点

    B. 各个角度与距离

    C. 采集空间频率样本的方法

    D. 采集时间频率样本的方法

    E. 各个 X、Y 与 Z 的点

97. 在 MR 图像中，一个像素发出一个强 MR 信号将提供

    A. 黑

    B. 黑灰

    C. 浅灰

    D. 明亮

    E. 深灰

98. 作为 MRI 信号所采集的空间分辨率信息经_____转换成图像

    A. 重建投影技术

    B. 感应转换技术

    C. 自旋密度转换

    D. 傅里叶转换

    E. 空间频率转换

## 练习三十四答案

1. AD　$T_2^* < T_2 < T_1$。
2. B　3. A
3. D　并行采集技术是利用来自不同并行接收线圈的空间信息（减少采集相位比常规成像）重建图像，可在不增加梯度的开关率及 RF 吸收的情况下提高 MR 成像速度。半傅里叶成像是采集 K- 空间的一半数

据，通过 K-空间对称性得到完整的 K-空间数据进行图像重建的方法。

5. C　SE 序列中产生的自旋回波信号是一个对称信号。

6. B

7. D　磁化传递技术主要是由于生物体内自由水和结合水之间的磁化转换。

8. B

9. A　当回波时间延长后，自旋回波振幅减小。

10. A

11. C　梯度自旋回波序列是快速自旋回波序列与梯度回波序列的结合，体现了 FSE 序列的对比特性及 GRE 序列的成像时间短的特点，既采集自旋回波信号，又采集梯度回波信号，由于 180° 脉冲减少，其 SAR 值降低。

12. C　FSE 序列中由于 J-偶联效应及磁化转移效应造成其他组织部分饱和而信号降低，所以脂肪组织信号强度增高。

13. C　STIR 序列是短时反转恢复法的脂肪抑制技术，其优势是场强依赖性低，对频率及磁场均匀性的要求也低。

14. B　15. A　16. A　17. C　18. E

19. A　射频系统的发展趋势是多通道平台、多通道相控阵线圈。

20. C　反转恢复脉冲序列是以 180°RF 脉冲作为激励脉冲，使选择层面的质子平衡磁化矢量翻转 180°，并在磁化矢量恢复期（弛豫过程中）加入 90° 检测脉冲，其后检测 MR 信号的一种脉冲序列。

21. B

22. A　在 IR 序列中 180° 脉冲的作用是将纵向磁化矢量翻转 180°。

23. D　24. B　25. A

26. D　原子核的共振频率等于旋磁比乘以磁场强度，局部磁场的不均匀性会影响同类原子核（旋磁比相同）间的共振频率。

27. C　分子中由于不同电子云造成局部微磁场不均匀，使同类原子核共振频率不同，这种现象称为化学位移。

28. A　J-连结是原子核微环境内的现象，受宏观主磁场的影响相对较小。

29. D　J-连结是原子核微环境内的现象。

30. A

31. C　MR 成像平面内信号的定位主要由相位编码和频率编码共同完成。

32. A　33. C

34. B　根据 Larmor 方程 $\omega = \gamma B_0$，0.5 T 的氢质子的共振频率应该是 $0.5 \times 42.56 = 21.3$ MHz。

35. D　36. D

37. C　根据取样的定义，在 MR 成像中即为采集 MR 信号

38. A　39. A　40. B

41. B　带入磁体的金属物品可破坏磁场的均匀性，对射频及梯度系统无影响。

42. D　接收线圈不仅采集组织发出的 MR 信号，同时也对组织产生的热噪声很敏感，热噪声的数量与接收线圈所含组织的容积有关。控制从患者体内接收到噪声量的最直接方法是选用合适的接收范围，因此大范围接收线圈增加噪声。

43. B　任何角度的脉冲后，从被检者接收到的信号都属于 FID 信号。

44. D　梯度磁场是通电线圈产生的，线圈中所通过电流的大小决定梯度场的强弱。

45. E

46. C　磁共振脉冲序列是用于激发和获取 MR 信号进而形成图像，按一定时间顺序排列的射频脉冲及

梯度脉冲串等硬件组件的工作时间序列。

47. A 超导 MR 系统中，矢状层面的选层梯度为 X 轴梯度。
48. C 超导 MR 系统中，横断层面的选层梯度为 Z 轴梯度。
49. D 回波时间是 90° 脉冲与回波之间的时间间隔，第一个回波时间是 90° 与第一个回波之间的时间间隔，而第二个回波时间是 90° 脉冲与第二个回波之间的时间间隔。
50. D  51. B  52. D  53. B  54. A
55. B 读出梯度实际上是频率编码梯度。
56. E 层面内空间定位是通过相位编码梯度及频率编码梯度完成的。
57. C  58. B  59. D
60. B MR 成像中任何角度脉冲后均产生自由感应衰减信号。
61. A 梯度磁场是线性变化的磁场，而 $B_0$ 是均匀磁场。
62. D 由于三对磁场梯度线圈在 X、Y、Z 轴均产生线性梯度场，它们同时作用时会产生一个倾斜的平面。
63. D 自旋回波是在 180° 聚相脉冲后一定时间出现。
64. B 常规反转恢复脉冲序列是指在 SE 序列前加了 180° 脉冲。
65. B 自旋回波是在特定脉冲下激发的 MR 信号。
66. B  67. D
68. C 频率编码又称为读出梯度，是在采集信号时施加的。
69. A  70. B
71. B 傅里叶变换是将采集的时域信号变化为频域信号。
72. B 在超导 MR 磁体上，Y 方向是人体的上下方向，X 方向是人体的左右方向，Z 方向是人体的头足方向。
73. A MRI 中在选层梯度作用的同时，施加一个选择性射频脉冲激励被成像体，使成像体中进动频率与射频脉冲频率相同的质子发生共振来实现层面选择。
74. D MRI 信号的取样是离散化地采集 MR 信号。
75. D 根据数学表示，$FT^{-1}$ 应该是 FT 的逆变换。
76. B
77. B 用于层面选择的 RF 脉冲是具有一定带宽的选择性 RF 脉冲，其波形通常为矩形。
78. A MRI 样本数据通过放大→相敏检波→滤波→模数转换器等一系列处理后送至数据处理系统。
79. A 自旋回波是一个时域信号。
80. A
81. C FFT 是 fast Fourier transform 的缩写，指快速傅里叶变换。
82. C 自旋回波信号经过傅里叶变换后是频域上的信号，即频谱。
83. C 所有 MR 设备坐标系的设定均是 Z 轴平行于主磁场。
84. D  85. A
86. A MR 图像的空间分辨率主要由采集信号的数目决定。
87. D MR 成像设备空间定位由梯度系统的信号编码识别。
88. A
89. C 最早用于 MR 图像重建的数据方法与 CT 类似，是滤波反投影法。
90. B 根据 K-空间的性质，K-空间中心区域决定图像对比度和信噪比，而边缘区域决定图像的空间分辨率。
91. A
92. D MR 信号的原始数据包含频率和相位信息。

93. C 视野是成像平面所覆盖平面的几何尺寸。
94. A MR 扫描时间与 TR、NEX、相位编码步数相关，较高的空间频率范围意味着相位编码加大。
95. C 按一定时间顺序排列的射频脉冲及梯度脉冲串等硬件组件的工作时间序列，称为磁共振脉冲序列。
96. C K-空间中，把 MR 信号在 K-空间平面上的投影曲线称为 K 轨迹（又称为傅里叶线），不同的 K 轨迹表示采集空间频率样本的填充方法不同。
97. D
98. D MRI 信号所采集的空间分辨率信息经过傅里叶变换生成图像。

# 练习三十五

1. 测量一物体的空间频率区域将出现
   A. 物体的影像
   B. 物体的噪声
   C. 物体的大小
   D. 物体的时间分辨率
   E. 物质的质量
2. 可控制空间频率区域取样的是
   A. $B_0$ 磁场
   B. 磁场梯度
   C. 转换 RF 信号
   D. 接受 RF 信号
   E. 反转磁场
3. 对某一物体用空间频率来获得该物体的外观时，采用
   A. 自旋密度加权
   B. 弛豫时间加权
   C. 感应转换
   D. 傅里叶转换
   E. 傅里叶逆变换
4. 改善 1 幅影像的空间分辨率，需要采集的样本是
   A. 高自旋密度
   B. 低自旋密度
   C. 高空间频率
   D. 低空间频率
   E. 中等空间频率
5. 在脉冲序列图形中，2 个主要的时间图形是
   A. 时间分辨率和对比分辨率
   B. 时间分辨率和空间分辨率
   C. RF 脉冲和曝光时间
   D. RF 脉冲和磁场梯度
   E. 密度分辨率和空间分辨率
6. 在 CT 图像中，决定像素亮度和 MR 图像的分别是
   A. 时间、空间
   B. 衰减系数、矩阵大小
   C. 衰减系数、自旋密度
   D. 弛豫时间、自旋密度
   E. 衰减系数、FOV
7. "分段 K-空间"这个术语是指
   A. 所有空间频率领域的取样
   B. 顶部空间频率的一半的取样
   C. 底部空间频率的一半的取样
   D. 仅占空间频率的一个区域的取样
   E. 占空间频率的中央的取样
8. 当超导磁体的 Y 梯度作为层面选择梯度时，影像平面是
   A. 横断面
   B. 矢状面
   C. 冠状面
   D. 倾斜面
   E. 斜矢状面
9. 用十分小的倾斜角度激发
   A. 缩短 $T_1$ 弛豫的发生
   B. 缩短 $T_2$ 弛豫的发生
   C. 纵向磁化接近均衡
   D. 横向磁化接近均衡

E．缩短 $T_2^*$ 弛豫的发生

10．长重复时间（TR）是_____的结果
    A．缩短 $T_1$ 弛豫
    B．缩短 $T_2$ 弛豫
    C．接近平衡的纵向磁化
    D．接近平衡的横向磁化
    E．缩短 $T_2^*$ 弛豫

11．采用 STIR 序列能抑制脂肪信号，因为脂肪是
    A．长 TR
    B．长 TE
    C．短 $T_1$
    D．短 $T_2$
    E．长 $T_2$

12．在 MR 频谱中波峰越多，不同类型越多的是
    A．核外形
    B．结合的核
    C．核种类
    D．核弛豫
    E．核质量

13．当采用超导磁体的 X 磁场梯度作为层面选择梯度时，图像平面是
    A．横断面
    B．矢状面
    C．冠状面
    D．倾斜面
    E．斜矢状面

14．建立 128×128 影像矩阵，必须应用_____的 128 不同的值
    A．RF 脉冲
    B．层面选择梯度
    C．相位编码梯度
    D．频率编码梯度
    E．时间编码梯度

15．用强相位编码梯度获得的空间频率领域的线位于
    A．空间频率范围的外周
    B．空间频率范围的中央
    C．插在整个空间频率范围内
    D．刚好在空间频率范围的外面
    E．空间频率范围的 4 个角落

16．反转恢复脉冲序列为
    A．90°～90°～90°
    B．90°～180°～90°～180°
    C．180°～90°～180°
    D．180°～180°～180°
    E．0°～0°～0°

17．$T_2^*$ 较 $T_2$ 短主要是因为
    A．$T_1$ 的差别
    B．$T_2$ 的差别
    C．可逆磁场不均匀的影响
    D．不可逆磁场不均匀的影响
    E．磁场稳定性的影响

18．CPMG 脉冲序列应用于
    A．自旋回波成像
    B．梯度回波成像
    C．MR 血管造影术
    D．回波平面成像
    E．磁化传递

19．相位编码梯度是在_____施加能量
    A．信号检测期间
    B．RF 脉冲期间
    C．频率编码之前
    D．频率编码的中途
    E．频率编码之后

20．弱的相位编码梯度伴有
    A．低空间频率
    B．高空间频率
    C．单个空间频率
    D．随机空间频率
    E．多个空间频率

21．反转恢复脉冲序列应用于
    A．较快的成像时间
    B．较好的 $T_1$ 对比
    C．较好的 $T_2$ 对比
    D．较好的自旋密度对比
    E．较好的质子对比

22．梯度回波脉冲序列可被认为
    A．α～α～α～α
    B．90°～90°～90°
    C．90°～180°～90°～180°
    D．180°～90°～180°～90°
    E．0°～0°～0°

23．快速自旋回波脉冲序列（FSE）可描述为
    A．90°～90°～90°

B．90°～180°～180°～180°
C．180°～180°～180°～180°
D．180°～90°～90°～90°
E．0°～0°～0°

24．**不同于**自旋回波，影响梯度回波的是
   A．分子的随机运动
   B．不可逆的非均匀磁场
   C．可逆的非均匀磁场
   D．$T_1$ 弛豫
   E．$T_2$ 弛豫

25．读出梯度（read gradient）也是
   A．层面选择梯度
   B．频率编码梯度
   C．相位编码梯度
   D．RF-编码梯度
   E．傅里叶编码梯度

26．梯度回波成像的特征为
   A．单个 90° RF 脉冲
   B．一个再聚焦磁场梯度
   C．较短的 $T_1$ 弛豫时间
   D．较短的 $T_2$ 弛豫时间
   E．较大的翻转角

27．传统自旋回波 K-空间是以____形式来填充的
   A．顺序排列
   B．交互方式
   C．节段性
   D．任意
   E．杂乱无章

28．如果 MR 频谱产生 2 个峰，那将表明 2 个
   A．自旋密度
   B．弛豫时间
   C．不同的核
   D．原子结合的类型
   E．重复时间

29．强相位编码梯度伴有
   A．低空间频率
   B．高空间频率
   C．一个信号空间频率
   D．任意空间频率
   E．中等空间频率

30．层面选择梯度总是被用于
   A．信号探测时

   B．相位编码梯度
   C．频率编码梯度
   D．RF 脉冲期间
   E．信号探测后

31．氢 MR 频谱可有许多峰，因为各个核有略微不同的
   A．自旋密度
   B．弛豫时间
   C．核质量
   D．拉莫尔（Larmor）频率
   E．核重量

32．关于弱相位的空间频率区域获得的线正确的是
   A．在空间频率区域的外周
   B．在空间频率区域的中央
   C．散在性地分布在整个空间频率区域内
   D．在整个空间频率范围内
   E．在空间频率的 4 个角落

33．STIR 代表
   A．恢复的安全时间（safe time in recovery）
   B．在弛豫中的序列时间
   C．软调谐反转 RF
   D．短时间反转恢复
   E．梯度场

34．在 MRI 系统中，下列**不属于**静磁场的屏蔽目的的是
   A．静磁场会对附近的 CT 机产生影响
   B．静磁场会对附近的 X 线机产生影响
   C．静磁场会对附近的电视显示器产生影响
   D．静磁场会对附近的脑电图产生影响
   E．静磁场会对附近的人群产生影响

35．在 MRI 系统中，射频屏蔽的目的是
   A．免除内外干扰，获得清晰的 MR 图像
   B．使静磁场均匀
   C．不影响汽车行驶
   D．确保人体免受磁场强度的影响
   E．不影响 CT 机的正常操作

36．在 MR 中，下列**不属于**常见伪影原因的是
   A．相位错位
   B．化学位移伪影
   C．截断伪影
   D．混叠伪影
   E．放射状伪影

37. 在 MR 中，关于常见伪影原因的叙述**错误**的是
    A．拉链伪影
    B．包裹伪影
    C．化学性配准不良伪影
    D．环状伪影
    E．磁敏感性伪影

38. 在 MR 中，关于伪影可采用的补偿方法叙述**错误**的是
    A．拉链伪影可通知维修工程师
    B．包裹伪影可扩大 FOV
    C．化学性配准不良伪影可使用 SE 序列，选取恰当的 TE
    D．相位错位可交换编码方向
    E．截断伪影可减少相位编码次数

39. 有关化学位移伪影的叙述**错误**的是
    A．化学位移伪影与观察视野有关
    B．化学位移伪影与呼吸运动无关
    C．化学位移伪影与主磁场强度有关
    D．化学位移伪影是一种含有组织特性的伪影
    E．化学位移伪影可以通过改变相位编码的方向加以识别

40. 在 MR 检查中，抑制卷积伪影的方法是
    A．全矩阵采集
    B．增加平均次数
    C．加大 FOV
    D．改变频率编码方向
    E．减小层厚

41. 在 MR 检查中，可以抑制部分容积效应的方法是
    A．加大 FOV
    B．减少层厚
    C．全矩阵采集
    D．改变频率编码方向
    E．增加平均次数

42. 下列可以行 MR 检查的是
    A．术后动脉夹存留者
    B．体内有胰岛素泵者
    C．带有心脏起搏器者
    D．换有人工金属瓣膜者
    E．心脏病患者

43. 在 MR 检查中，抑制截断伪影的方法是
    A．全矩阵采集
    B．加大 FOV
    C．减小层厚
    D．增加平均次数
    E．改变频率编码方向

44. 在 MR 检查中，通过脂肪抑制技术可以改善的伪影是
    A．卷积伪影
    B．截断伪影
    C．运动伪影
    D．化学位移伪影
    E．中心线伪影

45. 在 MRA 技术中，采用预饱和技术来抑制的伪影是
    A．呼吸运动伪影
    B．心搏伪影
    C．逆向流动液体信号
    D．吞咽运动伪影
    E．化学位移伪影

46. 金属物品带入磁体孔腔内会导致
    A．对射频产生影响
    B．图像对比度下降
    C．磁场强度改变
    D．磁场均匀度破坏
    E．磁场稳定度下降

47. 下列**不属于**最优化 MR 图像条件的是
    A．分辨率
    B．对比度
    C．检测时间
    D．信噪比
    E．进床速度

48. 关于 MRI 检查安全性的叙述**错误**的是
    A．静磁场力学作用对体内金属物有影响
    B．危重患者在检查室可以用普通监护仪器进行监护
    C．妊娠 3 个月内应当避免 MR 检查
    D．严禁将铁磁性推车带入检查室
    E．梯度场变化可引起噪声

49. MRI 检查的禁忌证是
    A．老年体弱患者
    B．置有心脏起搏器或人工金属材料者
    C．心、肝、肾功能不全患者
    D．严重的糖尿病患者

E．不够合作的患者

50．一般而言，MRI 检查中属于安全、对人体健康无不良作用的场强范围是
   A．低于 4.0 T
   B．低于 3.0 T
   C．低于 2.0 T
   D．低于 1.0 T
   E．低于 0.5 T

51．下述**不是** MR 图像质量组成的是
   A．噪声
   B．对比度
   C．清晰度
   D．分辨率
   E．伪影

52．在常规 MRI 中，影响图像亮度和对比度的组织特征值是
   A．有效质子密度
   B．$T_1$ 权重
   C．$T_2$ 权重
   D．TR
   E．TE

53．下列 MRI 检查禁忌证**不正确**的是
   A．有心脏起搏器
   B．有碘过敏史
   C．幽闭恐怖症患者
   D．有心肺监护仪者
   E．体内有铁磁性金属植入物、异物

54．磁共振室屏蔽内容及方法是
   A．磁屏蔽、射频屏蔽用铁
   B．磁屏蔽、射频屏蔽用铜箔
   C．磁屏蔽用铁及铜箔，观察窗用铜网
   D．磁屏蔽用铁、射频屏蔽用铜箔，观察窗用铜网
   E．射频屏蔽用铁及铜箔

55．装有心脏起搏器的患者**不能**进行的检查是
   A．MRI
   B．CT
   C．X 线平片
   D．SPECT
   E．PET

56．若于两种组织交界处见到"化学位移"伪影，则这两种组织
   A．水及脂质含量相似
   B．水及脂质含量相差很大
   C．水含量相似
   D．血液含量相似
   E．血液含量相差很大

57．显示化学位移伪影的通常
   A．在低磁场强度
   B．在中等磁场强度
   C．在高磁场强度
   D．在所有磁场强度
   E．与磁场强度无关

58．化学位移伪影常
   A．发生在频率编码方向
   B．发生在相位编码方向
   C．贯穿整个所选择的层面
   D．沿 RF 轴
   E．与被检者移动有关

59．通常所见的化学位移伪影为
   A．从一个界面的线条
   B．人字形图案
   C．器官明亮或黑色的边缘
   D．斑影的增加
   E．斑影的减少

60．由于磁铁体扰乱了所处磁场，所以
   A．改变自旋密度
   B．导致长 $T_1$ 弛豫时间
   C．导致长 $T_2$ 弛豫时间
   D．改变所处拉莫尔频率
   E．改变质子弛豫时间

61．化学位移伪影主要归因于
   A．空气与组织的界面
   B．脂肪与组织的界面
   C．脂肪与骨骼的界面
   D．骨骼与空气的界面
   E．骨骼与组织的界面

62．化学位移伪影之所以能显示，是因为拉莫尔频率位移引起组织
   A．出现失真
   B．出现点状影
   C．出现位移
   D．反转
   E．颠倒

63. 可降低部分容积伪影的是
    A．获取更多的信号
    B．增加 TR
    C．减少翻转角度
    D．降低层厚
    E．增加层厚

64. 当_____时，截断伪影更为明显
    A．重复时间长
    B．重复时间短
    C．相位编码获取的数目大
    D．相位编码获取的数目小
    E．频率编码获取的数目大

65. 当_____时，发生部分容积伪影
    A．结构没有完全包含在层面内
    B．结构包含在 3 个或更多的层面内
    C．重复时间太短
    D．重复时间太长
    E．层厚太大

66. 截断是指
    A．一个物体外形的重组
    B．部分物体的截除
    C．物体拉长
    D．物体的层面重组
    E．图像断开

67. 二次检测（quadrature detection）伪影有时称作
    A．环形伪影
    B．拉链伪影
    C．人字形伪影
    D．包绕伪影
    E．截断伪影

68. 截断伪影有时可称为
    A．包裹伪影
    B．环形伪影
    C．Gibb's 效应
    D．圆锥头影响
    E．拉链伪影

69. 产生二次检测伪影存在的问题是
    A．$B_0$ 磁场
    B．梯度磁场
    C．RF 系统
    D．被检者的特性
    E．屏蔽

70. 截断伪影出现的形态是
    A．人字形图案
    B．增加点状伪影
    C．多个线条曲线
    D．纵骨突出处发出的条状影
    E．面状

71. 截去一个 MR 信号是
    A．对信号作傅里叶转换
    B．人为地强化信号
    C．信号中扩大频率范围
    D．突然截除频率范围
    E．突然截除相位范围

72. 信噪比（SNR）决定
    A．被检者的成像数
    B．图像的细节如何
    C．影像空间频率的范围
    D．横向弛豫
    E．纵向弛豫

73. MRI 的噪声常与空间频率区域内的_____特性相关
    A．线数
    B．线的长度
    C．较高的空间频率
    D．较低的空间频率
    E．中等的空间频率

74. MRI 的对比常由_____决定
    A．低空间频率
    B．高空间频率
    C．低时间频率
    D．高时间频率
    E．中等的空间频率

75. 关于高强度静磁场的生物效应的描述**错误**的是
    A．静磁场不影响人的体温
    B．静态血磁效应可以忽略不计
    C．不会引起心律不齐或心律变化
    D．会引起心电图发生变化
    E．可导致某种显著的神经电生理变化

76. 射频场的生物效应主要表现为
    A．体温的变化
    B．心电图发生变化
    C．心律不齐
    D．噪声加大

E．周围神经刺激

77．下列关于梯度场生物效应的描述**错误**的是
   A．引起周围神经刺激
   B．在人体内一般不会感应出电流
   C．可引起心律不齐
   D．可导致磁致光幻视
   E．可诱发幽闭恐惧症

78．磁共振成像的安全性方面**不包括**
   A．铁磁性物质的投射效应
   B．体内植入物的位置变化
   C．体内植入物的发热
   D．胎儿的致畸作用
   E．周围神经刺激

79．关于孕妇MRI检查的描述**错误**的是
   A．3个月内的孕妇慎重检查
   B．磁常会对胎儿产生生物效应
   C．分化中的细胞易受生理因素的干扰
   D．孕期工作人员尽量在1 mT线以外活动
   E．致畸作用的概率逐步升高

80．MRI被检者不良心理反应的降低措施**不包括**
   A．向被检者细致讲解检查相关的信息
   B．向其解释幽闭恐惧症的产生原因
   C．允许亲属陪同进扫描间
   D．改变体位
   E．使用镇静药

81．为鉴别是否为化学位移伪影，可采用的方法是
   A．变化频率编码方向
   B．变化相位编码
   C．增大FOV（观察视野）
   D．减小层厚
   E．全矩阵采集

82．为防止卷积伪影，可采取的方法为
   A．变化频率编码方向
   B．变化相位编码方向
   C．增大FOV
   D．减小层厚
   E．全矩阵采集

83．为防止截断伪影，可采取的方法为
   A．变化频率编码方向
   B．变化相位编码方向
   C．增大FOV
   D．减小层厚
   E．全矩阵采集

84．为消除部分容积效应的影响，可采用
   A．变化频率编码方向
   B．变化相位编码方向
   C．增大FOV
   D．减小层厚
   E．全矩阵采集

85．为消除血流伪影，可采取的技术为
   A．呼吸门控技术
   B．心电门控技术
   C．预饱和技术
   D．梯度运动相位重聚技术
   E．脂肪抑制技术

86．为减少脑脊液波动产生的伪影，可采用
   A．呼吸门控技术
   B．心电门控技术
   C．预饱和技术
   D．梯度运动相位重聚技术
   E．脂肪抑制技术

87．使用磁共振对比剂合并哪项技术最有利于病灶的显示
   A．呼吸门控技术
   B．心电门控技术
   C．预饱和技术
   D．梯度运动相位重聚技术
   E．脂肪抑制技术

88．与部分容积效应**无关**的内容是
   A．质子密度差别大的易发生
   B．高信号的小病灶位于低信号中
   C．低信号的小病灶位于高信号中
   D．薄层可改善
   E．改变选层位置可改善

89．与空间分辨率**无关**的因素是
   A．信噪比
   B．矩阵
   C．FOV
   D．数据读取次数
   E．磁场种类

90．下列**没有**电离辐射的检查是
   A．DR
   B．DSA
   C．CR

D. CT

E. MRI

91. 下列**不属于** MRI 对比剂的是
   A. 顺磁性对比剂
   B. 铁磁性对比剂
   C. 超顺磁性对比剂
   D. 离子型对比剂
   E. Gd-DTPA

92. MRI 对比剂的增强机理为
   A. 增加了氢质子的个数
   B. 改变局部组织的磁环境间接成像
   C. 改变局部组织的磁环境直接成像
   D. 增加了水的比重
   E. 减少了氢质子的浓度

93. 关于低浓度顺磁对比剂对质子弛豫时间的影响，正确的是
   A. $T_1$ 值缩短，$T_2$ 值缩短
   B. $T_1$ 值缩短，$T_2$ 值延长
   C. $T_1$ 值延长，$T_2$ 值缩短
   D. $T_1$ 值缩短，$T_2$ 值改变不大
   E. $T_1$ 值延长，$T_2$ 值延长

94. 关于超顺磁性颗粒对比剂对质子弛豫时间的影响，正确的是
   A. $T_1$ 值缩短，$T_2$ 值延长
   B. $T_1$ 值不变，$T_2$ 值缩短
   C. $T_1$ 值缩短，$T_2$ 值缩短
   D. $T_1$ 值不变，$T_2$ 值延长
   E. $T_1$ 值延长，$T_2$ 值缩短

95. 在 Gd-DTPA 的应用中，下列说法**错误**的是
   A. Gd-DTPA 口服不吸收
   B. 静脉注射后，由肾浓缩以原型随尿排出
   C. Gd-DTPA 不透过细胞膜，主要在细胞外液
   D. 易透过血脑屏障
   E. 不易透过血脑屏障

96. 关于高浓度顺磁对比剂对质子弛豫时间的影响，正确的是
   A. $T_1$ 值延长，$T_2$ 值延长
   B. $T_1$ 值缩短，$T_2$ 值延长
   C. $T_1$ 值缩短，$T_2$ 值缩短
   D. $T_1$ 值缩短，$T_2$ 值改变不大
   E. $T_1$ 值延长，$T_2$ 值缩短

97. 关于铁磁性颗粒对比剂对质子弛豫时间的影响，正确的是
   A. $T_1$ 值不变，$T_2$ 值延长
   B. $T_1$ 值缩短，$T_2$ 值延长
   C. $T_1$ 值缩短，$T_2$ 值缩短
   D. $T_1$ 值不变，$T_2$ 值缩短
   E. $T_1$ 值延长，$T_2$ 值缩短

98. 在注射 Gd-DTPA 后，**不应**采用的成像方法是
   A. $T_1$ 加权辅以磁化传递成像
   B. $T_1$ 加权辅以脂肪抑制技术
   C. $T_2$ 加权成像
   D. SE 序列的 $T_1$ 加权成像
   E. GRE 序列的 $T_1$ 加权成像

99. 在 MRI 技术中，为区分水肿与肿瘤的范围，常采用
   A. $T_1$ 加权成像
   B. $T_2$ 加权成像
   C. 质子加权成像
   D. Gd-DTPA 增强后 $T_1$ 加权成像
   E. Gd-DTPA 增强后 $T_2$ 加权成像

100. 关于 MRI 对比增强技术的叙述，**错误**的是
   A. MRI 对比剂本身可以显示 MR 信号
   B. MRI 对比剂对邻近质子可产生影响和效应
   C. MRI 对比剂与质子相互作用影响 $T_1$ 弛豫时间
   D. MRI 对比剂与质子相互作用影响 $T_2$ 弛豫时间
   E. MRI 对比剂的应用可以提高病变对比

101. Gd-DTPA 对比剂的特点是
   A. 不能通过完整的血脑屏障
   B. 可被胃黏膜吸收
   C. 可由细胞外间隙进入细胞内
   D. 有一定的靶器官
   E. 不能改变 $T_1$ 值与 $T_2$ 值

102. 为加强 Gd-DTPA 的增强效果，常辅以
   A. 呼吸门控技术
   B. 磁化传递技术
   C. 预饱和技术
   D. 梯度运动相位重聚技术
   E. 心电门控技术

103. 关于 Gd-DTPA，下述特性**不对**的是
   A. 主要缩短组织的 $T_1$ 值
   B. 常规用量为 0.2 mmol/kg

C．常规用量下，$T_1$加权为高信号

D．最后经肝分解，随胆汁排出体外

E．无组织特异性

104．MRI增强扫描，强化效果最好的序列是

A．$T_1$加权

B．$T_2$加权

C．质子加权

D．MRCP

E．水成像

105．常规诊断剂量的Gd-DTPA，图像上所反映的主要为

A．$T_1$值延长

B．$T_1$值缩短

C．$T_2$值延长

D．$T_2$值缩短

E．质子密度增加

106．当Gd-DTPA的浓度远高于临床剂量时

A．$T_1$加权高信号，$T_2$加权低信号

B．$T_1$加权低信号，$T_2$加权高信号

C．$T_1$加权低信号，$T_2$加权低信号

D．$T_1$加权高信号，$T_2$加权高信号

E．$T_1$加权高信号，质子加权高信号

107．与顺磁性物质缩短$T_1$和$T_2$弛豫时间**无关**的因素是

A．顺磁性物质的浓度

B．顺磁性物质的磁矩

C．顺磁性物质局部磁场的扑动率

D．顺磁性物质结合的水分子数

E．顺磁性物质的重量

108．下列既有$T_2$加权图像特点，又有将脑脊液信号抑制的序列是

A．TSE

B．TGSE

C．FLAIR

D．FLASH

E．FISP

109．下列疾病中，首选MR检查的是

A．肌肉关节系统疾病

B．心血管系统疾病

C．乳腺疾病

D．纵隔、腹腔、盆腔疾病

E．中枢神经系统疾病

110．颅脑MR检查在下列哪种情况下，**不作为**特征性首选的方法

A．脑干部位病变

B．脑梗死

C．脑出血

D．颅底骨折

E．脑血管畸形

111．在SE序列成像中，脑出血的超急性期表现为

A．$T_1$加权为等或稍低信号，$T_2$加权为稍高信号

B．$T_1$加权为低信号，$T_2$加权为低信号

C．$T_1$加权为高信号，$T_2$加权为高信号

D．$T_1$加权为高信号，$T_2$加权为低信号

E．$T_1$加权为低信号，$T_2$加权为高信号

112．在SE序列成像中，脑出血慢性期血肿周边表现为

A．$T_1$加权为低信号，$T_2$加权为低信号

B．$T_1$加权为低信号，$T_2$加权为高信号

C．$T_1$加权为高信号，$T_2$加权为低信号

D．$T_1$加权为高信号，$T_2$加权为高信号

E．$T_1$加权为等信号，$T_2$加权为等信号

113．脑梗死的MRI表现为

A．$T_1$加权为高信号，$T_2$加权为低信号

B．$T_1$加权为高信号，$T_2$加权为高信号

C．$T_1$加权为低信号，$T_2$加权为低信号

D．$T_1$加权为低信号，$T_2$加权为高信号

E．$T_1$加权为中等信号，$T_2$加权为高信号

114．与CT相比，下列关于颅脑MRI成像优点的叙述，**不正确**的是

A．直接多轴面成像

B．对颅中窝底、颅后窝病变价值高

C．对钙化、急性出血敏感

D．无辐射损伤

E．颅内病变定位、定性价值高

115．在颈椎MR成像中，预饱和技术常用于抑制的伪影是

A．吞咽运动伪影

B．心搏伪影

C．呼吸运动伪影

D．化学位移伪影

E．逆向流动液体信号

116．为使眼眶病变显示清楚，常在$T_1$和$T_2$加权

扫描时利用的技术是
  A．呼吸门控技术
  B．梯度运动相位重聚技术
  C．脂肪抑制技术
  D．血流补偿技术
  E．MRA 技术
117．眼球 MR 扫描选用
  A．环形眼眶表面线圈
  B．头颅表面线圈
  C．颅颈表面线圈
  D．体线圈
  E．肩线圈
118．在胸椎 MR 成像中，采用预饱和技术来抑制的伪影是
  A．吞咽运动伪影
  B．心搏伪影
  C．呼吸运动伪影
  D．化学位移伪影
  E．逆向流动液体信号
119．可以行 MR 检查的患者是
  A．带有心脏起搏器者
  B．心脏病患者
  C．术后动脉夹存留者
  D．换有人工金属瓣膜者
  E．体内有胰岛素泵者
120．关于 MRI 检查心脏的优点的叙述，**不正确**的是
  A．心内血液和心脏结构之间的良好对比
  B．能分辨心肌、心内膜、心包和心包外脂肪
  C．动态观察心肌运动
  D．无损伤检查，十分安全
  E．心脏搏动对 MRI 无影响
121．在腰椎 MR 成像中，预饱和技术常用抑制的伪影是
  A．吞咽运动伪影
  B．心搏伪影
  C．呼吸运动伪影
  D．化学位移伪影
  E．逆向流动液体信号
122．肝 MRI 扫描通常选
  A．表面线圈
  B．相控阵体线圈
  C．头线圈
  D．肢体线圈
  E．肩关节线圈
123．前列腺测量，最准确的成像技术是
  A．膀胱造影
  B．CT 横断面扫描
  C．MRI 冠状面、矢状面 $T_2$ 加权像
  D．骨盆区平片
  E．盆腔血管造影
124．脊柱 MRI 扫描，通常选
  A．体线圈
  B．表面线圈
  C．肢体线圈
  D．头线圈
  E．膝关节线圈
125．有关 MR 乳腺检查特点的叙述，**错误**的是
  A．高病灶敏感度
  B．检出细小病灶（＜5 mm）
  C．高阴性评价价值
  D．不受乳腺密度影响
  E．为首选的普查方法
126．在 MR 检查中，早期脑梗死最适宜的扫描方式是
  A．$T_1$ 加权成像
  B．$T_2$ 加权成像
  C．质子加权成像
  D．灌注成像
  E．弥散加权成像
127．在下列造影技术中，**不属于** MR 水成像范畴的是
  A．MR 血管造影
  B．MR 尿路造影
  C．MR 腮腺管造影
  D．MR 泪道造影
  E．MR 胰胆管造影
128．在 MR 检查中，MRCP、MRU 采用的成像方式是
  A．$T_1$ 加权
  B．$T_2$ 加权
  C．质子密度加权
  D．IR 加权
  E．弥散加权
129．下述**不符合** MR 水成像的条件和优点的是
  A．采用长 TR 技术，获得重 $T_2$WI，突出水

的信号

B. 应有高场 MRI 设备及相应软件

C. 无创伤、无痛苦

D. 影像较清楚

E. 方法较简单、方便

130. MR 水成像技术**不包括**

A. MRCP

B. MRU

C. MRA

D. MR 内耳成像

E. MR 唾液腺成像

131. MR 频谱是_____的曲线图

A. 信号强度与频率

B. 信号强度与波长

C. 频率与时间

D. 波长与时间

E. 信号强度与时间

132. 与 MR 频谱相关的结构是

A. 核

B. 电子壳

C. 分子

D. 器官

E. 组织

133. 通过_____过程从 MR 信号获得 MR 频谱

A. 傅里叶转换

B. 信号弛豫

C. 反投影重建

D. 复合恢复

E. 信号增强

134. 在氢的 MR 频谱不含关于磷的信息，是由于_____的不同

A. 自旋密度

B. 弛豫时间

C. 核质量

D. 拉莫尔（Larmor）频率

E. 核重量

135. 从人体 MR 频谱中哪种核子显示最高信号强度

A. 氢

B. 氮

C. 氧

D. 碳

E. 磷

136. 频谱也可称为

A. 进动

B. 弛豫时间

C. 频率分布

D. 核子族

E. 波动范围

137. 频谱常常是强度的图形，为_____的函数

A. 质量

B. 频率

C. 电位

D. 弛豫时间

E. 重量

138. 在 MR 频谱中，一个核族可显示不止一个峰，因为

A. 核结构

B. 电子形状

C. 分子形状

D. 质量分布

E. 重量分布

# 练习三十五答案

1. A
2. B  空间频率的取样磁场梯度决定。
3. D
4. C  根据 K-空间的性质，K-空间中心（低频）区域决定图像对比度和信噪比，而边缘（高频）区域决定图像的空间分辨率。
5. D  主要是 RF 脉冲和梯度脉冲两个部分。

6．C

7．D　分段K-空间的填充是指仅填充K-空间的一个区域。

8．C　在超导MR磁体上，Y方向指是人体的上下方向，因此产生冠状面成像。

9．C　小的倾斜角度激发纵向磁化接近平衡状态，可缩短TR时间。

10．C　TR时间长，则纵向磁化矢量已经接近平衡状态。

11．C　短反转时间反转恢复（short time inversion recovery，STIR）序列可来抑制某种短$T_1$组织，如脂肪脑白质或脑灰质等。即通过短TI时间，能使这些组织磁化矢量在TI时刻为零，该组织没有转移到XY平面的磁化矢量，因此无信号产生。

12．B

13．B　在超导MR磁体上，X方向指是人体的左右方向，因此产生矢状面成像。

14．C　在磁共振成像中，建立128×128影像矩阵，必须应用128个不同相位梯度编码的值。

15．A　强的相位编码梯度获得高频率K轨迹，位于K-空间边缘。

16．C

17．D　在外磁场不均匀情况下用自由感应衰减方法测得的自旋-自旋弛豫时间记为$T_2^*$，而$T_2$表示理想均匀外磁场$B_0$中纯粹由自旋-自旋相互作用引起的横向弛豫时间。

18．A　CPMG（Carr-Purcell-Meiboom-Gill）序列即自旋回波序列。

19．C

20．A　弱的相位编码梯度获得低频率K轨迹，位于K-空间中心。

21．B　反转恢复脉冲序列的主要作用是增加组织间纵向磁化矢量之间的差异，增强$T_1$对比度。

22．A　23．B

24．B　梯度回波序列中，反转梯度仅反转由梯度磁场产生的相位离散效应，无法反转磁场不均匀产生的相位离散效应。

25．B　由于频率编码梯度在MR信号采集时才施加，因此也称为读出梯度。

26．B　梯度回波序列不使用180°RF脉冲，用反向梯度使横向磁化矢量聚相产生回波信号。

27．A　28．D

29．B　强的相位编码梯度获得高频率K轨迹，位于K-空间边缘。

30．D　在RF激励脉冲期间同时添加层面选择梯度才能选择一个成像层面。

31．D

32．B　弱的相位编码梯度获得低频率K轨迹，位于K-空间中心。

33．D　STIR是short time inversion recovery的缩写，即短反转时间反转恢复序列。

34．E　35．A　36．E　37．D　38．E　39．A　40．C　41．B　42．E　43．A　44．D　45．C
46．D　47．E　48．B　49．B　50．B　51．C　52．A　53．C　54．E　55．A　56．B　57．C
58．A　59．C　60．D　61．B　62．C　63．D　64．C　65．E　66．C　67．B　68．C　69．C
70．C　71．D　72．B　73．D　74．A　75．C　76．E　77．C　78．D　79．C　80．C　81．B
82．C　83．E　84．D　85．C　86．D　87．E　88．A　89．E　90．C　91．D　92．C　93．D
94．B　95．D　96．C　97．C　98．C　99．C　100．A　101．A　102．B　103．D　104．A
105．B　106．C　107．E　108．C　109．E　110．D　111．A　112．A　113．D　114．C　115．A
116．C　117．A　118．B　119．B　120．E　121．C　122．C　123．C　124．B　125．E　126．E
127．A　128．B　129．B　130．C　131．C　132．C　133．A　134．D　135．A　136．C　137．B
138．C

# 练习三十六

1. MRI 的适应证一般**不包括**
   - A．寄生虫病
   - B．感染
   - C．肺间质疾病
   - D．肿瘤
   - E．中毒

2. 3D-PC-MRA 的优点**不包括**
   - A．对高流速敏感，可显示动脉
   - B．仅血流呈高信号，背景抑制优于 3D-TOF
   - C．成像容积内信号均匀一致
   - D．空间分辨力高
   - E．能定量和定性分析

3. 颅脑 MRA 技术**不包括**
   - A．2D-TOF-MRA：成像序列采用 2D-FLASH 序列
   - B．可采用 TOF-MRA、PC-MRA 及 CE-MRA 技术
   - C．3D-TOF-MRA：主要用于慢速血流的血管成像
   - D．线圈头部正交线圈、头颈联合阵列线圈
   - E．2D-TOF-MRA：主要用于矢状窦、乙状窦的成像

4. 2D-PC-MRA 的特点**不包括**
   - A．可用于筛选流速成像
   - B．仅血流呈高信号
   - C．可用于显示需极短时间内成像的病变
   - D．采集时间短
   - E．多用于动脉系成像

5. MR 脑波谱成像技术的适应证**不包括**
   - A．意识障碍各期
   - B．颅内肿瘤
   - C．颈髓、脑的损伤
   - D．良、恶性肿瘤的分级
   - E．癫痫

6. **不是**肺部及纵隔 MRI 扫描技术的是
   - A．扫描技术常规做横断位及斜冠状位
   - B．必要时加做矢状位 T2WI
   - C．线圈体部相控阵线圈、体线圈
   - D．如采用呼吸门控采集，将呼吸门控感应器绑于或用腹带加压于受检者腹部或胸部随呼吸动作起伏最明显的部位
   - E．多采用快速序列屏气采集，或采用呼吸门控技术采集

7. 关于磁共振成像心功能分析技术的扫描技术要点，叙述**错误**的是
   - A．确定所成短轴位合乎心功能分析所需，采用单次屏气 2D-FLASH 序列，以左室长轴位图为定位图，做垂直于左室长轴的短轴位电影成像
   - B．采用单次屏气 TSE 序列在冠状位定位像上做横断面成像
   - C．以平行于左室长轴位为定位图，做垂直于左室长轴的短轴位
   - D．以显示左、右室及室间隔的矢状面图像为定位图，做平行于室间隔的左室长轴位成像
   - E．扫描层面必须包括心尖至房室瓣口，保证心功能分析准确无误

8. 腹部 MRA 技术**不包括**
   - A．采集成像一般取 6 次
   - B．不需禁食
   - C．扫描技术采用 3D-CE-MRA 技术的超快速三维梯度回波序列 3D-FISP
   - D．线圈用体线圈、体部相控阵体部线圈
   - E．根据病情可分别得到动脉期和门静脉期

9. 对生殖系统及盆腔 MRI 技术的叙述，**错误**的是
   - A．采用 TSE 高分辨、多次平均扫描
   - B．有金属节育器者，须先取出后才能做生殖系统 MRI 检查
   - C．扫描技术常规扫描序列：横轴位 TSE T1WI（T2WI）或加 FS-T2WI
   - D．线圈体部相控阵线圈、局部表面线圈、体线圈
   - E．T2WI 采用梯度回波（FLASH）或快速梯度回波（turbo-FLASH）序列

10. 膀胱扫描和卵巢所采用扫描序列**不合理**的是
    - A．观察卵巢病变采用 T2WI 横断面或冠状面扫描最佳

B．膀胱扫描采用梯度回波加脂肪抑制T1WI序列

C．观察卵巢病变采用T1WI横断面或冠状面扫描最佳

D．呼吸运动较严重的受检者，可使用屏气扫描或呼吸门控采集

E．采用高分辨、多次激励扫描

11．咽喉部及颈部MRI技术应用**错误**的是

A．扫描技术颈部常规序列：矢状位T1W1、冠状位T1WI（T2WI）或T2WI-STIR

B．在检查过程中平静呼吸，勿张口及做吞咽动作

C．扫描技术颈部常规序列：矢状位T2WI、冠状位T1WI（T2WI）或T1WI-STIR

D．线圈用颈部表面线圈、头颈联合相控阵线圈

E．增强扫描一般采用FS-T1WI序列

12．颈部MRA成像技术应用**错误**的是

A．TOF-MRA动脉成像，预饱和带设置于扫描范围外的动脉近端

B．线圈用颈部表面线圈、头颈联合相控阵线圈

C．PC-MRA用冠状位扫描

D．TOF-MRA用横断位

E．静脉成像预饱和带设置于扫描范围外的静脉近端

13．颈部MRA成像时应注意

A．显示快流血管首选3D-PC

B．显示慢流血管采用3D-TOF

C．显示快流血管首选3D-TOF

D．显示慢流血管可采用3D-PC

E．CE-MRA显示动脉或静脉血管和狭窄区域

14．提高TOF-MRA流动-静止对比的方法**不是**

A．用磁化传递抑制技术（MTS）抑制背景大分子信号

B．减小激励角度，使静态组织信号下降

C．多块容积激发：将一个较大容积分成多个薄块激发

D．减小激发容积厚度，以减小流入饱和效应

E．减慢流动速度

15．时间飞跃法磁共振血管成像的理论是

A．组织信号差别的增强效应

B．基于流体饱和效应中的相位增强效应

C．对比剂的增强效应

D．基于流体饱和效应中的流入相关增强效应

E．拉莫尔频率差的增强效应

16．最常用的脑部动脉MRA序列是

A．3D-PC-MRA

B．2D-TOF-MRA

C．2D-PC-MRA

D．3D-TOF-MRA

E．CE-MRA

17．常用于慢流静脉及静脉窦成像的技术是

A．3D-PC-MRA

B．3D-TOF-MRA

C．2D-PC-MRA

D．2D-CE-MRA

E．3D-CE-MRA

18．MRA与其他一些临床血管造影检查方法相比，所具有的优点**不包括**

A．可全部替代有创伤性的血管造影检查

B．是一种无损伤的检查技术

C．可作三维空间成像，也能以不同角度成像，360°旋转观察

D．患者无需注射对比剂

E．MRA费用低且检查时间短

19．MRI扩散加权成像技术的临床应用叙述**错误**的是

A．扩散系数在$T_1$、$T_2$加权成像变化很大

B．扩散加权成像在脑梗死检测中具有重要的临床价值

C．脑组织在超急性梗死期，在扩散加权像上表现为高信号区

D．脑组织在超急性梗死期，扩散系数显著下降

E．在脑白质区，水分子的扩散系数在空间各个方向不相同

20．控制截断伪影的措施**不包括**

A．变换相位和频率编码方向

B．缩小采集矩阵

C．过滤原始资料

D．减小FOV

E．改变图像重建的方法

21．下面**不是**MR水成像技术的是

A．MR尿道成像

B．MR 胰胆管成像（MRCP）

C．MR 脊髓成像（MRM）

D．MR 尿路成像（MRU）

E．MR 内耳迷路成像

22．HASTE 成像序列可用于

A．脑成像

B．膀胱成像

C．肌肉成像

D．血管成像

E．脂肪成像

23．对胸腹部及四肢血管的显示最好的成像方式是

A．3D-PC

B．2D-TOF

C．2D-PC

D．3D-TOF

E．3D-CE-MRA

24．与 MR 图像的信噪比**无关**的是

A．回波时间

B．磁场强度

C．重复时间

D．像素大小

E．患者体型大小

25．下面**不能**影响 MR 图像的对比度的是

A．组织密度

B．脉冲序列

C．脉冲参数：$T_1$、翻转角

D．脉冲参数：TR、TE

E．对比剂

26．一般与设备伪影**无关**的因素是

A．机器设备的安装、调试

B．机器主磁场强度

C．软件质量

D．磁场均匀度

E．机器生产日期

27．关于化学位移伪影的描述**错误**的是

A．仅发生在相位编码方向上

B．脂肪与水的进动频率存在差异造成

C．在肾与肾周脂肪囊交界区表现突出

D．在图像上表现为脂肪与水的界面上出现黑色和白色条状或月牙状阴影

E．严重程度与主磁场场强成正比

28．控制化学位移伪影的措施**不包括**

A．通过变换频率和相位编码方向

B．增加接收带宽，增加 FOV

C．选择适当的 TE 值

D．预饱和技术的应用

E．选用抑水和抑脂脉冲序列

29．关于对截断伪影的叙述**错误**的是

A．表现为颈髓内出现低信号线影

B．截断伪影系因数据采样不足所致

C．颈椎矢状位 T1WI 上这种伪影比较常见

D．在图像中高、低信号差别大的交界区信号强度失准

E．截断伪影仅发生在频率编码方向上

30．循环系统 MRI 扫描技术**不包括**

A．心电门控是用于减少心血管搏动及呼吸伪影的方法

B．心脏常规做横轴位、冠状位和矢状位等

C．心电门控以心电图 R 波作为触发点触发采集

D．心脏 MRI 通常需要安装心电门控触发采集

E．在导联心电时应注意勿使导线卷曲

31．对胰腺、胃肠和腹膜后 MRI 扫描技术的描述**错误**的是

A．肠胃 MRI 矢状位有助于判断直肠侧壁肿瘤对邻近结构的侵犯

B．胰腺扫描需要薄层、无间隔扫描

C．腹膜后间隙检查需要做脂肪抑制序列

D．肠胃 MRI 常规做轴位 T1WI 和 T2WI、矢状位或冠状位 T2WI 扫描

E．可应用呼吸门控技术

32．下面对眼部 MRI 技术的描述**错误**的是

A．沿着视神经的斜矢状位 FS-T2WI

B．相关准备为闭双眼，眼球不动

C．眼部常规平扫序列为横轴位 SE(TSE)-FS-T1WI、横轴位 T2WI-FS

D．冠状位扫描范围后界要包括视交叉，前界到双眼球前缘

E．扫描方位只有冠状位及斜矢状位

33．MRI 灌注加权成像技术的临床应用叙述**错误**的是

A．定量研究还需获得供血动脉内的对比剂浓度变化、Gd-DTPA 的组织与血液的分配系数等

B．用于脑梗死及肝病变的早期诊断、肾功能灌注

C．对比剂引起的 $T_2$ 增强效应适用于肝的灌注分析

D．对比剂引起的 $T_1$ 增强效应适用于心脏的灌注分析

E．目前，磁共振 Gd-DTPA 灌注成像是半定量分析

34．关于鞍区、脑桥小脑角区的 MRI 检查技术叙述**错误**的是

A．横断位是观察垂体和海绵窦最好的方位

B．适应证为垂体微腺瘤、垂体腺瘤、脑桥小脑角占位、鞍区脑膜瘤

C．微小病变，如垂体微腺瘤需做动态增强扫描

D．常规采用高分辨、薄层矢状、冠状面扫描

E．鉴别鞍区病变的出血或脂肪成分需加做脂肪抑制序列

35．关于 3D-PC-MRA 的描述**错误**的是

A．缺点是在中、低场磁共振成像时间较长

B．优点为仅血流呈高信号，背景抑制优于 3D-TOF

C．大量血肿未吸收时，观察被血肿掩盖的血管病变

D．可用于分析可疑病变区的细节，检查流量与方向

E．成像容积内信号不均匀

36．3D-CE-MRA 的应用**不包括**

A．需注射顺磁对比剂

B．主要用于颅脑大面积血管病变

C．亦可作减影显示病变

D．可在不同期相观察到动脉或静脉病变

E．仅血流呈高信号

37．下面有关磁共振成像心功能分析技术的叙述**错误**的是

A．以显示左右心室及室间隔的横断面图像为定位图，做平行于室间隔的左室长轴位成像

B．适应证为心肌病，如肥厚性心肌病、扩张性心肌病等

C．采用单次屏气 TSE 序列在冠状位定位像上做横断面成像

D．线圈：体线圈或体部相控阵体部线圈

E．以平行于左室长轴位为定位图，做垂直于左室长轴的短轴位

38．对胰腺、胃肠和腹膜后 MRI 检查的叙述**错误**的是

A．矢状位有助于判断直肠前壁肿瘤或后壁肿瘤对邻近结构的侵犯

B．胰腺扫描需要薄层、无间隔扫描

C．腹膜后需要做水抑制序列

D．胃肠 MRI 常规做轴位 T1WI 和 T2WI、矢状位或冠状位 T1WI 扫描

E．胰腺扫描常规采用 HASTE（true FISP）多层薄层屏气 T2WI

39．肾及肾上腺病灶 MRI 技术**不能**选择的序列是

A．HASTE-T2WI

B．T1WI+FS（2D-FLASH+FS）序列

C．true-FISP 序列

D．重 T2WI+FS（重 T2WI-TSE+FS）

E．TIR-T2WI

40．控制化学位移伪影的措施**不包括**

A．选用抑水和抑脂脉冲序列，去掉化学位移伪影的产生源

B．增加接收带宽，缩小 FOV

C．通过变换频率和相位编码方向加以控制

D．预饱和技术应用

E．选择适当的 TR 值，尽量调整 GRE 序列中脂肪和水同相位

41．在诊断盆腔动脉血管疾病方面最好的是

A．2D-TOF

B．2D-PC

C．3D-TOF

D．3D-PC

E．3D-CE-MRA

42．MRA 与其他临床血管造影检查方式相比**错误**的是

A．是一种无损伤的检查方式

B．被检者无需注射对比剂

C．可做三维空间成像，也能不同角度成像，360°旋转观察

D．对垂直于大血管走行的分支血管观察较好

E．可部分替代有创性血管造影，相比之下 MRA 费用低

43．磁共振信号的空间定位实现的方法为

A．主磁场

B. 射频脉冲
C. 梯度磁场
D. 90°脉冲
E. 180°脉冲

44. 在检查部位与层面选择梯度线圈的相对位置保持不变的情况下，层面和层厚受梯度场和射频脉冲影响的规律**错误**的是
   A. 梯度场不变，射频脉冲的频率增加，则层面的位置向梯度场高的一侧移动
   B. 梯度场不变，射频脉冲的频率增加，则层面的位置向梯度场低的一侧移动
   C. 梯度场不变，射频脉冲的带宽加宽，层厚增厚
   D. 射频脉冲的带宽不变，梯度场的场强增加，层厚变薄
   E. 梯度场不变，射频脉冲的频率降低，则层面的位置向梯度场低的一侧移动

45. K-空间为
   A. 实际空间
   B. 梯度场空间
   C. 傅里叶频率空间
   D. 空间坐标系空间
   E. 极坐标系空间

46. 关于矩阵，**错误**的说法是
   A. 在FOV不变的情况下，矩阵越大，空间分辨力越高
   B. 在FOV不变的情况下，矩阵越大，图像的SNR越低
   C. 相位编码方向矩阵越大，采集时间越长
   D. 在一般序列中，相位编码方向的点阵大于频率编码方向的点阵
   E. 频率编码方向上的像素多少不直接影响图像采集时间

47. 关于层间距，正确的说法是
   A. CT的层间距与MR的层间距是一样的
   B. 二维扫描时，层间距越小，图像信噪比越高
   C. 三维采集也有层间距
   D. 层厚越厚，图像的信噪比越低
   E. 层厚越厚，图像的空间分辨力越低

48. 磁体的基本功能是为MRI设备提供
   A. 梯度磁场
   B. 静磁场
   C. 射频发射场
   D. 射频接收场
   E. 产生梯度脉冲

49. 与MRI心脏扫描**不符**的是
   A. 首选体线圈
   B. 使用呼吸门控
   C. 使用心电门控
   D. 心电门电极放在左前胸壁
   E. 患者心律不齐或者心率过快，应先调整后再行检查

50. 磁共振中空间定位的基础理论是
   A. 牛顿定律
   B. 法拉第定律
   C. 摩尔定律
   D. 拉莫尔定律
   E. 帕斯卡定律

51. 妊娠几个月后孕妇可以谨慎应用磁共振检查
   A. 1个月
   B. 2个月
   C. 3个月
   D. 4个月
   E. 7个月

52. MRI检查的最佳适应证是
   A. 泌尿系统疾病
   B. 消化系统疾病
   C. 心脏大血管疾病
   D. 女性盆腔疾病
   E. 神经系统疾病

53. 作为MRI设备磁体间的射频屏蔽材料的主要成分是
   A. 铁
   B. 铝
   C. 铜
   D. 钛
   E. 铅

54. 关于磁共振对比剂使用目的的叙述，**不正确**的是
   A. 发现平扫未发现的病变
   B. 肿瘤的鉴别
   C. 明确病灶的范围
   D. 术后患者的检测以及血管病变的显示
   E. 减少图像伪影

55. 对短 $T_1$ 时间反转恢复法脂肪抑制叙述正确的是
   A. 不同磁场的反转时间相同
   B. 不同组织的反转时间相同
   C. 脂肪组织的反转时间为 300 ms
   D. 在 300 ms 时脂肪的纵向磁化矢量接近 0
   E. 当 180° 脉冲停止后,纵向磁化矢量要恢复一段时间,即反转时间($T_1$)

56. 有关平面回波成像的叙述**不正确**的是
   A. 在梯度回波基础上发展而来
   B. 数据在 K-空间内的填充是一种迂回轨迹
   C. 超快速成像方法
   D. 利用读出梯度场的连续正反向切换
   E. 没有回波链的存在

57. 关于 MR 增强扫描技术的叙述**不正确**的是
   A. 肝、乳腺等 MR 平扫后做常规增强扫描,对发现病灶,特别是检出小病灶和对病灶进行定性诊断能提供较为可靠的依据
   B. 中枢神经和骨骼肌肉系统主要侧重增强效果的观察,一般不需做动态增强扫描
   C. 动态增强扫描能反映不同时间点的强化信息,对于增强的时间过程有特别的要求
   D. 平扫腹部脏器、脑垂体等未发现病变或不能明确病变大小、位置、性质时,评估肿瘤的治疗效果及病变的鉴别诊断等,均需做动态增强扫描
   E. MR 常规增强扫描主要侧重增强效果的观察

58. 关于气体的 MR 信号特征的描述,正确的是
   A. T1WI 有信号
   B. T2WI 低信号区
   C. 质子密度趋于零
   D. 在有些脉冲序列中,改变 TR 会改变信号
   E. 在有些脉冲序列中,改变 TE 会改变信号

59. 下列关于鼻咽部 MRI 扫描技术的叙述,**不正确**的是
   A. T1WI 可清晰显示鼻咽部黏膜部分及深部结构
   B. 鼻咽部增强不需使用脂肪抑制技术
   C. 鼻咽部病变 T2WI 要加脂肪抑制技术
   D. 鼻咽部病变必须做三个方位的增强扫描
   E. 有一侧咽隐窝变浅时应引起高度重视,必要时行增强扫描

60. 在相同扫描条件下,当回波链长度为 18 时,应用 FSE(TSE)序列比常规 SE 序列扫描时间
   A. 减少至 1/18
   B. 增加 18 倍
   C. 减少 1/9
   D. 增加 9 倍
   E. 不变

61. 关于 TR、TE 的描述**错误**的是
   A. TR 即重复时间
   B. SE 序列 TR 是指一个 90° 射频脉冲至下一个 90° 射频脉冲之间的时间
   C. TE 即回波时间
   D. SE 序列 TE 是指 90° 射频脉冲到产生回波的时间
   E. TE 越长,$T_2$ 对比越小

62. $T_2$ 加权 MR 图像上
   A. $T_2$ 值长的组织呈高信号,$T_1$ 值长的组织呈低信号
   B. $T_2$ 值长的组织呈高信号,$T_1$ 值短的组织呈低信号
   C. $T_1$ 值长的组织呈高信号,$T_2$ 值短的组织呈低信号
   D. $T_2$ 值长的组织呈高信号,$T_2$ 值短的组织呈低信号
   E. $T_2$ 值短的组织呈高信号,$T_2$ 值长的组织呈低信号

63. 关于乳腺 MR 检查的叙述,**错误**的是
   A. 乳腺平扫主要做 T2WI,不需要呼吸门控
   B. DWI 序列为乳腺疾病的诊断及鉴别提供了一定的参考,恶性病变在 DWI 序列上表现为明显高信号
   C. 乳腺疾病定性诊断主要依赖于动态增强扫描
   D. 乳腺内富含脂肪,平扫及增强一定要加脂肪抑制技术
   E. 乳腺恶性肿瘤的 ADC 值明显高于良性病变和正常组织

64. 有关含蛋白质液体的描述,**不正确**的是
   A. $T_1$ 时间短于脑脊液
   B. $T_1$ 加权像上信号高于脑脊液
   C. $T_2$ 时间大于脑脊液
   D. $T_2$ 加权像上信号低于脑脊液
   E. 信号强度随蛋白质含量的高低而改变

65. TOF MRA 的缺点**不包括**
   A. 可能出现血管狭窄的假象
   B. 血管狭窄程度常被夸大
   C. 动脉瘤可能被遗漏
   D. 如果显示某段血管腔光滑、整齐、没有狭窄，可视为无血管狭窄
   E. 后处理过程耗时多

66. 关于 CE-MRA 对比剂的叙述，**不正确**的是
   A. 对比剂稀释后再注射
   B. 应尽量采用快速团注
   C. 对比剂的注射最好采用磁共振专用高压注射器
   D. 常用对比剂为 Gd-DTPA
   E. 对比剂剂量和流速应根据检查部位、范围、目的确定

67. 腰椎椎间盘中心部分与周围部分的信号强度在 $T_2$ 加权像上分别是
   A. 高信号，低信号
   B. 高信号，高信号
   C. 低信号，高信号
   D. 低信号，低信号
   E. 均为等信号

68. 关于 MRI 中血液信号丢失的主要原因叙述中，**不正确**的是
   A. 血管的搏动
   B. 层流流速差别造成失相位
   C. 扫描层面的质子群位置变动
   D. 湍流中血流方向和速度无规律
   E. 层流中引起分子旋转造成的失相位

69. 对 TR 的理解**错误**的是
   A. 长 TR 时，SNR 高
   B. 短 TR 时，SNR 低
   C. TR 长，扫描时间也长
   D. TR 越长，组织中的质子越可以充分弛豫
   E. TR 时决定 MR 信号强度的唯一因素

70. 关于磁共振波谱成像（MRS）的叙述**错误**的是
   A. 主要测定生物组织化学成分
   B. 要求高磁场强度 MR 系统
   C. 目前可进行 $^1H$、$^{31}P$、$^{13}C$ 等的磁共振波谱分析
   D. 当前研究最多的是脑代谢产物
   E. 对主磁场均匀性要求不高

71. SE 序列中两次相邻的 90° 脉冲的时间间隔称为
   A. TE
   B. TR
   C. TI
   D. RT
   E. IT

72. 关于 MRI 对比剂 Gd-DTPA 的理化性质的叙述**错误**的是
   A. 不能透过完整的血脑屏障
   B. 不能被胃黏膜吸收
   C. 可以缩短组织的 $T_1$ 值
   D. 不能透过细胞膜进入细胞
   E. 具有一定的组织特异性

73. 关于 3D-PC-MRA 的描述**错误**的是
   A. 优点为仅血流呈高信号，背景抑制优于 3D-TOF
   B. 可用于分析可疑病变区的细节，检查流量与方向
   C. 大量血肿未吸收时，观察被血肿掩盖的血管病变
   D. 缺点是在中、低场磁共振成像时间较长
   E. 成像容积内信号不均匀

74. 目前临床常采用 EPI 序列进行的检查是
   A. SWI
   B. DWI
   C. MR 波谱
   D. MR 动态增强
   E. MRA

75. 3D TOF MRA 常用于检查
   A. 腹主动脉
   B. 胸主动脉
   C. 肺动脉
   D. 肾动脉
   E. 脑部动脉

76. DWI 反映的是
   A. 水分子的扩散运动
   B. 磁场不均匀性引起的对比
   C. 质子密度
   D. $T_2$ 对比
   E. $T_1$ 对比

77. 有关上臂常规扫描技术的描述**错误**的是
   A. 扫描方位：横断位、冠状位和矢状位

B. $T_2$ 加权脂肪抑制

C. 上臂不能完全包括在扫描野时，应该包入靠近病变侧关节

D. 采集中心对准人体中心

E. 做增强扫描时，$T_1$ 加权也要加脂肪抑制

78. 根据出血发生的时间，MR 信号分期**错误**的是

A. 超急性期

B. 急性期

C. 亚急性期

D. 亚急性后期

E. 慢性期

79. CE-MRA 的临床应用，**不适用**于

A. 脑部或颈部血管

B. 胸主动脉及肺动脉

C. 肾动脉、肠系膜血管、门静脉

D. 毛细血管

E. 四肢血管

80. 关于梯度场切换率，正确的是

A. 是指单位时间及单位长度内的梯度磁场强度变化量

B. 是指单位时间内的梯度磁场强度变化量

C. 是指单位长度内的梯度磁场强度变化量

D. 是指单位时间内的磁场强度变化

E. 是指单位时间内频率的变化

81. **不影响**快速自旋回波脉冲序列扫描时间的是

A. 显示矩阵

B. TR

C. NEX

D. 相位编码

E. 回波链长

82. 梯度磁场的主要功能是

A. 增强磁场的均匀性

B. 对 MRI 信号进行空间编码

C. 降低磁场强度

D. 增强此时强度

E. 减少伪影

83. 显示胆囊、胆总管结石最好的脉冲序列是

A. SE 序列横断位 $T_2$ 加权

B. FSE 序列横断位 $T_2$ 加权

C. MRCP 水成像

D. FSPGR 梯度回波

E. 回波平面成像（EPI）

84. 关于腰椎 MR 扫描原则的叙述，**错误**的是

A. 腰椎常规矢状位 $T_1$、$T_2$ 扫描

B. 矢状位层厚 3～4 m

C. 下缘要包括骶椎

D. 腰椎常规应加扫冠状位 $T_2$ 像

E. 转移瘤、结核病等椎体异常需加 $T_2$ 脂肪抑制

85. 关于短 T1 反转恢复（STIR）法抑制脂肪的叙述，**不正确**的是

A. 无横向磁化为不产生 MR 信号

B. 先使用了一个 180° 射频脉冲

C. 180° 射频脉冲使纵向磁化矢量从正 Z 轴转向负 Z 轴

D. 选择任何反转时间都可使脂肪信号为零

E. 当 180° 脉冲停止后，纵向磁化开始恢复，由负方向恢复至平衡状态

86. 关于 SE 脉冲序列和 $T_1$ 的描述，**不正确**的是

A. SE 序列是测量 $T_1$ 值的脉冲序列之一

B. 选用较短的 TR、较短的 TE 可测量 $T_1$ 值

C. 在 $T_1$ 加权像中，图像的亮度明暗代表不用的 $T_1$ 值

D. 利用常规 SE 脉冲序列可以测量 $T_1$ 值

E. TE 选择 1500 ms、TR 选择 1200 ms 可得到 SE 序列的 $T_1$ 加权像

86. 当氢质子放入静磁场后，下列情况正确的是

A. 氢质子磁矢量都平行于主磁场且方向相同

B. 氢质子磁矢量都平行于主磁场且方向相反

C. 氢质子磁矢量都平行于主磁场且低能级质子与主磁场方向相同

D. 氢质子磁矢量都平行于主磁场且高能级质子与主磁场方向相同

E. 氢质子磁矢量不受主磁场影响

88. 磁共振信号进行空间定位需要进行

A. 层面选择

B. 频率编码

C. 梯度编码

D. 相位编码

E. 射频编码

89. MRCP 描述最合理的层厚是

A. 2～3 mm

B. 3～4 mm

C. 7～9 mm

D．9～10 mm
E．12～14 mm
90．关于乳腺 MRI 检查技术的叙述正确的是
    A．体位：仰卧，足先进
    B．常规做矢状位及横断位方向扫描
    C．常规平扫序列推荐 GRE-FS
    D．乳腺疾病通常不用动态增强
    E．注射非离子有机碘对比剂
91．在 MRA 检查中，预饱和技术常用于抑制的伪影是
    A．化学位移伪影
    B．吞咽运动伪影
    C．心脏搏动伪影
    D．呼吸运动伪影
    E．逆向流动液体信号
92．在口咽部 MR 扫描中，**不**正确的是
    A．头颈联合线圈
    B．定位中心对准口部
    C．FS-T2WI
    D．鉴别诊断需增强扫描
    E．仅做横断位 T1WI、T2WI

# 练习三十六答案

1．C  MRI 适用于人体多种疾病的诊断，包括肿瘤性、感染性、结核性、寄生虫性、血管性、代谢性、中毒性、先天性、外伤性等疾病。由于肺内主要是气体，而 MRI 对气体的显示极为不佳，对肺间质性病变的条索影、磨玻璃影、细小钙化根本就无法确定，而且扫描时间很长，一般都会有较重的心脏搏动伪影。

2．A  3D-PC-MRA 的优点：①仅血流呈高信号，背景抑制优于 3D-TOF；②空间分辨力高；③成像容积内信号均匀一致；④对很宽的流速敏感，可显示动脉与静脉；⑤能定量和定性分析。

3．C  ① 3D-TOF-MRA：主要用于流速较快的动脉血管成像。成像层面取横断位，与多数血管垂直。在颅顶设定饱和带。一般采用多个 3D 块重叠采集，以减小流体的饱和效应。成像序列采用 3D-FISP 或 3D-FLASH 序列。所得原始图像行 MIP 后处理。② 2D-TOF-MRA：主要用于矢状窦、乙状窦的静脉血管成像。成像层面取冠状位或斜矢状位，与多数血管垂直或成角。在颅底设定饱和带。成像序列采用 2D-FLASH 序列。所得原始图像行 MIP 后处理。

4．E  2D-PC-MRA 具有仅血流呈高信号、采集时间短的特点，因此可用于显示需极短时间内成像的病变，亦可用于筛选流速成像，即用于 3D-PC-MRA 的流速预测，对欲行 3D-PC-MRA 的靶血管作 2D-PC-MRA，预测其大致流速，再行 3D-PC-MRA，多用于静脉系成像。

5．A  MR 脑波谱成像技术的适应证：①颅内肿瘤：脑内外肿瘤的鉴别，如脑膜瘤、胶质瘤、转移瘤；良恶性肿瘤的分级，如胶质瘤的分级。②颈髓、脑的损伤：如放射性脑坏死、急性颈髓损伤、中脑损伤。脑梗死各期改变，脑白质病，癫痫，新生儿缺氧缺血性脑病，早老性痴呆等。

6．B  推荐常规成像序列为横轴位 T1WI、横轴位 T2WI；平行于支气管树的斜冠状位 T1WI；必要时做矢状位 T1WI。

7．D  扫描技术要点：①采用单次屏气 TSE 序列在冠状位定位像上做横断面成像；②以显示左右室及室间隔的横断面图像为定位图，做平行于室间隔的左室长轴位成像；③以平行于左室长轴位为定位图，做垂直于左室长轴的短轴位成像；④确定所成短轴位合乎心功能分析所需，采用单次屏气 2D-FLASH 序列，以左室长轴位图为定位图，做垂直于左室长轴的短轴位电影成像，与③所做短轴位一致，即等层厚、等间距，从心底到心尖依次作数层（一般 8～10 层）短轴位电影成像。扫描层面必须包括心尖至房室瓣口，保证心功能分析准确无误。

8．A  ①相关准备不需禁食，检查前高热量饮食可以短暂加速内脏动脉血流，这样有可能提高较细小分支血管的显示，建立静脉通道。②线圈用体线圈、体部相控阵体部线圈。③扫描技术采用 3D-CE-MRA

技术的超快速三维梯度回波序列 3D-FISP，采集成像一般取 3 次，也可根据病情而定，可分别得到动脉期和门静脉期。

9．E　常规扫描序列：矢状位 TSE-T1WI（T2WI）或加 FS-T1WI；横轴位 TSE-T1WI（T2WI）或加 FS-T1WI；冠状位 TSE-T1WI（T2WI）；矢状位 FLASH-FS-T1WI。序列应用技术要点：盆腔受呼吸运动影响较小，采用 TSE 高分辨、多次平均扫描，可获得良好的图像质量。呼吸运动较严重的患者，可使用屏气扫描，屏气扫描时，T1WI 采用梯度回波（FLASH）或快速梯度回波（turb-FLASH）序列；T2WI 采用 HASTE 序列或 TIR 序列，均可获得满意的图像效果。骨性骨盆扫描常使用脂肪饱和或脂肪抑制序列。

10．C　盆腔受呼吸运动较小，采用快速自旋回波高分辨、多次激励扫描，可获得良好的图像质量。呼吸运动较严重的受检者，可使用屏气扫描或呼吸门控采集。膀胱扫描采用梯度回波脂肪抑制 T1WI 序列，可使膀胱壁微小病变显示得更好。观察卵巢病变在 T2WI 横断面或冠状面较佳。因此 C 项表述有误。

11．A　咽喉部及颈部 MRI 常规序列：矢状位 T2WI，冠状位 T1WI。

12．A　线圈用颈部表面线圈、头颈联合相控阵线圈。扫描技术 TOF-MRA 用横断位，PC-MRA 用冠状位扫描，亦可采用 CE-MRA 技术。TOF-MRA 动脉成像，预饱和带设置于扫描范围外的动脉远端，即扫描野的上方；静脉成像预饱和带设置于扫描范围外的静脉近端，即扫描野的下方。

13．C　①显示慢流血管采用 2D-TOF 或 2D-PC 技术；②显示快流血管采用 3D-TOF 或 2D-PC 技术，但后者血管病变可使血流缓慢而显影欠佳；③ CE-MRA 技术可在不同时相较好地显示动脉或静脉血管和狭窄区域。

14．E　提高 TOF-MRA 流动-静止对比的方法：①减小激励角度，使静态组织信号下降；②减小激发容积厚度，以减小流入饱和效应；③多块容积激发：将一个较大容积分成多个薄块激发，以减小流入饱和效应；④背景信号抑制：用磁化传递抑制技术（MTS）抑制背景大分子信号，突出流体信号；⑤信号等量分配技术：又称倾斜、优化、非饱和激发（TONE），激发角度随流入层面逐渐增加，以减小流入饱和效应的信号下降。

15．D　时间飞跃法 MRA（TOF-MRA）的原理是基于流体饱和效应中的流入相关增强效应，即成像层面的静态组织经过连续多次的短 TR 射频脉冲激发，其纵向磁化处于磁饱和状态。因此，每次激发时静态组织产生的 MR 信号幅度很小；而成像层面以外的流体未受到射频脉冲的反复激发，保持着高幅度的纵向磁化。当流体以一定的流速流入成像层面（垂直于层面）时，流体的纵向磁化远远高于静态组织的纵向磁化，在下一次射频脉冲激发产生 MR 信号时，流体的信号远远高于静态组织，这种现象称为流入相关增强（FRE）或时间飞跃（TOF）。每一层具有 TOF 效应的层面的流体（血管）表现为比周围组织更高的信号，将这些具有 TOF 效应的连续层面连接在一起，便可产生血流的整体连续影像，即为 TOF-MRA。

16．D　3D-TOF-MRA 每次采集一个容积，使采集范围增大，其空间分辨力高，可获得各向同性的像素，是最常用的脑部动脉 MRA 序列。3D-TOF-MRA 采用容积采集，其层厚相对较大，在流出端的 TOF 效应较流入端减弱。为了解决这个问题，通常采用多个薄层 3D 块部分重叠方式，这样既扩大了血管的显示范围，又控制了血流的磁化饱和效应，这就是脑部 TOF-MRA 最常用的 MOSTA 技术。

17．C　2D-PC-MRA 常用于慢流静脉及静脉窦成像，由于 2D-PC-MRA 能够准确地反映流动自旋的流速和方向，结合 ECG 同步技术，常用于流体的流量分析。3D-PC-MRA 的流动背景抑制较好，但其采集时间较 TOF-MRA 长约 1 倍。

18．A　MRA 与其他一些临床血管造影检查方法相比，有以下优点：①是一种无损伤的检查技术；②患者无需注射对比剂，特别适用于静脉血管弹性差、肝肾功能障碍的老人；③可作三维空间成像，也能以不同角度成像，360°旋转观察；④可部分替代有创伤性的血管造影检查，相比之下 MRA 费用低且检查时间短。不足表现为对于垂直大血管走行的分支血管容易产生假象，特别是颈动脉分叉部血管最明显。

19．A　在临床上，扩散加权成像在脑梗死检测中具有重要的临床价值，脑组织在急性或超急性梗死期首先出现细胞毒性水肿，使局部梗死区脑组织的自由水减少，扩散系数显著下降，在扩散加权像上表现为高信号区，而 $T_1$、$T_2$ 加权成像变化不明显。在脑白质区，由于白质束的影响，水分子的扩散系数在空间各个方向上是不相同的，可以反过来在不同方向上施加扩散敏感梯度，通过水分子在不同方向扩散系数，观察白质束改变，还可用于肿瘤的评价。这些都是扩散加权成像的主要用途。

20．B 控制截断伪影的措施：①加大采集矩阵；②减小 FOV；③过滤原始资料；④变换相位和频率编码方向；⑤改变图像重建的方法。

21．A MR 水成像（MRH）又称液体成像，是近年来发展迅速的磁共振成像技术之一，它是指使用重 T2WI 技术，使实质器官及流动血液呈低信号，而长 $T_2$ 静态或缓慢流动液体呈高信号，犹如直接注入对比剂后的造影像一样，形成鲜明影像对比图像的 MR 成像技术。包括 MR 胰胆管成像（MRCP）、MR 尿路成像（MRU）、MR 脊髓成像（MRM）、MR 内耳迷路成像、MR 唾液腺成像和 MR 输卵管成像、MR 泪道造影、MR 脑室系统造影等。

22．B MR 水成像主要序列有：①屏气、2D、多层、HASTE 加脂肪抑制序列；②屏气、2D、多层、HASTEIR 加脂肪抑制序列；③屏气、2D、厚层或薄层、多回波链 TSE 序列。

23．E 对比增强 MRA（contrast enhanced MRA，CE-MRA）不同于其他 MRA 利用 MR 的流动效应显示血管，而是利用静脉内注射的顺磁性对比剂，在血管内产生缩短 $T_1$ 效应，而呈高信号。其适用范围广，实用性强，尤其是对胸腹部及四肢血管的显示极其优越。

24．E 信噪比是指平均信号强度与平均噪声强度的比值。信噪比是衡量图像质量最重要的指标。它受多种因素影响，如磁场强度、像素大小、重复时间、回波时间、反转时间、层厚、FOV 大小、矩阵以及信号平均次数等。

25．A MR 图像的对比度是 MR 图像有别于其他影像的关键，多种因素都可影响其对比度及对比属性，可分为三类：①脉冲序列：自旋回波、反转恢复、梯度回波、流动编码序列等。②脉冲参数：TR、TE、$T_1$、翻转角等。③对比剂：GD-DTPA 等。

26．E 设备伪影是指机器设备所产生的伪影。它包括机器主磁场强度、磁场均匀度、软件质量、电子元件、电子线路以及机器的附属设备等所产生的伪影。设备伪影主要取决于生产厂家设计生产的产品质量，某些人为因素如机器设备的安装、调试以及扫描参数的选择相互匹配不当也可出现伪影。

27．A 化学位移伪影是指脂肪与水的进动频率存在差异，此为化学位移，在图像上表现为脂肪与水的界面上出现黑色和白色条状或月牙状阴影，尤其在肾与肾周脂肪囊交界区表现突出。化学位移伪影仅发生在频率编码方向上，严重程度与主磁场场强成正比。

28．B 控制化学位移伪影的措施有：①增加接收带宽，缩小 FOV，可减轻化学位移伪影。因带宽越窄，像素移动距离越大，产生化学位移伪影机会越多。②预饱和技术应用，使脂肪或水中的质子被预饱和，不再产生信号。③通过变换频率和相位编码方向加以控制。④选用抑水和抑脂脉冲序列，去掉化学位移伪影的产生源。⑤选择适当的 TE 值，尽量调整 GRE 序列中脂肪和水同相位。

29．E 截断伪影系因数据采样不足所致。在图像中高、低信号差别大的交界区信号强度失准。在颈椎矢状位 T1WI 上，这种伪影比较常见，表现为颈髓内出现低信号线影。其他部位如颅骨与脑交界区、脂肪与肌肉交界区也可出现这种伪影。截断伪影仅发生在相位编码方向上。

30．A 心电门控是指为了减少或消除心脏大血管的搏动对图像造成的影响而采取的技术手段。有两个目的：①去除心脏大血管的搏动伪影；②利用门控技术与快速成像技术相配合，可以获得心脏大血管生理功能等信息。

31．A 矢状位有助于判断直肠前壁肿瘤或后壁肿瘤对邻近结构的侵犯。

32．E 扫描方位包括轴位、冠状位及斜矢状位。

33．C 对比剂引起的 $T_1$ 增强效应适用于心脏的灌注分析，因为对比剂能够进入组织间隙，而且每次成像所需要的对比剂浓度较小，可以多次重复扫描观察整个心脏的灌注情况。$T_2$ 成像所需要的对比剂剂量较大（0.4 mg/kg）。目前，磁共振 Gd-DTPA 灌注成像是半定量分析，定量研究还需获得供血动脉内的对比剂浓度变化、Gd-DTPA 的组织与血液的分配系数等。

34．A　鞍区、脑桥小脑角区的 MRI 检查技术的扫描方位以冠状位、矢状位为主，横轴位为辅。冠状位能显示垂体柄偏歪、垂体对称情况及海绵窦情况。

35．E　3D-PC-MRA 的优点：①仅血流呈高信号，背景抑制优于 3D-TOF；②空间分辨力高；③成像容积内信号均匀一致；④对很宽的流速敏感，可显示动脉与静脉；⑤能定量和定性分析。用途：可用于分析可疑病变区的细节，检查流量与方向，大量血肿未吸收时，观察被血肿掩盖的血管病变。缺点：在中、低场磁共振成像时间较长，可根据病情酌情应用。注意流速编码要大于所观测的血流速度。

36．E　3D-CE-MRA 主要用于颅脑大面积血管病变。可在不同期相观察到动脉或静脉病变，亦可作减影显示病变。与其他血管成像方法不同的是，CE-MRA 需注射顺磁对比剂。

37．C　应该在横断位上定位横断位的成像。

38．D　胃肠需要矢状位或冠状位 T2WI 扫描。

39．B　扫描技术序列选择与胰腺扫描相似，重点以 T1WI+FS（2D-FLASH+FS）序列突出显示肾及肾上腺的形态学；以重 T2WI+FS（重 T2WI-TSE+FS）及 true-FISP 序列显示肾病变；以 HASTE-T2WI 或 TIR-T2WI 序列显示肾上腺病变。

40．E　控制化学位移伪影的措施有：①增加接收带宽，缩小 FOV，可减轻化学位移伪影。因带宽越窄，像素移动距离越大，产生化学位移伪影机会越多。②预饱和技术应用，使脂肪或水中的质子被预饱和，不再产生信号。③通过变换频率和相位编码方向，加以控制。④选用抑水和抑脂脉冲序列，去掉化学位移伪影的产生源。⑤选择适当的 TE 值，尽量调整 GRE 序列中脂肪和水同相位。

41．E　在对外周围动脉的应用相对较多的是下肢血管，常规 MRA 2D-TOF 法由于盆腔动脉扭曲严重、血管搏动、肠管运动及呼吸运动的影响，容易产生信号丢失，3D-CE-MRA 在诊断盆腔动脉血管疾病方面优于常规 MRA。

42．D　MRA 与其他临床血管造影检查方式相比，是一种无损伤的检查技术，被检者无需注射对比剂，可作三维空间成像，也能不同角度成像，360°旋转观察，可部分替代有创性血管造影，相比之下 MRA 费用低。不足之处是对垂直于大血管走行的分支血管容易产生假象，特别是颈动脉分叉部血管最明显。

43．C　MR 信号的三维空间定位是利用三套梯度线圈产生的梯度磁场来实现的，利用梯度线圈产生的梯度磁场让来自不同位置的磁共振信号带有不同的空间定位信息，通过数学转换解码，就可以将 MR 信号分配到各个像素中。MR 信号的空间定位包括层面和层厚的选择、频率编码、相位编码。

44．B　在检查部位与层面选择梯度线圈的相对位置保持不变的情况下，层面和层厚受梯度场和射频脉冲影响的规律如下：①梯度场不变，射频脉冲的频率增加，则层面的位置向梯度场高的一侧移动；②梯度场不变，射频脉冲的带宽加宽，层厚增厚；③射频脉冲的带宽不变，梯度场的场强增加，层厚变薄。

45．C　K-空间也称傅里叶空间，是带有空间定位编码信息的 MR 信号原始数据的填充空间。

46．D　在一般序列中，相位编码方向的点阵总是小于或等于频率编码方向的点阵。

47．E　层间距是指相邻两个层面之间的距离。MR 的层面成像是通过选择性的射频脉冲来实现的，由于受梯度场线性、射频脉冲的频率特性等影响，实际上扫描层面附近的质子也会受到激励，这样就会造成层面之间的信号互相影响，将其称为层间交叉干扰。利用三维模式则没有层间距；二维采集模式时，为了避免层间干扰，需要有一定的层间距。层间距增加，层间干扰减少所需层数可减少，从而缩短采集时间，图像在层面方向的空间分辨力降低，层间距较大时会遗漏病灶。

48．B　磁体系统是 MRI 设备产生成像所必需的静磁场的关键部件。磁体的主要性能指标是其产生的磁场强度、均匀度、稳定性及孔径大小等。磁体的基本功能是为 MRI 设备提供满足特定要求的静磁场。

49．A　MRI 心脏扫描选择心脏相控阵表面线圈或体部相控阵表面线圈。

50．D　MRI 的空间定位主要由梯度磁场来完成。在相对均匀的主磁场基础上施加梯度磁场，将使人体不同部位的氢质子处于不同的磁场强度下，因而具有不同的拉莫尔（Larmor）频率。用不同的 RF 激发，结果将选择性地激发对应的质子，不断变化的梯度磁场与对应变化的 RF 发生放大器配合，将达到空间定位的目的。

51．C　妊娠不足 3 个月是磁共振检查的禁忌证。

52．E　中枢神经系统是 MRI 检查的最佳适应证。MRI 的多方位、多参数成像特点，对中枢神经系统病变的定位、定性诊断极有帮助，而且均优于 CT，是诊断中枢神经系统病变的最佳选择。

53．C　MRI 设备常见的射频屏蔽用铜板或不锈钢板制作，并镶嵌于磁体间的四壁、天花板及地板内，以构成一个完整的、密封的射频屏蔽体。

54．E　对比剂是指通过某种途径引入机体后，能使某器官或组织的图像与其周围结构或组织的图像产生差别的物质。磁共振对比剂在发现平扫未显示的病变、肿瘤的鉴别、明确病灶范围、术后患者的监测以及血管病变的显示等方面发挥着不可或缺的作用。

55．E　不同场强、不同组织有不同的反转时间，短 $T_1$ 组织，如脂肪组织的反转时间为 200 ms（1.5 T 机器）。在 200 ms 时，脂肪的纵向磁化矢量接近零，即零点值，信号被抑制。此时，即使施加 90° 脉冲，脂肪也不能产生 MR 信号。

56．E　平面回波成像（EPI）序列是在一次或多次射频脉冲激发后，利用读出梯度场的连续正反向切换，每次切换产生一个梯度回波，因而将产生多个梯度回波，即回波链。

57．A　在有些部位（如肝、乳腺等），MR 平扫后做常规增强扫描，不能提供不同时间点的信息。而动态增强扫描能反映不同时间点的强化信息，对发现病灶，特别是检出小病灶和对病灶进行定性诊断能提供较为可靠的依据。

58．C　因气体的质子密度趋于零，故表现为黑色无信号区。因此，在任何脉冲序列，改变 TR、TE 值都不会改变信号。

59．B　MRI T1WI 像可清楚显示鼻咽部黏膜部分及深部结构，有利于浅表病变的检出，还可估计病变浸润的程度。鼻咽部病变 T2WI 要加脂肪抑制。鼻咽部病变必须做增强扫描，而且要做三个方位的增强扫描，并加脂肪抑制。有一侧咽隐窝变浅时应引起高度重视，必要时行增强扫描。

60．A　回波链长度（ETL）是指每个 TR 时间内用不同的相位编码来采样的回波数。FSE 序列的扫描时间公式为：$\dfrac{TR \times Ny \times NEX}{ETL}$，式中 TR 为重复时间；Ny 为相位编码数；ETL 为回波链长度；NEX 为激励次数。公式中的分子与 SE 序列的扫描时间相同，与普通 SE 序列相比，FSE 序列的扫描时间为 1/ETL。因此当回波链长度为 18 时，扫描时间将减少至 1/18。

61．E　TE 时间越长，$T_2$ 信号的对比度越大。

62．D　主要反映组织 $T_2$ 值不同的 MR 图像称为 $T_2$ 加权图像，简称为 T2WI。组织的 $T_2$ 越长，恢复越慢，信号就越强；组织的 $T_2$ 越短，恢复越快，信号就越弱。

63．E　乳腺平扫仅做 T2WI，不使用呼吸门控，因为患者俯卧位呼吸幅度小。DWI 序列为乳腺疾病的诊断及鉴别诊断提供了一定的参考，恶性病变在 DWI 表现为明显高信号，恶性肿瘤的 ADC 值明显小于良性病变和正常组织。这与恶性肿瘤细胞密度高水分子活动受限明显有关。乳腺病变定性诊断主要依赖于动态增强扫描。乳腺内富含脂肪，平扫及增强扫描一定要加脂肪抑制技术。

64．C　富含蛋白质液体 $T_2$ 时间小于脑脊液。

65．D　TOF MRA 可能出现血管狭窄的假象，由于湍流等原因造成的失相位可能引起血管某处血流信号丢失，从而出现血管狭窄的假象。TOF MRA 血管狭窄的程度常被夸大。血管狭窄处容易造成湍流，血流信号丢失，从而夸大狭窄程度。动脉瘤可能被遗漏。动脉瘤腔内一般都有湍流，造成信号丢失，信号丢失严重者在重建的 MRA 图像上整个瘤腔可都不显示，从而造成漏诊。由于未注射对比剂，血管显示不及注射对比剂的显示效果好，所以后处理更费时。如果 TOF MRA 显示某段血管腔光滑整齐，没有狭窄，基本上可以认为该段血管没有狭窄，这不是 TOF MRA 的缺点。

66．A　CE-MRA 通常采用的对比剂为细胞外液非特异性离子型对比剂 Gd-DTPA。根据检查部位、范围和目的的不同，对比剂的入路、用量和注射流率应作相应调整。一般的 CE-MRA 多采用肘前区浅静脉或手背部浅静脉作为入路（无需稀释对比剂）。在进行下肢静脉、髂静脉或下腔静脉检查时也可采用足背部浅静脉为入路，而且对比剂常需要进行稀释。对比剂的注射最好采用 MR 专用高压注射器。对比增强磁共振血管成像的原理是在静脉内快速注射（团注）顺磁性物质，将血液的 $T_1$ 弛豫时间从 1200 ms 缩短至 100 ms 以下，明显短于脂肪组织（250 ms），利用超快速且权重很重的 T1WI 序列来记录这种 $T_1$ 弛豫差别，使血管与周围组织对比强烈，产生明亮的血管影像。

67．A　SE 序列 T1WI 椎间盘呈中等信号，信号强度低于椎体。SE 序列 T2WI 信号强度对比相反，即正常椎间盘中心部分信号高，而周围部分低，呈"夹馅饼"状。

68．A　MRI 中血液信号丢失的主要原因包括：①扫描层面内质子群位置移动造成信号衰减；②层流流速差别造成失相位；③层流引起分子旋转造成失相位；④湍流的存在使血流出现方向和速度无规律的运动，因而体素内的质子群将失相位，MR 信号强度明显衰减。

69．E　重复时间（TR）是指脉冲序列的一个周期所需要的时间，也就是从第一个 RF 激发脉冲出现到下一周期同一脉冲出现时所经历的时间间隔。TR 长，恢复好。TR 延长，信噪比（SNR）提高，可允许扫描的层数增多，TR 时间缩短，检查时间缩短，$T_1$ 权重增加，信噪比降低。MR 信号强度是由多种因素共同决定的。

70．E　MRS 对某组织的目标区域施加经过特殊设计的射频脉冲，这种射频冲往往带宽较宽，其频率范围必须涵盖所要检测代谢产物中质子的进动频率。对主磁场均匀性要求较高。

71．B　重复时间（TR）是指脉冲序列的一个周期所需要的时间，即从第一个 RF 激发脉冲出现到下一周期同一脉冲出现时所经历的时间间隔。

72．E　在药动学方面，Gd-DTPA 分布没有专一性，集中于血液和细胞外液中，不进入有毛细血管屏障的组织，如脑、脊髓、眼及睾丸。在体内较稳定。

73．E　3D-PC MRA 的优点：①仅血流呈高信号，背景抑制优于 3D-TOF；②空间分辨力高；③成像容积内信号均匀一致；④对很宽的流速敏感，可显示动脉与静脉；⑤能定量和定性分析。用途：可用于分析可疑病变区的细节，检查流量与方向，大量血肿未吸收时，观察被血肿掩盖的血管病变。缺点：在中、低场磁共振成像时间较长，可根据病情酌情应用。注意流速编码要大于所观测的血流速度。

74．B　DWI 采用 EPI 方式读出，最大的优点是速度快，对大体运动伪影不敏感，EPI 方式读出也会产生很多特有的缺陷和伪影。

75．E　TOF MRA 目前在临床上的应用最为广泛，主要用于脑部血管、颈部血管、下肢血管等的检查。在选用二维或三维 TOF MRA 时主要应该考虑 3 个方面的问题：①血管走向。走行方向比较直的血管如颈部血管或下肢血管采用二维方法即可获得较好的效果，而走行比较纤曲的血管如脑动脉则采用三维方法效果较好。②血流速度。血流速度较快的血管如大多数动脉特别是头颈部动脉多采用三维方法，而血流速度较慢的静脉多采用二维采集方法。③目标血管长度。对于目标血管范围较小者可采用三维采集方法，而对于长度大的血管如下肢血管则多采用二维采集模式。

76．A　扩散加权成像（diffusion-weighted imaging，DWI）是 20 世纪 90 年代初中期发展起来的 MRI 新技术，国内于 20 世纪 90 年代中期引进该技术并在临床上推广应用。DWI 是唯一能够检测活体组织内水分子扩散运动的无创性方法。DWI 在临床上主要用于超早期脑缺血的诊断。

77．D　MRI 常规上臂检查，一次只能进行一侧上臂的检查，定位中心应该在扫描野的中心，一般上臂包不全，需要包括邻近的肘关节或肩关节，则扫描的中心也要跟着下降或上升，而身体的中心则不正确。

78．D

79．D　主要有以下几个方面：①脑部或颈部血管可作常规 MRA 的补充，以增加可信度，主要用于颈部和脑部动脉狭窄或闭塞、动脉瘤、血管畸形等病变的检查。②肺动脉主要包括肺动脉栓塞和肺动静脉瘘等；对于肺动脉栓塞，CE-MRA 可很好地显示亚段以上血管的栓塞。对于动静脉瘘，CE-MRA 可显示供血动脉和引流静脉。③主动脉主要用于主动脉瘤、主动脉夹层、主动脉畸形等病变检查。④肾动脉。主要用于肾动脉狭窄、动脉瘤等的检查。⑤主要用于肠系膜血管的狭窄或血栓、门静脉高压及其侧支循环的检查。⑥四肢血管主要用于肢体血管的狭窄、动脉瘤、血栓性脉管炎及血管畸形等病变的检查。毛细血管无法显示。

80．A　切换率（slew rate）是指单位时间及单位长度内的梯度磁场强度变化量，常用每毫秒每米长度内磁场强度变化的毫特斯拉 [mT/(m·ms)] 或每秒每米长度内磁场强度变化的特斯拉 [T/(m·s)] 来表示，切换率越高，表明梯度磁场变化越快，也即梯度线圈通电后梯度磁场达到最大强度所需要时间越短。

81．A　显示矩阵就是影像矩阵，是经过傅里叶变换显示在屏幕上的，而影响采集时间的是采集矩阵中的相位编码数。

82．B　为 MRI 设备提供显性度优良、可达到高梯度磁场强度（又称梯度场强度），并可快速开关的梯度场，以便动态地、依次递增地修改主磁场 $B_0$ 的磁场强度，实现成像体素的空间定位和层面选择。

83．C　MRCP 对于背景抑制效果好，在流速缓慢的液体显示的效果好，胆囊、胆总管结石在 MRCP 上显示为明显的充盈缺损。

84．D　腰椎磁共振的常规序列是矢状位 $T_1$、$T_2$ 序列及横断位 $T_2$ 序列，冠状位扫描不是常规序列。

85．D　当脂肪的磁化矢量从负向 180° 恢复到 0° 时进行 90° 脉冲才可以对脂肪进行抑制，而不是任何反转时间。

86．E　$T_1$ 加权的 TR 和 TE 都是短的，TR 小于 500 ms，TE 小于 30 ms，选项 E 不是 $T_1$ 加权的参数选择。

87．C　氢质子磁矢量进入磁场后，都平行于主磁场方向，且低能级质子与主磁场方向相同，高能级与主磁场方向相反。

88．C　梯度编码包括层面选择、频率编码和相位编码。

89．B　90．B　91．E　92．E

# 练习三十七

1．GD-DTPA 常规使用剂量为
　　A．0.2 mol/kg
　　B．0.1 mol/kg
　　C．0.1 mmol/kg
　　D．0.2 mmol/kg
　　E．0.1 ml/kg

2．呼吸触发及门控技术的信号采集时间是
　　A．吸气相
　　B．吸气末
　　C．呼气相
　　D．呼气末
　　E．吸气末至呼气末

3．GRE 序列中血流常呈现
　　A．流空现象
　　B．无信号
　　C．黑色
　　D．低信号
　　E．高信号

4．SE 序列 $T_2$ 加权像中 TE 值的最佳选择为
　　A．10～15 ms
　　B．20～40 ms
　　C．80～120 ms
　　D．200～250 ms
　　E．260～300 ms

5．颈部 MRA 成像时应注意
　　A．显示慢流血管采用 3D-TOF
　　B．显示慢流血管可采用 3D-PC
　　C．显示快流血管采用 3D-TOF

D. 显示快流血管采用 3D-PC

E. CE-MRA 显示动脉或静脉血管和狭窄区域

6. HASTE 脉冲序列中的半傅里叶采集方式是指

 A. 采集正相位编码行以及少数几个负相位编码行的数据

 B. 采集正相位编码行以及负相位编码行的数据

 C. 采集正相位编码行以及零编码行的数据

 D. 采集正相位编码行零编码以及少数几个负相位编码行的数据

 E. 采集负相位编码行以及零编码行的数据

7. 下列**不影响** MR 图像的对比度的是

 A. 脉冲序列

 B. 脉冲参数：TR、TE

 C. 脉冲参数：$T_1$、翻转角

 D. 组织密度

 E. 对比剂

8. MR 图像质量指标**不包括**

 A. 噪声

 B. 信噪比

 C. 对比度

 D. 分辨力

 E. 扫描时间

9. 扩散加权成像和灌注加权成像主要的临床应用是

 A. 脑肿瘤

 B. 脑出血

 C. 急性脑梗死

 D. 脑外伤

 E. 脑炎

10. 关于化学位移伪影的描述**不正确**的是

 A. 脂肪与水的进动频率存在差异造成

 B. 在图像上表现为脂肪与水的界面上出现黑色和白色条状或月牙状阴影

 C. 在肾与肾周脂肪囊交界区表现突出

 D. 仅发生在相位编码方向上

 E. 严重程度与主磁场场强成正比

11. 在 MR 仪的主要硬件中，对成像速度影响最大的是

 A. 主磁体

 B. 激发线圈

 C. 接收线圈

 D. 梯度线圈

 E. 计算机系统

12. 下列对有核磁现象的表述，正确的是

 A. 任何原子核自旋都可以产生核磁

 B. MR 成像时，射频脉冲频率必须与质子自旋频率一致

 C. 质子的自旋频率与磁场场强成正比

 D. 质子的进动频率明显低于其自旋频率

 E. 在场强一定的前提下，原子核的自旋频率与其磁旋比成正比

13. 同一种原子核处在大小不同的外磁场 $B_0$ 中，其旋磁比 γ 大小

 A. 将发生变化

 B. 随外磁场 $B_0$ 增大而增大

 C. 随外磁场 $B_0$ 增大而减小

 D. 与外磁场 $B_0$ 无关，仅与原子核自身性质有关

 E. 氢质子约为 21.25 MHz/T

14. 下列有关弛豫的表述，正确的是

 A. 射频脉冲关闭后，宏观横向磁化矢量指数式衰减被称为横向弛豫

 B. 横向弛豫的原因是同相进动的质子失相位

 C. 同一组织的纵向弛豫速度快于横向弛豫

 D. 纵向弛豫越快的组织 $T_1$ 值越长

 E. $T_2$ 值越长，说明组织横向弛豫越快

15. 梯度场强增加会产生

 A. 皮肤灼伤

 B. 神经肌肉刺激症状

 C. 食欲不振

 D. 白细胞减少

 E. 消化不良

16. 下列关于 K-空间特性的表述，**错误**的是

 A. K-空间某一点的信息，代表图像上相应部位的组织信息

 B. K-空间在相位编码方向镜像对称

 C. K-空间在频率编码方向也是对称的

 D. K-空间中心区域的信息代表图像的对比

 E. K-空间周边部分的信息代表图像的解剖细节

17. 有关 K-空间填充方式的描述，**错误**的是

 A. 螺旋式填充

 B. 放射状填充

 C. 逐点填充

 D. 逐行填充

 E. 混合式填充

18. 下列关于加权成像的表述正确的是
    A. T1WI 即组织的 $T_1$ 值图
    B. 在任何脉冲序列图像中质子密度都影响组织的信号强度
    C. $T_1$ 值越长的组织在 T1WI 上越呈高信号
    D. 组织的 $T_2$ 值越长，其信号强度越低
    E. T2WI 是指成像参数的设置延长了组织的 $T_2$ 值

19. 下列 MRI 扫描参数中，**不直接**影响采集时间的是
    A. TR
    B. 回波链长度（ETL）
    C. 相位编码
    D. 激励次数
    E. 矩阵

20. 血流表现为高信号的原因**不包括**
    A. 血管的 $T_1$ 值较短
    B. 流入增强效应
    C. 梯度回波采集
    D. 偶回波效应
    E. 血流非常缓慢

21. SE 脉冲序列血流呈低信号的原因是
    A. 血液流动中所致流空效应
    B. 被激发质子流出成像层面
    C. 应用心电图门控
    D. 应用脉搏门控
    E. 收缩期成像

22. 目前能够进行活体组织内化学物质无创性检测的方法是
    A. PWI
    B. DWI
    C. MRS
    D. MR 动态增强
    E. MRA

23. true FISP 序列的优点**不包括**
    A. 成像速度快
    B. 软组织对比良好
    C. 含水结构与软组织的对比良好
    D. 可用于心脏的检查
    E. 可用于水成像

24. 与 SE 序列相比，FSE 序列的优点是
    A. 成像速度加快
    B. 图像对比度增加
    C. 脂肪信号增高
    D. 能量沉积减少
    E. 图像模糊效应减轻

25. STIR 技术优点在于
    A. 脂肪抑制的选择性较高
    B. 由于 TR 缩短，扫描时间较短
    C. 场强依赖性低，对磁场均匀度的要求也较低
    D. 用于增强扫描可增加强化效果
    E. 小的 FOV 扫描可取得好的脂肪抑制效果

26. GRE 序列采用小角度激发的优点**不包括**
    A. 可选用较短的 TR，从而加快成像速度
    B. 体内能量沉积减少
    C. 产生的横向磁化矢量大于 90° 脉冲
    D. 射频冲能量较小
    E. 产生横向磁化矢量的效率较高

27. 三维 TOF MRA 目前主要存在的问题是
    A. 空间分辨力低
    B. 体素较大
    C. 流动失相位明显
    D. 容积内血流饱和较为明显，抑制背景组织的效果相对较差
    E. 后处理重建图像的质量较差

28. 信噪比是 MRI 最基本的质量参数，其正确的概念表述应为
    A. 图像的亮度与暗度之比
    B. 两个像素的信号强度之比
    C. 两个体素的信号强度之比
    D. 图像的信号强度与背景强度之比
    E. 图像的 $T_1$ 值与背景噪声 $T_1$ 值之比

29. MRI 的伪影是指
    A. 图像质量不均匀
    B. MRI 图像中出现与实际解剖结构不相符的信号
    C. MRI 图像的分辨力低、模糊
    D. MRI 图像中见到异物
    E. MRI 图像无层次感

30. 在下列有关 MRI 卷褶伪影的表述中，**错误**的是
    A. 受检物体尺寸大于 FOV 的大小，FOV 外的组织信号将折叠到图像另一侧
    B. 卷积伪影通常出现在相位编码方向上
    C. 卷积伪影通常出现在频率编码方向上

D．增大 FOV 可有效避免卷积伪影

E．在相位编码上过度采样能避免卷积伪影

31．下列有关 MR 图像截断伪影的扫描，**错误**的是

　　A．截断伪影通常出现在空间分辨力低的图像

　　B．截断伪影通常表现为多条同中心弧线状低信号影

　　C．截断伪影在相位编码方向更明显

　　D．增大矩阵可减少截断伪影

　　E．增大 FOV 能减少截断伪影

32．使用 MRI 对比剂的目的主要是

　　A．增加病灶的信号强度

　　B．降低病灶的信号强度

　　C．提高图像的信噪比和对比噪声比，有利于病灶的检出

　　D．减少图像伪影

　　E．用于 CT 增强未能检出的病灶

33．目前临床最常用的 MRI 对比剂是

　　A．Mn-DPDP

　　B．Gd-DTPA

　　C．Gd-EOB-DTPA

　　D．SPIO

　　E．USPIO

34．人体组织中的水有自由水和结合水之分，自由水是指

　　A．分子游离而不与其他组织分子相结合的水

　　B．存在于细胞内的水

　　C．存在于细胞外间隙中的水

　　D．存在于血浆中的水

　　E．自然运动频率低的水

35．血管源性脑水肿的病理机制是

　　A．脑细胞缺氧．缺乏能量供应

　　B．外伤引起血管破裂

　　C．自由水减少

　　D．血脑屏障破坏，血浆从血管内漏出到细胞外间隙

　　E．脑皮质的萎缩

36．正铁血红蛋白

　　A．顺磁性降低，使血肿的 $T_1$ 值增加

　　B．顺磁性不均匀，使血肿的 $T_1$ 值增加

　　C．一般从血肿中央向周边逐渐发展

　　D．具有较强的顺磁性，使血肿的 $T_1$ 值缩短

　　E．使血肿的 $T_2$ 值缩短

37．有关 MRI 优点的表述，**错误**的是

　　A．无辐射损伤，无骨伪影

　　B．软组织分辨力高

　　C．多参数成像提供更多的诊断信息

　　D．MRS 提供组织代谢信息

　　E．不能直接进行多方位成像

38．关于脑肿瘤 MRI 信号特点的描述**不对**的是

　　A．绝大多数肿瘤 T1WI 呈低信号，T2WI 呈高信号

　　B．信号均匀者为良性，信号不均匀的为恶性

　　C．有些肿瘤整体或部分在 T2WI 上呈等或低信号

　　D．钙化在 T1WI 可呈现低信号或高信号

　　E．钙化在 T2WI 呈低信号

39．MR DWI 对超急性期脑梗死的诊断具有明显的优势，梗死后多少分钟即可做出诊断

　　A．150

　　B．120

　　C．90

　　D．60

　　E．30

40．急性期脑内血肿在

　　A．T2WI 或 $T_2^*$WI 上表现为低信号

　　B．T2WI 或 $T_2^*$WI 上表现为高信号

　　C．T2WI 或 $T_2^*$WI 上表现为中等信号

　　D．T2WI 上表现为高信号

　　E．T1WI 上表现为高信号

41．椎间盘突出时，突出的髓核

　　A．与未突出的部分以狭颈相连

　　B．与未突出的部分以宽颈相连

　　C．与未突出的部分不相连

　　D．游离出的部分不相连

　　E．呈长 $T_2$ 信号

42．脊柱结核时，受累椎间盘

　　A．T1WI 呈高信号

　　B．T2WI 呈高信号

　　C．T2WI 呈低信号

　　D．T1WI 呈中等信号

　　E．脂肪抑制图像呈低信号

43．关于纵隔神经源性肿瘤的描述，**错误**的是

　　A．多为良性

　　B．境界清楚

C. T1WI 低信号

D. T2WI 高信号

E. 一般不强化

44. 子宫内膜异位症病灶在

A. T1WI 呈低信号，T2WI 呈高信号

B. T1WI 呈高信号，T2WI 呈低信号

C. T1WI 呈高信号，T2WI 呈高信号

D. T1WI 呈低信号，T2WI 呈低信号

E. T1WI 和 T2WI 均为中等信号

45. 鉴别脂肪或出血，应该用

A. STIR

B. SE T1WI

C. FSE T2WI

D. FLAIR

E. GRE

46. 从发现磁共振理论到获得首例人体磁共振图像大致经历了

A. 5 年

B. 10 年

C. 20 年

D. 30 年

E. 40 年

47. 带有心脏起搏器的患者，在 MRI 磁场中的安全范围是

A. 1 高斯线之外

B. 5 高斯线之外

C. 10 高斯线之外

D. 15 高斯线之外

E. 20 高斯线之外

48. 氢原子的旋磁比 γ 为

A. 17.23 MHz/T

B. 21.30 MHz/T

C. 42.60 MHz/T

D. 63.90 MHz/T

E. 85.20 MHz/T

49. 关于净磁矩的叙述，**错误**的是

A. 磁场强度越高，顺着磁场方向的自旋质子的数量越多

B. 温度对净磁矩的大小无影响

C. 净磁矩等于各磁矩的矢量和

D. 净磁矩是产生 MR 信号的基础

E. 净磁矩方向顺着外部磁场的方向

50. 关于横向弛豫的叙述，**错误**的是

A. 横向弛豫即 $T_2$ 弛豫

B. 横向弛豫也称自旋 - 自旋弛豫

C. 静磁场的不均匀性会影响横向弛豫

D. 横向弛豫过程中，不存在能量从氢核向晶格的转移

E. 横向弛豫过程中，能量向周围环境转移

51. 关于失超的叙述，**错误**的是

A. 失超表示超导环境的突然失去

B. 人为因素可以导致磁体失超

C. 当液氦液面降低到安全线以下时，可能会发生失超

D. 强烈震动（如地震）也可导致磁体失超

E. 失超后的磁体必须更换

52. 在频率编码期间

A. RF 脉冲必须同步作用

B. 沿着频率编码方向的组织具有同一进动频率

C. 垂直于静磁场方向的组织具有同样的频率

D. 沿着相位编码方向的组织具有同样的累计相位

E. 采集 MRI 信号

53. 关于相位编码梯度的叙述，**错误**的是

A. 与选层梯度方向垂直

B. 与频率编码方向垂直

C. 与 RF 脉冲同步作用

D. 在选层梯度之后

E. 在频率编码梯度之前

54. 与 2D TOF 成像比较，3D TOF 的特点是

A. 背景组织抑制较好

B. 对慢血流敏感，有利于流速比较慢的血液显示

C. 层面间空间分辨力低

D. 容易产生百叶窗伪影及错层

E. 背景抑制欠佳

55. 与 3D 成像的检查时间成正比的是

A. TR、激励次数、层数以及相位编码方向的矩阵大小

B. TR、激励次数、频率以及相位编码方向的矩阵大小

C. TE、激励次数、层数以及相位编码方向的矩阵大小

D. TE、激励次数、频率以及相位编码方向的

矩阵大小

E. TR、TE、激励次数、层数、频率编码方向的矩阵大小

56. 关于血流的属性对相位对比法（PC）MRA 的影响，**错误**的是

   A. PC 的信号强度取决于血流的速度

   B. 在相位图中，与流动编码梯度成正向流动的血流呈高信号

   C. 慢速血流成像，采用大的双极流动编码梯度

   D. 匀速前进的血流，信号强

   E. 垂直于成像层面的血流，无信号

57. 关于时间飞跃法 MRA 的描述，**错误**的是

   A. 充分利用了流入增强效应和流动去相位效应

   B. 静态组织经过连续激励，达到稳定饱和状态

   C. 进入成像层面的未饱和血流，呈高信号

   D. 如果血流速度足够快，血管呈现高信号

   E. 可分为二维和三维时间飞跃法

58. 关于层流的叙述，**错误**的是

   A. 层流属于血液流动的基本类型

   B. 层流与血液的黏滞度无关

   C. 层流中，血液速度呈抛物线分布

   D. 血流较慢以及管径较小易于产生层流

   E. 血液的流动方向与血管轴平行

59. 关于并行采集技术的叙述，**错误**的是

   A. 图像采集时间缩短

   B. 可以增加空间分辨力

   C. 可以增加采集次数，提高图像质量

   D. 图像信噪比不变

   E. 可以减少单次激励 EPI 序列的磁敏感伪影

60. 关于 SE 序列 $T_2$ 加权的叙述，**错误**的是

   A. $T_2$ 加权中，组织的信号强度由 $T_2$ 值决定

   B. $T_2$ 加权中，长 $T_2$ 的组织信号强

   C. 要获得 $T_2$ 加权像，TR ≫ TE

   D. 长 TE 可增强 $T_2$ 对比度

   E. $T_2$ 加权像就是 $T_2$ 像

61. 关于 SE 序列图像性质的正确描述是

   A. 只有 TR 决定 $T_1$ 加权

   B. 只有 TE 决定 $T_2$ 加权

   C. 短 TE 时，回波信号受 $T_2$ 的影响大

   D. 长 TR 时，MR 信号受 $T_1$ 影响

   E. TE 时间越长，$T_2$ 信号的对比度越大

62. 螺旋桨技术获得的图像是

   A. $T_1$ 加权像和 $T_2$ 加权像

   B. 质子密度加权像和 $T_1$ 加权像

   C. $T_2$ 像和 $T_1$ 像

   D. 都是 $T_2$ 像

   E. 都是 $T_1$ 像

63. **不影响**快速自旋回波脉冲序列的总扫描时间的是

   A. TE

   B. TR

   C. 采集层数

   D. 相位编码步级

   E. 回波链长

64. 关于稳态自由进动（SSFP）脉冲序列缺点的描述，**错误**的是

   A. 只能获得 $T_1$ 的图像

   B. 信噪比比 true FISP 差

   C. TE 时间较长

   D. 对呼吸敏感

   E. 高速流体信号弱

65. 对钙化 MR 表现的描述，**错误**的是

   A. $T_1$ 加权为高信号

   B. $T_2$ 加权为低信号

   C. $T_1$ 加权为低信号

   D. 特殊情况下，钙化颗粒小与蛋白结合时，$T_1$ 加权为高信号

   E. 钙化组织的质子密度极小

66. **不属于**常导磁体缺点的是

   A. 磁场可以随时关闭

   B. 产热量大，需要水冷却

   C. 磁体均匀性受温度、外界的影响大

   D. 磁场强度低

   E. 耗电量大

67. 关于超导磁体的描述，**错误**的是

   A. 属于电磁体

   B. 需要外部电源维持

   C. MR 中使用最广泛的超导材料是铌-钛合金

   D. 工作在超低温环境

   E. 液氦用做制冷剂

68. MRI 图像的最大空间分辨力取决于梯度的

   A. 线性

B．均匀容积

C．场强

D．启动时间

E．最大工作周期

69．关于发射线圈的叙述，**错误**的是

A．用于发射 RF 能量

B．产生的电磁场与主磁场平行

C．发射线圈比接收线圈的品质因素低

D．具有均匀的射频场

E．正交发射线圈可减少患者的 RF 功率沉积

70．**不属于**磁屏蔽作用的是

A．消除静磁场对外部设备的影响

B．削弱外部环境对静磁场的影响

C．保护周围的人群，特别是带有心脏起搏器和金属植入物的人

D．提高磁场的均匀性

E．减小边缘场

71．**不符合** MRI 对 RF 屏蔽要求的是

A．用薄铜板焊接房间四壁、天花板以及地板

B．铜屏蔽应当与大地绝缘

C．观察窗可以用中间夹着铜网的玻璃窗

D．要求屏蔽层对射频泄露大于 20 dB

E．门缝应当安装铜弹片

72．**不属于**匀场技术的是

A．利用超导线圈的有源匀场

B．使用常导线圈的有源匀场

C．贴小铁片的无源匀场

D．梯度线圈可以用于匀场

E．磁屏蔽用于匀场

73．关于体素大小与信噪比的关系，正确的是

A．体素大，信噪比高

B．FOV 增大时，信噪比降低

C．增加采集矩阵，增加信噪比

D．层面越厚，信噪比越差

E．FOV 的大小与信噪比无关

74．与拉链伪影**无关**的是

A．外界无线电频率的干扰

B．磁共振设备故障

C．每条伪影沿着相位编码分布

D．每条伪影带由黑白相间的点组成

E．原因是受到金属影响

75．**不属于**生理性运动的是

A．心脏收缩

B．大血管搏动

C．眼球转动

D．呼吸运动

E．血流及脑脊液搏动

76．关于运动伪影的描述，**错误**的是

A．在相位编码方向产生

B．与运动方向有关

C．与运动幅度有关

D．与运动频率有关

E．与 TR 和激励次数有关

77．关于磁共振伪影的描述，**错误**的是

A．伪影是人体组织本身不存在的，致使图像质量下降的影像

B．卷积伪影、截断伪影都属于设备伪影

C．调整照相的窗宽、窗位可消除伪影

D．由于伪影产生的原因不同，伪影的表现和形状也各异

E．MRI 伪影多的原因是成像参数多、成像过程复杂

78．对梯度回波的描述中，**错误**的是

A．翻转角 5°～20°，可获得 $T_2$ 加权像

B．翻转角 80°～90°，可获得 $T_1$ 加权像

C．翻转角越小，信噪比越好

D．翻转角越大，信噪比越好

E．梯度回波的 $T_1$ 加权称为 $T_1^*$ 加权，$T_2$ 加权称为 $T_2^*$ 加权

79．FOV 概念中，**错误**的是

A．FOV 即扫描视野

B．扫描时根据扫描部位大小选定 FOV

C．当选定 FOV 时，像素大小与矩阵成反比

D．相位方向 FOV 减小时，扫描时间不变

E．矩阵不变而增加 FOV 时，像素值增大

80．在描述短时反转恢复法脂肪抑制时，**不正确**的是

A．基于弛豫时间的长短达到抑制脂肪的目的

B．抑制脂肪效果好

C．受磁场均匀性影响小

D．扫描时间短

E．不同场强有不同的零点值

81．描述 MRA 技术，**错误**的是

A．时间飞跃法——PC

B．相位对比法——PC
C．黑血技术——预饱和技术
D．MRA 是流体的流速效应
E．流速效应即流空效应和流入性增强效应

82．关于顺磁性对比剂的概念，**错误**的是
A．在一定范围内，增强程度与对比剂浓度成正比
B．剂量过大会使含对比剂的组织显示低信号，称为阴性对比剂
C．不成对电子越多，其增强越明显
D．顺磁性物质结合的水分子越多，顺磁作用越强
E．含有奇数质子的物质都可用于对比剂

83．增强扫描时，需要增加对比剂剂量的疾病是
A．脑转移
B．肝癌
C．肾癌
D．脊髓肿瘤
E．脑胶质瘤

84．颅脑增强扫描时，**不增强**的解剖结构是
A．鼻甲
B．鼻咽黏膜
C．软腭
D．脉络丛
E．斜坡

85．常规扫描时，必须有矢状位的部位是
A．垂体
B．眼眶
C．肾
D．肝
E．腮腺

86．癫痫患者扫描时，**错误**的处置是
A．做好思想工作，消除紧张情绪
B．检查前用棉球塞耳或使用镇静剂
C．尽量减少扫描时间
D．扫描中发生癫痫时，争取尽快完成扫描
E．扫描中发生癫痫时，要立即中止扫描，患者出床、侧卧，保持呼吸道畅通

87．在扫描肛管时，**错误**的是
A．建议选择 1.5 T 或 3.0 T 的中高场机
B．不推荐使用腔内线圈
C．肛管横断面或矢状面扫描以前后方向为相位编码方向
D．肛管 MRI 检查需要高空间分辨力
E．不需要进行压脂扫描

88．垂体瘤与其他鞍区肿瘤鉴别诊断时，**无助**于扫描技术的是
A．矢状位、冠状位 $T_1$ 加权
B．需用脂肪抑制技术
C．需做增强扫描
D．选择小的表面线圈
E．横轴位、冠状位 $T_2$ 加权

89．垂体微腺瘤 MRI 检查中，**错误**的是
A．矢状位及冠状位 $T_1$ 加权像
B．层厚为 2～4 mm
C．增强扫描仅做矢状位
D．必须做动态增强扫描
E．必要时加做 $T_2$ 加权像冠状位或矢状位

90．与眼眶 MRI 扫描方法**不符**的是
A．常规为横断位、矢状斜位和冠状位
B．矢状斜位扫描在冠状面上定位
C．横断位相位编码方向取 LR
D．矢状斜位相位编码方向取 AP
E．冠状位相位编码方向取 LR

91．眼眶内病变需要做俯卧位扫描时，操作**错误**的是
A．患者前额部垫棉垫，下颌内收，并垫棉垫保持呼吸畅通
B．尽量减少扫描时间，以取得患者配合
C．登记患者资料时注意体位为俯卧位
D．照相时应转动图像，以免医生误诊
E．要做仰卧位扫描以便图像做对比

92．关于视神经的描述，**不正确**的是
A．视神经由 4 段组成
B．增强扫描对诊断视神经病变无帮助
C．$T_2$ 加权像对诊断视神经病变有帮助
D．横轴位 $T_2$ 能显示视神经的全长
E．视神经眶内段最长

93．眼球病变扫描时选择最佳的线圈是
A．头线圈
B．环形表面线圈
C．体线圈
D．眼眶专用小表面线圈
E．头正交线圈

94．对于视神经的描述，**错误**的是

A．横断位 $T_1$ 加权像加脂肪抑制对定性诊断有利

B．增强扫描对视神经病变的定性诊断有帮助

C．$T_2$ 加权像对诊断视神经病变有帮助

D．横轴位 $T_2$ 能显示视神经的全长

E．视神经眶内段最长

95．关于鼻和鼻窦 MRI 扫描方位，**错误**的是

A．常规为横断位、矢状位和冠状位

B．横断位扫描在矢状像上定位

C．横断位扫描层面与下鼻甲平行

D．冠状位扫描在矢状像上设定层面

E．冠状位扫描在横断位调整层面，使其与鼻中隔平行

96．颞下颌关节 MRI 技术中，**错误**的是

A．颞下颌关节电影对显示病变和功能诊断有帮助

B．选用环形 TMJ 表面线圈一对

C．使用辅助开口器按要求开口扫描

D．使线圈平面与主磁场平行

E．使线圈平面与主磁场垂直

97．颞下颌关节扫描方法中正确的是

A．头颅线圈

B．仅做患侧

C．只做闭口位

D．矢状斜位定位线与翼外肌平行设置

E．只做 $T_2$ 加权

98．耳部扫描参数与其目的**不符**的是

A．512×192 矩阵：提高空间分辨力

B．2～3 mm 层厚：提高信噪比

C．固定患者头部：减少运动伪影

D．脂肪抑制技术：清楚显示半规管、耳蜗

E．增加信号平均次数：提高信噪比

99．鼻咽部 MRI 扫描方位**不妥**的是

A．常规采用横断位、冠状位、矢状位

B．扫描范围上至蝶窦，下至颈 1、颈 2

C．于采集面上、下两方设定平行于层面的饱和带

D．横断位做 $T_1$ 及 $T_2$ 加权，冠状位及矢状位 $T_1$ 加权

E．冠状面相位编码方向取 L-R

100．与口咽部 MR 技术**不符**的内容是

A．选用颈部环形表面线圈或颈部容积线圈

B．横断位、矢状位及冠状位扫描

C．$T_1$ 加权常规加脂肪抑制

D．线圈中心对准口部

E．$T_2$ 加权加脂肪抑制

101．腮腺常规 MRI 扫描技术中**错误**的是

A．FSE 序列 $T_1$ 加权加脂肪抑制

B．层厚 5 mm，间隔 1 mm

C．线圈中心对准患者口部

D．取横断位和冠状位

E．增强扫描要加脂肪抑制技术

102．甲状腺扫描时应注意的事项中**错误**的是

A．颈部环形相控阵线圈

B．4～6 mm 层厚

C．扫描方位为横断位 $T_1$、$T_2$ 加权，冠状位 $T_2$ 加权

D．用冠状位做定位相

E．$T_1$ 加权加脂肪抑制

103．关于喉及甲状腺 MRI 扫描技术，**错误**的是

A．扫描时发"依"音

B．横断面扫描线与其气管垂直

C．冠状扫描在矢状像定位

D．喉部扫描冠状位定位线与气管平行

E．横断扫描在矢状像和冠状像定位

104．颈部 MRA 技术**错误**的是

A．最好使用相控阵柔软环形表面线圈

B．主要取横断位扫描

C．FOV 40 mm 显示更长的颈部血管

D．采用 2D TOF 方法效果最好

E．观察动脉血管，预饱和带设在动脉近端

105．颈椎扫描技术中**错误**的是

A．矢状位上缘必须带上颅底

B．横轴位照相时要放大，并加参考图像

C．矢状位 $T_1$、$T_2$ 加权像

D．发现椎体或附件异常信号时 $T_2$ 加权要加脂肪抑制或梯度回波 $T_2$ 像

E．横轴位不作为常规扫描位置

106．使用脊柱线圈扫描效果**不良**的是

A．环枕畸形

B．Chiari 畸形

C．颈部淋巴腺转移

D．Chiari 畸形术后复查

E．寰枢关节半脱位

107. **不影响**胸椎扫描效果的运动伪影是
    A．呼吸运动伪影
    B．心脏搏动伪影
    C．大血管搏动伪影
    D．脑脊液搏动伪影
    E．吞咽运动伪影

108. 腰椎扫描鉴别椎间盘脱出与肿瘤时，最佳的措施是
    A．加做冠状位
    B．增强扫描
    C．在病变处做薄层扫描
    D．加脂肪抑制技术
    E．改变相位频率方向

109. 心脏 MRI 技术实施中**错误**的是
    A．除应用门控外，还可以用心电触发技术
    B．利用心电图的 R 波延时采集信号
    C．患者的心电图异常首选心脏 MRI 成像
    D．心电触发的门控是 MRI 心脏成像的重要组成部分
    E．MRI 心脏成像是心脏动态评价方法之一

110. 心脏 MRI 检查适应证**不包括**
    A．心肌梗死
    B．心绞痛
    C．肥厚型心肌病
    D．心包积液，心包肿瘤
    E．黏液瘤

111. 胸部 MRI 扫描时，需做与气管平行的冠状斜位，其原因是
    A．避免产生伪影
    B．清楚显示气管、支气管与病变的关系
    C．方便
    D．图像美观
    E．与支气管断层比较

112. 胸部 MRI 扫描技术中，**错误**的是
    A．使用呼吸门控
    B．要求患者做平静呼吸
    C．病灶局部薄层扫描，不需做整个胸部扫描
    D．应选用与气管平行的冠状位扫描
    E．常规为横轴位 $T_1$、$T_2$ 加权像，冠状位或矢状位 $T_2$ 加权像

113. 纵隔肿瘤做横断位、矢状位和冠状位三维扫描的最重要理由是
    A．纵隔肿瘤的定位对定性诊断起重要作用
    B．全面检查，不易漏掉病变
    C．纵隔部位呼吸运动伪影多，为了保证图像质量
    D．纵隔肿瘤一般都比较大，不好定位
    E．手术定位

114. 纵隔占位性病变扫描时，**错误**的是
    A．横断位 $T_1$、$T_2$ 加权，冠状位 $T_2$ 加权，矢状位 $T_2$ 加权
    B．胸部脂肪少，可不用脂肪抑制
    C．鉴别诊断需做动态增强扫描
    D．FOV 350 mm × 400 mm
    E．加呼吸门控，嘱患者平静呼吸

115. 关于乳腺 MRI 的论述，**错误**的是
    A．对乳腺癌具有很高的诊断价值
    B．对乳腺癌最具诊断价值的是动态增强扫描
    C．采集模式：常用 3D
    D．乳腺以脂肪组织为主，故脂肪抑制后几乎无信号
    E．动态增强与平扫减影更有利于诊断肿瘤

116. 描述 MRCP 比 ERCP 优越时，**错误**的是
    A．对碘过敏不能行 ERCP 者
    B．ERCP 术不成功者
    C．胆道感染者
    D．无创伤性检查
    E．能显示阳性结石

117. 布加综合征 MRI 扫描方法与肝扫描**不同**的是
    A．T2 加权不需使用脂肪抑制
    B．必须做冠状位扫描，包括下腔静脉、门静脉
    C．必须做冠状位扫描，包括腹主动脉、肾动脉
    D．必须做矢状位扫描，包括下腔静脉和腹主动脉
    E．不需做增强扫描

118. 显示胰管扩张的最佳脉冲序列是
    A．SE 序列 T2 加权横断位
    B．FSE 序列 T1 加权横断位
    C．MRCP 水成像
    D．FSPGR 梯度回波
    E．EPI 回波平面成像

119. 下列描述的 MRI 信号中**不正确**的是

A．胰腺 T1 加权信号与肝相似
B．胰腺 T2 加权信号与肝相似或略高
C．脾 T1 加权比胰腺信号低
D．脾 T2 加权比胰腺信号低
E．肾上腺信号与肝实质相仿

120．与胰腺扫描参数**不符**的是
A．脉冲序列为 SE、TSE 等
B．2D-MS 采集模式
C．FOV 为 300～400 mm
D．使用呼吸门控
E．层厚 5～8 mm

121．肾上腺皮质增生扫描时，**错误**的是
A．扫描层厚 4～5 mm
B．横轴位 SE T1、T2 加权像，冠状位 T2 加权像
C．利用肾上腺与周围脂肪的自然对比不加脂肪抑制
D．使用呼吸门控
E．相位编码方向：横断位取左右向；冠状位取上下向

122．关于精囊腺 MRI 解剖的描述**错误**的是
A．位于膀胱三角部位后边两侧
B．前列腺的前下方
C．呈分叶囊状
D．T1 加权为中等信号
E．T2 加权呈高信号

123．盆腔扫描技术中，**错误**的是
A．不用呼吸门控，嘱患者平静呼吸
B．T2 加权要加脂肪抑制
C．横断位、冠状位常规扫描，必要时加矢状位
D．扫描层厚 5～8 mm
E．增强扫描不需加脂肪抑制

124．前列腺扫描技术中**错误**的是
A．横轴位、冠状位、矢状位
B．横断位 T2、T1 加权，冠状位、矢状位 T1 加权
C．T2 加权必须加脂肪抑制
D．嘱患者平静呼吸
E．照相时要放大，冠状位要有参考图像

125．髋关节扫描技术中**不妥**的是
A．扫描方位：横断位、冠状位
B．脉冲序列：SE、FSE 等
C．层厚 4～5 mm
D．患者仰卧位，双下肢伸直，足尖向上
E．T2 加权疑股骨头无菌性坏死时才用脂肪抑制

126．双髋关节 MRI 扫描参数**错误**的是
A．采集模式：2D-MS
B．采集矩阵：256×（128～256）
C．扫描方位：横断位、冠状位
D．FOV：150 mm
E．层厚：4～6 mm

127．膝关节 MRI 扫描中**错误**的是
A．常规双膝同时扫描，以作对比
B．常规矢状位、冠状位
C．FOV 180～200 mm
D．层厚 4 mm
E．脉冲序列：SE、GRE

128．与上臂 MRI 技术**不符**的是
A．可选用矩形表面线圈
B．可选用柔软表面线圈
C．定位灯对准上臂中点
D．常规选取矢状位、冠状位、横断位
E．STIR 是最佳压脂的脉冲序列

129．系统的静磁场强度为 1T，梯度场强为 10 mT/m，则不扫描时距离等中心为 20 cm 处的场强为
A．1.2 T
B．1.02 T
C．1 T
D．0.998 T
E．0.98 T

# 练习三十七答案

1．C　2．D　3．E　4．C

5．C　显示慢流血管采用 2D-TOF 或 2D-PC 技术；显示快流血管采用 3D-TOF 或 2D-PC 技术，但血管病变可使血流缓慢而显影欠佳；CE-MRA 技术可不同时相较好地显示动脉或静脉血管。

6．D

7．D　影响 MR 图像的对比度的因素可分为三类：①脉冲序列：自旋回波、反转恢复、梯度回波、流动编码序列等。②脉冲参数：TR、TE、TI、翻转角等。③对比剂：GD-DTPA 等。

8．E

9．C

10．D

11．A　MRI 硬件主要由主磁体、梯度系统、射频系统、计算机系统及辅助设备五部分构成。主磁体场强增高，图像的 SNR 成比例增加，由于 SNR 提高，可通过多种快速采集技术缩短 MR 扫描时间。

12．D　磁性原子核自旋能够产生核磁。可以用地球来类比，地球自转类似于自旋，而公转类似于进动，自转比公转快很多。拉莫尔频率公式指的也是进动频率。自旋与静磁场场强不相关。磁旋比表示一个自旋不为零的粒子或体系的磁矩与角动量之比，与外磁场的磁感应强度之比相关。

13．D　旋磁比 γ 对于某一种磁性原子核来说是个常数，是磁矩与自旋角动量之比，氢质子的约为 42.5 MHz/T。

14．A　在外加射频脉冲（B1）的作用下，原子核发生磁共振达到稳定的高能态后，从外加的射频一消失开始，到恢复至发生磁共振前的磁矩状态为止，这整个过程称弛豫过程。核磁弛豫又分解为两个相对独立的部分：①横向磁化矢量逐渐减少直至消失，称为横向弛豫 T2；②纵向磁化矢量逐渐恢复直至最大值，称为纵向弛豫 T1。横向弛豫越慢，组织 T2 越长；纵向弛豫越快，组织 T1 越短。

15．B　梯度磁场的剧烈变化会对人体造成一定的影响，特别是引起周围神经刺激，因此梯度磁场场强和切换率不是越高越好。

16．A　K-空间阵列中每一个点上的信息均含有全层 MRI 信息。

17．C　K-空间的填充轨迹可以分为两大类，一类是笛卡尔轨迹以相互平行的直线方式填充，另一类是非笛卡尔轨迹，常用的是螺旋状轨迹及放射状轨迹。

18．A　根据信号强度公式，质子密度高，信号强度也高。但在 T1WI 时，因其长 T1 特点，使其信号强度不高，呈中等信号，而在 T2WI，因其 T2 不长，使信号增加也不多，也呈中等信号。

19．E　矩阵主要影响空间分辨力。

20．A　血流表现为高信号的情况：①流入增强效应；②舒张期假门控现象；③偶回波效应；④非常缓慢的血流；⑤血流在梯度回波序列表现为高信号；⑥利用超短 TR 和 TE 的平衡式 SSFP 序列，血流呈现高信号；⑦利用对比剂可使血液呈现高信号。

21．A　SE 序列中部分血液仅接受 180°脉冲，不产生回波导致的流空效应。

22．C　MRS 是利用磁共振化学位移现象来测定组成物质的分子成分的一种检测方法，是目前唯一能检测活体组织代谢产物的无创方法。

23．B　true-FISP 是平衡式稳态自由序列的西门子简称（飞利浦称 B-FEE，GE 称 FIESTA）该序列的优势是信噪比优于常规的梯度回波序列，且该序列的三个方向梯度场都是完全平衡的，对流动组织的信号有补偿作用，有利于显示血管及血液信号。这个序列的对比度是 T2/T1，所以液体、血液、脂肪组织在图像中是比较亮的，软组织的 T2/T1 非常小，该序列观察软组织结构欠佳。

24．A　FSE（fast spin echo）与 SE（spin echo）序列相比，磁共振成像采集速度明显加快。

25．C　STIR 的主要优势可以用于偏中心的压脂，对磁场均匀性要求低，可以做大范围的脂肪抑制。信噪比不高，扫描时间延长，不用于增强序列，其他与脂肪 T1 时间相同的组织成分存在被抑制的情况。

26．C　GRE 序列小角度激励：①脉冲的能量较小，SAR 值降低；②产生宏观横向磁化矢量的效率较高，与 90°脉冲相比，30°脉冲的能量仅为 90°脉冲的 1/3 左右，但产生的宏观横向磁化矢量达到 90°脉冲的

1/2 左右；③小角度激励后，组织可以残留较大的纵向磁化矢量，纵向弛豫所需要的时间明显缩短，因而可选用较短的 TR，从而明显缩短 TA。

27．D　三维 TOF MRA 的缺点包括：①容积内血流的饱和较为明显，不利于慢血流的显示；②为了减轻血流的饱和效应，需要缩小激励角度，背景组织的抑制效果不及二维 TOF MRA；③扫描时间相对较长。

28．D　磁共振信噪比是指在磁共振成像过程中，所采集到的有效信号与随机背景噪声之间的比值。

29．B　MRI 的伪影是指 MR 图像中出现与实际解剖结构不相符的信号，可以表现为图像变形、重叠、缺失、模糊等。

30．C　卷积伪影是由于被检测的对象一部分在扫描视野之外，但又在接收线圈接收范围之内引起的，在相位编码方向或读出方向上，相位移动超出相位周期，导致扫描视野外的部分影像重叠在视野内的图像之上，从而产生的伪影。对于出现在相位编码方向的卷积伪影，可以通过增加 FOV、过采样等方法来解决。

31．E　截断伪影是由于在图像重建过程中，小矩阵采集不能还原信号中的高频分量，而高频分量的丢失相当于对信号的截断。在图像上表现为组织界面的环形、弧形黑白条纹。截断伪影可以通过扩大扫描矩阵、使用插值技术等方法增加图像分辨力来控制。

32．A　MRI 对比剂是一类能够加强 MR 信号对比度、提高诊断的灵敏度、增强组织分辨力的磁性物质。

33．B　A 是锰对比剂，高剂量时候可能存在毒性，目前很少使用。B 是常规对比剂，C 是肝特异性对比剂，D 和 E 这两种铁对比剂目前国内没有上市。

34．A　自由水在细胞内、细胞之间、生物体内可以自由流动，是良好的溶剂，可溶解许多物质和化合物；可以参与物质代谢，如输送新陈代谢所需营养物质和代谢的废物；大部分以游离的形式存在，可以自由流动。

35．D　这种水肿是血脑屏障（blood-brain barrier，BBB）被破坏后，富含蛋白质的液体在细胞外间隙积聚而产生的。

36．D　正铁血红蛋白是顺磁性的，颅内出血亚急性早期，正铁血红蛋白在细胞内形成的信号是 T1 高信号，T2 低信号；亚急性晚期时正铁血红蛋白在细胞外形成的信号是 T1 高信号，T2 高信号。

37．E　MRI 对人体没有电离辐射损伤；MRI 能获得原生三维断面成像，无需重建就可获得多方位的图像；软组织结构显示清晰，对中枢神经系统、膀胱、直肠、子宫、阴道、关节、肌肉等的检查优于 CT。多序列成像、多种图像类型为明确病变性质提供更丰富的影像信息。

38．B　颅内肿瘤所在部位、大小、数量、生物学特性、病理组织学类型不同，良恶性鉴别仅仅依靠均匀性是明显不够的。

39．E　磁共振弥散加权成像（DWI）在症状出现后 15～30 分钟内对缺血具有高度敏感性。

40．A　急性期颅内血肿所含成分是脱氧血红蛋白，在 T1WI 上呈现等信号，T2WI 或 T2*WI 均呈现低信号。

41．A　腰椎间盘突出是髓核受椎体挤压溢出纤维盘，纤维环受损压迫椎管神经与两侧隐窝神经，神经根水肿而产生的症状，髓核压迫神经为病因。

42．B　脊柱结核时，椎间盘 T1WI 呈低信号，T2WI 常为不均匀混杂高信号，椎间盘与相邻椎体分界不清。

43．E　纵隔神经源性肿瘤占纵隔肿瘤的 15%～30%，在后纵隔肿瘤中最为常见，大多数位于后纵隔脊椎旁沟内。一般无症状，查体发现。按肿瘤的良恶性分类，大部分为良性。病变呈长 T1WI、长 T2WI 信号，瘤内囊变呈更长 T1WI、长 T2WI 信号。增强扫描病变可明显强化。

44．B　子宫内膜异位症是育龄期常见疾病，由于子宫内膜组织在卵巢中的异位生长而致病。病灶在 T1WI 呈高信号，T2WI 呈低信号。临床通常会增加压脂来鉴别病灶和脂肪。

45．A　鉴别脂肪和出血需要做一个压脂相。B、C、E 三个选项均没有压脂，FLAIR 是压水并压脂。

46．D　核磁共振现象是 Bloch 和 Purcell 于 1946 年发现的，1977 年获得第一幅人体磁共振的图像，相隔 31 年。

47．B 磁共振安全分区公共区域被认为是远离磁场范围的安全区域，不需要特别的监管，在这个区域的磁场强度小于 5 Gauss（高斯）。

48．C 氢核的旋磁比是指氢原子核（即质子）在磁场中的自旋角动量与其磁矩之比，通常用符号 $\gamma$ 表示，约等于 42.58 MHz/T。

49．B 整个物理系统的净磁矩是所有磁矩的矢量和。温度可以影响分子热运动的程度，进而直接影响分子产生磁场的大小。

50．E 处于高能态的核自旋体系将能量传递给邻近低能态同类磁性核的过程，称为自旋-自旋弛豫，又称为横向弛豫。这种过程只是同类磁性核自旋状态能量交换，不引起核磁总能量的改变。其半衰期用 T2 表示。

51．E 所谓失超，即磁体中的超导体变为导体，温度急剧升高，液氦大量挥发，磁场强度迅速下降。引起失超的因素很多：磁体结构、超导材料性能不稳定、磁体超低温环境被破坏以及人为因素等。最重要的是，一旦失超，磁体和外界是连通的。因此，失超后的及时处理非常关键，这关系到磁体恢复的时间和工作量，尽快更换失超管出口的爆破膜，以隔离空气，保护磁体，否则液氦持续挥发，可能会导致磁体发热，后果不堪设想。失超后的线圈不可能从磁体中取出更换，只能重建其超导环境、励磁后继续使用。

52．E 在进行频率编码的同时打开接收线圈开始接受信号，此时的信号就包含层内所有质子的进动频率和相位。

53．C Gx、Gy、Gz 之间互相垂直构成磁共振系统坐标系。三个梯度磁场启动的先后顺序是层面选择—相位编码—频率编码。

54．E 3D TOF 的优势是层面间空间分辨力高，对容积内任何方向的血流都敏感，容易显示迂曲的血管，慢血流显示困难，背景组织抑制效果不及 2D。

55．A MR 3D 序列成像的检查时间与 TR、激励次数、层数以及相位编码方向的矩阵大小成正比。

56．E 相位图像也称流动图像，其血流的信号强度不仅与流速有关，并可提供流速的定量信息。同时还具有血流方向信息。正向血流表现为高信号，流速越大，信号越强，反向血流表现为低信号，流速越大，信号越低，静止组织表现为中等信号。

57．A 梯度回波序列无需重聚脉冲，一般血液信号不会产生流空效应。如果该序列的 TR 比较短，会导致静止组织由于短时间被反复激发产生饱和，而流动的组织则由于没有被饱和，反而会产生高信号，这就是梯度回波序列的流入增强效应。时间飞跃法（time of flight，TOF）技术主要是利用了梯度回波序列中流动血液的流入增强效应进行血管成像的。

58．B 血流为黏性液体，主要有三种运动形式：①平流；②层流；③湍流。层流是指血流质点的运动方向都与血管长轴平行，没有非血管轴向的流动，但运动速度存在差别，与血管壁相接触的无限薄的血流层流速为零，越靠近血管壁的血流速度越慢，越靠近血管腔中心的血流速度逐渐递增，血管腔中心的血流速度最快，约为平均流速的 2 倍。血流的速度呈抛物线分布。

59．D 并行采集的优点：①由于所需要采集的相位编码线减少，图像的采集时间缩短，根据所选用的加速因子（并行采集因子）的不同，可把图像的采集速度提高数倍；②利用并行采集技术后，在采集时间不变的前提下可增加空间分辨力或增加三维采集成像的范围；③由于采集速度加快，动态增强扫描或灌注扫描的时间分辨力提高；④采用并行采集技术后，在采集时间不变的前提下，可增加重复采集次数，从而提高图像质量并减少伪影；⑤可以减少单次激励 EPI 序列的磁敏感伪影；⑥可以缩短单次激励 EPI 或单次激励自旋回波序列的回波链，提高图像质量。

60．E T2 加权成像主要反映不同组织间横向弛豫的差别，不是仅仅只含有 T2 信息的图像。

61．E SE 序列中的 TE 决定图像的 T2 弛豫成分，TE 越长，T2 权重越重，很短的 TE 可以剔除组织 T2 弛豫对图像对比的影响；TR 是决定图像的 T1 弛豫成分的，TR 越短，T1 权重越重，很长的 TR 可以剔除组织 T1 弛豫对图像对比的影响。SE 序列调整激励脉冲角度，也将影响图像对比。

62．A　螺旋桨技术的临床应用主要是：①螺旋桨 FSE T2WI；②螺旋桨 T2-FLAIR；③螺旋桨 T1-FLAIR；④螺旋桨 FSE DWI。

63．A　FSE 序列扫描时间可表示为：T =（TR·Ny·N）/m。其中，TR 为重复时间，Ny 为相位编码行数，N 为采集次数，m 为回波链长。

64．A　MRI 图像没有单独的 T1 或者 T2 的图像。

65．A　T1WI 以等信号和低信号较多见；T2WI 以低信号和极低信号多见。某些情况下，T1WI 也会有高信号，高信号来自于钙化中的某种钙盐化合物，如磷酸三钙、氢氧化钙等具有粗糙表面结构及不规则形态的晶体。

66．A　常导磁体可以随时关闭是其优点。

67．B　超导磁体一旦通电，在不需要耗能的情况下保持电流一直存在，并产生磁场。

68．C　梯度场强可以影响层厚。

69．B　射频脉冲角度可调，产生的电磁场方向可变。

70．D　在医疗设备中，磁屏蔽可以减少磁场对设备和人体的干扰，提高医疗设备的准确性和可靠性。总的来说，磁屏蔽是一种常见的技术手段，用于阻挡或减弱磁场的影响。它的原理主要包括磁导体的吸收和磁屏蔽结构的反射。磁导体能够吸收磁场能量，从而减弱磁场的影响。磁屏蔽结构通过反射磁场，减少磁场的扩散。

71．D　D 选项中的大于是泄露，而保护必须是小于。

72．E　射频影响磁场之后要再次恢复主磁场的均匀性，需要匀场。匀场分为主动和被动匀场、有源和无源匀场。

73．A　单一因素改变时，SNR 变化的一般规律如下：①SNR 与主磁场的强度成正比；②表面线圈采集的图像信噪比高于体线圈采集的图像信噪比，多通道表面相控阵线圈采集的图像信噪比更高；③自旋回波类序列的 SNR 一般高于 GRE 类序列；④多数序列中 TR 延长，SNR 升高；⑤多数序列中 TE 延长，SNR 降低；⑥SNR 与采集到回波信号总数的平方根成正比；⑦FOV 增大，SNR 升高；⑧矩阵增大，SNR 降低；⑨层厚增加，SNR 成比例增加，相同层厚时，3D 采集图像的 SNR 明显高于 2D 图像；⑩接收带宽越宽，SNR 越低。

74．E　A、B 选项是拉链伪影的产生机制，C、D 选项是拉链伪影的特点。

75．C　人类生理活动自然就会有的运动才是生理性运动，眼球转动通常是自主性运动。

76．B　运动伪影具有以下共同特点：①主要出现在相位编码方向上；②伪影的强度与运动组织的信号强度有关，后者信号强度越高，相应的伪影越亮；③图像受运动导致的模糊效应的影响取决于运动导致每次激发时信号振幅的变化；④主场强越高，对运动的敏感性越强；⑤反转恢复序列（IR）以及需要进行相位校正的扫描序列对运动的敏感性较高；⑥伪影复制的数目、位置受基本正弦运动的相对强度、TR、NEX、FOV 等因素的影响。

77．C　调整窗宽、窗位不能消除磁共振伪影。

78．C　GRE 序列固有信噪比比较低，翻转角越小，信噪比越低。

79．D

80．D　STIR 序列扫描时间较长。

81．A

82．E　顺磁作用与磁矩相关，与结合水分子不相关。

83．A　颅内转移瘤使用双倍剂量的对比剂，有利于小病灶的检出。

84．E　增强检查时无明显血供区域不会强化。

85．A　垂体检查需要矢状位来定一个标准的冠状位，冠状位是垂体的优势观察方位。

86．D　受检者安全第一，检查过程中发生意外，应该第一时间中止扫描。

87．E　对于感染性疾病（肛瘘、肛周脓肿等）患者，应该补充扫描 T2WI 抑脂序列，更为精准地判断炎性范围。

88．D　垂体、鞍区扫描采用多通道头部相控阵线圈。

89．C　垂体增强一般采用冠状面扫描。

90．B　单独一个冠状面是定不好眼眶矢状位的，因为看不见视神经长轴。

91．D　MR、CT 系统均遵守 DICOM 3.0 要求，正确选择体位即可。

92．B　增强扫描联合使用脂肪抑制技术能提高病变与周围组织的对比。

93．D　专用线圈都是最佳的。

94．A　MRI 通常是使用 T1 看解剖，T2 看病变。

95．E　冠状位扫描在横断位调整层面使其与鼻中隔垂直。

96．E

97．D　颞下颌关节一般需要专用局部线圈，应该双侧同时检查，开闭口位均需要检查，建议扫描 T2WI、T1WI、PDWI 序列。

98．B　2～3 mm 层厚：提高分辨力。

99．D　MRI 通常是使用 T1 看解剖，T2 看病变，冠状位可以看颈部有无肿大的淋巴结。

100．C　平扫 T1WI 病变含高信号成分时候，才加扫脂肪抑制。

101．A　常规腮腺扫描技术 T1 不需要脂肪抑制。

102．E

103．A　MR 不同于 DR 摄影，MRI 扫描时候尽量保持静止，不做吞咽动作。

104．E　饱和带放在动脉近端没有信号。

105．E　颈椎常规需要扫横轴位。

106．C　颈部需要头颈部相控阵线圈扫描。

107．E　吞咽动作影响的范围离胸椎尚有距离。

108．B　鉴别肿瘤性病变的最佳方案是增强扫描。

109．C　患者心电图异常，心电门控无法正常触发，不能很好地完成 CMR 检查，首选建议 B 超。

110．B　心脏 MR 检查适应证包括心脏肿瘤、先心病、心肌病、冠心病、瓣膜病等。

111．B

112．C　病灶局部高清扫描，不是否定常规的全肺部扫描。

113．A　纵隔肿瘤的定位对定性尤为重要，不同纵隔肿瘤有各自的好发部位。

114．B　纵隔结构复杂，需要脂肪抑制。

115．D　乳腺抑脂后，血管等可以显示清晰。

116．E　ERCP 可以显示阳性结石。

117．B　布加综合征是由各种原因所致肝静脉和其开口以上段、下腔静脉阻塞性病变引起的以常伴有下腔静脉高压为特点的一种肝后门脉高压症。

118．C　显示胰管扩张的最佳脉冲序列是 MRCP。

119．D　T2 加权脾比胰腺信号略高。

120．E　胰腺扫描层厚 3～5 mm。

121．D　一般使用膈肌导航。

122．B　精囊腺一般两侧对称，邻于前列腺后上方及膀胱后方，呈八字形对称的软组织密度影，边缘呈小的分叶状。

123．E　MR 增强扫描常规需要 T1WI 脂肪抑制扫描。

124．B　前列腺冠状位建议做 T2 压脂。

125．E  常规做 T2 加权脂肪抑制。
126．D  双髋视野（cm）为 36×36。
127．A  常规 MR 膝关节是单独扫描的。
128．E  说法太绝对，水脂分离技术没有考虑进来。
129．C  不扫描时，梯度磁场没有激发。

# 第 4 章

# 数字减影血管造影（DSA）及介入技术

## 练习三十八

1. 关于数字减影血管造影的描述**错误**的是
   A．是电子计算机图像处理与 X 线血管造影技术相结合的一种新的检查方法
   B．就是减除造影片上与血管影像重叠的影像，使血管单独显示出来
   C．DSA 技术构成了介入放射学的重要组成部分
   D．是血管性造影和血管性介入治疗不可缺少的设备和技术基础
   E．与常规血管造影一样

2. 患者仰卧，影像增强器转至被检者左前方的摄影方向称
   A．头足位
   B．足头位
   C．复合位
   D．左前斜位
   E．右前斜位

3. 电子透镜的作用是
   A．将 X 线影像转换成电子像
   B．将电子像转换成可见光像
   C．对电子束起加速、汇聚作用
   D．保证增强管安全使用
   E．用于影像增强

4. 下列关于影像增强器工作原理的描述**错误**的是
   A．输入屏把接收到的 X 线像转换成可见荧光像
   B．输出屏将可见荧光像转换成电子像
   C．能在输出屏得到亮度较高的影像是增益的结果
   D．改变电子透镜的状态影响图像的大小就称为变野
   E．增益过大时将影响图像质量

5. 腹部血管选择下列哪项 X 线摄影设备最好
   A．X 线电影
   B．快速换片
   C．DSA X 线系统
   D．点片摄影
   E．荧光摄影

6. 下列**不属于** DSA 装置的 X 线系统部件的是
   A．X 线源
   B．影像增强器
   C．高压发生器
   D．高压注射器
   E．电视系统

7. 将 X 线信息影像转变为可见荧光影像的部件是
   A．平板探测器
   B．光学透镜
   C．影像增强器
   D．X 线电视系统
   E．高压发生器

8. 能对电子束起聚焦作用的元件是
   A．输入屏
   B．输出屏
   C．电子透镜
   D．X 线电视系统
   E．管套

9. 关于影像增强器作用的描述，**错误**的是
   A．影像增强
   B．影像转换
   C．变化图像野
   D．记录和阅读影像
   E．满足摄像机的工作条件

10. 关于 DSA 减影程序的基本步骤**错误**的是
    A．摄制普通片
    B．制备蒙片
    C．摄制血管造影片
    D．把蒙片与血管造影片重叠相减成减影片
    E．制备与普通照片密度相同的 mask 像

369

11. 取 mask 和充盈像各一帧进行相减的减影方式属于
    A．路标方式
    B．常规方式
    C．时间间隔差方式
    D．脉冲方式
    E．超脉冲方式
12. 将同时用两个不同的管电压取得 2 帧图像作为减影对进行减影的方式是
    A．混合减影方式
    B．K-缘减影
    C．常规方式减影
    D．路标方式减影
    E．脉冲方式
13. 要求管电压能在两种能量之间进行高速切换的是
    A．常规方式
    B．脉冲方式
    C．能量减影方式
    D．混合减影方式
    E．超脉冲方式
14. 下列**不属于**影像增强器元件的是
    A．输入屏
    B．输出屏
    C．物镜
    D．管套
    E．电子透镜
15. 关于摄像机中的信息转换流程，正确的是
    A．转换影像、增强影像、变化图像野
    B．转换影像、变化图像野、阅读影像
    C．转换影像、记录影像、阅读影像
    D．记录影像、变化图像野、阅读影像
    E．记录影像、阅读影像、擦除影像
16. DSA 装置的电子计算机系统**不包括**
    A．影像链
    B．数据获得系统
    C．中央处理器
    D．存储器
    E．软件模块
17. 在短时间进行 6～30 帧/秒的 X 线脉冲摄像后再逐帧高速重复减影的方式是
    A．脉冲方式
    B．超脉冲方式
    C．时间间隔差方式
    D．混合减影方式
    E．能量减影方式
18. DSA 技术构成了哪个学科的重要组成部分
    A．外科学
    B．急救医学
    C．内科学
    D．介入放射学
    E．影像学
19. **不包含**在 DSA 影像的形成过程中的是
    A．影像的检测与显示
    B．影像的矩阵化与像素
    C．A/D
    D．数字逻辑运算
    E．干式激光打印机
20. 关于 DSA 检查时患者体位设计的叙述，**错误**的是
    A．要选择适当的体位和变换不同的投射方向，才能全面显示病变
    B．选择恰当的标准体位
    C．转动患者体位或 X 线机的 C 型臂，找出一个合适的体位
    D．最重要的原则是尽量使病变部位紧靠 X 线管
    E．检查过程中要注重 X 线防护，尽可能使患者少受 X 线辐射
21. 在 X 线球管、人体和探测器规律运动的情况下获得 DSA 图像的方式是
    A．IV-DSA
    B．IA-DSA
    C．动态 DSA
    D．DCM
    E．DICOM
22. DSA 图像采集时机及帧率选择确定原则是
    A．与患者沟通以取得合作
    B．尽量使病变部位紧靠探测器
    C．要求管电压能在两种能量之间进行高速切换
    D．使对比剂的最大浓度出现在所摄取的造影系列图像中
    E．备好高压注射器

23. 关于 DSA 的曝光剂量选择**不用**考虑的因素是
    A．兴趣区血管的大小
    B．兴趣区噪声的情况
    C．病变部位
    D．病变观察的细致程度
    E．导管的长度
24. 影像增强器通过变化加在辅助阳极和聚焦电极上的电位而实现的是
    A．影像转换
    B．影像增强
    C．影像变野
    D．记录影像
    E．擦除影像
25. 在输入屏由光电阴极作用发生一次，到输出屏再次实现的是
    A．影像转换
    B．影像增强
    C．影像变野
    D．记录影像
    E．擦除影像
26. 由于增强器的输入屏面积大于输出屏而实现的是
    A．影像转换
    B．影像增强
    C．影像变野
    D．记录影像
    E．擦除影像
27. 利用靶面上各点电位的高低不同而实现的是
    A．影像转换
    B．影像增强
    C．影像变野
    D．记录影像
    E．擦除影像
28. 电子束阅读影像某一点以后，立即将该点恢复到起始电位而实现的是
    A．影像转换
    B．影像增强
    C．影像变野
    D．记录影像
    E．擦除影像
29. 胃黏膜弥漫性出血时选择
    A．肠系膜上动脉灌注
    B．胃左动脉灌注
    C．胃右动脉灌注
    D．肠系膜下动脉灌注
    E．腹主动脉灌注
30. 同时用两个不同的管电压取得 2 帧图像，作为减影对进行减影的是
    A．脉冲方式
    B．超脉冲方式
    C．心电触发脉冲方式
    D．能量减影
    E．混合减影
31. X 线脉冲频率与心脏大血管的搏动节律相匹配的是
    A．脉冲方式
    B．超脉冲方式
    C．心电触发脉冲方式
    D．能量减影
    E．混合减影
32. 与间歇性 X 线脉冲同步，以一连串单一的曝光为其特点的是
    A．脉冲方式
    B．超脉冲方式
    C．心电触发脉冲方式
    D．能量减影
    E．混合减影
33. 减影要经历两个阶段：先消除软组织，再消除骨组织。最后仅留下血管像的是
    A．脉冲方式
    B．超脉冲方式
    C．心电触发脉冲方式
    D．能量减影
    E．混合减影
34. 下列**不属于** DSA 图像采集技术的是
    A．屏气技术
    B．窗口技术
    C．定位技术
    D．放大技术
    E．缩光技术
35. 下列主要通过磁带和磁头记录 DSA 图像的是
    A．激光打印机
    B．X 线影像录像机
    C．数字图像光盘工作站

D. 小型 PACS
E. 中型 PACS

36. 通过改变影像增强器输入野的大小来实现的技术是
    A. 定位技术
    B. 屏气技术
    C. 缩光技术
    D. 电子放大
    E. 几何放大

37. 通过球管、人体、影像增强器三者之间相对距离的不同组合来实现的技术是
    A. 定位技术
    B. 屏气技术
    C. 缩光技术
    D. 电子放大
    E. 几何放大

38. 在DSA采集前先对造影部位确定一个初始位置的技术是
    A. 定位技术
    B. 屏气技术
    C. 缩光技术
    D. 电子放大
    E. 几何放大

39. 用两个分别经积分和加权后得到的影像作为减影对相减的是
    A. 窗口技术
    B. 空间滤过
    C. 像素移位
    D. 图像合成或积分
    E. 补偿滤过

40. 通过窗宽和窗位的调节使DSA图像得到满意的显示效果的是
    A. 窗口技术
    B. 空间滤过
    C. 像素移位
    D. 图像合成或积分
    E. 补偿滤过

41. 关于动脉DSA优点的叙述，**错误**的是
    A. 对比剂用量多，浓度低
    B. 操作灵活性大
    C. 对患者无大的损伤
    D. 患者不适减少，从而减少了运动伪影
    E. 血管相互重叠少，明显改善了小血管的显示

42. **不属于**DSA新进展技术的是
    A. 动态DSA
    B. 数字电影减影
    C. 固定DSA
    D. 遥控对比剂跟踪
    E. 自动最佳角度定位

43. 进行DSA检查时，设计患者体位的方法**错误**的是
    A. 输入患者资料
    B. 选择恰当的标准体位
    C. 尽量使病变部位紧靠探测器
    D. 转动患者体位或X线机的C型臂，找出一个合适的体位
    E. 使X线束与病灶或某组织的边缘呈切线位

44. 关于IV-DSA的说法，**错误**的是
    A. 每次检查需要高浓度和大剂量的对比剂多次注入
    B. 显影的血管相互重叠
    C. 对小血管显示满意
    D. 成像方式目前基本不用
    E. 对小血管显示不满意

45. 下列关于DSA的适应证，**错误**的是
    A. 出血性病变
    B. 血管病变
    C. 血管的介入治疗
    D. 各种先天性心脏病
    E. 穿刺部位感染

46. 下列关于DSA的并发症，**错误**的是
    A. 永久性动脉痉挛
    B. 局部血肿
    C. 假性动脉瘤和动静脉瘘
    D. 血管破裂
    E. 血栓形成和动脉栓塞

47. 数字减影血管造影的英文缩写为
    A. DSI
    B. CT
    C. USA
    D. DSA
    E. DR

48. 关于介入放射学的叙述**错误**的是
    A. 以影像诊断学为基础

B．以选择性或超选择性血管造影为基础

C．以穿刺和细胞病理学为基础

D．是在影像监视下治疗疾病的手术治疗技术

E．分为血管内介入技术和非血管内介入技术

49．发明经皮穿刺股动脉的是

　A．Hosfider

　B．Forssmann

　C．Seldinger

　D．Sodder

　E．Marconi

50．目前，食管支架的置入技术主要有

　A．MRI 法

　B．CT 法

　C．内镜法

　D．US 法

　E．插入法

51．CT 导引下活检技术，关于活检入路选择原则**错误**的是

　A．尽可能地少穿过脏胸膜

　B．尽量选择水平位

　C．活检入路最好能嘱患者仰卧或俯卧

　D．活检入路尽量选择最短的穿刺路径

　E．活检入路应尽可能避开大血管、脑的重要功能区

52．CT 导引下活检标本处理应为

　A．做标记

　B．标本固定

　C．筛选有效组织

　D．针吸组织应小心分离

　E．出血多的组织应注意抗凝

53．目前 iMRI 的介入器材制成材料最理想的是

　A．塑料

　B．生物材料

　C．碳素

　D．陶瓷

　E．钛金属

54．经皮肺穿活检的首选引导设备为

　A．内镜

　B．X 线透视

　C．CT

　D．MRI

　E．US

55．下列**不属于**血管内介入技术检查适应证的是

　A．颈动静脉瘘

　B．胆道狭窄

　C．头皮血管畸形

　D．巨大肝血管瘤

　E．肾出血

56．下列**不属于**非血管内介入技术的是

　A．结石的介入治疗

　B．经皮椎间盘脱出治疗

　C．经导管栓塞术

　D．激光血管成形术

　E．经皮穿刺抽吸技术

57．下列**不是**经导管栓塞术中采用的栓塞剂的是

　A．异体凝块

　B．明胶海绵

　C．PVA

　D．NBCA

　E．球囊

58．下列具有良好的凝固效果，但汽化切割效果欠佳，易造成周围组织损伤的是

　A．$CO_2$ 激光

　B．Nd：YAG 激光

　C．KPT 激光

　D．半导体激光

　E．钬激光（Ho：YAG 激光）

59．下列辐射范围更易控制，精确度高，安全性大，备受手术者青睐的是

　A．$CO_2$ 激光

　B．Nd：YAG 激光

　C．KPT 激光

　D．半导体激光

　E．钬激光（Ho：YAG 激光）

60．具备良好的凝固、汽化切割功能，且其透射深度仅 1 mm，对周围组织损伤甚微的是

　A．$CO_2$ 激光

　B．Nd：YAG 激光

　C．KPT 激光

　D．半导体激光

　E．钬激光（Ho：YAG 激光）

61．具备很好的汽化切割效果，但无凝固作用的是

　A．$CO_2$ 激光

　B．Nd：YAG 激光

C. KPT 激光

D. 半导体激光

E. 钬激光（Ho：YAG 激光）

62. 关于介入放射技术的临床应用范围，叙述**错误**的是

    A. 经导管栓塞术

    B. 经皮血管腔内血管成形术

    C. 心脏大血管瓣膜狭窄经皮球囊成形术

    D. ERCP

    E. 经导管血管内灌注术

63. 关于介入放射技术的特点**错误**的是

    A. 损伤大

    B. 对心脏病的诊断和治疗有突破

    C. 对肿瘤的诊断和治疗有突破

    D. 简便、易行、安全

    E. 可用支架

64. 数字减影的矩阵影像最清晰的是

    A. 64×64

    B. 128×128

    C. 256×256

    D. 512×512

    E. 1024×1024

65. 下列摄影一般在带影像增强器的多功能床上进行的是

    A. 体层摄影

    B. 乳腺摄影

    C. 滤线器摄影

    D. 胃肠摄影

    E. 普通摄影

66. 在介入放射学常见并发症中，**错误**的是

    A. 动脉痉挛

    B. 局部血肿

    C. 碘过敏反应

    D. 血管破裂

    E. 动脉内膜切割

67. 下列介入放射学相关技术**错误**的是

    A. 穿刺插管技术

    B. 导管引流术

    C. 栓塞术

    D. 成形术与支架术

    E. 灌注术

68. 下列**不是**介入放射学常用器材的是

    A. 穿刺针

    B. 导丝

    C. 高压注射器

    D. 扩张器

    E. 导管及导管插入鞘

69. 下列**不是**介入放射学影像导向设备的是

    A. X 线摄影

    B. DSA

    C. 超声

    D. CT

    E. MRI

70. 与外科手术相比，下列**不是**介入放射学优势的是

    A. 可重复性强

    B. 操作技术相对简单

    C. 微创性

    D. 多数可替代外科手术

    E. 并发症较低

71. 标识导管粗细的"F 数"指

    A. 导管直径的毫米数

    B. 导管半径的毫米数

    C. 导管内径的毫米数

    D. 导管周径的毫米数

    E. 导管外径的毫米数

72. 下列**不属于**血管介入放射学范畴的是

    A. 栓塞

    B. 药物灌注

    C. 血管内支架

    D. 经皮腔内球囊扩张术

    E. 造影

73. DSA 术前的药品准备**不包括**

    A. 对比剂

    B. 栓塞剂

    C. 抗凝剂

    D. 润滑剂

    E. 化疗药

74. 关于 DSA 成像的叙述，**错误**的是

    A. DSA——数字减影血管造影

    B. mask 片是与普通平片完全相同的图像

    C. mask——蒙片

    D. 造影图像与未造影图像相减得血管图像

    E. 血管显影所需的碘量与血管直径成反比

75. 有关 DSA 的叙述，**错误**的是
    A．曝光剂量越大，噪声越小
    B．DSA 中用积分、平均、平滑等消除噪声
    C．消除噪声的机理是平均光子数
    D．量子噪声的抑制是加大管电压
    E．散射线可以引起噪声

76. 关于 DSA 成像原理的简述**错误**的是
    A．增强未造影图像和造影图像的 X 线信息
    B．高分辨率的摄像机对增强的图像扫描
    C．信息经模/数转换成不同值的数字
    D．造影图像的信息与未造影图像信息相减
    E．血管像被减去，获得骨骼与软组织影像

77. DSA 最常用的减影方式是
    A．时间减影
    B．能量减影
    C．混合减影
    D．体层减影
    E．双能量 K 缘减影

78. 有关 DSA 的说法，**错误**的是
    A．减影图像的对比度取决于成像系统
    B．减影图像的对比度取决于成像部位
    C．DSA 比普通造影的对比灵敏度低
    D．接收器模糊度取决于磷光涂层的厚度
    E．缩短曝光时间改善移动性模糊

79. **不能**提高 DSA 空间分辨率和信噪比的是
    A．增加像素量
    B．扩大矩阵
    C．图像积分和加权
    D．降低注射的含碘量
    E．超选择性 IA-DSA

80. **不能**作为评价 DSA 成像能力的参数的是
    A．图像精细度和对比度
    B．一次采集帧数
    C．运算处理速度
    D．图像记录能力
    E．图像显示矩阵

81. 关于 DSA 的体位设计与影像质量的叙述**不正确**的是
    A．心脏 DSA 需选择适当的体位和变换摄影方向
    B．体位设计旨在发现和显示病变的部位和形态
    C．使病变单独清晰显示须恰当运用窗口技术
    D．使病变单独清晰显示须具有显示病变的适当体位
    E．设计方法有转动体位或利用"C"型臂

82. 影响 DSA X 线能量选择的因素是
    A．X 线强度
    B．X 线量
    C．摄影部位
    D．曝光时间
    E．X 线探测器与被照体的吸收特性

83. 对影像增强器电子透镜的解释，**错误**的是
    A．由各电极组成
    B．对电子起聚焦作用
    C．对电子进行放大
    D．对电子进行加速
    E．形成缩小增强的电子像

84. 关于影响 DSA 对比剂注射流率的叙述，**错误**的是
    A．与导管长度成正比
    B．与导管端相对于血管的方位有关
    C．与对比剂黏度成反比
    D．与导管半径的 4 次方成正比
    E．与注射压力成正比

85. 对理想的 DSA 摄影条件的叙述**错误**的是
    A．足够高的信噪比
    B．最低的患者照射剂量
    C．适当的 X 线管负荷
    D．最小的 X 线脉冲宽度
    E．为了患者安全必须长时间用 X 线进行监控

86. 决定 DSA 信号强度的最主要因素是
    A．X 线管电压
    B．X 线量
    C．曝光时间
    D．摄影部位
    E．血管内碘浓度

87. DSA 的中文全称是
    A．数字成像
    B．数字减影
    C．数字血管造影
    D．数字减影血管造影
    E．数字减影血管成像

88. **不适宜**做 DSA 检查的是
    A．血管及冠状动脉病变

B．血管性疾病的介入治疗
C．出血性病变
D．良、恶性肿瘤的鉴别诊断
E．严重的心、肝、肾疾病

89．介入治疗与外科手术相比，人们容易接受的主要原因在于
　A．安全可靠
　B．并发症少
　C．少创伤以至无创伤
　D．术后效果好
　E．术中时间短

90．下列**不属于**DSA适应证的是
　A．先天性心脏病
　B．血管先天性畸形
　C．严重的心力衰竭
　D．主动脉病变
　E．肺动脉病变

91．下列**不属于**DSA禁忌证的是
　A．急性炎症或高热
　B．主动脉瓣关闭不全
　C．严重的心、肝、肾功能损害
　D．碘和麻醉剂过敏
　E．穿刺部位感染

92．DSA检查中，与球管负载有关的技术参数是
　A．减影方式
　B．对比剂浓度
　C．噪声消除方式
　D．采集帧频率
　E．采集矩阵大小

93．选择性IA-DSA导管先端位置的选择主要依据
　A．血管的粗细
　B．血流动力学变化
　C．病变所处位置
　D．病变的大小
　E．病变的性质

94．DSA成像系统中**不包括**
　A．X线机
　B．网络服务器
　C．图像采集卡
　D．图像探测器
　E．快速图像处理机

95．在DSA检查中，与提高信噪比直接相关的因素是
　A．矩阵大小
　B．X线剂量
　C．球管焦点
　D．摄影体位
　E．采像速率

96．对肾癌诊断最优的检查方法是
　A．腹部平片
　B．立位透视
　C．选择性肾动脉造影
　D．逆行肾盂造影
　E．IVP

97．关于影像增强器各部件的描述，**错误**的是
　A．入射窗——铝和钛金属制成
　B．输出屏——碘化铯晶体膜
　C．光电极——将荧光层的光信号转换成电子像
　D．输出屏——形成可见光
　E．集束电极——将光电子加速、聚集

98．下列**不能**描述DSA视频信号特征的是
　A．亮度响应
　B．动态范围
　C．激光扫描
　D．信噪比
　E．迟疑

99．利用电子计算机处理数字化的影像信息，以消除重叠的骨骼和软组织影，突出血管影像的是
　A．X线体层检查
　B．CT检查
　C．MRI检查
　D．DSA检查
　E．DR检查

100．DSA的成像原理主要涉及的是物理学中的
　A．机械动力
　B．数字荧光成像
　C．电子电路
　D．模拟电路
　E．光电技术

101．在DSA工作程序中，利用计算机系统将造影部位注射对比剂前的透射影像转换成数字形式储存于记忆盘中，称作
　A．像素移动
　B．标记

C. 蒙片

D. 空间滤过

E. 匹配滤过

102. CT引导经皮穿刺肺活检的相对禁忌证**不包括**

　　A. 肺门肿块

　　B. 伴有严重慢性阻塞性肺疾病

　　C. 穿刺路线不能避开叶间胸膜或肺大疱

　　D. 怀疑所穿刺病灶可能是动静脉瘘

　　E. 怀疑所穿刺病灶可能是肺包虫病

103. 影像增强管输入屏的结构**不包括**

　　A. 铝基板

　　B. 荧光体层

　　C. 隔离层

　　D. 光电面

　　E. 屏蔽层

104. 影像增强管的总增益一般为

　　A. $10^2 \sim 10^3$

　　B. $10 \sim 10^2$

　　C. $10^4 \sim 10^5$

　　D. $10^3 \sim 10^4$

　　E. $10^5 \sim 10^6$

105. 影像增强管的形式**不包括**

　　A. 单视野

　　B. 两视野

　　C. 六视野

　　D. 三视野

　　E. 连续可变视野

106. 影像增强管的构成中**不包括**

　　A. 电源

　　B. 玻壳

　　C. 输入屏

　　D. 输出屏

　　E. 电子透镜

107. 影像增强器的光放大倍数是

　　A. 4000

　　B. 5000

　　C. 6000

　　D. 10000

　　E. 6000～10000

108. 影像增强器的增益中包括

　　A. 缩小增益

　　B. 功率增益

　　C. 放大增益

　　D. 电压增益

　　E. 电流增益

109. 影像增强器的中心分辨率可高达

　　A. 20线对/cm

　　B. 30线对/cm

　　C. 40线对/cm

　　D. 50线对/cm

　　E. 60线对/cm

110. 关于影像增强器的叙述，**错误**的是

　　A. 输入屏——将X线转换成可见光影像

　　B. 输出屏——将电子像转换成可见光像

　　C. 缩小增益——把较大面积上的亮度成像在较小面积

　　D. 静电场——电子透镜

　　E. 流量增益使亮度提高

111. 真空摄像管与CCD比较，**错误**的是

　　A. CCD没有残影，摄像管不可避免

　　B. CCD成像时间延迟，摄像管早

　　C. CCD耐冲击性弱，摄像管强

　　D. CCD无几何失真，摄像管很难避免

　　E. CCD尺寸小、重量轻，摄像管大、重

112. 诊断肾血管性高血压的主要检查方法是

　　A. 腹部平片检查

　　B. 逆行尿路造影检查

　　C. 肾动脉造影检查

　　D. 肾CT检查

　　E. 静脉尿路造影检查

113. 对影像增强器输入屏作用的描述，正确的是

　　A. 把X线像转换成荧光像

　　B. 把荧光像转换成电子像

　　C. 把电子像转换成荧光像

　　D. 把X线像直接转换成电子像

　　E. 把X线像转换成荧光像，再转换成电子像

114. 下列属于影像增强管输入屏的组成部分的是

　　A. 电源

　　B. 透镜

　　C. 管壳

　　D. X线源

　　E. 荧光体层

115. 下列属于超选择性血管造影检查的是

　　A. 主动脉造影

B．肾动脉造影

C．肝动脉造影

D．腹腔动脉造影

E．左心室造影

116．做腹腔动脉造影应选择的导管是

A．猪尾导管

B．眼镜蛇导管

C．导尿管

D．T形管

E．Foley 管

117．用 DSA X 线系统做腹部血管造影时，下列操作**不正确**的是

A．造影前做好肠道清洁准备

B．选好实时减影和矩阵

C．注拍方式选择"先注后拍"

D．选好拍摄速率和连续拍片时间

E．采集前嘱患者屏气

118．出现一片均匀亮度的无 DSA 信号的盲区现象的是

A．运动伪影

B．饱和状态伪影

C．设备性伪影

D．量子噪声

E．电子噪声

119．由于患者生理性和病理性的原因导致减影对不能精确重合而产生的是

A．运动伪影

B．饱和状态伪影

C．设备性伪影

D．量子噪声

E．电子噪声

120．关于影响 DSA 图像质量的因素，**错误**的是

A．设备结构性能

B．减影成像方式

C．造影方法与对比剂

D．DSA 的图像噪声与伪影

E．操作技术与 DSA 图像质量无关

121．关于引起 DSA 的图像噪声的因素**错误**的是

A．X 线系统的量子噪声

B．影像增强器的量子噪声

C．电子噪声

D．辐射剂量增大，噪声也增大

E．散射线也可引起噪声

122．关于 DSA 图像伪影的描述**错误**的是

A．运动伪影

B．畸变伪影

C．设备摄影系统不稳定引起条纹状伪影和旋涡伪影

D．饱和状态伪影

E．软件伪影

123．主要适用于脑血管、颈动脉等活动较少部位的减影方式是

A．常规方式

B．心电图触发脉冲方式

C．超脉冲方式

D．脉冲方式

E．能量减影方式

124．颈动脉造影检查适用于

A．大脑半球及鞍区病变

B．小脑病变

C．脑干病变

D．颈部病变

E．颈胸部

125．关于选择性右颈内动脉造影技术操作**错误**的是

A．碘海醇 300 对比剂

B．导管由右锁骨下动脉插入

C．拍摄头部正位

D．采用快速换片拍摄，选择"先注后拍"的注拍方式

E．对比剂一次注入量约为 8 ml

126．关于选择性左颈内动脉造影的技术操作**错误**的是

A．选用优维显 300 对比剂

B．导管由主动脉弓在颈总动脉选入

C．采用 DSA X 线系统时注射方式选择"先注后照"

D．拍摄头部正位

E．拍摄头部水平侧位

127．下列属于用 DSA X 线系统做脑血管造影时提高减影质量的操作的是

A．碘过敏试验

B．清洁肠道

C．固定头部

D．禁食

E．延长摄影时间

128．有关颈内动脉造影和椎动脉造影的说法，**不正确**的是

　　A．颈内动脉造影主要显示大脑前动脉、大脑中动脉及其分支

　　B．椎动脉造影一次注射对比剂量要比颈内动脉造影多

　　C．选择左颈内动脉造影，导管由主动脉弓处选择左颈总动脉后再送入左颈内动脉

　　D．椎动脉造影应选择汤氏位和水平侧位摄影

　　E．颈内动脉造影应选择正位和水平侧位摄影

129．主要用于心脏大血管DSA检查的减影方式是

　　A．时间间隔差方式

　　B．混合减影方式

　　C．心电图触发脉冲方式

　　D．常规方式

　　E．能量减影方式

130．肺循环时间是

　　A．4 s

　　B．8 s

　　C．12 s

　　D．16 s

　　E．20 s

131．对胸部和腹部的DSA成像采集图像时必须使用的技术是

　　A．定位技术

　　B．屏气技术

　　C．缩光技术

　　D．电子放大

　　E．几何放大

132．左房室瓣（二尖瓣）病变有时采用的造影方法是

　　A．左室造影

　　B．腔静脉造影

　　C．右心造影

　　D．主动脉造影

　　E．冠状动脉造影

133．X线诊断肺段隔离症最有价值的方法是

　　A．胸部后前片

　　B．支气管造影

　　C．主动脉造影

　　D．体层摄影

　　E．CT扫描

134．下列**不是**肺循环内容的是

　　A．肺动脉

　　B．肺泡毛细血管

　　C．肺静脉

　　D．左心房

　　E．右心房

135．行心脏DSA，显示二尖瓣瓣口的最佳摄影位置是

　　A．左前斜70°～75°和足头25°～30°

　　B．左前斜60°和头足20°、头足35°

　　C．左前斜75°～85°和头足40°

　　D．左前斜50°～70°，加增强器向头侧倾斜20°～30°位

　　E．患者半坐位，X线以左前斜30°～45°

136．患者仰卧，影像增强器转至患者右前方的摄影方向称

　　A．左前斜位

　　B．右前斜位

　　C．足头位

　　D．头足位

　　E．肝腋位

137．DSA图像采集，取25帧/s的部位是

　　A．四肢

　　B．盆腔

　　C．颈部

　　D．冠状动脉

　　E．腹部

138．下列造影需由股静脉导入的是

　　A．左心室造影

　　B．冠状动脉造影

　　C．肝动脉造影

　　D．右心室造影

　　E．颈动脉造影

139．左心室造影，应选择的导管是

　　A．导尿管

　　B．猪尾导管

　　C．T形管

　　D．响尾蛇导管

　　E．U形管

140．应用DSA X线系统做选择性冠状动脉造影的

帧频应选择

A. 3 帧/s

B. 8 帧/s

C. 10 帧/s

D. 12 帧/s

E. 25 帧/s

141. 肾循环时间是

A. 4 s

B. 8 s

C. 12 s

D. 16 s

E. 20 s

142. 下列造影中，需由股动脉导入的是

A. 右心室造影

B. 肺动脉造影

C. 右心房造影

D. 冠状动脉造影

E. 门静脉造影

143. 椎管、心血管数字减影血管造影应首选的对比剂为

A. 泛影钠

B. 碘化油

C. 泛影葡胺

D. 碘苯六醇

E. 碘番酸

144. 脾循环时间是

A. 4 s

B. 8 s

C. 12 s

D. 16 s

E. 20 s

# 练习三十八答案

1．E 2．D 3．C 4．B 5．C 6．D 7．C 8．C 9．D 10．E 11．B 12．B 13．C 14．C 15．E 16．A 17．B 18．D 19．E 20．D 21．C 22．D 23．E 24．C 25．A 26．B 27．D 28．E 29．B 30．E 31．C 32．A 33．E 34．B 35．B 36．D 37．E 38．A 39．D 40．A 41．A 42．C 43．A 44．C 45．E 46．A 47．D 48．D 49．C 50．C 51．B 52．A 53．E 54．C 55．B 56．C 57．A 58．B 59．E 60．D 61．A 62．D 63．A 64．E 65．D 66．C 67．B 68．C 69．A 70．D 71．D 72．E 73．D 74．B 75．D 76．E 77．A 78．C 79．D 80．D 81．C 82．E 83．C 84．A 85．E 86．E 87．D 88．E 89．C 90．C 91．B 92．C 93．C 94．C 95．B 96．C 97．B 98．C 99．D 100．B 101．C 102．A 103．E 104．D 105．C 106．A 107．E 108．A 109．D 110．A 111．C 112．C 113．E 114．E 115．C 116．B 117．C 118．B 119．A 120．E 121．D 122．B 123．D 124．A 125．B 126．C 127．C 128．B 129．C 130．A 131．C 132．A 133．C 134．E 135．D 136．B 137．D 138．D 139．B 140．E 141．C 142．D 143．D 144．D

# 第 5 章

## 超声成像技术

## 练习三十九

1. 数字扫描转换器的作用**不包括**
   A. 有存储芯片提供缓存功能
   B. 把图像转换成标准的电视扫描制式信号进行显示
   C. 可提高图像稳定性
   D. 提高超声输出功率
   E. 图像后处理功能

2. 关于全数字化技术的核心内涵，下列正确的是
   A. 波束发射时是数字形式
   B. 波束接收时是数字形式
   C. 以数字化技术形成精确的延时发射
   D. 用多个开关电路形成延时
   E. A/D 转换是最关键的技术

3. 关于自然组织谐波成像的描述正确的是
   A. 增加可视帧频
   B. 增加界面分辨力、清晰度及信噪比
   C. 增加高频超声的穿透深度
   D. 提高声输出功率
   E. 减少超声能量的衰减

4. 从使用角度评价彩色多普勒血流显像仪，质量差的标志是
   A. 空间分辨力、速度分辨力、动态分辨力均高
   B. 检出血流敏感度高
   C. 显示图像均匀性好
   D. 彩色血流效果佳
   E. 提高灰阶图像增益时，彩色图像质量即下降

5. 数字化彩超技术**不包括**
   A. 数字波束形成技术
   B. A/D 转换
   C. 电阻—电感延迟聚焦技术
   D. 数字动态变换技术
   E. 数字动态可变孔径技术

6. 与彩色多普勒血流显像仪的性能**无关**的是
   A. 空间分辨力，速度分辨力，动态分辨力
   B. 细小血管低速血流检测灵敏度
   C. 图像及血流彩色均匀性
   D. 彩色血流的充盈度
   E. 彩色标图的形状

7. 关于 CDFI，以下叙述**不正确**的是
   A. 能显示血流方向
   B. 能显示血流速度的快慢
   C. 能显示血流的性质和种类
   D. 成像不受超声入射角的影响
   E. 当超过尼奎斯特极限时可出现彩色反转

8. 应用频谱多普勒对主动脉瓣血流检测的参数，**错误**的是
   A. 收缩期峰值速度（Vs）
   B. 阻力指数（RI）
   C. 射血时间（ET）
   D. 加速时间（AT）
   E. 血流速度时间积分（VTI）

9. 关于超声成像仪性能评价指标**不正确**的是
   A. 血流量——定量、半定量分析
   B. 轴向分辨力——与超声频率和超声宽度有关
   C. 横向分辨力——与探头厚度方向上声束的宽度有关
   D. 时间分辨力——单位时间成像速度，即帧频
   E. 检查灵敏度——对低速血流的检测

10. 当血流频移信号大于 1/2 PRF（脉冲重复频率）时出现折返，1/2 PRF 是
    A. 快速傅里叶变换（FFT）
    B. 尼奎斯特（Nyquist）极限
    C. 运动目标显示器（MTI）
    D. 自相关处理
    E. 壁滤波限制

11. 彩色多普勒血流成像时，使用高通滤波器的主

要作用是

A．便于检测低速血流

B．精确显示血流方向

C．增大检测深度

D．增大血流速度显示范围

E．减少低速信号干扰

12．彩色血流显示不佳时，最重要的调节是

A．显示器的亮度、对比度

B．信号的动态范围

C．彩色增益、滤波器及速度标尺

D．图像的增强处理功能

E．安全范围内的声输出强度

13．彩色多普勒检查腹主动脉应掌握技术要点以防伪影，下列**错误**的是

A．尽可能使探头声束与主动脉长轴垂直

B．尽可能不要使探头声束与主动脉长轴垂直

E．彩色血流取样框尽可能缩小

D．选择适当的血流速度标尺（scale）

E．取样容积放置于主动脉中央，并使与声束的夹角＜60°

14．彩色多普勒血流成像在检测腹部血流时，常有彩色信号闪烁现象，可减轻或消除这种干扰的是

A．减低滤波频率

B．减低测速度的速度标尺，增大取样框

C．屏住呼吸，提高滤波频率

D．降低速度标尺

E．深呼吸，提高速度标尺

15．彩色多普勒血流显像仪质量好的主要标志是

A．灰阶显像分辨率高

B．检出低速血流的敏感度高，抗低频噪声信号能力强

C．可连续外设置

D．功能多、性能价格比高

E．具备升级潜能

16．以下彩色血流显像的特点**不正确**的是

A．血流方向朝向探头，显示红色

B．血流方向背离探头，显示蓝色

C．血流流速越高，显示的亮度越亮

D．血流出现紊流时显示为红蓝相杂的五彩色

E．动脉血流显示为红色，静脉血流为蓝色

17．数字化彩色多普勒超声诊断仪性能高、功能多的关键技术是

A．宽频技术

B．变频技术

C．探头阻抗匹配技术

D．多段聚焦技术

E．数字波束形成器

18．要求在图像的近、中、远声场中都能得到最清晰的显示，这称为

A．空间分辨力

B．速度分辨力

C．动态分辨力

D．图像的均匀性

E．最大穿透力

19．Doppler 技术可应用于

A．检测血流类型

B．检测血流类型、血流方向和速度

C．检测血流类型、动静脉系统的病变、血流方向和速度

D．检测血流类型、动静脉系统的病变

E．血流方向和流速

20．关于彩色多普勒血流成像，下述性能正确的是

A．能显示平均速度为零的灌注区的血流

B．血流成像对超声入射角度的相对非依赖性

C．不出现彩色血流信号混叠

D．不能显示血流速度快慢

E．能显示血流方向

21．采用聚焦技术的主要目的是

A．抑制旁瓣效应

B．改善横向和侧向分辨力

C．提高帧频

D．减少超声伪影

E．改善超声的指向性

22．Dicom 3.0 的作用是

A．对医学数字图像进行规范化交换与传输

B．对超声图像进行数字编辑处理

C．病历资料查询检索

D．医院信息联网管理

E．诊断报告存储打印

23．彩色多普勒成像时**不影响**帧频的因素是

A．角度大小

B．深度

C．探头频率

D．滤波器

E．脉冲重复频率

24．下列**不是**现代超声技术迅速发展的主要热点的是

A．谐波成像技术

B．声学造影技术

C．三维超声成像技术

D．伪彩色二维显像技术

E．介入超声技术

25．正常颅外动脉血流频谱的形态是

A．低阻力频谱

B．高阻力频谱

C．收缩期双峰、舒张期三峰频谱

D．三相血流频谱

E．宽频双峰递减型频谱

26．胚胎发育分几期，分别是哪些期，超声最早在哪期可显示胎囊

A．3期；孕卵期、胚胎期、胎儿期；胚胎期

B．2期；孕卵期、胎儿期；胎儿期

C．2期；胚胎期、胎儿期；胎儿期

D．2期；孕卵期、胚胎期；胚胎期

E．3期；孕卵期、胚胎期、胎儿期；孕卵期

27．下列描述可排除前置胎盘的是

A．胎盘部分或全部掩盖子宫颈管内口

B．子宫颈内口距胎盘下缘距离 > 7 cm

C．无痛性阴道出血

D．胎盘定位超声检查时间最好在孕20周以前，因 > 20周胎盘因胎儿掩盖显示不清

E．检查时无需膀胱充盈

28．孕几周前后超声可检测到多胎妊娠

A．6周

B．7周

C．8周

D．9周

E．10周

29．子宫肌瘤彩色多普勒经腹超声特征是

A．肌瘤中心见丰富血流，分布规则

B．肌瘤中心见丰富血流，分布杂乱

C．肌瘤周围显示血流，呈环状或半环状

D．肌瘤内多见极丰富血流

E．无血流

30．关于卵巢黏液性囊腺癌声像图的表现，下列**错**误的是

A．呈多房结构

B．分隔不均匀性增厚

C．增厚的囊壁可向周围浸润

D．经阴道彩超有助于早期发现肿瘤

E．肿瘤血管频谱测定多呈高阻波形，阻力指数（RI） > 0.8

31．关于卵巢囊性畸胎瘤，下列**错误**的是

A．可产生声影

B．也称为皮样囊肿

C．最常见于青年女性

D．脂肪层浮在液体的上方，可见脂液平面

E．经阴道彩色多普勒血流显像，囊壁常常显示丰富低阻血流

32．下列**不是**慢性输卵管积水声像图表现的是

A．多在双侧附件区出现纺锤形肿块

B．肿块边缘较清晰，呈薄壁状

C．肿块间隔及囊壁较厚，多为实性

D．肿块内部呈明显无回声区

E．与子宫周围粘连严重时可与直肠子宫陷凹积液连成一片，包围子宫

33．女性，白细胞、中性粒细胞增高，下腹压痛，白带增多，超声检查见盆腔囊性肿块。最可能的诊断为

A．宫颈糜烂样改变

B．盆腔脓肿

C．结核性盆腔炎

D．慢性盆腔炎

E．盆腔肿瘤

34．用彩色多普勒技术检测左向右分流的主动脉窦瘤破裂（流向右心室流出道）的特征所见有

A．血流信号从窦瘤到左心室

B．血流信号从右心室流向窦瘤

C．血流信号从冠状动脉流向窦瘤

D．血流信号从肺动脉流向窦瘤

E．舒张期、收缩期均有从窦瘤流向右心室流出道的信号

35．二维超声检测左心室用以判断有无冠心病的主要依据是

A．左心室形状改变

B．左心室壁厚径增加

C．节段性室壁运动异常

D．左心室壁收缩期增厚率减低

E．左心室壁收缩运动幅度增大

36．二尖瓣狭窄时，以下超声检查**不正确**的是

A．瓣口血流速度明显增快

B．肺静脉血流速度亦增快

C．狭窄早期瓣口血流 A 峰增高

D．合并心房颤动时，A 峰消失

E．左室内可出现湍流信号

37．有关二尖瓣超声所见，下列**不正确**的是

A．二尖瓣口与左室相连

B．前后瓣均有腱索相连

C．二尖瓣较三尖瓣位置高

D．二尖瓣脱垂以前叶多见

E．前后叶正常活动呈逆向运动

38．扩张型心肌病 M 型超声心动图检查时，二尖瓣前、后叶开放幅度小且时间短而呈

A．拱桥状改变

B．鱼口样改变

C．城墙样改变

D．圆顶形改变

E．钻石样改变

39．关于正常人的心尖四腔切面，以下**不正确**的是

A．探头置于心尖呈水平扫查

B．图像近场为心尖，远场为心底

C．十字交叉位于心脏中间处

D．左心室在右侧，右心室在左侧

E．可清晰显示左右房室瓣的活动

40．以下**不属于**左冠状动脉的是

A．窦房结动脉

B．对角支

C．穿支

D．前降支

E．左旋支

41．关于主动脉缩窄，下列**不正确**的是

A．好发于主动脉根部

B．上肢血压＞下肢血压

C．常伴动脉导管未闭

D．可伴狭窄后扩张

E．狭窄处可录得高速湍流频谱

42．关于单发右位心，下列**不正确**的是

A．内脏反位

B．心脏长轴转向右侧

C．心尖朝右

D．心房位置正常

E．可有心室或大动脉位置转位

43．关于心肌收缩功能的描述**不包括**

A．心肌收缩性能

B．心脏泵血能力

C．心脏后负荷

D．心室顺应性

E．心脏前负荷

44．以下**不是**冠心病室壁瘤超声所见的是

A．局部心壁向外膨出

B．心尖部室壁瘤使左室呈"倒葫芦状"

C．膨出处室壁变薄，回声增强

D．病变局部室壁运动幅度增大

E．瘤壁与室壁相延续

45．下列关于肾细胞癌的说法，**不正确**的是

A．少血供肿瘤即可除外肾癌

B．无痛性血尿

C．可伴肾静脉癌栓

D．类圆或椭圆形肿块

E．肾门淋巴结肿大

46．移植肾发生急性排斥反应时最明显的征象是

A．肾迅速缩小

B．肾积水

C．肾迅速增大

D．肾大小可无变化

E．肾逐渐增大，后来反而缩小

47．下列关于肾外伤的描述中，**不正确**的是

A．血尿是肾损伤的主要症状之一，血尿程度与伤情完全一致

B．超声可显示肾周围和肾组织破裂处有无血肿形成

C．声像图表现为肾周或局部实质有血肿暗区存在

D．陈旧性血肿，血块软化，回声增加，可呈类实性改变

E．合并肝、脾破裂者，肝区或脾区有血肿暗区，腹盆腔内亦可有暗区

48．肠系膜上动脉一般与腹主动脉前壁间呈一角度，正常应超过

A．90°

B．80°

C. 60°
D. 50°
E. 30°

49. 精原细胞瘤的超声表现最可能是
    A. 睾丸增大、肿块呈椭圆形、轮廓不整、呈中强回声
    B. 睾丸增大、肿块呈椭圆形、轮廓不整、呈不均匀中强回声
    C. 睾丸增大、肿块呈圆形、轮廓整齐、呈无回声、后壁回声增强
    D. 睾丸增大、肿块呈椭圆形、轮廓不整齐、呈强弱不等的混合性回声，并有囊性变
    E. 睾丸增大、肿块呈椭圆形、轮廓整齐、呈中低回声

50. 下列**不是**胃充盈后超声检查主要目的的是
    A. 胃癌的早期诊断
    B. 显示胃壁厚度及层次
    C. 鉴别胃壁增厚和粗大黏膜皱襞
    D. 判断肿瘤浸润深度
    E. 提高胃后方结构的显示能力

51. 慢性淋巴性甲状腺炎（桥本氏病）的超声声像图表现是
    A. 甲状腺峡部明显增厚，回声低，血流丰富
    B. 甲状腺正常大小，回声低，血流丰富
    C. 甲状腺正常大小，回声低，分布均匀，血流不丰富
    D. 甲状腺轻度肿大，回声低，分布不均匀，血流不丰富
    E. 甲状腺轻度肿大，回声强，分布不均匀，血流不丰富

52. 难以与椎动脉完全闭塞鉴别的椎动脉疾病是
    A. 椎动脉走行异常
    B. 椎动脉狭窄
    C. 椎动脉发育细小
    D. 椎动脉血流方向相反
    E. 椎动脉缺如

53. 如果用颈内动脉速度/颈总动脉速度作为诊断近端颈内动脉狭窄的指标，可提示颈内动脉管径狭窄率超过70%的收缩期峰值流速比值是
    A. 1.5
    B. 2.0
    C. 4.0
    D. 5.0
    E. 5.5

54. 超声检查见颈总动脉壁内膜分离，将血管分成真假两个腔，分离的内膜回声随心动周期不停摆动。彩色多普勒超声见真腔内血流大致正常，假腔内血流紊乱，呈五彩镶嵌样表现，据此超声表现可做出的诊断是
    A. 真性颈动脉瘤
    B. 假性颈动脉瘤
    C. 夹层颈动脉瘤
    D. 颈动脉扭曲
    E. 颈动脉体瘤

55. 下列**不属于**判断颈动脉狭窄的常规血流动力学指标是
    A. 狭窄处峰值速度
    B. 狭窄处舒张末期血流速度
    C. 狭窄处血流阻力指数
    D. 峰值血流速度比
    E. 舒张末期血流速度比

56. 诊断下肢深静脉瓣膜功能不全的指标是
    A. 下肢深静脉血栓
    B. 血流色彩倒转，频谱显示反流，反流持续时间 > 1.0 s
    C. 静脉血管腔增宽
    D. 下肢水肿
    E. 行走时会出现下肢疼痛

57. 下肢深静脉在解剖学上有许多变异，本来是一条静脉却变异成两条，容易出现此种变异的静脉是
    A. 髂总静脉
    B. 髂外静脉
    C. 股浅静脉
    D. 股深静脉
    E. 股静脉

58. **不属于**超声检查范围的四肢血管疾病是
    A. 四肢动脉瘤
    B. 多发性大动脉炎
    C. 深静脉血栓
    D. 动静脉瘘
    E. 小腿静脉变异

59. 关于下肢静脉血栓超声表现的叙述正确的是
    A. 血管腔加压能被压瘪

B. 静脉管径变细

C. 静脉血流频谱流速变快

D. 挤压远端肢体，流速加快

E. 静脉腔内血流变细或消失，可见腔内细小点状回声

60. 下列**不是**假性动脉瘤超声表现的是

A. 血管壁局限性膨大

B. 动脉一侧有一无回声搏动性肿块

C. 彩色多普勒显示动脉破口

D. 肿块内有云雾状回声

E. 瘤体内可见涡流血流信号

61. 四肢血管正常的多普勒频谱是

A. 单相波

B. 双相波、单相波

C. 双相波

D. 三相波

E. 单相波、三相波

62. 对肺动脉高压的肺血流频谱的叙述**错误**的是

A. ACT（加速时间）缩短

B. ACT/RPEP（右室射血前期时间）比值增大

C. RPEP 延长

D. RVET（射血时间）缩短

E. ACT/RVET 比值变小

63. 下列关于肺动脉的叙述，**错误**的是

A. 三个半月瓣，分别称为左、右、无冠状瓣

B. 肺动脉瓣口位于主动脉瓣口的左前上方

C. 肺动脉瓣口各半月瓣游离缘的中部有半月瓣小结

D. 肺动脉瓣口与右室流出道连接

E. 三个半月瓣，分别称为左、右、前瓣

64. 超声造影对冠心病的介入治疗的作用是

A. 作为介入治疗的方法

B. 评价介入治疗的疗效

C. 不应使用，因减低介入治疗的疗效

D. 明显增大介入治疗的疗效

E. 对介入治疗无任何应用价值

65. 进行心肌超声造影，对对比剂的要求是

A. 微气泡直径小于 5 μm

B. 微气泡要有厚的包裹膜

C. 微气泡的压缩系数要小

D. 微气泡密度要高

E. 微气泡直径要大（大于红细胞）

66. 动脉导管位于

A. 主动脉弓与主肺动脉之间

B. 主动脉降部与主肺动脉之间

C. 主动脉降部与右肺动脉根部之间

D. 主动脉降部与左肺动脉根部之间

E. 头臂干与上腔静脉之间

67. 下列**不符合**完全型大血管转位的是

A. 心房正位

B. 心室右袢

C. 二维超声示肺动脉位于主动脉左前方

D. 主动脉与右心室连接

E. 二维超声示主动脉位于肺动脉右前方

68. 下列三尖瓣下移畸形的超声表现**错误**的是

A. 三尖瓣前瓣巨大

B. 右房略狭小

C. 三尖瓣隔瓣位置下移 > 1 cm

D. 右房腔巨大

E. 彩色多普勒显示明显的三尖瓣反流

69. 下列对完全性肺静脉异常回流的叙述**错误**的是

A. 四条肺静脉均不回流入左房

B. 肺静脉汇合成肺总静脉（公共肺静脉干）

C. 肺静脉血流回流到上腔静脉

D. 肺静脉血回流到冠状窦再回到右房

E. 肺静脉回流到左房

70. 关于彩色多普勒诊断房间隔卵圆孔未闭分流的说法，**错误**的是

A. 可为左向右分流

B. 可为右向左分流

C. 可为双向分流

D. 经食管超声探测较常见，经胸超声探测更敏感

E. 左向右分流束直径通常大于 5 mm

71. 某患者，超声检测心脏左室略大，于大动脉短轴上见 11 点至 12 点部回声不规整，部分向右室流出道侧膨隆，并见破裂口，彩色多普勒示此处有五彩血流。要确定诊断需依据的检查是

A. 频谱多普勒

B. 声学造影

C. M 型超声

D. 彩色多普勒足以确诊

E. 心肌造影

72. 先天性心脏病动脉导管未闭者肺动脉压估计方

法为
A．动脉导管分流压差+肺动脉瓣反流压差
B．动脉导管分流压差+三尖瓣反流压差
C．动脉导管分流压差+右房压
D．动脉导管分流压差+肺动脉瓣反流压差=肺动脉舒张压；动脉导管分流压差+三尖瓣反流压差=肺动脉收缩压
E．肱动脉收缩压－动脉导管收缩期分流压差=肺动脉收缩压；肱动脉舒张压－动脉导管舒张期分流压差=肺动脉舒张压

73．位于肺动脉瓣下的室间隔缺损，应称为
A．瓣下型
B．嵴上型
C．嵴下型
D．干下型
E．膜周型

74．卵圆孔未闭或重开，目前检测率最高的超声技术为
A．声学造影
B．二维超声
C．频谱多普勒
D．彩色多普勒
E．经食管超声

75．有关风湿性心脏瓣膜病，下列正确的是
A．单纯一个瓣膜病变是多数，而联合瓣膜病变是少数
B．单纯一个瓣膜一种病变是少数，而联合瓣膜病变是多数
C．单纯一个瓣膜一种病变是多数，而联合瓣膜病变是少数
D．单纯一个瓣膜病变是少数，而联合瓣膜病变是多数
E．单纯一个瓣膜病变与联合瓣膜病变各占50%

76．先天性心脏病房间隔缺损左向右分流出现于
A．收缩期
B．收缩晚期及舒张期
C．舒张期
D．收缩期及舒张早期
E．收缩晚期及舒张早期

77．在二尖瓣水平短轴切面上，于舒张期图像上，有时见二尖瓣前叶的中部有连续中断现象，而不合并心内膜垫缺损，可能为

A．单纯二尖瓣前叶裂或穿孔
B．二尖瓣狭窄
C．腱索断裂
D．二尖瓣脱垂
E．二尖瓣钙化

78．下列**不属于**肺动脉高压时肺动脉血流多普勒的频谱表现的是
A．射血前期时间延长
B．肺动脉血流加速时间缩短
C．右室射血时间延长
D．右室射血时间缩短
E．加速时间/射血时间缩短

79．下列关于频谱多普勒对主动脉瓣血流检测的参数，**错误**的是
A．收缩期峰值速度（VS）
B．阻力指数（RI）
C．射血时间（ET）
D．加速时间（AT）
E．血流速度时间积分（VTI）

80．左心整体舒张功能的超声测量指标是
A．左室收缩末容积
B．等容收缩时间
C．右室每搏量
D．左室快速充盈分数
E．室间隔收缩期增厚率

81．左心泵功能**不包括**的计算指标是
A．心输出量
B．等容舒张期
C．射血分数
D．心室容积
E．每搏量

82．关于肥厚型心肌病的超声诊断**错误**的是
A．梗阻型的左室流出道狭窄、阻塞
B．左室后壁与室间隔厚径比值＞1.5
C．室间隔与左室后壁厚径比值＞1.5
D．梗阻型可有 SAM
E．室壁肥厚，绝对值常＞1.5 cm

83．关于频谱多普勒技术的应用，**不正确**的有
A．测量血流速度
B．确定血流方向
C．确定血流种类，如层流、射流等
D．了解组织器官的结构

E．获得速度时间积分、压差等有关血流的参数

84．负荷试验（药物或运动）对超声造影效果的作用是
A．减低超声造影效果
B．明显增加超声造影的不良反应
C．可以代表超声造影
D．禁忌与超声造影并用
E．增强超声造影诊断效果

85．关于超声造影在心血管系统的用途，**错误**的是
A．观察心包积液
B．确定心腔界限
C．观察瓣膜口反流
D．判断解剖结构属性
E．观察心腔间的右向左分流

86．新发展的超声聚焦技术是
A．晶片凹陷
B．声透镜
C．分段电子聚焦
D．动态实时跟踪和面阵聚焦（矩阵聚焦）
E．动态权中重聚焦

87．增强超声造影效果应用的技术是
A．连续波多普勒
B．频谱多普勒
C．谐波成像
D．二维超声显像
E．M型超声

88．王某，男性，12岁，突然发现阴囊肿胀、剧痛。超声显示：睾丸轻度肿大，中等回声，2～3 h后查睾丸回声尚均匀，睾丸内血流消失。该病应是
A．睾丸炎及附睾炎
B．阴囊血肿
C．鞘膜积液
D．睾丸扭转
E．斜疝绞窄

89．王某，有心绞痛发作史，心电图ST段降低，T波倒置，超声显像检查疑有室壁运动异常，需作心肌超声造影，经末梢静脉造影依据的原理是
A．微气泡直径小于红细胞，但大于8 μm
B．选择压缩系数小于液体、固体的微气泡
C．微气泡较大，从末梢静脉进入右心

D．选择密度大于固体的微气泡
E．微气泡直径小于5 μm

90．女，40岁，间断无痛性血尿1年，声像图示右肾中下部6 cm×5 cm中等偏低回声肿块，边界清楚，内部回声欠均匀，肿块向肾表面隆起，并推挤肾窦，右肾静脉内充填。考虑最可能的诊断是
A．肾血管平滑肌脂肪瘤
B．肾母细胞瘤
C．肾细胞癌
D．肾盂癌
E．肾腺瘤

91．刘某，女，18岁，尿毒症，肾衰竭。超声发现颈前部甲状腺背侧有多个低回声结节。最可能的诊断是
A．颈淋巴结肿大
B．甲状腺腺瘤
C．结节性甲状腺肿
D．甲状旁腺增生
E．甲状旁腺腺瘤

92．一中年女性，颈部肿大。超声显示：甲状腺不规则、非对称性肿大，实质回声增粗，内见多个结节，结节边界欠清晰，有的内部可见液性无回声区。CDFI：血流丰富、粗大迂曲的分支血管在结节间穿行、绕行。最可能的诊断是
A．甲状腺腺瘤
B．甲状腺癌
C．结节性甲状腺肿
D．桥本甲状腺炎
E．毒性甲状腺肿

93．患者李某，患大隐静脉功能不全，用脉冲多普勒超声检测，使用它的什么功能可以确定有反流的血流
A．确定血管的种类，如静脉、动脉
B．确定血流的性质，如层流、射流
C．测量血流速度
D．确定血流方向
E．测定血流的速度时间积分

94．患者李某疑诊主动脉缩窄，超声通常从哪个透声窗进行检查
A．肋下途径
B．胸骨右缘

C．心尖部

D．胸骨左缘

E．胸骨上窝

95．患者王某，干下型室间隔缺损，左向右分流，用超声检测，要了解其峰值跨隔压差，应检测的参数是

A．分流血流的收缩期峰值速度（Vs）

B．分流血流的收缩期、舒张期速度比值（S/D）

C．分流血流的平均速度（Vm）

D．分流血流的阻力指数（RI）

E．分流血流的时间速度积分（VTI）

96．检查肝囊肿最简便而实用的方法是

A．MRI

B．CT

C．选择性动脉造影

D．核医学

E．灰阶超声

97．关于胆囊结石的描述**错误**的是

A．胆囊腔内强回声团

B．可单发或多发

C．后方均伴声影

D．可随体位移动

E．可呈堆积状

98．在肝内胆管结石和钙化灶鉴别时，**不支持**前者的是

A．肝内见沿胆管走向分布的强回声团

B．强回声团后方伴声影

C．树枝状分布的强回声团，且所在肝叶萎缩

D．强回声团近端胆管扩张

E．肝实质内远离门静脉的强回声斑，周围无扩张的胆管

99．关于超声概念的叙述，**不正确**的是

A．超声波是 $2\times(10^4\sim10^8)$ Hz 的机械波

B．医学超声频率范围：20～40 MHz

C．超声诊断频率范围：1～10 MHz

D．超声诊断波长在 15～150 mm

E．超声波分为横波、纵波

100．关于波的类别的叙述，**不正确**的是

A．横波，介质质点振动方向和波的传播方向垂直

B．纵波，介质质点振动方向和波的传播方向一致

C．波面为平面的波称为平面波

D．波面为球面的波称为球面波

E．探头发射的超声波在远场可视为平面波

101．关于超声在医学上应用的叙述，**不正确**的是

A．医学超声的频率：50 Hz～60 MHz

B．超声诊断用的频率：1～10 MHz

C．障碍物散射的超声波是球面波

D．连续多普勒血流仪中采用连续波

E．A 型、M 型、B 型及脉冲多普勒血流仪采用脉冲波

102．关于超声波成像原理的叙述，**不正确**的是

A．声波传播中遇到不均匀介质界面发生反射与折射现象

B．人体组织和脏器具有不同的声阻抗

C．组织和脏器界面会反射声波

D．脉冲回波技术利用人体组织的均匀性引起的反射作用

E．红细胞是很好的超声散射源

103．下列**不是**经阴道超声检查禁忌证的是

A．未婚女性

B．月经期

C．阴道炎症

D．盆腔肿块

E．阴道畸形

104．关于子宫、输卵管声学造影检查，下述**错误**的是

A．对于子宫内膜息肉诊断有帮助

B．最常用的对比剂是碘油

C．造影应避免选择在月经期进行

D．造影时需严格注意无菌操作

E．可用于输卵管阻塞的诊断

105．胆囊结石的典型直接征象的声像图表现**不包括**

A．胆囊腔内形态稳定的强回声团

B．后方伴声影

C．强回声团随体位改变而移动

D．可单发或多发

E．胆囊缩小

106．超声诊断早期妊娠，首先见到的是

A．胎囊

B．胎头

C．四腔心

D．受精卵

E. 肾
107. 关于超声成像的特点**错误**的是
 A. 层面图像
 B. 可得到任意方位的超声图像
 C. 可观察活动器官的运动情况
 D. 以明暗不同的灰阶反映回声有无或强弱
 E. 不能通过血流频谱的形态初步探测动脉或静脉血管
108. **最不适于**超声检查的器官是
 A. 肺段
 B. 乳房
 C. 前列腺
 D. 甲状腺
 E. 肝
109. 关于多普勒彩色血流显像仪的叙述，**错误**的是
 A. 多普勒效应的基本参数是多普勒频移（Δf）
 B. 对于血液主要超声散射来自红细胞
 C. 红细胞散射声能比血小板低得多
 D. 红细胞是很好的超声散射源
 E. 提供在心脏和大血管内血流的时间和空间信息

# 练习三十九答案

1. D 数字扫描转换器与提高超声输出功率无关。
2. C 全数字化技术的核心内涵是以数字化技术形成精确的延时发射。
3. B 自然组织谐波成像技术融合了多种现代超声技术，如超宽频探头、宽频全数字声束形成器和信号处理技术等，因此具有良好的信噪比、较强的空间分辨力，在消除近场伪影和旁瓣干扰、增强组织对比度、提高深部组织回声信息量等方面具有显著的特点。
4. E 空间分辨力、速度分辨力、动态分辨力均高，检出血流敏感度高，显示图像均匀性好，彩色血流效果佳，这些都是彩色多普勒血流显像仪质量好的标志。但是提高灰阶图像增益时，彩色图像质量会下降，则表明该台彩色多普勒血流显像仪的图像处理技术和能力不够完善。
5. C 数字化彩超技术包括数字波束形成技术、A/D 转换、数字动态变换技术、数字动态可变孔径技术。而电阻-电感延迟聚焦技术不包含在数字化彩超技术中。
6. E 彩色多普勒血流显像仪的性能与分辨力（空间分辨力、速度分辨力、动态分辨力）、灵敏度（细小血管低速血流检测灵敏度）、均匀性（图像及血流彩色均匀性）及充盈度（彩色血流的充盈度）等有关，与彩色标图的形状无关。
7. D 彩色多普勒血流显像（CDFI）成像受超声入射角的影响，而彩色多普勒能量图（CDE）成像则不受超声入射角的影响。
8. B 应用频谱多普勒对主动脉瓣血流检测的参数包括收缩期峰值速度（Vs）、射血时间（ET）、加速时间（AT）及血流速度时间积分（VTI），不包括阻力指数（RI）。
9. A 彩色多普勒血流成像并不能定量测量血流量，而频谱多普勒可以定量测量血流量。
10. B 1/2PRF 即为尼奎斯特（Nyquist）频率极限，如果多普勒频移超过了这一极限，脉冲波多普勒所检出的频移改变就会出现频率失真。
11. E 滤波器可对低速血流选用低滤波频率，对高速血流选用高滤波频率，以防止低速血流被高滤波频率"切除"、高速血流因低滤波频率而受到低频呼吸运动多普勒信号的干扰。因此，使用高通滤波器的主要作用是减少低速信号干扰。
12. C 彩色增益、滤波器及速度标尺的调节可直接改善彩色多普勒检查时彩色血流的显示。其余四项多为仪器固定的习惯性设置。
13. A 速度型彩色多普勒技术受入射角的影响，当探头声束与主动脉长轴垂直时，入射角与血流方向成 90° 时，因 $\cos\theta$ 为零值，不能有效利用彩色多普勒技术对主动脉的血流成像，甚至出现伪影，因此，

彩色多普勒检查腹主动脉尽可能使探头声束与主动脉长轴平行（非垂直），同时彩色血流取样框尽可能缩小，选择适当的血流速度标尺（scale），取样容积放置于主动脉中央，并使声束与血流之间的夹角＜60°。

14．C　低频运动的多普勒信号，例如呼吸、腹肌收缩运动等，在检测腹部血流时，常有彩色信号闪烁现象，干扰或遮盖血流的显示。可选用高速度标尺、高通滤波抗干扰，最佳方法是令患者屏住呼吸。

15．B　检出低速血流的敏感度高，抗低频噪声信号能力强是彩色多普勒血流显像仪质量最好的主要标志。

16．E　彩色血流显像可以显示血流方向、血流速度及血流性质。血流方向朝向探头，显示红色，背离探头，显示蓝色；血流流速越高，显示的亮度越高；血流出现紊流时显示为红蓝相杂的五彩色。

17．E　数字波束形成器利用数字化声束形成、相位矫正、二维阵面聚焦等技术以获得优质图像，以及采用多通道、多波束、多频技术等以提高图像帧频、抑制旁瓣、提高分辨力，因此是彩色多普勒超声诊断仪数字化技术的关键。

18．D　要求在图像的近、中、远声场中都能得到最清晰的显示，此称为图像的均匀性。

19．C　Doppler 技术可应用于检测血流类型、动静脉系统的病变、血流方向和速度。

20．E　彩色多普勒血流成像不能显示平均速度为零的灌注区的血流；血流与声束成90°，则检测不到多普勒频移，会造成血管内彩色信号缺失，因此，血流成像对超声入射角度有依赖性；出现彩色血流信号混迭；血流速度的快慢以色调的高低，即色彩的亮度来表示；能显示血流方向，用红色和蓝色表示，即血流朝向探头为红色，血流背离探头为蓝色。

21．B　横向分辨力与探头厚度方向上声束宽度和曲面的聚焦性能有关。在聚焦最佳区的横向分辨力最好，通常采用声透镜聚焦，在其聚焦区宽度一般＜2 mm。侧向分辨力与探头长轴方向上扫描声束的宽度有关。通常采用相控聚焦，聚焦声束愈细，侧向分辨能力愈好。因此，采用聚焦技术的主要目的是改善横向和侧向分辨力。

22．A　Dicom3.0 的作用是对医学数字图像进行规范化交换与传输。

23．D　探查深度增加必然使采样时间延长，在其他条件相同的情况下，每秒帧数必然下降；缩小扫描角度能增加每秒帧数；探头频率与脉冲重复频率对帧频也都有影响。

24．D　现代超声技术的主要热点包括谐波成像技术、声学造影技术、三维超声成像技术及介入超声技术，不包括伪彩色二维显像技术。

25．B　正常颅外动脉血流频谱是高阻力频谱。

26．A　胚胎发育分 3 期，分别是孕卵期、胚胎期、胎儿期，超声最早在胚胎期可显示胎囊。

27．B　子宫颈内口距胎盘下缘距离＞7 cm 可排除前置胎盘。

28．B　孕 7 周前后超声可检测到多胎妊娠。

29．C　子宫肌瘤彩色多普勒经腹超声特征是在肌瘤周围显示环状或半环状血流。

30．E　卵巢黏液性囊腺癌血流信号丰富，多呈高速、低阻动脉血流频谱。

31．E　卵巢囊性畸胎瘤也称为皮样囊肿，最常见于青年女性，囊内可含有牙齿、骨组织或钙化，后方可产生声影，脂肪层浮在液体的上方，可见脂液平面，称之为脂液分层征。

32．C　慢性输卵管积水多在双侧附件区出现纺锤形肿块，肿块边缘较清晰，呈薄壁状，肿块内部呈明显无回声区，与子宫周围粘连严重时可与直肠子宫陷凹积液连成一片，包围子宫。

33．B　患者血常规提示感染，结合下腹压痛、白带增多，超声检查见盆腔囊性肿块，提示盆腔脓肿可能性大。

34．E　左向右分流的主动脉窦瘤破裂（流向右心室流出道）彩色多普勒显示舒张期、收缩期均有从窦瘤流向右心室流出道的信号。

35．C　节段性室壁运动异常是二维超声检测左心室用以判断有无冠心病的主要依据。

36．B　二尖瓣狭窄时，左房压增加，肺静脉血流速度减低。

37．D　二尖瓣口与左室相连，前后瓣均有腱索相连，较三尖瓣位置高，前后叶正常活动呈逆向运动，二尖瓣脱垂以后叶多见。

38．E　扩张型心肌病 M 型超声心动图检查时，二尖瓣前、后叶开放幅度小且时间短而呈钻石样改变。

39．A　心尖四腔切面：将探头置心尖处，指向右胸锁关节，而非水平扫查。

40．A　左冠状动脉起自左主动脉窦，主要分主干、前降支与左旋支、斜角支。左旋支沿途发出左房支、对角支与左缘支等分支。窦房结动脉为右冠状动脉分支。

41．A　主动脉缩窄好发于主动脉峡部，非主动脉根部。

42．A　心脏右位而不合并内脏反位，又称单发右位心。

43．D　心室顺应性描述心肌舒张功能。

44．D　冠心病室壁瘤表现为局部心壁向外膨出，心尖部室壁瘤使左室呈"倒葫芦状"，膨出处室壁变薄，回声增强，病变局部室壁运动幅度减小，瘤壁与室壁相延续。

45．A　肾癌多表现为周边及内部血流信号丰富，但少血供并不可完全除外肾癌。

46．C　移植肾发生急性排斥反应时最明显的征象是肾迅速增大。

47．A　血尿是肾损伤的主要症状之一，血尿程度与伤情不完全一致。

48．E　肠系膜上动脉于腹腔动脉下方 1～2 cm 处，由腹主动脉前壁发出，与腹主动脉成 30°夹角（该夹角内有左肾静脉和十二指肠横部），在脾静脉和胰头的后方下行，跨过胰腺钩突的前方，在胰腺下缘和十二指肠水平部之间进入小肠系膜根，斜行向右下，至右髂窝处其末端与回、结肠动脉的回肠支吻合。

49．E　精原细胞瘤的超声表现为睾丸增大、肿块呈椭圆形、轮廓整齐、呈中低回声。

50．A　胃充盈后超声检查不能进行胃癌的早期诊断。

51．A　慢性淋巴性甲状腺炎（桥本甲状腺炎）的特征性超声声像图表现是甲状腺峡部明显增厚，回声低，血流丰富。

52．E　椎动脉完全闭塞与椎动脉缺如难鉴别。

53．C　收缩期峰值流速比值 < 2.0，提示颈内动脉管径狭窄率不超过 50%；收缩期峰值流速比值在 2.0～4.0，提示颈内动脉管径狭窄率在 50%～69%；收缩期峰值流速比值 > 4.0，颈内动脉管径狭窄率超过 70%。

54．C　夹层颈动脉瘤表现为颈总动脉壁内膜分离，将血管分成真假两个腔，分离的内膜回声随心动周期不停摆动。彩色多普勒超声见真腔内血流大致正常，假腔内血流乱，呈五彩镶嵌样表现。

55．C　判断颈动脉狭窄的常规血流动力学指标包括狭窄处峰值速度、狭窄处舒张末期血流速度、峰值血流速度比及舒张末期血流速度比。

56．B　血流色彩倒转，频谱显示反流，反流持续时间 > 1.0 s 提示下肢深静脉瓣膜功能不全。

57．E　股静脉容易出现一条静脉，却变异成两条。

58．E　四肢血管疾病超声检查的范围包括四肢动脉瘤、多发性大动脉炎、深静脉血栓及动静脉瘘，小腿静脉变异不属于超声检查的范围。

59．E　下肢静脉血栓的超声表现为静脉腔内血流变细或消失，可见腔内有细小点状回声，血管腔加压不能被压瘪，静脉血流频谱流速变慢，挤压远端肢体，流速减慢。

60．A　血管壁局限性膨大为真性动脉瘤的超声表现。

61．D　四肢血管正常的多普勒频谱是三相波。

62．B　肺动脉高压时，ACT（加速时间）缩短，RPEP 延长，ACT/RPEP（右室射血前期时间）比值缩短，RVET（射血时间）缩短，ACT/RVET 比值变小。

63．A　主动脉瓣的 3 个半月瓣，分别称为左、右、无冠状瓣。

64．B　超声造影在临床上可评价介入治疗的疗效。

65．A　进行心肌超声造影，对比剂微气泡直径小于 5 μm。

66．D　动脉导管位于主动脉降部与左肺动脉根部之间。

67．C　完全型大血管转位二维超声示肺动脉位于主动脉左后方，主动脉位于肺动脉右前方。

68．B　三尖瓣下移畸形的右房腔巨大，而不是略狭小。

69．E　当出现完全性肺静脉异常回流时，肺静脉均不回流到左心房，因此 E 错误。

70．E　房间隔卵圆孔未闭分流，左向右分流束直径通常小于 5 mm。

71．A　彩色多普勒基础上的频谱多普勒可确诊心脏大血管通道分流或反流病变。

72．E　动脉导管未闭者肺动脉压估计方法为：肺动脉收缩压 = 肱动脉收缩压 − 动脉导管收缩期分流压差；肺动脉舒张压 = 肱动脉舒张压 − 动脉导管舒张期分流压差。

73．D　①瓣下型：缺损大部分位于三尖瓣隔瓣下方，三尖瓣隔瓣附着处构成缺损的上缘。②嵴上型：缺损位于室上嵴之上肺动脉瓣下，其上缘与肺动脉瓣环之间被肌组织隔开。经缺损左向右分流的血流直接射入右室流出道。③嵴下型：室上嵴下方的膜周部缺损常较大，其后上方常与主动脉瓣右叶相邻。④干下型：也称为肺动脉瓣下型，缺损位于室上嵴上方肺动脉瓣下，肺动脉瓣环下缘即为缺损上缘，其间没有肌性组织，经缺损左向右分流的血流直接射入肺动脉。⑤膜周型：缺损中心位于室间隔膜部，但很少单纯累及膜部室间隔，常扩展累及毗邻的肌部室间隔的某一部分，系室间隔后上方与动脉圆锥心内膜垫未融合所致。

74．E　经食管超声检测卵圆孔未闭或重开的检测率最高。

75．B　风湿性心脏瓣膜病多数病变是联合瓣膜病变（以二尖瓣联合主动脉瓣病变最多见），少数是单纯一个瓣膜一种病变。

76．B　房间隔缺损左向右分流出现于收缩晚期及舒张期。

77．A　单纯二尖瓣前叶裂或穿孔可表现为舒张期二尖瓣前叶的中部有连续中断现象，而不合并心内膜垫缺损。

78．C　肺动脉高压时，射血前期时间延长，肺动脉血流加速时间缩短，加速时间 / 射血时间缩短，右室射血时间缩短，而非延长。

79．B　阻力指数（RI）不是频谱多普勒对主动脉瓣血流检测的参数。

80．D　心室舒张活动包括主动扩张和被动充盈两个过程，常应用二尖瓣舒张早期快速充盈（E 峰）、舒张末期心房收缩（A 峰）及 E/A 比值测量。因此，左室快速充盈分数反映左心整体舒张功能。

81．B　左心泵功能包括每搏量、心输出量、射血分数及心室容积。

82．B　肥厚型心肌病是室间隔非对称性增厚，室间隔与左室后壁厚径比值 > 1.5，故 B 选项错误。

83．D　频谱多普勒技术的应用包括：①血液流动的一般规律：包括层流与湍流两大类。②血液流动的能量守恒定律：估算跨瓣压差、心腔及肺动脉压力。③血液流动的质量守恒定律：计算病变瓣膜口的面积。了解组织器官的结构需要二维灰阶超声显像，与频谱多普勒技术无关。

84．E　负荷试验（药物或运动）是目前诊断冠心病常用的一种辅助手段。许多冠心病患者尽管冠状动脉扩张的最大储备能力已下降，通常静息时冠状动脉血流量尚可维持正常，而无心肌缺血现象，心电图和超声心动图可以完全正常。为揭示已减少或相对固定的冠状动脉血流量，可通过运动或其他方法给心脏以负荷，增加心肌耗氧量，诱发心肌缺血，辅助临床对心肌缺血做出诊断。由于运动负荷试验能增加心脏负荷而诱发心肌缺血，因此更能在造影技术的帮助下显示出病变心肌的灌注状态，从而增强超声造影诊断的效果。

85．A　心血管的超声造影可以观察瓣膜口反流情况、确定心腔界限、判断解剖结构属性、观察心腔间的分流。心包积液不是心脏超声造影的适应证，应用二维超声心动图就能直观显示。

86．D　动态实时跟踪和面阵聚焦（矩阵聚焦）是超声聚焦方法新发展的技术。

87．C　增强超声造影效果的技术包括：①二次谐波成像；②间歇式超声成像；③能量多普勒谐波成像；④反向脉冲谐波成像；⑤实时超声造影成像。

88．D　患者突发阴囊肿胀、剧痛，超声提示睾丸轻度肿大，睾丸内血流消失。最可能是睾丸扭转。

89. E  心肌造影的对比剂必须进入心肌内的冠状动脉的细小分支，所以对比剂微气泡直径必须小于 5 μm。
90. C  患者间断无痛性血尿，超声提示中等偏低回声肿块，向肾表面隆起，并推挤肾窦，肾细胞癌可能性大，右肾静脉内充填，考虑肾静脉癌栓的可能。
91. D  肾衰竭患者肾功能部分或完全丧失，肾是代谢器官，还是内分泌器官，能够抑制维生素 D 在肾进行羟化转变成维生素 $D_3$，由于维生素 $D_3$ 的缺乏造成钙吸收减少而出现低钙血症。甲状旁腺代偿，产生甲状旁腺激素，升高血钙，进而使甲状旁腺增生。另外，甲状旁腺位于左右两叶甲状腺背面。
92. C  超声显示甲状腺肿大，内见多个结节，结节性甲状腺肿的可能性大。
93. D  大隐静脉功能不全的患者，通过脉冲多普勒超声检测血流方向可以确定有反流。
94. E  疑诊主动脉缩窄，超声通常从胸骨上窝进行检查。
95. A  根据简化的伯努利方程 $(\Delta P) = 4 V_s^2$ 计算其峰值跨隔压差，其中，$V_s$ 表示收缩期峰值速度。
96. E  灰阶超声是检查肝囊肿最简便而实用的方法。
97. C  胆囊结石后方可无声影。
98. E  胆管有无扩张是肝内胆管结石和钙化灶的鉴别点，肝内胆管结石近端胆管扩张，而钙化灶周围无扩张的胆管。
99. D  按照公式 $\lambda = c/f$，$c = 1540 \text{ m/s}$，按照医用超声诊断频率 1～10 MHz，计算超声波长的范围是 0.15～1.5 mm。
100. E  探头发射的超声波在近场可视为平面波，在远场可视为球面波。
101. A  频率在 20000 Hz 以上的称为超声波。
102. D  脉冲回波技术利用人体组织的不均匀性引起的反射作用。
103. D  盆腔肿块是经阴道超声检查的适应证。
104. B  子宫、输卵管声学造影检查最常用的对比剂是二氧化碳，碘油是子宫、输卵管 X 线造影最常用的对比剂。
105. E  胆囊结石的典型直接征象的声像图表现为胆囊腔内形态稳定的强回声团，后方伴声影，强回声团随体位改变而移动，结石可单发或多发，胆囊一般无缩小，甚至出现胆囊肿大。
106. A  超声诊断早期妊娠，首先见到的是胎囊。
107. E  超声成像能通过血流频谱的形态初步探测动脉或静脉血管。
108. A  肺段为含气组织，最不适于超声检查，甲状腺、乳房等浅表器官及肝、肾、膀胱、前列腺等腹盆部器官适合超声检查。
109. C  红细胞是很好的超声散射源，其散射声能比血小板高得多。

# 练习四十

1. 人体组织器官回声由强到弱的排列为
   A．胎盘＞肝＞肾皮质＞胆汁
   B．胎盘＞肾窦＞肾皮质＞胆汁
   C．肾窦＞肝＞胰腺＞胆汁
   D．肝＞胆汁＞肾皮质＞血液
   E．胎盘＞肾皮质＞肝＞胆汁
2. 谐波成像的临床应用**不包括**
   A．基波显像良好的脏器
   B．增强心肌和心内膜显示
   C．增强心腔内声学对比剂的回声信号
   D．增强细微病变的分辨力
   E．减少近场伪影及近场混响
3. 如果脉冲重复频率是 10 kHz，多普勒频移可导致混迭的是
   A．2 kHz
   B．3 kHz

C．4 kHz

D．5 kHz

E．6 kHz

4．关于不同组织声衰减一般规律的描述，**不正确**的是

　　A．组织内含水分愈多，声衰减愈低

　　B．体液内含蛋白成分愈多，声衰减愈高

　　C．组织中含胶原蛋白愈多，声衰减愈高

　　D．组织中含钙愈多，声衰减愈高

　　E．组织中含气体成分愈多，声衰减愈低

5．彩色多普勒血流显像仪的调节操作，**错误**的是

　　A．调节余辉

　　B．调节滤波

　　C．调节扫查范围与方向

　　D．不调节速度标尺

　　E．移动零位基线

6．超声波对人体组织定向探测的基础是

　　A．反射

　　B．衍射

　　C．聚焦

　　D．散焦

　　E．方向性

7．超声成像中，如宫内节育器出现"彗星尾征"，它是

　　A．镜面伪影

　　B．切片厚度伪影

　　C．后方回声增强

　　D．声束失真

　　E．多次内部混响

8．超声探头的核心部分是

　　A．探头压电晶片前面的匹配层

　　B．探头压电晶片背面的吸声材料

　　C．压电材料

　　D．探头电缆

　　E．探头内的集成电路板

9．对于超声伪影的产生，最正确的是

　　A．静态双稳态超声诊断仪最常见

　　B．伪影对超声诊断无任何帮助

　　C．超声伪影不常见

　　D．数字化高档超声诊断仪不会出现伪影

　　E．现代超声诊断仪均无例外

10．对增强超声造影效果**无作用**的技术是

　　A．间歇式超声成像

　　B．二次谐波成像

　　C．实时超声造影成像

　　D．反向脉冲谐波成像

　　E．组织多普勒加速度成像

11．多普勒超声检测外周血管时，对超声入射角的要求是

　　A．≥60°

　　B．≤60°

　　C．≤80°

　　D．≥90°

　　E．＞90°

12．关于彩色多普勒血流显像技术的描述，**错误**的是

　　A．受到声束入射角的影响

　　B．不能识别动脉与静脉

　　C．检测深度与成像帧频及可检测流速之间相互制约

　　D．湍流显示的判断误差

　　E．超过尼奎斯特频率极限时会产生混迭伪影

13．关于多普勒组织成像的能量型显示方式，正确的是

　　A．对超声入射角的依赖性很强

　　B．不能显示低流量、低速度的血流

　　C．能显示血流方向

　　D．以单一彩色显示室壁的运动

　　E．能判断血流速度的快慢

14．连续波多普勒的技术特点是

　　A．会产生信号伪影

　　B．超声探头间歇式发射超声

　　C．有选择检测深度功能

　　D．检测中、低速血流

　　E．检测高速血流

15．频谱多普勒技术的调节方法，**不正确**的是

　　A．检测外周血管采用脉冲多普勒

　　B．检测瓣膜口狭窄采用连续多普勒

　　C．检测低速血流，用高通滤波

　　D．选择与被检测血流速度相匹配的速度标尺

　　E．检测血管时取样容易应略小于血管内径

16．探头匹配层最主要的作用是

　　A．用于保护压电振子

　　B．增加声波的谐振

　　C．能使探头与皮肤声阻抗相匹配

D．可降低横向耦合力

E．可增加纵向耦合力

17．调节彩色标尺的基线，使其向蓝色标尺方向移动，其结果是

A．红色增多，正向血流测速范围扩大

B．蓝色增多，正向血流测速范围扩大

C．红色增多，反向血流测速范围扩大

D．使二维图像的灰度增强，图像更加清晰

E．使二维图像的灰度减低，图像不清晰

18．在多普勒组织成像速度型的显示方式中，M型方式

A．与 M 型超声心动图完全相同

B．不能表示室壁运动速度

C．不能表示室壁运动方向

D．以彩色带表示心肌在一度空间上的运动速度

E．不能表示室壁运动方向和运动速度

19．在心尖四腔心切面观察房间隔时，容易出现"假性回声失落"现象，其产生的最主要原因是

A．聚焦区在近场

B．声束与房间隔接近平行

C．肺部气体的干扰作用

D．聚焦区在远场

E．声束与房间隔接近垂直

20．以下显示方式**不属于**三维超声成像的是

A．表面成像

B．透明成像

C．血流成像

D．宽景成像

E．结构成像

21．直径 1 cm 左右的肝、肾囊肿常表现为低回声，此现象的原理是

A．后壁增强效应

B．侧壁回声失落效应

C．部分容积效应

D．旁瓣效应

E．镜像效应

22．彩色多普勒血流显像检查的彩色增益过高，会出现的现象是

A．血流信号显示不连续，有中断现象

B．彩色血流信号溢出到血管外，使血流假性增宽

C．血流充盈不好，血管内有假性充盈缺损

D．血流信号缺乏，假性闭塞

E．彩色信号出现翻转（倒错），歪曲了血流行走方向

23．超声波有纵波、横波和表面波三种振态，下列**错误**的是

A．在固体中有纵波、横波和表面波

B．在液体和气体中有纵波

C．在真空中有横波和表面波

D．在生物组织中有纵波

E．在人体组织中有纵波

24．宽带（宽频）探头**不包括**的含义是

A．发射很宽的频带，如 2～5 MHz 范围

B．接收所有频率，即 2～12 MHz 回声，包括近远程

C．接收所有频率限于中近程，远程只能接收较低频率

D．在接收的回声中选择某一特定的中心频率

E．近程取高频，中程取中频，远程取低频，即动态接收

25．超声反复扫查可见肝脓肿腔，却难以全面显示卷曲在脓腔内留置的塑料管，更不易找到导管末端注药（喷射）的具体部位，这主要是因为

A．塑料导管引起内部混响伪影

B．注入微气泡引起多次反射伪影

C．塑料导管密度较高，超声穿透力差

D．折射伪影或侧边声影伪影

E．声衰减伪影

26．能量多普勒的优点是

A．帧频更高

B．可显示微弱多普勒信号

C．计算血流速度更准确

D．计算血流量更准确

E．混迭

27．为了最敏感地显示乳房肿块内的彩色血流信号并测速，首选的探头频率为

A．2.0 MHz

B．2.5 MHz

C．3.0 MHz

D．5.0 MHz

E．7.5 MHz

28．患者 28 岁，为室间隔缺损，左向右分流，用彩色多普勒技术检查分流血流，对仪器的调

节，下述**错误**的是

A．低通滤波

B．高频（7 MHz 以上）电子相控阵探头

C．电子线阵探头（5 MHz 以上）

D．高速档速度标尺（高脉冲重复频率）

E．彩色图选用两色彩图

29．调节灰阶超声仪器的工作条件达到最佳状况，**不重要**的内容是

A．提高空间分辨力

B．提高时间分辨力

C．选择适当的图像前后处理及动态范围

D．调节 M 型的扫描速度

E．选择适宜的灰阶数

30．凸阵扫描探头，临床常用于检查的部位是

A．腹部

B．乳腺

C．睾丸

D．甲状腺

E．头颅

31．超声图像的远场回声过低，声像图不清楚时，应调节

A．增大检测深度

B．使用增益（TGC）补偿调节

C．降低动态范围，减小增益

D．换用 M 型观察

E．监视器的亮度和对比度

32．下列关于超声生物效应描述，**错误**的是

A．产生超声生物效应的物理机制主要有热机制、机械机制和空化机制

B．空化效应包括稳态空化效应和瞬态空化效应两种

C．引起空化效应的前提是有气泡的存在，气泡尺寸适中，则可在低声强下产生稳态空化；气泡太小时，只能作为空化核，在较高的声强下产生瞬态空化

D．高声强、辐射时间短时，损伤机制以热机制为主

E．声强处于 700～1500 $W/cm^2$ 的中间范围时，损伤机制主要来自机械机制

33．改善超声波指向性的方法**除外**

A．近场的长度

B．近场的扩散角

C．超声频率

D．增加探头直径

E．远场的范围

34．超声探头须具有一定的技术特性，下列**不正确**的是

A．宽频加变频探头只有数字化技术才能实现

B．变频探头的变化范围可达多档

C．变频探头的频率精度并不优于中心频率的探头

D．变频能在凸阵、线阵探头上实现

E．超宽频及变频探头可彻底解决超声成像中的所有问题

35．**不属于**腔内探头的是

A．阴道探头

B．直肠探头

C．食管探头

D．胃镜探头

E．经胸探头

36．下列**不作为**超声对比剂的是

A．氧气

B．氮气

C．氟碳气体

D．糖类基质

E．二氧化碳气体

37．目前四维成像技术主要应用于

A．心脏

B．产科

C．腹部

D．小器官

E．头颅

38．谐振是指

A．对比剂微气泡的振动频率与发射超声频率成非线性比例

B．对比剂微气泡的振动频率与发射超声振幅成线性比例

C．对比剂微气泡的振动频率与发射超声频率不一致

D．对比剂微气泡的振动频率与发射超声频率一致

E．对比剂微气泡的振动频率与发射超声频率无关

39．纵向分辨力又可称为

A．轴向分辨力
B．侧向分辨力
C．显现力
D．时间分辨力
E．空间分辨力

40．引起衰减的可能最小的是
A．吸收
B．反射
C．折射
D．散射
E．多普勒效应

41．可提高轴向分辨力的探头是
A．高频探头
B．低频探头
C．较大的探头
D．较小的探头
E．低阻尼探头

42．镜面反射通常出现在下列哪一组织周围
A．肝
B．胆囊
C．脾
D．膈肌
E．胃

43．频谱多普勒超声检测到从零位基线向上的血流频谱，表明血流是
A．反向的动脉血流
B．反向的静脉血流
C．流向探头的血流
D．背离探头的动脉血流
E．背离探头的静脉血流

44．下述属于频谱多普勒技术的是
A．M 型彩色多普勒
B．连续波多普勒
C．彩色多普勒能量图
D．伪彩色编码二维超声显像
E．彩色多普勒血流显像

45．下列属于彩色多普勒显像技术的是
A．二维灰阶显像
B．多普勒频谱图
C．对比剂增强血流信号
D．伪彩色编码二维显像
E．能量多普勒血流显像

46．彩色多普勒血流成像的核心基础技术之一是
A．血流频移的 FFT 技术
B．多相位同步处理技术
C．血流信息的自相关处理技术
D．最佳应用条件的预设技术
E．宽频带、高密度探头技术

47．识别混响伪影最好的方法是
A．将探头在胸壁表面平行移动
B．将探头在腹壁表面平行移动
C．将探头适当侧动，勿垂直于胸壁或腹壁，多次气体反射消失
D．将探头适当侧动，并适当加压，观察多次反射有无变化
E．将探头垂直于胸壁或腹壁表面，看到特征性多次气体反射即可

48．人体不同组织和体液的回声强度是不同的，下列错误的是
A．液体均是无回声的，固体均是有回声的
B．实质性组织，如肝、脾是中等水平回声
C．脂肪组织是低水平回声
D．纤维化和钙化引起组织回声增强
E．脏胸膜-肺组织（含气）界面产生很强的反射

49．观察不同器官和部位彩色多普勒血流信号，下列不妥的是
A．心脏、大血管：2.5 MHz
B．成人肝内门静脉：2.5～3.5 MHz
C．周围血管：2.5～3.5 MHz
D．甲状腺：7 MHz
E．乳房：7～10 MHz

50．超声探头宽度的大小会影响图像的
A．轴向分辨力
B．侧向分辨力
C．横向分辨力
D．对比分辨力
E．细微分辨力

51．关于超声诊断仪中探头的主要作用描述，下列不正确的是
A．具有超声发射和接收作用
B．可将电能转换为机械能
C．可将机械能转换为电能
D．探头是超声诊断仪的关键部件

E．测量皮肤温度
52．关于多普勒超声探测时必须注意的事项，以下**不正确**的是
   A．超声声束需尽量与血管管道平行
   B．超声声束与血流夹角应尽可能地小
   C．当超声声束与血管夹角 < 60° 时，无需再用角度引导线校正
   D．当超声声束与血流夹角经校正后仍然 > 60° 时，应放弃测值
   E．超声声束与血流夹角一般 < 60° 测值才有可重复性
53．经外周静脉的左心造影技术与右心造影的不同点是
   A．微气泡浓度高
   B．微气泡密度大
   C．发射超声频率高
   D．微气泡比红细胞小
   E．对比剂饱和度小
54．超声诊断仪的探头，按工作原理可分为
   A．线阵探头和凸阵探头
   B．扇形探头和环阵探头
   C．脉冲回声式和连续多普勒式
   D．线阵探头和扇形探头
   E．线阵探头和环阵探头
55．超声振动波的产生是利用了
   A．正压电效应
   B．逆压电效应
   C．声波的物理效应
   D．声波的生物学效应
   E．聚焦技术
56．对高频探头（7.5 MHz）描述正确的是
   A．穿透力好
   B．横向分辨力高
   C．侧向分辨力高
   D．纵向分辨力低
   E．纵向分辨力高，但穿透力差
57．超声图像的后处理功能**不包括**
   A．灰阶变换
   B．彩色编码变化
   C．图像储存
   D．图像平滑化
   E．时间增益补偿（TGC）

58．电子扫描探头的种类包括
   A．线阵探头、扇形扫描探头、环阵扇扫探头
   B．线阵探头、凸阵探头、相控阵探头
   C．凸阵探头、旋转式扫描探头、相控阵探头
   D．线阵探头、旋转式扫描探头、凸阵探头
   E．相控阵探头、环阵扇扫探头、凸阵探头
59．关于彩色多普勒超声仪器的调节，**不正确**的是
   A．调整彩色速度标尺，使之接近实际血流速度
   B．使彩色取样框尽可能大，以便获取尽可能多的血流信息
   C．适当调节彩色偏转，使声束与血流夹角尽可能小
   D．调节彩色增益直至适当显示血管内血流信号
   E．设定朝向探头血流为红色，背离探头血流为蓝色
60．纵向分辨力直接依赖于
   A．穿透深度
   B．空间脉冲长度
   C．抑制
   D．入射角
   E．反射角
61．与超声波在人体组织传播过程中的衰减**无关**的是
   A．运动目标使超声波产生频移
   B．声束在传播中逐渐扩散
   C．声能转换成热量被吸收
   D．超声波被介质散射
   E．超声波被不同声阻抗界面反射
62．增加脉冲重复周期可
   A．改善分辨力
   B．增加最大显示深度
   C．减少最大显示深度
   D．增大折射
   E．提高帧频
63．**不影响**超声分辨力的因素是
   A．超声频率的高低
   B．脉冲的宽度
   C．重复频率的高低
   D．声束的宽度
   E．声场远近及其声能分布
64．与超声的横向分辨力最有关的因素是
   A．超声波长或频率

B．扫描声束
C．探头厚度方向上的声束宽度及其聚焦性能
D．超声脉冲宽度
E．声场的远近及其能量分布

65．超声生物学效应**不包括**
A．致热作用
B．空化作用
C．电离作用
D．实验研究发现可能产生细胞畸变和染色体改变
E．高强聚焦热凝固和杀灭肿瘤作用

66．根据人体不同部位诊断用超声照射强度的规定（ISPTA，美国 FDA），**不宜**超过 20 mW/cm² 的部位是
A．心脏
B．血管
C．肝
D．眼部
E．胎儿

67．根据美国 FDA 对产科胎儿超声照射强度的规定，应将空间峰值时间平均声强（ISPTA）控制在
A．＜ 20 mW/cm²
B．＜ 100 mW/cm²
C．＜ 200 mW/cm²
D．＜ 300 mW/cm²
E．＜ 400 mW/cm²

68．超声辐射剂量是指
A．超声频率的高低
B．超声功率的大小
C．超声的大小
D．功率 × 时间
E．声强 × 时间

69．属于小界面的是
A．心包膜与心包腔内薄层心包液体界面
B．心外膜与心室肌层界面
C．心室内膜面与心腔内血液界面
D．乳头肌腱与心腔血液界面
E．血液中的红细胞

70．连续多普勒取样线上的符号表示
A．距离选通点
B．采集血流的部位
C．波束发射与接收的焦点
D．所设定的取样容积
E．无任何意义

71．关于能量多普勒技术的临床应用特点，下列**不正确**的是
A．易受低频噪声信号干扰
B．显示血流方向性提高
C．不受声束与血流夹角的影响
D．低速血流检测的敏感度增高数倍
E．无彩色血流信号混迭现象

72．欲了解所检测的血管的血流是否为高阻力，应运用频谱多普勒测量
A．收缩期速度（Vs）
B．阻力指数（RI）
C．平均速度（Vm）
D．速度时间积分（VTI）
E．舒张期速度（Vd）

# 练习四十答案

1．A　人体不同组织回声强度顺序为：肺、骨骼＞肾中央区（肾窦）＞胰腺、胎盘＞肝、脾实质＞肾皮质＞肾髓质（肾锥体）＞血液＞胆汁和尿液。

2．A　由于超声在人体组织中的传播及散射存在非线性效应，可出现 2 倍于发射波的反射波频率，即二次谐波（或称二次谐频），二次谐波的强度比基波低，但频率高，被接收时只反映了谐波回声信号，基本上不包括基波信号。因此噪声信号少，信噪比高，分辨力高，在临床上主要用于增强细微病变的分辨力，减少近场伪影及近场混响。在心血管方面主要用于增强心肌和心内膜显示，增强心腔内声学对比剂的回声信号。

3. E  最大频移即最大速度,受脉冲重复频率的限制($f_d$ = PRF/2),当被检测目标的运动速度,即频移超过 PRF/2 时,回声信号被截断为两部分,即发生频谱混迭或倒错。

4. E  人体组织衰减的一般规律是:组织、体液中蛋白成分,尤其是胶原蛋白成分愈高,衰减愈显著;反之,组织、体液中水分含量愈多,衰减愈少,组织中钙质成分愈多,衰减也愈多。

5. D  彩色多普勒技术的调节方法包括:①彩色标图;②发射超声频率;③滤波器调节;④速度标尺;⑤增益调节;⑥取样框调节;⑦零位基线移动;⑧余辉调节;⑨扫查范围与方向调节;⑩消除彩色信号的闪烁。

6. E  射束特性或方向性是诊断用超声的物理特性。

7. E  超声束在器官组织的异物内来回反射直至衰减,产生特征性的"彗星尾征",此现象称内部混响。

8. C  超声探头的核心部分是压电材料。

9. E  伪影是指超声显示的断层图像与其相应解剖断面图像之间的差异。这种差异表现为声像图中回声信息特殊的增添、减少或失真。伪影在声像图中十分常见。理论上几乎任何声像图上都会存在一定的伪影,而且任何先进的现代超声诊断仪均无例外,只是伪影在声像图上表现的形式和程度上的差别而已。识别超声伪影是很重要的,一方面可以避免伪影可能引起的误诊或漏诊,另一方面还可以利用某些特征性的伪影,提高对某些特殊病变成分或结构的识别能力。

10. E  增强超声造影效果的技术包括:①二次谐波成像;②间歇式超声成像;③能量多普勒谐波成像;④反向脉冲谐波成像;⑤实时超声造影成像。

11. B  检测外周血管时超声入射角应 ≤ 60°。

12. B  彩色多普勒血流显像技术的局限性包括:①超声入射角的影响;②超过尼奎斯特频率极限时的彩色信号混迭;③检测深度与成像帧频及可检测流速之间相互制约;④对二维图像质量的影响;⑤湍流显示的判断误差。动脉血流速快,有收缩期、舒张期流速差别,动脉血流信号呈闪烁显现,彩色信号亮度高,静脉血流速低,无时相之分,彩色的色调较暗淡,但可因呼吸影响而有变化。

13. D  能量型彩色多普勒技术是以红细胞散射能量的总积分进行彩色编码显示。成像相对不受超声入射角的影响;对流速的显示只取决于红细胞散射的能量存在与否,因而能显示低流量、低速度的血流;不能显示血流的方向;不能判断血流速度的快慢;对高速血流不产生色彩混迭。

14. E  连续多普勒:探头内有两个换能器,一个连续发射超声,另一个连续接收回声信号。无选择检测深度的功能,但可测很高速度的血流,不会产生伪影。

15. C  检测低速血流应采用低通滤波。

16. B  探头匹配层最主要的作用为增加声波的谐波。

17. A  将调节彩色标尺的基线向蓝色标尺方向移动,可使红色增多,正向血流测速范围扩大。

18. D  多普勒组织成像速度型与 M 型超声心动图相似,但是以彩色带表示心肌在一度空间上的运动速度与时相变化,可表示室壁运动方向和速度。

19. B  心尖四腔心切面观察时,菲薄的房间隔与超声声束平行而出现回声失落。

20. D  三维超声成像主要显示方式包括表面成像、透明成像、结构成像,目前,高档彩超三维模式中还包括三维血流显像,例如心内血流的三维显示,可以定量估计分流量、反流量的大小。而宽景成像是利用计算机对连续扫查的范围进行的自动拼接和组合技术,它不属于三维超声,是一种二维超声新技术,适用于扫查范围大的器官、组织和病变。

21. C  部分容积效应是声像图伪影之一,又称为切片(断层)厚度伪影,是由于超声束形状特殊而且波束较宽,即超声断层扫描时断层较厚引起的。例如,肝、肾的小囊肿呈低回声,即囊肿内出现许多点状回声(来自小囊肿旁的部分肝实质)。

22. B  彩色多普勒血流显像的增益调节对判断血管的宽度、充盈情况、病变显示等方面至关重要。如增益过高时,会出现血流外溢的现象。如增益过低时,则出现血流信号显示不连续,有中断现象;血流充盈不好，血管内有假性充盈缺损；血流信号缺乏，则假性闭塞。

23．C　超声波属于声波范畴，它具有声的共同物理性质，必须通过弹性介质进行传播，不能在真空中传播。超声波的振态在固体中有纵波、横波、表面波、瑞利波、板波等多种振态，而在液体和气体中只有纵波振态，在超声诊断中主要应用超声纵波。

24．B　宽频探头发射带宽范围有 2～5 MHz、5～10 MHz、6～12 MHz，而接收时分三种情况：宽频接收、选频接收、动态接收，即分别为 C、D、E。

25．D　这是超声引导穿刺时常见的问题，此伪影是侧边声影或折射伪影，是由于声束斜行（而非垂直）穿过入射针管或塑料管的壁，发生折射（即入射角超过临界角）而产生边缘声影或侧边"回声失落"（全反射）的缘故。另外，此伪影还发生在声束通过囊肿边缘、肾上下极侧边、细小血管和主胰管的横断面时。改变扫描角度有助于识别这种伪影。

26．B　能量多普勒是以红细胞散射能量的总积分进行彩色编码显示，该技术的特点是：入射角度相对非依赖性；能显示低流量、低速度的血流信号；不能显示血流的方向；不能判断血流速度的快慢；不能显示血流性质；对高速血流不产生彩色信号混迭。

27．E　乳腺属于浅表器官，使用高频探头才能更敏感地显示乳房肿块及其周围和内部的彩色血流信号，并准确进行定位测速，故而应该选 7.5 MHz。

28．C　对于左向右分流的室间隔缺损，由于左、右心室压差较大，分流速度高，必须采用连续多普勒血流检测，而目前相控阵、凸阵、线阵乃至机械扇扫探头都能通过脉冲回声式功能实现灰阶成像、脉冲多普勒彩色血流成像和获得脉冲多普勒频谱，但只有相控阵探头能够获得连续波多普勒频谱，从而实现对高速（超过奈奎斯特极限）血流信号的检出和测量。因此答案 C 采用电子线阵探头是错误的。

29．D　提高空间分辨力、提高时间分辨力、选择适当的图像前后处理及动态范围、选择适宜的灰阶数，可以使调节灰阶超声仪器的工作条件达到最佳状况，而与 M 型的扫描速度无关。

30．A　凸阵探头常用于腹部检查；乳腺、甲状腺、睾丸均用线阵探头；头颅检查常用相控阵探头。

31．B　二维灰阶超声诊断仪的深度增益补偿（TCG）应根据不同探头和频率进行实时调节；不同脏器也需要区别对待。例如观察腹部肝和位于膀胱后方的前列腺、子宫，TCG 调节完全不同。当远场回声过低时，应适当地增加远场的增益。

32．D　产生超声生物效应的物理机制主要有热机制、机械机制和空化机制。其中，低声强、辐射时间长时，损伤机制以热机制为主；而高声强、短时间辐射时，损伤机制以空化效应为主。

33．E　超声波指向性优劣的指标包括近场长度和扩散角。超声频率愈高，波长愈短，则近场愈长，扩散角愈小，声束的指向性愈好。增加探头孔径（直径）也可以改善声束的指向性，但是探头直径的增加会降低横向分辨力。因此超声波的指向性与远场的范围无关。

34．E　宽频探头是指超声探头频率的范围较宽。例如频率范围可以在 2～5 MHz，在扫查人体器官时，不同声场范围内分布的频率不一样，机器会自己调节近场使用较高频率、远场使用较低频率，这样就保证了近场的分辨力、远场的穿透力。这个频率是不能人为调节的，由仪器自动调节。变频探头是在宽频探头的基础上，在频率范围内设定一个中心频率，这个频率是可以调节的。现在中高档超声仪都是宽频+变频探头，但是超宽频及变频探头也不能彻底解决超声成像中的所有问题。

35．E　腔内探头包括阴道探头、直肠探头、食管探头、胃镜探头，而经胸超声探头不属于腔内探头。

36．B　可以作为超声对比剂的气体包括氧气、氟碳气体、糖类基质、二氧化碳气体。而氮气不能作为超声对比剂的气体。

37．B　目前四维成像技术主要应用于产科。

38．D　谐振是指对比剂微气泡的振动频率与发射超声的频率一致。

39．A　纵向分辨力又称轴向分辨力，指在声束长轴方向上分辨细小目标的能力。

40．E　声波在介质中传播过程中，声能随距离增加而减弱，这就是衰减，衰减与超声传播距离和频率有关，频率越高，衰减越显著；衰减的原因有吸收、散射、折射、散射、声束扩散等，多普勒效应不会导致衰减。

41．A　纵向分辨力又称轴向分辨力，指在声束长轴方向上区分细小目标的能力。频率越高，波长越短，则轴向分辨力越好。

42．D　当右肝肋缘下向上扫查右肝和横膈时，若声束斜射到声阻差很大的膈 - 肺界面，则会出现全反射，从而出现镜面伪影，若全反射条件消失，如右侧胸腔积液时，镜面伪影可消失。

43．C　一般来说，零位基线上方的频谱波形表示血流的方向朝向探头流动，而零位基线下方的频谱波形表示血流的方向背离探头。

44．B　频谱多普勒技术包括脉冲波多普勒、连续波多普勒及高脉冲重复频率多普勒。

45．E　彩色多普勒显像技术可分为速度型彩色多普勒、能量型彩色多普勒和速度能量型彩色多普勒。

46．C　彩色多普勒血流成像是以脉冲多普勒技术为基础，用运动目标显示器（MTI）、自相关函数计算、数字扫描转换、彩色编码等技术，达到对血流的实时彩色显像。

47．D　混响伪影产生的条件：超声波垂直照射到平整的界面，如胸壁、腹壁上，超声波在探头和界面之间来回反射，引起多次反射。而将探头适当侧动，并适当加压，可观察多次反射的变化，从而识别混响伪影。

48．A　血液中蛋白含量高，故血液不是无回声区，而是有回声的，所以"液体均是无回声的，固体均是有回声的"这种看法是片面的。

49．C　2.5 ~ 3.5 MHz 为低频探头，穿透力好，适合肝等较深部位的器官扫查，但对浅表组织的分辨力不高；7 ~ 10 MHz 有很好的分辨力，但穿透力不够，只适合浅表器官，如甲状腺、乳腺的扫查；周围血管的多普勒扫查与探头之间有脂肪、肌肉层等软组织，所以进行多普勒扫查时既要选择有适当的穿透力，也要有较好的分辨率，应采用频率为 5 ~ 10 MHz 的探头。

50．C　超声探头宽度的大小会影响图像的横向分辨力。

51．E　超声诊断仪的探头没有测量皮肤温度的作用。

52．C　多普勒超声探测时，当超声声束与血管夹角 < 60° 时，仍需用角度引导线校正。

53．D　经外周静脉的左心造影技术与右心造影的不同点是微气泡比红细胞小。对比剂微气泡直径要小于红细胞直径，这样才能通过肺循环回到左心，使左心室和心肌显影。

54．C　超声诊断仪的探头，按工作原理可分为脉冲回声式和连续多普勒式。在灰阶成像和脉冲多普勒彩色血流成像中，探头的所有阵元同时参与声束发射和接收。在连续波频谱多普勒工作模式中，是半数并联发射，另半数并联接收。相控阵、凸阵、线阵乃至机械扇扫探头都能通过脉冲回声式功能实现灰阶成像、脉冲多普勒彩色血流成像和获得脉冲多普勒频谱，但只有相控阵探头能够获得连续波多普勒频谱，从而实现对高速（超过奈奎斯特极限）血流信号的检测和测量。

55．B　超声波的发生是利用了逆压电效应，超声波的接收是利用了正压电效应。

56．E　高频探头的特点为纵向分辨力高，但穿透力差；低频探头的特点为纵向分辨力低，但穿透力强。

57．E　后处理的功能有图像 γ 转换、灰阶变换、图像平滑化、彩色编码变化、图像存储及电影回路。

58．B　电子扫描探头采用多元结构，利用电子学原理进行声束扫查。按结构和工作原理可分为线阵、凸阵和相控阵探头。

59．B　取样框应包括需检测区域的血流，但不宜过大，取样框过大会使帧频及显像灵敏度下降。

60．A　纵向分辨率与波长相关，波长越长，分辨力越低；波长越短，分辨力越高。

61．A　超声波在人体组织传播过程中衰减的主要因素有声束扩散、声能转换成热量被吸收、散射、反射。

62．C　脉冲重复频率 PRF 与深度关系为 PRF = c/2d，增加脉冲重复频率，就减少最大显示深度。

63．C　超声分辨力受多种因素影响，包括超声频率、脉冲宽度、声束宽度（聚焦）、声场远近、能量分布、探头类型、仪器功能（如二维图像中像素多少、灰阶的级数）等，而与重复频率的高低无直接关系。

64. C  超声的横向分辨力与探头厚度方向上的声束宽度及其聚焦性能有关,在聚焦最佳区的横向分辨力最好。
65. C  超声生物学效应包括热效应、空化效应、致畸作用、热凝固作用。
66. D  美国 FDA 规定,眼球的超声照射的空间峰值时间平均声强(ISPTA)不能超过 17 mW/cm$^2$。
67. B  美国 FDA 规定,胎儿超声照射的空间峰值时间平均声强(ISPTA)不能超过 94 mW/cm$^2$。
68. E  超声辐射剂量是超声强度和辐照时间的乘积。
69. E  小界面指小于声束波长的界面。
70. C  连续多普勒由于连续发射和接收超声,沿超声束出现的血流信号和组织运动多普勒频移均被接收、分析和显示出来,指示来自不同深度出现的血流频移。缺陷是不能提供距离信息。优点是不受高速血流限制。连续波多普勒在取样线,有的设备带有一个标记符号,表示发射波束与接收波束的聚焦点。
71. B  能量多普勒技术是以红细胞散射能量(功率)的总积分进行彩色编码显示,其主要特点是:①成像相对不受超声入射角度的影响;②低流量、低速的血流,即使灌注区的血流平均速度为零,而能量积分不等于零,也能用能量多普勒显示;③不能显示血流的方向;④不能判断血流速度的快慢;⑤不能显示血流性质;⑥对高速血流不产生彩色信号的混迭;⑦增加动态范围 10~15 dB,可提高对血流的检测灵敏度。
72. B  阻力指数(RI)=(Vs – Vd)/Vs,反映血管内血流的阻力情况。

# 第 6 章

# 核医学成像技术

## 练习四十一

1. 一个原子的核子数等于
   A. 原子的轨道电子数
   B. 质子数的 2 倍
   C. 中子数的 2 倍
   D. 质子数与中子数之和
   E. 质子数与中子数之差

2. 放射性核素适用的规律是
   A. 数量变化服从指数规律，活度变化服从反比规律
   B. 数量变化服从正比规律，活度变化服从反比规律
   C. 数量和活度变化都服从反比规律
   D. 数量和活度变化都服从指数规律
   E. 数量和活度变化都服从正比规律

3. 当 γ 光子通过物质时，把全部能量转移给电子，使之发射出去，而光子本身消失了，这种过程称为
   A. 康普顿效应
   B. 电子对效应
   C. 光电效应
   D. 激发
   E. 电离

4. 放射性核素衰变的速度取决于
   A. 放射性活度
   B. 衰变时间
   C. 环境温度
   D. 环境气压
   E. 衰变常数

5. 放射性活度的国际单位专用名是
   A. 居里（Ci）
   B. 贝可（Bq）
   C. 戈瑞（Gy）
   D. 西沃特（Sv）
   E. 伦琴

6. 放射性核素显像的成像参数来自于
   A. 放射性核素的原子核自旋
   B. 放射性药物在不同的器官及病变组织中的分布
   C. 放射性核素的射线穿透不同组织器官的衰减程度
   D. 人体组织器官的密度差
   E. 人体组织器官解剖学形状的差异

7. 关于确定性效应的叙述，下列**错误**的是
   A. 存在剂量阈值
   B. 效应的严重程度与剂量大小有关
   C. 主要表现形式有白内障、再障、不育
   D. 主要表现形式包括致癌、致畸
   E. 不同的组织有不同的阈值

8. 评价带电粒子电离能力的参数是
   A. 电离密度
   B. 电子俘获参数
   C. 衰变常数
   D. 电离系数
   E. 散射角度

9. SPECT 的要求高于常规 γ 照相机的方面有
   A. 晶体的厚度
   B. 光电倍增管的数量
   C. 准直器的种类和数量
   D. 显示器的尺寸和数量
   E. 系统的均匀性和线性

10. 闪烁探测器中晶体的作用是
    A. 将入射 γ 光子转换成电子
    B. 将入射 γ 光子转换成电脉冲
    C. 将入射 γ 光子转换成荧光
    D. 将入射 γ 光子转换成放射性计数
    E. 将入射 γ 光子转换成放射性浓度

11. 在 SPECT 中，晶体厚度增加会导致
    A. 计算机处理时间延长
    B. 仪器用电量增加
    C. 只能使用薄准直器
    D. 探测灵敏度提高
    E. 探测灵敏度降低
12. 用于计量放射性药物的专用仪器是
    A. 闪烁计数器
    B. 放射性活度计
    C. 剂量监测仪
    D. γ 照相机
    E. SPECT
13. 下列**不是**全身骨显像适应证的是
    A. 恶性肿瘤史，早期寻找骨转移灶
    B. 诊断股骨头缺血性骨坏死
    C. 代谢性骨病
    D. 诊断骨髓炎
    E. 测定骨密度
14. 脊柱结核好发于
    A. 颈椎
    B. 胸椎
    C. 胸腰段
    D. 腰椎
    E. 骶尾椎
15. 对脑血流量影响最小的因素是
    A. 动脉血压
    B. 神经因素
    C. 体液因素
    D. 脑血管自身调节
    E. 中心静脉压
16. 脑 rCBF 分析时，常以＿＿＿＿的 rCBF 作为参照
    A. 大脑枕叶
    B. 大脑额叶
    C. 大脑颞叶
    D. 中脑
    E. 小脑
17. 下列放射性核素中，LET（传能线密度）最大的是
    A. $^{131}$I
    B. $^{125}$I
    C. $^{32}$P
    D. $^{18}$F
    E. $^{211}$At
18. $^{99m}$Tc-MAA 在肺积聚的机制是
    A. 循环通路
    B. 微血管暂时性栓塞
    C. 细胞吞噬
    D. 通透弥散
    E. 选择吸附
19. 静脉注射 $^{99m}$Tc-植酸钠后，主要被肝内的哪种细胞摄取
    A. 库普弗（Kupffer）细胞
    B. 胆管细胞
    C. 肝细胞
    D. 血管上皮细胞
    E. 肝癌细胞
20. 目前在甲状腺静态显像中，下列核素中最常用的是
    A. $^{131}$I
    B. $^{123}$I
    C. $^{99}$Tc
    D. $^{99m}$Tc
    E. $^{201}$Tl
21. 甲状腺素抑制试验中，可排除甲亢的抑制率是
    A. ＜25%
    B. 25%～50%
    C. ＜50%
    D. ＞50%
    E. ＜10%
22. 下列属于肿瘤特异性显像的是
    A. 肺癌 $^{18}$F-FDG PET 显像
    B. 嗜铬细胞瘤 $^{131}$I-MIBG 显像
    C. 甲状腺髓样癌 $^{99m}$Tc-(V)-DMSA 显像
    D. 甲状腺癌 $^{201}$Tl 显像
    E. 乳腺癌 $^{99m}$Tc-MIBI 显像
23. 肾上腺转移瘤中，最常见的原发癌为
    A. 肺癌
    B. 结肠癌
    C. 胃癌
    D. 胰腺癌
    E. 肾癌
24. 核医学影像诊断异位甲状腺，须经下列哪种示踪剂显像提供确诊依据
    A. $^{99m}$Tc 显像

B. $^{201}$Tl 显像

C. $^{99m}$Tc 和 $^{201}$Tl 双核素显像

D. $^{131}$I 显像

E. $^{99m}$Tc-MIBI

25. 肾动态显像开博通（巯甲丙脯酸）试验用于
   A. 筛选肾血管性高血压
   B. 鉴别梗阻性与非梗阻性肾盂扩张
   C. 诊断肾动脉栓塞
   D. 诊断肾静脉血栓形成
   E. 判断肾功能受损程度

26. 关于射线特征的描述，正确的是
   A. α 粒子由 2 个质子和电子组成
   B. β⁻ 粒子为单一能谱，带负电荷
   C. β⁺ 粒子能与物质作用产生湮没辐射
   D. γ 粒子不带电，质量数为 1
   E. α 粒子由于带 2 个正电荷，电离辐射作用大，外照射危害比 γ 射线大

27. 正常成年人脑血流量是
   A. 10 ml/(min·100 g)
   B. 20 ml/(min·100 g)
   C. 50 ml/(min·100 g)
   D. 100 ml/(min·100 g)
   E. 200 ml/(min·100 g)

28. 骨肉瘤的好发部位是
   A. 长骨骨干
   B. 长骨干骺端
   C. 脊柱骨
   D. 扁骨
   E. 肋骨

29. 屏蔽 β 射线首选
   A. 铅
   B. 铝
   C. 有机玻璃
   D. 由于 β 射线穿透性差，一般情况下无须屏蔽
   E. 由于 β 射线穿透性强，应视能量大小而定

30. 诊断用放射性药物多采用的放射性核素及其标记物是
   A. α 射线
   B. β⁻ 射线
   C. γ 光子
   D. β⁺ 射线
   E. X 线

31. $^{899}$Mo-$^{99m}$Tc 发生器中，$^{99m}$Tc 增长到最大值的时间为
   A. 6.02 h
   B. 12 h
   C. 22.8 h
   D. 24 h
   E. 60 h

32. 当机体受到辐射照射时，降低温度可使机体辐射损伤
   A. 加重
   B. 减轻
   C. 不受影响
   D. 因射线种类不同，可减轻或加重
   E. 与机体的辐射敏感有关

33. 做好核医学仪器质量控制，科室最主要的工作是
   A. 及时更换损坏的部件
   B. 定期加注润滑油
   C. 定期清洁仪器内部及表面
   D. 定期测试仪器工作状态及主要性能指标
   E. 快速培养优秀的技术人员

34. 提取核医学图像中一定范围内的放射性计数，需采用
   A. 模拟信号 - 数字变换技术
   B. 空间 - 频率变换技术
   C. 脉冲幅度分析技术
   D. 感兴趣区分析技术
   E. 能谱分析技术

35. $^{131}$I 显像时，可选用的合适的准直器是
   A. 高能平行孔准直器
   B. 超高能平行孔准直器
   C. 中能通用型准直器
   D. 低能通用型准直器
   E. 低能高分辨型准直器

36. 为了获得高质量的断层图像，正确的操作是
   A. 尽可能大的旋转半径，以包括显像器官的全部
   B. 尽可能小的采集矩阵，以加快图像重建速度
   C. 尽可能多的投影数，以提高图像的分辨率
   D. 尽可能少的投影数，节省时间，以减少放射性核素衰变的影响
   E. 尽可能短的采集时间，以减少示踪剂在体

内代谢的影响

37．需定期进行旋转中心校正的仪器是
 A．多探头的脏器功能测定仪
 B．自动换样的井型γ计数器
 C．γ照相机
 D．SPECT
 E．活度计

38．在 SPECT 性能指标中，空间线性考察 SPECT 的性能是
 A．分辨不同能量的γ光子的能力
 B．分辨两个独立点源或线源间最小距离的能力
 C．计数精度的稳定性
 D．鉴别入射粒子种类的能力
 E．真实再现核素分布位置的能力

39．心肌灌注显像 $^{99m}$Tc-MIBI 呈花斑型分布，多见于
 A．预激综合征
 B．心室室壁瘤
 C．心肌缺血
 D．肥厚性心肌病
 E．扩张性心肌病

40．下列心肌显影剂中有再分布特性的是
 A．$^{99m}$Tc-$^{53}$P
 B．$^{99m}$Tc-MIBI
 C．$^{99m}$Tc-CPI
 D．$^{99m}$Tc-TBI
 E．$^{201}$Tl

41．心肌灌注显像负荷相表现为节段性示踪剂明显减低，延迟（或静息）显影相应节段有明显示踪剂填充，符合
 A．急性心肌梗死
 B．冠心病
 C．扩张型心肌病
 D．肥厚型心肌病
 E．心室室壁瘤

42．体内法标记红细胞，与还原态 $^{99m}$Tc 结合的物质是
 A．RBC 细胞膜
 B．血浆蛋白
 C．多肽类
 D．DNA
 E．血红蛋白 β 链

43．门电路心血池显像中，PFR 是指
 A．高峰充盈率
 B．高峰射血率
 C．射血分数
 D．室壁运动速率
 E．心搏出量

44．$^{99m}$Tc-MIBI 被心肌细胞摄取后，主要聚集部位是
 A．细胞核
 B．微粒体
 C．线粒体
 D．溶酶体
 E．高尔基复合体

45．腺苷负荷心肌显像，患者在滴注腺苷过程中出现明显胸痛、头痛，应采取的措施是
 A．静脉推注阿托品
 B．静脉推注氨茶碱
 C．减慢滴注速度或停止
 D．静脉推注利多卡因
 E．静脉推注硝酸甘油

46．脑血流灌注显像患者注射药物前准备，描述**错误**的是
 A．注射前 15 分钟受检者应保持平静
 B．在无噪声、光线较暗的室内休息
 C．注射前受检者可戴眼罩、耳塞
 D．注射前患者应适量运动、促进血液循环
 E．检查室内光照暗淡，保持安静

47．下列示踪剂，**不能**透过正常血脑屏障的是
 A．$^{99m}$Tc-ECD
 B．$^{123}$I-IMP
 C．$^{99m}$Tc-HMPAO
 D．Na$^{99m}$TcO$_4$
 E．$^{133}$Xe

48．脑室显像用 $^{99m}$Tc-DTPA 的体积应控制在
 A．1 ml
 B．2 ml
 C．3 ml
 D．4 ml
 E．5 ml

49．一般**不出现**异常的放射性浓聚或增高区的病变是
 A．畸形性骨炎
 B．骨转移瘤

C. 骨纤维异常增殖症
D. 骨囊肿
E. 原发性骨肿瘤

50. 下列**不影响**骨显像图质量的是
   A. 年龄
   B. 性别
   C. 代谢状况
   D. 肾功能
   E. 放射性治疗

51. 骨显像诊断时，浓聚病灶鉴别诊断的关键是
   A. 病灶分布类型
   B. 病灶形态
   C. 病灶大小
   D. 病灶浓聚程度
   E. 病灶数量

52. 骨显像见病变累及椎骨哪个部位时骨转移可能性大
   A. 棘突
   B. 横突
   C. 椎小关节
   D. 椎体加椎弓根
   E. 椎间盘

53. 骨转移癌经治疗后，骨显像表现"闪耀现象"，提示
   A. 病情加重
   B. 病情无变化
   C. 病情稳定
   D. 治疗有效
   E. 治疗无效

54. 多发性骨髓瘤全身骨显像表现，**不正确**的描述是
   A. 可见"热区"
   B. 可见"冷区"
   C. 可见"混合区"
   D. 可无异常发现
   E. 病变呈对称性异常表现

55. 放射性核素治疗转移性骨肿瘤后10天，核素骨显像示原病灶部位摄取显影剂增加，提示
   A. 治疗无效
   B. 病情加重
   C. 病灶成骨活性增强，可能会取得较好的治疗效果
   D. 无特殊意义
   E. 应积极采取其他治疗措施

56. 骨显像图见明显的放射性浓聚，起始于长骨端并扩展至骨干，应考虑的疾病是
   A. 骨纤维性发育异常
   B. Paget 病
   C. 骨髓炎
   D. 骨坏死
   E. 骨转移瘤

57. 为了鉴别假体置入术后是否感染，显像常采用的示踪剂是
   A. $^{99m}$Tc-DTPA
   B. $^{99m}$Tc-MDP
   C. $^{99m}$Tc-MIBI
   D. $^{111}$In-WBC
   E. $^{201}$Tl

58. $^{131}$I 治疗后早发甲状腺功能减退是指
   A. 1周内发生的甲状腺功能减退
   B. 1个月内发生的甲状腺功能减退
   C. 1年内发生的甲状腺功能减退
   D. 1~2年内发生的甲状腺功能减退
   E. 2~3年内发生的甲状腺功能减退

59. 应用 $^{131}$I 治疗甲亢，口服 $^{131}$I 后继续禁食时间为
   A. 1 h
   B. 2 h
   C. 3 h
   D. 4 h
   E. 6 h

60. $^{131}$I 治疗的甲状腺癌转移患者，应住在有专门防护条件的病房内，直至体内的 $^{131}$I 剂量小于多少时，才可以出院
   A. 10 mCi
   B. 20 mCi
   C. 25 mCi
   D. 30 mCi
   E. 40 mCi

61. 对甲状腺癌转移的患者，应用 $^{131}$I 治疗的前提是
   A. 甲状腺癌的原发灶手术切除
   B. 甲状腺癌原发灶及转移灶手术切除
   C. 肝、肾功能正常
   D. 甲状腺癌转移灶有摄 $^{131}$I 功能

E．停用甲状腺素片

62．治疗转移性骨肿瘤最理想的药物是

A．$^{32}$P

B．$^{153}$Sm

C．$^{90}$Y

D．$^{89}$Sr

E．$^{186}$Re

63．肝-胆道动态显像受血液中影响最大的物质是

A．葡萄糖

B．胆红素

C．转氨酶

D．胆固醇

E．甘油三酯

64．女性患者，CT检查发现肝占位性病变，肝胶体显像病变部位放射性减低，肝血池显像呈过度充填，最可能的诊断是

A．原发性肝癌

B．肝转移瘤

C．肝腺瘤

D．肝血管瘤

E．肝囊肿

65．临床考虑Meckel憩室时，可协助诊断的检查是

A．$^{99m}$Tc-RBC显像

B．Na$^{99m}$TcO$_4$显像

C．DSA检查

D．消化道钡餐检查

E．消化内镜检查

66．肺灌注显像时，下列说法错误的是

A．静脉注射前可先让患者吸氧10～15 min

B．一般取坐位注射示踪剂

C．注射示踪剂前应摇匀，缓慢注射

D．有严重心脏病的患者慎用

E．有严重肺动脉高压的患者慎用

67．拟评价支气管黏膜纤毛廓清功能，宜选用的显影剂为

A．$^{99m}$Tc-MAA

B．$^{99m}$Tc-MIBI

C．$^{99m}$Tc-MDP

D．$^{133}$Xe

E．$^{99m}$Tc-DTPA气溶胶

68．利用$^{99m}$Tc-DTPA进行肾小球滤过率测定时，排除了技术方面的因素，其测定结果与真实值相比

A．偏高

B．精确

C．偏低

D．与注射剂量有关

E．与患者身高、体重有关

69．用$^{99m}$Tc标记红细胞，下列方法标记率最高的是

A．体内法

B．体外法

C．混合法

D．配体结合法

E．双功能螯合法

70．在核医学实践中，核医学医生首先考虑的问题是

A．患者的辐射防护

B．患者的年龄与体质

C．患者排出物的收集管理

D．医务人员的受照剂量

E．实践的正当化与防护的最优化

71．核医学显像时，构成图像的信号来源是

A．微波

B．被检者的生理电信号

C．被检者体内发出的红外线

D．SPECT发出的射线

E．被检者体内的示踪剂

72．获得功能解剖相结合的图像利用了SPECT/CT的

A．定量显像技术

B．动态显像技术

C．断层显像技术

D．ROI分析技术

E．图像融合技术

73．目前公认的检测存活心肌的金标准是

A．X线冠状动脉造影

B．64排CT冠状动脉成像（CTA）

C．$^{99m}$Tc-MIBI心肌灌注显像

D．$^{99m}$Tc-RBC门电路心血池显像

E．$^{18}$F-FDG PET心肌显像

74．在空腹条件下$^{18}$F-FDG心肌显像，描述正确的是

A．缺血心肌摄取↓，正常心肌不摄取

B．缺血心肌摄取↑，正常心肌不摄取

C．缺血心肌不摄取，正常心肌摄取↑

D．缺血心肌不摄取，正常心肌摄取↓

E．缺血心肌摄取↑，正常心肌摄取↑

75．观察心脏神经受体状况，应选用的示踪剂是

　　A．$^{99m}$Tc-MIBI

　　B．$^{201}$Tl

　　C．$^{123}$I-BMIPP

　　D．$^{131}$I-MIBG

　　E．$^{99m}$Tc-RBC

76．$^{18}$F-FDG 心肌显像受哪种因素影响最大

　　A．血 $FT_3$ 水平

　　B．血钾浓度

　　C．血葡萄糖水平

　　D．血钙浓度

　　E．血 TSH 水平

77．多巴胺受体显像中放射性主要分布在

　　A．大脑皮质

　　B．小脑

　　C．基底节

　　D．丘脑

　　E．海马

78．下列**不是**脑血流灌注显像介入试验的临床应用的是

　　A．精神分裂症的诊断

　　B．短暂性脑缺血发作（TIA）的诊断

　　C．隐匿性脑缺血病灶和小梗死灶的探测

　　D．失联络现象的判断

　　E．脑血管储备的评估

79．目前认为 $^{131}$I 治疗甲亢值得注意的晚期并发症是

　　A．甲状腺危象

　　B．致癌作用

　　C．致畸作用

　　D．致遗传效应

　　E．永久性甲减

80．$^{89}$Sr 治疗骨转移癌，直接用 SPECT 显像观察其体内分布，原理是利用

　　A．β射线电离作用

　　B．β射线的散射

　　C．β射线的激发作用

　　D．β射线的射程长

　　E．β射线的韧致辐射

81．乳腺癌切除及淋巴清扫术，有助于术中快速、准确确定淋巴清扫范围的方法是

　　A．术中进行癌肿快速病理检查

　　B．术中进行逐个淋巴结穿刺病理检查，以了解有无转移

　　C．术前 X 线摄片，以了解有无淋巴结转移

　　D．术前以核素示踪法进行前哨淋巴结探测，以了解转移情况

　　E．术前进行超声检查，以了解有无淋巴结转移

82．近年来研究表明，PSA 不仅用于诊断男性前列腺癌，还可用于诊断

　　A．肝癌

　　B．胰腺癌

　　C．肺癌

　　D．女性高雄激素症

　　E．肠癌

83．反映心肌细胞脂肪酸代谢的显影剂有

　　A．$^{82}$Rb

　　B．$^{15}$O-$H_2$O

　　C．$^{18}$F-FDG

　　D．$^{11}$C-棕榈酸

　　E．$^{99m}$Tc-MIBI

84．使 $^{99m}$Tc-MIBI 在肿瘤组织中聚集的最主要因素是

　　A．线粒体膜两侧的电位差

　　B．肿瘤组织的血流量增大

　　C．肿瘤组织微血管改变

　　D．肿瘤体积增大

　　E．特异性受体和（或）肿瘤相关抗原

85．$^{99m}$Tc-MIBI 反映肿瘤多药耐药机制的相关因素是

　　A．线粒体膜两侧的电位差

　　B．细胞内外的 MIBI 浓度差

　　C．细胞膜上的 P 糖蛋白

　　D．细胞膜内外侧电位差

　　E．细胞内的 MIBI 分解

86．对 $^{111}$In-奥曲肽具有较高摄取率的甲状腺肿瘤是

　　A．甲状腺乳头状癌

　　B．甲状腺滤泡状癌

　　C．甲状腺未分化癌

　　D．甲状腺髓样癌

　　E．甲状腺腺瘤

87．下列**不属于**生长抑素受体表达阳性的肿瘤是

A．小细胞肺癌
B．甲状腺髓样癌
C．脑膜瘤
D．乳腺癌
E．神经纤维瘤

88．多巴胺受体亚型包括
A．D1、D2
B．D1、D2、D3
C．D1、D2、D3、D4
D．D1、D2、D3、D4、D5
E．D1、D2、D3、D4、D5、D6

89．肺癌在 PET/CT 上表现为低代谢的包括
A．淋巴细胞癌
B．大细胞癌
C．细支气管-肺泡癌
D．小细胞癌
E．腺癌

90．$^{18}$F-FDG PET/CT 正常脑代谢显像，关于脑组织放射性分布的描述**不正确**的是
A．两侧放射性基本对称
B．在无外界刺激下，枕叶视皮质区 FDG 摄取最高
C．在无外界刺激下，放射性分布由高到低依次为豆状核和纹状体＞颞叶＞顶叶＞额叶和海马
D．在无外界刺激下，放射性分布由高到低依次为颞叶＞豆状核和纹状体＞顶叶＞额叶和海马
E．灰质明显高于白质

91．关于帕金森病（PD）的描述**不正确**的是
A．震颤、肌强直、运动减少是主要的临床表现
B．$^{18}$F-FDG PET/CT 脑代谢显像可在 PD 早期显示病变
C．$^{18}$F-FDG PET/CT 脑代谢显像可在 PD 中晚期显示病变
D．$^{18}$F-FDG PET/CT 脑代谢显像表现为基底节区和纹状体呈低代谢
E．$^{18}$F-FDG PET/CT 脑代谢显像表现与亨廷顿病（HD）不易鉴别

92．下列**不是**用于检测心肌存活的影像学方法的是
A．心肌灌注显像
B．心肌代谢显像
C．多巴酚丁胺介入超声心动图
D．MRI 心肌灌注延迟增强
E．冠状动脉造影

93．脏器功能测定、脏器显像以及体外放射分析等的共同原理是
A．动态分布原理
B．射线能使物质感光的原理
C．稀释法原理
D．物质转化原理
E．示踪技术的原理

94．核医学的定义是
A．研究核技术在疾病诊断中的应用
B．研究放射性药物在机体的代谢
C．研究核素在治疗中的应用
D．研究核技术在医学中的应用及其理论
E．研究核技术在基础医学中的应用

95．图像融合的主要目的是
A．判断病灶大小和形态
B．病灶区解剖密度的变化
C．病灶区解剖形态的变化
D．提高病灶的分辨率
E．帮助病灶的定位

96．γ 照相机最适宜的 γ 射线能量为
A．40～80 keV
B．100～250 keV
C．300～400 keV
D．364 keV
E．511 keV

97．显像前必须认真阅读申请单的目的是
A．保证剂量准确
B．确保检查项目正确
C．确保检查安全
D．确保结果可靠
E．了解患者病情的严重程度

98．闪烁探测器中采用的闪烁体密度越高，则探测器的
A．价格越高
B．探测效率越高
C．体积越大
D．密封性越好
E．运算速度越快

## 练习四十一答案

1．D  2．D  3．C  4．E  5．B  6．B  7．D  8．A  9．E  10．C  11．D  12．B  13．E
14．D  15．E  16．E  17．E  18．B  19．A  20．D  21．D  22．B  23．A  24．D  25．A
26．C  27．C  28．B  29．C  30．C  31．C  32．B  33．D  34．E  35．A  36．C  37．D
38．E  39．E  40．E  41．B  42．E  43．A  44．C  45．C  46．D  47．D  48．A  49．D
50．B  51．E  52．A  53．D  54．E  55．C  56．B  57．E  58．C  59．E  60．D  61．D
62．D  63．B  64．D  65．B  66．B  67．E  68．C  69．B  70．E  71．E  72．E  73．E
74．B  75．D  76．C  77．C  78．A  79．D  80．E  81．D  82．E  83．D  84．A  85．C
86．D  87．E  88．D  89．C  90．C  91．B  92．E

93．E  示踪技术利用的是脏器功能测定、脏器显像以及体外放射分析的共同原理。

94．D  备选答案 A、B、C 和 E 部分反映了核医学的定义，只有 D 最全面地描述了核医学的内容。

95．E  将核医学的代谢或血流影像与 CT、MRI 的解剖学形态影像进行融合，借以判断病变组织的代谢或血流变化，有助于鉴别病灶的性质，称为"图像融合"。目前所采用的 CT、MRI 设备主要用于帮助病灶的定位。

96．B  γ 照相机由准直器、NaI（Tl）晶体、光导、光电倍增管矩阵、位置电路、能量电路、显示系统和成像装置等组成。这些硬件决定了 γ 照相机最适宜的 γ 射线能量为 100～250 keV。

97．B  临床医生对核医学检查可能不了解或了解不准确，核医学技师必须认真阅读申请单，确保检查项目正确。

98．B  闪烁探测器中采用的闪烁体密度高，对粒子的阻止作用大，探测效率高。

## 练习四十二

1．利用电离作用探测射线的基本方法是
  A．使用能产生荧光的特殊材料
  B．收集电离作用产生的电子-离子对作为电信号
  C．预先估计放射性核素的半衰期
  D．选择适当的断层重建滤波器
  E．将电离作用产生的电子-离子对逐个编号记录

2．体内射线测量仪器通常测量
  A．α 粒子
  B．$\beta^-$ 粒子
  C．γ 光子
  D．$\beta^+$ 粒子
  E．中子

3．SPECT 的要求高于常规 γ 照相机的方面有
  A．晶体的厚度和光电倍增管数量
  B．准直器的种类和数量
  C．显示器的尺寸和数量
  D．遥控器的数量和功能
  E．系统的均匀性和线性

4．PET 中采用的准直方法是
  A．基于光电效应的电子准直
  B．不加机械准直的电子准直
  C．由计算机软件实现的电子准直
  D．多角度投影的电子准直
  E．基于傅里叶变换的电子准直

5．在测量放射性样品的计数时，测量结果围绕平均值的变化称为
  A．衰变常数
  B．平均周期

C．统计涨落
D．布朗运动
E．误差传递

6．在β⁻衰变中，原子核发射出的粒子有
   A．中子
   B．电子
   C．质子
   D．光子
   E．氦核

7．决定放射性核素有效半衰期的因素是
   A．粒子的射程
   B．物理半衰期和生物半衰期
   C．淋洗时间间隔
   D．断层重建方式
   E．测量系统的分辨时间

8．1 μCi 表示
   A．每秒 $3.7 \times 10^{10}$ 次核衰变
   B．每秒 $3.7 \times 10^{8}$ 次核衰变
   C．每秒 $3.7 \times 10^{7}$ 次核衰变
   D．每秒 $3.7 \times 10^{5}$ 次核衰变
   E．每秒 $3.7 \times 10^{4}$ 次核衰变

9．放射性核素进入体内的途径包括
   A．皮肤、伤口、消化道、静脉注射、污染的衣物
   B．皮肤、伤口、消化道、静脉注射、呼吸道
   C．呼吸道为主
   D．消化道为主
   E．静脉注射为主

10．核医学射线测量仪器的探头中通常包括
    A．射线探测器和脉冲幅度分析器
    B．自动控制和显示系统
    C．射线探测器和前置放大器
    D．前置放大器和脉冲幅度分析器
    E．脉冲幅度分析器和计数率仪

11．γ照相机准直器的灵敏度高说明
    A．准直器采用了铅合金
    B．准直器的能量线性好
    C．准直器车设计合理
    D．准直器的半高全宽度小
    E．γ光子的通过率高

12．个人剂量限值主要针对的人员是
    A．申请核医学检查的医生
    B．核医学技术人员
    C．受检患者
    D．医学实践志愿者
    E．患者家属

13．脑梗死患者在脑灌注显像上，能显示异常影像的时间是
    A．发病即刻
    B．发病 6 h 后
    C．发病 1 天后
    D．发病 2～3 天后
    E．发病 1 周后

14．体内法标记红细胞的标记率一般为
    A．20%～40%
    B．40%～60%
    C．60%～90%
    D．90%～95%
    E．95%～98%

15．在门电路心血池显像中，探头将左右心室分开的最佳角度一般为
    A．ANT
    B．LAO 10°～LAO 20°
    C．LAO 30°～LAO 45°
    D．RAO 20°～RAO 30°
    E．LPO 30°～LPO 45°

16．在门电路心血池显像中，用 ECG 触发采集时一般最少需使用电极
    A．2个
    B．3个
    C．4个
    D．5个
    E．6个

17．$^{201}$Tl 负荷心肌灌注显像，注射药物后开始早期显像的时间是
    A．5～10 min
    B．15～20 min
    C．25～30 min
    D．35～40 min
    E．40 min 以上

18．在门电路心血池显像中，常规采集多少个心动周期后终止
    A．100～200个
    B．300～500个

C．600～800个

D．1000～1200个

E．1200～1500个

19．心血池显像时，注射显影剂前30 min 口服的药物是

A．氯化亚锡

B．苯巴比妥

C．过氯酸钾

D．卢戈液

E．枸橼酸盐

20．$^{99m}$Tc-MIBI 心肌灌注断层显像，常规开始采集图像的时间为注药后

A．0.5～1 h

B．1～2 h

C．2～3 h

D．3～4 h

E．4～5 h

21．对肾静态显像原理的描述**不正确**的是

A．肾静态显像的显影剂为 $^{99m}$Tc（Ⅲ）- 二羟丁二酸

B．DMSA 主要聚集在肾皮质，注药后 10 min 肾摄取达高峰

C．1 h 肾摄取血中 DMSA 的 4%～8%，其中 50% 固定在肾皮质

D．静脉注射 1 h 后，12% DMSA 滞留于肾皮质内并保留较长时间，30%～45% 已随尿排出体外

E．注药后 3～4 h 进行显像，以避免显影剂中排泄快的部分在肾盏、肾盂和集合管内的放射性对皮质显影造成干扰

22．放射性核素肝胶体显像的患者准备包括

A．清洁口腔

B．无需任何特殊准备

C．空腹过夜

D．隔夜灌肠

E．术前饮水

23．**不适合**当天进行肾动态显像的是

A．检查前 30 min 饮水 300 ml

B．临检查前排尿

C．患者前 1 天进行静脉肾盂造影

D．近 2 天未服利尿剂

E．近日未做过核医学检查

24．静脉注射 $^{99m}$Tc 标记抗体行肿瘤放射免疫显像，常用注射剂量为

A．740～1110 MBq

B．370～555 MBq

C．185～370 MBq

D．111～185 MBq

E．37～185 MBq

25．放射免疫显像的禁忌证是

A．早期癌肿

B．血清人抗鼠抗体阳性

C．手术后复发

D．久病体弱

E．癌肿广泛转移

26．$^{99m}$Tc-MIBI 乳腺肿瘤显像**不适用于**

A．普查乳腺肿块

B．乳腺肿块良、恶性鉴别

C．术前了解有无淋巴结转移

D．了解肿瘤多药耐药情况

E．治疗效果监察

27．关于 $^{67}$Ga 肿瘤显像的适应证，**错误**的是

A．肿瘤特异性定性诊断

B．寻找原发部位不明的可疑肿瘤病灶或转移灶

C．放、化疗后的疗效评价

D．肿瘤复发或转移的监测

E．肿瘤的病程分期

28．应用 $^{131}$I 甲状腺显像时，常用口服剂量是

A．111～185 kBq

B．185～370 kBq

C．1.11～1.85 MBq

D．1.85～3.7 MBq

E．3.7～7.4 MBq

29．临床上为鉴别诊断肿瘤治疗后瘢痕与肿瘤复发病灶，最为有效的方法是

A．X-CT

B．MRI

C．$^{18}$F-FDG PET

D．常规 X 线摄片

E．超声检查

30．需要鉴别肾上腺皮质腺瘤与增生时应进行

A．甲状腺激素抑制试验

B．地塞米松抑制试验

C. 运动试验

D. 潘生丁试验

E. Captopril 试验

31. 可用于肾上腺髓质显像的显影剂是

   A. $^{131}$I-马尿酸

   B. $^{131}$I-氨基酸

   C. $^{131}$I-6-胆固醇

   D. $^{131}$I-MIBG

   E. $^{131}$I-HIP

32. $^{99m}$TcO$_4^-$ 甲状腺显像前

   A. 1~6 周停服含碘食物

   B. 停服甲状腺激素

   C. 口服过氯酸钾

   D. 停用氨茶碱类药物

   E. 无须任何准备

33. 淋巴显像目前最常用的放射性药物是

   A. $^{99m}$Tc-硫胶体

   B. $^{99m}$Tc-HAS

   C. $^{99m}$Tc-脂质体

   D. $^{99m}$Tc-右旋糖酐

   E. $^{99m}$Tc-植酸钠

34. 对 $^{99m}$Tc-V-DMSA 有较高摄取率的是

   A. 甲状腺乳头状癌

   B. 甲状腺滤泡状癌

   C. 甲状腺髓样癌

   D. 甲状腺未分化癌

   E. 甲状腺腺瘤

35. 高分辨准直器用于全身骨显像是为了

   A. 显示细微结构

   B. 提高灵敏度

   C. 有效视野大，包纳患者整个身体

   D. 增强边缘效果

   E. 减少空间畸变

36. 关于耻骨下方位骨显像描述正确的是

   A. 疑有尾椎病变

   B. 使用针孔准直器

   C. 患者取仰卧位

   D. 探头置于检查床下方

   E. 双腿并拢，脚尖相对

37. 胸腹部局部骨显像，采集总计数为

   A. 900~1000 K

   B. 700~800 K

   C. 500~600 K

   D. 300~400 K

   E. 100~200 K

38. 盆腔局部骨显像采集时间设定为

   A. 100 s

   B. 200 s

   C. 300 s

   D. 400 s

   E. 500 s

39. 对放射性碘蒸汽、放射性气溶胶的正确处理方法包括

   A. 经普通过滤后，直接排入大气

   B. 排气口须在直径 50 m 范围内高出最高建筑物 3 m 以上

   C. 排气口须在直径 30 m 范围内高出最高建筑物 5 m 以上

   D. 在排气口须安装特殊的放射性气体收集器

   E. 滤膜定期更换，并作焚烧处理

40. 对于患者的防护，核医学技术人员最关心的是

   A. 实践的正当性与防护的最优化

   B. 患者的年龄与体质

   C. 配合医生做好核医学诊断和治疗

   D. 职业人员的受照剂量

   E. 放射性废物的收集管理

41. $^{18}$F-FDG 脑显像示病灶局部葡萄糖代谢率增高可能是由于

   A. 脑瘤复发或残留

   B. 瘢痕组织

   C. 放疗效果良好

   D. 化疗效果良好

   E. 肿瘤坏死

42. $^{99m}$Tc-MDP 的制备过程中，始终应注意的是

   A. 放射性药物的物理性状

   B. 放射性药物的体积

   C. 避免放射性污染和无菌操作

   D. 放射性药物的活度

   E. 放射性药物的放射化学纯度

43. 门控心血池显像时，应用哪种显影剂图像效果最好

   A. 体内法标记 RBC

   B. 混合法标记 RBC

   C. 体外法标记 RBC

D. $^{99m}$Tc-HAS

E. $^{99m}$Tc-DTPA-HAS

44．在进行一日法 $^{99m}$Tc-MIBI 负荷、静息心肌灌注显像时，第1次显像注药的剂量一般为

　　A．74～148 MBq

　　B．185～259 MBq

　　C．259～370 MBq

　　D．740～925 MBq

　　E．925～1110 MBq

45．在进行下肢静脉显像时，未松开止血带所进行的显像主要是显示

　　A．小隐静脉

　　B．大隐静脉

　　C．足背静脉

　　D．深静脉

　　E．动静脉交通支

46．腺苷负荷心肌灌注显像，若患者在滴注过程中出现明显胸痛、头痛，则此时应采取的措施为

　　A．静脉推注阿托品

　　B．静脉推注氨茶碱

　　C．减慢滴注速度或停止

　　D．静脉推注利多卡因

　　E．静脉推注硝酸甘油

47．在静脉注射 $^{99m}$Tc-MAA 时，如回血过多，与 $^{99m}$Tc-MAA 凝聚成大颗粒，显像时可出现

　　A．一侧肺不显像

　　B．一叶肺不显像

　　C．肺内出现大"热点"

　　D．肺内出现弥漫性放射性稀疏区

　　E．肺显像正常

48．肾静态影像可见肝摄取明显增加，可能的原因是

　　A．检查前未嘱受检者排空膀胱

　　B．药盒标记过程中，DMSA 接触空气而氧化，导致 $^{99m}$Tc 的标记率下降

　　C．采用不正确的检查体位

　　D．"弹丸"式注射失败

　　E．采用高能准直器和给药后过早开始采集

49．"弹丸"注射的正确描述是

　　A．"弹丸"不要求特定剂量下体积不超过1 ml

　　B．"弹丸"要求特定剂量下体积随意

　　C．"弹丸"要求特定剂量下体积不超过1 ml

　　D．"弹丸"要求大剂量下体积尽可能超过1 ml

　　E．"弹丸"要求特定剂量下体积尽可能大

50．$^{99m}$Tc-硫胶体骨髓显像时，造成肺内放射性明显增多的主要原因是

　　A．肺内有较多的造血细胞

　　B．肺内有大量的吞噬细胞

　　C．骨髓显像的正常表现

　　D．胶体颗粒过大

　　E．胶体颗粒过小

51．胸部前斜位骨显像常用于

　　A．区分胸骨与肋骨病灶

　　B．区分肋骨与肩胛骨病灶

　　C．区分胸骨与锁骨病灶

　　D．区分胸骨与胸椎病灶

　　E．怀疑耻骨病灶

52．全身骨显像体位设计时，双足趾尖并拢向前，双足跟分开的目的是

　　A．膝关节显像清晰

　　B．踝关节显像清晰

　　C．足小关节显示清晰

　　D．胫骨与腓骨分开

　　E．跟骨与距骨分开

53．血清人绒毛膜促性腺激素（HCG）增高见于

　　A．肝癌

　　B．卵巢癌

　　C．乳腺癌

　　D．恶性葡萄胎

　　E．睾丸肿瘤

54．$^{201}$Tl 心肌灌注显像中，采集时其主能峰设置为

　　A．167 keV

　　B．159 keV

　　C．140 keV

　　D．135 keV

　　E．80 keV

55．骨显像诊断骨转移的灵敏度为

　　A．＞95%

　　B．＞90%

　　C．＞85%

　　D．＞80%

　　E．＞75%

56．临床可疑原发性骨肿瘤的首选影像学检查手段是

　　A．骨密度检查

B．骨显像

C．超声检查

D．骨活检

E．放射学检查

57．骨显像时，肌内注射哪种药物可以造成注射局部放射性增高

A．青霉素

B．葡聚糖胺

C．维生素 $B_{12}$

D．地西泮

E．苯巴比妥钠

58．临床治疗常用的发射 β 射线的核素是

A．$^{131}I$、$^{211}At$

B．$^{131}I$、$^{212}Bi$

C．$^{131}I$、$^{32}P$

D．$^{125}I$、$^{123}I$

E．$^{32}P$、$^{125}I$

59．$^{131}I$ 治疗甲亢确定剂量时，应考虑增加剂量的因素是

A．病程短

B．未经任何治疗

C．结节性甲状腺肿

D．Graves 病

E．年龄小

60．用 $^{131}I$ 治疗分化型甲状腺癌，让患者含化维生素 C 的目的是

A．补充维生素 C

B．减轻颈部水肿

C．清洁口腔

D．镇静

E．促进唾液分泌

61．骨肿瘤病灶浓聚放射性药物 $^{153}Sm$-EDTMP 的机制是

A．抗原 - 抗体反应

B．配体 - 受体结合

C．肿瘤细胞特异摄取

D．病灶部位骨代谢活跃形成的放射性药物浓聚

E．放射性药物是肿瘤细胞的代谢底物

62．儿童的皮肤毛细血管瘤，应该

A．成年后治疗

B．10 岁后治疗

C．5 岁后治疗

D．可不治疗

E．积极早期治疗

63．肾上腺髓质显像检查前 1 周停用的药物有

A．甲状腺素

B．地西泮

C．硝苯地平（心痛定）

D．可卡因

E．普萘洛尔（心得安）

64．γ 照相机的哪部分用于选择显像 γ 光子的能量

A．脉冲幅度分析器

B．准直器

C．显示器

D．晶体

E．光电倍增管

65．在癫痫灶的 $^{18}F$-FDG PET/CT 脑代谢显像中，葡萄糖代谢表现为

A．发作期和间歇期均增高

B．发作期和间歇期均减低

C．发作期增高，间歇期减低

D．发作期减低，间歇期增高

E．发作期增高，间歇期正常

66．临床上为鉴别肿瘤治疗的瘢痕与肿瘤复发病灶，最为有效的影像学方法是

A．X-CT

B．MRI

C．$^{18}F$-FDG PET

D．常规 X 线摄片

E．超声检查

67．恶性脑胶质瘤放化疗结束后 3 个月，$^{18}F$-FDG 显像示病灶局部葡萄糖代谢率增高可能是由于

A．脑瘤复发或残留

B．瘢痕组织

C．放疗效果良好

D．化疗效果良好

E．肿瘤坏死

68．$^{18}F$-FDG PET 定量指标 SUV 是指

A．T/NT 摄取比值

B．病灶区标准摄取值

C．病灶区血流灌注值

D．每克组织中的糖代谢率

E．每克组织中的放射性计数

69. PET 目前较难鉴别下列诊断中的
    A．肺癌与增殖型肺结核
    B．肺癌与肺炎
    C．脑瘤放疗后纤维化与复发
    D．食管癌与反流性食管炎
    E．低分化原发性肝癌与肝血管瘤

70. 关于 FDG 肿瘤显像**不妥**的做法是
    A．注射前后患者处于安静状态
    B．显像前排空膀胱有利于腹部显像
    C．禁食 4~6 h，检查前查血糖
    D．空腹血糖升高者，必要时可使用胰岛素控制血糖
    E．检查前做适当运动

71. 关于 FDG 肿瘤显像适应证，下列说法**不全面**的是
    A．准确提供肿瘤位置、大小
    B．良、恶性病变的鉴别
    C．恶性肿瘤的分期
    D．肿瘤治疗后的疗效
    E．鉴别肿瘤复发

72. $^{18}$F-FDG 心肌代谢显像常用于
    A．冠心病与心肌病的鉴别诊断
    B．瓣膜性心脏病的换瓣分析
    C．异位兴奋灶的定位诊断
    D．糖尿病心肌病的诊断
    E．冠心病选择治疗方案的依据

73. PET/CT 影像融合装置的提出者是
    A．Hal O. Anger
    B．David Kubl
    C．D. W. Townsend
    D．Hevesy G.
    E．Roentgen

74. PET 探测射线依据的是
    A．电离作用
    B．荧光现象
    C．感光效应
    D．康普顿散射
    E．光电效应

75. **不分泌**皮质醇的肿瘤是
    A．肾透明细胞癌
    B．甲状腺髓样癌
    C．小细胞肺癌
    D．类癌
    E．肾上腺癌

76. 应用 $^{18}$F-FDG PET 探测肾上腺转移灶时出现假阴性的主要原因是
    A．CT 剂量低
    B．FDG 给药剂量不足
    C．未做延迟显像
    D．血糖高
    E．病灶出现出血、坏死、囊变或病灶太小（<5 mm）

77. $^{18}$F-FDG PET 对高分化肝细胞肝癌探测灵敏度低的原因是
    A．肿瘤较小
    B．肿瘤摄取 $^{18}$F-FDG 少
    C．高分化肝细胞肝癌细胞中含有丰富的葡萄糖 -6- 磷酸酶
    D．肝硬化、血糖增高干扰对肿瘤的探测
    E．高分化肝细胞肝癌细胞表面缺少葡萄糖转运体

78. 对垂体微腺瘤探测灵敏度最高的方法是
    A．增强 CT
    B．MRI
    C．$^{18}$F-FDG PET/CT
    D．$^{99m}$Tc-MIBI SPECT/CT
    E．$^{111}$In- 奥曲肽 SPECT/CT

79. 推荐 $^{18}$F-FDG PET/CT 进行鉴别诊断的孤立肺结节的最小长径为大于等于
    A．4 mm
    B．5 mm
    C．6 mm
    D．8 mm
    E．10 mm

80. 在进行 $^{18}$F-FDG PET/CT 检查时最容易出现阴性的胰腺病变是
    A．局限性胰腺炎
    B．黏液囊性腺癌
    C．急性胰腺炎
    D．胰腺囊腺瘤
    E．胰腺导管细胞癌

81. 当前 PET/CT 装置中，PET 图像的衰减校正采用的方法是
    A．X 线

B. $^{153}$Gd
C. $^{137}$Cs
D. $^{133}$Ba
E. $^{18}$F

82. 某一种放射性核素的某一化学形式的放射性占该放射性核素总放射性的百分比称为
    A. 化学纯度
    B. 放射性活度
    C. 放射化学纯度
    D. 核纯度
    E. 浓度

83. **不是**加速器生产的核素是
    A. $^{111}$In
    B. $^{18}$F
    C. $^{11}$C
    D. $^{198}$Au
    E. $^{64}$Cu

84. 超声诊断患者多发淋巴结肿大，穿刺活检显示为转移性肿瘤，为进一步确诊，比较有意义的检查为
    A. 增强 CT
    B. MRI
    C. SPECT
    D. PET/CT
    E. 全身超声检查

85. PET/CT 检查显示肝实质内多发囊性低密度影，边界清晰，无 FDG 摄取，首先考虑为
    A. 多发肝囊肿
    B. 肝内转移瘤
    C. 原发性肝癌
    D. 肝内血管瘤
    E. 肝脓肿

86. 多发骨转移瘤，PET/CT 检查查找原发灶，最先考虑的肿瘤是
    A. 原发性肝癌
    B. 肺癌
    C. 结直肠癌
    D. 淋巴瘤
    E. 前列腺癌

87. PET/CT 检查显示，颈部、肺门、腹股沟多发高代谢淋巴结，椎体高代谢病灶无骨质破坏，皮肤高代谢结节，应考虑
    A. 淋巴瘤
    B. 皮肤癌伴转移
    C. 淋巴结结核
    D. 肺癌伴转移
    E. 其他疾病

88. 患者男，20 岁，低热，抗炎治疗后效果不明显，抗酸杆菌阴性，PPD（-），PET/CT 扫描显示颈部、纵隔多发淋巴结肿大且代谢增高，首先考虑
    A. 淋巴结炎
    B. 淋巴结结核
    C. 淋巴瘤
    D. 淋巴结转移瘤
    E. 其他疾病

89. 患者粪便隐血试验阳性，腹股沟多发淋巴结肿大，为进一步确诊，首选的影像学检查方式为
    A. X 线
    B. MRI
    C. 超声检查
    D. PET/CT
    E. 介入检查

90. 患者确诊为胃印戒细胞癌，PET/CT 检查显示双侧卵巢肿块伴代谢增高及腹水，应首先考虑
    A. 卵巢癌
    B. 巧克力囊肿
    C. 黄体囊肿
    D. 库肯伯格瘤
    E. 卵巢其他疾病

91. 甲状旁腺腺瘤应首选的影像学方法是
    A. $^{18}$F-FDG PET/CT
    B. $^{99m}$Tc-MIBI SPECT/CT 双时相显像
    C. $^{99m}$TcO$_4$ SPECT/CT 显像
    D. MRI
    E. 彩超

92. 患者确诊为黑色素瘤，经化疗后，为鉴别瘢痕与复发，首先考虑的检查是
    A. CT/增强
    B. MRI
    C. PET/CT
    D. 超声
    E. X 线

93. 将 $^{18}$F 标记在 DG 上，使用的是

A．生物合成法

B．化学合成法

C．交换法

D．络合法

E．催化反应

94．国际公认诊断心肌存活的影像方法是

A．$^{13}$N-NH$_3$ 心肌灌注显像和 $^{18}$F-FDG PET 心肌代谢显像相结合

B．$^{99m}$Tc-MIBI 心肌灌注显像和 $^{18}$F-FDG PET 心肌代谢显像相结合

C．$^{99m}$Tc-MIBI 静息结合硝酸甘油介入心肌灌注显像法

D．$^{201}$Tl 心肌灌注显像

E．心肌脂肪酸代谢显像

95．无症状前列腺癌患者，当 PSA 达到何标准时，应该选择 $^{18}$F-Na PET 全身骨扫描

A．PSA > 5 ng/ml

B．PSA > 8 ng/ml

C．PSA > 10 ng/ml

D．PSA > 15 ng/ml

E．PSA < 15 ng/ml

96．当 $^{99m}$Tc-MDP 和 $^{18}$F-Na PET 全身骨扫描阴性的肿瘤患者出现明显骨痛时，应首先选择的影像学检查是

A．$^{18}$F-FDG PET/CT

B．局部增强 CT

C．局部 MRI

D．X 线

E．局部平扫 CT

97．恶性肿瘤患者应用 $^{18}$F-FDG PET/CT 进行分期时，判断肾上腺有无转移常采用肾上腺与肝的放射性比值，此值大于多少时可诊断为转移

A．1

B．2

C．3

D．5

E．1.5

98．**不能**进行垂体肿瘤显像的核素显像药物是

A．$^{18}$F-FDG

B．$^{99m}$Tc-DTPA

C．$^{18}$F-FMISO

D．$^{99m}$Tc-奥曲肽

E．$^{18}$F-FET

99．应用 $^{18}$F-FDG PET/CT 显像时，出现全身骨髓不显影，中心骨髓散在岛状 FDG 摄取增高灶，应考虑

A．白血病

B．慢性白血病

C．再生障碍性贫血

D．贫血

E．多发性骨髓瘤

100．**不能**进行全身骨髓评价的核素显像药物是

A．$^{18}$F-FDG

B．$^{18}$F-FLT

C．$^{18}$F-MET

D．$^{111}$In-WBC

E．$^{99m}$Tc-SC

101．接受标准化疗方案的淋巴瘤患者，应用 Deauville 5 分量表评价淋巴瘤化疗疗效时，可诊断为部分缓解的是

A．1 分

B．2 分

C．3 分

D．4 分

E．5 分

102．感染发热时，行 $^{18}$F-FDG PET/CT 显像，骨髓弥漫性摄取增高的确切机制是

A．骨髓合并感染

B．骨髓合并肿瘤

C．白介素促使骨髓中免疫细胞葡萄糖转运蛋白表达增多

D．FDG 排泄减少

E．骨髓中炎细胞增多

103．发热超过 2 周，临床高度怀疑感染，进行炎症病灶定位应选择的显像方法是

A．$^{111}$In-WBC

B．$^{111}$In-HIgG

C．$^{18}$F-FDG

D．$^{67}$Ga 炎症显像

E．MRI

104．在甲状腺的临床检查方法中，有放射性损伤的是

A．扪诊

B．MRI

C. 超声
D. 核素扫描
E. 红外线热像图

105. SPECT 显像条件选择，最适宜的射线能量为
A. 60～80 keV
B. 100～250 keV
C. 511 keV
D. 364 keV
E. 300～400 keV

106. 采用标准的 BGO（锗酸铋）晶体进行正电子发射断层显像时，探头的状态是
A. 旋转 360°
B. 探头不需要旋转
C. 旋转 180°
D. 旋转 45°
E. 旋转 90°

107. 不是核素显像的主要类型的是
A. 静态显像、动态显像
B. 光电显像、荧光显像
C. 平面显像、断层显像
D. 早期显像、延迟显像
E. 阴性显像、阳性显像

108. 核素显像的条件选择不包括
A. 显影剂及其活度
B. 准直器及仪器采集最佳条件选择
C. 显像时间
D. 显像体位与方式
E. 工作人员的外照射防护

109. 单光子发射计算机体层的英文缩写是
A. X-CT
B. MRI
C. ECT
D. PET
E. SPECT

110. $^{131}$I-AFP 单克隆抗体肝癌显像是
A. 平面显像
B. 断层显像
C. 阴性显像
D. 阳性显像
E. 介入显像

111. γ 照相机获得的全身或局部组织的显像是
A. 平面显像
B. 断层显像
C. 阴性显像
D. 阳性显像
E. 介入显像

112. $^{99m}TcO_4^-$ 甲状腺显像的剂量是
A. 74～185 GBq
B. 740～1850 MBq
C. 74～185 kBq
D. 74～185 MBq
E. 7.4～18.5 MBq

113. 间歇性肠道出血，核素显像应选择的显影剂是
A. $^{99m}$Tc-DTPA
B. $^{99m}$Tc-红细胞
C. $^{99m}$Tc-MAA
D. $^{99m}$Tc-ECD
E. $^{99m}$Tc-胶体

114. 核素成像，不是静态图像分析要点的是
A. 脏器位置
B. 脏器形态
C. 动态变化
D. 放射性分布
E. 脏器大小

115. 核素图像融合技术的最主要目的是
A. 了解病灶部位的代谢与血流变化
B. 病灶区解剖密度的变化
C. 病灶区解剖形态的变化
D. 提高探测病灶的敏感性
E. 判断病灶大小

116. ECT 影像与其他影像技术相比较，其主要缺点是
A. 显示功能差
B. 不能显示脏器形态
C. 图像的解剖学分辨力差
D. 是一种功能影像
E. 一种解剖学影像

117. 放射性核素发生器是一种从长半衰期母体核素中分离出短半衰期子体核素的
A. 核仪器
B. 反应装置
C. 化学合成装置
D. 分离装置
E. 加速器

# 练习四十二答案

1. B 射线引起物质电离，产生电子-离子对，电子-离子对的数目与吸收的能量和物质种类有关，可以收集这些电子-离子对作为电信号。由于电信号与相应的射线活度、能量、种类有一定关系，故采集和计量这些信号即可得知射线的性质和活度。

2. C α粒子、β⁻粒子、β⁺粒子和中子穿透能力弱，γ光子穿透能力最强，故C正确。

3. E 与常规的γ照相机相比，SPECT在以下方面有所改进：光电倍增管的磁屏蔽增强；系统的均匀性、线性、稳定性均高于常规γ照相机。

4. B PET探测湮没反应产生两个能量均为511 keV的γ光子。由于光子传播速度很快，如果2个光子同时被探测到，就确定一次湮没反应，而且湮没反应的位置是在2个探测器之间。这称为时间符合，它有类似准直器的功能，称为电子准直。故B正确。

5. C 由于放射性核衰变具有统计分布，因此在相同的时间间隔内对样品进行测量得到的计数值也有同样的统计分布，各次测量值围绕平均值上下涨落，称为统计涨落。故C正确。

6. B 在β⁻衰变中不稳定的核发射出一个电子、一个中微子和一定的能量。故B正确。

7. B 当放射性核素通过某种途径进入人体后，其放射性活度在人体器官、组织或全身的减少受两个因素的影响，一个是核素本身衰变，另一个因素是生物代谢。故B正确。

8. E 活度的旧单位是居里（Ci），1居里表示1秒内发生 $3.7 \times 10^{10}$ 次核衰变。1 μCi = $10^{-6}$ Ci = $10^{-3}$ mCi = $3.7 \times 10^4$ Bq。故E正确。

9. B 放射性物质进入体内的途径包括经呼吸道、经口、经体表、经伤口和经静脉注射，备选答案B最全。

10. C 核医学射线测量仪器主要由三部分组成。一是射线探测器，利用射线和物质相互作用产生的各种效应，如电离电荷、荧光现象等，将射线的辐射能转变为电子线路部分能处理的电信号。常根据需要把探测器和最基本的电子线路，如前置放大器等封装在一起，形成一个独立的单元，这部分常称为探头。故C正确。

11. E 准直器通过吸收作用，选择性地让γ光子透过，到达晶体，从而按一定规律将放射性核素的分布投射到晶体平面上。故E正确。

12. B 个人剂量限值是对公众及工作人员个人所受的照射利用剂量限值加以限制。医疗照射没有个人剂量限值。受检患者、医学实践志愿者、患者家属和申请核医学检查的医生所受到的照射属于医疗照射。故B正确。

13. A 熟记各种显像的适应证是主管技师的基本功。由于疾病种类和显像原理的不同，脑灌注显像显示异常影像的时间是不同的；脑梗死患者在脑灌注显像上，发病即刻就能显示异常影像。故E正确。

14. C 显像的质量控制是主管技师必须要掌握的。血池显像体内法标记红细胞的标记率一般为60%～90%，可以保证心血池和肝血池的显像质量。故C正确。

15. C 掌握各种显像体位也是主管技师的基本功。除非心脏转位，探头将左、右心室分开的最佳角度一般为LAO 30°～LAO 45°。故C正确。

16. B 大多数核医学科进行平衡法心血池显像所采用的心电图有5个电极，原则上至少使用3个电极，用心电图的R波门控程序采集。故B正确。

17. A ²⁰¹Tl在心肌内的分布可分为初期分布与再分布。初期分布是指静脉注射 ²⁰¹Tl 5 min后，心肌的摄取量达到高峰，故合适的显像时间是静脉注射后5～10 min。故A正确。

18. B 掌握各种显像条件也是主管技师的基本功。一般选用帧式采集法连续采集300～500个心动周期，达到预定总计数停止；或采用预置计数法，达到5000 K后停止。故B正确。

19．C  掌握各种显像的患者准备也是主管技师的基本功。受检者在检查前口服过氯酸钾 400 mg，可避免游离并被胃和软组织摄取的 $^{99m}TcO_4^-$ 对显像的影响。故 C 正确。

20．B  注射后，$^{99m}$Tc-MIBI 迅速被心肌摄取，注射药物后 1～2 h，心肌的摄取量达到高峰，故合适的显像时间是 1～2 h。故 B 正确。

21．E  DMSA 主要聚集在肾皮质，注药后 10 min 肾摄取达高峰，在 1 h 肾摄取血中 DMSA 的 4%～8%，其中 50%固定在肾皮质。静脉注射后 1 h 有一部分（12%）滞留于肾皮质内并保留较长时间，其余部分（30%～45%）已随尿排出体外，因此需注药后 1～2 h 进行显像，以避免显影剂中排泄快的部分在肾盏、肾盂和集合管内的放射性对皮质显影的干扰。故 E 不正确。

22．B  放射性胶体显像，根据显像目的不同，患者准备不同。$^{99m}$Tc 标记硫胶体消化道出血显像，显像前口服过氯酸钾可减少胃黏膜摄取和分泌 $^{99m}TcO_4^-$，以防干扰；放射性核素肝胶体显像，无需任何特殊准备。故 B 正确。

23．C  为避免对肾动态显像结果的影响，受检者需按备选答案 A、D 和 E 准备；备选答案 C 患者前一天进行静脉肾盂造影，不能完全消除静脉肾盂对比剂对肾动态显像结果的影响，临检查前排尿不会对肾动态显像的结果有影响。故 C 不正确。

24．A  掌握各种显影剂的注射剂量也是主管技师的基本功，既满足临床显像需要，又使受检者接受最小的辐射照射。故 B 正确。

25．B  血清人抗鼠抗体阳性是放射免疫显像的绝对禁忌证。血清人抗鼠抗体阳性不仅会使放射免疫显像失败，还会引起不必要的免疫反应。故 B 正确。

26．A  乳腺肿块有很大部分为乳腺腺瘤，乳腺腺瘤摄取 $^{99m}$Tc-MIBI，易造成假阳性，故 A 不适合。

27．A  炎症、肿瘤都会引起 $^{67}$Ga 聚集，故 A 错误。

28．E  受检者口服 $^{131}$I 溶液 3.7～7.4 MBq，用于 $^{131}$I 甲状腺显像。故 E 正确。

29．C  备选答案 A、B、D、E 主要反映的是病灶形态学的变化，备选答案 C 反映的是代谢的变化。故 C 正确。

30．B  肾上腺皮质显像主要用于皮质醇增多症和原发性醛固酮增多症的诊断。如为腺瘤所致，则多为单侧性显影增强，显影时间提前，不被地塞米松所抑制；而增生所致多为双侧性显像增强，可被抑制。故 B 正确。

31．D  碘代苄胍类化合物是一类肾上腺神经阻滞剂，可选择性作用于肾上腺素能神经受体，其中以间位碘代苄胍（MIBG）对肾上腺髓质的趋向能力最强。故 D 正确。

32．E  1～6 周停服含碘食物、停服甲状腺激素是甲状腺摄 $^{131}$I 功能试验、$^{131}$I 甲状腺扫描的患者准备，口服过氯酸钾是血池显像的患者准备，停用氨茶碱类药物是双嘧达莫（潘生丁）药物负荷试验的患者准备。故 E 正确。

33．D  $^{99m}$Tc-右旋糖酐制备容易，无发热、过敏反应，不被肝、脾、骨髓摄取而广泛用于临床。故 D 正确。

34．C  甲状腺髓样癌对 $^{99m}$Tc-V-DMSA 有较高的摄取率。故 C 正确。

35．A  高分辨率准直器壁厚，孔长而小，分辨率高而灵敏度低，有利于显示检测区域内的细微结构，适合全身骨显像。故 A 正确。

36．D  耻骨下方位像：当膀胱影遮盖了耻骨，特别是可疑耻骨有病变时，需做耻骨下方位像，使耻骨与膀胱影分开。患者坐于检查床上，探头置于下方，身体由上肢或枕头支撑后倾，使脊柱离开视野，双腿分开，腿弯曲向前，尽可能离开视野。故 D 正确。

37．A  局部骨显像采集时间有不同的设置方法，其中之一就是每个部位设置特定的采集总计数（胸、腹、盆腔 900～1000 K，四肢和头颅 500 K，手足 300～500 K）。故 A 正确。

38．C  局部骨显像采集时间有不同的设置方法，其中之一就是每个部位设置特定的采集时间（胸、腹、盆腔和四肢均采集 300 s）。故 C 正确。

39．B  放射防护法规定，放射性碘蒸汽、放射性气溶胶经高效过滤后，排入大气，排风口须在直径 50 m 范围内高出最高建筑 3 m 以上。滤膜定期更换，并作为固体放射性废物处理。$^{133}$Xe 应用特殊的吸收器收集，放至衰变，不得直接排入大气。故 B 正确。

40．A  放射防护法规定，对患者的防护分两方面：①核医学诊断中患者的防护原则；②核医学治疗中患者的防护原则。其核心内容就是实践的正当性与防护的最优化。故 A 正确。

41．A  瘢痕组织、放疗效果良好、化疗效果良好和肿瘤坏死 $^{18}$F-FDG 脑显像均显示病灶局部葡萄糖代谢率不增高或减低。故 A 正确。

42．C  制备任何放射性药物均需要始终避免放射性污染和保持无菌操作，只有如此，才能保护自己和患者。故 C 正确。

43．C  $^{99m}$Tc- 标记红细胞（$^{99m}$Tc-RBC），标记方法有体内法、体外法和混合法（半体内法），其中体外法标记率最高可达 96% 以上，成像质量好，但标记过程复杂，在临床上不能方便地实施。故 C 正确。

44．C  在进行一日法 $^{99m}$Tc-MIBI 负荷、静息心肌灌注显像时，第 1 次显像注药的剂量一般是第 2 次显像注药的剂量的 1/3，而常规一次显像注药的剂量一般不超过 925～1110 MBq，故 C 正确。

45．D  在进行下肢静脉显像时，未松开止血带的目的是阻断浅静脉，迫使示踪剂自深静脉回流。故 D 正确。

46．C  腺苷作用强，患者胸痛、头痛症状发生率较高，但由于腺苷在血浆中的半衰期小于 10 s，因此只要减慢静脉滴注速度或停止滴注，症状就会即刻缓解或消失。故 C 正确。

47．C  $^{99m}$Tc-MAA 为混悬液，注射前需振荡摇匀，注射时尽量避免回血，以防止血液与 MAA 凝聚成更大的颗粒，引起不应有的栓塞或造成持续不退的肺内大"热点"。故 C 正确。

48．B  如果药盒标记过程中，DMSA 接触空气而氧化导致 $^{99m}$Tc 的标记率下降，可见肝摄取明显增加。故 B 正确。

49．C  体积超过 1 ml，不能形成弹丸；不同显像目的，所要求的剂量不同。故 C 正确。

50．D  $^{99m}$Tc- 硫胶体（$^{99m}$Tc-SC）用于肝、脾、骨髓、淋巴系统显像及胃排空显像。颗粒直径为 10～500 nm，可被体内的单核吞噬细胞吞噬，因此，可用于肝、脾、骨髓、淋巴系统。当颗粒直径 > 500 nm 时，这些颗粒随血流暂时随机地嵌顿于肺毛细血管床，造成肺内放射性明显增大。故 D 正确。

51．D  胸骨和肋骨的病灶、胸骨和锁骨的病灶几乎不重叠，不需要加体位；区分肋骨和肩胛骨病灶，需加双臂抬高胸部后位像；怀疑耻骨病灶，需加耻骨下方位像。故 D 正确。

52．D  全身骨显像体位设计时，双足趾尖并拢向前，双足跟分开的目的是这样的体位可使胫腓骨分开。故 D 正确。

53．D  怀疑肝癌，可查 AFP 和 CEA；怀疑睾丸肿瘤，可查血清睾酮浓度；怀疑乳腺癌，可查 PRL；怀疑卵巢癌，可查血清雌二醇浓度。故 D 正确。

54．E  $^{201}$Tl 的 80 keV 丰度最高，故 E 正确。

55．A  骨转移诊断是骨显像的首选适应证。一般认为，骨显像诊断骨转移的灵敏度 > 95%。故 A 正确。

56．E  原发性骨肿瘤大多数是单骨病变，偶为多骨病变。对骨肿瘤的正确诊断必须依靠临床、病理和影像学的结合，无创的放射学检查（X 线平片、CT 和 MRI）占有重要的地位。故 E 正确。

57．B  肌内注射哌替啶和铁制剂可引起肌肉放射性摄取示踪剂。故 B 正确。

58．C  $^{211}$At、$^{212}$Bi 发射 α 射线，$^{123}$I 发射俄歇电子，$^{125}$I 发射 γ 射线。故 C 正确。

59．C  病程短、未经任何治疗和年龄小是应考虑减少剂量的因素，结节性甲状腺肿是应考虑增加剂量的因素。故 C 正确。

60．E  口含维生素 C，促进唾液分泌，以缓解放射性唾液腺炎。故 E 正确。

61．D  用于治疗骨肿瘤的放射性药物都有趋骨性，骨组织代谢活跃的部分浓聚更多的放射性药物。骨肿瘤病灶部位由于骨组织受到破坏，成骨细胞的修复作用极其活跃，所以浓聚大量的放射性药物。故 D 正确。

62．E　疗效与年龄及病变类型有关，通常年龄小，皮内的毛细血管瘤疗效较好，是因为血管瘤组织的血管内皮细胞对射线的敏感性随年龄的增长而降低。早期治疗不仅疗效好，一般仅需 1 个疗程就可治愈，且色素沉着等现象消失亦早，所以对儿童毛细血管瘤应积极治疗。故 E 正确。

63．D　肾上腺髓质显像检查前 1 周应停用苯苄胺、利血平、可卡因、生物碱、6-羟基多巴胺、胰岛素及三环类抗抑郁药等药物。故 D 正确。

64．A　脉冲幅度分析器的窗为不同能量的射线提供通道，起鉴别粒子能量的作用。

65．C　癫痫的发作间期，癫痫灶局部脑血流降低，即局部脑葡萄糖利用率降低，而发作期局部脑葡萄糖利用率明显提高，二者结合分析更能够提高癫痫源灶的定位准确性。

66．C　瘢痕的葡萄糖代谢很低，而复发病灶代谢很高，从而在 FDG-PET 图像上有很大的差别（瘢痕 SUV 值低，复发病灶的 SUV 值高）。

67．A　在瘢痕组织和在放疗效果、化疗效果良好，以及肿瘤坏死的情况下，葡萄糖代谢率通常会降低。

68．B　SUV 为病灶区标准摄取值。

69．A　肺癌和增殖型肺结核都能显著增加 PET SUV 值，从而使得仅根据 FDG PET 很难区分这两者。

70．E　运动能改变人体的葡萄糖代谢速度，从而使得在这种情况下 FDG 肿瘤显像不能真实反映葡萄糖的代谢。

71．A　FDG PET 是一种功能显像，它不能很好地进行结构定位，从而很难准确提供肿瘤位置，另外，由于 PET 的分辨率较差，肿块的分割具有很大不确定性，从而也不能准确提供肿块大小的信息。

72．E　空腹时，正常心肌以脂肪酸为主要代谢底物，而心肌缺血时则表现为局部葡萄糖代谢的相对增加与脂肪酸代谢的降低。基于心肌的代谢特性，FDG PET 能客观反映心肌的缺血程度及范围，对准确鉴别正常、缺血和坏死心肌状态并正确评价冠状动脉再通术的适应证有重要意义，从而为冠心病治疗方案的选择提供依据。

73．B

74．E　正电子和电子湮灭之后产生高能量 γ 光子，γ 光子打到晶体后通过光电效应进行探测定位。

75．A　只有肾透明细胞癌不分泌皮质醇。

76．E　病灶出现坏死等情况下，FDG 吸收值很低。另外，由于目前临床用的 PET 分辨率在 4～8 mm，小于 5 mm 的病灶不能正确地显示。

77．C　高分化肝细胞癌细胞中含有丰富的葡萄糖-6-磷酸酶，从而使得磷酸化的 FDG 变成 FDG，大部分被运送到胞外，使肿瘤细胞里的 FDG 浓度很低，SUV 值很小。

78．C　由于 PET 的高分辨率（相比于 SPECT）以及垂体微腺瘤高葡萄糖代谢，$^{18}$F-FDG PET/CT 能够灵敏地进行垂体微腺瘤探测。

79．D

80．B　黏液囊性腺癌无葡萄糖代谢。

81．A　目前的 PET/CT 装置是通过 CT 发射的 X 线来进行衰减校正。

82．C

83．D　只有 $^{198}$Au 不是加速器生产的。

84．D　目前，FDG PET/CT 在淋巴癌诊断和分型方面具有重大意义，正在成为一项标准检查。

85．A　只有多发性肝囊肿才具有低密度影、边界清晰以及无 FDG 摄取的特征。

86．B　在这 5 种癌中，肺癌最容易引起多发性骨转移瘤。

87．A　颈部、肺门、腹股沟多发高代谢淋巴结是淋巴癌比较典型的临床特征。

88．C　排除结核感染，以及正常抗炎治疗后效果不明显，且颈部和纵隔淋巴结肿大且代谢增高，考虑为淋巴瘤。

89．D 通过 FDG PET/CT 来进行肠癌诊断。

90．D

91．B 属于 $^{99m}$Tc-MIBI 双核素显像。

92．C FDG PET/CT 可以很好地鉴别瘢痕与复发，瘢痕的葡萄糖代谢低。

93．B FDG 是通过化学合成方法将 $^{18}$F 标记在 DG 上。

94．A　95．C

96．A 全身 $^{18}$F-FDG PET/CT 显像能够探测是否为高代谢的部位。

97．B

98．C 垂体肿瘤少有乏氧显像，从而不能在 FMISO PET 图像上很好地显像。

99．C

100．C $^{18}$F-MET 用 $^{18}$F 标记甲硫氨酸，而在骨髓瘤中，甲硫氨酸利用较少。因此 $^{18}$F-MET 不能进行全身骨髓评价。

101．D

102．C 葡萄糖转运蛋白表达增加后，能够促使更多的葡萄糖被输送到细胞里，从而能够被用来检测。

103．C 炎症病灶的 FDG 吸收值会提高，从而能够很好地进行病灶定位。

104．D　105．B　106．B　107．B　108．E　109．E　110．D　111．A　112．D　113．B　114．C　115．A　116．C　117．D

# 第 7 章 放射治疗技术

## 练习四十三

1. 放射肿瘤学**不包括**的学科是
   A．放射物理学
   B．放射生物学
   C．临床肿瘤学
   D．放射化学
   E．临床剂量学

2. 放射治疗技师学习肿瘤学的目的是
   A．了解肿瘤的解剖位置
   B．了解肿瘤周围器官
   C．了解肿瘤组织的放射生物效应
   D．了解哪些器官需要避开或用铅挡保护
   E．了解肿瘤的发生、发展和转移规律以及治疗体位设计时的注意事项

3. 放射治疗技师学习肿瘤解剖学的目的是
   A．了解肿瘤的诊断和鉴别诊断
   B．了解肿瘤的分期及病理分类
   C．了解肿瘤对放射线的敏感程度、放射治疗的适应证及禁忌证
   D．了解肿瘤的生长规律及转移途径
   E．利于正确理解治疗处方和正确的体位设计

4. 以下**不属于**放射物理学内容的是
   A．放射线的产生及物质相互作用
   B．正确使用不同种类、不同能量的放射线
   C．照射方式及放射治疗技术的选择
   D．照射方式及放射治疗技术的执行
   E．治疗单上照野的解剖标记

5. 放射治疗计划的主要执行者是
   A．医生
   B．物理师
   C．模拟机技师
   D．放射治疗技师
   E．照射剂量

6. 从事放射治疗专业的人员**不包括**
   A．放射治疗医师
   B．物理师
   C．放射治疗技师
   D．维修工程师
   E．检验师

7. 具体操作、使用放射治疗设备的人员是
   A．放射治疗医师
   B．物理师
   C．放射治疗技师
   D．放射治疗剂量师
   E．护士

8. 模拟技师的工作范围是
   A．放射治疗计划的设计
   B．放射治疗计划的执行
   C．放射治疗患者的定位、拍片
   D．质量控制和质量保证
   E．靶区剂量的确定

9. 放射治疗技师的工作范围是
   A．放射治疗计划的设计
   B．放射治疗计划的执行
   C．放射治疗患者的定位、拍片
   D．质量控制和质量保证
   E．靶区剂量的确定

10. 下列关于放射治疗技师的职责描述正确的是
    A．负责新的照射技术的研究、推广和应用
    B．了解所使用的治疗机的性能及基本结构
    C．熟悉所使用的射线的性质特点及工作条件
    D．掌握正确的操作机器的方法
    E．准确无误地执行治疗计划，体位设计要求正确

11. 下列关于放射治疗技师的职责描述**不正确**的是
    A．负责放射治疗体位设计的质量控制
    B．应对放射治疗技师的工作起到指导、帮

助、检查和监督的作用

C．治疗结束时检查机器及其辅助设备以及门窗、水电关闭情况

D．负责新的照射技术的研究、推广和应用

E．体位设计治疗中要能解决一些疑难患者的摆位

12．下列关于主管技师的职责描述**不正确**的是

A．要了解国内外放射治疗技术的新进展及动态

B．要全面掌握各种放射治疗摆位技术

C．负责进修生的培训工作

D．负责放射治疗体位设计的质量控制

E．熟悉所使用的射线的性质特点及工作条件

13．下列关于放射治疗技师工作的基本要求的描述正确的是

A．检查治疗计划系统运行是否正常

B．每日工作前检查治疗机设备状况

C．检查各种常用体位设计辅助装置是否齐全

D．检查机器各项运动是否正常

E．检查各项安全指示灯及仪表各项指标是否正常

14．体位固定能保证患者在治疗时

A．机架转角准确

B．能量准确

C．楔形板准确

D．机头转角准确

E．射野位置准确

15．对于初诊患者非常规治疗计划，体位设计技师和主管医师首次要

A．安排定位时间

B．安排治疗时间

C．安排治疗计划

D．确定肿瘤剂量

E．一同进行体位设计

16．体位设计时尤其要注意楔形板的

A．度数和方向

B．大小位置

C．上下位置

D．前后位置

E．左右位置

17．要在记录单上留有体位设计人员和记录人员的签名位置，并且每执行完一次必须

A．放射治疗医师检查

B．放射治疗护士登记

C．放射治疗物理师验证

D．设备工程师维修

E．签名或盖章

18．下列描述**错误**的是

A．治疗条件不对或医嘱不清时暂停治疗

B．无上级医师核对、签字的治疗计划暂可治疗

C．铅挡块与照射野不符时暂停治疗

D．剂量计算有误时暂停治疗

E．机头、机架、床转角方向有误时暂停治疗

19．下列描述**错误**的是

A．每次治疗完，患者不需要等技师进入治疗室就可起身

B．每个治疗室都必须安装应急灯

C．新患者治疗前要交代好注意事项

D．对行为不能自控或神志不清的患者体位要加绷带固定

E．遇到机器故障时，通过对讲机告诉患者不要动或进入机房把患者放下

20．原子核的直径约为

A．$10^{-10}$ cm

B．$10^{-11}$ cm

C．$10^{-12}$ cm

D．$10^{-13}$ cm

E．$10^{-14}$ cm

21．目前已知的元素有

A．102 种

B．103 种

C．109 种

D．110 种

E．118 种

22．互为同位素的元素，其特性是

A．核外电子数与中子数相同

B．核外电子数与质子数相同

C．核外电子数相同，核内中子数不同

D．核外电子数等于中子和质子之和

E．核外电子数等于中子与质子之差

23．原子可用三个字母表示，即 $^A_Z X$，其中，A 减去 Z 指的是

A．原子序数

B．原子质量数

C. 核外电子数
D. 核内质子数
E. 核内中子数

24．下列核外电子正确的排列顺序是
A. 2、8、16、32、50
B. 2、8、18、32、50
C. 4、8、24、32、64
D. 2、8、24、36、52
E. 4、8、16、32、54

25．特征辐射的产生是由于
A. 核外内层轨道上电子向外层轨道上电子跃迁
B. 核外外层轨道上电子向内层轨道上电子跃迁
C. 核外外层轨道上电子向内层轨道上空穴跃迁
D. 核外内层轨道上电子向外层轨道上空穴跃迁
E. 核外内层轨道上电子向光学轨道跃迁

26．对放射性核素"指数衰变"公式的注释**错误**的是
A. $N_0$：衰变前的原子数
B. N：衰变到 t 时刻的原子数
C. t：由 $N_0$ 到 N 的时间
D. λ：衰变常数与元素放射性无关
E. E：自然指数对，其值为 2.718

27．关于 X 线的基本性质**错误**的是
A. X 线没有质量，不受重力影响
B. X 线没有电荷，不受电场影响
C. X 线不属于电磁辐射
D. 穿过物质时，强度按指数规律衰减
E. X 线不能被聚焦

28．对射线质的规定中，**错误**的是
A. 2 MV 以下的 X 线，以管电压值表示 X 线的峰值能量
B. 2 MV 以下的 X 线，临床上用半价层表示 X 线的强度
C. 2 MV 以上的 X 线，通常以 MV 表示 X 线的质
D. γ 射线通常用核数表示射线的性质，如 $^{60}$钴 γ 线
E. 快中子、负 π 介子等射线，其射线质的概念应表示射线的生物效应

29．**不属于**电磁波的物质是
A. X 线或 γ 射线
B. 光波和热波
C. 红外线和紫外线
D. 超声波
E. 无线电波

30．对质量与能量关系的结论**错误**的是
A. 光子具有一定能量，而无静止质量
B. 光子可转化为具有一定质量的正负电子对
C. 质量可互相转换，一定质量反映一定能量
D. 质量与能量都是物质的基本属性
E. 当质量发生变化时，其能量不一定发生相应的变化

31．$^{60}$钴半价层为 1.25 cm 铅，若要挡去射线的 95%，需要半价层的数量是
A. 3 个
B. 4 个
C. 5 个
D. 6 个
E. 7 个

32．对韧致辐射的性质及滤过板的作用**错误**的结论是
A. 韧致辐射是 X 线的主要成分
B. 离开 X 线球管的 X 线能谱，直接用于临床治疗
C. 最高 X 线的能量等于入射电子的打靶能量
D. 使用滤过板是为了减低皮肤剂量，而增加深度组织的剂量
E. 使用滤过板是为了滤去较低能量段的能量而相对保留高能量段的能量

33．关于高能电子束临床特点的描述**错误**的是
A. 电子穿射射程正比于电子能量，根据不同肿瘤深度选择合适的电子能量
B. 到达一定深度后，剂量急剧下降，临床上利用这一特点可保护病变后的正常组织
C. 等剂量曲线呈扁平状，提供了一个均匀满意的照射野
D. 骨、脂肪、肌肉剂量吸收差别不明显，与普通 X 线相比无大差别
E. 单野适宜治疗表浅及偏心的肿瘤

34．高能 X 线**错误**的吸收剂量校准深度是

A．⁶⁰钴：5 cm

B．＜10 MV：5 cm

C．＜10 MV：7 cm

D．11～25 MV：7 cm

E．26～50 MV：10 cm

35．对半导体探头特点的**错误**描述是

A．灵敏度高

B．体积小

C．适于测量梯度变化大的区域

D．探头压低

E．物理密度较空气低

36．矩形野面积为 6 cm×12 cm，其等效方野的边长为

A．8 cm

B．10 cm

C．12 cm

D．14 cm

E．16 cm

37．下列术语中**错误**的定义是

A．散射最大剂量比：为体模内射野中心轴上任一深度处的散射线剂量与空间同一点体模内原射线之比

B．组织空气比：为体模内射野中心轴上任一点的吸收剂量率与移去体模后空间同一点在自由空气中的小体积组织内的吸收剂量率之比

C．组织体模比：为体模内射野中心轴上任一点吸收剂量率与空间同一点体模中参考点吸收剂量率之比

D．组织最大剂量比：为体模内射野中心轴上任一点吸收剂量率与空间同一点空气中最大剂量点处的吸收剂量率之比

E．反射因子：为体模两射野中心轴上最大剂量点吸收剂量与空气中该点吸收剂量率之比

38．对高能电子束等剂量曲线形状的**错误**描述是

A．入射面处曲线集中，随深度增加，逐渐散开，有较大的旁向散射

B．曲线的曲度随深度、射野面积及能量变化而变化

C．等剂量曲线（包括百分深度剂量曲线）只有在具体条件下才对具体机器有意义

D．等剂量曲线表明，低值等剂量线向内收缩而高值等剂量线则呈膨胀趋势

E．不论入射面是平的还是弯曲的，曲线中心部分都与入射表面平行

39．使用高能电子束单野照射时，若肿瘤后缘深度为 4 cm，可选择的电子束能量是

A．9～11 MeV

B．12～13 MeV

C．14～15 MeV

D．16～17 MeV

E．18～19 MeV

40．对高能电子束临床特点的描述**不正确**的是

A．肿瘤区域的剂量分布比较均匀，肿瘤后的正常组织剂量很小

B．肿瘤前的正常组织剂量很低，远小于肿瘤剂量

C．适于治疗表浅、偏位部位的肿瘤

D．以单野照射较好，能量的选择依据肿瘤深度而定

E．电子束能量不宜过高，合适的能量范围为 4～25 MeV

41．用两楔形野交角照射，如交角为 60°，应使用的楔形板角度是

A．15°

B．30°

C．40°

D．45°

E．60°

42．对人体模型概念的**错误**叙述是

A．用人体组织替代材料做成的体模称为人体模型

B．体模材料对射线的吸收和散射的要求与人体组织相同

C．常用的人体组织等效材料有水、压缩木块、塑料等

D．非均质人体等效模型，用不同密度的替代材料替代人体不同组织和器官

E．组织替代材料的组成成分是氧化镁、氧化钛和聚乙烯

43．下列有关名词的定义**不正确**的是

A．射线源（S）指放射源的前表面中心和产生射线的靶面中心

B．射线中心轴表示射线束的中心对称轴线

C．照射野表示射线束经准直器后中心轴垂直通过体模的范围与体模表面的截面

D．照射野在临床剂量学中规定体模内80%等剂量线的延长线交于体模表面的区域

E．射线中心轴在临床上指射线源（S）穿过射野中心的连线

44．下列有关参考点的定义中**不正确**的是

A．参考点为剂量计算或测量参考，规定体模表面下照射野中心轴上的一个点

B．400 kV以下X线，参考点取在表面

C．对高能X线，参考点取在体模表面下照射野中心轴上80%所在深度

D．对高能X线，参考点取在依X线能量不同规定的特定深度

E．对高能X线，参考点一般取在最大剂量点所在深度

45．下列概念中**错误**的定义是

A．入射点与出射点：表示射线中心轴与人体或体模表面的交点

B．源皮距：表示射线源到人体或体模表面照射野中心的距离

C．源瘤距：表示射线源沿着射野中心轴到肿瘤内所考虑点的距离

D．源轴距：表示射线源到机架旋转中心的距离

E．源皮距：表示人体或体模表面到机架旋转中心的距离

46．对靶区及剂量分布的**错误**描述是

A．靶区除包括显在的瘤体外，还包括潜在的可能受肿瘤侵犯的亚临床灶

B．近距离放射治疗通常采用百分相对吸收剂量（率）值，而不用绝对剂量（率）来定义靶区

C．照射区接受的照射剂量用于评估正常组织的受照程度

D．计划靶区是指计划设计而应用的一个几何学概念，是为了选择合适的照射野尺寸和布野方式，以确保临床靶区实际得到处方剂量的照射

E．危及器官是指邻近位于靶区内的敏感器官，其对射线的耐受程度直接影响治疗方案及处方剂量的选择

47．对滤过板的**错误**描述是

A．滤过板是为了去掉低能部分，改善射线质量

B．滤过板以降低剂量率、延长治疗时间为代价而提高平均能量

C．同一管电压，滤过板不同，所得半价层也不同

D．使用复合滤过板，从射线窗口向外，先放原子序数低的，后放高的

E．低能X线，滤过板材料为铝，能量较高时，材料为铜

48．减小半影范围的**错误**方法是

A．缩小放射源直径

B．增加限光筒至皮肤的距离

C．采用同心球面准直器

D．铅块遮挡

E．采用消半影装置

49．与外照射相比，对近距离照射特点的**错误**描述是

A．放射源强度较小

B．治疗距离较短

C．大部分放射线的能量被组织吸收

D．放射线必须经过皮肤、正常组织才能到达肿瘤

E．肿瘤剂量不必受到皮肤耐受量的限制

50．对 $^{60}$ 钴优点的**错误**结论是

A．深部剂量高，适于治疗深部肿瘤

B．骨损伤小

C．旁向散射多

D．表面剂量低

E．结构简单、成本低、维修方便、经济可靠

51．适于肿瘤放射治疗的核素有

A． $^{266}$ 镭， $^{137}$ 铯

B． $^{136}$ 铯， $^{266}$ 镭

C． $^{60}$ 钴， $^{137}$ 铯， $^{266}$ 镭

D． $^{192}$ 铱， $^{137}$ 铯， $^{60}$ 钴， $^{125}$ 碘

E． $^{125}$ 碘， $^{266}$ 镭

52．日常选择加速器电子束能量的范围在

A．4～25 MeV

B．4～25 MV

C．4～18 MV

D. 6~18 MeV

E. 6~35 MeV

53. 靶区致死剂量是指

　　A. 靶区平均剂量

　　B. 靶区中位剂量

　　C. 靶区靶剂量

　　D. 靶区最小剂量

　　E. 靶区最大剂量

54. 关于组织补偿器的描述，正确的是

　　A. 放在皮肤表面，提高皮肤剂量，改善组织剂量分布

　　B. 远离皮肤表面，以保证高能 X 线照射时皮肤剂量低

　　C. 形状必须与体表轮廓一致以改善剂量分布

　　D. 厚度必须相同，保证剂量分布改善

　　E. 必须用组织替代材料制作

55. 代表"医生方向观视"的是

　　A. BEV

　　B. REV

　　C. DRR

　　D. XR

　　E. MLC

56. 在 X 线全身治疗中，**不能**提高表浅剂量的措施是

　　A. 增加散放屏

　　B. 患者治疗时加盖毯子或厚的被单

　　C. 人体和墙壁之间加一层吸收屏

　　D. 利用组织补偿器给予校正

　　E. 将患者较厚的部位放置在照射野边缘

57. 临床上用 MV 表示射线能量的应是

　　A. $^{60}$钴治疗机

　　B. 直线加速器 X 线

　　C. 直线加速器电子线

　　D. 深部治疗机 X 线

　　E. 后装放射源

58. 代表"多叶准直器"的是

　　A. BEV

　　B. MLC

　　C. DRR

　　D. DVH

　　E. REV

59. 代表"数字重建影像"的是

　　A. BEV

　　B. REV

　　C. DRR

　　D. XR

　　E. MLC

60. 最常使用的射线挡块材料是

　　A. 蜡

　　B. 低熔点铅

　　C. 锡

　　D. 铜

　　E. 铁

61. 低熔点铅挡块的组成成分是

　　A. 铅、铋、铜、锡

　　B. 铅、铁、铜、铋

　　C. 铅、铋、镉、锡

　　D. 铅、铝、钨、铋

　　E. 铅、铝、铋、铜

62. 按照铋 50%、铅 26.7%、镉 10.0%、锡 13.3%配比的低熔点铅的密度是

　　A. 8.1 g/cm$^3$

　　B. 8.5 g/cm$^3$

　　C. 9.4 g/cm$^3$

　　D. 9.8 g/cm$^3$

　　E. 10.2 g/cm$^3$

63. 常用的楔形角**不包括**

　　A. 15°

　　B. 30°

　　C. 45°

　　D. 60°

　　E. 75°

64. 下列影响因素中与组织空气比（TAR）**无关**的是

　　A. 射线能量

　　B. 组织深度

　　C. 射野大小

　　D. 组织密度

　　E. 源皮距离

65. 查 PDD 表**不需要**的条件是

　　A. 能量

　　B. 剂量

　　C. 照射距离

　　D. 肿瘤深度

E. 照射野面积

66. 下列描述中，**错误**的是
   A. SSD 剂量查 PDD 表求出
   B. SAD 剂量查 TMR 表求出
   C. 查 PDD 表要具备剂量率、能量
   D. 查 PDD 表要具备能量、肿瘤中心水平面积、肿瘤深度
   E. SSD 照射要注意角度准确，SAD 要注意升床高度

67. $^{60}$钴治疗机 γ 射线的最大剂量点在皮下
   A. 0.5 cm
   B. 1.0 cm
   C. 1.5 cm
   D. 2.0 cm
   E. 2.5 cm

68. 远距离治疗的放射源为
   A. 封闭的放射源
   B. 开放的放射源
   C. 封闭及开放的放射源
   D. 镭源
   E. 氡源

69. 有关 $^{60}$钴治疗机照射野半影的正确描述是
   A. 使用球面限光筒可以消除几何半影
   B. 使用消除半影装置可以消除散射半影
   C. 散射半影与照射野面积无关
   D. 组织中的散射半影无法消除
   E. 放射源的直径与几何半影大小成反比

70. 下面表述**错误**的是
   A. 几何半影与放射源（S）尺寸大小有关
   B. 几何半影与源限距离无关
   C. 穿透半影的大小决定于准直器的设计
   D. 散射半影主要决定于射线质
   E. 三种半影构成的总的效果为物理半影

71. 下列**不属于**近距离放射治疗的是
   A. 组织间插植治疗
   B. 腔内治疗
   C. 埋管治疗
   D. 敷贴治疗
   E. 术中放射治疗

72. 对于近距离治疗，为中剂量率的是
   A. 0.4 ~ 1 Gy/h
   B. 1 ~ 2 Gy/h
   C. 2 ~ 12 Gy/h
   D. 12 ~ 15 Gy/h
   E. 15 ~ 20 Gy/h

73. 关于三维适形放射治疗描述**不妥**的是
   A. 要求靶区及周围重要器官的三维空间定位
   B. 可以给予一次大剂量
   C. 可以给予分次剂量
   D. 整个过程需要立体定位框架
   E. 精确的正逆向算法的 TPS

74. 电子束全身照射使用 5 mm 有机玻璃屏风的主要目的是
   A. 降低 X 线的污染
   B. 降低剂量率
   C. 降低射线能量，提高皮肤剂量
   D. 增加射线能量，降低皮肤剂量
   E. 吸收中子，减少中子污染

75. 90%等剂量线的范围是
   A. 肿瘤区
   B. 靶区
   C. 治疗区
   D. 照射区
   E. 计划区

76. 医用加速器 X 线适宜的能量是
   A. < 150 kV
   B. 180 ~ 270 kV
   C. 600 ~ 8 MV
   D. 1 ~ 22 MV
   E. 15 ~ 30 MV

77. 同位素能量常用的表示方法是
   A. 半价层
   B. MV
   C. 放射性核素名
   D. 剂量比与体模比
   E. 标准条件下，水中 10 cm 的 PDD 值

78. 达到电子平衡的条件是
   A. 进入体积元的电子数目等于离开体积元的电子数目
   B. 进入体积元的能量等于离开体积元的能量
   C. 电子带入体积元的能量等于电子带出体积元的能量
   D. 对于低能 X 线，由于次级电子射程短，体积单位可以很小

E．对于能量较高射线，次级电子的射程增长，测量体积不增大

79．**不属于**一个完整的剂量仪的基本构成部分的是
A．电离室（包括电缆及延长电缆）
B．剂量仪（主机）
C．监督源（标准）
D．标准数据
E．体模

80．关于人体曲面和组织不均匀性的校正，方法**错误**的是
A．肿瘤空气比法修正人体曲面、组织不均匀性
B．同等剂量曲线移动法修正人体曲面、组织不均匀性
C．有效源皮距法修正人体曲面
D．有效衰减系数法修正人体曲面
E．肿瘤空气比的指数校正即电子密度在修正组织不均匀性

81．下列有关高能电子束剂量分布特点的描述**不正确**的是
A．从表面到一定深度，剂量分布均匀
B．能量高表面剂量低，能量低表面剂量高
C．在一定深度之后，剂量下降快
D．随能量增加，下降梯度变小
E．剂量建成区比较窄并随能量增加而变化

82．肿瘤之后有一重要器官脊髓，在保证足够的肿瘤剂量情况下，为减少肿瘤前正常组织和脊髓的受量，可以选择的照射方法是
A．高能光子单野
B．高能电子束单野
C．双光子混合束单野
D．高能光子与电子束混合束单野
E．双能电子束照射单野

83．一肿瘤组织实际深度为 5 cm，其中电子束穿过肺的厚度为 2 cm，则治疗的有效深度为
A．4.0 cm
B．4.5 cm
C．3.0 cm
D．3.5 cm
E．3.6 cm

84．只有每一个射野内诸点的剂量率能够按要求的方式进行调整（调强），才能使
A．靶区内的剂量处处相等
B．靶区表面的剂量处处相等
C．靶区内及表面的剂量处处相等
D．临床靶区内的剂量处处相等
E．计划靶区内的剂量处处相等

85．X 线立体定向治疗最突出的特点是
A．立体定向定位框架和体位设计框架的使用
B．三维坐标重建的高精度
C．靶区定位和体位设计的准确以及剂量在靶区内的高度集中
D．直线加速器的等中心（包括机架、准直器、床）的高精度
E．CT、MRI 与 PET 等先进影像工具的辅助与图像融合技术的应用

86．表示"剂量体积直方图"的是
A．MLC
B．DRR
C．BEV
D．REV
E．DVH

87．全挡块需要半价层的个数是
A．2
B．3
C．4
D．4.5～5
E．6

88．射野挡块分为全挡、半挡、1/4 挡，半挡需要半价层的个数是
A．0.5
B．1
C．1.5
D．2
E．2.5

89．12 MeV 电子线用低熔点铅（LML）作挡块时，全挡的厚度是
A．4.0 mm
B．5.0 mm
C．6.0 mm
D．7.0 mm
E．8.5 mm

90．用于腔内治疗的中子放射源是
A．$^{226}$镭

B. ⁶⁰钴

C. ¹³⁷铯

D. ¹⁹²铱

E. ²⁵²锎

91. ⁶⁰钴的平均寿命为

  A. 1.44 年

  B. 5.24 年

  C. 5.30 年

  D. 7.60 年

  E. 28 年

92. ⁶⁰钴初装源活度为 8000 居里，经过多少年活度为 2000 居里

  A. 2.65

  B. 5.30

  C. 7.95

  D. 10.6

  E. 15.9

93. 设 ⁶⁰钴射线的半价层值为 1.27 cm 铅，欲使 ⁶⁰钴的强度从 100 Rmm 减弱至 12.5 Rmm，则需要的铅遮挡厚度为

  A. 2.54 cm

  B. 1.27 cm

  C. 3.81 cm

  D. 5.08 cm

  E. 6.35 cm

94. ¹⁹²铱放射源电离常数是

  A. 4.62

  B. 1.208

  C. 3.226

  D. 13.07

  E. 8.25

95. 适于作加速器 X 线靶的材料是

  A. 铜靶

  B. 金靶

  C. 钼靶

  D. 铍靶

  E. 银靶

96. **不**影响 TMR 的因素为

  A. 射线能量

  B. 肿瘤中心水平面积

  C. 肿瘤深度

  D. 源皮距

  E. 中心轴上任意一点吸收剂量率

97. **不**属于近距离技术特点的是

  A. 后装技术

  B. 能量常为 6 MV

  C. 源微型化

  D. 高活性源，高剂量率治疗

  E. 用微机设计治疗计划

98. 滤过板的作用是

  A. 滤掉高能量的能量

  B. 增加低能量的能量

  C. 增加皮肤剂量

  D. 减少部分组织剂量

  E. 保留高能 X 线并使其较原射线平均能量高，但剂量率有所下降

99. ⁶⁰钴的平均能量为

  A. 0.31 MeV

  B. 1.17 MeV

  C. 1.25 MeV

  D. 1.33 MeV

  E. 4 MeV

100. ⁶⁰钴的电离常数 K［库/（厘米·小时·毫居里）］是

  A. 10

  B. 11

  C. 12

  D. 13

  E. 15

## 练习四十三答案

1. D  放射肿瘤学包括放射物理、放射生物、临床肿瘤学及临床剂量学，不包括放射化学。

2. E  放射治疗技师学习肿瘤学的目的是了解肿瘤的发生、发展和转移规律以及治疗体位设计时应注意

的事项。

3. E　放射治疗技师学习肿瘤解剖学的目的是利于正确理解治疗处方和正确的体位设计。

4. E　治疗单上照射野的解剖标记不属于放射物理学研究内容，其余几项均是。

5. D　放射治疗计划的主要执行者是放射治疗技师。

6. E　从事放射治疗的专业人员有放射治疗医师、放射治疗物理师、放射治疗技师、放射治疗设备维修工程师、放射治疗护师等。

7. C　放射治疗医师根据肿瘤部位、肿瘤性质等，制订治疗方案；放射治疗物理师根据治疗方案，制定治疗计划；放射治疗技师实施治疗计划，即具体操作，使用放射治疗设备。

8. C　模拟室技师的主要任务是给患者制模（患者定位、拍片用）。

9. B　放射治疗技师的工作是操作放射治疗设备、执行放射治疗计划。

10. A　新的照射技术的研究、推广和应用属于放射治疗技师的职责。

11. A　放射治疗体位设计的质量控制属于主管技师的职责。

12. E　熟悉所使用的射线的性质特点及工作条件属于放射治疗技师的职责。

13. A　检查治疗计划系统运行是否正常属于放射治疗技师及以上职称人员的工作要求。

14. E　体位固定能保证患者在治疗时照射野位置准确，即确保照射剂量准确。

15. E　对于初诊患者非常规治疗计划，体位设计技师和主管医师首次要共同进行摆位。

16. A　体位设计时尤其要注意楔形板的度数和方向。

17. E　要在记录单上留有体位设计人员和记录人员的签名位置，并且每执行完一次必须签名或盖章。

18. B　无上级医师核对、签字的治疗计划必须暂停。

19. A　每次治疗完，患者需要等技师进入治疗室降床后才能起身。

20. C　原子核的直径约为 $10^{-12}$ cm。

21. E　目前已知有 118 种元素。

22. C　质子数相同、核外电子数相同、核内中子数不同的元素，互称为同位素。

23. E　A 指原子质量数，Z 指核内质子数，A 减去 Z 指核内中子数。

24. B　核外电子正确的排列按 $2n^2$ 顺序，即 2、8、18、32、50。

25. C　特征辐射的产生是由于核外外层电子向内层电子空穴跃迁。

26. D　衰变常数与元素放射性有关。

27. C　X 线属于电磁辐射，没有质量，不受重力影响，没有电荷，不受电场影响，不能被聚焦，穿过物质时，强度按指数衰变。

28. B　2 MV 以下的 X 线，临床上的半价层表示 X 线的硬度，即所谓射线的质。

29. D　超声波不属于电磁波。

30. E　本题考查质能方程，当质量发生变化时，其能量一定发生相应的变化。

31. C　5 个半价层，射线衰减为原射线的一半的 5 次方。

32. B　离开 X 线球管的 X 线能谱需要加入滤过板，滤去低能 X 线，保留高能 X 线，因此不能直接用于临床治疗。

33. D　高能电子束对骨、脂肪、肌肉剂量吸收差别明显，与普通 X 线比有较大差别。

34. C　能量 < 10 MV 的高能 X 线的吸收剂量校准深度为 5 cm。

35. E　半导体探头灵敏度高，灵敏体积小，物理密度较空气高，适于测量梯度变化大的区域。

36. A　等效方野的边长 = 2×6×12/ (6+12) = 8 cm。

37. D　本题考查放射物理学中有关剂量学的重要基本概念，组织最大剂量比应为体模内照射野中心轴上任一点吸收剂量率与空间同一点体模中最大剂量点处的吸收剂量率之比。

38. D　本题考查高能电子束等剂量分布的特点，低值等剂量线呈膨胀趋势，而高值等剂量线向内收缩。

39. C  每个能量的电子束都有确定的有效治疗深度（cm），为电子束能量的 1/4～1/3，故能量范围为 12～16 MeV。
40. B  对于高能电子束，肿瘤前的正常组织剂量高于肿瘤剂量，而肿瘤后的正常组织剂量很小。
41. E  本题考查楔形角的相关概念，楔形角与射野交角的关系为楔形角 = 90° − 射野交角 /2。
42. E  组织替代材料的组成成分是聚苯乙烯、有机玻璃、石蜡和聚乙烯等。
43. D  照射野在临床剂量学中规定为体模内 50% 等剂量线的延长线交于体模表面的区域。
44. C  对高能 X 线，参考点取在体模表面下射野中心轴上 100%，即最大剂量点所在的深度。
45. E  本题考查放射剂量学的几个常用术语，源皮距表示射线源到人体或体模表面照射野中心的距离。
46. B  近距离放射治疗通常采用绝对剂量（率）来定义靶区，外照射采用百分相对吸收剂量（率）值。
47. D  使用复合滤过板，从射线窗口向外，先放原子序数高的，后放低的。
48. B  本题考查半影的概念，增加限光筒至皮肤的距离会增加半影范围。
49. D  放射线必须经过皮肤、正常组织才能到达肿瘤为外照射的特点。
50. C  $^{60}$钴旁向散射少。
51. D  $^{192}$铱、$^{137}$铯、$^{60}$钴、$^{125}$碘适于肿瘤放射治疗，目前 $^{266}$镭早已淘汰。
52. A  临床常用加速器电子束能量的范围在 4～25 MeV。
53. C  靶区致死剂量是指靶区靶剂量。
54. B  组织补偿器不同于组织替代材料，为保证高能 X 线照射时皮肤剂量低，组织补偿器通常远离皮肤表面。
55. B  BEV 代表射野方向观视，REV 代表医生方向观野，DRR 代表数字重建影像，XR 代表 X 线平片，MLC 代表多叶准直器。
56. D  在 X 线全身治疗中，可通过增加散放屏、患者治疗时加盖毯子或厚的被单人体和墙壁之间加一层吸收屏，以及将患者较厚的部位放置在照射野边缘的方式提高表浅剂量，利用组织补偿器给予校正**不能提高表浅剂量**。
57. B  直线加速器 X 线使用 MV 表示射线能量。
58. B  BEV 代表射野方向观视，MLC 代表多叶准直器，DRR 代表数字重建影像，DVH 代表剂量体积直方图，REV 代表医生方向观视。
59. C  数字重建影像即数字重建（X 线）影像，digital reconstructed radiograph 的缩写为 DRR。
60. B  最常使用的射线挡块材料是低熔点铅。
61. C  低熔点铅挡块的组成成分是铅、铋、镉、锡。
62. C  按上述配比的低熔点铅的密度是 9.4 g/cm$^3$。
63. E  常用的楔形角包括 5°、30°、45°、60°，不包括 75°。
64. E  影响组织空气比（TAR）的因素包括射线能量、组织深度、照射野大小、组织密度，而与源皮距无关。
65. B  能量、照射距离、肿瘤深度、照射野面积均为影响 PDD 的因素，查 PDD 表时均需要，PDD 与剂量无关。
66. C  查 PDD 表要具备能量、肿瘤深度、肿瘤中心水平面积，与剂量率无关。
67. A  $^{60}$钴治疗机 γ 射线的最大剂量点在皮下 0.5 cm。
68. A  远距离治疗的放射源，如最常用的 $^{60}$钴，是封闭的放射源。
69. D  使用球面限光筒可以消除部分穿射半影，使用消除半影装置可以消除部分几何半影，散射半影与照射野面积有关，组织中的散射半影无法消除，放射源的直径与几何半影大小成正比。
70. B  几何半影与放射源（S）尺寸大小及源限距离均有关，穿透半影的大小决定于准直器的设计，散射半影主要决定于射线质，三种半影构成的总的效果为物理半影。

71. E　术中放射治疗属于远距离外照射治疗。
72. C　2～12 Gy/h 为中剂量率，0.4～2 Gy/h 为低剂量率，>12 Gy/h 为高剂量率。
73. B　给予一次大剂量照射是立体定向放射治疗，如 γ 刀、X 刀的照射方式，三维适形放射治疗采用分次小剂量照射方式。
74. C　5 mm 有机玻璃屏风能降低电子线能量，通过改变剂量建成区来提高皮肤剂量。
75. C　治疗区指 90% 等剂量线的范围，照射区指 50% 等剂量线的范围。
76. D　临床常用的加速器能量范围是 1～22 MV，其中最常采用 6 MV 和 15 MV。
77. C　常用放射性核素名表示同位素能量。
78. C　当电子带入体积元的能量等于电子带出体积元的能量，认为达到电子平衡是一种能量平衡。
79. E　一个完整的剂量仪包括电离室（包括电缆及延长电缆）、剂量仪（主机）、监督源（标准）、标准数据，不包括体模。
80. D　有效衰减系数法用来修正组织不均匀性，不用于修正人体曲面，其余几项为对人体曲面和组织不均匀性的正确校正方法。
81. B　高能电子束能量高表面剂量高，能量低表面剂量低。
82. D　高能光子与电子束混合束单野照射能保证足够的肿瘤剂量，同时可以减少肿瘤前正常组织和脊髓的受量。
83. A　治疗的有效深度 $d_{eff} = d - Z(1 - CET) = 5 - 2(1 - 0.5) = 4$，其中，$d = 5$ cm，$Z = 2$ cm，$CET = 0.5$。
84. C　要达到靶区内及表面的剂量处处相等，必须使每一个射野内诸点的剂量率能够按要求的方式进行调整（调强），即目前主流的调强放射治疗（IMRT）。
85. C　X 线立体定向治疗的最突出特点是靶区定位和体位设计的准确以及剂量在靶区内的高度集中。
86. E
87. D　全挡块需要 4.5～5 个半价层。
88. B　半挡块需要 1 个半价层。
89. E　12 MeV 电子线用低熔点铅（LML）作挡块时，全挡的厚度是 8.5 mm。
90. E　用于腔内治疗的中子放射源是 $^{252}$ 锎。
91. D　$^{60}$ 钴的平均寿命为 7.60 年。
92. D　$^{60}$ 钴活度半衰期为 5.3 年，从 8000 居里到 2000 居里，经过 2 个半衰期，即 10.6 年。
93. C　$^{60}$ 钴的强度从 100 Rmm 减弱至 12.5 Rmm 需要经过 3 个半价层，即 3.81 cm。
94. A　$^{192}$ 铱放射源的电离常数是 4.62。
95. B　金靶的原子序数高，适于作加速器 X 线靶的材料。
96. D　TMR 的影响因素有射线能量、肿瘤中心水平面积（照射野大小）、肿瘤深度及中心轴上任意一点吸收剂量率，与源皮距无关。
97. B　MV 通常用来表示加速器 X 线的能量。
98. E　滤过板是装在窗口处的铝板或铝铜复合板，目的是吸收原发射线中的软射线，提高射线的硬度，即提高射线平均能量。
99. C　$^{60}$ 钴的平均能量为 1.25 MeV。
100. D　$^{60}$ 钴的电离常数 K 数值是 13。

# 练习四十四

1. 低熔点铅材料的熔点与密度分别是
   A. 70℃；9.4 g/cm³
   B. 80℃；10 g/cm³
   C. 70℃；11 g/cm³
   D. 80℃；11.4 g/cm³
   E. 100℃；13 g/cm³
2. 吸收剂量是
   A. 电离辐射在靶区损失的能量
   B. 电离辐射在靶区释放的全部动能
   C. 电离辐射在水中释放的全部能量
   D. 电离辐射在空气中释放的全部动能
   E. 电离辐射给予单位质量物质的平均授予能
3. 戈瑞（Gy）的国际单位是
   A. rad
   B. C/kg
   C. J·kg
   D. J/kg
   E. Sv
4. 照射量 X 的国际单位是
   A. 库伦（C）
   B. 伦琴（R）
   C. 戈瑞（Gy）
   D. C/kg
   E. 拉德（rad）
5. 比释动能是指
   A. 电离粒子在介质中释放的初始动能之积
   B. 电离粒子在介质中释放的带电粒子与不带电粒子的初始动能之差
   C. 不带电电离粒子在介质中释放的全部带电粒子初始动能之和
   D. 电离粒子在介质中释放的带电粒子与不带电粒子的初始动能之商
   E. 电离粒子在介质中释放的初始动能之和
6. 电子平衡是指
   A. 介质中某小区域的电子数目达到某种质量平衡
   B. 介质中某小区域的电子逃不出该处，从而使电子数目在一段时间内固定不变
   C. 介质中某小区域入射的电子数目与逃出该处的电子数目相同
   D. 介质中电子数量达到某一数值，与另外一处数目相同
   E. 介质中某小区域次级电子带走的入射光子贡献的能量与入射该区的次级电子带来的能量相同
7. 当满足电子平衡条件时，吸收剂量和比释动能数值上相等的情况是
   A. 加上俄歇电子的能量时
   B. 加上韧致辐射损失的能量时
   C. 忽略俄歇电子的能量时
   D. 忽略韧致辐射损失的能量时
   E. 加上俄歇电子和韧致辐射损失的能量时
8. 模体的作用是
   A. 通过模拟人体组织密度及分布，研究外力冲击人体后对人体产生伤害的情况
   B. 通过模拟人体组织密度及分布，研究射线在人体内的穿透情况
   C. 通过模拟人体组织密度及分布，研究射线在人体内的散射情况
   D. 通过模拟人体组织密度及分布，研究辐射场在人体内的吸收剂量的分布情况
   E. 通过模拟人体组织密度及分布，研究辐射场对人体产生伤害的情况
9. 组织替代材料的作用是
   A. 使受照射区域密度更加均匀
   B. 弥补组织缺陷，使体位设计更加方便
   C. 弥补组织缺陷，使表面看起来更加平整，具有美容效果
   D. 改变照射剂量的分布，以达到临床所需要的照射剂量分布
   E. 改变照射剂量的分布，使剂量分布更加趋于几何上的完美
10. 组织填充模体是用组织替代材料制成的组织补偿模体，其与组织补偿器的区别在于
    A. 组织补偿器可用组织替代材料制作并在使用时紧贴皮肤

B. 组织补偿器可用高密度材料制作并在使用时紧贴皮肤

C. 组织填充模体需要用组织替代材料制作并在使用时紧贴皮肤，组织补偿器可用高密度材料制作并在使用时远离皮肤

D. 组织填充模体需要用组织替代材料制作并在使用时远离皮肤，组织补偿器可用高密度材料制作并在使用时紧贴皮肤

E. 组织填充模体在使用时紧贴皮肤，组织补偿器可用高密度材料制作并在使用时紧贴皮肤

11. 照射野是指
    A. 射线束经准直器后照射到模体表面的范围
    B. 射线束经准直器后中心轴通过模体的范围
    C. 散射线经准直器后中心轴通过模体的范围
    D. 射线束经准直器后中心轴垂直通过模体的范围
    E. 原射线经准直器后中心轴通过模体的范围

12. 照射野中心轴指
    A. 源中心与照射野几何重心两点连线
    B. 源中心与照射野剂量计算点两点连线
    C. 源中心与照射野中心两点连线
    D. 源中心与照射野剂量归一化点两点连线
    E. 源中心与准直器中心两点连线

13. 为了剂量计算或测量参考，规定模体表面下照射野中心轴上的一个点，该点称为
    A. 入射点
    B. 剂量参考点
    C. 校准点
    D. 计算点
    E. 测量点

14. 源皮距（SSD）是指
    A. 射线源到治疗床面的距离
    B. 射线源到模体表面照射野中心的距离
    C. 射线源到人体皮肤表面某一点的距离
    D. 射线源到人体皮肤表面最近点的距离
    E. 射线源到人体皮肤表面最远点的距离

15. 源轴距（SAD）是指
    A. 射线源到治疗床旋转轴的距离
    B. 射线源到准直器旋转轴的距离
    C. 射线源到治疗床面的距离
    D. 射线源到机架旋转轴的距离
    E. 射线源到挡铅托架的距离

16. 若加速器的源轴距（SAD）是100 cm，而患者的肿瘤深度为10 cm，则该射野的源皮距（SSD）是
    A. 80 cm
    B. 90 cm
    C. 100 cm
    D. 105 cm
    E. 110 cm

17. 中心轴百分深度剂量（PDD）是指
    A. 照射野中心轴上某一深度处的吸收剂量与表面剂量的百分比
    B. 照射野中心轴上模体表面的吸收剂量与参考点深度处剂量的百分比
    C. 照射野中心轴上某一深度处的吸收剂量与参考点深度处剂量的百分比
    D. 照射野中心轴上某一深度处的吸收剂量与模体最大深度剂量的百分比
    E. 照射野中心轴上某一深度处的吸收剂量与空气中参考点处剂量的百分比

18. 由中心轴百分深度剂量（PDD）曲线可以看出，对于高能X（γ）射线
    A. 能量增大时，表面剂量增加，建成区变窄，最大剂量深度减少
    B. 能量增大时，表面剂量减少，建成区增宽，最大剂量深度增加
    C. 能量增大时，表面剂量减少，建成区变窄，最大剂量深度增加
    D. 能量增大时，表面剂量增加，建成区增宽，最大剂量深度增加
    E. 能量减少时，表面剂量减少，建成区增宽，最大剂量深度减少

19. 照射野面积增加时
    A. 低能X线的PDD随之变小
    B. 低能X线的PDD不发生变化
    C. 低能X线的PDD随之变大
    D. 高能X线的PDD随之变小
    E. 22 MV的高能X线的PDD变大

20. 对 $^{60}$Co 的 γ 射线和直线加速器的6 MV的X线所使用的低熔点铅厚度一般是
    A. 5 cm
    B. 6 cm

C. 7 cm
D. 8 cm
E. 10 cm

21. 高能电子线的 PDD 曲线大致可以分为的区域有
   A. 剂量建成区、高剂量坪、低剂量区
   B. 表面剂量区、低剂量坪区、剂量上升区
   C. 剂量建成区、高剂量坪区、剂量跌落区、X 线污染区
   D. 表面剂量区、剂量跌落区、低剂量坪区、X 线污染区
   E. 表面剂量区、高剂量坪区、剂量跌落区、X 线污染区

22. 当高能电子束能量增大时，其 PDD 曲线随能量变化的关系是
   A. PDD 表面剂量减少、坪区增宽、剂量梯度减少、X 线污染增加
   B. PDD 表面剂量增加、坪区增宽、剂量梯度减少、X 线污染减少
   C. PDD 表面剂量增加、坪区变窄、剂量梯度减少、X 线污染增加
   D. PDD 表面剂量增加、坪区增宽、剂量梯度增大、X 线污染增加
   E. PDD 表面剂量增加、坪区增宽、剂量梯度减少、X 线污染增加

23. 高能电子线等剂量线分布的显著特点是
   A. 随着深度的增加，低值等剂量线向内收缩，高值等剂量线向外扩张，并随电子束能量而变化
   B. 随着深度的增加，低值等剂量线向外扩张，高值等剂量线向内收缩，并随电子束能量而变化
   C. 随着深度的增加，低值等剂量线向外扩张，高值等剂量线向内收缩，不随电子束能量而变化
   D. 随着深度的增加，低值等剂量线向外扩张，高值等剂量线向外扩张，不随电子束能量而变化
   E. 随着深度的增加，低值等剂量线向内收缩，高值等剂量线向内收缩，并随电子束能量而变化

24. 使用高能电子束进行临床治疗的情况有
   A. 深度在 10 cm 以上的病灶
   B. 多照射野等中心治疗
   C. 表浅、偏体位一侧的病灶
   D. 保护器官后面的靶区
   E. 体积较大的肿瘤

25. 电子线穿过物质时
   A. 路径远超过最大射程
   B. 路径远小于最大射程
   C. 路径和最大射程相等
   D. 路径和能量无关
   E. 能量越小，射程越大

26. 临床上使用电子线治疗一个有效深度为 2 cm 的肿瘤时，通常选用的能量为
   A. 4 ~ 6 MeV
   B. 6 ~ 8 MeV
   C. 9 ~ 12 MeV
   D. 10 ~ 15 MeV
   E. 18 MeV

27. 使用电子线照射时，正确的方式是
   A. 电子线限光筒与皮肤表面的距离为 6 cm
   B. 电子线限光筒与皮肤表面的距离以方便体位设计为原则
   C. 电子线限光筒尽量靠近皮肤表面
   D. 电子线限光筒与皮肤表面的距离为 2 cm
   E. 电子线限光筒与皮肤表面的距离为 10 cm

28. 当使用电子线照射需要作内遮挡时，为了降低电子束的反向散射，通常在铅挡与组织之间
   A. 加入一定厚度的铜板等高原子序数材料
   B. 加入一定厚度的有机玻璃等低原子序数材料
   C. 加入一定厚度的补偿物材料
   D. 留下一定厚度的空气间隔
   E. 尽量贴近，避免出现空气间隙

29. 当源皮距（SSD）增加，照射野面积不变时，PDD
   A. 随 SSD 的增加而增加
   B. 随 SSD 的增加而减少
   C. 不随 SSD 的增加而发生变化
   D. 随深度的变化加快
   E. 随深度的变化不变

30. 如果已知加速器的 6 MV X 线 dm = 1.5 cm，SSD = 100 cm，d = 10 cm，15 cm × 15 cm 照射野，PDD = 68.6%，当 SSD 变为 105 cm 时，相同照射野和深度的 PDD 为
   A. 68.1%

B．69.1%
C．70.1%
D．71.1%
E．72.1%

31．模体中照射野中心轴上任意点的剂量与空间同一点模体中照射野中心轴上最大剂量深度处同一照射野的剂量之比，是哪一个物理量的定义
   A．散射最大比（SMR）
   B．照射野离轴比（OAR）
   C．组织最大剂量比（TMR）
   D．组织模体比（TPR）
   E．组织空气比（TAR）

32．关于组织空气比（TAR）的说法正确的是
   A．组织空气比很容易测量
   B．组织空气比值的大小与源皮距有关
   C．组织空气比与百分深度剂量无关
   D．组织空气比随射线能量、组织深度和照射野大小的变化类似于百分深度剂量
   E．对兆伏级X线，组织空气比不存在建成区

33．关于反散因子（BSF）说法正确的是
   A．反向散射与患者体厚无关
   B．反向散射与射线能量无关
   C．反向散射与照射野面积和形状无关
   D．反向散射数值与源皮距成正比
   E．定义为照射野中心轴上最大剂量深度处的组织空气比

34．关于散射空气比（SAR）的叙述正确的是
   A．散射空气比与源皮距成反比
   B．散射空气比不受射线能量的影响
   C．散射空气比与组织深度无关
   D．散射空气比不受射野大小的影响
   E．散射空气比定义为模体内某点的散射剂量与该点空气中吸收剂量之比

35．模体中散射最大剂量比（SMR）是指
   A．射野中心轴上任一点的有效原射线剂量与空间同一点模体中射野中心轴上最大剂量点处散射剂量之比
   B．射野内任一点的有效原射线剂量与空间同一点模体射野中心轴上最大剂量点处剂量之比
   C．射野中心轴上任一点的散射剂量与空间同一点模体中射野中心轴上最大剂量点处有效原射线剂量之比
   D．射野内任一点的散射剂量与空间同一点模体中射野中心轴上最大剂量点处有效原射线剂量之比
   E．射野内任一点的散射剂量与空间同一点模体中射野中心轴上最大剂量点处散射剂量之比

36．射野边缘处的半影由以下哪几种半影组成
   A．几何半影、穿射半影和模体半影
   B．物理半影、穿射半影和散射半影
   C．几何半影、穿射半影和散射半影
   D．几何半影、干涉半影和散射半影
   E．准直器半影、穿射半影和散射半影

37．垂直于射线中心轴的平面内，以该平面射线中心轴交点处剂量为100%时，该平面内20%～80%等剂量线所包围的范围是
   A．几何半影区
   B．穿射半影区
   C．物理半影区
   D．散射半影区
   E．模体半影区

38．在均匀介质中，随着测量点到放射源距离的增加，所测量的吸收剂量的变化服从
   A．线性变化规律
   B．正态分布规律
   C．对数变化规律
   D．指数变化规律
   E．距离平方反比规律

39．等剂量曲线的构成指
   A．模体中特定剂量点连接构成的曲线
   B．模体中感兴趣点连接构成的曲线
   C．模体中固定计算点连接构成的曲线
   D．模体中特定测量点连接构成的曲线
   E．模体中剂量相同的点连接构成的曲线

40．体模内50%等剂量线的延长线交于模体表面的区域定义为
   A．治疗区
   B．肿瘤区
   C．照射区
   D．计划区
   E．临床靶区

41．楔形板的作用是

A．对线束进行修正，获得特定形状的剂量分布，以适应临床治疗需要

B．改变射线的能量

C．使放射线的形状发生改变

D．使照射剂量发生改变

E．改变射线的照射方向

42．楔形照射野的楔形角指

A．楔形滤过板的实际楔角

B．楔形滤过板照射时的放置角度

C．50%等剂量线与射野中心轴的垂直线间的夹角

D．10 cm 深度的等剂量线与 1/2 野宽的交点连线同照射野中心轴的垂直线间的夹角

E．10 cm 深度的 50%等剂量线与照射野中心轴的垂直线间的夹角

43．动态楔形板

A．是使用固定楔形板运动实现的

B．是使用独立准直器实现的

C．是利用剂量率动态变化实现的

D．是使用 60°楔形板合成的

E．对射线质有影响，使射野输出剂量率减少，照射时间加长

44．一个 6 cm×14 cm 的矩形照射野，其等效方野的边长是

A．4.2 cm

B．8.4 cm

C．9.5 cm

D．10 cm

E．12 cm

45．照射野铅挡的主要目的是

A．将照射野由规则形射野围成临床照射需要的形状

B．将照射野围成一些标准形状

C．将照射野围成规则的几何图案

D．使照射野变成有利于体位设计的形状

E．使工作人员得到更好的保护

46．射影铅挡一般具有能够将相应能量的射线衰减 95%的厚度，其厚度为

A．2 个半价层

B．3 个半价层

C．5 个半价层

D．6 个半价层

E．8 个半价层

47．细胞周期中放射敏感性最高的是

A．S 期

B．M 期、$G_2$ 期

C．$G_1$ 期

D．$G_0$

E．$G_2$ 期

48．对于高 LET 治疗特点的描述，**错误**的是

A．细胞生存曲线呈指数曲线

B．不存在（很少有）亚致死损伤修复

C．相对生物效应较低

D．氧增强比（OER）较低

E．细胞生存曲线肩区很小

49．关于 LET 的描述，正确的是

A．LET 是指剂量单位上的能量转换

B．LET 是指长度单位上的转换

C．LET 是指次级粒子径迹单位长度上的能量转换

D．高 LET 是指生物效应高，氧增强比高

E．高 LET 不具有 Bragg 峰特征

50．关于高 LET 的特点**错误**的是

A．直接杀伤比例较高

B．间接杀伤比例较高

C．相对生物效应（RBE）大

D．对剂量改变的影响不显著

E．氧增强比较低

51．常规分割照射，关于正常组织的放射耐受量**错误**的是

A．全肝区不应超过 25 Gy

B．全肾区不应超过 20 Gy

C．脊髓不应超过 45 Gy

D．晶状体不应超过 60 Gy

E．睾丸不应超过 1 Gy

52．下列组织中，早反应组织是

A．造血系统

B．血管

C．脊髓

D．肺

E．肾

53．放射敏感的肿瘤是

A．骨肉瘤

B．神经胶质细胞瘤

C．甲状腺癌

D．精原细胞瘤

E．膀胱癌

54．细胞增殖周期为

A．$G_1$ 期 -S 期 -$G_2$-M 期

B．$G_2$ 期 -$G_1$ 期 -S 期 -M 期

C．M 期 -S 期 -$G_1$ 期 -$G_2$ 期

D．S 期 -M 期 -$G_1$ 期 -$G_2$

E．$G_1$ 期 -$G_2$ 期 -S 期 -M 期

55．低 LET 射线的 LET 值一般小于

A．5 keV/μm

B．10 keV/μm

C．15 keV/μm

D．20 keV/μm

E．25 keV/μm

56．下列**不属于**分次照射后组织反应（4R）的是

A．亚致死损伤的修复

B．细胞周期时相的再分布

C．细胞的再增殖

D．肿瘤组织的水肿

E．肿瘤乏氧组织的再氧化

57．目前常用于肿瘤放射治疗的加速器有

A．静电加速器、电子直线加速器、回旋加速器

B．电子直线加速器、电子回旋加速器

C．串列加速器、电子直线加速器、感应加速器

D．电子直线加速器、串列加速器

E．回旋加速器、电子直线加速器、串列加速器

58．对直线加速器中电子枪的解释**错误**的是

A．提供被加速的电子

B．可由钍钨材料制成

C．电子枪分为直热式、间接式和宏基式三种

D．电子枪可由氧化物物制成

E．电子枪可永久使用

59．电子直线加速器中**不属于**微波传输系统的部件是

A．隔离器

B．波导窗

C．波导

D．取样波导

E．离子泵

60．要求直线加速器加速系统保持高真空的理由是

A．避免被加速的电子与空气分子碰撞、延长电子枪寿命、提高加速管频电场的击穿强度

B．防止加速管老化、延长电子枪寿命、提高高频电场的击穿强度

C．延长电子枪寿命、提高高频电场的击穿强度

D．防止钛窗波疲劳、延长电子枪寿命、提高高频电场的击穿强度

E．提高高频电场的击穿强度、延长电子枪寿命

61．**不包括**在加速器治疗机头内的部件是

A．靶

B．均整器、散射箔

C．实时成像监视

D．剂量监测电离室

E．准直器铅门

62．下列**不属于**治疗机的机械和电器连锁内容的是

A．防撞装置

B．运动应急停止措施

C．射野铅挡固定

D．水冷机

E．治疗床连锁

63．引起加速器 X 线输出剂量下降的主要因素依次是

A．磁控管功率不足、脉冲调制器工作异常、电子枪老化、束流线圈子参数漂移

B．脉冲调制器工作异常、真空异常、电子枪老化、束流线圈子参数漂移

C．电子枪老化、真空异常、脉冲调制器工作异常、束流线圈子参数漂移

D．束流线圈子参数漂移、真空异常、脉冲调制器工作异常、电子枪老化

E．真空异常、脉冲调制器工作异常、电子枪老化、束流线圈子参数漂移

64．加速器需要充气的部位是

A．波导管

B．加速管

C．电子枪

D．调制器

E．速调管

65. 加速器有些部位为防止在强电场下放电,需充适量绝缘气体,目前最常用的气体是
    A. 氮气
    B. 氟化硫
    C. 空气
    D. 氟里昂
    E. 氦气

66. 磁控管产生的功率在
    A. 0~1 MW
    B. 1~5 MW
    C. 3~10 MW
    D. 5~30 MW
    E. 7~50 MW

67. 驻波电子直线加速器,加速电场平均为
    A. 50 kV/cm
    B. 100 kV/cm
    C. 140 kV/cm
    D. 180 kV/cm
    E. 200 kV/cm

68. 行波电子直线加速器,加速电场平均为
    A. 50 kV/cm
    B. 100 kV/cm
    C. 140 kV/cm
    D. 180 kV/cm
    E. 200 kV/cm

69. 计算机控制的步进源后装机与旧型点机驱动后装机的最大区别是
    A. 自动化更高
    B. 源驻留时间长短可以任意设置,从而产生千变万化的肿瘤剂量分布模式
    C. 源运行更可靠
    D. 辐射防护更安全
    E. 总治疗时间

70. 日常影响加速器正常运行的主要因素是
    A. 输出剂量高,工作紧张
    B. 能量选择范围宽,容易乱
    C. 射线种类有X线、电子线,可出错
    D. X线能量高,表面剂量低
    E. 高技术产品,结构复杂,故障多

71. 正确描述模拟机CT和CT模拟机功能的是
    A. 模拟机CT的有效扫射比CT模拟机大
    B. 模拟机CT由于结构简单,X线管的负荷比CT模拟机小
    C. 由于模拟机CT的有效扫描射野比CT机大,故而模拟机CT在同一时间内的扫描层数比CT模拟机多
    D. 由于模拟机CT的有效扫描射野比CT机大,故而模拟机CT比CT模拟机的扫描层间薄
    E. 由于模拟机CT扫描层数多,故而要比CT模拟机的三维(3D)图像重建好

72. **不属于**模拟定位机的部件是
    A. 专用X线片盒
    B. 准直器
    C. 符合滤过板
    D. 双"井"字线
    E. 铅挡托盘

73. 模拟定位机的结构**不包括**
    A. X球管
    B. 准直器
    C. 加速管
    D. 控制器
    E. 高压发生器

74. **错误**的射野挡块选择是
    A. 电子束选低熔点铅块
    B. 电子束选铅块
    C. 组织间插植选铅块
    D. X线束选低熔点铅块
    E. X线束选铅块

75. 对$^{60}$钴治疗机的特点描述正确的是
    A. 皮肤剂量高,适用于皮肤肿瘤
    B. 深部剂量低,与X线比,组织损伤小
    C. 具有高能射线的优点
    D. 结构庞大,昂贵
    E. 对电源要求不高,并需水冷系统

76. 模拟定位机每日开机时需要"训练"的部件是
    A. X线球管
    B. 冷却循环装置
    C. 高压变压器
    D. 影像增强器
    E. 准直器系统

77. 医用直线加速器的核心部位是
    A. 电子枪
    B. 加速管

C．微波功率源
D．束流系统
E．照射头

78．电子直线加速器把电子加速到高能是利用
　　A．交变的漩涡电场
　　B．交变的超高频电场
　　C．微波电场
　　D．磁场
　　E．超声场

79．医用电子直线加速器的基本组成部分**不包括**
　　A．加速器
　　B．恒温水冷却系统
　　C．电源及控制系统
　　D．激光定位灯
　　E．治疗床

80．医用电子直线加速器的微波功率源是
　　A．电子枪、波导管
　　B．速调管、磁控管
　　C．加速管、磁控管
　　D．加速管、波导管
　　E．电子枪、速调管

81．低能医用电子直线加速器一般使用的微波功率源是
　　A．电子枪
　　B．加速管
　　C．磁控管
　　D．速调管
　　E．波导管

82．常规模拟定位机的功能**不包括**
　　A．确定靶区及重要器官的位置
　　B．确定靶区（或危及器官）的运动范围
　　C．勾画射野和定位、体位设计参考标志
　　D．检查射野挡块的形状及位置
　　E．确定靶区剂量分布

83．放射治疗中利用计算机进行2D治疗计划设计始于20世纪
　　A．40年代末
　　B．50年代末
　　C．60年代末
　　D．70年代末
　　E．80年代末

84．**不能**作为放射治疗计划设计和验证的图像来源的是
　　A．MRI
　　B．B超
　　C．PET
　　D．射野证实片
　　E．SPECT

85．模拟定位机用于放射治疗始于20世纪
　　A．40年代末
　　B．50年代末
　　C．60年代末
　　D．70年代末
　　E．80年代末

86．下列**不是**放射治疗机的是
　　A．模拟定位机
　　B．$^{60}$钴治疗机
　　C．加速器
　　D．X线治疗机
　　E．近距离后装机

87．模拟定位机的主要功能是
　　A．勾画射野和定位，体位设计参考标记，拍摄定位片和证实片
　　B．治疗前的肿瘤诊断，拍摄定位片和证实片
　　C．治疗中的肿瘤造影，拍摄定位片和证实片
　　D．治疗后的肿瘤复查，拍摄定位片和证实片
　　E．骨性标志的解剖定位核实，拍摄定位片和证实片

88．以下**不属于**激光灯特点的是
　　A．保证治疗体位的重复
　　B．可以检查升床的准确性
　　C．可以校正患者体位是否躺平
　　D．可以校正患者体位是否躺正
　　E．可以校正照射野大小是否正确

89．普通X线机逐步被$^{60}$钴治疗机和加速器取代的原因**不包括**
　　A．结构简单
　　B．深度剂量低
　　C．能量低
　　D．易于散射
　　E．剂量分布差

90．以下关于模拟定位机结构的描述**错误**的是
　　A．模拟定位机是一台安装在可以等中心旋转的机架上的诊断X线机

B. 其准直器内装有模拟 X 线的光学系统
C. 其射线源是 MV 级的 X 线球管
D. 其准直器由遮线器和射野"井"字界定线组成
E. 其焦轮距的可变范围一般在 60～140 cm

91. 关于模拟定位机的功能描述**错误**的是
    A. 放射治疗靶区及附近重要器官的定位
    B. 勾画照射野和定位、体位设计参考标记
    C. 不能确定放射治疗靶区的运动范围
    D. 检查治疗射野挡块的形状及位置
    E. 拍摄照射野定位片及验证片

92. 以下**不属于**模拟定位机结构的是
    A. 放射源与准直器系统
    B. 速调管
    C. 影像增强器
    D. 模拟定位床
    E. 高压发生器

93. 以下关于模拟定位机的叙述**错误**的是
    A. 可以进行治疗方案的模拟和验证
    B. 提供患者肿瘤靶区和周围组织的影像
    C. 其影像是与治疗射线束几何条件一致的射野方向观
    D. 可以完成非共面的计划设计
    E. 可以用于二维治疗计划设计

94. 关于 DVH 图的描述**错误**的是
    A. 显示靶区或危及器官中高、低剂量区的位置
    B. 是评估计划设计的有力工具
    C. 表示有多少靶体积或危及器官受到多高剂量的照射
    D. 计划评估中必须同时使用 DVH 图和等剂量分布
    E. 有积分 DVH 图和微分 DVH 图两种表达形式

95. 下列有关 DRR 的描述**错误**的是
    A. DRR 可随意观察靶区、某一组织器官或器官的一部分
    B. DRR 可得到模拟定位机难以拍摄的照片
    C. DRR 的空间分辨率较 XR 高
    D. DRR 较易附加射野外的轮廓和等中心位置
    E. CT 模拟的前途取决于 DRR 的图像质量

96. CT 模拟机的孔径一般应大于
    A. 45 cm
    B. 50 cm
    C. 60 cm
    D. 70 cm
    E. 80 cm

97. CT 模拟机的 FOV 一般要求为
    A. 55～60 cm
    B. 60～65 cm
    C. 60～70 cm
    D. 60～80 cm
    E. 70～80 cm

98. CT 模拟机的 CT 值偏差**不应**超过
    A. 1%
    B. 2%
    C. 3%
    D. 4%
    E. 5%

99. CT 模拟机激光灯的定位误差要求小于
    A. 1 mm
    B. 1.5 mm
    C. 2 mm
    D. 3 mm
    E. 3.5 mm

100. CT 模拟机定位床的进床精度应保持在
     A. 0.1 mm
     B. 0.5 mm
     C. 1 mm
     D. 1.5 mm
     E. 2 mm

# 练习四十四答案

1. A  低熔点铅材料的熔点与密度分别是 70 ℃ 和 9.4 g/cm³。
2. E  考查对放射物理基本概念的理解，吸收剂量是电离辐射给予单位质量物质的平均授予能。
3. D  戈瑞（Gy）的国际单位是 J/kg。
4. D  照射量 X 的国际单位是 C/kg。
5. C  考查对放射物理基本概念的理解，比释动能是指不带电电离粒子在介质中释放的全部带电粒子初始动能之和。
6. E  考查对放射物理基本概念的理解，电子平衡是指介质中某小区域由于电子活动，造成该区域内能量方面的平衡，是一种电子动态平衡。
7. D  当满足电子平衡条件，忽略韧致辐射损失的能量时，吸收剂量和比释动能在数值上相等。
8. D  模体是通过模拟人体组织密度及分布，进而研究辐射场在人体内的吸收剂量的分布情况。
9. D  组织替代材料通过改变照射剂量的分布，以达到临床所需要的照射剂量分布。
10. C  组织填充模体与组织补偿器的区别在于组织填充模体需要用组织替代材料制作并在使用时紧贴皮肤，组织补偿器可用高密度材料制作并在使用时远离皮肤。
11. D  照射野是指射线束经准直器后中心轴垂直通过模体的范围。
12. C  照射野中心轴指源中心与照射野中心两点的连线。
13. B  剂量参考点是为了剂量计算或测量参考，而在模体表面下照射野中心轴上规定的一个特定点。
14. B  源皮距（SSD）是指射线源到模体表面照射野中心的距离。
15. D  源轴距（SAD）是指射线源到机架旋转轴的距离。
16. B  源皮距（SSD）= 源轴距（SAD）− 肿瘤深度 = 90 cm。
17. C  中心轴百分深度剂量（PDD）是指照射野中心轴上某一深度处的吸收剂量与参考点深度处剂量的百分比。
18. B  对于高能 X（γ）射线能量增大时，表面剂量减少，建成区增宽，最大剂量深度增加。
19. C  照射野面积增加时高能 X 线的 PDD 不发生变化，低能 X 线的 PDD 随之变大。
20. D  $^{60}$Co 的 γ 射线和直线加速器的 6 MV 的 X 线所使用的低熔点铅厚度一般是 8 cm。
21. C  高能电子线的 PDD 曲线大致可以分为剂量建成区、高剂量坪区、剂量跌落区、X 线污染区。
22. E  高能电子束能量增大时，PDD 表面剂量增加、坪区增宽、剂量梯度减少、X 线污染增加。
23. B  高能电子线随着深度的增加，低值等剂量线向外扩张，高值等剂量线向内收缩，并随电子束能量而变化。
24. C  高能电子束一般用于表浅、偏体位一侧的病灶的治疗。
25. A  电子穿过物质时路径十分曲折，因此路径长度大大超过射程。电子线的最大射程与电子的最大能量之间的关系一般是每厘米 2 MeV。
26. B  电子束的有效治疗深度（cm）通常等于电子束能量（MeV）的 1/4 ~ 1/3。
27. C  使用电子线照射时，使限光筒尽量靠近皮肤表面。
28. B  当使用电子线照射需要作内遮挡时，为了降低电子束的反向散射，通常在铅挡与组织之间加入一定厚度的有机玻璃等低原子序数材料。
29. A  当源皮距（SSD）增加，射野面积不变时，PDD 随 SSD 的增加而增加。
30. B  SSD 分别为 100 cm 与 105 cm 的两个 PDD 之比称为 F 因子。F = [(105+1.5) / (105+10)]² × [(100+10) / (100+1.5)]² = 1.007，故 $PDD_{SSD=105\,cm}$ = $PDD_{SSD=100\,cm}$ × 1.007 = 69.1%。

31．C　组织最大剂量比（TMR）是指模体中照射野中心轴上任意点的剂量与空间同一点模体中照射野中心轴上最大剂量深度处同一射野的剂量之比。

32．D　组织空气比随射线能量、组织深度和照射野大小的变化类似于百分深度剂量。

33．E　反散因子（BSF）是指照射野中心轴上最大剂量深度处的组织空气比，与患者体厚、射线能量、射野面积和形状均有关，其数值与源皮距成反比。

34．E　散射空气比（SAR）是指模体内某点的散射剂量与该点空气中吸收剂量之比。

35．C　模体中散射最大剂量比（SMR）是指照射野中心轴上任一点的散射剂量与空间同一点模体中照射野中心轴上最大剂量点处有效原射线剂量之比。

36．C　照射野边缘处的半影包括几何半影、穿射半影和散射半影，总称物理半影。

37．C　物理半影区是指垂直于射线中心轴的平面内，以该平面射线中心轴交点处剂量为100%时，该平面内20%~80%等剂量线所包围的范围。

38．E　在均匀介质中，随着测量点到放射源距离的增加，所测量的吸收剂量的变化服从距离平方反比规律。

39．E　等剂量曲线是由模体中剂量相同的点连接构成的曲线。

40．C　照射区是指体模内50%等剂量线的延长线交于模体表面的区域。

41．A　楔形板的作用是对射线束能量进行修正，获得特定形状的剂量分布，满足临床治疗的需要。

42．D　10 cm深度的等剂量线与1/2野宽的交点连线同射野中心轴的垂直线间的夹角称为楔形角。

43．D　动态楔形板是使用60°楔形板合成的。

44．B　等效方野边长 $S = 2ab/(a+b) = 2 \times 6 \times 14/(6+14) = 8.4$。

45．A　照射野铅挡的作用是将规则形射野围成临床照射需要的射野形状。

46．C　经过1个半价层衰减为50%，经过2个半价层衰减为25%，经过3个半价层衰减为12.5%，经过4个半价层衰减为6.25%，经过5个半价层衰减为3.125%。

47．B　细胞周期中M期、$G_2$期放射敏感性最高。

48．C　高LET相对生物效应较高，氧增强比（OER）较低，细胞生存曲线呈指数曲线，曲线肩区很小，不存在（很少有）亚致死损伤修复。

49．C　LET是指次级粒子径迹单位长度上的能量转换，氧增强比低，具有Bragg峰特征。

50．B　高LET直接杀伤比例较高，间接杀伤比例较低，相对生物效应（RBE）大，氧增强比较低，对剂量改变的影响不显著。

51．D　晶体不应超过6 Gy。

52．A　造血系统属于早反应组织，其余均为晚反应组织。

53．D　精原细胞瘤属于生殖细胞肿瘤，其对放射线最敏感。

54．A　细胞增殖周期为$G_1$期-S期-$G_2$-M期。

55．B　低LET射线的LET值一般小于10 keV/μm。

56．D　分次照射后组织反应（4R）指亚致死损伤的修复、细胞周期时相的再分布、细胞的再增殖及肿瘤乏氧组织的再氧化，不包括肿瘤组织的水肿。

57．B　常用于肿瘤放疗的有电子直线加速器、电子回旋加速器，以前者更为常用。

58．E　电子枪有一定的使用寿命，不可永久使用。

59．E　本题考查放射治疗设备的基本问题，微波传输系统组成部件包括隔离器、波导窗、波导、取样波导。

60．A　直线加速器加速系统保持高真空主要是避免被加速的电子与空气分子碰撞、延长电子枪寿命、提高加速管频电场的击穿强度。

61．C　加速器治疗机头内的部件有靶、均整器、散射箔、剂量监测电离室、准直器铅门。

62. D  63. A  64. A

65. B 加速器的波导管需要充适量绝缘气体，主要是氟化硫。

66. B 磁控管产生的功率在 1～5 MW。

67. C 驻波电子直线加速器，加速电场平均为 140 kV/cm。

68. A 本题考查直线加速器设备的相关问题，行波电子直线加速器的加速电场平均为 50 kV/cm。

69. B 本题考查步进源后装机与旧型点机驱动后装机的区别，步进源后装机的源驻留时间长短可以任意设置。

70. E 日常影响加速器正常运行的主要因素是结构复杂，故障多。

71. D 本题考查模拟机 CT 和 CT 模拟机的区别，模拟机 CT 的有效扫描射野比 CT 机大，故而模拟机 CT 比 CT 机扫描层间薄。

72. A 准直器、符合滤过板、双"井"字线、铅挡托盘均属于模拟定位机的部件，专用 X 线片盒不属于模拟定位机的部件。

73. C 模拟定位机包括 X 球管、准直器、控制器、高压发生器，加速管属于直线加速器部件。

74. C X 线束及电子束可选用低熔点铅块或铅块，组织间插植不应选铅块。

75. C $^{60}$钴治疗机深部剂量高，具有高能射线的优点，与 X 线比，组织损伤小，皮肤剂量低，不适用于皮肤肿瘤，结构相对简单，较直线加速器经济。

76. A 和 CT 机一样，模拟定位机的 X 球管在每日开机时需要预热。

77. B 加速管是直线加速器的核心部件。

78. C 电子直线加速器是利用微波电场把电子加速到高能。

79. D 激光定位灯不属于医用电子直线加速器的基本组成部分。

80. B 医用电子直线加速器的微波功率源是速调管、磁控管。

81. C 低能医用电子直线加速器使用的微波功率源一般是磁控管。

82. E 常规模拟定位机的功能有确定靶区及重要器官的位置；确定靶区（或危及器官）的运动范围；勾画射野和定位、体位设计参考标志；检查射野挡块的形状及位置。确定靶区剂量分布是治疗计划系统（TPS）的作用。

83. B 放射治疗中利用计算机进行 2D 治疗计划设计始于 20 世纪 50 年代末。

84. B B 超不能作为放射治疗计划设计和验证的图像来源。

85. C 模拟定位机用于放射治疗始于 20 世纪 60 年代末。

86. A 模拟定位机不属于放射治疗机。

87. A 模拟定位机的主要功能是勾画射野和定位、体位设计参考标记、拍摄定位片和证实片。

88. E 激光灯可以保证治疗体位的重复，检查升床的准确性，校正患者体位是否躺平、躺正，但不能校正照射野大小是否正确。

89. A 由于普通 X 线机深度剂量低、能量低、易于散射、剂量分布差等原因，逐步被 $^{60}$钴治疗机和加速器取代。

90. C 模拟定位机是一台安装在可以等中心旋转的机架上的诊断 X 线机，其射线源是 kV 级的 X 线球管，用以模拟治疗设备所产生的 MV 级射线源。

91. C 模拟定位机在放射治疗过程中有以下功能：放射治疗靶区及附近重要器官的定位；确定放射治疗靶区（或危及器官）的运动范围；治疗方案的确认（治疗前模拟）；勾画射野和定位、体位设计参考标记；拍摄射野定位片及验证片；检查治疗射野挡块的形状及位置。

92. B 模拟定位机是一台安装在可以等中心旋转的机架上的诊断 X 线机，主要组成部分包括放射源与准直器系统、影像增强器、模拟定位床以及高压发生器，速调管是加速器中用来产生微波的器件。

93. D 模拟定位机有两个主要作用：提供患者肿瘤靶区和周围组织的影像；进行治疗方案的模拟和验证。

模拟定位机精确给出射野方向观 X 线影像，其模拟验证优于治疗机的验证片。但是它仅可用于二维治疗计划设计，不能进行三维治疗计划设计，也不能用于非共面的计划设计。

94．A　剂量体积直方图（DVH）：在三维治疗计划系统中，剂量计算都是在三维网格矩阵内进行。DVH 用于治疗计划设计的剂量分析是计划系统的重要发展。DVH 能计算多少靶体积或危及器官受到多高剂量的照射。它有积分 DVH 图和微分 DVH 图两种表达形式。但它无法评价靶区或危及器官中高、低剂量区的位置。

95．C　DRR 数字图像重建的射线影像就是从射野方向类似模拟定位机的 X 线靶方向观察。其除了空间分辨率较 XR（X 线平片）低之外，其余性能指标均优于 XR，如 DRR 可随意观察靶区、某一组织器官或器官的一部分；DRR 可得到模拟定位机难以拍摄的照片；还较易附加射野外的轮廓和等中心位置；CT 模拟的前途取决于 DRR 的图像质量，CT 模拟机的前途决定于它的 CT 图像质量的提高和说明时间的缩短。

96．D　为了使 CT 影像采集和治疗模拟时的外界环境与实际治疗环境保持一致，患者在 CT 模拟机的体位应该与治疗体位完全相同。由于治疗时一些特殊体位的要求，CT 模拟机应选用大孔径的 CT 机，一般要求其孔径应大于 70 cm，最好能达到 80 cm 以上。

97．D　为尽量减少重建过程中患者外轮廓信息资料的丢失，CT 模拟机的影像重建视野（FOV）应尽可能大一些，一般诊断 CT 机的 FOV 为 50～60 cm，而 CT 模拟机的 FOV 要求是 60～80 cm。

98．B　CT 值可以直接被计划系统用来进行剂量计算，因此 CT 值的采集要求一定的精确度，CT 值的偏差通常不应超过 2%。

99．A　CT 模拟机的激光定位系统中激光定位的准确性直接关系到治疗的准确性和可重复性。激光灯的定位误差要求小于 1 mm。

100．B　CT 模拟机定位床的进床精度对保证影像重建的质量、DRR 图的准确性和精确的靶区定位具有重要意义，在最大负载下，定位床的进床精度应保持在 0.5 mm 以内。

# 练习四十五

1．以下关于 CT 模拟机的描述**错误**的是
　　A．CT 模拟机有 CT 扫描机
　　B．CT 模拟机有激光射野定位系统
　　C．CT 模拟机有虚拟定位工作站
　　D．CT 模拟机的定位床面使用与治疗机一致的平面床面
　　E．CT 模拟机的 X 线球管在设计上与一般诊断 CT 机一致

2．具有 CT 扫描机、虚拟定位工作站、激光射野定位系统的是
　　A．模拟定位机
　　B．CT 模拟机
　　C．模拟机 CT
　　D．诊断 CT 机
　　E．放射治疗机

3．关于 CT 模拟机的激光定位系统描述**错误**的是
　　A．辅助技师对患者的体位设计
　　B．指示靶区中心或治疗的等中心和照射野在患者体表的投影
　　C．激光定位的准确性直接关系到治疗的准确性和可重复性
　　D．激光灯的定位误差应小于 2 mm
　　E．CT 模拟定位常用的是四激光系统

4．加速器特性检测允许精度**不正确**的是
　　A．灯光野与实际射野的符合性，允许精度在 ±2 mm 以内
　　B．X 线能量的检查 J20/J10 比值变化全在 ±2 mm 以内
　　C．电子束能量的允许精度即治疗深度 R85 的变化量为 ±2 mm 以内

D．剂量测量允许精度均在 ±2 mm 以内

E．加速器上的剂量监督仪线性允许精度在 ±1 mm 以内

5．**不属于**患者和工作人员辐射防护内容的是

A．定期对治疗机机头防护的检查

B．定期对治疗机准直器的防护检查

C．对建筑屏蔽防护效能的检查

D．定期对工作人员的剂量防护的检测

E．对自然本底的剂量检测

6．职业性放射工作人员的年剂量限值是

A．10 mSv

B．20 mSv

C．30 mSv

D．40 mSv

E．50 mSv

7．根据国际放射防护委员会推荐，$^{60}$钴治疗机准直器的厚度应使漏射量**不超过**有用照射量的

A．1%

B．2%

C．3%

D．4%

E．5%

8．以下近距离放射治疗使用的放射源中最容易防护的是

A．$^{192}$Lr：38 MeV

B．$^{137}$Cs：66 MeV

C．$^{125}$I：32 keV

D．$^{198}$Au：412 MeV

E．$^{60}$Co：25 MeV

9．**不属于** X（γ）刀 QA 检查项目的是

A．直线加速器的等中心精度

B．激光灯定位

C．小野剂量分布的测量

D．数学计算模型

E．光学距离指示器

10．**不属于** TPS 验收要点的是

A．硬件的完整性

B．硬件工作的可靠性

C．计划软件功能正常

D．系统软件齐备

E．完成计划时间长短

11．**不属于**模拟机定位机安全设施的是

A．铅玻璃窗

B．过流保护

C．床旁连锁

D．过热保护

E．高压连锁

12．**不属于**加速器日检项目的是

A．电源、电压、频率、相位

B．安全连锁

C．机械运转

D．电子枪灯丝电压

E．射野、剂量

13．**不属于**物理技术方面 QA 项目的是

A．治疗机、模拟机的机械和几何参数的检测与调整

B．加速器剂量检测系统和 $^{60}$钴机计时系统的检测与校对

C．治疗计划系统的计算模型和物理数据的定期检验

D．腔内组织间治疗和治疗安全的检测

E．天然放射性本底的检测

14．正确校准 SAD 的方法是

A．电离式法

B．激光灯法

C．距离指示灯法

D．热释光法

E．前指针法

15．靶区剂量的总不确定度为

A．2%

B．2.5%

C．3%

D．4.2%

E．<5%

16．治疗机参数变化和治疗中患者体位移动造成的位置不确定度为

A．<4 mm

B．<5 mm

C．<6 mm

D．<8 mm

E．<10 mm

17．患者或体内的器官运动及体位设计时可允许的误差为

A．<8 mm

B．＜6 mm

C．＜5 mm

D．＜4 mm

E．＜3 mm

18．治疗机、模拟机的机械等中心的允许精度是

A．±1 mm

B．±1.5 mm

C．±2 mm

D．±2.5 mm

E．±3 mm

19．灯光野与照射野符合性的允许精度是

A．±1 mm

B．±1.5 mm

C．±2 mm

D．±2.5 mm

E．±3 mm

20．放射治疗设备机械性能每周需要检查的项目是

A．机架等中心

B．标称源皮距

C．准直器旋转

D．束流中心轴

E．治疗床旋转中心

21．下列关于放射治疗体位设计的指标中**错误**的是

A．SSD±2.0 cm

B．SAD±0.5 cm

C．限皮距＞15.0 cm

D．定位激光灯中心线 ±0.1 cm

E．机架角 ±0.1°

22．医用电子直线加速器开始用于肿瘤治疗的年份是

A．1945 年

B．1953 年

C．1956 年

D．1962 年

E．1978 年

23．食管癌时，易发生食管-气管瘘的是食管的

A．上、下段

B．上、中段

C．中、下段

D．下段

E．上、中、下段

24．检查鼻咽癌颅底侵犯的主要手段是

A．X 线片

B．B 超

C．鼻咽镜

D．MRI

E．临床检查

25．肺癌中最常见的病理类型是

A．鳞癌

B．腺癌

C．未分化癌

D．大细胞未分化癌

E．小细胞未分化癌

26．食管癌的主要病理类型是

A．鳞癌

B．腺癌

C．未分化癌

D．低分化癌

E．高分化癌

27．下段食管癌易转移的区域为

A．锁骨上区

B．纵隔

C．肺门

D．腋下

E．腹腔内

28．儿童的脑、脊髓放射耐受量比成人

A．高 10%

B．低 10%

C．高 20%

D．低 20%

E．高 5%

29．原发于韦氏环的非霍奇金恶性淋巴瘤的常见转移是

A．骨转移

B．脑转移

C．纵隔及肺门转移

D．锁骨上淋巴结转移

E．膈下淋巴区域及胃肠道转移

30．对直肠癌术前放射治疗的目的叙述**错误**的是

A．降低癌细胞活力

B．肿瘤缩小，增加手术切除率

C．减少局部种植和复发

D．提高生存率

E．防治癌旁组织纤维化

31．诊断肿瘤最可靠的依据是
    A．活体组织检查
    B．CT 检查
    C．MRI 检查
    D．内镜检查
    E．X 线检查

32．直肠癌常发生的部位是
    A．乙状结肠
    B．直肠和乙状结肠交界处
    C．直肠中部
    D．直肠下部
    E．肛门

33．能阻止口咽癌局部扩大的天然屏障是
    A．硬腭
    B．软腭
    C．舌
    D．口底
    E．悬雍垂

34．以下组织、器官的放射治疗耐受量中**错误**是的
    A．大脑各叶 50 Gy/5 周
    B．脑干 ≤ 40 Gy/4 周～50 Gy/5 周
    C．脊髓 ≤ 40 Gy/4 周
    D．视神经、视网膜、角膜＜50 Gy/5 周
    E．晶体 ≤ 10 Gy

35．出生 18 个月的肾胚胎癌患者，放射治疗剂量应在
    A．10～15 Gy
    B．15～18 Gy
    C．18～24 Gy
    D．24～30 Gy
    E．30～35 Gy

36．鼻窦肿瘤（未分化鳞癌）常见的转移部位是
    A．腋下淋巴结
    B．胸乳肌深部淋巴结
    C．颏下和颌下上颈区
    D．下颈淋巴结
    E．纵隔淋巴结

37．垂体瘤三野常规照射剂量是
    A．$D_T$ 40 Gy
    B．$D_T$ 45 Gy
    C．$D_T$ 50 Gy
    D．$D_T$ 55 Gy
    E．$D_T$ 60 Gy

38．所需要的照射范围最大的扁桃体癌类型是
    A．浸润性癌
    B．高分化外突型癌
    C．未分化癌
    D．低分化癌
    E．中分化癌

39．**不属于**生殖细胞睾丸肿瘤基本组织类型的是
    A．精原细胞瘤
    B．胚胎癌
    C．畸胎瘤
    D．绒毛膜癌
    E．间质细胞癌

40．鼻咽癌照射**不应**包括
    A．耳孔
    B．眼睛
    C．颅底
    D．颈部
    E．鼻咽

41．对射线高度敏感的组织是
    A．骨髓
    B．血管
    C．脊髓
    D．肺组织
    E．肾组织

42．大脑颞叶损伤常可引起
    A．意识障碍
    B．精神症状
    C．对侧半身深浅感觉障碍
    D．感觉性失语、对侧同向偏盲
    E．水平性眼震颤

43．上颌窦癌的淋巴引流部位**不包括**
    A．咽后
    B．腋下
    C．下颌
    D．中鼻道
    E．耳前颈淋巴

44．大面积的肺组织常规照射到多少剂量会出现急性放射性肺炎
    A．1000 cGy
    B．1500 cGy
    C．2000 cGy

D．2500 cGy

E．3000 cGy

45．乳腺癌的亚临床病灶的控制剂量为

A．$D_T$ 4000 cGy/4 周

B．$D_T$ 5000 cGy/5 周

C．$D_T$ 6000 cGy/6 周

D．$D_T$ 700 cGy/7 周

E．$D_T$ 800 cGy/8 周

46．前列腺癌的主要病理为

A．腺癌

B．柱状上皮癌

C．鳞癌

D．黏液癌

E．乳头状癌

47．肺癌血行转移**不到**的器官是

A．胰腺

B．性腺

C．肾上腺

D．肝

E．脑组织

48．原发性肺癌是指发生在哪种部位的肿瘤

A．气管

B．支气管和肺泡

C．淋巴结

D．胸膜

E．胸壁

49．鼻咽癌局部扩展的病理是

A．高分化鳞癌

B．低分化鳞癌

C．未分化鳞癌

D．腺癌

E．恶性混合癌

50．鼻咽癌转移到下列器官，**不属于**淋巴转移的是

A．锁骨上

B．纵隔

C．腋下

D．颌下

E．脑

51．鼻腔-筛窦癌可侵至

A．眼眶

B．扁桃体

C．颅底

D．舌根

E．口咽

52．肾胚胎癌（Wilms 瘤）分期属于Ⅳ期的是

A．肿瘤局限，包膜完整

B．肿瘤已扩散到主动脉淋巴结

C．腹膜有种植者

D．双侧肾受侵犯

E．血源性转移至肺、肝、骨等

53．扁桃体癌少见的淋巴结转移部位是

A．颌下三角

B．上颈深前组

C．二腹肌组

D．胸乳肌前缘

E．锁骨上

54．鼻咽癌单纯放射治疗根治剂量是

A．5000 cGy

B．4000 cGy

C．7000 cGy

D．8000 cGy

E．9000 cGy

55．肺癌血行转移常见的部位有

A．肝、脑

B．性腺

C．四肢

D．脊髓

E．心脏

56．**不属于**近距离放射治疗的是

A．腔内治疗

B．术后放射治疗

C．组织间插植治疗

D．敷贴治疗

E．埋管治疗

57．食管癌患者近距离放射治疗的临床学步骤中，**错误**的是

A．患者作腔内治疗时不必禁食，鼻腔部喷入 2%利多卡因

B．由护士协助医生放置施源器，嘱患者积极配合，边插边做吞咽动作

C．放置到位后，将施源器塑料管紧固在面罩上，让患者衔住咬口器，以免施源器活动

D．治疗结束后取出施源器并消毒

E．嘱患者 2 小时后进食，当天以稀软食物为宜

58. 关于临床剂量学原则，**错误**的是
    A. 肿瘤剂量要求准确
    B. 治疗的肿瘤区域内剂量分布要均匀
    C. 射野设计应尽量提高治疗区域内剂量
    D. 保护周围重要器官
    E. 扩大照射区域

59. IMRT 是指
    A. 常规放射治疗
    B. 三维适形放射治疗
    C. 适形调强放射治疗
    D. 立体定向放射治疗
    E. 旋转放射治疗

60. 关于喉部解剖的描述**错误**的是
    A. 声门上区有会厌、会厌披裂皱襞、披裂、喉室
    B. 声门区有声带、假声带
    C. 声门下区有环状软骨
    D. 声门区淋巴引流不多
    E. 声门上区和下区淋巴引流丰富

61. 下列哪种组织器官放射耐受量≤4000 cGy/4 周～5000 cGy/5 周
    A. 大脑各叶
    B. 脑干
    C. 脊髓
    D. 视神经
    E. 晶状体

62. 头颈部主要组织器官放射耐受量≤600 cGy 的是
    A. 大脑各叶
    B. 脑干
    C. 脊髓
    D. 视神经
    E. 晶状体

63. 喉癌放射治疗选择
    A. 直线放射器 4～8 MV X 线、$^{60}$钴放射机
    B. $^{192}$铱后装机
    C. 电子线放射
    D. 深部 X 线放射
    E. $^{125}$碘插植

64. 属于颅脑肿瘤放射治疗适应证的是
    A. 不适合手术的松果体瘤
    B. 大野足量放射后敏感度差的肿瘤复发
    C. 手术切净的良性肿瘤
    D. 颅内高压严重而又无有效减压措施
    E. 一般情况很差

65. 鼻咽癌放射通常选择
    A. $^{60}$钴或 6～8 MV 的直线加速器
    B. 后装治疗机
    C. 深部 X 线治疗机
    D. 电子束
    E. $^{125}$碘

66. **不属于**直肠癌转移方式的是
    A. 直接浸润
    B. 淋巴转移
    C. 血行转移
    D. 腹膜种植
    E. 组织纤维化

67. 食管癌照射野宽一般为
    A. 5 cm
    B. 6 cm
    C. 7 cm
    D. 8 cm
    E. 9 cm

68. 肺癌发展期，一般淋巴引流一次转移至同侧，**除外**
    A. 腋下淋巴结
    B. 肺门淋巴结
    C. 隆突下淋巴结
    D. 纵隔淋巴结
    E. 锁骨上淋巴结

69. 食管癌患者出现声音嘶哑是由于
    A. 淋巴结压迫喉返神经
    B. 癌瘤传入主动脉
    C. 胸背疼痛
    D. 大量吐血
    E. 长期不饮食

70. 霍奇金病（HD）主要的临床特点是
    A. 全身症状少
    B. 纵隔无侵犯
    C. 好发于年轻患者
    D. 全身衰弱
    E. 好发于年纪较大的患者

71. **不属于**宫颈癌病理类型的是
    A. 糜烂型

B．结节型
C．菜花型
D．髓质型
E．溃疡型

72．乳腺癌在治疗中，对照射区洗浴的正确方法是
A．热水冲洗
B．用力擦搓
C．用肥皂或洗浴液清洗
D．每天清洗多次
E．只用温凉水冲洗

73．适用于放射治疗的疾病是
A．支气管炎
B．视网膜脱落
C．胃溃疡
D．A-V 血管畸形
E．皮肤病

74．韦氏环位于
A．鼻咽、口咽、舌根
B．颈椎
C．下咽、喉
D．上下颌骨
E．甲状腺

75．喉癌的淋巴转移多至
A．颌下淋巴结
B．上颈深前组淋巴结
C．颏下淋巴结
D．中下颈淋巴结
E．锁骨上淋巴结

76．**不是**宫颈癌放射治疗优点的是
A．适用于各期
B．早期可根治
C．晚期姑息
D．对患者的限制性小
E．取代手术治疗

77．鼻咽癌单纯放射治疗的常规根治量是
A．3000～4000 cGy
B．4000～5000 cGy
C．5000～6000 cGy
D．6000～7000 cGy
E．7500～8000 cGy

78．脑干包括
A．中脑，小脑，脑桥

B．中脑，脑桥，延髓
C．丘脑，松果体，小脑
D．垂体，松果体，小脑
E．中脑，小脑，延髓

79．颅内肿瘤最常见的是
A．脑膜瘤
B．垂体瘤
C．网状细胞瘤
D．胶质瘤
E．畸胎瘤

80．乳腺癌的亚临床病灶的控制剂量为
A．$D_T$ 5000 mGy/5 周
B．$D_T$ 5000 cGy/5 周
C．$D_T$ 5000 Gy/5 周
D．$D_T$ 5000 mSv/5 周
E．$D_T$ 5000 Sv/5 周

81．**不会**提高皮肤剂量的补偿器是
A．小米
B．猪皮
C．补偿滤过板
D．凡士林
E．蜡块

82．易转移到上颈部、双颈或锁骨上的肿瘤部位是
A．鼻咽
B．扁桃体
C．舌根
D．下咽
E．喉

83．**不会**向软组织中扩散的肿瘤是
A．舌癌
B．口底癌
C．口腔癌
D．软腭癌
E．颊黏膜癌

84．子宫颈癌全盆腔前野中间铅挡主要是保护
A．直肠
B．宫颈
C．膀胱
D．子宫
E．阴道

85．$^{60}$钴治疗子宫癌盆腔照射时，中间铅挡厚度最少的半价层个数是

A. 2
B. 3
C. 5
D. 6
E. 7

86. 在临床上容易出现免疫性过敏现象的疾病是
    A. 霍奇金淋巴瘤
    B. 非霍奇金淋巴瘤
    C. 神经母细胞瘤
    D. 畸胎瘤
    E. 黑色素瘤

87. 肿瘤放射治疗反应的全部内容是
    A. 全身反应
    B. 血象反应
    C. 局部反应
    D. 全身反应，血象反应
    E. 全身反应，血象反应，局部反应

88. 主要沿着邻近淋巴道蔓延的肿瘤是
    A. 霍奇金淋巴瘤
    B. 非霍奇金淋巴瘤
    C. 垂体瘤
    D. 脑瘤
    E. 胶质瘤

89. 沿着淋巴结跳跃式蔓延，而且还有结外区受侵的肿瘤是
    A. 霍奇金淋巴瘤
    B. 非霍奇金淋巴瘤
    C. 垂体瘤
    D. 脑瘤
    E. 胶质瘤

90. 鼻咽癌、口咽癌、口腔肿瘤放射治疗中，常规保护
    A. 甲状腺
    B. 喉
    C. 脊髓
    D. 舌
    E. 会厌

91. 为避免正常组织超量，应该牢记各种组织器官的
    A. 百分深度量
    B. 机架角
    C. 耐受量
    D. 组织量
    E. 空气量

92. 非颈部组织结构的组织是
    A. 颈椎
    B. 咽
    C. 喉
    D. 颈段食管
    E. 甲状腺

93. 鼻咽癌布野主要依据
    A. X 线片
    B. 临床检验
    C. 病理
    D. CT 及 MRI
    E. 转移淋巴结

94. 左肺分上下两叶，共有肺段
    A. 10 个
    B. 9 个
    C. 8 个
    D. 7 个
    E. 6 个

95. 右肺分上中下三叶，有肺段
    A. 6 个
    B. 8 个
    C. 10 个
    D. 12 个
    E. 13 个

96. 肺癌多发区又是淋巴结转移最常见的部位是
    A. 支气管
    B. 纵隔
    C. 肺叶
    D. 肺门
    E. 胸腔

97. 右中心型肺癌患者，头颈及面部出现肿胀，上胸部出现静脉怒张。这说明肿瘤侵犯和压迫，或者转移淋巴结压迫部位在
    A. 非主动脉
    B. 肺静脉
    C. 颈静脉
    D. 上腔静脉
    E. 锁骨上静脉

98. 局部浸润较早、淋巴结和血行转移也早的肺癌，其病理类型是

A. 小细胞未分化癌
B. 大细胞未分化癌
C. 鳞癌
D. 腺癌
E. 混合癌

99. 尚能维持正常肺功能的肺耐受量在
A. 2500 cGy
B. 2200 cGy
C. 2000 cGy
D. 1900 cGy
E. 小于 1800 cGy

100. 乳腺癌淋巴结转移首先应在的部位是
A. 锁骨上
B. 腋下
C. 内乳
D. 肺
E. 骨

# 练习四十五答案

1. E  由于 TPS 重建患者的靶区及周围正常器官时需要采集大量的薄层断面影像资料，故 CT 对模拟机球管的要求较一般诊断 CT 机更高，其热容量阳极冷却速率更高。

2. B  CT 模拟机由 CT 扫描机、虚拟定位工作站、激光照射野定位系统三个部分组成。

3. D  CT 模拟机的激光定位系统可以辅助技师对患者的体位设计，从而使患者 CT 影像采集时的体位与实际治疗体位一致，还可以指示靶区中心或治疗的等中心和照射野在患者体表的投影。激光定位的准确性直接关系到治疗的准确性和可重复性，激光灯的定位误差应小于 1 mm。

4. D  加速器剂量测量允许精度均在 ±2% 以内。

5. E  对自然本底的剂量检测不属于患者和工作人员辐射防护内容，其余几项均是。

6. E  职业性放射工作人员的年剂量限值是 50 mSv。

7. E  $^{60}$钴治疗机准直器的厚度应使漏射量不超过有用照射量的 5%。

8. C  近距离放射治疗使用的放射源中最容易防护的是能量最低的 $^{125}$I。

9. E  X（γ）刀 QA 检查的项目包括直线加速器的等中心精度、激光灯定位、小野剂量分布的测量、数学计算模型，不包括光学距离指示器。

10. E  TPS 验收包括 TPS 系统的硬件和软件两方面，如硬件的完整性、硬件工作的可靠性、计划软件功能正常、系统软件齐备，不包括完成计划时间的长短。

11. A  模拟机定位机安全设施包括过流保护、床旁连锁、过热保护、高压连锁，不包括铅玻璃窗。

12. D  加速器日检的项目包括电源、电压、频率、相位、安全连锁、机械运转及射野、剂量，不包括电子枪灯丝电压。

13. E  物理技术方面，QA 包括治疗机、模拟机的机械和几何参数的检测与调整，加速器剂量检测系统和 $^{60}$钴机计时系统的检测与校对，治疗计划系统的计算模型和物理数据的定期检验，腔内组织间治疗和治疗安全的检测。不包括天然放射性本底的检测。

14. E  临床上一般用前指针法来校准 SAD。

15. E  靶区剂量的总不确定度为 < 5%。

16. E  治疗机参数变化和治疗中患者体位移动造成的位置不确定度为 < 10 mm。

17. A  患者或体内的器官运动及体位设计时可允许的误差为 < 8 mm。

18. C  治疗机、模拟机的机械等中心允许精度是 ±2 mm。

19. C  灯光野与射野符合性的允许精度是 ±2 mm。

20. B  标称源皮距是直线加速器每周需要检查的项目。

21. A　固定源皮距体位设计，要求 SSD 误差不超过 2 mm。
22. B　医用电子直线加速器从 1953 年开始用于肿瘤治疗。
23. B　上、中段食管癌易发生食管 - 气管瘘。
24. D　CT 影像和磁共振影像软组织分辨率高，临床怀疑鼻咽癌侵犯颅底，首选 CT 检查、磁共振检查。
25. A　肺癌中最常见的病理类型是鳞癌。
26. A　食管癌的主要病理类型是鳞癌。
27. E　下段食管癌易转移的区域为腹腔内。
28. D　儿童的脑、脊髓放射耐受量比成人低 20%。
29. E　原发于韦氏环的非霍奇金恶性淋巴瘤常见的转移是膈下淋巴区域及胃肠道转移。
30. E　直肠癌术前放射治疗的目的包括：降低癌细胞活力；肿瘤缩小；增加手术切除率；减少局部种植和复发；提高生存率。
31. A　活体组织病理学检测是诊断肿瘤的金标准。
32. B　直肠癌的好发部位是直肠和乙状结肠交界处。
33. A　硬腭是阻止口咽癌局部扩大的天然屏障。
34. E　晶状体的放射治疗耐受剂量是 ≤ 5 Gy，其余选项均正确。
35. C　出生 18 个月的肾胚胎癌患者，放射治疗剂量应在 18～24 Gy。
36. C　鼻腔旁窦肿瘤（未分化鳞癌）常见的转移部位是颏下和颌下上颈区。
37. C　垂体瘤三野常规照射剂量是 $D_T$ 50 Gy。
38. C　未分化癌扁桃体癌恶性度最高，所需照射范围最大。
39. E　属于生殖细胞肿瘤基本组织类型的有精原细胞癌、胚胎瘤、畸胎瘤、绒毛膜癌等。
40. B　鼻咽癌照射包括颅底、鼻咽、颈部及耳孔，眼部为危及器官。
41. A　骨髓对射线最敏感，放射治疗引起的骨髓抑制最为常见。
42. D　颞叶的放射损伤可以造成感觉性失语、对侧同向偏盲。
43. B　上颌窦癌的淋巴引流包括咽后、下颌、中鼻道、耳前颈淋巴，不包括腋下淋巴结。
44. E　本题考查正常组织耐受量的概念，大面积的肺组织常规照射到 3000 cGy 会出现急性放射性肺炎。
45. B　乳腺癌的亚临床病灶的控制剂量为 $D_T$ 5000 cGy/5 周。
46. A　前列腺癌的主要病理类型为腺癌。
47. B　肺癌可通过血行转移至肝、胰腺、肾上腺、脑组织，一般不转移至性腺。
48. B　原发性肺癌是指发生在支气管和肺泡的肿瘤。
49. B　鼻咽低分化鳞癌容易出现局部扩展。
50. E　脑转移为远处转移。
51. A　鼻腔 - 筛窦癌可侵至邻近的眼眶。
52. E　一旦出现血行转移即为 IV 期。
53. E　扁桃体癌通常转移至颌下三角、上颈深前组、二腹肌组、胸乳肌前缘淋巴结，很少转移至锁骨上淋巴结。
54. C　鼻咽癌单纯放射治疗根治剂量是 7000 cGy。
55. A　肺癌血行转移常见部位是肝、脑。
56. B　术后放射治疗属于远距离外照射治疗。
57. A　食管癌患者作腔内放射治疗时需要禁食。
58. E　临床剂量学原则要求肿瘤剂量准确，治疗的肿瘤区域内剂量分布要均匀，射野设计应尽量提高治疗区域内剂量，尽量保护周围重要器官。不包括扩大照射区域。
59. C　IMRT 是指适形调强放射治疗。

60. B　假声带属于声门上区。
61. B　脑干的放射耐受量 ≤ 4000 cGy/4 周～5000 cGy/5 周。
62. E　晶状体的放射耐受量 ≤ 600 cGy。
63. A　喉癌放射治疗选择直线放射器 4～8 MV X 线、$^{60}$钴放射机。
64. A　不适合手术的松果体瘤需要行放射治疗。
65. A　鼻咽癌放射治疗选择$^{60}$钴或 6～8 MV 的直线加速器。
66. E　直肠癌转移包括直接浸润、淋巴转移、血行转移、腹膜种植。
67. B　食管癌照射野宽一般为 6 cm。
68. A　肺癌一般淋巴引流一次，转移至同侧肺门、隆突下、纵隔及锁骨上淋巴结，腋下淋巴结可转移至对侧。
69. A　食管癌肿大淋巴结压迫喉返神经使患者出现声音嘶哑。
70. C　霍奇金病（HD）好发于年轻患者，纵隔常有侵犯，伴有全身症状。
71. D　髓质型不属于宫颈癌常见的病理类型。
72. E　乳腺癌照射区只用温凉水冲洗，且不可频繁清洗。
73. D　A-V 血管畸形为非肿瘤疾病中可以使用放射治疗的疾病。
74. A　韦氏环位于鼻咽、口咽、舌根。
75. B　喉癌的淋巴转移多至上颈深前组淋巴结。
76. E　放射治疗适用于各期宫颈癌患者，早期可行根治性放疗，晚期仅行姑息放疗，但不可取代手术治疗。
77. D　鼻咽癌单纯放射治疗常规根治量是 6000～7000 cGy。
78. B　脑干包括中脑、脑桥、延髓。
79. D　胶质瘤是最常见的颅内肿瘤。
80. B　乳腺癌的亚临床病灶的控制剂量为 5000 cGy/5 周。
81. C　临床常用小米、猪皮、凡士林、蜡块等作为组织补偿膜，通过改变剂量建成区来提高皮肤剂量，补偿滤过板不会提高皮肤剂量。
82. A　鼻咽癌易转移到上颈部、双颈或锁骨上部位，临床有 70% 左右的鼻咽癌因出现颈部淋巴结肿大而就诊。
83. C　口腔癌不会向软组织中扩散，舌癌、口底癌、软腭癌、颊黏膜癌均可能向软组织中扩散。
84. C　子宫颈癌全盆腔照射，前野中间的铅挡主要是保护膀胱。
85. C　$^{60}$钴治疗子宫癌盆腔照射时，中间铅挡厚度最少需要 5 个半价层。
86. A　霍奇金淋巴瘤在临床上容易出现免疫性过敏现象。
87. E　肿瘤放射治疗相关不良反应包括全身反应、血象反应、局部反应。
88. A　霍奇金淋巴瘤主要沿着邻近淋巴道蔓延。
89. B　非霍奇金淋巴瘤沿着淋巴结跳跃式蔓延，还有结外区受侵。
90. B　喉与鼻咽、口咽、口腔毗邻，因此，鼻咽癌、口咽癌、口腔肿瘤放射治疗中常规保护喉。
91. C　为避免正常组织超量，应该牢记各种组织器官的耐受量。
92. B　咽不属于颈部组织结构。
93. D　鼻咽癌布野主要根据 CT 及 MRI 图像提供的高分辨率的解剖结构进行。
94. C　左肺共有 2 叶、8 个肺段。
95. C　右肺共有 3 叶、10 个肺段。
96. D　肺门为中央型肺癌的发生部位，也是淋巴结转移的常见部位。
97. D　题干所述为典型的上腔静脉压迫症表现。

98．A 小细胞未分化癌局部浸润较早，淋巴结和血行转移也早，恶性度较其他类型的肺癌高。

99．E 肺耐受量小于 1800 cGy，尚能维持正常肺功能。

100．B 乳腺癌淋巴结转移首先转移至腋下淋巴结。

# 练习四十六

1. 分化不好的鼻腔-副鼻窦鳞癌，常见的淋巴转移部位是
   A．脑
   B．颌下和颌下上颈区
   C．肺
   D．肝
   E．骨

2. 喉哪个部位的肿瘤淋巴管缺乏，早期淋巴结转移罕见
   A．声门上癌
   B．声门癌
   C．声门下癌
   D．腺样囊性癌
   E．黏液表皮癌

3. 乳腺癌切线照射时主要是为了
   A．使乳腺及胸壁得到均匀的高剂量照射，而使肺少损伤
   B．减少乳腺皮肤量
   C．靶区获得均匀的照射
   D．解决切线于乳腺内之间的交界问题
   E．使乳腺皮肤量提高

4. 肺癌放射治疗的禁忌证是
   A．肺门转移
   B．胸膜转移
   C．脑转移
   D．颈淋巴结转移
   E．骨转移

5. 采用三野照射法治疗食管癌时可避开脊髓的方法是
   A．转机架角
   B．升床
   C．调小机头
   D．旋转床
   E．调面积

6. 下段食管癌病变靠近贲门，照射野设计包括
   A．贲门
   B．胃大弯
   C．胃小弯
   D．胃网膜右淋巴结
   E．胃左动脉区淋巴结

7. 颈上段食管癌在布野时应考虑把何组织包在照射内
   A．喉返神经
   B．气管旁淋巴结
   C．主动脉
   D．喉
   E．锁骨上淋巴结

8. 乳腺癌切线野照射时，楔形垫板的目的是
   A．患者觉得舒服
   B．减少肺部受量
   C．减少心脏受量
   D．减少对侧乳腺受量
   E．增加肺部受量

9. 斗篷野照射时，为减少照射透过铅挡所产生的次级电子对皮肤的过量照射，铅挡应距离皮肤
   A．10 cm 以上
   B．12 cm 以上
   C．15 cm 以上
   D．18 cm 以上
   E．20 cm 以上

10. 在定位时，肿瘤中心找好后，**不能**移动
    A．床左右
    B．机架角
    C．机头角
    D．升降床
    E．移动影像增强器

11. 子宫颈癌全盆腔铅挡照射，**不正确**的是
    A. 前野挡铅是为了保护膀胱
    B. 后野挡铅是为了保护直肠
    C. 前野用 4 cm×15 cm 的挡铅
    D. 后野用 6 cm×15 cm 的挡铅
    E. 全程放射治疗不用挡野
12. 食管癌左侧对穿野定位下野到
    A. 第 12 胸椎
    B. 第 12 胸椎的一半
    C. 第 1 腰椎
    D. 第 1 腰椎的一半
    E. 第 2 腰椎
13. 乳腺癌内切野包括内乳区淋巴结，内切野的内缘线位置应在健侧
    A. 1 cm
    B. 2 cm
    C. 3 cm
    D. 4 cm
    E. 5 cm
14. 喉癌患者照射期间的注意事项**不包括**
    A. 患者要常讲话
    B. 不要穿高领、紧领衫
    C. 不要吃辛辣食物
    D. 保护好射野标记
    E. 注意照射野皮肤是否破溃
15. **不属于**鼻咽癌准适形体位设计的注意事项的是
    A. 将铅模托板牢固地插入槽内，并应有安全保证措施
    B. 患者照射时要练习张口
    C. 放置托板时一定要注意患者姓名，照射野序号及正、反、上、下、左、的方向
    D. 在粘铅块时一定要和托板粘牢，用高黏度胶，以防脱落
    E. 因铅模托板较重，上、下必须小心，防止脱手，以免砸伤患者或砸坏机器
16. 等中心给角照射食管癌，允许误差为
    A. ±0.1°
    B. ±0.2°
    C. ±0.3°
    D. ±0.4°
    E. ±0.5°
17. **不属于**给角照射种类的是
    A. 源皮距给角照射
    B. 源皮距垂直照射
    C. 中心给角照射
    D. 切线给角照射
    E. 反向给角照射
18. 乳腺癌的体位设计步骤**不正确**的是
    A. 头侧偏
    B. 患者仰卧于治疗床
    C. 躺平躺直
    D. 被照射的一侧位于床边
    E. 上臂外展双手抱头
19. 喉癌侧卧垂直照射的体位设计**错误**的是
    A. 首先患者仰卧躺好
    B. 头部垫枕，颈部伸开
    C. 头部矢状面与治疗床平行
    D. 不需要固定
    E. 头部、颈部与体中心线在一个平面上
20. 乳腺癌照射新技术为
    A. 切线照射技术
    B. 给角切线照射技术
    C. 垂直照射技术
    D. 适形照射技术
    E. 等中心切线照射技术
21. 恶性霍奇金淋巴瘤斗篷野前野喉部铅挡面积为
    A. 1 cm×1 cm
    B. 2 cm×2 cm
    C. 3 cm×3 cm
    D. 4 cm×4 cm
    E. 5 cm×5 cm
22. 肺癌根治性放疗原发灶的照射野下到气管隆突下
    A. 2～3 cm
    B. 3～4 cm
    C. 4～5 cm
    D. 5～6 cm
    E. 6～7 cm
23. 恶性霍奇金淋巴瘤斗篷野照射范围**不包括**
    A. 颈髓
    B. 锁骨上下
    C. 纵隔
    D. 肺门淋巴结
    E. 腋窝

24. 早期声带癌照射野面积为
    A．2 cm×2 cm
    B．3 cm×3 cm
    C．4 cm×4 cm
    D．5 cm×5 cm
    E．6 cm×6 cm
25. 喉癌术前放射治疗剂量为
    A．3000 cGy
    B．3500 cGy
    C．4000 cGy
    D．4500 cGy
    E．5000 cGy
26. 咽壁癌上界照射野范围在
    A．舌根
    B．颈后三角
    C．咽或鼻咽
    D．颈段食管
    E．锁骨下
27. 宫颈癌体外全盆腔照射野为
    A．20 cm×15 cm
    B．25 cm×20 cm
    C．30 cm×25 cm
    D．8 cm×15 cm
    E．10 cm×10 cm
28. 引起晶状体白内障的剂量（TD5/5）是
    A．200 cGy
    B．250 cGy
    C．300 cGy
    D．400 cGy
    E．500 cGy
29. 检查鼻咽癌颅底侵犯的主要手段是
    A．X线平片
    B．B超
    C．鼻咽镜
    D．MRI
    E．临床检查
30. 咽壁癌局部扩展**不易**达到的部位是
    A．椎前肋膜及椎体
    B．口咽
    C．扁桃体
    D．舌根
    E．鼻咽

31. 中枢神经系统放射治疗中，全脊髓照射野的常用宽度为
    A．2.0 cm
    B．2.5 cm
    C．3.0 cm
    D．3.5 cm
    E．4.0 cm
32. 关于乳腺癌切线野上下界正确的是
    A．上界在锁骨上，下界在乳腺皱襞处
    B．上界在第1前肋水平，下界在乳腺下
    C．上界在第2前肋水平，下界在乳腺皱襞下 2 cm
    D．上界在声带，下界在病灶下 2 cm
    E．上界在胸廓入口，下界在乳腺皱襞处
33. 斗篷野定位时
    A．保护肺门淋巴结
    B．保护锁骨上下淋巴结
    C．只保护肺
    D．需保护喉头、肱骨、肺、心脏、脊髓等重要器官
    E．不考虑保护重要器官
34. 易引起正常组织超量的是
    A．牢记重要组织器官的放射耐受量
    B．选择正常组织受照最低的照射技术
    C．选择不同能量的射线治疗不同的深度
    D．选择铅挡、补偿板等来减少正常组织受量
    E．射线能量越高越好
35. **不**属于体外照射的是
    A．放射性核素强度很大
    B．照射距离较长
    C．射线能量损失较多
    D．大部分能量被肿瘤组织吸收
    E．射线必须经过皮肤
36. 鼻咽癌的耳后野可作补充照射，**不能**作为主照射野，是因为
    A．照射角度难以准确
    B．体位固定不好
    C．剂量难以均匀
    D．重复性不好
    E．晶状体易受损
37. 欲消除由于空气组织界面效应所致的剂量干扰，以改善腔内肿瘤所得的剂量，可使用的辅

助技术设备是
- A. 补偿滤过
- B. 楔形板
- C. 等效填充物
- D. 面罩
- E. 铅挡块

38. 上段食管癌照射，要包括锁骨上野，在两侧肩锁关节内
    - A. 1~2 cm 内
    - B. 2~3 cm 内
    - C. 3~4 cm 内
    - D. 4~5 cm 内
    - E. 5~6 cm 内

39. 恶性霍奇金淋巴瘤斗篷野内缘从肋膈角沿胸壁内 1 cm 向上至
    - A. 锁骨上 1 cm 处
    - B. 锁骨上 2 cm 处
    - C. 锁骨下 1 cm 处
    - D. 锁骨下 2 cm 处
    - E. 锁骨头

40. 早期鼻咽癌可转移到
    - A. 锁骨上淋巴结
    - B. 脑
    - C. 口
    - D. 颈椎
    - E. 骨

41. 出生 13 个月后的患者，肾胚胎癌 II 期放射治疗总量应在
    - A. 1000 cGy
    - B. 1500 cGy
    - C. 2000 cGy
    - D. 2500 cGy
    - E. 3000 cGy

42. 乳腺癌的靶区范围**不包括**
    - A. 乳腺
    - B. 纵隔
    - C. 胸壁
    - D. 内乳
    - E. 锁骨上淋巴结

43. 消除乳腺切线与腋锁联合野之间的三角形剂量重叠区的方法为
    - A. 机头角度旋转
    - B. 增加源皮距
    - C. 可用半野或加铅挡
    - D. 减少照射剂量
    - E. 调整切线野照射角度

44. 乳腺癌切线野照射和内乳野照射时，消除两野夹角低量区的方法是
    - A. 加宽内乳照射的宽度
    - B. 内乳野也按切线野给相同的角度照射
    - C. 改变切线照射野的角度
    - D. 高机头的角度不同
    - E. 增加内乳野照射剂量

45. 颈段食管癌照射，楔形板角度选用
    - A. 5°~10°
    - B. 11°~14°
    - C. 15°~30°
    - D. 21°~45°
    - E. 46°~60°

46. 食管癌三野照射，肿瘤剂量为 200 cGy 时，效果最佳的方式是
    - A. 每天照射一野，每野肿瘤剂量为 200 cGy
    - B. 每天照射二野，每野肿瘤剂量为 100 cGy
    - C. 每天照射三野，每野肿瘤剂量为 67 cGy
    - D. 每天照射三野，前野为 100 cGy，后两野各为 50 cGy
    - E. 每天照射三野，前野为 50 cGy，后两野各为 75 cGy

47. 条形照射野每条上下宽为
    - A. 1.5 cm
    - B. 2.0 cm
    - C. 2.5 cm
    - D. 3.0 cm
    - E. 3.5 cm

48. 一般加速器在 100 cm 时，斗篷野最大面积只有
    - A. 10 cm×10 cm
    - B. 20 cm×20 cm
    - C. 30 cm×30 cm
    - D. 45 cm×45 cm
    - E. 50 cm×50 cm

49. 乳腺癌在放射过程中照射野内出现疼痛，正确的处理方法为
    - A. 用手轻轻拍打或用婴儿止痒粉涂抹
    - B. 用油膏

C．化学药品
D．贴胶
E．用手或其他物品抓挠

50．定位工作中**不常**涉及的物品是
A．体位固定器
B．楔形板
C．口服对比剂
D．水解塑料面网
E．皮肤墨水

51．喉癌侧卧垂直照射，颈部固定是关键，以下说法**不妥**的是
A．为保证体位重复性好，要求体位舒适，不易疲劳
B．从定位到治疗计划完成都用同一型号的侧卧枕
C．为保证体位冠状面垂直，可用楔形支架或沙袋固定背部
D．用头部固定装置以保证头部不动
E．用一般软枕，容易固定

52．在源皮距给角照射时，正确的是
A．灯光野投影在体表时，是正方形或矩形
B．患者皮肤的照射野标记是正方形或矩形
C．患者皮肤的照射野标记和灯光野不会吻合
D．患者皮肤照射野标记和灯光野必须吻合
E．只要垂直摆尾，两野相吻合，就可以保证治疗质量

53．肺癌根治放射治疗，其照射野应
A．超过原发病灶边缘 1～3 cm，不包括全纵隔
B．超过原发病灶边缘 2 cm，并包括全纵隔
C．等中心照射，前一野后两野
D．为使脊髓不受照射，采用小野照射
E．先采用小野照射，后采用大野前后对穿照射

54．对激光灯定位在应用中的描述**错误**的是
A．纵轴线和横轴线相交的点是旋转中心
B．在等中心照射时可提示靶区中心的体表位置
C．可以保证每次治疗的重复性
D．在照射时可以提供射线的入射点及入射方向
E．对照射野偏小、体位易移动的照射野必要用激光灯定位

55．乳腺癌切线野定位时，患者背后垫板角度通常选
A．20°～25°
B．25°～30°
C．30°～40°
D．5°～20°
E．≥40°

56．垂体瘤定位时照射野中心放在
A．颞窝
B．翼窝
C．下颌窝
D．垂体窝
E．颈静脉窝

57．直肠癌三野等中心定位，两侧野的前界在股骨头的
A．1/2 处
B．1/3 处
C．1/4 处
D．1/5 处
E．1/6 处

58．斗篷野定位的上界是
A．胸骨切迹
B．喉头
C．下颌骨下缘 1 cm
D．耳垂
E．下颌骨

59．食管癌一前两后野定位，机架应为
A．−10°、−140°、+120°
B．0°、−130°、130°
C．10°、−120°、+140°
D．0°、−120°、+120°
E．10°、−130°、+130°

60．食管癌前后对穿野定位，在肿瘤长度的上下界各放
A．1.0 cm
B．1.5 cm
C．2.0 cm
D．2.5 cm
E．3.0 cm

61．斗篷野**不应**包括
A．颈部

B. 锁骨上
C. 肺
D. 腋窝
E. 纵隔

62. 肺癌伴锁骨上淋巴结转移，垂直照射野上界应在
 A. 胸骨切迹上 1 cm
 B. 胸骨切迹水平
 C. 环甲膜水平
 D. 气管隆突水平
 E. 胸骨切迹下 1 cm

63. 斗篷野定位的下界是
 A. 第 7 胸椎下缘
 B. 第 8 胸下缘
 C. 第 9 胸椎下缘
 D. 第 10 胸椎下缘
 E. 第 11 胸椎下缘

64. 垂体瘤三野等中心定位，床的高度是
 A. 100 cm 减源轴距
 B. 100 cm 减源床距
 C. 100 cm 减升床前源皮距
 D. 100 cm 减现源皮距
 E. 100 cm 减肿瘤深度

65. 乳腺癌 X 线切线野应包括
 A. 全部乳腺组织
 B. 全部乳腺组织及胸壁在内，不包括肺组织
 C. 全部乳腺组织及胸壁在内的 2～3 cm 厚的组织
 D. 肿瘤原发病灶及周围软组织
 E. 全部乳腺组织、胸壁以及至少 4 cm 厚的肺组织

66. 解决乳腺癌锁骨上野与乳腺切线野邻接处剂量重叠问题，最好的方法是
 A. 两野之间有一定间隔
 B. 转机头方向角
 C. 转治疗床
 D. 半野铅挡块
 E. 半野照射

67. 食管癌源皮距三野给角照射时，正确的是
 A. 按医嘱要求先对准距离，再给角度
 B. 按医嘱要求先给角度，再对距离
 C. 为满足照射灯光野与皮肤野吻合，机架角度可以变化
 D. 源皮距一定要准确
 E. 准直器角度固定不变

68. 宫颈癌旋转治疗，错误的方法是
 A. 按医嘱要求摆好体位
 B. 将射野按治疗单要求面积给好
 C. 将灯光野中心十字对准体表中心
 D. 将床升至以宫颈为中心做旋转治疗
 E. 以耻骨联合作为旋转中心做旋转治疗

69. $^{60}$钴全腹条形野的源皮距一般用
 A. 60～70 cm
 B. 75～80 cm
 C. 80～90 cm
 D. 100 cm
 E. 130 cm

70. 不包括喉癌照射的技术是
 A. 交角照射
 B. 水平照射
 C. 等中心照射
 D. 楔形板照射
 E. 旋转照射

71. 对鼻咽癌上、中颈部及下颈部切线野摆位的错误要求是
 A. 仰卧位肩垫枕，头尽量后仰
 B. 头部放正，不可以左右歪头
 C. 为提高表浅剂量，需加蜡块
 D. 注意中间用铅挡保护喉及脑干
 E. 两臂自然下垂于双侧中线

72. 用模拟定位机不能完成的工作是
 A. 定出病变的大小范围
 B. 病变中心
 C. 病变距体表的距离
 D. 避开脊髓等重要器官
 E. 显示剂量分布

73. 乳腺癌各照射野之间的匹配问题不包括
 A. 锁骨上野与腋下野之间
 B. 内乳野与切线野之间
 C. 切线野与锁骨上野之间
 D. 锁骨上野与内乳野之间
 E. 内乳野与胸壁野之间

74. 斗篷野不需铅挡的部位是
 A. 喉

B．双侧肱骨头
C．左右肺界心脏
D．颈髓
E．纵隔

75．霍奇金淋巴瘤倒 Y 野，**不包括**的淋巴结是
A．脾门
B．腹主动脉旁
C．腹股沟
D．纵隔
E．髂前

76．**不适于**用楔形板照射技术的肿瘤有
A．上颌窦癌
B．乳腺癌
C．喉癌
D．皮肤癌
E．直肠癌

77．全脑全脊髓照射中**不正确**的是
A．全脑照射注意铅挡不应照射的部位
B．全脊髓照射分野时需要留间隙
C．全脊髓照射分野时不需要留间隙
D．全脊髓照射要保持颈椎呈水平位
E．初期照射剂量不宜过高，以免引起放射性脊髓病

78．目前鼻咽癌放射治疗选用较少的是
A．普通 X 线
B．$^{60}$钴 γ 线
C．6 MV X 线
D．8 MV X 线
E．10 MV X 线

79．食管癌照射多采用
A．SSD
B．水平照射
C．SSD 给角照射
D．SAD
E．一前两后给角等中心照射

80．**不属于**食管癌三野交叉照射法优点的是
A．保证食管照射部位的准确性
B．能给食管照射部位足够的剂量
C．脊髓受量不会过高
D．肺部受剂量较高于垂直照射
E．患者体位舒适、重复性好

81．食管癌采用前、后两野垂直照射的优点**不包括**

A．食管癌肿瘤部位照射有较好的准确性
B．肺受剂量较低
C．因为脊髓在照射野内，故剂量不能给高
D．体位设计方便
E．靶区剂量计算简单

82．常规三野等中心定位时，应标出的内容是
A．体中线
B．患者与床的相对位置
C．测量治疗部位体厚
D．机架为 0°，在体表标出灯光野"十"字中心，记录升床高度
E．划出射野大小，不必划中心

83．肺癌斜野照射，源皮距对好 100 cm 后，**不要**
A．转机架
B．转机头
C．调整铅门
D．再升降床
E．转床

84．垂体瘤定位照射野中心放在
A．颞窝
B．翼窝
C．下颌窝
D．垂体窝
E．颈 V 窝

85．乳腺癌切线野内切野的机架角为
A．5°
B．10°～30°
C．60°～80°
D．90°～100°
E．一般为 45°～60°，少数患者可以适当增减

86．食管癌三野照射，肿瘤剂量为 300 cGy 时，效果最佳的方式是
A．每天照射一野，每野肿瘤剂量为 300 cGy
B．每天照射二野，每野肿瘤剂量为 150 cGy
C．每天照射三野，每野肿瘤剂量为 100 cGy
D．每天照射三野，前野为 200 cGy，后两野各为 50 cGy
E．每天照射三野，前野为 150 cGy，后两野各为 75 cGy

87．以下**不符合**源皮距照射体位设计要求的是
A．用源皮距对距离
B．限皮距比较大

C. 一般采用体表野对野
D. 先对好源轴距再给角度
E. 源皮距固定

88. 等中心给角照射，以下哪项条件稍有误差**不会**影响靶区中心移动
   A. 源轴距
   B. 机架角
   C. 体位
   D. 射野中心
   E. 都会影响

89. **不符合**放射治疗体位设计中对患者的体位要求的是
   A. 根据患者病变和布野要求进行体位设计
   B. 婴幼儿治疗体位固定要求与成人相同
   C. 根据设备照射方式进行体位设计
   D. 根据患者一般状况进行体位设计
   E. 依据激光定位灯进行体位设计

90. 恶性霍奇金淋巴瘤斗篷野照射范围是
   A. 上缘为两侧乳突尖的连线，下缘在第10胸椎上缘
   B. 上缘为两侧乳突尖的连线，下缘在第10胸椎下缘
   C. 上缘为两侧乳突尖的连线上1cm，下缘在第7胸椎上缘
   D. 上缘为两侧乳突尖的连线上1cm，下缘在第7胸椎下缘
   E. 上缘为两侧乳突尖的连线，下缘在第11胸椎下缘

91. 乳腺切线野的上界为
   A. 第1前肋水平
   B. 第1后肋水平
   C. 第2前肋水平
   D. 第2后肋水平
   E. 第3前肋水平

92. 早期声带癌照射野面积为
   A. 1 cm×1 cm
   B. 2 cm×2 cm
   C. 3 cm×3 cm
   D. 4 cm×4 cm
   E. 5 cm×5 cm

93. 食管癌等中心定位完成后，**不需要**记录的数据是
   A. 肿瘤深度
   B. 照射野大小
   C. 机架角
   D. 机头角
   E. 患者体厚

94. 符合SAD照射摆位要求的是
   A. 先对好SSD，再给机架角
   B. 先对好SAD，再给机架角
   C. 先给好角度，再对SSD
   D. 先给好角度，再对SAD
   E. 先对好照射野大小，再给机架角

95. 真声带癌下界照射范围包括
   A. 颈前缘
   B. 披裂
   C. 舌根
   D. 舌骨下会厌
   E. 环状软骨下缘

96. 真声带癌照射野上界包括
   A. 舌根
   B. 舌骨下会厌
   C. 环状软骨下缘
   D. 颌下三角
   E. 乳突尖

97. 肺癌垂直定位时如有锁骨淋巴结转移，上界到
   A. 甲状腺
   B. 环甲膜
   C. 声带
   D. 上颈淋巴结
   E. 甲状软骨

98. 恶性霍奇金淋巴瘤采用斗篷野，其照射范围**不包括**
   A. 颈段脊髓
   B. 锁骨上下区
   C. 纵隔区
   D. 肺门淋巴结
   E. 腋窝

99. 肺癌根治性放射治疗，原发灶的照射野下缘位于气管隆突下
   A. 2～3 cm
   B. 3～4 cm
   C. 4～5 cm
   D. 5～6 cm
   E. 6～7 cm

100. 肺部肿瘤侧野水平定位时野的宽度一般为
    A. 3～4 cm
    B. 4～5 cm
    C. 5～6 cm
    D. 6～7 cm
    E. 7～8 cm

# 练习四十六答案

1. B  分化不好的鼻腔-副鼻窦鳞癌，常见的淋巴转移部位是颌下和颌下上颈区。
2. B  声门癌早期淋巴结转移罕见。
3. A  乳腺癌切线照射是为了使乳腺及胸壁得到均匀的高剂量照射，而减少肺的受量。
4. B  胸膜转移出现大量胸腔积液为肺癌放射治疗的禁忌证。
5. C  三野照射法治疗食管癌可用调小机头（即准直器）的方法避开脊髓。
6. E  下段食管癌病变靠近贲门，照射野应包括胃左动脉区淋巴结。
7. E  颈上段食管癌在布野时应考虑把锁骨上淋巴结包在照射内。
8. B  乳腺癌切线野照射时，楔形垫板是为了减少肺部受量。
9. C  斗篷野照射时，为减少照射透过铅挡所产生的次级电子对皮肤的过量照射，铅挡应距离皮肤 15 cm 以上。
10. D  定位时如果肿瘤中心找好后，不能升降床。
11. E  子宫颈癌全盆腔需要用铅挡照射。
12. D  食管癌左侧对穿野定位下野到第 1 腰椎的一半。
13. C  乳腺癌内切野内缘线应在健侧 3 cm。
14. A  喉癌患者照射期间不应多讲话，其余均是正确的注意事项。
15. B  鼻咽癌患者练习张口应在照射完成后。
16. A  等中心给角照射食管癌，允许误差为 ±0.1°。
17. B  源皮距垂直照射不属于给角照射。
18. C  乳腺癌治疗体位设计要求被照射的一侧位于床边，而不是躺平躺直。
19. D  喉癌侧卧垂直照射体位设计需要固定。
20. B  给角切线照射技术是乳腺癌照射新技术。
21. C  霍奇金恶性淋巴斗篷野前野喉部铅挡面积为 3 cm×3 cm。
22. D  肺癌根治性放疗原发灶的照射野下到气管隆突下 5～6 cm。
23. C  恶性霍奇金淋巴瘤斗篷野照射范围是颈髓、锁骨上下、肺门淋巴结、腋窝，不包括纵隔。
24. D  早期声带癌照射野面积为 5 cm×5 cm。
25. E  喉癌术前放射治疗剂量为 5000 cGy。
26. C  咽壁癌上界照射野范围在咽或鼻咽。
27. A  宫颈癌体外全盆腔照射野为 20 cm×15 cm。
28. E  引起晶状体白内障的剂量（TD5/5）是 500 cGy。
29. D  鼻咽癌颅底侵犯一般通过 MRI 检查判断。
30. A  咽壁癌易局部扩展至口咽、扁桃体、舌根、鼻咽，不易达到的部位是椎前肋膜及椎体。
31. E  全脊髓照射射野常用宽度为 4.0 cm。
32. C  乳腺癌切线野上下界分别在第 2 前肋水平、乳腺皱襞下 2 cm。
33. D  斗篷野定位时需保护喉头、肱骨、肺、心脏、脊髓等重要器官。

34. E　射线能量越高越好明显错误，应根据不同的治疗深度选择不同能量的射线。
35. D　大部分能量被肿瘤组织吸收为内照射的特点。
36. C　鼻咽癌的耳后野剂量难以均匀，因而只能补充照射，不能作为主照射野。
37. C　等效填充物消除由于空气组织界面效应所致的剂量干扰，以改善腔内肿瘤所得的剂量。
38. B　上段食管癌照射，要包括锁骨上野，在两侧肩锁关节内 2~3 cm 内。
39. B　恶性霍奇金淋巴瘤斗篷野内缘从肋膈角沿胸壁内 1 cm 向上至锁骨上 2 cm 处。
40. A　早期鼻咽癌即可出现颈部淋巴结转移，锁骨上淋巴结为常见部位。
41. C　出生 13 个月肾胚胎癌 II 期的患者，放射治疗总量应达到 2000 cGy。
42. B　乳腺癌的靶区范围包括乳腺、胸壁、内乳及锁骨上淋巴结，不包括纵隔。
43. C　可用半野或加铅挡消除乳腺切线与腋锁联合野之间的三角形剂量重叠区。
44. B　乳腺癌切线野照射和内乳野照射，内乳野也按切线野给相同角度照射可以消除两野夹角低量区。
45. C　颈段食管癌照射，楔形板角度宜选用 15°~30°。
46. C　食管癌三野照射，每野剂量均匀效果最佳。
47. C　条形照射野每条上下宽为 2.5 cm。
48. C　加速器在 100 cm 时，斗篷野最大面积只有 30 cm×30 cm。
49. A　乳腺癌在放射过程中照射野内出现疼痛，只能用手轻轻拍打或用婴儿止痒粉涂抹，不可用油膏、化学药品及贴胶，更不可用手或其他物品抓挠。
50. B　本题考查有关放射治疗定位的常识问题，楔形板不属于定位所需物品。
51. E　一般软枕不易保证头部不动，因而体位重复性得不到保证，临床一般不用。
52. D　灯光野的作用之一是使患者皮肤照射野标记与之相吻合，保证源皮距给角照射的准确性。
53. B　肺癌根治放射治疗，照射范围应包括原发灶及纵隔淋巴引流区，其照射野超应过原发病灶边缘 2 cm，并包括全纵隔；为使脊髓不受照射，采用斜野或侧野水平照射。
54. E　激光灯定位的作用有：等中心照射时提示靶区中心的体表位置、保证每次治疗的重复性、提供射线的入射点及入射方向。其纵轴线和横轴线相交的点是旋转中心，而照射野偏小及体位易移动的照射野不必用激光灯定位。
55. D　乳腺癌切线野定位，背后垫板角度通常选 5°~20°。
56. D　垂体瘤定位时照射野放在垂体窝。
57. A　直肠癌三野等中心定位，两侧野的前界在股骨头的 1/2 处。
58. C　斗篷野定位的上界是下颌骨下缘 1 cm。
59. B　食管癌一前两后野定位，机架应为 0°、–130°、130°。
60. E　食管癌前后对穿野定位，应在肿瘤长度的上下界各放 3.0 cm。
61. C　斗篷野照射范围包括颈部、锁骨上、腋窝、纵隔，不包括肺，肺应用铅块遮挡。
62. C　肺癌伴锁骨上淋巴结转移，垂直照射野上界应在环甲膜水平。
63. D　斗篷野定位的下界是第 10 胸椎下缘。
64. D　垂体瘤三野等中心定位，床的高度为 100 cm 减现源皮距（升床后源皮距）。
65. C　乳腺癌 X 线切线野应包括全部乳腺组织及胸壁在内的 2~3 cm 厚的部分肺组织。
66. E　为解决乳腺癌锁骨上野与乳腺切线野邻接处的剂量重叠问题，临床常用半野照射。
67. B　食管癌源皮距三野给角照射，需要按医嘱要求先给角度，再对距离。为满足照射灯光野与皮肤野吻合，机架角度不可变化，准直器角度可以变化。
68. E　宫颈癌旋转治疗是以宫颈为中心做旋转治疗，而不是以耻骨联合做旋转中心做旋转治疗。
69. B　$^{60}$钴全腹条形野其源皮距一般用 75~80 cm。
70. E　喉癌照射照射方式可以为交角照射、水平照射、等中心照射、楔形板照射，不包括旋转照射。

71. A  鼻咽癌切线野体位设计要求仰卧位垫头枕,使下颌上仰,头部放正,不可以左右歪头;为提高表浅剂量,需加蜡块;中间用铅挡保护喉及脑干;两臂自然下垂于双侧中线。

72. E  模拟定位机可以定出病变的大小范围、病变中心、病变距体表的距离(肿瘤深度)、躲开脊髓等重要器官,显示剂量分布是治疗计划系统需要完成的任务。

73. D  乳腺癌各照射野之间的匹配包括锁骨上野与腋下野之间、内乳野与切线野之间、切线野与锁骨上野之间、内乳野与胸壁野之间,不包括锁骨上野与内乳野之间。

74. E  斗篷野需要照射范围包括纵隔,而喉、双侧肱骨头、左右肺界心脏、颈髓属于保护器官,需要铅挡。

75. D  霍奇金淋巴瘤倒Y野包括脾门淋巴结、腹主动脉旁淋巴结、腹股沟淋巴结、髂前淋巴结,不包括纵隔淋巴结。

76. D  上颌窦癌、乳腺癌、喉癌、直肠癌均可以使用楔形野照射,皮肤癌属于表浅部位肿瘤,不适合应用楔形板照射技术。

77. C  全脑照射注意将不应照射的部位使用铅挡予以保护,全脊髓照射分野时需要留间隙,要保持颈椎呈水平位,注意初期照射剂量不宜过高,以免引起放射性脊髓病。

78. A  普通X线能量较低,一般不用于放射治疗,鼻咽癌放射治疗亦是如此,仅用于放射诊断。

79. E  食管癌照射临床最常用一前两后(三野)给角等中心照射。

80. D  食管癌三野交叉照射保证食管照射部位的准确性、能给食管照射部位足够的剂量、脊髓受量不会过高、患者体位舒适、重复性好,而肺部受剂量较前、后两野垂直照射为低。

81. B  食管癌采用前、后两野垂直照射,对食管癌肿瘤部位照射有较好的准确性,体位设计方便,靶区剂量计算也相对简单,因为脊髓在照射野内,故剂量不能给高,缺点是肺受量较高。

82. D  常规三野等中心定位,当机架为0°时,需要在体表标出灯光野"十"字中心,记录升床高度。

83. D  肺癌斜野照射,源皮距对好100 cm后,不要再升降床。

84. D  垂体瘤定位照射野中心为垂体窝。

85. E  乳腺癌切线野内切野的机架角一般为45°~60°,少数患者可以适当增减。

86. C  食管癌采用三野交叉照射法,每天照射三野,每野肿瘤剂量为67 cGy,保证食管照射部位的准确性、能给食管照射部位足够的剂量、脊髓受量不会过高。

87. D  源皮距照射体位设计要求先给角度,再对源轴距。

88. B  对于等中心给角照射,机架角稍有误差不会影响靶区中心移动。

89. B  放射治疗体位设计的要求是:根据患者病变和布野要求进行体位设计,根据设备照射方式进行体位设计,根据患者一般状况进行体位设计,根据激光定位灯进行体位设计,婴幼儿治疗体位固定要求与成人不同。

90. B  恶性霍奇金淋巴瘤斗篷野照射野:上缘为两侧乳突尖的连线,下缘在第10胸椎下缘。

91. C  乳腺切线野的上界在第2前肋水平。

92. E  早期声带癌照射野面积为5 cm×5 cm。

93. E  食管癌等中心定位完成后,需要记录肿瘤深度、照射野大小、机架角、机头角,患者体厚不需要记录。

94. A  SAD照射摆位要求先对好SSD,再给机架角。

95. E  真声带癌下界照射范围包括环状软骨下缘。

96. B  真声带癌照射野上界包括舌骨下会厌。

97. B  肺癌垂直定位时如有锁骨淋巴结转移,上界到环甲膜。

98. C  恶性霍奇金淋巴瘤斗篷野照射范围包括颈髓、锁骨上下、肺门淋巴结、腋窝,不包括纵隔。

99. D  肺癌根治性放疗,原发灶的照射野下缘位于气管隆突下5~6 cm处。

100. D  肺部肿瘤侧野水平定位时野的宽度一般为6~7 cm。

# 练习四十七

1. 直肠癌等中心定位野的前界在股骨头的
   A. 1/4
   B. 1/3
   C. 1/2
   D. 2/3
   E. 3/4

2. 直肠癌垂直定位，照射野的上界放在
   A. 腰 4 上缘
   B. 腰 4
   C. 腰 4 下缘
   D. 腰 5 上缘
   E. 腰 5 下缘

3. 恶性霍奇金淋巴瘤斗篷野前野喉部铅挡面积为
   A. 3 cm×1 cm
   B. 3 cm×2 cm
   C. 3 cm×3 cm
   D. 3 cm×4 cm
   E. 3 cm×5 cm

4. 正确的近距离治疗步骤是
   A. 选好适应证，置管，定位，计划，治疗，后处理
   B. 选好适应证，定位，置管，计划，治疗，后处理
   C. 选好适应证，计划，置管，定位，治疗，后处理
   D. 选好适应证，置管，计划，定位，治疗，后处理
   E. 选好适应证，置管，治疗，计划，定位，后处理

5. **不**是仰卧位治疗优点的是
   A. 体位舒适，易于接受
   B. 体位设计方便、精确
   C. 体位设计重复性、一致性好
   D. 节省设备，提高效益
   E. 适合多种照射技术

6. 食管癌等中心照射定位完成后，**不需要**记录的数据是
   A. 肿瘤深度
   B. 射野大小
   C. 大机架角
   D. 患者的体厚
   E. 小机头的角度

7. 近距离治疗正确的同中心投影重建法是
   A. 1 张胶片，对称机架角，2 次曝光
   B. 2 张胶片，对称机架角，2 次曝光
   C. 1 张胶片，非对称机架角，1 次曝光
   D. 1 张胶片，非对称机架角，2 次曝光
   E. 2 张胶片，对称机架角，1 次曝光

8. 肺癌锁骨上野给角照射，为便于挡铅，应给最佳角度为
   A. 1°～3°
   B. 3°～5°
   C. 5°～6°
   D. 8°～10°
   E. 10° 以上

9. **不**属于技术员在平时工作中三查七对内容的是
   A. 照射前、中、后查
   B. 核对患者姓名、射线质、照射方式
   C. 核对剂量（时间）、照射面积
   D. 核对源皮距、各种附件
   E. 核对患者体厚

10. 直肠癌三野等中心照射定位时，要求做到
    A. 患者体中线不必成一条直线
    B. 患者仰卧
    C. 患者俯卧
    D. 最后在体表根据灯光野划出"+"字中心
    E. 只划出野的大小，不必划中心

11. 食管癌前后对穿野的照射野宽度一般为
    A. 4 cm
    B. 4.5 cm
    C. 5 cm
    D. 5.5 cm
    E. 6 cm

12. **不适**于用前后对穿野治疗食管癌的放射治疗方案是
    A. 术前放射治疗

B. 术后放射治疗
C. 姑息放射治疗
D. 根治放射治疗
E. 一般放射治疗

13. 食管癌等中心放射治疗最佳布野方案是
    A. 前后对穿野
    B. 两侧野
    C. 一前野两后斜野
    D. 两前斜野两后斜野
    E. 前后对穿加一前斜野、一个斜野

14. 垂体瘤等中心放射治疗**不必要**的定位步骤是
    A. 患者按体位要求仰卧在定位床
    B. 使用肩枕专用垫枕
    C. 使用专用枕架并选用最佳枕架高度
    D. 使用专用枕，选用最佳枕号
    E. 让患者张口含小瓶

15. 对激光定位灯的要求，以下**不正确**的是
    A. 性能稳定
    B. 激光线束清晰
    C. 激光线束粗
    D. 需要定期校对
    E. 定位精确

16. 放射治疗治疗过程中**不需要**经过的阶段是
    A. 检查确诊
    B. 体模阶段
    C. 计划设计
    D. 计划确认
    E. 计划执行

17. 对使用 SSD、SAD、ROT 技术的结论，**错误**的是
    A. SAD 技术，体位设计要求是必须保证升床的准确
    B. SAD 技术，机架转角的准确性和患者体位的误差都能保证射野中心轴通过肿瘤
    C. SSD 技术，机架转角一定要准确，同时注意患者的体位
    D. SSD 技术给体位设计带来方便和准确，优于 SAD 技术，应用越来越多
    E. ROT 技术是以肿瘤或靶区为中心，用机架的旋转运动代替 SAD 技术中机架定角照射

18. 固定源皮距（SSD）照射，一般是将等中心置于
    A. 患者表面
    B. 标称源皮距照射时，位于患者体表
    C. 非标称源皮距照射时，位于患者体表外
    D. 非标称源皮距照射时，位于患者体表内
    E. 靶区几何中心

19. X（γ）射线全身照射，目的**不是**
    A. 杀灭肿瘤细胞，尤其是化疗后残存的肿瘤细胞
    B. 抑制骨髓细胞的生长，利于移植
    C. 抑制免疫系统，利于供者造血干细胞的存活
    D. 患者进入无菌病房前的彻底消毒
    E. 造成患者医源性放射病，利于移植技术治疗疾病

20. 对相邻野照射肿瘤时，采用的措施**不正确**的是
    A. 两相邻野彼此沿相邻方向向外倾斜的方法
    B. 计算求得两相邻野在皮肤裂面的间隔
    C. 利用半野铅挡将其射野扩大散度消除
    D. 利用"半野产生器"（特殊的楔形挡块）
    E. 射野在皮肤表面分开，将剂量冷点移到近皮肤表面有肿瘤的地方

21. 常规射野内加铅挡的目的是
    A. 减少重要器官的剂量，保护正常组织
    B. 改善射野的剂量分布
    C. 变规则射野为不规则射野，保护射野内的重要器官
    D. 修改治疗方案
    E. 缩野照射

22. 肺癌侧野水平定位，照射野后界应压在椎体的
    A. 1/3～1/2 或椎体前缘
    B. 1/2～2/3 处
    C. 1/3～1/4 处
    D. 1/4～1/5 处
    E. 1/5～1/6 处

23. 食管癌前后对穿宽度为
    A. 2～3 cm
    B. 3～4 cm
    C. 4～5 cm
    D. 5～7 cm
    E. 7～8 cm

24. 食管癌两侧水平对穿野常用于

A．根治治疗
B．术前放射治疗
C．术后放射治疗
D．单纯放射治疗
E．姑息放射治疗

25．肺癌定位应
A．尽量保护正常肺组织，脊髓受量越少越好
B．不必保护正常肺组织
C．不考虑脊髓受量
D．不必挡铅
E．不考虑病灶位置

26．垂体瘤照射野一般是
A．3 cm×3 cm
B．4 cm×4 cm
C．5 cm×5 cm
D．6 cm×6 cm
E．根据病情透视下确定

27．食管癌等中心定位多采用
A．前后对穿野
B．两侧对穿野
C．一前两后野
D．两前一后野
E．前后对穿野加右前左后野

28．食管癌水平照射野的后界要压在椎体前缘的
A．1/3～1/2 处
B．1/2～2/3 处
C．1/3～1/4 处
D．1/4～1/5 处
E．1/5～1/6 处

29．斗篷野需保护肱骨头，照射野外缘沿肱骨内缘达
A．肱骨上、中 1/2 处
B．肱骨上、中 1/3 处
C．肱骨下 1/3 处
D．肱骨下 1/2 处
E．肱骨下 1/5 处

30．分化差的扁桃体癌，射野应包括原发肿瘤可能侵及的范围及直接淋巴结引流区，常需在肿瘤边界外放
A．≤1 cm
B．1～2 cm
C．2～3 cm
D．3～4 cm
E．≥4 cm

31．上颌窦癌单纯放射治疗，为改善剂量分布常采用
A．补偿器
B．楔形板
C．面罩
D．腔内放置等效填充物
E．铅挡块

32．$^{60}$钴铅挡托架下缘距离体表至少
A．10～15 cm
B．15～20 cm
C．20～25 cm
D．25～30 cm
E．30～35 cm

33．为减少体表和正常组织的照射剂量，提高靶区剂量，给角照射方式应为
A．源皮距给角照射
B．等中心照射
C．切线照射
D．多野给角交叉照射
E．反向给角（180°反向给角）照射

34．肺癌采用斜野照射，源皮距调好 100 cm 后，不能
A．转动机架
B．转动机头
C．调整铅门位置
D．再升降床面
E．转动床身

35．子宫颈癌全盆后野中间挡铅主要是保护
A．宫颈
B．直肠
C．子宫
D．阴道
E．膀胱

36．放射治疗给角照射不正确的是
A．源皮距给角照射
B．等中心给角照射
C．只包括 90°、270°、180°给角照射
D．切线给角照射
E．多野交叉给角照射

37．楔形板照射技术中错误的是

A．按医嘱选好相应角度或序号的楔形板
B．必须注意楔形板的方向
C．楔形板两射野照射时，楔形板两尖端相邻
D．可以使用一楔多用楔形板技术
E．楔形板两射野照射时，楔形板两厚端相邻

38．不是 $^{192}$ 铱源近距离治疗特点的是
A．源强大于 20 Ci
B．后装技术
C．源微型化
D．远距离控制
E．微机涉及治疗计划

39．切线野照射技术适用于
A．乳腺癌区段切除术后
B．肺癌术后
C．胃癌术后
D．中耳癌术后
E．前列腺癌术后

40．垂体瘤前额野的正确布野方式是
A．射野中心轴与颅底线呈一定角度
B．射野中心轴与颅底线平行向上 1.5 cm
C．射野中心轴与听眦线重合
D．射野中心轴过听眦线前 1/3 处并呈一定夹角
E．射野中心轴与听眦线平行向上 4 cm

41．食管癌的外照射线治疗主要用
A．$^{137}$铯中距离治疗机
B．加速器高能 X 线
C．浅层 X 线治疗机
D．深层 X 线治疗机
E．接触 X 线治疗机

42．关于 SAD 照射的摆位要求，正确的说法是
A．对好 SSD 后再给机架角
B．对好 SAD 后再给机架角
C．给好角度后再对 SSD
D．给好角度后再对 SAD
E．对好照射野大小后再给机架角

43．不属于常规乳腺癌照射部位的是
A．患侧乳腺
B．内乳淋巴区
C．腋下淋巴区
D．锁骨上淋巴区
E．下颌淋巴结

44．楔形板照射技术的应用范围是
A．适用于任何深部肿瘤
B．只适用于上额窦癌
C．只适用于乳腺切线野
D．只适用于喉癌平照射
E．只起组织补偿作用

45．鼻咽癌鼻咽部照射，适合的放射线能量为
A．200 kV 深部 X 线
B．6～8 MeV 电子线
C．14 MeV 电子线
D．6～8 MV 高能 X 线或 $^{60}$钴 γ 射线
E．10 MeV 电子线

46．鼻咽癌照射时，不需要挡铅的部位是
A．垂体
B．眼
C．脑干
D．颅底
E．舌

47．不符合鼻咽癌适形野设计的是
A．根据患者 X 线片确定适形野
B．根据 CT/MRI 做治疗计划
C．直接在模拟机下勾画射野
D．利用 X 线片做整体挡铅
E．医生根据经验直接在皮肤上画野

48．放射治疗临床剂量学原则规定
A．肿瘤内形成一定的剂量梯度
B．肿瘤剂量的不确定度控制在 ±5% 以内
C．正常组织不能接受照射
D．重要器官不能接受照射
E．肿瘤剂量的不确定度控制在 ±3% 以内

49．由于实施肿瘤根治术而可以不定义的靶区是
A．GTV
B．CTV
C．ITV
D．PTV
E．OAR

50．与采用的照射技术无关的区域包括
A．GTV 和 PTV
B．CTV 和 PTV
C．CTV 和 GTV
D．IV 和 TV
E．TV 和 ITV

51. GTV确定后，CTV可能的个数是
    A. 1个
    B. 2个
    C. 视亚临床病灶而定
    D. 视可能的淋巴引流区个数而定
    E. 视亚临床病灶及可能的淋巴引流区个数而定
52. 放射治疗中，处方剂量为60 Gy，则治疗区应是包括多少剂量的照射范围
    A. 56 Gy
    B. 57 Gy
    C. 57.5 Gy
    D. 58 Gy
    E. 60 Gy
53. 关于国际辐射单位和测量委员会对放射治疗参考点的描述，正确的是
    A. 该点的剂量可以估计出照射范围
    B. 该点位于建成区
    C. 该点位于剂量高梯度区
    D. 通常推荐各射野的中心轴的交点
    E. 该点位于GTV的几何中心
54. 放射治疗中与放射治疗技师密切相关的阶段**不包括**
    A. 模拟定位
    B. 计划设计
    C. 治疗验证
    D. 计划执行
    E. 每周核对治疗单
55. 放射治疗过程**不包括**
    A. 临床检查及诊断
    B. 模拟定位
    C. 心理治疗
    D. 确定治疗方案
    E. 随访
56. 放射治疗过程中，参与模拟定位的人员是
    A. 医师和物理师
    B. 医师和技师
    C. 医师、物理师及技师
    D. 技师和物理师
    E. 技师
57. 放射治疗过程中，评价照射方案的参与人员有
    A. 物理师
    B. 技师和物理师
    C. 医师和技师
    D. 医师和物理师
    E. 医师、技师和物理师
58. 放射治疗过程中，参与首次体位设计的人员有
    A. 技师
    B. 医师和技师
    C. 医师和物理师
    D. 技师和物理师
    E. 医师、技师和物理师
59. 放射治疗过程中，一个阶段治疗结束时进行总结，参与人员有
    A. 技师
    B. 技师和物理师
    C. 医师和技师
    D. 医师和物理师
    E. 医师、技师和物理师
60. 目前调强放射治疗的定位主要使用的影像设备是
    A. CT
    B. MRI
    C. PET
    D. B超
    E. SPECT
61. 模拟定位选择体位的原则是
    A. 应结合患者的身体情况考虑可重复性
    B. 应在临床诊断后确定
    C. 治疗方案对体位的影响不大
    D. 应使患者保持舒服的姿势
    E. 对同一种疾病，每个患者的体位相同
62. 目前最常用的体位固定装置是
    A. 真空袋结合固定架
    B. 真空袋结合热成型塑料膜
    C. 热成型塑料膜结合固定架
    D. 石膏成型装置
    E. 体内金属标记
63. 下列几项中，最常用的靶区定位方式是
    A. 模拟机
    B. MRI
    C. PET
    D. B超
    E. SPECT

64. CT 模拟定位过程**不包括**
    A. 确定患者的治疗体位
    B. 选择合适的条件做断层扫描
    C. 利用虚拟软件重建患者假体
    D. 确定射野方向
    E. 确定等中心位置

65. CT 图像用于放射治疗计划设计的原理是
    A. 可以获得患者的生物功能状态
    B. 可以根据 CT 值得到组织的密度值
    C. 可以反映患者肿瘤的代谢信息
    D. CT 扫描具有较低的密度分辨率
    E. CT 扫描具有较高的软组织分辨率

66. 放射治疗计划设计阶段**不包括**
    A. 定义解剖结构
    B. 输入及登记患者影像资料
    C. 确定射野参数
    D. 验证患者的体位设计准确性
    E. 评价治疗计划

67. 经典的三维适形放疗所需要确定的射野参数**不包括**
    A. 照射方向
    B. 射野机器单位
    C. 射线能量
    D. 射野权重
    E. 楔形板角度

68. 逆向确定射野参数相对于正向方式的优点在于
    A. 计划质量较高
    B. 不需要确定复杂的约束条件
    C. 对物理师的经验要求更高
    D. 对治疗计划系统的性能要求低
    E. 子野数目通常较少

69. 对参与放射治疗体位设计技师的人数描述合理的是
    A. 通常为 1 人
    B. 通常为 2 人
    C. 通常为 3 人
    D. 简单病例为 1 人
    E. 复杂病例为 2 人

70. 对高能 X 线剂量建成区的描述正确的是
    A. 一般使肿瘤体积位于建成区之前
    B. 一般使肿瘤位于建成区之前
    C. 肿瘤中心通过剂量最大点
    D. 最大剂量建成深度随射线能量增加而靠近皮肤表面
    E. 最大剂量建成深度随射线能量增加而增加

71. 楔形板用于临床的主要目的是
    A. 降低剂量率
    B. 减少皮肤剂量，得到较理想的靶区剂量分布
    C. 对人体不均匀的组织进行补偿
    D. 提高百分深度剂量
    E. 得到较理想的靶区剂量分布

72. 乳腺癌根治术后做胸壁照射时，常用的照射技术为
    A. 电子束照射
    B. 电子束切线照射
    C. 高能 X 线垂直照射
    D. 深部 X 线垂直照射
    E. 深部 X 线切线照射

73. 目前放射治疗外照射常用的射线**不包括**
    A. 高能 X 线
    B. 高能电子线
    C. $^{60}$钴产生的 γ 线
    D. 3 mm Cu HVL X 线
    E. $^{192}$铱产生的射线

74. 高能电子束通常的照射方式是
    A. 单野照射
    B. 两射野交角照射
    C. 两射野对穿照射
    D. 调强治疗
    E. 多野等中心照射

75. 高能电子线的剂量跌落区位于哪个深度剂量之后
    A. 50%
    B. 60%
    C. 70%
    D. 80%
    E. 85%

76. 放射治疗高能电子束一般将肿瘤后缘深度取在 85% 深度处，若此深度为 3 cm，则电子束能量近似为
    A. 6 MeV
    B. 7 MeV
    C. 9 MeV

D. 10 MeV

E. 11 MeV

77. 若用高能 X 线单野治疗表浅病灶，通常可提高皮肤表面剂量的是
   A. 楔形板
   B. 剂量补偿器
   C. 组织等效物
   D. 铅挡
   E. 旋转照射

78. 对偏一侧的病变，可以使用两射野结合楔形板来形成较均匀的剂量分布，若两野的交角为 90°，则楔形板大概的楔形角为
   A. 10°
   B. 30°
   C. 45°
   D. 50°
   E. 60°

79. 食管癌根治性放射治疗范围包括
   A. 原发病灶
   B. 原发病灶、转移的淋巴结
   C. 原发病灶、转移的淋巴结和存在的亚临床灶
   D. 原发病灶、存在的亚临床灶
   E. 原发病灶上、下各放射治疗 3 cm

80. 食管癌放射治疗时，脊髓的最大剂量应控制在
   A. 40 Gy 以下
   B. 35 Gy 以下
   C. 45 Gy 以下
   D. 50 Gy 以下
   E. 25 Gy 以下

81. 食管癌中下段等中心定位时，把模拟中心置于肿瘤中心，照射野一般在肿瘤上、下各放的长度是
   A. 1～2 cm
   B. 3～4 cm
   C. 5～6 cm
   D. 6～7 cm
   E. 7～8 cm

82. 在食管癌一前野和两后斜野等中心定位时，当通过模拟机把肿瘤中心确定时，此后模拟机能否左右移动
   A. 不能移动
   B. 能移动
   C. 视患者病情而定
   D. 视医生而定
   E. 视情况而定

83. 在食管癌胸段前野和两后野等中心定位时，当机架及小机头转回零位，此时源皮距 93 cm，肿瘤深度为
   A. 6 cm
   B. 7 cm
   C. 8 cm
   D. 10 cm
   E. 13 cm

84. 食管癌两侧水平野术后放射治疗，射野范围包括
   A. 瘤床、胃右淋巴结
   B. 术后吻合口
   C. 瘤床、胃左淋巴结
   D. 瘤床、胃右淋巴结、术后吻合口
   E. 瘤床、胃左淋巴结、术后吻合口

85. 在肺癌的前后对穿野定位时，患者俯卧后，患者的后野和前野比较，正确的是
   A. 后野的宽度、长度与前野一致
   B. 后野的宽度与前野一致，长度要长些
   C. 后野的宽度较前野宽些，长度一致
   D. 后野的宽度较前野略宽些，长度短些
   E. 后野的宽度较前野宽些，长度长些

86. 在肺癌两斜野等中心定位时，当前斜野的机架角度为 48°，小机头为 20° 时，则后斜野的机架角度和小机头角度分别为
   A. 132°；20°
   B. 132°；160°
   C. 228°；20°
   D. 228°；340°
   E. 222°；20°

87. 在乳腺癌定位时，锁骨上野半野的照射野中心置于
   A. 锁骨上
   B. 锁骨头上 1 cm
   C. 锁骨头上缘 1 cm
   D. 锁骨头下缘 1 cm
   E. 锁骨头下缘或下缘 0.5 cm

88. 乳腺癌的内乳野下界放在

A．第 2 肋间隙
B．第 3 肋间隙
C．第 6 肋间隙
D．第 3 或第 4 肋间隙
E．第 4 或第 5 肋间隙

89．乳腺癌的内乳野内界放在
A．过体中线健侧 1 cm
B．过体中线健侧 0.5 cm
C．过体中线 2 cm
D．过体中线患侧 1 cm
E．过体中线患侧 0.5 cm

90．乳腺癌的内乳野外界放在体中心偏患侧
A．3 cm
B．4 cm
C．4.5 cm
D．4.8 cm
E．6 cm

91．关于乳腺癌锁骨上野全野定位的叙述，**错误**的是
A．中心对着患者锁骨上区升床至 100 cm
B．在透视下将内界置于椎体边缘
C．外界避开肱骨头
D．上界放在环甲膜下，机架向患侧转 15°
E．下界放在锁骨头下缘

92．乳腺癌半野切线等中心定位时，用两根铅丝预设内外切线边界时，下列描述**错误**的是
A．一般内切线的铅丝放于体中线
B．一般内切线的铅丝放于体中线偏健侧 1 cm
C．有内乳野时，内切线的铅丝一般放在内乳野外界
D．一般外切线的铅丝放于腋中线
E．外切线的铅丝也可放于腋后线

93．在乳腺癌半野切线源皮距照射定位时，一般向内切野方向转动机架的角度为
A．10°～15°
B．15°～30°
C．31°～40°
D．45°～60°
E．65°

94．乳腺癌半野切线源皮距照射定位时，内切野的中心置于
A．预置的内切线的铅丝
B．预置的外切线的铅丝
C．预置的内切线铅丝外 1 cm
D．体中线偏患侧 1 cm
E．预置的内切线铅丝内 1 cm

95．在乳腺癌半野切线等中心定位时，调节 X 轴使射野的外界开放，如果是保乳术后放射治疗或需要加补偿膜时，射野外界一般游离出皮肤外
A．1 cm
B．1.5～2 cm
C．2.1～2.5 cm
D．3 cm
E．3.5～4 cm

96．在乳腺癌半野切线等中心定位时，如内切野的大机架角度是 50°，则外切野的角度是
A．310°
B．230°
C．210°
D．140°
E．130°

97．在乳腺癌全野切线源皮距照射时，内切野的内缘放在
A．体中线偏患侧 1 cm
B．内切线的铅丝外 1 cm
C．内切线的铅丝处
D．内切线的铅丝内 1 cm
E．体中线偏健侧 1 cm

98．在乳腺癌全野切线源皮距照射定位时，下列描述**错误**的是
A．放好内外切线野的铅丝，向内切野方向转动机架 50° 左右，将内切野的内缘放在铅丝处
B．升降床并左右移床至源皮距 100 cm
C．用虚线画上内切线
D．透视并转动机架的同时调节治疗床，使两根铅丝与射野中心重叠并切肺 1.5～2 cm
E．调整源皮距及射野的长度和宽度，保证外界有足够的开放

99．在胸部肿瘤放射治疗时，**不易**出现的并发症是
A．放射性肺炎
B．放射性食管炎
C．心脏损伤
D．放射性脊髓炎

E. 肝损伤
100. 直肠癌前后对穿野照射定位时，上界置于
    A. 腰4上缘
    B. 腰4下缘
    C. 腰5上缘
    D. 腰5下缘
    E. 腰3上缘
101. 直肠癌前后对穿野照射定位时，下界放在
    A. 骶4上缘
    B. 骶5下缘
    C. 根据肿瘤下界距肛门口的距离而定
    D. 坐骨结节
    E. 坐骨上1 cm
102. 直肠癌前后对穿野照射定位时，两侧界到
    A. 真骨盆壁
    B. 真骨盆壁内1 cm
    C. 真骨盆壁内2 cm
    D. 真骨盆壁外1 cm
    E. 真骨盆壁外2 cm
103. 直肠癌三野等中心照射定位时，射野中心一般置于
    A. 体中线
    B. 体中线偏左1 cm
    C. 体中线偏右1 cm
    D. 体中线偏左2 cm
    E. 病灶中心
104. 直肠癌三野等中心照射定位时，侧野前界一般放在
    A. 股骨头前1/3处
    B. 股骨头后1/3处
    C. 股骨头1/2处
    D. 股骨头前3/4
    E. 股骨头后3/4
105. 直肠癌三野等中心照射定位时，侧野后界一般放在
    A. 骶骨前1/3处
    B. 骶骨后1/3处
    C. 骶骨前3/4处
    D. 尾骨尖后缘1 cm
    E. 尾骨尖后缘0.5 cm
106. 直肠癌三野等中心照射侧野定位时，下列描述**错误**的是
    A. 患者一般为仰卧位
    B. 前界放在股骨头1/2处
    C. 后界放在骶骨1/2处
    D. 后界可放在尾骨尖后缘1 cm处
    E. 上界一般放在腰5下缘，下界根据肿瘤下界距肛门口的距离而定
107. 斗篷野照射野**不包括**的部位是
    A. 颈部
    B. 锁骨上下
    C. 纵隔、肺门淋巴结
    D. 腋窝
    E. 胃左淋巴结
108. 下列**不是**斗篷野需要保护的重要器官的是
    A. 喉
    B. 肺
    C. 心脏
    D. 胃
    E. 肱骨头
109. 斗篷野上界一般放在
    A. 下颌骨下缘
    B. 下颌骨下缘上1 cm
    C. 下颌骨下缘下1 cm
    D. 下颌骨上缘下0.5 cm
    E. 下颌骨上缘
110. 斗篷野下界一般放在
    A. T8上缘
    B. T9上缘
    C. T10上缘
    D. T10下缘
    E. T11水平
111. 淋巴瘤倒Y野照射范围包括
    A. 胃左淋巴结、腹主动脉旁
    B. 脾、腹主动脉旁
    C. 脾门淋巴结、腹主动脉旁
    D. 胃右淋巴结、腹主动脉旁
    E. 脾、胃左淋巴结、脾门淋巴结
112. 倒Y野的右界放在
    A. 右侧椎体旁
    B. 右侧椎体旁1 cm
    C. 右侧横突旁1 cm
    D. 右侧椎体旁2 cm
    E. 右侧横突旁2 cm

113. 淋巴瘤骨盆野的下界一般放在
    A．股骨头下缘
    B．股骨头下缘 3 cm 处
    C．股骨头下缘 5 cm 处
    D．股骨头下缘 7 cm 处
    E．股骨头下缘 8 cm 处
114. 喉癌术前放射治疗剂量是
    A．1000 cGy
    B．2000 cGy
    C．3000 cGy
    D．4000 cGy
    E．5000 cGy
115. 子宫颈癌体外盆腔照射，照射野为
    A．20 cm×10 cm
    B．20 cm×15 cm
    C．20 cm×20 cm
    D．20 cm×25 cm
    E．20 cm×30 cm
116. 眼球晶状体受照后，引起白内障的剂量为
    A．200 cGy
    B．300 cGy
    C．400 cGy
    D．500 cGy
    E．500 mGy

117. 放射工作人员年剂量限值是
    A．50 mSv
    B．50 Sv
    C．5 mSv
    D．5 Sv
    E．50 mGy
118. 医用直线加速器产生 X 线的能量范围是
    A．< 150 kV
    B．150～250 kV
    C．250～500 kV
    D．500 kV～1 MV
    E．1～22 MV
119. 常用射线挡块材料为
    A．铅
    B．铜
    C．锡
    D．铝
    E．铁
120. SSD 代表
    A．源瘤距
    B．源皮距
    C．焦片距
    D．焦物距
    E．物片距

# 练习四十七答案

1．C　直肠癌等中心定位野的前界在股骨头 1/2。
2．E　直肠癌垂直定位，照射野的上界放在腰 5 下缘。
3．C　恶性霍奇金淋巴瘤斗篷野前野喉部铅挡面积为 3 cm×3 cm。
4．A　正确的近距离治疗步骤是选好适应证、置管、定位、计划、治疗、后处理。
5．D　仰卧位治疗的优点有体位舒适、易于接受、摆位方便，精确且重复性好，适合多种照射技术。
6．D　本题考查食管癌等中心照射的定位，定位时需要确定肿瘤深度、射野大小、大机架角、小机头的角度，上述数据与放疗剂量的计算有密切关系。
7．A　近距离治疗正确的同中心投影重建法是 1 张胶片、对称机架角、2 次曝光。
8．C　为便于挡铅，肺癌锁骨上野给角照射最佳角度为 5°～6°。
9．E　技术员在平时工作中的三查包括照射前、中、后查，七对包括核对患者姓名、射线质、照射方式、剂量（时间）、照射面积、源皮距及各种附件。
10．D　直肠癌三野等中心照射定位时从定位的准确及摆位的可重复性考虑，患者体中线必须成一条直线，不仅要划出野的大小，最后在体表根据灯光野划出"+"字中心。

11．E　食管癌前后对穿野一般照射野宽度为 6 cm。
12．D　食管癌根治放射治疗一般选用一前野加两后斜野的三野等中心照射，而前后对穿野脊髓受量会很高，不用于根治放射治疗。
13．C　食管癌等中心放射治疗最常用三野等中心照射定位即一前野加两后斜野。
14．E　垂体瘤等中心放射治疗不需要让患者张口含小瓶，其余几项均需要。
15．C　激光定位灯要求性能稳定，定位精确，激光线束清晰，并且定期校对。
16．A　放射治疗过程包括体模阶段、计划设计、计划确认、计划执行，不包括检查确诊。
17．D　临床 SAD 技术较 SSD 技术应用多。
18．B　固定源皮距（SSD）照射，一般是将等中心置于标称源皮距照射时，位于患者体表。
19．D　患者进入无菌病房前的彻底消毒不需要通过 X（γ）射线全身照射，其余几项均是 X（γ）射线全身照射的目的。
20．E　射野在皮肤表面分开，将剂量热点移到近皮肤表面有肿瘤的地方。
21．C　常规射野内加铅挡是将变规则射野为不规则射野，保护射野内重要器官。
22．A　肺癌侧野水平定位，照射野后界应压在椎体的 1/3 ～ 1/2 或椎体前缘。
23．D　食管癌前后对穿宽度为 5 ～ 7 cm。
24．C　食管癌术后放射治疗常使用两侧水平对穿野。
25．A　肺癌定位应尽量保护正常肺组织，脊髓受量越少越好，需要考虑病灶位置，必要时采用铅挡。
26．B　垂体瘤照射野大小为 4 cm×4 cm。
27．C　食管癌等中心定位多采用一前两后野。
28．A　食管癌水平照射野的后界要压在椎体前缘 1/3 ～ 1/2 处。
29．B　斗篷野需保护肱骨头，照射野外缘沿肱骨内缘达肱骨上、中 1/3 处。
30．C　分化差的扁桃体癌，射野应包括原发肿瘤可能侵及的范围及直接淋巴结引流区，常需在肿瘤边界外放 2 ～ 3 cm。
31．B　上颌窦癌单纯放射治疗，常用楔形板改善剂量分布。
32．B　$^{60}$钴铅挡托架下缘距离体表至少 15 ～ 20 cm。
33．D　多野给角交叉照射提高靶区剂量，同时减少体表和正常组织的照射剂量。
34．D　肺癌斜野照射，源皮距对好 100 cm 后，不要再升降床。
35．B　子宫颈癌全盆后野中间挡铅主要是保护直肠。
36．C　放射治疗给角照射可以多角度照射，不仅限于 90°、270°、180° 给角照射。
37．C　楔形板两射野照射时，必须注意楔形板的方向，楔形板两厚端相邻。
38．A　$^{192}$铱源近距离治疗源强可达 10 Ci，采用后装技术、远距离控制、源微型化、微机涉及治疗计划。
39．A　乳腺癌区段切除术后可以采用切线野照射。
40．E　垂体瘤前额野要求射野中心轴与听眦线平行向上 4 cm。
41．B　食管癌的外照射线治疗主要用加速器高能 X 线。
42．A　SAD 照射摆位要求先对好 SSD，再给机架角。
43．E　乳腺癌照射范围可视具体情况，包括患侧乳腺、内乳淋巴区、腋下淋巴区、锁骨上淋巴区，但不包括下颌淋巴结。
44．A　楔形板照射技术适用于任何深部肿瘤。
45．D　鼻咽部照射，适合的放射线能量为 6 ～ 8 MV 高能 X 线或 $^{60}$钴 γ 射线。
46．D　鼻咽癌照射时颅底不需要挡铅，颅底在照射野范围内。
47．E　鼻咽癌适形野是根据 X 线片确定适形野，直接在模拟机下勾画射野，利用 X 线片做整体挡铅，根据 CT/MRI 做治疗计划，不是简单根据医生经验直接在皮肤上画野。

48．B　放射治疗临床剂量学原则规定，肿瘤剂量的不确定度控制在 ±5%以内。

49．A　根治手术将肉眼可见的大体肿瘤切除后，GTV 不存在，因此可以不定义。

50．C　CTV 和 GTV 是临床解剖概念，参照病理及影像学诊断而定，与采用的照射技术无关。

51．E　CTV 是为达到根治或姑息治疗的目的，按照特定的时间 - 剂量模式，给予一定剂量的肿瘤区和（或）亚临床病灶的范围。GTV 确定后可能有几个 CTV，并且不同的 CTV 给予不同的剂量。

52．B　放射治疗临床剂量学原则规定肿瘤剂量的不确定度应控制在 ±5%以内，即 60 Gy×95% = 57 Gy。

53．D　放射治疗参考点通常推荐各射野的中心轴的交点或者 PTV 的中心。

54．E　核对治疗单由放射物理师每周进行 1 次。

55．C　放射治疗过程包括：放射治疗医师临床检查及诊断、治疗方案制订、模拟定位、照射治疗及治疗后随访等。

56．B　模拟定位是放射治疗过程的重要环节，必须要有医师参与，技师负责具体的操作。

57．A　制订具体放射治疗计划以及评价照射方案的优劣均由物理师完成。

58．E　由于第 1 次体位设计可能遇到各种意想不到的问题，如某些无法实现的照射方式、患者体位的变化、第 1 次治疗对患者的告知事项等，故需要医师和技师及物理师同时参加。

59．C　一个阶段放射治疗结束时，一般不需要物理师的参与。

60．A　CT 图像用于放射治疗计划设计的原理是能够重建人体的三维轮廓，并能得到组织的密度值，进而在 TPS 中计算模拟射线在人体的剂量分布。PET 及 MRI 也能够进行三维重建，但是得到的影像资料不能用于组织对射线衰减的剂量计算，只能作为 CT 图像的辅助。

61．A　应结合患者的身体情况考虑可重复性，否则治疗时难以体位设计并且患者不容易长时间保持体位，导致治疗过程中体位改变，而影响照射的准确性。

62．C　目前最常用的体位固定装置是热成型塑料膜结合固定架。

63．A　最常用的靶区定位方式是模拟机及 CT，其他几项临床很少涉及。

64．D　CT 模拟定位过程包括确定患者治疗体位、选择合适的条件做断层扫描、利用虚拟软件重建患者假体以及确定等中心位置，确定射野方向是 TPS 的作用。

65．B　CT 图像用于放射治疗计划设计的原理是能够得到人体组织的三维空间结构及组织的电子密度值。经过电子密度和组织密度的换算，可以得到人体组织的物理密度值，用于 TPS 的射线衰减计算，进而模拟射线在人体内部产生的吸收剂量分布。

66．D　验证患者的体位设计准确性是验证阶段的工作。

67．B　射野机器单位是经过 TPS 计算得来的。

68．A　逆向确定射野参数相对于正向方式的优点是可以得到高质量的计划，但是必须在很多限制条件下（靶区处方剂量与危及器官的限制剂量等），TPS 才能给出优化的射野参数。

69．B　参与放射治疗体位设计的技师为 2 人。

70．E　高能 X 线剂量建成区的产生原因是 X 线的指数衰减与 X 线在组织中产生的次级电子被组织吸收的复合结果。组织中吸收剂量的变化规律是：从体表开始，随深度的增加，吸收剂量逐渐增大。因能量而异，在不同深度点，吸收剂量达到最大值，在此深度之后，吸收剂量逐渐减小。从体表到最大深度点的范围称作剂量建成区，最大剂量建成深度随射线能量的增加而增加。

71．E　楔形板在临床的应用主要是得到较理想的靶区剂量分布，原理是：楔形板因其两端厚度不同，对射线的吸收也不同，穿透过楔形板的射野可以在体内形成不对称的剂量分布。两个或多个使用楔形板的射野可以合成一个较满意的剂量分布。

72．A　乳腺癌术后对表浅的皮肤一般采用电子束照射。

73．E　$^{192}$铱产生 γ 射线，用于工业探伤。

74．A　高能电子束通常单野照射，其余选项为高能 X 线的常用照射方式。

75. E 高能电子线的剂量跌落区位于85%深度剂量后，因此，放射治疗高能电子束一般将肿瘤后缘深度取在85%深度处。
76. E 电子线能量的计算公式为肿瘤深度×3+（2～3）。
77. C 将组织等效物置于体表，可以补偿剂量建成区的低剂量部分，起到提高皮肤表面剂量的作用。楔形板相当于一种特殊的剂量补偿器，不能提高表面剂量。
78. C 楔形角的计算公式为：楔形角=90－两野交角/2。
79. C 食管癌根治性放射治疗范围包括原发病灶、转移的淋巴结、存在的亚临床灶。
80. C 10 cm长脊髓的TD5/5为45 Gy，脊髓的最大剂量应控制在45 Gy以下。
81. B 食管癌中下段等中心定位，把模拟中心置于肿瘤中心，照射野一般在肿瘤上下各放3～4 cm。
82. A 当肿瘤中心已经确定时，再左右移床，又需要重新确定肿瘤中心。
83. B 当等中心照射时，肿瘤深度=100 cm－源皮距。
84. E 食管癌两侧水平野治疗术后患者定位，射野范围包括瘤床、胃左淋巴结、术后吻合口。
85. D 肺癌前后对穿野定位时，患者俯卧后，患者后野的宽度较前野略宽，长度略短。
86. D 后斜野机架角度=180°+前斜野机架角度=180°+48°=228°；后斜野小机头角度=360°－前斜野小机头角度=360°－20°=340°。
87. E 乳腺癌锁骨上野半野的中心一般放在锁骨头下缘或下缘0.5 cm。
88. D 乳腺癌的内乳野下界放在第3或第4肋间隙。
89. A 内乳野内界一般放在过体中线健侧1 cm或体中线。
90. B 内乳野外界一般放在过体中线偏患侧4 cm或5 cm。
91. D 机架一般向健侧转10°～15°，以避开脊髓，减少脊髓剂量。
92. C 有内乳野时，内切线的铅丝一般放在内乳野外界的内缘1 cm，与内乳野重叠0.5～1 cm。
93. D 乳腺癌半野切线源皮距照射定位时，一般向内切野方向转动机架45°～60°。
94. A 乳腺癌半野切线源皮距照射内切野的中心一般放在预置的内切线的铅丝处。
95. B 如果是保乳术后放射治疗或需要加补偿膜时，射野外界一般游离出皮肤外1.5～2 cm。
96. B 内切野的大机架角度是50°时，外切野的角度=50°+180°。
97. C 乳腺癌全野切线源皮距照射内切野的内缘放在内切线预置铅丝处。
98. D 两根铅丝应与射野的内界重叠。
99. E 肝损伤在腹部肿瘤放射治疗时常见，在胸部肿瘤放射治疗时较少见。
100. D 直肠癌前后对穿野照射定位是，上界一般置于腰5下缘，下界根据肿瘤下界距肛门口的距离而定，两侧界到真骨盆外2 cm。
101. C 直肠癌前后对穿野照射定位时，照射野下界应根据肿瘤下界距肛门口的距离而定。
102. E 直肠癌前后对穿野照射定位时，照射野两侧界到真骨盆壁外2 cm处。
103. A 直肠癌三野等中心照射定位时，射野中心一般置于体中线。
104. C 直肠癌三野等中心照射定位时，侧野前界一般放在股骨头1/2处。
105. D 直肠癌三野等中心照射定位时，侧野后界一般放在骶骨1/2处或尾骨尖后缘1 cm。
106. A 直肠癌三野等中心照射侧野定位，患者一般为俯卧位，其余均正确。
107. E 斗篷野一般包括颈部、锁骨上下、纵隔、肺门淋巴结及腋窝。
108. D 斗篷野需要保护的器官一般有喉、肺、心脏和肱骨头。
109. B 斗篷野上界一般放在下颌骨下缘上1 cm。
110. D 斗篷野下界一般放在第10胸椎下缘。
111. B 倒Y野照射范围包括脾、腹主动脉旁。
112. D 倒Y野的右界放在右侧椎体旁2 cm。

113．D 淋巴瘤骨盆野的下界一般放在股骨头下缘 7 cm 处。
114．E 喉癌术前放射治疗剂量为 5000 cGy。
115．B 子宫颈癌体外盆腔照射野取 20 cm × 15 cm。
116．D 引起眼球晶状体白内障的放射剂量为 500 cGy。
117．A 放射工作人员年剂量限值为 50 mSv。
118．E 医用直线加速器 X 线能量在 1 ～ 22 MV 范围内。
119．A 常用铅作为射线挡块材料。
120．B SSD 代表源皮距（source skin distance）。

# 练习四十八

1．关于中子辐射的叙述**错误**的是
　A．核裂变会放出中子
　B．核聚变会放出中子
　C．可能由不稳定原子核发射出
　D．中子不带电
　E．中子是由原子核外产生的

2．关于 γ 射线的叙述**错误**的是
　A．原子核能级跃迁退激时会放出 γ 射线
　B．是波长较短的电磁波
　C．没有静止质量
　D．带电
　E．不带电

3．关于放射性核素半衰期的叙述，**错误**的是
　A．半衰期都一样长
　B．放射性核素的原子数中的一半发生衰变的时间
　C．放射性核素的原子数减少至原有一半所需的时间
　D．半衰期有的长、有的短
　E．对某一核素来说是固定的

4．以下关于生物效应分类的叙述**错误**的是
　A．根据辐射效应的发生与照射剂量的关系，可以分为确定性效应与随机性效应
　B．根据照射剂量率的大小，可以把辐射对人体的危害分为急性效应和慢性效应
　C．根据照射方式，可以把辐射对人体的危害分为内照射与外照射
　D．按照效应表现的个体，可以把辐射对人体的危害分为躯体效应和遗传效应
　E．按照照射剂量率，可以把辐射对人体的危害分为确定性效应和随机性效应

5．电离辐射广泛应用于工业，**除外**
　A．核磁共振
　B．各类核子秤
　C．工业辐照
　D．工业射线探伤
　E．放射性测井

6．关于个人剂量限值，下列说法**错误**的是
　A．公众剂量限值不包括天然辐射照射剂量
　B．职业人员剂量限值不包括天然辐射照射剂量
　C．个人剂量限值不包括天然辐射照射剂量
　D．剂量限值不包括天然本底和医疗照射
　E．剂量限值包括天然本底和医疗照射

7．工作场所中的放射性物质**不可以**通过哪种途径进入体内形成内照射
　A．吸入
　B．食入
　C．伤口
　D．电磁感应
　E．通过皮肤渗透

8．在辐射防护三原则中，关于实践正当性的叙述**错误**的是
　A．正当性是前提，最优化是目标，剂量限值和约束是限制条件
　B．任何改变照射情况的决定都应当是利大于弊
　C．任何一项实践，对于不具有正当性的实践以及该实践中的源，不应予以批准

D．正当性是使得对受照个人或社会带来的利益足以弥补其可能引起的辐射危害
E．正当性是指必须保证任何个人不受到大于天然本底的照射

9．根据各种放射性核素的毒性大小，参照 GB 18871—2002 中把放射性核素的毒性分组，但**无**
   A．极毒组
   B．高毒组
   C．中毒组
   D．低毒组
   E．无毒组

10．工作场所的放射性表面污染控制水平中，表面类型**不包括**
   A．工作台、设备
   B．墙壁、地面
   C．工作服、手套、工作鞋
   D．手、皮肤、内衣、工作袜
   E．人体内部

11．关于外照射防护的叙述，下列理解**不正确**的是
   A．尽量减少或避免射线从外部对人体的照射
   B．使外照射不超过国家规定的剂量限制
   C．外照射防护的三要素：时间、距离、屏蔽
   D．对于伽马射线的防护，采用原子序数低的材料制成的屏蔽物更好
   E．对于中子的防护，常常分为慢化和吸收两步

12．对职业人员在工作过程中受到的照射剂量限值描述**不正确**的是
   A．连续 5 年的年平均有效剂量为 6 mSv
   B．连续 5 年的年平均有效剂量为 20 mSv
   C．任何 1 年中的有效剂量最大值为 50 mSv
   D．眼晶状体的年当量剂量为 150 mSv
   E．四肢（手和足）或皮肤的年当量剂量为 500 mSv

13．放射性物质进入人体内，除了放射性衰变外，**不可以**通过哪种途径排出体外
   A．气体呼出
   B．汗液
   C．尿液
   D．粪
   E．洗澡

14．设置控制区，但**不能**控制
   A．实验操作流程

B．正常工作条件下的正常照射
C．防止污染扩散
D．预防潜在照射
E．限制潜在照射的范围

15．工作场所辐射监测的主要目的**不包括**
   A．了解工作场所及邻近地区的辐射水平与辐射分布情况，评价工作场所是否符合辐射防护标准，保证工作人员工作环境安全
   B．及时发现异常或事故情况，防止工作人员受到不必要或超剂量照射，防止工作场所受到污染
   C．为优化工艺过程、完善防护措施提供资料
   D．为工作人员受照剂量评价提供资料
   E．为规避责任

16．关于辐射事故，下列说法**错误**的是
   A．辐射事故就是核事故
   B．放射性物质丢失、被盗、失控
   C．放射性物质失控造成人员受到意外的异常照射
   D．射线装置失控造成人员受到意外的异常照射
   E．环境放射性污染的事件

17．放射源丢失后一般应采取的响应行动中，需在找到源以后，立即采取行动使源处于安全状态，但**不包括**
   A．通知公众源已找到
   B．确保识别出所有可能已受到照射的人
   C．需要的话，对医院提供必要的支持
   D．如有必要，启动去污程序和医疗跟踪
   E．开展航空监测

18．申请进口列入限制进出口目录的放射性同位素的单位，应当向国务院生态环境主管部门提交放射性同位素进口审批表，但**不需要**提交的是
   A．放射性同位素使用期满后的处理方案，其中，进口Ⅰ类、Ⅱ类、Ⅲ类放射源的，应当提供原出口方负责从最终用户回收放射源的承诺文件复印件
   B．进口放射源的明确标号和必要的说明文件的影印件或者复印件，其中，Ⅰ类、Ⅱ类、Ⅲ类放射源的标号应当刻制在放射源本体或者密封包壳体上，Ⅳ类、Ⅴ类放射源的标号应当记录在相应说明文件中

C. 进口单位与原出口方之间签订的有效协议复印件
D. 将进口的放射性同位素销售给其他单位使用的，还应当提供与使用单位签订的有效协议复印件
E. 进口单位、使用单位的营业执照

19. 申请转让放射性同位素，应当符合一定的要求，但**无需**
    A. 转出单位持有与所从事活动相符的许可证
    B. 转入单位持有与所从事活动相符的许可证
    C. 转入单位具有放射性同位素使用期满后的处理方案
    D. 转让双方已经签订书面转让协议
    E. 转出单位具有放射性同位素使用期满后的处理方案

20. 辐射安全许可证内容**不包括**
    A. 单位名称
    B. 发证日期和编号
    C. 注册资本
    D. 所从事活动的种类和范围
    E. 有效期限

21. 《中华人民共和国放射性污染防治法》**不适用**于我国领域和管辖的其他海域在什么开发利用过程中发生的放射性污染的防治活动
    A. 核技术
    B. 铀（钍）矿
    C. 核设施选址、建造、运行、退役
    D. 伴生放射性矿
    E. 全部矿产资源

22. 下列单位中应当按照《放射性同位素与射线装置安全和防护条例》规定取得辐射安全许可证，**除外**
    A. 销售放射源的企业
    B. 使用射线装置的医疗机构
    C. 使用放射源的探伤企业
    D. 具有丙级非密封放射性物质使用场所的科研机构
    E. 仅使用豁免水平标准物质的科研单位

23. 辐射工作单位建立放射性同位素台账时，**无需**记载的是
    A. 核素名称
    B. 出厂时间和活度
    C. 放射源标号和编码
    D. 源外型尺寸
    E. 放射性同位素的来源和去向

24. 以下核技术利用项目**不需要**编制环境影响报告书的是
    A. 生产放射性同位素的（制备PET用放射性药物的除外）
    B. 使用Ⅰ类放射源的（医疗使用的除外）
    C. 销售（含建造）、使用Ⅰ类射线置的
    D. 甲级非密封放射性物质工作场所
    E. 制备PET用放射性药物的

25. 《放射性同位素与射线装置安全和防护条例》规定下列无需依法实施退役的场所与装置是
    A. 使用Ⅰ类、Ⅱ类、Ⅲ类放射源的场所
    B. 生产放射性同位素的场所
    C. 甲级、乙级非密封放射性物质使用场所
    D. 终结运行后产生放射性污染的射线装置
    E. 终结运行后不产生放射性污染的射线装置

26. 新建、改建、扩建放射工作场所的放射防护设施，**不应当**与主体工程
    A. 同时设计
    B. 同时施工
    C. 同时投入使用
    D. 同时验收
    E. 同时退役

27. 关于放射性固体废物处置，下列**错误**的是
    A. 低、中水平放射性固体废物在符合国家规定的区域实行近地表处置
    B. 高水平放射性固体废物实行集中的深地质处置
    C. α放射性固体废物实行集中的深地质处置
    D. 禁止在内河水域和海洋中处置放射性固体废物
    E. 禁止在内河水域处置放射性固体废物，但可以在海洋中处置放射性固体废物

28. 国家对放射性污染的防治方针**不包括**
    A. 预防为主
    B. 防治结合
    C. 严格管理
    D. 安全第一
    E. 发展为首

29. 关于放射源，以下说法**不正确**的是

A. 豁免活度以上、半衰期大于或等于 60 天的放射源必须编码
B. 半衰期小于 60 天的放射源可以不编码
C. 凡放射源均须编码
D. 放射源编码要填入放射源编码卡
E. 不存在相同编码的放射源

30. 关于辐射事故的叙述，下列**错误**的是
   A. 放射源丢失事故
   B. 放射源被盗事故
   C. 放射源失控事故
   D. 放射性同位素失控导致人员受到异常照射的事故
   E. 人员受照剂量超出该单位管理限值，但未超出审管部门规定的年剂量限值

31. 对于须设置辐射安全关键岗位并在关键岗位配备注册核安全工程师的核技术利用单位，下列**错误**的是
   A. 生产放射性同位素（放射性药物除外）的单位
   B. 使用半衰期大于 60 天的放射性同位素且场所等级达到甲级的单位
   C. 生产放射性药物、场所等级为乙级的单位
   D. 非医疗使用 I 类源单位，销售（含建造）、使用 I 类射线装置的单位
   E. 使用非密封放射性物质、场所等级为乙级的单位

32. 生产放射性同位素（放射性药物除外）的单位，辐射安全关键岗位 4 个，每岗最少在岗人数 1 名，下列**错误**的是
   A. 辐射防护负责人
   B. 辐射防护专职人员
   C. 质量保证专职人员
   D. 辐射环境监测与评价专职人员
   E. 公司法人

33. 根据辐射事故的性质、严重程度、可控性和影响范围等因素，从重到轻将辐射事故分为几个等级，下列**错误**的是
   A. 特别重大辐射事故
   B. 重大辐射事故
   C. 较大辐射事故
   D. 一般辐射事故
   E. 一般辐射事件

34. 关于放射性同位素与射线装置豁免备案的相关内容，以下**不正确**的是
   A. 符合《电离辐射防护与辐射源安全基本标准》豁免水平的放射性同位素和射线装置以及有条件豁免要求的含源设备，在生产单位或进口总代理单位完成豁免备案后，该产品的销售、使用活动可免于辐射安全监管（销售或使用较大批量放射性同位素产品的除外），其他销售、使用单位无需逐一办理豁免备案手续
   B. 年销售量超过豁免水平 100 倍（有条件豁免含源设备 100 台）或者持有量超过豁免水平 10 倍（有条件豁免含源设备 10 台）的单位，属于销售或者使用较大批量豁免放射性同位素产品的单位，应当办理辐射安全许可证，并接受辐射安全监管
   C. 仅从事免于辐射安全监管的活动的单位，无需办理辐射安全许可证，原持有的辐射安全许可证申请注销
   D. 即使是从事免于辐射安全监管的活动的单位，仍需办理辐射安全许可证
   E. 省级生态环境部门应将完成备案的"豁免备案表"抄报生态环境部，经生态环境部公告后在全国有效

35. 放射治疗设备中第一台深部 X 线机应用于临床，并治愈了 1 例喉癌病人患者的年份是
   A. 1920 年
   B. 1921 年
   C. 1922 年
   D. 1923 年
   E. 1924 年

36. 放射线作用于细胞最重要的靶是
   A. DNA
   B. rRNA
   C. mRNA
   D. tRNA
   E. sncRNA

37. 中华放射肿瘤学会成立于
   A. 1984 年
   B. 1985 年
   C. 1986 年
   D. 1987 年

E．1988 年

38．**不是**放射性核素发出的射线是
A．α 射线
B．β 射线
C．γ 射线
D．X 射线
E．中子流

39．下列**不属于**放射性核素衰变的是
A．α 衰变
B．β 衰变
C．γ 衰变
D．电子捕获
E．外转换

40．放射治疗计划设计阶段**不包括**
A．输入及登记患者影像资料
B．定义解剖结构
C．验证患者的体位设计准确性
D．确定射野参数
E．应用 MLC 适形靶区

41．目前最常用的患者体位固定装置是
A．真空袋结合固定架
B．热塑型塑料膜结合固定架
C．石膏成型装置
D．真空袋结合热塑型塑料膜
E．发泡胶结合保鲜膜

42．高能电子束通常的照射方法是
A．两野对穿照射
B．两野成角照射
C．单野照射
D．调强治疗
E．四野照射

43．下列是天然放射性核素的是
A．$^{60}$钴治疗机
B．快中子
C．电子束
D．镭
E．X 线

44．构成立体定向放射治疗精确度的靶位置总精确度包括体位设计精确度和
A．治疗精确度
B．机械精确度
C．定位精确度
D．扫描精确度
E．治疗精确度

45．下列关于放射治疗技师的职责描述**不正确**的是
A．体位设计治疗中要能解决一些复杂病例的体位设计
B．熟悉治疗机的性能和基本结构
C．掌握正确的设备操作方法
D．负责放射治疗体位设计的质量控制
E．治疗时进行医嘱和治疗单的核查

46．以下是放射治疗技师的工作范围的是
A．放射治疗方案的制定
B．放射治疗计划执行
C．质量控制和质量保证
D．靶区剂量的确定
E．靶区勾画

47．固定源皮距的英文缩写是
A．SSD
B．SAD
C．STD
D．SDD
E．SPD

48．源瘤距的英文缩写是
A．SSD
B．SAD
C．STD
D．SDD
E．SPD

49．等中心的英文缩写是
A．SSD
B．SAD
C．STD
D．SDD
E．SPD

50．下列哪项的技术体位设计要点是机架转角一定要准确
A．SSD
B．SAD
C．STD
D．SDD
E．SPD

51．放射治疗体位设计中 SSD 允许的精度为
A．±0.1 mm

B．±0.2 mm
C．±0.5 mm
D．±1 mm
E．±2 mm

52．放射治疗体位设计中 SAD 允许的精度为
A．±0.1 mm
B．±0.2 mm
C．±0.5 mm
D．±1 mm
E．±2 mm

53．对射线高度敏感的组织是
A．脊髓
B．血管
C．肺组织
D．肾组织
E．甲状腺

54．最常用的射线挡块材料是
A．石蜡
B．低熔点铅
C．铜
D．铁
E．铝

55．低熔点铅的原料中，含量最高的是
A．铋
B．铅
C．镉
D．锡
E．铁

56．低熔点铅的成分中，含量最低的是
A．铋
B．铅
C．镉
D．锡
E．铁

57．低熔点铅的密度约为纯铅密度的
A．35%
B．38%
C．50%
D．83%
E．95%

58．低熔点铅的密度大约为
A．9.1 g/cm³
B．9.2 g/cm³
C．9.3 g/cm³
D．9.4 g/cm³
E．9.5 g/cm³

59．低熔点铅的熔点为
A．60℃
B．70℃
C．75℃
D．80℃
E．85℃

60．低熔点铅全挡时，其厚度要使射线的穿射量**不能超过**
A．1%
B．2%
C．5%
D．8%
E．10%

61．使用加速器 6 MV 的 X 射线时，全挡的低熔点铅厚度一般是
A．6 cm
B．7 cm
C．8 cm
D．9 cm
E．10 cm

62．CT 模拟机的激光定位系统误差要求小于
A．1 mm
B．2 mm
C．3 mm
D．4 mm
E．5 mm

63．CT 模拟机的孔径一般应大于
A．30 cm
B．40 cm
C．50 cm
D．60 cm
E．70 cm

64．CT 定位扫描具有较高的
A．空间分辨率
B．密度分辨率
C．体积分辨率
D．像素分辨率
E．时间分辨率

65. 临床肿瘤学**不包括**
   A. 放射物理学
   B. 放射生物学
   C. 放射化学
   D. 放射肿瘤学
   E. 放射治疗技术学

66. 激光或光学深度尺的误差是
   A. 1 mm
   B. 2 mm
   C. 3 mm
   D. 4 mm
   E. 5 mm

67. 灯光野与照射野符合性允许精度为
   A. ±1 mm
   B. ±2 mm
   C. ±3 mm
   D. ±4 mm
   E. ±5 mm

68. 医用直线加速器开始进行肿瘤放射治疗的年份是
   A. 1945 年
   B. 1953 年
   C. 1956 年
   D. 1978 年
   E. 1987 年

69. 三大治疗手段中，放射治疗对肿瘤治愈率的相对贡献是
   A. 25%
   B. 22%
   C. 20%
   D. 18%
   E. 15%

70. 腔内照射应用最广泛的是
   A. 鼻咽癌
   B. 宫颈癌
   C. 子宫内膜癌
   D. 直肠癌
   E. 舌癌

71. 美国医学物理学家学会规定加速器X线的稳定性每个月监测的允许误差是
   A. ±1%
   B. ±2%
   C. ±3%
   D. ±4%
   E. ±5%

72. 美国医学物理学家学会规定加速器E射线的稳定性每日监测的允许精度为
   A. ±1%
   B. ±2%
   C. ±3%
   D. ±4%
   E. ±5%

73. 美国医学物理学家学会规定加速器X射线的稳定性每日监测的允许精度为
   A. ±1%
   B. ±2%
   C. ±3%
   D. ±4%
   E. ±5%

74. 美国医学物理学家学会规定加速器机架、机头角度指示误差为
   A. 0.1°
   B. 0.2°
   C. 0.5°
   D. 1°
   E. 2°

75. 美国医学物理学家学会规定加速器楔形板、限光筒位置精度为
   A. 1 mm
   B. 2 mm
   C. 3 mm
   D. 4 mm
   E. 5 mm

76. 放射治疗摆位中定位激光灯中心的水平与垂直的允许精度为
   A. ±0.1 mm
   B. ±0.2 mm
   C. ±0.3 mm
   D. ±0.4 mm
   E. ±0.5 mm

77. 放射治疗摆位中机头角的允许精度为
   A. ±0.1°
   B. ±0.2°
   C. ±0.5°

D. ±1°
E. ±2°

78. 放射治疗摆位中机架角的允许精度为
   A. ±0.1°
   B. ±0.2°
   C. ±0.5°
   D. ±1°
   E. ±2°

79. 放射治疗摆位中治疗床转角的允许精度为
   A. ±0.1°
   B. ±0.2°
   C. ±0.3°
   D. ±0.4°
   E. ±0.5°

80. 放射治疗摆位中 MU 的允许精度为
   A. ±0.1 cGy
   B. ±0.5 cGy
   C. ±1 cGy
   D. ±1.5 cGy
   E. ±2 cGy

81. 加速器的 QA 检验频数为
   A. 每次治疗前
   B. 每天
   C. 每周
   D. 每个月
   E. 每半年

82. 我国标准规定加速器等中心指示的检定周期为
   A. 每天
   B. 每周
   C. 每个月
   D. 每半年
   E. 每年

83. 调强放射治疗的英文缩写是
   A. DRT
   B. IMRT
   C. SRT
   D. CRT
   E. SBRT

84. 螺旋断层放射治疗系统的英文缩写是
   A. TOMC
   B. TOMO
   C. TCMO
   D. TOWO
   E. TOWC

85. 螺旋断层放射治疗系统机头内多叶准直器（MLC）的叶片数为
   A. 32 片
   B. 60 片
   C. 64 片
   D. 80 片
   E. 84 片

86. 螺旋断层放射治疗系统获取匹配图像成像时的常规能量为
   A. 2.7 MV
   B. 3.0 MV
   C. 3.5 MV
   D. 6 MV
   E. 9 MV

87. 下列**不属于**放射治疗的辅助设备的是
   A. 直线加速器
   B. MRI 模拟定位机
   C. 呼吸门控装置
   D. 模体
   E. 负压真空垫

88. 目前国内放射治疗设备应用最广泛的是
   A. 深部 X 线机
   B. $^{60}$钴治疗机
   C. 直线加速器
   D. 回旋加速器
   E. 质子加速器

89. 下列表述最符合工作场所监测目的的是
   A. 为公众受照剂量评价提供资料
   B. 满足公众的知情权
   C. 检验工作场所是否符合辐射防护标准
   D. 为了应付管理部门的检查
   E. 配合相关部门走流程

90. 热塑膜软化时恒温水箱的合适温度是
   A. 60℃
   B. 70℃
   C. 75℃
   D. 80℃
   E. 85℃

91. 患者在体位固定中使用热塑膜，可使用热塑膜的情况是

A．医嘱开错，经联系主管医师确认后，医师更改医嘱
B．患者觉得热塑膜不好
C．技师觉得患者不需要用到热塑膜
D．医师口头更改医嘱
E．物理师更改体模类型

92．等效组织填充物的英文为
　A．blous
　B．boolus
　C．bouls
　D．bolus
　E．boluus

93．在放射治疗体位设计过程中组织填充物允许的精度为
　A．85%
　B．90%
　C．95%
　D．98%
　E．100%

94．GTV 确定后，可有多少个 CTV
　A．视 GTV 而定
　B．视亚临床病灶而定
　C．视亚临床病灶和可能的淋巴引流区个数而定
　D．视亚临床病灶、可能的淋巴引流区个数和 GTV 而定
　E．视亚临床病灶、可能的淋巴引流区个数和 PTV 而定

95．放射治疗中，处方剂量为 40 Gy，则治疗区包括的照射范围是
　A．36 Gy
　B．37 Gy
　C．38 Gy
　D．38.5 Gy

E．39 Gy

96．全脑照射野采取的机架角度为
　A．0° 和 180°
　B．0° 和 90°
　C．180° 和 270°
　D．90° 和 270°
　E．180° 和 360°

97．等效边长的算法正确的是
　A．S=2AB/（A+B）
　B．S=（A+B）/2AB
　C．S=AB/2（A+B）
　D．S=2（A+B）/AB
　E．S=2A+B/AB

98．一个 15 cm×20 cm 的矩形射野，其等效方野边长为
　A．15.0 cm
　B．16.1 cm
　C．17.1 cm
　D．20.0 cm
　E．22.1 cm

99．John R. Adler 教授研发出来射波刀治疗系统的年份是
　A．1984 年
　B．1985 年
　C．1986 年
　D．1987 年
　E．1988 年

100．射波刀常用的治疗射线能量为
　A．4 MV
　B．6 MV
　C．8 MV
　D．10 MV
　E．15 MV

## 练习四十八答案

1．E　2．D　3．A　4．E　5．A　6．E　7．D　8．E　9．A　10．E　11．D　12．A　13．E
14．A　15．E　16．A　17．E　18．E　19．E　20．C　21．A　22．E　23．D　24．E　25．E
26．E　27．E　28．E　29．C　30．E　31．E　32．E　33．E　34．D

35．C　1922年，第一台深部X线机用于临床，并治愈了1例喉癌患者。

36．A　DNA损伤主要是使DNA链断裂，包括单链断裂和双链断裂，其中双链断裂是最关键的致死性损伤。据研究统计，X线对哺乳动物细胞DNA的损伤中，约2/3是由羟自由基所致。

37．D　1987年成立了中华放射肿瘤学会，1992年《中华放射肿瘤学杂志》创刊。

38．D　放射性核素发出的射线为α射线、β射线、γ射线和中子流。

39．E　放射性核素衰变主要有：①α衰变；②β衰变；③γ衰变；④电子捕获；⑤内转换。

40．C　放射治疗计划设计阶段包括：①获取患者治疗部位解剖图像资料，A、B选项包含其中；②射线束参数选择，D包含其中；③应用MLC适形靶区。C选项为治疗实施阶段，不属于计划设计阶段。

41．B　体位固定装置和辅助设备有：①热塑膜；②真空负压垫；③发泡胶；④固定体架；⑤热软化塑型垫；⑥水活化塑型垫；⑦膀胱容量测量仪。最常用设备为①④联合固定。

42．C　高能电子束通常的照射方法是单野照射。

43．D　镭属于天然放射性核素。

44．C　定位精确度和体位设计精确度是靶位置总精确度，构成立体定向放射治疗的精确度。

45．D　负责放射治疗设备质量控制的是放射治疗物理师。

46．B　放射治疗计划执行是放射治疗技师的工作范围，放射治疗方案的制定和靶区勾画属于医师的工作范围，靶区剂量确定、质量控制和质量保证属于物理师的工作范围。

47．A　固定源皮距（source skin distance，SSD）照射，通常是指将放射源到皮肤的距离等于源轴距的一种照射，源轴距是指放射源随机架的旋转半径。

48．C　指射线源沿射线中心轴到肿瘤中心的距离（source tumor distance，STD）。

49．B　等中心照射技术（source axis distance）是将病变中心或靶区中心置于治疗机机架旋转中心位置，当机架位于任何角度时，射线束都必定穿过病变中心或靶区中心，放射源围绕机架旋转中心，即以源轴距为半径作定角或圆周运动旋转照射。

50．A　固定源皮距（SSD）照射时机架转角一定要准确，还要注意患者的体位，否则肿瘤中心就会偏出放射源和皮肤入射点连线的延长线之外，甚至偏出射野之外，若机架转角偏θ，则治疗延长线偏离肿瘤。

51．C　52．C

53．A　对射线高度敏感的组织是性腺、脊髓、淋巴、胸腺、骨髓、胚胎细胞等。

54．B　低熔点铅制成的合金铅挡厚度临床可以接受。

55．A　低熔点铅的原料为：铋（50%）、铅（26.7%）、镉（10.0%）、锡（13.3%）。

56．C

57．D　低熔点铅的密度约为纯铅密度的83%左右，制成的合金铅挡厚度临床可以接受。

58．D　低熔点铅的密度约为9.4 g/cm$^3$，与纯铅密度相差不多，制成的合金铅挡厚度临床可以接受。

59．B　低熔点铅的熔点为70℃左右，易于融化制作，并可反复使用。

60．C　临床上根据不同的治疗要求，对射线的遮挡量并不相同，以全挡最常见，即挡去95%的射线量。

61．C　使用6 MV的X射线时，全挡的低熔点铅厚度一般是79 mm，纯铅65 mm。

62．A　CT模拟机的激光定位系统误差要求小于1 mm。

63．E　CT模拟机的孔径一般应大于70 cm，一般选用大孔径CT机。

64．B　CT定位扫描相较于其他设备具有较高的密度分辨率。

65．C　放射肿瘤学包括放射物理学、放射生物学、放射肿瘤学、放射治疗技术学。

66．B　67．B

68．B　1953年首台$^{60}$钴治疗机在加拿大研制成功并投入使用。

69．D

70．B　以上选项都可用于腔内治疗，但目前应用最广泛的是宫颈癌。

71. B  72. C  73. C  74. D  75. B  76. A  77. A  78. A  79. D  80. C  81. B  82. C

83. B  调强放射治疗（intensity modulated radiation therapy，IMRT）。

84. B  螺旋断层放射治疗系统（helical tomotherapy system）。

85. C  机头内有 64 片多叶准直器安装在初级准直器的下方，每个叶片高 10 cm，在等中心的投影宽度为 0.625 cm。

86. C  TOMO 外形与普通 CT 基本一样，但在内部，以结构精巧的 6 MV 直线加速器替代普通 CT 的 X 线球管，该直线加速器具有两种工作状态，成像状态时能量为 3.5 MV，治疗状态时能量为 6 MV。

87. A  模拟定位机、呼吸门控装置、TPS、模体、负压真空垫等均属于放射治疗辅助设备，而直线加速器属于放射治疗设备。

88. C  1953 年，首台 $^{60}$钴治疗机研制成功并投入使用，$^{60}$钴治疗机逐渐成为放射治疗的主流设备；20 世纪 70 年代以后，随着计算机技术的发展以及加速器性能的不断完善、MLC 的引入，放射治疗越来越朝着"三精"方向发展，医用直线加速器逐渐取代 $^{60}$钴并成为主流设备。

89. C  工作场所监测的目的是检验工作场所是否符合辐射防护标准，保护该环境中患者及工作人员的安全。

90. B  热塑膜软化时恒温水箱温度一般为 65 ~ 70℃，在水中浸泡 5 ~ 10 分钟。

91. A  放射治疗患者体位固定使用体模类型由放射治疗医师确定，放射治疗物理师和放射治疗技师可根据实际情况向医师提出意见和建议，但不能更改医嘱。

92. D  组织补偿：等效组织填充物（bolus）在皮肤表面及组织欠缺的位置填入组织等效物，以改善剂量分布，如石蜡、聚乙烯、薄膜塑料水袋、凡士林、纱布等。

93. E  放射治疗体位设计过程中组织填充物允许的精度为 100%。

94. C  GTV 确定后，CTV 的数量视亚临床病灶和可能的淋巴引流区个数而定，可能有几个 CTV，且不同 CTV 给予的剂量不同。

95. C  处方剂量为 40 Gy，则治疗区应包括 95% 照射范围，即 40 Gy × 95% = 38 Gy。

96. D  全脑照射野采取机架角度为 90° 和 270°，有利于避开眼眶及脑组织等。

97. A  等效边长的算法公式为：S=2AB/（A+B）。

98. C  等效边长的算法公式为：S=2AB/（A+B），代入公式计算为 17.14 cm。

99. D  射波刀治疗系统是由 John R. Adler 教授于 1987 年研发出来的一种无需立体定位框架的全身肿瘤立体定向放射治疗技术。

100. B  射波刀常用治疗射线能量为 6 MV，采用小型化的 X 波段加速管，质量仅有 300 kg，采用无均整器技术。

# 练习四十九

1. 属于射波刀独享技术的是
   A．获取匹配图像
   B．实时影像引导系统
   C．六维治疗床
   D．多叶准直器
   E．6 MV X 线射线源

2. 我国在 1994 年研制成功第一台具有完全知识产权的旋转式头部 γ 刀装置，有 $^{60}$钴源
   A．30 个
   B．179 个
   C．201 个
   D．202 个
   E．203 个

3. $^{60}$钴的半衰期为

A．5.17年

B．5.27年

C．7.17年

D．7.29年

E．9.27年

4．第三代头部γ刀有 $^{60}$ 钴源

A．30个

B．179个

C．201个

D．202个

E．203个

5．瑞典医科达（Elekta）γ刀装置源刀焦点的距离为

A．15.5 cm

B．25.9 cm

C．29.5 cm

D．35.9 cm

E．39.5 cm

6．**不属于**立体定向伽马射线治疗系统适应证的是

A．颅内海绵状血管瘤

B．垂体瘤

C．脊索瘤

D．胸腺瘤

E．颅咽管瘤

7．在质子和重离子设备工作原理中最重要的是射线穿过物质时拥有

A．MLC

B．Bragg峰

C．X射线

D．α射线

E．β射线

8．**不属于**临床近距离后装治疗机放射源的是

A．$^{137}$铯

B．$^{192}$铱

C．$^{60}$钴

D．$^{125}$碘

E．$^{226}$镭

9．更换新放射源后，应进行放射源活度的校正，下列放射源每半年校正一次的是

A．$^{137}$铯

B．$^{192}$铱

C．$^{60}$钴

D．$^{125}$碘

E．$^{226}$镭

10．下列**不属于**近距离后装治疗适应证的是

A．鼻咽癌

B．宫颈癌

C．食管癌

D．乳腺癌

E．膀胱癌

11．关于放射治疗网络流程**不能够**做到的是

A．通过各种设备获取患者影像学资料，以便确定肿瘤在体内的位置和范围、正常组织和器官位置

B．治疗计划设计，根据肿瘤和正常器官的相对位置确定射线的入射方向、照射范围，随后进行剂量计算和计划设计

C．治疗前验证，包括位置验证

D．治疗前验证，包括剂量验证

E．治疗实施，获取匹配图像并自动纠正误差

12．计划靶体积的英文缩写是

A．PTV

B．GTV

C．ITV

D．CTV

E．TV

13．下列属于常用标准固定楔形角的物理楔形板的是

A．10°

B．20°

C．30°

D．40°

E．50°

14．两楔形野交角照射时，楔形板应厚端相邻，两野交角 $\theta$，应选楔形角 $\alpha$ 为

A．$\alpha=180°-\theta/2$

B．$\alpha=180°+\theta/2$

C．$\alpha=180°\times\theta/2$

D．$\alpha=90°+\theta/2$

E．$\alpha=90°-\theta/2$

15．下列**不属于**常用剂量计算方法的是

A．几何近似法

B．Clarkson方法

C．傅里叶方法

D．蒙特卡洛方法

E．笔形束计算法

16．下列**不属于**剂量计算数学模型的是

A．经验模型

B．纯理论计算模型

C．实测数据计算模型

D．物理原理与测量数据结合计算模型

E．AI 模型

17．下列**不属于**治疗计划优化设计的方法是

A．正向计划设计

B．逆向计划设计

C．物理目标函数

D．生物目标函数

E．目标几何

18．下列射线能量**不常用**于临床的是

A．4 MeV

B．9 MeV

C．12 MeV

D．15 MeV

E．30 MeV

19．下列**不属于**相对剂量分布的评估分析的是

A．剂量偏差分析

B．等剂量距离偏差分析

C．Alpha 指数分析方法

D．Gamma 指数分析方法

E．A+B

20．常用的植入放射性粒子为

A．$^{137}$铯

B．$^{223}$镭

C．$^{60}$钴

D．$^{125}$碘

E．$^{192}$铱

21．下列**不属于** X 线模拟定位机的定位功能的是

A．辅助患者体位固定

B．实现靶区定位

C．获取治疗匹配图像

D．设计射野挡块

E．为勾画射野、定位和摆位参考作标记

22．关于模拟定位机，以下描述**错误**的是

A．可以完成共面计划的设计

B．可以进行治疗方案的模拟与验证

C．精确给出射野方向观 X 射线影像

D．可用于 2D 治疗计划设计

E．可用于 3D 治疗计划设计

23．晶状体的 TD5/5（最小耐受剂量）是

A．200 cGy

B．300 cGy

C．400 cGy

D．500 cGy

E．600 cGy

24．常规分割时，鼻咽癌放射治疗的根治剂量一般为

A．5500～6000 cGy

B．6000～6500 cGy

C．7000～7500 cGy

D．6600～7000 cGy

E．7600～8000 cGy

25．鼻咽癌放射治疗靶区范围一般**不包括**

A．咽旁、咽后间隙

B．上颌窦腔的前 1/3

C．颅底

D．蝶窦、翼腭窝

E．全部鼻咽壁

26．下列肿瘤中，最容易出现颈部淋巴结转移的是

A．鼻咽癌

B．舌癌

C．牙龈癌

D．唇癌

E．肺癌

27．喉癌放射治疗的常用固定体位为

A．截石位

B．膝胸位

C．左侧卧位

D．右侧卧位

E．仰卧位

28．垂体瘤放射治疗的常用治疗体位为

A．仰卧位，下颌尽量内收

B．仰卧位，下颌尽量后仰

C．俯卧位

D．仰卧位

E．侧卧位

29．全中枢神经系统放射治疗常用的治疗体位为

A．左侧卧位

B．右侧卧位

C．俯卧位

D．仰卧位

E．膝胸位

30．我国食管癌主要的病理类型为

A．鳞状细胞癌

B．腺癌

C．黏液表皮癌

D．癌肉瘤

E．腺棘癌

31．从门齿到食管入口处距离约为

A．15 cm

B．20 cm

C．25 cm

D．35 cm

E．40 cm

32．中晚期食管癌的病理形态分型中，分化程度最高的是

A．蕈伞型

B．髓质型

C．溃疡型

D．缩窄型

E．腔内型

33．中晚期典型食管癌的症状特点是

A．持续性胸痛

B．间断性吞咽困难

C．渐进性加重的吞咽困难

D．反酸、胃灼热感

E．气急、声音嘶哑

34．我国肺癌主要的病理类型为

A．肺鳞状细胞癌

B．肺腺癌

C．肺小细胞癌

D．肺类癌

E．细支气管肺泡癌

35．预后最好的肺癌类型是

A．肺鳞状细胞癌

B．肺腺癌

C．肺小细胞癌

D．肺类癌

E．细支气管肺泡癌

36．肺癌早期淋巴结转移第一站是

A．锁骨下淋巴结

B．肺门淋巴结

C．对侧肺门淋巴结

D．纵隔淋巴结区

E．锁骨上淋巴结

37．肺癌血行转移的常见部位是

A．骨、脑、肝、乳腺

B．骨、脑、肝、肾上腺

C．骨、脑、直肠、乳腺

D．骨、脑、直肠、肾上腺

E．骨、脑、直肠、前列腺

38．**不属于**早期非小细胞肺癌根治性放射治疗照射范围的是

A．原发灶

B．肺门

C．纵隔淋巴结区

D．残留部位

E．远处转移

39．射波刀治疗周围型肺癌中，植入金标的合理数量为

A．1～4颗

B．5～8颗

C．9～12颗

D．12～15颗

E．13～16颗

40．在使用医科达加速器应用主动呼吸控制技术治疗一例肺癌患者时，患者突感不适，并挥手示意，但患者治疗马上做完，作为放射治疗技师，首先应

A．让患者忍耐一下，治疗完再询问情况

B．马上报告主管技师，让其处理

C．马上按下急停按钮，进入治疗间询问患者具体情况

D．马上报告科主任，等待下一步指示

E．让患者自己下治疗床休息

41．肺癌放射治疗实施中**不正确**的是

A．认真阅读放射治疗单

B．放射治疗参数信息核对

C．首次体位设计要有医师、技师参与

D．治疗机体位验证

E．治疗前获取图像验证

42．预后最好的乳腺癌病理类型是

A．浸润性小叶癌

B．髓样癌
C．导管内癌
D．乳头状癌
E．单纯癌

43．常见的乳房良性肿瘤是
A．乳房肉瘤
B．乳房纤维腺瘤
C．Paget 病
D．乳头状癌
E．硬癌

44．乳腺癌诊断中常见的方法有
A．HRCT
B．PET/CT
C．乳管内镜
D．CT
E．MRI

45．乳腺癌保乳术后放射治疗，常规照射剂量为
A．45 Gy/4.5 周
B．46 Gy/4.5 周
C．50 Gy/4.5 周
D．45 Gy/5.0 周
E．46 Gy/5.0 周

46．乳腺癌根治术或改良根治术后放射治疗，胸壁的预防剂量为
A．46～50 Gy/4.5～5.0 周，23～25 次
B．50～55 Gy/4.5～5.0 周，23～25 次
C．46～50 Gy/5.5～6.0 周，23～25 次
D．50～55 Gy/5.5～6.0 周，23～25 次
E．55～60 Gy/5.5～6.0 周，23～25 次

47．乳腺癌脑转移时需做全脑照射，常规剂量为
A．20 Gy/2 周
B．30 Gy/2 周
C．40 Gy/2 周
D．50 Gy/2 周
E．60 Gy/2 周

48．乳腺切线野照射合适的能量为
A．4～6 MeV
B．4～6 MV
C．12～15 MV
D．12～15 MeV
E．9～12 MV

49．下列属于乳腺癌放射治疗早期反应的是

A．心血管并发症
B．肺纤维化
C．干性或湿性皮炎
D．肋骨骨折
E．皮肤毛细血管扩张

50．常见的直肠癌类型是
A．鳞癌
B．腺癌
C．腺鳞癌
D．未分化癌
E．基底细胞癌

51．直肠癌中最常见的大体类型是
A．浸润型
B．溃疡型
C．隆起型
D．非浸润型
E．髓样癌

52．下列**不属于**直肠癌临床表现的是
A．肠道刺激症状和排便习惯改变
B．大便表面带血
C．贫血、体重不变、体温正常
D．肠梗阻
E．乏力

53．男，63 岁，自述半年来大便次数增多、变细，里急后重，大便带血，进行性加重，来院诊治。首先应做的检查是
A．直肠镜
B．腹部 B 超
C．腹部 CT
D．直肠指检
E．腹部 MRI

54．直肠癌术前放射治疗的优点**不包括**
A．术前放射治疗能够降低肿瘤分期，使得一部分原本采取不保肛手术的患者得以保肛
B．术前放疗可以降低手术种植的发生
C．受射线影响，小肠放射损伤大，术前放射治疗应完全避开小肠
D．由于血液供应未受手术影响，肿瘤细胞相对氧合好，对放射治疗敏感
E．术前放射治疗可以提高局部控制率

55．直肠癌术前放疗常规剂量一般为
A．2500～3000 cGy /3～4 周

B．3000～3500 cGy/3～4周
C．2500～3000 cGy/4～5周
D．3000～3500 cGy/4～5周
E．4000～5000 cGy/4～5周

56．最常见的前列腺癌类型是
A．鳞癌
B．腺癌
C．腺鳞癌
D．导管腺癌
E．移行细胞癌

57．一老年男性患者前列腺癌根治术后，病理报告肿瘤限于单叶的1/2，未侵犯精囊，该患者最可能的分期是
A．T1a期
B．T1b期
C．T2a期
D．T2b期
E．T3期

58．确诊前列腺癌的检查是
A．前列腺穿刺活检
B．前列腺B超
C．前列腺CT
D．血清PSA检查
E．PET/CT

59．前列腺癌常规分割照射为
A．1.5～1.7 Gy，每天1次，每周5次
B．1.8～2.0 Gy，每天2次，每周5次
C．1.5～1.7 Gy，每天2次，每周5次
D．1.5～1.7 Gy，每天3次，每周5次
E．1.8～2.0 Gy，每天1次，每周5次

60．前列腺癌超分割照射为
A．1.15～1.3 Gy，每天2次，每周5次
B．1.4～1.55 Gy，每天2次，每周5次
C．1.15～1.3 Gy，每天3次，每周5次
D．1.4～1.55 Gy，每天3次，每周5次
E．1.8～2.0 Gy，每天1次，每周5次

61．最常见的妇科恶性肿瘤是
A．子宫内膜癌
B．子宫颈癌
C．子宫肌瘤
D．卵巢癌
E．葡萄胎

62．常见的子宫颈癌病理学类型是
A．鳞癌
B．腺癌
C．腺鳞癌
D．黏液腺癌
E．未分化癌

63．女性，52岁，阴道不规则流血3个月，妇检阴道受肿瘤侵犯，子宫颈呈菜花样，宫体大小正常，肿瘤累及阴道下1/3，没有扩展到骨盆壁，取材活检报告鳞状细胞癌，其分期是
A．ⅡA期
B．ⅡB期
C．ⅢA期
D．ⅢB期
E．ⅣA期

64．一患者诊断为子宫颈癌ⅡB期，针对该患者适合的标准治疗方案是
A．手术+外照射治疗
B．手术+化疗
C．手术+外照射治疗+腔内治疗
D．外照射治疗+腔内治疗+化疗
E．手术+腔内治疗

65．子宫颈癌体外照射中盆腔四野照射的每次剂量及次数为
A．1.5～1.7 Gy，每天1次，每周5次
B．1.8～2.0 Gy，每天2次，每周5次
C．1.5～1.7 Gy，每天2次，每周5次
D．1.8～2.0 Gy，每天1次，每周5次
E．1.5～1.7 Gy，每天2次，每周3次

66．子宫颈癌晚期常见的转移部位为
A．骨、肺、肝
B．骨、肾、肝
C．骨、脑、肝
D．肺、脑、全身淋巴结
E．肺、脑、肝

67．我国女性头颈部恶性肿瘤发病首位是甲状腺癌，其中预后最好的是
A．鳞癌
B．髓样癌
C．未分化癌
D．转移癌
E．乳头状癌

68. 垂体瘤术后放射治疗常规剂量为
    A. 1.5～1.7 Gy，40～45 Gy/4.5 周
    B. 1.5～1.7 Gy，46～50.4 Gy/4.5 周
    C. 1.8～2.0 Gy，40～45 Gy/5.0 周
    D. 1.8～2.0 Gy，46～50.4 Gy/5.0 周
    E. 1.5～1.7 Gy，50.4～55.4 Gy/5.0 周

69. 下列**不属于**垂体瘤立体定向放射治疗禁忌证的是
    A. 在 CT、MRI 上肿瘤显示不清，瘤内出血或囊性变
    B. 肿瘤侵及海绵窦
    C. 蝶窦内残留、复发的肿瘤
    D. 肿瘤压迫视交叉发生视力、视野损伤
    E. 肿瘤压迫三脑室后部，有下视丘功能障碍者

70. 大于 3 岁患儿髓母细胞瘤全脑、全脊髓及颅后窝放射治疗剂量分别为
    A. 24 Gy，35.2 Gy，15 Gy
    B. 35.2 Gy，24 Gy，48 Gy
    C. 40 Gy，35 Gy，15 Gy
    D. 40 Gy，35.2 Gy，15 Gy
    E. 48 Gy，35.2 Gy，24 Gy

71. 使用螺旋断层放疗治疗髓母细胞瘤时所采用的治疗体位为
    A. 左侧卧位
    B. 右侧卧位
    C. 俯卧位
    D. 仰卧位
    E. 膝胸位

72. 儿童神经母细胞瘤经检查处于局限期病变，常规照射剂量为
    A. 20 Gy
    B. 30 Gy
    C. 35 Gy
    D. 40 Gy
    E. 50 Gy

73. 肾母细胞瘤照射常用的能量为
    A. 4～6 MeV
    B. 4～6 MV
    C. 9～12 MV
    D. 12～15 MV
    E. 12～15 MeV

74. 对于肾母细胞瘤残留病变较大、直径大于 3 cm 的患儿，剂量应为
    A. 10.8 Gy/6 次
    B. 10.8 Gy/12 次
    C. 21.6 Gy/6 次
    D. 21.6 Gy/12 次
    E. 23.6 Gy/12 次

75. 霍奇金淋巴瘤的特征性热型是
    A. 稽留热
    B. 不规则热
    C. 周期性发热
    D. 间歇热
    E. 燥热

76. 霍奇金淋巴瘤中最具有诊断价值的细胞是
    A. 淋巴细胞
    B. B 细胞
    C. R-S 细胞
    D. 隐窝细胞
    E. NK 细胞

77. 霍奇金淋巴瘤脾受累属于
    A. Ⅰ 期
    B. Ⅱ 期
    C. Ⅲ 期
    D. Ⅲ S 期
    E. Ⅳ 期

78. 临床上霍奇金淋巴瘤化疗首选的治疗方案为
    A. MOPP
    B. ABVD
    C. VD
    D. CHOP
    E. VLDP

79. 晚期霍奇金淋巴瘤以化疗为主，放射治疗仅用于化疗后残留病灶的局部姑息治疗，照射剂量通常为
    A. 20～30 Gy
    B. 20～40 Gy
    C. 30～40 Gy
    D. 40～50 Gy
    E. 50～55 Gy

80. 在非霍奇金淋巴瘤中属于低度恶性的是
    A. 滤泡性小裂细胞型
    B. 淋巴母细胞型

C. 弥漫性大细胞型
D. 小无裂细胞型
E. 免疫母细胞型

81. 临床上侵袭性非霍奇金淋巴瘤化疗首选的治疗方案为
   A. MOPP
   B. ABVD
   C. VD
   D. CHOP
   E. ESHAP

82. 临床上非霍奇金淋巴瘤确诊的首选辅助检查是
   A. B超
   B. 淋巴结活检
   C. MRI
   D. PET/CT
   E. CT

83. 良好的体位固定能保证患者在治疗时
   A. 射野位置准确
   B. 机架角度准确
   C. 机头转动角度准确
   D. 能量准确
   E. 医嘱正确

84. 每执行完一次治疗后，治疗记录单上都必须签名的是
   A. 医师
   B. 物理师
   C. 护士
   D. 技师
   E. 技师和护士

85. 下列描述正确的是
   A. 无上级医师核对、签字的治疗计划可先行治疗，后补签字
   B. 无物理师核对、签字的治疗计划，经医师同意后可执行
   C. 无上级医师核对、签字的治疗计划不予执行
   D. 医嘱与治疗计划不一致，以医师口头医嘱为准执行
   E. 技师只管执行计划，可以不用查看患者情况

86. 下列描述正确的是
   A. 患者治疗时，由于很熟悉患者情况，可短暂不查看监控
   B. 每个治疗室只需安装一个应急按钮
   C. 每次治疗完，患者为帮医师节省时间，可自行起身
   D. 新患者治疗前，技师应提前向其说明注意事项
   E. 进入治疗间时，两位技师在患者前面进入

87. 放射治疗计划的主要执行者是
   A. 放射治疗医师
   B. 放射治疗物理师
   C. 放射治疗科护士
   D. 放射治疗技师
   E. 放射治疗工程师

88. 放射治疗技师体位设计时需要反复核对的项目**不包括**
   A. 体位固定膜体
   B. 所执行治疗单及医嘱单
   C. 照射所需附件
   D. 机械等中心
   E. 体模上的患者信息

89. 放射治疗过程中，一个阶段治疗结束时进行总结参与的人员有
   A. 医师、物理师和技师
   B. 医师和物理师
   C. 医师和技师
   D. 物理师和技师
   E. 医师和护士

90. 放射治疗计划的实施环节**错误**的是
   A. 患者体位设计
   B. 填写放射治疗单
   C. 技师精准体位设计
   D. 勾画靶区
   E. 核对医嘱

91. 国际辐射单位和测量委员会的英文缩写是
   A. VMAT
   B. TOMO
   C. ICRU
   D. IMRT
   E. IVGT

92. 放射治疗过程中机器MLC突然卡死，按复位键仍然不能解决问题，这时候需要哪个工种处理

A．网络工程师

B．机器工程师

C．物理师

D．技师

E．医师

93．作为中子源来治疗肿瘤的放射源是

A．$^{252}$锎

B．$^{192}$铱

C．$^{125}$碘

D．$^{60}$钴

E．$^{187}$铯

94．常规分割的分次剂量是

A．1～2.2 Gy

B．1.5～2.8 Gy

C．1.8～2.0 Gy

D．2.5～4.0 Gy

E．2.8～5.0 Gy

95．目的主要是减轻症状和改善生活质量，不追求肿瘤的消退的是

A．辅助性放射治疗

B．同期放化疗

C．根治性放射治疗

D．姑息性放射治疗

E．辅助化疗

96．居里夫人发现镭是于

A．1895 年

B．1897 年

C．1902 年

D．1904 年

E．1905 年

97．放射治疗设备中，出现第一台深部 X 线机并治愈了 1 例喉癌患者是于

A．1895 年

B．1896 年

C．1902 年

D．1912 年

E．1922 年

98．放射性核素的平均寿命是指

A．放射性原子核核外电子的平均生存时间

B．放射性核素的平均代谢时间

C．放射性原子核的平均生存时间

D．放射性核素的平均转换时间

E．放射性原子核的总生存时间

99．一个 20 cm×10 cm 的矩形射野，其等效方野边长为

A．13.3 cm

B．14 cm

C．15.3 cm

D．21 cm

E．23 cm

100．放射治疗中，传统上使用的楔形板楔形角**不**包括

A．30°

B．45°

C．60°

D．80°

E．90°

# 练习四十九答案

1．B　实时影像引导系统为射波刀独享技术，在治疗时可以实时获取患者的六维数据，并进行修正。

2．A　我国在 1994 年研制成功第一台具有完全知识产权的旋转式头部 γ 刀装置，有 30 个 $^{60}$ 钴源。

3．B　$^{60}$ 钴的半衰期为 5.27 年。

4．C　第一代头部 γ 刀有 179 个 $^{60}$ 钴源，第二、三代头部 γ 刀有 201 个 $^{60}$ 钴源。

5．E　瑞典医科达（Elekta）γ 刀装置源刀焦点的距离为 39.5 cm。

6．D　颅内海绵状血管瘤对于立体定向伽马射线治疗系统是较好的临床适应证，其他还包括听神经瘤、脑膜瘤、垂体瘤、颅咽管瘤、脑转移瘤、脑胶质瘤、脊索瘤等。

7．B　质子和重粒子束与光子射线不同，它们都是带电粒子，具有一定能量的质子或重粒子，射线穿过

物质时有"确定的射程",而且在射程末端处的能量损失最大,即出现所谓的 Bragg 峰。

8. E  近距离治疗常用的放射性同位素为 $^{137}$铯、$^{192}$铱、$^{60}$钴,$^{125}$碘由于平均能量低,很少用,但 $^{226}$镭不用于近距离治疗。

9. A

10. D  近距离治疗可用于治疗宫颈癌、鼻咽癌、食管癌、支气管癌、直肠癌和膀胱癌等。

11. E  放射治疗网络流程包括:①通过各种设备获取患者的影像学资料,以便确定肿瘤在体内的位置和范围、正常组织和器官位置;②治疗计划设计,根据肿瘤和正常器官的相对位置确定射线的入射方向、照射范围,随后进行剂量计算和计划设计;③治疗前验证,包括位置验证和剂量验证;④治疗实施,在治疗中获取并保存治疗数据。

12. A  计划靶体积(planning target volume,PTV)指为确保 CTV 能得到既定的处方剂量,考虑到各种不确定因素,在 CTV 基础上外放一定范围所包括的体积。

13. C  常用标准固定楔形角的物理楔形板为 15°、30°、45°、60°。

14. E  两楔形野交角照射时,楔形板应厚端相邻,两野交角 $\theta$,应选楔形角 $\alpha$ 为:$\alpha=90°-\theta/2$。

15. C  常用的剂量计算方法包含:①几何近似法;② Clarkson 方法;③笔形束计算法;④蒙特卡洛方法。

16. E  常用剂量计算数学模型包含:①经验模型;②纯理论计算模型;③实测数据计算模型;④物理原理与测量数据结合计算模型。

17. E  治疗计划优化设计的方法有:①正向计划设计;②逆向计划设计;③目标函数(包含物理目标函数和生物目标函数)。

18. E  常用于临床治疗的射线能量为 4~25 MeV。

19. C  相对剂量分布的评估分析包括:①剂量偏差分析;②等剂量距离偏差分析;③ Gamma 指数分析方法。最常用的是 Gamma 指数分析方法。

20. D  $^{125}$碘的半衰期为 59.6 天,衰变时释放出 5 keV 的 X 线和 35.5 keV 的 $\gamma$ 射线,辐射距离短,植入患者体内作持续定向放射,似手术切除病灶一样达到控制肿瘤的目的,为较常用的植入性粒子。

21. C  X 线模拟定位机的定位功能有:①辅助患者体位固定;②实现靶区定位;③为勾画射野、定位和体位设计参考作标记;④设计射野挡块。

22. E  模拟定位机可实现:①完成共面计划的设计;②进行治疗方案的模拟与验证;③精确给出射野方向观 X 射线影像;④用于 2D 治疗计划设计。

23. D  晶状体的 TD5/5(最小耐受剂量)是 500 cGy,TD50/5(最大耐受剂量)是 1200 cGy。

24. D  鼻咽癌放射治疗的根治剂量一般为 1 次/天,每周 5 次,6600~7000 cGy/33~38 次,7~8 周。

25. B  鼻咽癌靶区包括:全部鼻咽壁、咽旁、咽后间隙、颅底、蝶窦、翼腭窝、鼻腔和上颌窦腔的后 1/3 的结构及上颈深淋巴结。

26. B  口腔癌中,最易出现颈部淋巴结转移的是舌癌。

27. E  喉癌多采用仰卧位、垫肩、头过伸,热塑头膜固定,多采用双侧水平野照射。

28. A  放射治疗时多采用仰卧位,斜架头枕,使下颌尽量内收,从而使三野照射时前野不伤及眼球,另外可将脑干的受量尽量降低。

29. C  全中枢神经系统放射治疗常用治疗体位为俯卧位,双臂置于体侧,可调节颈椎位置,使体中轴与床长轴一致,呈现水平位。

30. A  我国食管癌主要以鳞状细胞癌最常见,约占 95%;欧美以腺癌多见,占 70% 以上。

31. A  从门齿到食管入口处距离约为 15 cm,到贲门约 40 cm。食管分颈段和胸段,胸段又分为上、中、下(含腹段)三段。

|  | 起自 | 止于 | 距门齿约 |
| --- | --- | --- | --- |
| 颈段 | 食管入口 | 胸骨切迹 | 20 cm |
| 胸上段 | 胸骨切迹 | 奇静脉弓下缘 | 25 cm |
| 胸中段 | 奇静脉弓下缘 | 下肺静脉下缘 | 30 cm |
| 胸下段 | 下肺静脉下缘 | 食管裂孔上缘 | 40 cm |
| 腹段 | 食管裂孔上缘 | 胃食管交界处 | 42 cm |

32．B　中晚期食管癌的病理形态可分为蕈伞型、髓质型、溃疡型、缩窄型、腔内型和未定型（少数中晚期食管癌不能归入上述类型者称为未定型），其中髓质型分化程度最高。

33．C　中晚期典型食管癌的症状特点是渐进性加重的吞咽困难。

34．A

35．D　预后最好的肺癌类型是肺类癌；预后最差的肺癌是小细胞肺癌。

36．B　肺癌淋巴结转移途径为：先侵入邻近的肺段或叶支气管周围淋巴结，然后达肺门或隆突下淋巴结，再侵入纵隔和气管旁淋巴结，最后累及锁骨上或颈部淋巴结。

37．B

38．E　早期非小细胞肺癌根治性放射治疗的照射范围包括原发灶、残留部位、同侧肺门和纵隔淋巴引流区。

39．A　射波刀治疗周围型肺癌中，植入金标数量并不是越多越好，一般以1～4颗为宜。

40．C　治疗时遇到突发情况立即按下离自己最近的急停按钮，并迅速进入治疗室询问患者情况，而后报告主管医师。

41．C　首次体位设计，由医师、物理师和技师共同参与。

42．C　非浸润性癌包括导管内癌、小叶原位癌、Paget病，属于早期，预后较好。

43．B　乳腺纤维腺瘤是最常见的良性肿瘤，约占3/4，高发年龄为20～25岁。

44．C　乳管内镜为无辐射检查，仅次于B超。

45．B

46．A　根治术或改良根治术后胸壁的预防剂量为DT 46～50 Gy/4.5～5.0周，23～25次，2 Gy/次，5次/周；区域淋巴结预防照射时，剂量为DT 50 Gy/5～5.5周，25－28次，1.8～2.0 Gy/次，5次/周。

47．B

48．B　一般以4～6 MV为宜，对乳腺原发灶可追加适当能量的电子线，如下表所示，针对不同的胸壁厚度采用不同能量的电子线。

| 胸壁厚度 | 电子线 |
| --- | --- |
| 1.5～2 | 6 MeV |
| 2～3 | 9 MeV |
| 4～5 | 15 MeV |

49．C　乳腺癌放射治疗早期反应主要为干性或湿性皮炎。乳腺癌放射治疗晚期反应主要为皮肤毛细血管扩张、纤维化、肺部纤维化、肋骨骨折、心血管并发症等。

50．B　直肠来源于后肠末端的泄殖腔后份，上皮起源于内胚层，为单层柱状上皮，因此直肠癌多为腺癌。

51．B

52．C　直肠癌的临床表现包括：①肠道刺激症状和排便习惯改变；②血便；③肠梗阻；④贫血、消瘦、发热、乏力等全身症状。

53．D　直肠指检为最简单、最经济、最直观的检查。

54．C

55．E　直肠癌术前放射治疗常规剂量一般为 4000～5000 cGy/4～5 周，25～28 次。

56．B　前列腺癌大多数发生于腺体外周带或后叶的腺泡腺管上皮，常见病理类型可分为上皮源性肿瘤和非上皮源性肿瘤，其中腺癌占绝大多数（97%），其次是异型细胞癌、鳞状细胞癌。

57．C　根据前列腺 TNM 分期，肿瘤限于单叶的 1/2，未侵犯精囊属于 T2a 期。

58．A　活检为确诊前列腺癌的首选检查。

59．D　前列腺癌的 IMRT 剂量取决于患者的危险指数，低危者接受 DT 73～79 Gy 的照射，中、高危者前列腺和精囊需接受 DT 76～80 Gy 的照射，高危者盆腔淋巴结还需 DT 54～56 Gy 的照射。

60．A

61．B　子宫颈癌是最常见的妇科恶性肿瘤，目前认为人乳头瘤病毒感染，特别是高危型的持续感染，是引起宫颈癌的基本原因。

62．A　鳞状细胞癌占 80%～85%。

63．C　妇检阴道受肿瘤侵犯，子宫颈呈菜花样，宫体大小正常，肿瘤累及阴道下 1/3，没有扩展到骨盆壁，根据宫颈癌 TNM 分期为ⅢA 期。

64．D　对于ⅡB 期及其以上中晚期宫颈癌，国际公认的首选方法是放射治疗，但同步放化疗目前已经成为中晚期宫颈癌治疗的标准模式。

65．D　常规体外照射与腔内照射给点剂量的总和为 70 Gy 左右。

66．A

67．E　乳头状癌：分化程度好，恶性程度低，且较早出现淋巴结转移，但预后较好。

68．D　垂体瘤治疗方法首选手术，手术目的是全切或大部分切除肿瘤，术后放射治疗成为常规，1.8～2.0 Gy，46～50.4 Gy/5.0 周。

69．C　垂体瘤立体定向放射治疗禁忌证包括：①在 CT、MRI 上肿瘤显示不清，瘤内出血或囊性变；②肿瘤侵及海绵窦；③肿瘤压迫视交叉发生视力、视野损伤；④肿瘤压迫三脑室后部，有下视丘功能障碍者；⑤浸润性大腺瘤周围骨质结构破坏。适应证：①垂体微腺瘤（有症状者），但肿瘤边缘距视通路 5 mm；②拒绝或者禁忌开颅的患者；③蝶窦内残留、复发的肿瘤。

70．C　大于 3 岁患儿髓母细胞瘤放射治疗剂量为全脑 40 Gy、全脊髓 35 Gy，颅后窝局部加 15 Gy，每次不超过 2 Gy，最好在 1.5～1.8 Gy；对于 3 岁以下患儿的放射治疗，脊髓 24 Gy（全脑 35.2 Gy），颅后窝局部加量至总量为 48 Gy。

71．D　螺旋断层放疗照射技术可以在一次计划内完成所有射野的设计及同步加量，剂量均匀性和准确性更高，避免了逐步缩野及分野间的热点或冷点的产生。

72．A　处于局限期病变，常规照射剂量为 20 Gy 足够，若有残留可局部加量。

73．B　74．D

75．C　霍奇金淋巴瘤（HL）特征性的热型是周期性发热。

76．C　霍奇金淋巴瘤中最具有诊断价值的细胞是 R-S 细胞（里斯细胞）。

77．D　根据 AJCC 分期，霍奇金淋巴瘤脾受累属于ⅢS 期。

78．B　ABVD=A（多柔比星）+B（博来霉素）+V（长春新碱）+D（氮烯咪胺），对生育影响小，不引起继发性肿瘤，其缓解率和 5 年无病生存率均优于 MOPP 方案，为治疗 HL 的首选方案。

79．B

80．A　属于低度恶性的是滤泡性小裂细胞型；属于中度恶性的是弥漫性大细胞型；属于高度恶性的是淋巴母细胞型、免疫母细胞型、小无裂细胞型。

81．D　CHOP=C（环磷酰胺）+H（多柔比星）+O（长春新碱）+P（泼尼松），为侵袭性NHL的标准化疗方案。

82．B　淋巴结活检为确诊的首选检查，其他都不能进行确诊。

83．A　良好的体位固定能保证患者在治疗时射野位置准确，体位设计重复性高。

84．D　放疗计划的执行者为技师，每次治疗完后由当班的两位技师签名并做好治疗记录。

85．C　技师工作时应严格遵循技师工作规章制度，做到制度上墙，牢记于心，不执行口头医嘱、电话医嘱、微信医嘱，发现医嘱单错误时第一时间通知主管医师进行更改并签字、签日期，待更改完成后再进行治疗；患者在治疗室外等候时应密切观察患者情况，防跌落、摔倒及其他情况发生。

86．D　患者治疗时，必须全程密切观察监控以防止意外发生；治疗间内必须安装3个及以上应急按钮；治疗完成后，患者等待技师进入治疗间告知治疗结束才可起身；进入治疗间时，一前一后把患者置于中间进入。

87．D　放射治疗计划的主要执行者是放射治疗技师。

88．D　机械等中心为设备工程师维护保养项目。

89．C　放射治疗过程中，一个阶段治疗结束时进行总结的参与人员有医师和技师，可以一起探讨患者治疗时的一些情况，也便于医师更好地了解患者现状。

90．D　勾画靶区为医师的工作范畴，属于放射治疗前期准备环节。

91．C　国际辐射单位和测量委员会的英文是International Commission on Radiation Units and Measurements（ICRU）。

92．B　放射治疗过程中机器MLC突然卡死，常见小故障由技师解决，指不涉及物理硬件的损坏，例如死机、计划系统临时网络中断、XVI软件卡死，只需要重启即可解决，本题涉及的内容由于小问题没有得到解决，不能继续进行治疗，故需请机器工程师进行解决。

93．A　$^{252}$锎是较好的用于腔内治疗的中子放射源，半衰期为2.65年，发射裂变中子平均能量为2.35 MeV。

94．C

95．D　姑息性放射治疗的目的主要是减轻症状和改善生活质量，不追求肿瘤的消退。

96．C　97．E　98．C

99．A　等效方野边长 c = 2ab/(a + b)。

100．D

# 练习五十

1. 放射工作人员任一器官或组织所受的年剂量当量**不得**超过
   A. 肺 50 mSv，其他单个器官或组织 150 mSv
   B. 眼晶状体 150 mSv，其他单个器官或组织 500 mSv
   C. 脊柱 50 mSv，其他单个器官或组织 250 mSv
   D. 胸腺 50 mSv，其他单个器官或组织 250 mSv
   E. 心脏 50 mSv，其他单个器官或组织 750 mSv

2. 公众照射的年均照射的剂量当量限值为

A. 全身 < 1 mSv，任何单个组织或器官 < 200 mSv
B. 全身 < 2 mSv，任何单个组织或器官 < 15 mSv
C. 全身 < 2 mSv，任何单个组织或器官 < 50 mSv
D. 全身 < 5 mSv，任何单个组织或器官 < 50 mSv
E. 全身 < 20 mSv，任何单个组织或器官 <

500 mSv

3. 可直接电离辐射的包括
   A. 电子、质子、α粒子、重离子
   B. 光子、中子
   C. 中子、X射线、γ射线
   D. 电子、光子
   E. 光子、质子

4. 湮灭辐射时，两个光子飞行方向相反，能量为
   A. 5.11 MeV
   B. 0.511 MeV
   C. 0.551 MeV
   D. 51.1 MeV
   E. 511 MeV

5. 平均寿命 t 与半衰期 $T_{1/2}$ 的关系为
   A. $t = T_{1/2}$
   B. $t = 1.44 T_{1/2}$
   C. $t = 2 T_{1/2}$
   D. $t = 2.33 T_{1/2}$
   E. $t = 7 T_{1/2}$

6. 电子线全身皮肤照射时，治疗控制深度一般在多少以内
   A. 10 mm
   B. 11 mm
   C. 12 mm
   D. 13 mm
   E. 20 mm

7. 全身照射，放射性肺炎的发生阈值为
   A. 8.0 Gy
   B. 10.0 Gy
   C. 11 Gy
   D. 15 Gy
   E. 30 Gy

8. X线全身照射时，选择侧位照射技术X线至少为
   A. 3 MV
   B. 6 MV
   C. 8 MV
   D. 9 MV
   E. 15 MV

9. 全脑全脊髓头部固定器需采用
   A. 仰卧枕
   B. 软枕
   C. 船形枕
   D. 侧卧枕
   E. 平枕

10. 全脑照射一般采用的射线是
    A. 2～5 MV X线
    B. 6 MeV 电子线
    C. 6～8 MV X线
    D. 6～9 MeV 电子线
    E. 15 MV X线

11. 有关楔形板野照射技术的描述正确的是
    A. 楔形角随深度增加变化大
    B. 楔形角随入射能量愈高，变化愈大
    C. 楔形因子（Fw）是可变的
    D. 两楔形交角照射时，楔形角 =90+ 两野交角 /2
    E. Fw 定义为射轴中心轴上深度处无楔形板和有楔形板的吸收剂量之比

12. 下列**不是**乳腺癌的靶区范围的是
    A. 乳腺
    B. 胸壁
    C. 腋下淋巴结
    D. 纵隔淋巴结
    E. 锁骨上淋巴结

13. 常规子宫颈癌全盆腔照射时，射野上、下界一般设在
    A. L5下缘，耻骨联合下缘水平
    B. L3上缘水平，耻骨联合下缘水平
    C. L4下缘水平，耻骨联合下缘水平
    D. 髂前上嵴上缘，耻骨联合下缘水平
    E. 髂骨嵴水平，耻骨联合下缘水平

14. 常规子宫颈癌体外垂直照射常采用
    A. 前野照射
    B. 后野照射
    C. 前后野对穿照射
    D. 三野交叉照射
    E. 切线野照射

15. 在CT定位确定靶区时，下列一般**不需要**考虑的是
    A. 体位的重复误差
    B. 设备的机械误差
    C. 肿瘤自主和不自主的运动误差
    D. 靶区的扫描时间
    E. 肿瘤的大小

16. 放射治疗技师的职责**不包括**
    A. 根据医师给出的靶区和处方剂量进行治疗计划的设计与计算
    B. 操作CT机或模拟机进行定位，确定靶区
    C. 制作铅挡块
    D. 治疗前执行CBCT，作位置验证
    E. 操作加速器出束治疗

17. 比释动能定义为
    A. 不电离粒子在介质中释放的初始动能之积
    B. 电离粒子在介质中释放的带电粒子与不带电粒子的初始动能之差
    C. 电离粒子在介质中释放的带电粒子与不带电粒子的初始动能之商
    D. 不带电电离粒子在介质中释放的全部带电粒子初始动能之和
    E. 电离粒子在介质中释放的初始动能之和

18. "建成效应"指的是
    A. 介质内的吸收剂量随介质表面下的深度增加而减少，直到吸收剂量达到最小
    B. 介质内的吸收剂量随介质表面下的深度增加而增加，直到吸收剂量达到最大
    C. 介质内的吸收剂量随介质表面下的深度增加先增加后减少，直到吸收剂量达到最小
    D. 介质内的吸收剂量随介质表面下的深度增加而增加，直到吸收剂量达到最小
    E. 介质内的吸收剂量随介质表面下的深度增加而减少，直到吸收剂量达到最大

19. 用于改变照射剂量的分布，以达到临床所需要的照射剂量分布的是
    A. 体模
    B. 模体
    C. 气垫
    D. 船枕
    E. 组织替代材料

20. SSD与SAD的区别是
    A. SSD：射线源到治疗床面的距离；SAD：射线源到治疗床旋转轴的距离
    B. SSD：射线源到模体表面照射野中心的距离；SAD：射线源到机架旋转轴的距离
    C. SSD：射线源到人体皮肤表面某一点的距离；SAD：射线源到挡铅托架的距离
    D. SSD：射线源到人体皮肤表面最近点的距离；SAD：射线源到治疗床面的距离
    E. SSD：射线源到人体皮肤表面最远点的距离；SAD：射线源到治疗床旋转轴的距离

21. 如果加速器的源轴距是100 cm，而一个患者的肿瘤深度为15 cm，则该射野的源皮距是
    A. 85 cm
    B. 95 cm
    C. 100 cm
    D. 105 cm
    E. 115 cm

22. PDD的定义为
    A. 射野中心轴上最大深度剂量与表面剂量的百分比
    B. 射野中心轴上模体表面最大的吸收剂量与参考点深度处剂量的百分比
    C. 射野中心轴上某一深度处的吸收剂量与参考点深度剂量的百分比
    D. 射野中心轴上某一深度处的吸收剂量与模体最大深度处剂量的百分比
    E. 模体最大深度处剂量与空气中参考点处剂量的百分比

23. 高能X（γ）射线PDD曲线表现为
    A. 能量增大时，表面剂量增加，建成区变窄，最大剂量深度增加
    B. 能量增大时，表面剂量减少，建成区增宽，最大剂量深度增加
    C. 能量增大时，表面剂量减少，建成区变窄，最大剂量深度增加
    D. 能量增大时，表面剂量增加，建成区增宽，最大剂量深度增加
    E. 能量减少时，表面剂量减少，建成区增宽，最大剂量深度减少

24. 关于早、晚期反应组织，正确的是
    A. 早期反应组织对分次剂量变化相对敏感
    B. 晚期反应组织对总治疗时间变化相对敏感
    C. 用等效总剂量和分次剂量作图，晚期反应组织的曲线比早期反应组织陡
    D. 缩短总治疗时间，可以加重晚期反应组织损伤
    E. 早期反应组织α/β比值低，晚期反应组织α/β比值高

25. 下列既可能发生早期放射反应又可能发生晚期

损伤的组织是

A. 肺
B. 脾
C. 心
D. 皮肤
E. 肝

26. 在常规放射治疗中,全肺照射的放射耐受量为

A. 15 Gy
B. 40 Gy
C. 60 Gy
D. 70 Gy
E. 84 Gy

27. 鼻咽癌放射治疗靶区范围一般包括

A. 全部鼻咽壁、咽旁、咽后间隙、喉咽
B. 咽旁、咽后间隙、上颌窦腔的后 1/3、喉咽
C. 上颌窦腔的后 1/3、蝶窦、蝶骨体、喉咽
D. 上颌窦腔的后 1/3、全部鼻咽壁、咽旁、咽后间隙
E. 蝶窦、蝶骨体、喉咽

28. **不是**食管癌常见直接侵犯的邻近组织器官是

A. 主动脉
B. 支气管
C. 心包
D. 气管
E. 贲门

29. 对能手术的胸段食管癌行术前同步放射治疗,剂量一般为

A. 41.4～50.4 Gy/23～28 F
B. 48.4.4～54 Gy/28～30 F
C. 49.4～59.4 Gy/28～33 F
D. 50.4 Gy/28 F
E. 50.4 Gy/33 F

30. 在食管癌的根治性放射治疗中,**不是**常见并发症的是

A. 食管狭窄
B. 气管食管反应
C. 放射性肺炎
D. 肺纤维化
E. 腹泻

31. 我国发达城市中,发病率和死亡率最高的是

A. 肝癌
B. 食管癌
C. 肺癌
D. 胃癌
E. 鼻咽癌

32. 对于术后病理分期为 $pT_2N_0M_0R_9$ 的肺癌患者,若行术后辅助放射治疗,其剂量一般为

A. 46 Gy/23 F
B. 50 Gy/25 F
C. 66 Gy/22 F
D. 66 Gy/30 F
E. 66 Gy/33 F

33. 关于放射治疗的体位设计要求,下列说法**不正确**的是

A. 要求与定位的体位一致,主管医师在治疗单上注明体位设计要求后,技术员要按要求进行
B. 在俯位照射背部野时,双肩内收贴近床面,下颌贴床面
C. 挡铅要准确
D. 在三维适形放射治疗时要按治疗体位平静呼吸后调整体位,使摆位标志点与激光线重合
E. 首次应该与该主管医师一起进行,之后医师不必参加体位设计

34. 小细胞肺癌常规放射治疗的照射剂量为

A. 30～50 Gy,1.8～3 Gy/次
B. 30～60 Gy,2～5 Gy/次
C. 40～60 Gy,1.8～2 Gy/次
D. 30～70 Gy,2～3 Gy/次
E. 60～70 Gy,1.8～2 Gy/次

35. 西方国家女性最常见的恶性肿瘤是

A. 乳腺癌
B. 宫颈癌
C. 肺癌
D. 卵巢癌
E. 胃癌

36. 乳腺切线野照射合适的能量为

A. 4～6 MV X 线
B. 7.5 MeV 电子线
C. 10 MV X 线
D. 10 MeV 电子线
E. 15 MV X 线

37. 宫颈癌的绝大多数病理类型为

A. 腺癌和混合癌

B. 鳞癌

C. 混合癌

D. 未分化癌

E. 腺癌和鳞癌

38. 全中枢神经系统放射治疗的常用体位是

A. 仰卧位或侧卧位

B. 左侧卧位或右侧卧位

C. 右侧卧位

D. 俯卧位

E. 屈膝卧位

39. **不属于**模拟定位机结构的是

A. 放射源与准直器系统

B. 影像增强器

C. 速调管

D. 模拟定位床、立座

E. 高压发生器

40. 以下关于 CT 模拟机的描述正确的是

A. CT 模拟机有 CT 扫描机，CT 模拟机的 X 线球管在设计上与一般诊断 CT 机一致

B. CT 模拟机有虚拟定位工作站，CT 模拟机的 X 线球管在设计上与一般诊断 CT 机一致

C. CT 模拟机有激光射野定位系统，CT 模拟机的 X 线球管在设计上与一般诊断 CT 机一致

D. CT 模拟机由 CT 扫描机、虚拟模拟定位工作站、激光射野定位系统三个部分构成

E. CT 模拟机的定位床面使用与治疗机一致的床面，CT 模拟机的 X 线球管在设计上与一般诊断 CT 机一致

41. CT 模拟机的 CT 值偏差**不应**超过

A. 1%

B. 1.5%

C. 2%

D. 3%

E. 5%

42. CT 模拟机激光灯的定位误差要求小于

A. 0.2 mm

B. 0.5 mm

C. 1 mm

D. 1.5 mm

E. 2 mm

43. 目前较好的用于腔内治疗的中子放射源是

A. $^{60}$钴

B. $^{192}$铱

C. $^{125}$碘

D. $^{266}$镭

E. $^{252}$锎

44. 用于直观判定危急器官剂量的图像为

A. DVH

B. EPID

C. CBCT

D. MRI

E. FBCT

45. 适合腔内、管内治疗的病种为

A. 宫颈癌

B. 硬腭癌

C. 肺癌

D. 表浅皮肤癌

E. 软腭癌

46. 放射治疗流程**不包括**

A. 临床检查及诊断

B. 心理治疗

C. 模拟定位

D. 靶区勾画

E. 确定治疗方案

47. 放射治疗中需要勾画的结构**不包括**

A. 人体外轮廓

B. 临床靶区

C. 危及器官

D. IV

E. PTV

48. 高能电子线的剂量学特点是

A. 随能量增加，皮肤剂量增加

B. 随能量减少，皮肤剂量增加

C. 随能量增加，皮肤剂量不变

D. 6 MeV 之后随能量增加，皮肤剂量减小

E. 6 MeV 之后随能量增加，皮肤剂量不变

49. 关于三维适形放射治疗的描述**不正确**的是

A. 需要患者虚拟二维解剖结构

B. 精确重建治疗部位三维图像

C. 一般采用正向治疗计划设计放射治疗方案

D. 一般采用等中心照射方式

E．采用多叶准直器

50．关于立体定向放射治疗的描述**不正确**的是
  A．小叶集束照射
  B．靶区周边剂量梯度变化大
  C．治疗靶的位置和体积比剂量大小更重要
  D．靶区相对很小
  E．靶区内的剂量分布必须均匀

51．下列**不属于** X 射线类图像引导的是
  A．二维 MV 射线的电子射野影像
  B．两个或多个 KV 影像系统，安装在加速器或机房内
  C．CBCT
  D．TOMO 的 MV 级 V 射线的扇形束 CT
  E．光学体表图像引导

52．EPID 技术的作用是
  A．射野位置和输出剂量的验证
  B．射野形状和位置的验证
  C．射野位置和输出剂量的验证
  D．射野形状和剂量大小的验证
  E．射野大小和输出剂量的验证

53．适形放射治疗保证精确放射治疗过程中患者坐标系的一致性的关键是
  A．MLC 技术
  B．泡沫枕固定技术
  C．面罩固定技术
  D．立体定位体位设计框架
  E．真空袋固定技术

54．从事放射治疗专业的人员**不包括**
  A．放射治疗医生
  B．物理师
  C．放射治疗技师
  D．药剂师
  E．维修工程师

55．乳腺癌布野原则中**不正确**的是
  A．由于乳房生理形态弯曲不平，可用等效物代替填充
  B．治疗时两臂贴于体侧
  C．X 线切线照射可造成表浅剂量不足
  D．X 线切线照射加蜡块皮肤反应会加重
  E．内乳野和内切野之间在一定深度下会造成一个夹角低剂量区

56．外阴癌全盆腔照射后，外阴部补量宜采用的体位是
  A．膝胸卧位
  B．俯卧位
  C．截石位
  D．仰卧位
  E．侧卧位

57．患者女性，50 岁，乳腺癌保乳术后拟行放射治疗，采用
  A．楔形板照射
  B．水平照射
  C．等中心照射
  D．多野交叉照射
  E．切线照射

58．食管癌源皮距垂直照射后野常采用的体位是
  A．膝胸卧位
  B．俯卧位
  C．截石位
  D．仰卧位
  E．侧卧位

59．直肠癌前后对穿野照射定位时，下界放在
  A．坐骨下 1 cm
  B．肛门口
  C．骶 5 上缘
  D．骶 4 水平
  E．耻骨联合

60．在乳腺癌半野切线源皮距照射定位时，向内切野方向转动机架角度一般为
  A．15°～30°
  B．30°～45°
  C．45°～60°
  D．45°～90°
  E．135°

61．乳腺癌内乳野内界一般放在
  A．过体中线患侧 3 cm
  B．过体中线健侧 1 cm
  C．体中线
  D．过体中线健侧 0.5 cm
  E．过体中线患侧 0.5 cm

62．下列肿瘤需要采取全脑全脊髓照射的是
  A．脑转移瘤
  B．星形细胞瘤Ⅳ级
  C．髓母细胞瘤

D．垂体瘤

E．颅咽管瘤

63．戈瑞（Gy）的国际单位为

A．rad

B．C·kg$^{-1}$

C．J·kg$^{-1}$

D．J·kg

E．Sv

64．组织填充模体是用组织替代材料制成的组织补偿模体，它与组织补偿器的区别是

A．组织补偿器可用高密度材料制作并在使用时贴紧皮肤

B．组织补偿器可用组织替代材料制作并在使用时远离皮肤

C．组织填充模体在使用时贴紧皮肤，组织补偿器可用高密度材料制作并在使用时贴紧皮肤

D．组织填充模体需用组织替代材料制作并在使用时贴紧皮肤，组织补偿器可用高密度材料制作并在使用时贴紧皮肤

E．组织填充模体需用组织替代材料制作并在使用时贴紧皮肤，组织补偿器可用高密度材料制作并在使用时远离皮肤

65．源皮距对百分深度量的影响是

A．源皮距与百分深度量关系无规律可言

B．源皮距大，百分深度量低

C．源皮距对百分深度量无影响

D．源皮距大，百分深度量高

E．源皮距与百分深度量的关系遵循平方反比定律

66．高能X射线相对低能X射线的骨吸收剂量较高，是因为

A．电子对效应

B．光电效应

C．光致核反应

D．康普顿效应

E．核聚变效应

67．外照射常用的技术**不包括**

A．SSD固定源皮距照射，IMRT调强治疗

B．SAD等中心照射，IMRT调强治疗

C．ROT旋转照射，SSD固定源皮距照射

D．IMRT调强治疗，SSD固定源皮距照射

E．AFTERLOAD治疗，IMRT调强治疗

68．高能电子束通常的照射方法是

A．多野给角照射

B．两射野照射

C．单野照射

D．两射野交角照射

E．调强放射

69．放射治疗技师体位设计一般是应由几人进治疗室

A．1人

B．2人

C．3人

D．4人

E．5人

70．照射区定义为体模内多少等剂量线的延长线交于模体表面的区域

A．10%

B．20%

C．30%

D．40%

E．50%

71．下列关于放射治疗技师的职责描述**错误**的是

A．掌握正确操作机器的方法

B．体位设计中要能解决一些疑难患者的体位设计

C．负责新的照射技术的研究推广及应用

D．应对放射治疗技术员的工作起到指导、帮助、检查和监督的作用

E．负责放射治疗体位设计的质量控制

72．以下**不属于**放射治疗辅助设备的是

A．放射治疗计划系统

B．电视监视系统、剂量验证设备

C．医用直线加速器

D．红外激光定位仪

E．磁共振模拟定位机

73．下列关于姑息性放射治疗的说法中**不正确**的是

A．其目的在于减轻肿瘤患者痛苦、改善患者生存质量、延长生存期

B．一般情况下给予较低的照射剂量，严重不良反应发生率低

C．在临床上分为高度姑息和低度姑息两种

D．是通过放射线照射使肿瘤显著退缩甚至消

失来达到根治的目的

E. 高度姑息放疗用在状况比较好的患者，照射剂量为根治量或者接近根治量

74. 低姑息性放射治疗的剂量一般为根治剂量的
   A. 1/3 ~ 1/2
   B. 1/3 ~ 2/3
   C. 1/3 ~ 3/4
   D. 1/2 ~ 2/3
   E. 1/2 ~ 3/4

75. 常规分割放射治疗是最基本、最常用的放射治疗方法，它的单次照射剂量为
   A. 1.4 ~ 1.6 Gy
   B. 3.8 ~ 4.2 Gy
   C. 1.8 ~ 2.0 Gy
   D. 2.2 ~ 2.4 Gy
   E. 2.6 ~ 3.2 Gy

76. 关于远距离放射治疗的叙述**不正确**的是
   A. 远距离放射治疗是指放射源位于人体外的一定距离，照射某一部位
   B. 常用的 X 辐射、γ 辐射、电子辐射均是高 LET 射线
   C. 中子、重离子辐射属高 LET 射线
   D. 调强适形放射治疗的适形射野可通过不规则挡块和多叶准直器产生
   E. 临床中最常用的放射性核素远距离放射治疗机是 $^{60}$ 钴远距离治疗机

77. 下列关于 L-Q 模式的描述中，**不正确**的是
   A. L-Q 模式的最大特点是区分肿瘤早期反应正常组织和晚期反应正常组织
   B. L-Q 模式由 Chadwick 和 Leenhouts 于 1973 年提出
   C. NSD 公式已经被 L-Q 模式所取代
   D. 临床放射治疗应用 L-Q 模式主要是考虑不同剂量、时间、分次的方案时，计算各组织的等效剂量
   E. L-Q 模式只适用于皮肤组织，不适用所有组织，特别是晚期反应正常组织

78. 随着放射治疗技术的不断发展，当前肿瘤放射治疗已经进入了三精时代，是指
   A. 精确定位、精确诊断、精确勾画
   B. 精确定位、精确计划、精确测量
   C. 精确定位、精确计划、精确治疗
   D. 精确诊断、精确扫描、精确定位
   E. 精确诊断、精确勾画、精确测量

79. 下列关于原子结构的叙述中**不正确**的是
   A. 原子由原子核和核外电子组成
   B. 原子核带正电
   C. 核外电子带负电
   D. 每壳层电子数目遵从 $2n$ 规律
   E. M 层电子数为 18

80. 下列说法**错误**的是
   A. K 层轨道电子要想脱离原子核的束缚，原子至少需要外界 70 keV 的能量
   B. 特征辐射是连续能谱
   C. 原子核通常保持在基态，在受到外界能量激发后变为激发态
   D. X 线是一种电磁辐射，光波也是一种电磁辐射
   E. 电磁辐射频率越高，能量越大

81. 以下有关放射性的说法**不正确**的是
   A. 放射性衰变是指不稳定核素自发的放出射线，转变为另一种射线的过程
   B. 放射性核素的半衰期是指原子核数目衰减到原来数量一半所需要的时间
   C. 放射性活度是表示单位时间内发生衰变的原子核数量
   D. $^{60}$ 钴的半衰期为 5.27 年
   E. 秒是半衰期的单位之一

82. 氚的半衰期为 12 年，在经过 5 个半衰期后，原子核的数目衰减到原来的
   A. 1/2
   B. 1/4
   C. 1/8
   D. 1/16
   E. 1/32

83. 根据世界卫生组织统计，需要接受放射治疗的恶性肿瘤患者比例及其中可以通过放射治疗根治的比例分别为
   A. 30%，60%
   B. 60%，30%
   C. 40%，80%
   D. 70%，40%
   E. 60%，40%

84. 下面关于根治性放射治疗和姑息性放射治疗的

描述**不正确**的是
A．放射治疗可以分为根治性放射治疗和姑息性放射治疗
B．根治性放射治疗的靶区包括原发灶、转移灶和部分纵隔淋巴引流区
C．根治性放射治疗给予的照射剂量比较高
D．姑息性放射治疗的目的是减轻症状，减少患者痛苦，使肿瘤显著退缩甚至消失，从而达到根治效果
E．根治性放射治疗的适应证包括前列腺癌、宫颈癌、恶性淋巴瘤、食管癌、肺癌、鼻咽癌以及皮肤癌等恶性肿瘤

85．关于放射增敏/保护剂的说法**不正确**的是
A．放射增敏剂是一种化学药物制剂，可以有效增加对肿瘤细胞的杀伤效果
B．放射增敏的前提是不增加正常组织的损伤
C．不减少肿瘤组织生物效应，减少放射线对正常组织的影响为放射保护的原则
D．放射保护剂是起到预防、减轻放射线损伤或者有治疗效果的药物
E．放射增敏比（SER）=使用放射增敏剂时达到同样生物效应的放射剂量/不使用放射增敏剂时达到某一效应的放射剂量

86．$^{60}$钴的半衰期是
A．4.22 年
B．5.27 年
C．6.32 年
D．6.82 年
E．7.42 年

87．电子伏特（eV）是表示能量的单位，1 eV 等于
A．1.6 J
B．1.6×10 J
C．1.6×10$^{-19}$ J
D．1 kJ
E．1.6×10$^{10}$ J

88．下列关于辐射的说法**错误**的是
A．按电离能力分为电离辐射和非电离辐射
B．电离辐射分为直接电离辐射和间接电离辐射
C．可直接电离辐射有电子、质子、重离子、α粒子、中子
D．X射线是间接电离辐射
E．电离辐射能量较高，非电离辐射能量较低

89．某放射性核素的半衰期为 60 s，则该核素的衰变常数是
A．0.01155
B．0.01155 s$^{-1}$
C．0.1155 s$^{-1}$
D．0.1155
E．0.0001155 s$^{-1}$

90．放射性活度当前使用的国际单位是贝克勒尔（Bq），它曾用的国际单位是居里（Ci），居里和贝克的关系是
A．1 Ci = 3.7×10$^{3}$ Bq
B．1 Ci = 3.7×10$^{7}$ Bq
C．1 Ci = 3.7×10$^{9}$ Bq
D．1 Ci = 3.7×10$^{10}$ Bq
E．1 Ci = 3.7×10$^{12}$ Bq

91．放射防护中针对关于β射线的防护，考虑到轫致辐射的影响，应采用
A．低原子序数的物质
B．高原子序数的物质
C．无需任何防护
D．铅材料防护
E．钨材料防护

92．有关于α射线、β射线、γ射线的说法正确的是
A．γ射线的穿透能力相比于α射线、β射线是最弱的，一张纸就可以将其阻挡
B．β射线的电离本领相比α射线和γ射线是最强的
C．α射线传能线密度较高，进入人体后会对细胞产生损伤，因此要注重内照射的防护，避免产生α衰变的核素进入人体
D．α射线射程短，穿透力强，需要做外照射防护
E．在对β射线的防护时，只考虑外照射的防护即可，不用α射线防护那样内照射的防护

93．以下**不是**姑息性放射治疗作用的是
A．止痛
B．防止出血
C．预防病理性骨折
D．提升白细胞

E．缓解梗阻

94．在临床的研究中通常用体模代替人体，研究射线入射人体时发生的散射和吸收、能量以及强度的损失情况，下列关于体模的说法**错误**的是

A．体模的制作材料对射线的散射和吸收要与人体组织相同

B．常用的人体等效模型替代制作材料有聚乙烯、水、聚苯乙烯、有机玻璃、石蜡、MixD 塑料

C．常用的人体等效模型分为均质和非均质两种

D．水是最常用的组织替代材料

E．标准模体是长、宽、高各为 20 cm 的立方体水模

95．ICRU 对模体分为

A．标准模体，不均匀模体，空气模体，组织填充模体

B．标准模体，均匀模体，人体模体，组织填充模体

C．标准模体，不均匀模体，人体模体，组织填充模体

D．不均匀模体，人体模体，金属模体，组织填充模体

E．标准模体，均匀模体，金属模体，组织填充模体

96．下列概念中**不正确**的是

A．射线源：未作特别说明时，一般规定放射源前表面的中心，或产生辐射的靶面中心

B．射线中心轴：射线束的中心对称轴

C．照射野：临床剂量学中规定模体内 50%同等剂量曲线的延长线交于模体表面的区域定义为照射野大小

D．源瘤距：辐射源中心到达体表皮肤照射野中心的距离

E．源轴距：辐射源沿射束轴到机架旋转轴或机器等中心的距离

97．以下英文缩写表示**错误**的是

A．源轴距（SAD）

B．源皮距（SSD）

C．源瘤距（SND）

D．半价层（HVL）

E．百分深度剂量（PDD）

98．半影是指照射野边缘_____至_____等剂量曲线所包含的范围，表示物理半影的大小

A．20%，60%

B．30%，60%

C．20%，80%

D．30%，80%

E．40%，60%

99．按照 IEC 标准，射野平坦度应大于

A．±0.5%

B．±2%

C．±3%

D．±4%

E．±5%

100．百分深度剂量（PDD）随能量、照射野、源皮距等发生变化，以下描述**错误**的是

A．当能量增大时，表面剂量减少，最大剂量深度增加

B．射野面积越大，产生的散射线越多，百分深度剂量随之增加

C．源皮距增大，百分深度剂量随之增大

D．射线能量在达到最大值后，按照指数规律衰减

E．当射线能量过高时，百分深度剂量随着照射野大小成反比关系

## 练习五十答案

1．B  2．D

3．A　可直接电离辐射（带电粒子）的有电子、质子、α 粒子、重离子，间接电离辐射（中性粒子）的有光子、中子。

4．B  5．B  6．C  7．A  8．B

9. C  全脑全脊髓头部固定需采用俯卧船形枕。

10. C

11. C  楔形板的射野依赖系统，楔形板的尖端总是与射野边缘对齐，射线中心轴通过的楔形板的厚度随射野宽度而变，因此楔形因子（Fw）随之改变。

12. D  13. E  14. C  15. D  16. A

17. D  比释动能定义为电离粒子在介质中释放的初始动能之和。

18. B  19. E  20. B  21. C  22. B  23. A

24. C  早期反应组织对分次剂量变化不敏感，而晚期反应组织对分次剂量变化敏感，因此用等效总剂量和分次剂量作图，晚期反应组织的曲线比早期反应组织陡。

25. D  皮肤早晚反应损伤都可能发生。

26. A

27. D  鼻咽癌靶区应包括全部鼻咽壁、咽旁、咽后间隙、颅底、蝶窦、翼腭窝、鼻腔和上颌窦的后 1/3 的结构及上颈深淋巴结（淋巴结活检处一并包括）。

28. E  食管癌直接侵犯邻近组织器官，如气管、支气管、主动脉、心包，最常见的是气管及支气管。

29. A  对于能手术的胸段食管癌，术前同步放化疗的剂量为 41.4～50.4 Gy/23～28 F。

30. E  在食管癌的放射治疗中常见的并发症有食管狭窄、气管食管反应、放射性肺炎、肺纤维化等。

31. C

32. B  术后放射治疗为预防性，其剂量为 50 Gy/25 F 即可。

33. E  体位设计要求与定位的体位一致，主管医师在治疗单上注明体位设计要求后，技术员要按要求进行。在俯位照射背部野时，双肩内收贴近床面，下颌贴床面，挡铅要准确，在三维适形放射治疗时要按治疗体位平静呼吸后调整体位，使体位设计标志点与激光线重合。首次应该与该主管医师一起进行，之后医师也应经常参加体位设计。

34. C  肺癌常规放射治疗照射剂量在非小细胞肺癌为 60～70 Gy，1.8～2 Gy/次；在小细胞肺癌为 50～60 Gy，1.8～2 Gy/次；同步化疗时剂量相同或稍降低。

35. A  乳腺癌是西方国家妇女最常见的恶性肿瘤，发病率仍在缓慢上升，但死亡率开始下降。

36. A

37. B  宫颈癌的组织学以鳞状细胞癌为主，占 80%～90%。腺癌占 5%～15%，混合癌和其他罕见癌（包括小细胞未分化癌等）占 5% 以下。

38. D  全中枢神经系统照射时，多采用俯卧位进行，患者躺在特制的垫板上，头枕在船形枕上，臂置于体侧，体中轴与床长轴一致，调整头枕高度使颈椎呈水平位。

39. C  模拟定位机是一台安装在可以等中心旋转的机架上的诊断级 X 射线机。其主要构成为放射源与准直器系统、影像增强器、模拟定位床、其他部件（如立座、高压发生器）。速调管则是加速器中用来产生微波的一个器件。

40. D  由于 TPS 重建患者的靶区及周围重要器官时，需要采集大量的薄层人体横断面影像资料，故 CT 模拟机的球管较一般诊断 CT 机具有更高的要求，其热容量阳极冷却速率更高。

41. C  由于 CT 值可以直接被计划系统用来进行剂量计算，因此 CT 值的采集要求一定的精确度。通常 CT 值的偏差不应超过 2%。

42. C  CT 模拟机的激光的定位系统中激光定位的准确性直接关系到治疗的准确性和可重复性。激光灯的定位误差要求小于 1 mm。

43. E

44. A  DVH 同于治疗计划设计的剂量分析是计划系统的一项重要发展。DVH 能够计算有多少靶体积或危及器官受到多高剂量的照射。它有积分 DVH 图和微分 DVH 图两种表达形式。

45．A　腔内、管内放射治疗是利用人体自身的体腔（如鼻腔、鼻咽、气管、食管、阴道、子宫直肠等）放置放射源的一种方法。

46．B　放射治疗流程包括方案的制定、体位的固定、模拟定位、靶区勾画、计划设计、治疗验证、治疗实施。

47．D　48．A

49．A　3D-CRT 一般需要患者虚拟三维解剖结构。

50．D　立体定向放射治疗剂量分布的特点是：小叶集束照射，剂量分布集中，靶区周边剂量梯度变化大，靶区周边正常组织剂量很小，靶区内及靶区附近剂量分布不均。立体定向放射治疗靶位置和靶体积确定比剂量的确定重要得多。

51．E　光学体表图像引导是非 X 射线类图像引导。

52．B　三维适形放射治疗的 EPID 技术，目前主要用于射野形状和位置的验证。

53．D　立体定位体位设计框架不是立体定向放射治疗所特有的，只有使用了立体定位体位设计框架，才能保证放射治疗的精度，所以立体定位体位设计框架是所有精确放射治疗定位和体位设计的基本特征，也是开展适形放射治疗的首要条件之一

54．D

55．B　乳腺癌治疗时两臂置于乳腺切线固定装置，或健侧置于体侧，另一臂置于乳腺切线固定装置。

56．C　外阴癌全盆腔照射后，外阴部补量宜采用截石位照射外阴以提高剂量。

57．E　乳腺癌保乳术后拟行放射治疗，应采用乳腺切线固定装置实行切线照射。

58．B　注意是源皮距垂直照射，而不是等中心垂直照射，所以后野采用俯卧位。

59．B　直肠癌前后对穿野照射定位时，下界放在肛门口。

60．C　乳腺癌半野切线源皮距照射定位时，一般向内切野方向转机架 45°～60°。

61．B　内乳野内界一般放在过体中线健侧 1 cm。

62．C　髓母细胞瘤恶性程度高，容易沿脑脊液播散，常规需要行全脑全脊髓照射。

63．C　64．E　65．D　66．A

67．E　AFTERLOAD 为后装，属于近距离放射治疗，不是外照射。

68．C　高能电子束通常单野照射。

69．B　70．E

71．E　负责放射治疗体位设计的质量控制属于主管技师的职责。

72．C　医用直线加速器属于放射治疗设备。放射治疗计划系统，电视监视系统，剂量验证设备，红外激光定位仪，磁共振、CT、X 线模拟定位机均属于放射治疗辅助设备。

73．D　D 所描述的为根治性放射治疗的目的。

74．B　低姑息性放射治疗是针对一般状态较差或者已经晚期的患者，为了减轻痛苦，给予根治剂量的 1/3～2/3。高姑息性放射治疗用于一般情况较好的患者，剂量为根治量或者接近根治量。

75．C　常规分割方式是基于肿瘤细胞的不同细胞周期对放射线敏感性的不同，将放射治疗所需总剂量按照一定间隔分次予以放射治疗的方案。照射剂量为 1.8～2.0 Gy/次，每天 1 次，每周 5 次。

76．B　常用的 X 线辐射、γ 辐射、电子辐射均是低 LET 射线。

77．E　1971 年，Ellis 提出放射等效应数学模型，此模型只适用于皮肤组织，不适用于所有组织，特别是晚期反应正常组织。

78．C　肿瘤放射治疗"三精"：精确定位、精确计划、精确治疗。

79．D　每壳层电子数目遵从 $2n^2$ 规律。

80．B　特征辐射是单能的，不是连续能谱。

81．A　放射性衰变是指不稳定核素自发地放出射线，转变为另一种核素的过程。

82．E  半衰期是放射性元素原子核数有半数发生衰变所需要的时间，因而在经历了 $n$ 个半衰期，原子核数目衰减到原来的 $(\frac{1}{2})^n = 1/32$。

83．D  世界卫生组织统计，70%以上肿瘤需要放射治疗，40%的肿瘤通过放射治疗可以治愈。

84．D  姑息性放射治疗是面对没有治愈可能的晚期患者，不追求完全消灭肿瘤，而是为了减轻症状、减少患者痛苦、延长其生命的一种治疗方式；根治性放射治疗照射剂量大，使肿瘤退缩非常显著甚至消失来达到根治的目的。

85．E  放射增敏比（SER）= 不使用放射增敏剂时达到某一效应的放射剂量 / 使用放射增敏剂时达到同样生物效应的放射剂量。

86．B  $^{60}$钴的半衰期是 5.27 年。

87．C  $1\text{ eV} = 1\times10^{-3}\text{ keV} = 1\times10^{-6}\text{ MeV} = 1.602192\times10^{-19}\text{ J}$。

88．C  直接电离辐射有电子、质子、重离子、α粒子；间接电离辐射包括光子（X线、γ射线）、中子。

89．B  半衰期（$T_{1/2}$）与衰变常数 λ 的关系为：$T_{1/2} = \ln2/\lambda = 0.693/\lambda$。已知半衰期为 60 s，代入公式，0.639 除以 60 等于 0.01155，单位是 $\text{s}^{-1}$。

90．D

91．A  β射线放射防护通常采用低原子序数的物质，高原子序数的物质会产生比较强大的轫致辐射而达不到防护效果。

92．C  A项穿透能力α射线＜β射线＜γ射线，α射线穿透能力最弱，用一张薄纸就可以阻挡；B项电离本领α射线＞β射线＞γ射线；D项α射线射程短，穿透力弱，所以一般情况不考虑对其的外照射的防护；E项β射线防护既要考虑到轫致辐射外照射，也要防止其进入人体产生的内照射危害。

93．D  姑息性放射治疗对肿瘤导致的出血、疼痛、病理性骨折、梗阻或者阻塞有很好的效果，而 D 项说法错误，放射治疗的不良反应骨髓抑制表现为白细胞、血小板等的下降。

94．E  标准模体是长、宽、高各为 30 cm 的立方体水模。

95．B  ICRU 第 23 号、第 24 号、第 30 号报告对模体作了分类：①均匀模体；②标准模体；③人体模体；④组织填充模体。

96．D  源瘤距是指射野中心轴上辐射源前表面到肿瘤内所考虑的距离，源皮距是中心到达体表皮肤照射野中心的距离。

97．C

98．C  半影是指照射野边缘 20%～80% 等剂量曲线所包含的范围，表示物理半影的大小。

99．C  射野平坦度是射野一定范围内最大剂量点和最小剂量点剂量值之差与其两者的平均值之比，应大于 ±3%。

100．E  当射线能量过高时，百分深度剂量随着照射野大小变化不明显。

# 练习五十一

1. 一个 10 cm × 15 cm 的矩形照射野，它的等效方野的边长为
   A. 16 cm
   B. 14 cm
   C. 12 cm
   D. 10 cm
   E. 8.5 cm

2. 反散因子（BSF）是射野中心轴上最大剂量深度处的组织空气比，下列关于反散因子的说法正确的是

A. 与患者身体厚度无关
B. 与源皮距有关
C. 与射线能量无关
D. 与射野面积形状无关
E. 反散因子一般采用圆形射野进行测量

3. 为了避免增加高能 X（γ）线的皮肤剂量，必须让楔形板距离模体表面或者皮肤至少
   A. 5 cm
   B. 10 cm
   C. 15 cm
   D. 20 cm
   E. 25 cm

4. 楔形因子的定义为
   A. 模体内射野中心轴上某一深度点 a 加楔形板时与某一深度点 b 不加楔形板时吸收剂量之间的比值
   B. 模体内射野中心轴上某一深度点不加楔形板与加楔形板时吸收剂量之间的比值
   C. 模体内射野中心轴上某一深度点加楔形板与不加楔形板时吸收剂量之间的比值
   D. 模体内射野中心轴上某一深度点 a 不加楔形板时与某一深度点 b 加楔形板时吸收剂量之间的比值
   E. 模体内射野中心轴上某一深度点 a 加楔形板时与某一深度点 b 加楔形板时吸收剂量之间的比值

5. 下列有关组织填充物的描述，**错误**的是
   A. 200～400 kV 的 X 射线最大剂量点在皮肤表面，所以组织填充物可以放在患者皮肤表面
   B. 填充物材料可以用石蜡、薄膜塑料水袋、小米袋
   C. $^{60}$钴 γ 射线填充物要远离皮肤，保护射线的建成效应
   D. 用于修正剂量建成目的时，填充物必须远离皮肤表面
   E. 使用组织补偿器，通常用铜、铅等金属，而不用组织替代材料

6. 射野挡铅厚度需要特定射线能量的
   A. 3 个半价层
   B. 5 个半价层
   C. 7 个半价层
   D. 8 个半价层
   E. 9 个半价层

7. 组成电子束百分深度剂量的部分大致有
   A. 4 个
   B. 5 个
   C. 6 个
   D. 7 个
   E. 8 个

8. 采用散射箔系统的医用直线加速器，12～20 MeV 电子束的 X 线污染水平为
   A. 0.5%～2.0%
   B. 0.5%～3.5%
   C. 1.0%～4.0%
   D. 2.0%～5.0%
   E. 2.5%～6.0%

9. 电子束限光筒到皮肤表面距离超过多少时，半影可能超过 15 mm
   A. 5 cm
   B. 10 cm
   C. 14 cm
   D. 15 cm
   E. 20 cm

10. 电子束的有效治疗深度（厘米数）约等于电子束能量（MeV）的
    A. 1/6～1/2
    B. 1/3～1/2
    C. 1/4～1/3
    D. 2/5～3/4
    E. 2/5～3/5

11. 辐射防护的目的是
    A. 防止随机性效应和确定性效应的发生
    B. 防止随机性效应的发生，并且将确定性效应的发生率降低到一个合理可接受的水平
    C. 杜绝确定性效应的发生，并且将随机性效应的发生率降低到一个合理可接受的水平
    D. 保护工作人员及患者不受到电离辐射损伤
    E. 辐射实践正当化、辐射防护最优化、个人剂量当量限值

12. 能够产生电离辐射的物质或装置称为辐射源，以下有关辐射源的说法**错误**的是
    A. 按照其产生来源可分为天然辐射源和人工辐射源

B．天然辐射源有宇宙射线、宇生放射性核素和原生放射性核素

C．人工辐射源有医疗照射、核武器试验、核动力生产、事故照射等

D．核动力生产是人工辐射的主要来源

E．环境中天然辐射对人造成的平均年当量剂量约为 2 mSv

13．随机性效应是放射防护中
- A．严重程度与照射剂量大小有关的效应
- B．严重程度与照射剂量的大小成正比的效应
- C．发生概率与照射剂量大小无关的效应
- D．发生概率与照射剂量大小有关的效应
- E．存在剂量阈值的效应

14．放射治疗工作人员所受的职业性照射很大一部分来自能量大于多大的高能 X 射线产生的感生放射性核素
- A．6 MeV
- B．8 MeV
- C．10 MeV
- D．12 MeV
- E．15 MeV

15．放射工作人员职业照射连续 5 年的年平均有效剂量限值为
- A．10 mSv
- B．20 mSv
- C．30 mSv
- D．40 mSv
- E．50 mSv

16．治疗室屏蔽设计需要考虑的因素**不包括**
- A．工作负荷
- B．使用因子
- C．居住因子
- D．距离因子
- E．材料因子

17．正常组织在受到射线照射后几周或者几个月会出现不同程度的损伤表现，**不包括**
- A．皮肤破损伤
- B．黏膜破损
- C．肠黏膜损伤
- D．骨转移
- E．造血系统损伤

18．下列关于电离作用的叙述**不正确**的是

A．电离作用包括直接作用和间接作用

B．直接作用是放射线直接与组织细胞的生物发生作用而产生损伤

C．间接作用是放射线与组织内的水分子发生电离，产生自由基，自由基与生物大分子作用破坏细胞结构和功能，从而产生损伤

D．高 LET 射线以间接作用为主

E．低 LET 射线以间接作用为主

19．放射治疗的目的是使肿瘤细胞失去增殖能力，最终将其杀灭清除。一般哺乳动物细胞丧失增殖能力的平均致死剂量值为
- A．0.5 ~ 1 Gy
- B．1 ~ 2 Gy
- C．1.8 ~ 2.2 Gy
- D．2 ~ 2.5 Gy
- E．3 ~ 4 Gy

20．正常组织的放射效应说法中**不正确**的是
- A．分为早期反应和晚期反应
- B．早期反应发生于更新快的组织内
- C．口腔黏膜、中枢神经系统、消化道黏膜组织是早期反应组织
- D．早期反应发生在放射治疗开始后 30 天内
- E．肺、肾、心脏是晚期反应组织

21．同时存在早期反应和晚期反应的是
- A．皮肤
- B．肺
- C．造血系统
- D．肌肉组织
- E．口腔黏膜组织

22．TD5/5 表示最小耐受剂量，以下**错误**的是
- A．晶状体 5 Gy
- B．全肺 15 Gy
- C．全肾 20 Gy
- D．脊髓 40 Gy
- E．垂体 45 Gy

23．改变放射效应的措施**不包括**
- A．增加氧在肿瘤内的释放或者传递
- B．化学修饰剂
- C．加热治疗
- D．应用高 LET 射线
- E．使用皮肤保护剂

24．肿瘤热疗是指用加热来治疗肿瘤的一种方法，

在41～45℃时，处在哪一期的细胞对热最为敏感
- A．G0期
- B．G1期
- C．G2期
- D．M期
- E．S期

25．鉴别细胞是否存活的标准是
- A．照射后细胞是否保留了增殖能力
- B．照射后细胞是否保留了无限增殖能力
- C．照射后细胞的代谢活动是否正常进行
- D．照射后细胞的结构和功能是否完整
- E．照射后损伤的细胞是否可以自我修复

26．LET增高，氧增强比下降，高LET射线的氧增强比为
- A．接近于0.5
- B．接近于1
- C．接近于2～3
- D．3
- E．4

27．下列关于细胞的放射敏感性的说法**不正确**的是
- A．细胞的放射敏感性与其分化程度成反比
- B．大多数肿瘤组织属于晚期反应组织
- C．细胞的放射敏感性与其增值能力成正比
- D．肿瘤细胞内的氧含量会对放射敏感性造成影响
- E．细胞的分裂周期常是在S后期对放射线最抗拒

28．从一次分裂完成到下一次分裂结束所经历的整个过程称为细胞周期。细胞周期**不包括**
- A．G0期
- B．G1期
- C．G2期
- D．M期
- E．S期

29．临床放射生物学常用的"4R"理论**不包括**
- A．细胞受到放射损伤后的修复
- B．细胞周期的再分布
- C．细胞内乏氧细胞的再氧合
- D．细胞的再变异
- E．细胞的再增殖

30．在接受放射治疗后常见的全身反应**不包括**
- A．食欲减退
- B．恶心呕吐
- C．全身乏力
- D．头晕、头痛
- E．治疗部位皮肤疼痛、红肿

31．放射治疗对人体产生的不良反应可以体现在血象上，受影响最大、表现最明显的是
- A．血小板
- B．白细胞
- C．淋巴细胞
- D．红细胞
- E．中性粒细胞

32．放射治疗靶区涉及PTV、GTV、CTV、ITV，对它们之间关系的描述中正确的是
- A．PTV＞GTV＞CTV＞ITV
- B．GTV＞PTV＞ITV＞CTV
- C．PTV＞ITV＞CTV＞GTV
- D．ITV＞PTV＞GTV＞CTV
- E．PTV＞CTV＞ITV＞GTV

33．当前已知最强的放射增敏剂是
- A．水
- B．硝基咪唑
- C．氧
- D．氨磷汀
- E．钆布醇

34．在我国，最为常见的头颈部恶性肿瘤是
- A．甲状腺癌
- B．腮腺癌
- C．口腔癌
- D．鼻咽癌
- E．喉癌

35．鼻咽癌最常见的病理类型为
- A．低分化鳞状细胞癌
- B．中分化鳞状细胞癌
- C．未分化癌
- D．腺癌
- E．高分化鳞状细胞癌

36．鼻咽癌的首选治疗方法是
- A．化学药物治疗
- B．手术治疗
- C．放射治疗
- D．免疫治疗

E．靶向治疗
37．以下有关鼻咽癌的描述**不正确**的是
  A．鼻咽癌最常见的淋巴结转移部位为颈深上淋巴结和颈后淋巴结
  B．鼻咽癌病理类型中至少约90%是非角化型癌
  C．鼻咽癌根治性治疗首选放射治疗IMRT
  D．怀疑颈部转移时，需要对下颈锁骨上进行放射照射
  E．鼻咽癌放疗后不良反应分早期放射治疗反应和后期放射治疗反应
38．放射耐受剂量应当≤5000 cGy/5周的组织是
  A．角膜
  B．眼晶状体
  C．大脑各叶
  D．脊髓
  E．心脏
39．在头颈部肿瘤放疗中，为避免出现口干等不良反应，应当注意保护
  A．胸腺
  B．健侧腮腺
  C．垂体
  D．健侧甲状腺
  E．前列腺
40．术前放射治疗是有计划地对原发灶以及浸润区域、区域转移淋巴结进行照射。以下说法**错误**的是
  A．可以提高手术切除率，减少复发和远处转移
  B．剂量通常在50 Gy左右
  C．用于非早期的具有手术指征，但手术切除困难的肿瘤患者
  D．提前使肿瘤周围小血管、淋巴管闭塞，减少术中医源性播散的机会
  E．使肿瘤体积水肿增大而减少癌性粘连情况
41．术后放射治疗的目的是防止手术切除不彻底而残存病灶，导致肿瘤存在复发和转移的可能，术后放疗的开始时间最迟**不得**超过术后
  A．2周
  B．4周
  C．6周
  D．7周
  E．9周

42．阻止口腔癌局部扩展的天然屏障是
  A．硬腭
  B．软腭
  C．下唇
  D．舌背
  E．上颌骨
43．口腔癌是一种常见的发生在头颈部的恶性肿瘤，下列关于口腔癌的描述中**不正确**的是
  A．口腔癌最常见的病理类型为鳞状细胞癌
  B．口腔癌多以淋巴转移
  C．舌癌常为双侧颈转移
  D．舌癌、口底癌颈部淋巴结转移概率高
  E．不论是否有颈部淋巴结转移，下颈锁骨上应予以常规照射
44．扁桃体癌照射野的前界最少要超出病变前缘
  A．0.5 cm
  B．1 cm
  C．2 cm
  D．4 cm
  E．5 cm
45．喉癌是一种原发于喉部黏膜上皮的恶性肿瘤，以下说法**不正确**的是
  A．根据喉癌的部位和症状可分为声门型、声门上型、声门下型三种
  B．声门型的淋巴转移概率要大于声门下型喉癌
  C．绝大多数是鳞状细胞癌
  D．早期声带癌不必包括淋巴引流区，照射野大小以5 cm×5 cm为宜
  E．喉癌术前放射治疗通常照射剂量约为50 Gy/4周
46．鼻窦癌以上颌窦的发病率最高，其次为筛窦，额窦和蝶窦较为少见，以下说法**不正确**的是
  A．筛窦癌侵犯眼眶可导致眼球移位，出现视力减退或者失明
  B．上颌窦癌计划设计一般采用一前、一侧两野对穿照射
  C．鼻窦癌术前放疗总照射剂量为5000～6000 cGy
  D．鼻窦癌淋巴转移发生较晚
  E．病理类型以鳞状细胞癌为多数
47．垂体微腺瘤首选的治疗方法是

A. 放射治疗
B. 化学药物治疗
C. 手术治疗
D. 中药治疗
E. 免疫治疗

48. 为确定膀胱充盈度，前列腺癌放射治疗憋尿后可以行
    A. 磁共振成像
    B. CT
    C. 超声
    D. X线摄影
    E. 心电图

49. 最容易发生脑转移的原发肿瘤为
    A. 直肠癌
    B. 宫颈癌
    C. 肺癌
    D. 食管癌
    E. 肝癌

50. 我国是食管癌高发地区之一，下列说法**不正确**的是
    A. 早期食管癌没有明显症状，不易被发现
    B. 食管上端对第6颈椎下缘，下端平对第11胸椎水平
    C. 食管癌中晚期常常表现为进行性吞咽困难
    D. 腔内型对放射线敏感
    E. 食管癌以腺癌多见

51. 食管癌建议采用的精确放射治疗技术为
    A. SBRT
    B. 2D-CRT
    C. IMRT
    D. TOMO
    E. VMAT

52. 原发性支气管肺癌是起源于肺部支气管黏膜或腺体的恶性肿瘤。以下说法**不正确**的是
    A. 最常见的病理类型是鳞状细胞癌
    B. 淋巴结转移的第一站是纵隔淋巴结
    C. 肺癌转移方式有血行转移、淋巴转移、直接扩散
    D. 出现声音嘶哑的原因是肿瘤压迫喉返神经
    E. Horner综合征表现为病侧眼球内陷落

53. 上腔静脉综合征是由于通过_____回流到右心房的血液部分或者完全被阻导致的一系列症候群，是肿瘤常见的急症
    A. 下腔静脉
    B. 肺动脉
    C. 肺静脉
    D. 上腔静脉
    E. 冠状动脉

54. 放射治疗是目前肺癌治疗的三大手段之一，以下有关肺癌放射治疗的内容**不正确**的是
    A. 肺癌常规放射治疗在保证治疗效果的情况下，操作尽可能地简单易行
    B. 推荐4D-CT模拟定位技术，帮助确定内靶区
    C. 心电门控技术可以有效降低呼吸运动导致肺运动对靶区剂量造成的影响
    D. 早期非小细胞肺癌可采用SBRT技术
    E. 上段肺癌放射治疗通常采用头颈肩膜固定

55. 胸腺位于
    A. 前上纵隔
    B. 前下纵隔
    C. 中上纵隔
    D. 后中纵隔
    E. 后上纵隔

56. 胸腺瘤的首选治疗方法是
    A. 化学药物治疗
    B. 手术治疗
    C. 放射治疗
    D. 激素治疗
    E. 同步放化疗

57. 关于胸腺瘤放射治疗定位与靶区勾画的叙述中，**不正确**的是
    A. 模拟定位一般采用仰卧位，一般使用头颈肩膜固定
    B. 模拟定位可用CT增强扫描，常规层厚5 mm
    C. 术后放射治疗CTV的勾画是在GTV的基础上外扩一定范围
    D. 应采用3D-CRT以减少对周围正常组织的损伤
    E. 危及器官有心脏、肺、食管等

58. 胸腺瘤肉眼可见侵犯邻近的如心脏、大血管等组织或者脏器，则其分期应为
    A. Ⅰ期

B. Ⅱ期
C. Ⅲ期
D. ⅣA期
E. ⅣB期

59. 直肠的上界位于
   A. 第3腰椎水平
   B. 第5腰椎水平
   C. 第1骶椎水平
   D. 第2骶椎水平
   E. 第3骶椎水平

60. 关于直肠癌，以下说法**错误**的是
   A. 以未分化癌最常见
   B. 直肠癌的症状主要是排便习惯改变
   C. 直肠息肉是直肠癌的高危因素
   D. 以手术为主的综合治疗
   E. 扩散转移方式有直接浸润、淋巴转移、血行转移、种植转移

61. 当前放射治疗使用的放射源**不包括**
   A. 放射性同位素产生的γ射线
   B. X线治疗机产生的X射线
   C. 加速器产生的电子束
   D. 加速器产生的X射线
   E. 核试验产生的β射线

62. 关于放射源的常用照射方式，以下说法**错误**的是
   A. 远距离照射：是指用放射线从人体外部一定距离集中照射某一部位
   B. 近距离照射：将密封的放射源或者源容器放在人体自然管腔内进行照射
   C. 内照射：放射性核素经口服或静脉注射，这些核素被病变组织选择性吸收，实现对特定部位的照射
   D. 体外照射射线通过皮肤到达体内治疗部位
   E. 腔内照射放射源强度大，治疗距离长

63. 现有5 g的放射性同位素$^{226}$镭，它的半衰期约为1600年，将其放置4800年以后，还剩下约
   A. 0.625 g
   B. 1.25 g
   C. 1.5 g
   D. 2.25 g
   E. 2.5 g

64. 镭产生的γ射线穿透力很强，平均能量为
   A. 0.56 MeV
   B. 0.8 MeV
   C. 0.83 MeV
   D. 1.62 MeV
   E. 1.68 MeV

65. $^{137}$铯的能量、半衰期、平均每年衰变分别为
   A. 0.225 MeV，1590年，5%
   B. 0.662 MeV，33年，2%
   C. 0.83 MeV，66年，5%
   D. 1.17 MeV，66年，2%
   E. 1.33 MeV，33年，1%

66. $^{60}$钴的半衰期和平均能量分别为
   A. 5.27年，1.25 MeV
   B. 12年，1.87 MeV
   C. 30年，0.225 MeV
   D. 33年，1.25 MeV
   E. 1590年，2.25 MeV

67. 目前，应用最广泛、最为理想的高剂量率后装近距离放射源是人工放射性同位素
   A. $^{60}$钴
   B. $^{137}$铯
   C. $^{192}$铱
   D. $^{131}$碘
   E. $^{214}$钋

68. $^{125}$碘的放射源电离常数为
   A. 2.11 R·cm$^2$/mCi
   B. 3.22 R·cm$^2$/mCi
   C. 4.62 R·cm$^2$/mCi
   D. 6.45 R·cm$^2$/mCi
   E. 13.0 R·cm$^2$/mCi

69. 可以用于肿瘤永久性插植治疗的放射性同位素为
   A. $^{60}$钴
   B. $^{226}$镭
   C. $^{252}$锎
   D. $^{90}$锶
   E. $^{103}$钯

70. $^{60}$钴作为放射源的优点**不包括**
   A. 源射线穿透力强，深部剂量高，可治疗相当深部的肿瘤
   B. 表皮剂量相对小，皮肤反应轻

C．骨和软组织有同等的吸收剂量，对骨造成的危害小

D．与加速器相比，⁶⁰钴射线能量单一

E．旁向散射小，保护周边正常组织

71．关于高能电子束的特点和用途的描述中**不正确**的是

　　A．在组织中有一定的射程，高能电子束的射程与电子的能量成反比

　　B．主要用于治疗表浅或偏心的肿瘤和侵犯的淋巴结

　　C．具有高剂量区过后剂量迅速降低的特点，可保护病变后正常组织

　　D．易于散射，皮肤剂量相对高，随电子束能量的增加而增加

　　E．不同组织对电子束吸收差别不显著

72．高 LET 射线的 OER 值为

　　A．1.0～1.8
　　B．1.5～2.0
　　C．1.5～2.5
　　D．2.0～2.5
　　E．2.5～3.0

73．构成 X 线治疗机靶面材料的金属一般是

　　A．铅
　　B．铜
　　C．银
　　D．钨
　　E．铝

74．表示深层 X 线治疗机半价层的一般是

　　A．Mg
　　B．Si
　　C．Cu
　　D．Al
　　E．Pb

75．远距离⁶⁰钴治疗机射线的最大剂量点在皮下

　　A．0.1 cm
　　B．0.4 cm
　　C．0.5 cm
　　D．0.8 cm
　　E．1.0 cm

76．⁶⁰钴治疗机的缺点**不包括**

　　A．放射源⁶⁰钴的防护难度较大，流程复杂

　　B．⁶⁰钴的半衰期为 5.27 年，要定期更换放射源

　　C．结构复杂，造价高昂，维护不便

　　D．存在半影问题，治疗野外正常组织会受影响

　　E．⁶⁰钴射线能量单一

77．下列关于医用电子直线加速器的说法**错误**的是

　　A．按加速场不同，可分为医用行波电子直线加速器和医用驻波电子直线加速器

　　B．中高能医用电子直线的能量一般为 4～25 MeV

　　C．医用行波电子直线加速器使用速调管作为功率源

　　D．电子直线加速器加速的物质是电子

　　E．医用电子直线加速器设备相比钴治疗机复杂，维护成本高

78．医用电子直线加速器的核心部分是

　　A．加速管
　　B．治疗床
　　C．电子枪
　　D．微波功率源
　　E．微波传输系统

79．电子枪的作用是负责发射电子，关于电子枪的说法**错误**的是

　　A．行波医用电子直线加速器的电子枪阴极材料由金属钼制作

　　B．行波医用电子直线加速器有三种加热方式：直热式、间接式、轰击式

　　C．驻波医用电子直线加速器的电子枪由氧化物构成

　　D．电子枪的寿命直接影响加速管的使用寿命

　　E．电子枪分为二极枪和三极枪

80．近距离放射治疗**不包括**

　　A．⁶⁰钴治疗
　　B．管内治疗
　　C．腔内治疗
　　D．组织间插植治疗
　　E．敷贴治疗

81．当前大多数后装机使用的放射源及其半衰期分别为

　　A．⁹⁰锶，28 年
　　B．¹⁹²铱，74.2 天
　　C．¹³¹碘，8 天

D. $^{210}$钋，134 天

E. $^{137}$铯，33 年

82. 模拟定位机是在肿瘤放射治疗中制定放射治疗计划的重要设备，下列关于模拟定位设备的说法**不正确**的是

    A. 模拟定位机应用于放射治疗领域开始于 20 世纪 60 年代末

    B. 模拟定位机的射线源与治疗机的不同在于其采用的是 kV 级的 X 射线

    C. 模拟定位机可用于 3D 治疗计划设计

    D. 模拟定位 CT 机和常规诊断用 CT 相比射野更加宽阔，有效扫描半径大

    E. 普通 CT 主要用于疾病的诊断，而模拟定位 CT 主要用于放射治疗的计划设计

83. 模拟定位 CT 的孔径应大于

    A. 60 cm

    B. 65 cm

    C. 70 cm

    D. 75 cm

    E. 80 cm

84. CT 模拟定位机其 CT 值的偏差**不应**超过

    A. 0.5%

    B. 1.0%

    C. 1.6%

    D. 2.0%

    E. 2.3%

85. 在最大负载下，CT 模拟定位机定位床的进床精度**不能**超过

    A. 0.2 mm

    B. 0.5 mm

    C. 0.8 mm

    D. 1 cm

    E. 1.25 cm

86. 激光射野定位系统的定位误差在大于多少时则须重新进行调整

    A. 0.2 mm

    B. 0.5 mm

    C. 1 mm

    D. 1.2 mm

    E. 2 mm

87. 低熔点铅挡块制作完成后，在自然冷却多少小时后方可使用

    A. 1

    B. 2

    C. 3

    D. 4

    E. 5

88. 低熔点铅挡块的熔点为

    A. 40℃

    B. 60℃

    C. 70℃

    D. 90℃

    E. 100℃

89. 整个放射治疗的过程**不包括**

    A. 模拟定位

    B. 计划设计

    C. 计划确认

    D. 计划执行

    E. 计划评价

90. 放射治疗体位选择遵循的原则**不正确**的是

    A. 体位选择应当考虑布野的要求

    B. 体位选择应当选择重复性好的方案

    C. 要保证患者的舒适性高

    D. 放射治疗体位的确定应在计划执行阶段开始前

    E. 仰卧位是放射治疗常见的体位

91. **不用**定义内靶区的肿瘤部位是

    A. 下肢

    B. 头部

    C. 上肢

    D. 胸部

    E. 腹部

92. 放射治疗热点的直径一般大于

    A. 15 mm

    B. 18 mm

    C. 20 mm

    D. 25 mm

    E. 30 mm

93. 上颌窦癌采用两野交角照射，楔形板角度为

    A. 30°

    B. 45°

    C. 65°

    D. 90°

    E. 120°

94. 深部X射线骨的吸收剂量高是由于
    A．电子对效应
    B．光电效应
    C．康普顿效应
    D．瑞利散射
    E．光核反射

95. 头部肿瘤患者放射治疗前注意事项**不正确**的是
    A．尽量剪短头发
    B．上身穿着低领口或者无领口棉薄内衣
    C．去除头部义齿、耳钉等金属物品
    D．需要CT增强的患者，如服用二甲双胍，需停服12 h以上
    E．部分特殊患者要做张口练习

96. $^{60}$钴治疗机在每天治疗前试开关机3～5次的目的是
    A．维护设备，延长机器使用寿命
    B．测试是否有卡源的情况
    C．给施源容器内补充放射源
    D．提前模拟患者治疗过程
    E．预热球管

97. 临床剂量学规定，照射野的大小是
    A．人体内50%同剂量曲线的延长线交于人体表面的区域
    B．人体内80%同剂量曲线的延长线交于人体表面的区域
    C．人体内50%同剂量曲线的延长线交于病灶表面的区域
    D．人体内80%同剂量曲线的延长线交于病灶表面的区域
    E．人体内90%同剂量曲线的延长线交于人体表面的区域

98. 在源皮距照射多少照射野时，机器跳数1 MU = 1 cGy
    A．5 cm×5 cm
    B．10 cm×10 cm
    C．10 cm×20 cm
    D．20 cm×20 cm
    E．25 cm×25 cm

99. 发泡胶定位是一种个体化体位固定技术，关于其优点的描述**不正确**的是
    A．使用时自动填充塑形，舒适度好
    B．定形后结构牢固
    C．化学性质稳定
    D．可重复塑形
    E．质量轻，不易变形

100. 放射治疗常用的固定体架的制作材料为硬度高、重量轻、对射线吸收衰减少的
    A．铝合金
    B．碳纤维
    C．玻璃纤维
    D．硅酸铝纤维
    E．聚己内酯

# 练习五十一答案

1．C  设矩形野的长和宽分别是a和b，等效方形野边长为s，根据等效方形野的公式s=2ab/（a+b），s=2×10×15/（10+15）=12。
2．E  反散因子（BSF）取决于患者身体厚度、射线能量、射野面积形状，和源皮距无关。
3．C  楔形板应当离模体表面和皮肤15 cm以上。
4．C  楔形因子的定义是加与不加楔形板射野中心轴上某一点剂量的比值。
5．D  例如锁骨上淋巴结照射时，填充物用于修正剂量建成目的时，填充物必须放在皮肤表面。
6．B  挡铅厚度一般需要特定射线能量的5个半价层，也就是将原射线减弱掉95%。
7．A  电子束百分深度剂量大致分为四个部分：剂量建成区、高剂量坪区、剂量跌落区、X线污染区。
8．D  6～12 MeV电子束X线污染水平为0.5%～2.0%，12～20 MeV电子束的X线污染水平为2.0%～5.0%。
9．B  在间隙大于10 cm时，半影可能超过15 mm。

10．C　电子束的有效治疗深度（厘米数）等于 1/4～1/3 电子束的能量（MeV）。

11．C　辐射防护的目的是防止确定性效应的发生，同时把随机性效应的发生概率降到可以接受的水平。辐射实践正当化、辐射防护最优化、个人剂量当量限值是辐射防护的三项原则。

12．D　人工辐射的主要来源是医疗照射。

13．C　确定性效应存在剂量阈值，超过阈值时，剂量越高，则效应的严重程度越大。随机性效应不存在剂量阈值，发生概率与照射剂量成正比，而严重程度与照射剂量无关。

14．C　医用加速器产生的 X 射线或电子束的能量 < 10 MeV 时，不会产生感生放射性或可以忽略不计，在能量 > 10 MeV 时，就要考虑其产生明显的感生放射性的危害，能量越高，越容易产生感生放射性。

15．B　按照 GB 18871—2002 放射防护相关的基本标准，放射工作人员年平均有效剂量要控制在 20 mSv。

16．E　治疗室屏蔽设计需要考虑工作负荷、使用因子、居住因子、距离因子因素。

17．D　骨转移是疾病的症状，是起源于骨组织外的恶性肿瘤转移到骨组织。

18．D　低线性能量传递（LET）射线对生物体以间接作用为主，高线性能量传递（LET）射线对生物体以直接作用为主。

19．B　一般哺乳动物的平均致死剂量值为 1～2 Gy。

20．C　中枢神经系统是晚期反应组织。

21．A　皮肤组织同时存在早期和晚期反应两种机制。

22．D　脊髓的最小耐受剂量为 45 Gy。

23．E　放射治疗皮肤防护剂适用于患者放射治疗时的皮肤保护。

24．E　41～45℃时，处在 S 期的细胞对热最敏感。

25．B　放射生物学中鉴别细胞存活的标准是受到照射后的细胞是否保留了无限繁殖的能力。

26．B　高 LET 射线的氧增强比接近于 1。

27．B　一般肿瘤组织细胞更新较快，属于早期反应组织。

28．A　细胞周期分为 G1 期、S 期、G2 期、M 期。G0 期细胞是脱离细胞周期，暂时停止分裂的一个阶段。

29．D　4R：细胞受到放射损伤后的修复，细胞周期的再分布，细胞内乏氧细胞的再氧合，细胞的再增殖。

30．E　治疗部位的皮肤疼痛、红肿属于局部反应。

31．B　血象反应中表现最明显的就是白细胞。

32．C　PTV（计划靶区：是考虑到照射区域的运动、体位设计误差等因素，在 CTV 外放大的区域）> ITV（内靶区：是指因呼吸或器官运动导致的 CTV 靶区运动形成的范围）> CTV（临床靶区：是除包含 GTV 以外，还包括显微镜下可见亚临床病灶以及肿瘤可能侵犯的范围）> GTV（肿瘤靶区：可触及、可见或者可证实的恶变范围）。

33．C　氧是目前已知最强的放射增敏剂，氨磷汀是放射保护剂，硝基咪唑是放射增敏剂，钆布醇是磁共振成像对比剂。

34．D　鼻咽癌的发病率居我国头颈部恶性肿瘤之首。

35．A　鼻咽癌多为低分化鳞癌。

36．C　鼻咽癌对放射治疗非常敏感，可以取得非常好的治疗效果，因此治疗方法首选放射治疗。

37．D　不管颈部是否存在转移，下颈锁骨上都应当进行预防性照射。

38．C　大脑各叶 ≤ 5000 cGy/5 周。

39．B　为防止放射治疗后出现口干的不良反应，应当着重保护健侧腮腺。

40．E　术前放射治疗可以让肿瘤体积缩小，减少粘连，提高切除成功率。

41．C　一般情况下术后放疗要在术后 2～4 周开始，最晚不得超过 6 周，否则会导致局部控制率的下降。

42．A　下颌骨和硬腭是阻止口腔癌局部扩展的天然屏障。

43. C  舌癌的颈部淋巴结转移一般情况下发生于一侧。
44. C  扁桃体癌照射野前界应该至少超出病变范围前缘 2 cm。
45. B  由于喉癌的原发灶的位置不同，其转移概率也不一样。声门上区的淋巴管丰富，其转移率占比最大；声门下区的淋巴管较少；声门区的淋巴回流最少，转移率也就最低。因此淋巴转移概率大小顺序为声门上型＞声门下型＞声门型。
46. B  对于中位病变，一般用两野对穿照射方式，上颌窦癌属于偏体位一侧的病变，通常采用一前、一侧两野交角 90° 照射，使用 45° 楔形板。
47. C  除泌乳素瘤外，手术治疗是绝大多数垂体腺瘤的首选治疗手段。
48. C  超声膀胱测容仪操作简单、安全，可以迅速测量膀胱内尿量，保证膀胱充盈度的一致性有助于提高放射治疗的精确度。
49. C  肺的生理结构特点决定了肺癌容易脑转移，肺部的血管网丰富，与供应大脑的椎静脉间存在吻合支，肺部脱落的肿瘤细胞可以直接侵入脑。
50. E  食管癌以鳞状细胞癌多见。
51. C  食管癌放射治疗当前较为推崇的技术有 3D-CRT 和 IMRT。
52. B  肺癌淋巴结转移的第一站是肺门淋巴结，第二站是纵隔淋巴结，第三站是锁骨上淋巴结。
53. D  上腔静脉综合征是由于通过上腔静脉回流到右心房的血液部分或者完全受阻导致的咳嗽、气短、颈静脉怒张、头痛等症候群，是肿瘤常见的急症。
54. C  呼吸门控技术通过呼吸门控设备监测追踪患者的呼吸幅度，以此为依据在恰当的时机出束照射靶区，提高精准度，减少放射治疗不良作用，达到更好的效果。
55. A  胸腺位于前上纵隔。
56. B  胸腺瘤的治疗首选手术治疗，外科手术切除特别是扩大胸腺切除术，是当前国内外推崇的首选治疗方法。
57. C  术后放射治疗不存在 GTV。
58. C  胸腺瘤分期：Ⅰ期：肉眼和镜下肿物包膜完整；Ⅱ期：肿瘤侵出包膜；Ⅲ期：肉眼可见侵犯邻近的如心脏、大血管等组织或者脏器；ⅣA 期：邻近转移，胸膜腔播散；ⅣB 期：远处转移，胸腔外播散。
59. E  直肠上界位于第 3 骶椎水平。
60. A  直肠癌以腺癌最为常见。
61. E  核试验产生的 β 射线不能用于放射治疗，当前放射治疗使用的放射源主要有三类：放射性同位素衰变射线、X 线治疗机和各种加速器产生的 X 射线、各类型加速器产生的粒子辐射射线。
62. E  与外照射相比，腔内照射使用的放射源强度小，治疗距离短，局部剂量高。
63. A  4800 年要经历 3 个镭的半衰期，$5/2^3=0.625$。
64. C  镭的 γ 线能谱复杂，平均能量为 0.83 MeV。
65. B  $^{137}$铯的能量是 0.662 MeV，半衰期为 33 年，平均每年衰变 2%。
66. A  $^{60}$钴的半衰期为 5.27 年，γ 射线的平均能量为 1.25 MeV。
67. C  $^{192}$铱是最理想的后装源，应用最广泛，安全系数高。
68. B  $^{125}$碘的放射源电离常数为 3.22 R·cm$^2$/mCi。
69. E  $^{103}$钯和 $^{125}$碘都可用于永久性插植治疗，$^{125}$碘也可用于临时性插植治疗。
70. D  与加速器可以有多种能量的 X 射线和电子线相比，$^{60}$钴的缺点在于能量单一。
71. A  高能电子束在组织中有一定射程，射程与电子的能量成正比。
72. A  高 LET 射线的 OER 的值为 1.0～1.8。
73. D  X 线治疗机一般采用熔点高、原子序数大的金属钨作为靶面材料。
74. C  中层、深层 X 线治疗机半价层多用 Cu 表示，浅层 X 线治疗机半价层多用 Al 表示。

75．C $^{60}$钴射线的建成区皮肤吸收量低，最大剂量点在皮下 0.5 cm 处，皮肤反应较轻。
76．C $^{60}$钴治疗机的优点是制造成本低、结构简单、易于维护、安全可靠。
77．C 医用行波电子直线加速器使用磁控管作为功率源，医用驻波电子直线加速器使用速调管作为功率源。
78．A 加速管是电子直线加速器的核心部分，电子在加速管内通过微波电场加速，可分为行波加速管和驻波加速管。
79．A 行波医用电子直线加速器的电子枪阴极材料由钨和钍钨制作。
80．A $^{60}$钴治疗属于远距离放射治疗。
81．B 后装治疗机一般采用 $^{192}$铱作为放射源，半衰期约 74 天。
82．C 模拟定位机仅可用于 2D 治疗计划设计，不可进行 3D 治疗计划设计，只有借助 CT 来完成。
83．C 为满足放射治疗定位时要使用的各种固定技术以及患者不同体位的需要，模拟定位 CT 机的孔径要大于普通诊断用 CT，应大于 70 cm。
84．D CT 模拟定位机可直接被计划系统用来进行剂量计算，对 CT 值有精度要求，偏差不应超过 2%。
85．B 最大负载下，定位床进床精度应当保持在 0.5 mm 以内。
86．C 激光射野定位系统误差应小于 1 mm。
87．D 低熔点铅在自然冷却 4 h 后可以使用。
88．C 低熔点铅的熔点为 70℃。
89．E 整个放射治疗过程比较常用的为四个阶段：模拟定位—计划设计—计划确认—计划执行。
90．D 放射治疗体位的确定应在靶区定位开始前。
91．B 头部肿瘤可以视作不活动，无需定义内靶区。
92．A 放射治疗热点是指接受大于 100% PTV 规定剂量的正常组织，直径通常大于 15 mm。
93．B 上颌窦癌多采用两野交角 90° 照射，使用 45° 楔形板。
94．B 深部 X 射线骨的吸收剂量高是因为光电效应。
95．D 为避免增加患者肾负担，引发不良后果，二甲双胍停服时间要超过 48 h。
96．B 多次开关机的主要目的是防止治疗过程中出现卡源的情况。
97．A 临床剂量学规定，人体内 50% 同剂量曲线的延长线交于人体表面的区域为照射野的大小。
98．B 源皮距照射 10 cm×10 cm 照射野时，机器跳数 1 MU=1 cGy。
99．D 发泡胶的缺点之一就是不能重复塑形，并且还有制作过程中发热的缺点，需要采取一些措施来降温。
100．B 碳纤维满足了硬度高、安全可靠、重量轻、易于搬动、对射线吸收少的优点，制作的固定体架广泛使用于临床。

# 练习五十二

1. 盆腔肿瘤患者放射治疗常采用俯卧位，主要是为了减少什么的受照体积，以免引起患者腹泻
   A．前列腺
   B．小肠
   C．膀胱
   D．肾
   E．睾丸
2. 关于降低感生放射性危害的一些措施中，**不正确**的是
   A．选择合适的靶物质及机壳材料
   B．减少在治疗机头附近的与治疗无关的杂物
   C．使用低能 X 射线进行治疗

D．工作人员工作中应当尽量远离机头

E．在加速器治疗时关闭通风系统

3．我国标准规定加速器X射线的深度剂量曲线图的检定周期为

A．每日

B．每周

C．每个月

D．每半年

E．每年

4．放射治疗执行单检查周期为

A．每日

B．每周

C．每个月

D．每半年

E．每年

5．直线加速器上，门联锁装置测试的频率是

A．每日

B．每周

C．每个月

D．每半年

E．每年

6．放射治疗射野平坦度的测量是在10 cm深度，射野宽度是

A．50%

B．60%

C．70%

D．80%

E．90%

7．直线加速器的准直器十字中心的允许误差是

A．1 mm

B．2 mm

C．3 mm

D．1%

E．2%

8．**不属于**多叶准直器测试项目的是

A．叶片形状

B．叶片速度

C．叶片运动

D．叶片间的漏射

E．等中心处叶片的投影宽度

9．当用调强放疗（IMRT）技术治疗患者时，必须要进行模体照射并评估剂量分布的时机是在计划前

A．首次治疗

B．第3次治疗

C．第5次治疗

D．疗程的一半

E．疗程结束时

10．**不属于**治疗计划独立核对内容的是

A．导入系统的影像和轮廓信息

B．放射治疗靶区和危及器官处方剂量

C．参考标记点和等中心点

D．照射野参数

E．CT图像的电子密度

11．审查患者相关影像资料信息中最重要的是

A．影像平片

B．超声

C．CBCT

D．MRI

E．首次治疗前的验证片

12．**不属于**治疗师职责的是

A．放射治疗质量的监督

B．放射治疗技术操作

C．患者信息支持

D．放射治疗验证片的确认授权

E．放射治疗中患者心理干预

13．理想化的放射治疗图像引导设备应具备的特点**不包括**

A．二维成像

B．能用于适时评估

C．无创性

D．无辐射

E．高保真

14．超声引导放射治疗的特点是

A．无辐射，非侵入式

B．超声影像质量高

C．投入成本比较高

D．对操作者的依赖性不大

E．超声探头是非接触式的

15．运用呼吸门控技术遵循的流程中**错误**的是

A．治疗过程中的监控

B．普通CT扫描

C．计划系统下确定呼吸门控时相

D．特定时相下勾画靶区，进行计划设计

E. 治疗前用图像引导放射治疗技术进行位置验证

16. 鼻窦癌的病理类型中最常见的是
    A. 腺癌
    B. 高分化鳞状细胞癌
    C. 淋巴瘤
    D. 黏液表皮样癌
    E. 囊性腺样上皮癌

17. 下列有关暂停放射治疗的描述**不正确**的是
    A. 机器运转不正常时暂停治疗
    B. 剂量监督系统失灵时暂停治疗
    C. 直线加速器保护连锁系统失灵时暂停治疗
    D. 剂量率不稳时暂停治疗
    E. 强行断开安全保护系统治疗

18. 关于CT模拟机的激光定位系统**不正确**的描述是
    A. 辅助技师对患者的体位设计
    B. 指示靶区中心或治疗的等中心和照射野在患者体表的投影
    C. 激光灯的定位误差应当小于3 mm
    D. 激光定位的准确性直接关系到治疗的重复性
    E. 激光定位的准确性直接关系到治疗的准确性

19. 下列属于照射野位置的验证方法的是
    A. MRI
    B. B超
    C. DSA
    D. CBCT
    E. SPET

20. 在临床放射治疗计划中关于等效生物剂量的说法**错误**的是
    A. 改变常规治疗计划时应该保持相等生物效应所需的总剂量
    B. 当放射治疗不良反应导致治疗中断时间较长，要根据肿瘤生物学规律重新评价生物效应剂量
    C. 当放射治疗不良反应导致治疗中断时间较长，仍可按照原计划进行
    D. 在进行等效生物剂量换算时，要根据肿瘤本身的生物学规律选择合适的数学模型
    E. 不同阶段的放射治疗等效生物剂量可以直接相加

21. 我国标准规定加速器辐射束轴的指示的检定周期为
    A. 每日
    B. 每周
    C. 每个月
    D. 每半年
    E. 每年

22. 平均致死剂量（D0）是指
    A. 杀死95%细胞的剂量
    B. 杀死80%细胞的剂量
    C. 杀死63%细胞的剂量
    D. 杀死50%细胞的剂量
    E. 杀死37%细胞的剂量

23. 关于辐射的间接效应正确的是
    A. 不随化学因素改变
    B. 可以由中子产生
    C. 作用靶点为细胞的DNA
    D. 在高LET射线中更常见
    E. 不随物理因素和生物因素改变

24. 急性反应发生在辐照后
    A. 2个月内
    B. 4个月内
    C. 6个月内
    D. 8个月内
    E. 12个月内

25. 每天X射线输出稳定性的检测采用的照射野大小为
    A. 5 cm×5 cm
    B. 10 cm×10 cm
    C. 15 cm×15 cm
    D. 20 cm×20 cm
    E. 25 cm×25 cm

26. 脑的TD5/5是
    A. 30 Gy
    B. 35 Gy
    C. 40 Gy
    D. 45 Gy
    E. 50 Gy

27. 膀胱的TD5/5是
    A. 50 Gy
    B. 55 Gy

C. 60 Gy
D. 65 Gy
E. 70 Gy

28. 晶状体的受照量超过 TD5/5 会导致
   A. 白内障
   B. 视网膜脱离
   C. 青光眼
   D. 失明
   E. 坏死

29. 已妊娠放射性工作人员的胎儿的剂量限值是
   A. 0.5 mSv/期
   B. 0.5 mSv/月
   C. 1 mSv/期
   D. 5 mSv/期
   E. 5 mSv/月

30. 细胞周期时相中，对电离辐射最敏感的是
   A. G0 期
   B. G1 期
   C. G0 和 S 期
   D. S 期
   E. M 期

31. 属于放射生物学 4R 中的亚致死损伤的修复的是
   A. 再修复
   B. 再群体化
   C. 再分布
   D. 再增殖
   E. 再氧合

32. 妇科腔内放射治疗曼彻斯特系统 A 点位于侧穹窿上方和子宫中轴的旁开距离分别是
   A. 1 cm；1 cm
   B. 1 cm；2 cm
   C. 2 cm；1 cm
   D. 2 cm；2 cm
   E. 2 cm；3 cm

33. 低分割照射使用
   A. 每天多次分割照射
   B. 单次更低剂量照射
   C. 增加分割次数
   D. 延长照射时间
   E. 增加单次剂量

34. 关于超分割照射，**错误**的是
   A. 目的是减少正常组织的远期效应
   B. 分次应该间隔 3 小时
   C. 单次更低剂量照射
   D. 总剂量增加
   E. 总照射时间不变

35. 乏氧与有氧情况下照射时产生相同生物效应所需剂量之比称为
   A. TR
   B. AFP
   C. RBE
   D. OER
   E. PLD

36. 关于超分割放射治疗描述正确的是
   A. 每天照射 2 次，每次 1.1～1.3 Gy，间隔 1～2 h
   B. 每天照射 2 次，每次 1.1～1.3 Gy，间隔 >6 h
   C. 每天照射 2 次，每次 2 Gy，间隔 3～6 h
   D. 每天照射 3 次，每次 1.5 Gy，间隔 4～6 h
   E. 每天照射 4 次，每次 1.1～1.2 Gy，间隔 4～6 h

37. 患者女性，45 岁，确诊为鼻咽癌。以下关于鼻咽癌放射治疗的表述**错误**的是
   A. 为减轻晚期反应组织损伤，可采用超分割放射治疗
   B. 超分割放射治疗，两次照射间隔需大于 6 h
   C. 若患者合并贫血，将降低放射治疗敏感性
   D. 超分割放射治疗模式利于潜在致死损伤的修复，保护正常组织
   E. 缩短总治疗时间会增加肿瘤的局部控制率，一般不会加重晚期反应组织的损伤

38. 放射治疗体位设计中机架角的允许精度为
   A. ±0.1°
   B. ±0.2°
   C. ±0.3°
   D. ±0.4°
   E. ±1°

39. 放射治疗体位设计中机头角的允许精度为
   A. ±0.1°
   B. ±0.2°
   C. ±0.3°

D．±0.4°
E．±0.5°
40．下列有关喉癌的描述**不正确**的是
　A．喉癌多为鳞状细胞癌
　B．喉癌可分为声门上区癌、声门癌和声门下区癌
　C．声门上区癌容易发生颈部转移
　D．声门区癌发生颈部转移者甚少
　E．声门下区癌较声门上区癌更容易发生颈部转移
41．关于模拟定位技术，描述**不正确**的是
　A．常规放射治疗技术可在常规模拟定机上完成
　B．调强照射技术可在常规模拟定位机上完成
　C．3D-TPS 可以优化剂量分布
　D．采用 CT- 模拟机进行定位可以精确地确定肿瘤体积和与周围正常组织的关系
　E．用剂量 - 体积直方图（DVH）可评估肿瘤范围，确定靶体积受到多高剂量的照射
42．常用的靶区定位方式是
　A．B 超
　B．PET
　C．MRI
　D．模拟机
　E．SPECT
43．有关超分割放射治疗的描述，**错误**的是
　A．延长总治疗时间
　B．降低分次剂量
　C．增加分次次数
　D．总剂量增加
　E．晚期反应减轻
44．关于前列腺癌常规外照射，下列叙述**不正确**的是
　A．采用前后野和两侧野四野盒式照射法
　B．射野上界位于耻骨联合上 5cm
　C．下界位于坐骨结节下缘
　D．前后野两侧界常为射野中心各旁开 3.5～4 cm
　E．侧野前界位于耻骨骨皮质后缘，后界包括直肠前壁后 6～10 cm，不避开直肠后壁
45．10 cm 脊髓的 TD5/5 是
　A．3500 cGy
　B．4000 cGy

C．5000 cGy
D．5500 cGy
E．6000 cGy
46．表示放射源中心到机器旋转中心轴距离的是
　A．源皮距
　B．源限距
　C．源瘤距
　D．限皮距
　E．源轴距
47．表示放射源中心到达体表照射中心距离的是
　A．源皮距
　B．源限距
　C．源瘤距
　D．限皮距
　E．源轴距
48．以临床剂量学原则评价一个放疗计划，**不包括**
　A．是否可以顺利实施
　B．是否满足临床的处方剂量要求
　C．是否还有改进的余地
　D．是否考虑了患者治疗费用
　E．治疗的实施效率
49．为了确定淋巴瘤患者的腹腔内有无肿大的淋巴结，腹部检查首选方法是
　A．淋巴造影
　B．剖腹探查
　C．腹部 B 超
　D．腹部 CT
　E．腹部 MRI
50．食管癌前后对穿野照射
　A．只用于术前放射治疗或术后放射治疗患者
　B．只用于单纯放射治疗或姑息放射治疗患者
　C．可用于术后放射治疗患者
　D．只用于术前放射治疗患者
　E．可用于术前放射治疗、术后放射治疗、单纯放射治疗或姑息放射治疗患者
51．上颌窦癌较合理的照射野布野方法是
　A．单一患侧面前野
　B．单一患侧野
　C．患侧面前、侧野两野成角加楔形板照射
　D．双侧相对野
　E．双侧相对野加患侧面前野
52．直肠癌前后对穿野照射定位时，上界放在

A．腰 3 水平

B．腰 4 上缘

C．腰 4 下缘

D．腰 5 水平

E．腰 5 下缘

53．全身照射必须对剂量进行监测控制，监测最方便的是

A．热释光剂量仪

B．胶片剂量仪

C．化学剂量仪

D．半导体剂量仪

E．指型电离室

54．X 线全身照射时，照射距离一般延长至

A．1～2 m

B．1.5～2.5 m

C．2.5～3 m

D．3～5 m

E．5～6 m

55．与肿瘤放射敏感性**无关**的因素是

A．肿瘤细胞的固有敏感性

B．是否有乏氧细胞

C．放射损伤的修复能力

D．肿瘤的组织学来源

E．选择 $^{60}$Co 机或直线加速器

56．关于楔形角的描述正确的是

A．表示当射线通过楔形板后，等剂量曲线改变倾斜的角度

B．定义深度取射野中心轴 5 cm 处

C．是等剂量曲线与射野中心轴之间的夹角

D．与楔形板角等同

E．常用角度有 30°、45°、60° 和 75° 四种

57．**不是**电子线全身照射需要保护的组织的是

A．晶状体

B．阴囊

C．指甲

D．趾甲

E．肺

58．全脊髓照射给予的剂量为

A．1500～2000 cGy/4～5 w

B．2000～2500 cGy/4～5 w

C．2500～3000 cGy/4～5 w

D．3000～4000 cGy/4～5 w

E．4000～5000 cGy/4～5 w

59．乳腺癌半野切线野的下界一般放在

A．第 1 前肋水平

B．第 2 前肋水平

C．锁骨上野的下界下 1 cm

D．乳房皱襞下 2 cm

E．乳房皱襞下 3 cm

60．下列关于 X 线全身照射，对治疗室及应用的辅助设备消毒描述**不正确**的是

A．用 1∶2000 氯己定溶液清洗治疗室及操作室

B．用紫外线灯消毒治疗室

C．进入治疗室的人必须穿无菌隔离衣

D．在全身放射治疗前一天应做好消毒工作

E．监测剂量设备应直接与患者接触

61．下列**不是**给角照射技术应用优点的是

A．可避开重要器官

B．可减少正常组织受量

C．有利于采用最佳角度治疗

D．可提高靶区剂量

E．有利于挡铅

62．在食管癌胸段前野和两后野等中心定位时，当机架及小机头转回零位，此时源皮距 93 cm，肿瘤深度是

A．7 cm

B．8 cm

C．9 cm

D．10 cm

E．11 cm

63．全晶体照射的 TD5/5 剂量为

A．1200 cGy

B．1100 cGy

C．1000 cGy

D．900 cGy

E．500 cGy

64．下列**不是** CT 模拟定位技术的优势的是

A．有更高的精度和更广的应用范围

B．经济、可靠，时间短

C．其图像有较高的组织对比度

D．可在三维空间上清楚显示靶区与周围器官之间的关系

E．可以更精确地勾画靶区及正常组织器官

65. 关于源皮距的描述正确的是
   A. 放射源中心到达体表皮肤照射中心的距离
   B. 放射源中心到达体内肿瘤参考点的距离
   C. 放射源到机架旋转中心的距离
   D. 放射源到限光筒准直器底面的距离
   E. 体表照射中心到体内肿瘤参考点的距离

66. 在乳腺癌半野切线等中心定位时，调节X轴使射野的外界开放，如果是保乳后放射治疗或需加补偿物，射野外界一般游离出皮肤外
   A. 0.5～1 cm
   B. 1 cm
   C. 1.5～2 cm
   D. 2.1～2.5 cm
   E. 3 cm

67. 子宫颈癌全盆腔照射到一定剂量就需要中间挡铅，前野挡铅是为了保护
   A. 膀胱
   B. 直肠
   C. 子宫
   D. 空肠
   E. 肾

68. 淋巴瘤锄形野放射治疗范围包括
   A. 脾及脾门区和腹主动脉旁淋巴结
   B. 腹主动脉旁、胃左淋巴结
   C. 脾、胃左淋巴结、脾门淋巴结
   D. 腹主动脉旁、胃右淋巴结
   E. 脾门淋巴结、腹主动脉旁

69. 常规子宫颈癌体外垂直照射常采用
   A. 前野照射
   B. 后野照射
   C. 前后野对穿照射
   D. 三野交叉照射
   E. 切线野照射

70. 下列对乳腺癌非对称照射野体位设计技术的描述**不正确**的是
   A. 独立准直器系统可使相邻照射野交界部位剂量均匀、精确
   B. 井字形界定线X1、X2、Y1、Y2可独立运行
   C. 偏心野计算要乘射野离轴比
   D. 半野照射锁骨上野，中心对准锁骨上野下缘，对好SAD，纵轴上半部打开，下半部关闭
   E. 半野照射锁骨上野，中心对准锁骨上野下缘，对好SAD，纵轴下半部打开，上半部关闭

71. 乳腺癌的内乳野下界放在
   A. 第2肋间隙
   B. 第3肋上缘
   C. 第3或第4肋间隙
   D. 第4或第5肋间隙
   E. 第6肋间隙

72. 关于乳腺癌放射治疗关于皮肤反应，下列正确的是
   A. 照射野内皮肤反应，因剂量加大而减轻
   B. 照射3～4周后，皮肤会出现红、肿、痒
   C. 照射野中的皮肤可用热水、香皂擦洗
   D. 照射野中的皮肤可用护肤品护理
   E. 有较严重的皮肤溃烂也应继续治疗，以免影响疗效

73. SSD照射技术，剂量计算查
   A. PDD表
   B. PPD表
   C. TMR表
   D. BSF表
   E. TAR表

74. 在乳腺癌半野切线源皮距照射定位时，向内切野方向转动机架角度一般为
   A. 10°～15°
   B. 15°～30°
   C. 31°～40°
   D. 45°～60°
   E. 65°～70°

75. 局部晚期乳腺癌的合理治疗方法是
   A. 单独手术
   B. 单独化疗
   C. 单独放疗
   D. 手术和放射治疗
   E. 化疗、放射治疗和手术

76. 乳腺癌根治术后，未做术后放射治疗者，胸壁复发做放射治疗时，全胸壁照射剂量为
   A. 20 Gy
   B. 30 Gy
   C. 40 Gy
   D. 50 Gy后，病灶区再加照10～20 Gy

E. 60 Gy

77. 乳腺癌根治术后，辅助性放射治疗的剂量为
   A. 30 Gy/10 次，2 周
   B. 40 Gy/20 次，4 周
   C. 50 Gy/25 次，5 周
   D. 60 Gy/30 次，6 周
   E. 70 Gy/35 次，7 周

78. 乳腺癌放射治疗传统二维技术**不包括**
   A. 切线野照射技术
   B. 半束照射技术
   C. 电子线照射技术
   D. 半束等中心照射技术
   E. 调强放射治疗技术

79. 乳腺癌乳腺托架体位设计时患侧手臂外展上举大于等于
   A. 45°
   B. 60°
   C. 80°
   D. 90°
   E. 100°

80. 体内照射中心轴上任一深度的吸收剂量率与照射中心轴上参考点的吸收剂量率之比的百分数定义为
   A. PPD
   B. PDD
   C. TCR
   D. TMR
   E. TAR

81. 描述了将射束原始强度衰减一半所需介质厚度的是
   A. 半价层
   B. 衰减常数
   C. 半衰期
   D. 线性衰减系数
   E. 质量衰减系数

82. 质子和 α 粒子在它们射程的末端显示且其中大部分的能量被沉积的是
   A. 布拉格峰
   B. 韧致辐射
   C. 正弦波
   D. 螺旋波
   E. 特征辐射

83. 常用于医院校准直线加速器的是
   A. 放射胶片
   B. 二极管探测器
   C. 指型电离室
   D. 中子探测器
   E. 热释光剂量仪

84. 淋巴瘤原发于膈上，照射部位**不包括**
   A. 纵隔
   B. 肺门
   C. 双侧腋窝
   D. 全颈
   E. 腹主动脉旁

85. 全脊髓照射野时，骶骨部射野宽度一般为
   A. 4 cm
   B. 5 cm
   C. 6 cm
   D. 8 cm
   E. 10 cm

86. 淋巴瘤治疗放射源宜采用
   A. 深部 X 线机
   B. 铱 γ 射线
   C. 6 MV 高能 X 线
   D. 10 MV 高能 X 线
   E. 15 MV 高能 X 线

87. **不适用**于前列腺癌本身放疗的技术是
   A. 调强放射治疗
   B. 三维适形放射治疗
   C. 粒子植入照射
   D. 内用核素放射治疗
   E. 4 野常规等中心外照射

88. 乳腺导管内原位癌保留乳房手术后做放射治疗时，照射
   A. 全乳
   B. 全乳 + 腋窝淋巴结
   C. 腋窝淋巴结区
   D. 锁骨上淋巴结区
   E. 内乳淋巴结区

89. CT 模拟定位采取的定位扫描技术一般是
   A. 靶区薄层，靶区外厚 1 cm 的混合扫描技术
   B. 全范围薄层扫描
   C. 全范围层厚 1 cm 扫描
   D. 靶区 8 mm 扫描，靶区外厚 2 cm 混合扫描

技术

E．全范围层厚 2 cm 扫描

90．确定三维适形放射治疗和调强放射治疗的靶区时，**不影响** PTV 的因素是

A．含肿瘤的器官的运动

B．日常体位设计误差

C．危及器官的运动

D．放射治疗机器的精度

E．照射野的数目

# 练习五十二答案

1．B　小肠的体积较大而对放射线耐受剂量低，过大的体积受到照射将会产生严重放射性损伤，对小肠的保护是制订盆腔肿瘤放射治疗方案需要重点考虑的问题。

2．E　加速器治疗室内的空气受到高能射线照射时会产生对人体有害的感生放射性核素以及臭氧和氮氧化物，因而应当保证加速器机房的良好通风。

3．D　我国标准规定加速器 X 射线的深度剂量曲线图的检定周期为每半年。

4．B　放射治疗执行单应该每周检查，且至少在治疗开始的前 3 次和治疗完成时进行检查。

5．A　门联锁装置应每天在出束状态下打开治疗室门或者在开门状态下试着开始出束测试。

6．D　射野平坦度的测量是在 10 cm 深度、80%的射野宽度，测量射野截面方向上的最大和最小剂量点，这两者的差除以两者的和。

7．B　准直器十字中心的允许误差是 2 mm，此测试工作应每个月进行。

8．A　多叶准直器的测试项目包括叶片运动、速度、叶片间的漏射、等中心处叶片的投影宽度以及患者相关的射野形状。

9．A　除了个体化的治疗计划质量保证外，还需针对 IMRT 计划射野执行和治疗计划过程进行质量保证。

10．E　治疗计划核对内容有患者信息、治疗体位、照射野参数、照射野修饰物、处方剂量、权重参数等。

11．E　放射治疗前的几何位置验证包括验证患者体位设计和照射野形状等几何参数。

12．D　13．A　14．A

15．B　运用呼吸门控技术时，通常要做 4D CT 扫描。

16．B　鼻腔、鼻窦癌的病理类型以高分化鳞癌最常见，约占 75%。

17．E　不允许强行断开安全保护系统治疗。

18．C　激光灯的定位误差要求小于 1 mm。

19．D　锥形束 CT 属于照射野位置的验证方法之一，其余选项属于影像诊断方法。

20．C

21．C　我国标准规定加速器辐射束轴的指示检定周期为每个月。

22．C　可导致杀死 63%的细胞，而剩下的 37%还是有活性的照射剂量被称为平均致死剂量（D0）。

23．B　辐射的间接效应是作用于水后产生自由基，最终导致 DNA 损伤。间接效应在低 LET 射线中更常见，但也可以发生于中子，并随物理因素、化学因素和生物因素而改变。

24．C　急性反应在辐照后 6 个月内发生，远期效应发生于受照射 6 个月后。

25．B　26．D　27．D　28．A

29．B　已妊娠放射性工作人员的胎儿的剂量限值是 0.5 mSv/月。

30．E　细胞周期时相中，对电离辐射最敏感的是 G2、M 期。

31．A　分次放射治疗使用的放射生物学的 4R 理论：亚致死损伤的再修复、肿瘤细胞的再增殖、乏氧细胞的再氧化、细胞周期的再分布。

32．D　曼彻斯特系统把处方剂量定义在相应解剖结构上，即 A 点和 B 点。A 点位于侧穹隆上方 2 cm 与子宫中轴旁开 2 cm 交点处，临床上相当于子宫动脉和输卵管的交叉点，是宫颈癌腔内放射治疗计算点，代表宫颈癌靶体积所接受的剂量。

33．E　常规分割照射为 180～200 cGy/d，1 次/天，5 次/周。例如，前列腺癌治疗中使用低分割照射，即增加单次剂量，减少分割次数。

34．B　超分割照射减少单次剂量（< 1.8 Gy），每天照射不止一次，总的治疗时间不变，照射总剂量增加。超分割照射可以减轻晚期反应。分次间隔时间至少应为 6 h，以允许正常组织的亚致死性损伤的修复。

35．D　乏氧与有氧情况下照射时产生相同生物效应所需剂量之比称为氧增强比（OER）。

36．B　37．D　38．A　39．A

40．E　喉癌可分为声门上区癌、声门癌和声门下区癌，组织学上多为高分化鳞癌。声门上区癌由于富含淋巴管，早期即易出现淋巴转移。声门癌早期较少出现淋巴转移，故早期放射治疗不必包括淋巴引流区。声门下区癌淋巴转移居两者之间。

41．B　常规放射治疗技术可在常规模拟定位机上完成，但模拟定位机对射野的设计仅可用于 2D 设计的射野定位，不能进行 3D 治疗计划设计，因此实施调强照射技术者应采用 CT 模拟定位技术。

42．D　常用的是 X 线模拟机及 CT 模拟机，其他几项不如模拟机应用广泛，故此题最佳答案是模拟机。

43．A　超分割可以被定义为在与常规分割方案相同的总治疗时间内，在保持相同总剂量的情况下每天照射 2 次。超分割的基本目的是通过降低分次剂量进一步区分早期反应组织和晚期反应组织的效应差别。

44．E　前列腺癌常规外照射采用前后野和两侧野四野照射法，射野范围包括：射野上界位于耻骨联合上 5 cm，下界位于坐骨结节下缘，前后野两侧界常为射野中心各旁开 3.5～4 cm，侧野前界位于耻骨骨皮质后缘，后界包括直肠前壁后 6～10 cm，需避开直肠后壁。

45．B　46．E　47．A

48．D　以临床剂量学原则评价一个放射治疗计划，不考虑患者治疗费用。

49．D　50．E

51．C　上颌窦癌患者原发病灶大都发生在上颌窦腔的壁上，由于上颌骨的解剖部位处于偏心位，用楔形板照射技术，就可将高剂量区通过楔形板的厚端吸收而降低，而低剂量区通过楔形板的薄端使剂量分布基本不变，这样会使高剂量区与低剂量区的剂量分布大致相等，形成一个较均匀的靶区剂量分布。

52．E　53．D

54．D　X 线全身照射时，在常规标准源皮距治疗条件下，必须扩大照射野。通常是延长治疗距离 3～5 m，治疗机架旋转 90°，准直器旋转 45°，使照射野的对角线平行于患者身体的长轴方向，行水平野照射。

55．E　各类肿瘤对放疗的反应不一样，有时即使同类型肿瘤也会对放射治疗表现出不同程度的反应。出现这种现象是多因素的，以肿瘤作为一个整体来看，与肿瘤内血液供应情况和肿瘤内乏氧细胞的多少以及肿瘤内细胞的增殖状态及其动力学、肿瘤细胞异质性、肿瘤细胞受损伤后的修复能力等有关。

56．A　楔形角 α 表示当放射线束通过楔形板以后，其等剂量曲线发生倾斜的角度，具体地讲就是体模内放射线束中心轴上 10 cm 深度处，楔形等剂量曲线与照射野中心轴夹角的余角。常用的楔形角有 15°、30°、45°、60° 四种。

57．E　电子线全身照射需要保护的组织如晶状体、性腺和指（趾）甲等。

58．C

59．D　切线野的上界在第 2 前肋水平，下界在乳房皱襞下 2 cm。

60．E　X 线全身照射，在放射治疗前 1 d，做好治疗室及应用辅助设备的消毒工作：①首先用清水将治疗机头、机架、治疗机、脚凳等物品擦拭干净，并将治疗床后面的墙壁上的污渍清洗掉。②再用 1∶2000 的氯己定溶液对上述部位擦拭 1～2 遍。③用吸尘器将治疗室、操作室地面、边角各处的灰尘清洗干净。④用 1 : 2000 的氯己定溶液将治疗室及操作室地面湿擦 2 遍。⑤用 2 ~ 4 个紫外线灯照射治疗房间,重点放在治疗床及其周围。⑥操作间的桌子、椅子用 1 : 2000 的氯己定溶液湿擦。⑦在患者需无菌条件下进行治疗时,工作人员,尤其是进入治疗室的人员一定要穿无菌隔离衣、戴隔离帽、口罩、手套。⑧治疗室内的监测剂量设备,如半导体剂量电离室、热释光剂量仪等都应按要求包好无菌套后再与患者接触。

61. E

62. A  等中心定位时,当机架及小机头转回零位,此时肿瘤深度 =100 − 源皮距(93)=7。

63. C  64. B  65. A  66. C

67. A  子宫颈癌全盆腔野照射,后野与前野相对应,前野挡铅用于保护膀胱,后野挡铅用于保护直肠。

68. A  锄形野:设野范围包括脾及脾门区和腹主动脉旁淋巴结区,前后野对穿照射。

69. C  70. E

71. C  乳腺癌内乳野:①内界:在胸骨中线;②上界:与锁骨上野下界相连;③下界:达第 4 肋上缘,野宽 5 cm。

72. B  乳腺癌放射治疗的皮肤反应:①射野内的皮肤会随照射剂量的增加而引起一系列的反应,如一般照射至第 3 ~ 4 周前后,被照射部位的皮肤会出现红、肿、热、痒等感觉,属正常现象。②在放射治疗过程中可以淋浴,但对照射野内的皮肤只可用温水冲洗,且次数不宜过多。也不宜用肥皂涂抹,更不可用力擦搓。照射野以外部位的皮肤可以正常洗浴。③要穿肥大宽松的衣服,避免戴胸罩,避免束缚和挤压胸部,最好穿纯棉或真丝的开身内衣,方便时可经常将衣服敞开,便于通风且有利于保护皮肤。④若有较严重的皮肤反应,如溃烂面积较大、疼痛较重时,可请示主管医师同意,休息 1 ~ 2 周,好转后再继续治疗。⑤照射野内不可用油膏、化学药品,不可粘贴胶布,避免过度日晒。

73. A

74. D  乳腺癌半野切线源皮距照射定位时,使内切线野的后缘与外切线野的后缘(贴铅丝处)重合,一般大机架角度在 45° ~ 60°,少数患者可以适当超出。

75. E

76. D  乳腺癌术后胸壁复发照射常规分割,$^{60}$Co 的 γ 射线或 X 射线切线照射 40 ~ 50 Gy/4 ~ 5 周后,再缩野追加照射剂量 15 ~ 25 Gy。

77. C

78. E  调强放射治疗技术属于三维放射治疗技术。

79. D  乳腺癌乳腺托架体位设计时患侧手臂外展上举大于等于 90°,目的是充分暴露胸壁,避免手臂受到照射。

80. B  81. A  82. A

83. C  放射胶片可用于平面剂量的验证;二极管探测器可用于测量剂量和剂量率(对光子和电子),由于体积小和能即时读取,常用于患者的剂量监测。指型电离室(包括 Farmer 电离室)可用于直线加速器的校准。中子探测器采用充满 $BF_3$ 气体的电离室,用于检测和测量辐射防护区域的中子。热释光剂量仪可用于个人剂量监测。

84. E

85. D  全脊髓照射:下界在第 3 骶椎下缘;两侧在椎弓根的外缘 1 cm。在第 3 腰椎水平由于脊髓分为马尾,故从第 3 腰椎水平以下宽度大约需 8 cm。

86. C  87. D

88. A  乳腺导管内原位癌,早期肿瘤术后进行全乳腺放射治疗。

89. A  CT 模拟定位医师确定扫描范围,应将扫描区域在准备放射治疗的区域外上下多扫至少 5 cm。层厚及间距不必在整个扫描过程中保持一致。感兴趣区可用薄层扫描,其他区域用较大层厚,这样就能降低球管热量，却保持很好的 DRR 质量。

90．E　计划靶区（PTV）是 CTV+ 体位设计不确定或患者移动产生的边界，以及设备的机械误差等。

# 练习五十三

1. 当鼻咽癌放射治疗到 3600～4000 cGy 缩野时，一般上界、前界不动，后界到
   A．椎体前缘
   B．椎体中后 1/3 处
   C．椎体后缘 1 cm
   D．棘突后缘
   E．棘突后缘 0.5 cm

2. 颈段高位食管癌常采用
   A．前后野对穿照射
   B．三野交叉照射
   C．前两野交叉照射
   D．多野交叉照射
   E．水平给角照射

3. 下列关于放射治疗师工作的基本要求描述**错误**的是
   A．每日工作前检查治疗机设备状况
   B．检查各项安全指示灯及仪表各项指标是否正常
   C．检查机器各项运动是否正常
   D．检查各种常用体位设计辅助装置是否齐全
   E．检查治疗计划系统运行是否正常

4. 患者女，67 岁，外阴癌全盆腔照射后，外阴部补量宜采用的体位是
   A．俯卧位
   B．仰卧位
   C．截石位
   D．膝胸卧位
   E．侧卧位

5. 关于鼻咽癌面颈联合野铅挡块制作描述正确的是
   A．灌铅水高度为 9 cm
   B．空心气泡不影响剂量准确
   C．倒铅速度要快
   D．冷却后凹面不影响治疗
   E．脱模后不需要加工毛刺

6. 在肢体软组织肉瘤的术后放射治疗中，应避免照射肢体全周，主要为了
   A．减轻皮肤的急性放射反应
   B．避免肢体发生淋巴水肿
   C．减轻肌肉的晚期放射损伤
   D．避免静脉炎的发生
   E．避免动脉炎的发生

7. 乳腺癌切线野照射技术定位时，**错误**的是
   A．患者的肩上缘需与垫板最高的一边对齐
   B．患侧上臂外展上举的角度 ≥ 90°
   C．患侧侧面体表与床侧面齐
   D．手臂放在身体两侧
   E．记录固定装置夹角的高度

8. 下列对一楔多用的描述**不正确**的是
   A．固定在机头，不用人工更换
   B．用一个 60° 楔形板，用计算机控制
   C．每次照射剂量，用 60° 楔形板照射一定剂量后，自动收回，再用无楔形板照射
   D．可以合成小于 90° 的任何角度的楔形板
   E．可以合成小于 60° 的任何角度的楔形板

9. X 线全身照射时，选择侧位照射技术 X 线至少应用
   A．4 MV
   B．6 MV
   C．8 MV
   D．10 MV
   E．15 MV

10. 食管癌中下段等中心定位时，把模拟中心放在肿瘤中心，照射野一般在肿瘤上、下各放
    A．1～2 cm
    B．3～4 cm
    C．5～7 cm
    D．8 cm
    E．9 cm

11. 关于楔形板描述正确的是

A．楔形板是一块碳纤维楔状体

B．本身构造实际角为α角，对临床剂量计算有意义

C．可以改变剂量分布，但不能使曲线倾斜

D．楔形板起不到组织补偿作用

E．能使照射靶区得到较均匀的剂量分布

12．斗篷后野照射全程需要保护的正常组织或器官为

A．颈脊髓

B．胸脊髓

C．腰脊髓

D．马尾神经

E．骶尾骨

13．下列**不是**乳腺癌放射治疗靶区范围的是

A．乳腺

B．胸壁

C．锁骨上淋巴结

D．纵隔淋巴结

E．腋下淋巴结

14．患者，女性，45岁，回缩性血涕半年。查体发现鼻咽部肿物，双颈多发肿大淋巴结，最大直径2 cm。鼻咽肿物活检示低分化鳞癌，鼻咽、颅底CT示肿瘤侵犯鼻咽左侧壁，左顶后壁，破坏蝶窦底和斜坡。胸部、腹部CT，骨扫描等未发现远处转移证据。该患者首选治疗为

A．手术治疗

B．手术加放射治疗的综合治疗

C．术前放射治疗

D．放射治疗

E．后装近距离治疗

15．在胸部肿瘤放射治疗时，下列**不易**出现的并发症是

A．放射性食管炎

B．放射性肺炎

C．心脏损伤

D．放射性脊髓炎

E．肝损伤

16．对楔形板照射体位设计的描述**不正确**的是

A．看清医嘱要求，楔形板角度和序号

B．常规楔形板两野照射，尖端相邻

C．常规楔形板两野照射，厚端相邻

D．楔形板必须远离患者体表15 cm以上

E．一楔多用时，注意有无楔板的剂量比

17．下列**不是**斗篷野需要保护的重要器官的是

A．喉

B．双侧肱骨头

C．肺

D．脊髓

E．肝

18．全脑全脊髓照射时，腰骶段野下界一般在

A．骶1下缘

B．骶2水平

C．骶3水平

D．骶3下缘

E．骶4下缘

19．淋巴瘤原发于膈上应采用

A．斗篷野

B．倒Y野

C．锄形野

D．狗腿野

E．切线野

20．直肠癌Miles术后放疗野的上、下界分别为

A．上界：腰5椎体下缘；下界：闭孔下缘

B．上界：腰5椎体下缘；下界：肛门口下缘

C．上界：腰4椎体下缘；下界：肛门口下缘

D．上界：腰4椎体下缘；下界：坐骨结节下缘

E．上界：腰3椎体下缘；下界：闭孔下缘

21．直肠癌术前放射治疗，前后对穿野照射定位时，下界放在

A．根据肿瘤下界距肛门口的距离而定

B．骶5水平

C．骶4上缘

D．耻骨联合下3 cm

E．坐骨结节

22．**不是**放射治疗师主要职责的是

A．精确放射治疗的实施者

B．放射治疗质控的最终实施者

C．精确治疗方案的制定者

D．各种放射治疗反应的最早观察者

E．可能是放射治疗患者突发意外的第一抢救者

23．属于物理师的工作范围的是

A．疗效的评估

B. 剂量验证
C. 危及器官的勾画
D. 靶区剂量的确定
E. 体位验证

24. CT模拟定位机和诊断CT最主要的区别是
    A. 扫描软件
    B. 扫描厚度不同
    C. 扫描旋转角度
    D. 扫描床为平板床
    E. 图像清晰度不同

25. 磁共振图像**不能**直接用于剂量计算的原因是
    A. 没有电子密度信息
    B. 电子密度可以忽略
    C. 图像清晰度没有CT高
    D. 没有骨骼密度信息
    E. 没有水密度信息

26. $^{60}$钴治疗机放射源发射的是
    A. 电子线
    B. X射线
    C. 中子
    D. 质子
    E. γ射线

27. 电子线照射时，下列正确的是
    A. 体位设计时靶区平面与限光筒底部平面平行且应远离限光筒底部
    B. 体位设计时靶区平面与限光筒底部平面垂直且应远离限光筒底部
    C. 体位设计时靶区平面与限光筒底部平面平行且应贴近限光筒底部
    D. 体位设计时靶区平面与限光筒底部平面垂直且应贴近限光筒底部
    E. 设定几个靶区，只需一块铅模与它们相对应

28. 上颌窦癌两夹角90°照射时，楔形角应取
    A. 15°
    B. 25°
    C. 30°
    D. 45°
    E. 60°

29. 斗篷野的下界一般放在
    A. 第8胸椎上缘
    B. 第9胸椎水平
    C. 第10胸椎上缘
    D. 第10胸椎下缘
    E. 第11胸椎水平

30. 鼻咽癌上颈淋巴结转移，关于下颈、锁骨上是否做预防照射，描述正确的是
    A. 不需要
    B. 可做可不做
    C. 照射20～30 Gy已足够
    D. 应给予足够的预防剂量
    E. 应给予根治剂量

31. $^{60}$钴γ线与加速器X线相比，$^{60}$钴半影大的原因是
    A. $^{60}$钴源直径大，准直器穿射半影高，旁向散射大
    B. $^{60}$钴源直径大，准直器穿射半影高，旁向散射小
    C. $^{60}$钴源直径大，准直器穿射半影低，旁向散射小
    D. $^{60}$钴源直径大，准直器穿射半影相同，旁向散射小
    E. $^{60}$钴源直径大，准直器穿射半影相同，旁向散射大

32. 男性，48岁，晨起回缩性血涕半年，双上颈肿物2个月，查体发现鼻咽肿物，最可能的诊断是
    A. 淋巴瘤
    B. 淋巴结炎
    C. 鼻咽癌
    D. 嗅神经母细胞瘤
    E. 淋巴结结核

33. 采用SAD照射技术时，要求必须
    A. 先对机架角度，再对源皮距
    B. 先对好距离，再对机架角度
    C. 对好小机头方位角，再对距离
    D. 先对好照射野大小，再对距离
    E. 先设置好小机头角，再核对楔形板的角度和方向

34. 垂体瘤三野等中心定位时，灯光野中心一般放在
    A. 体中线与两外眦连线的交点上
    B. 体中线与两外眦连线的交点偏上0.5 cm
    C. 体中线与两眉弓连线的交点上
    D. 体中线与两眉弓连线的交点偏上0.5 cm

E. 体中线与两眉弓连线的交点偏下 0.5 cm

35. 下列情况**不需**采用全脑全脊髓照射技术的是
 A. 髓母细胞瘤
 B. 松果体区生殖细胞瘤
 C. 胶质瘤
 D. 分化差的室管膜瘤
 E. 白血病脑侵犯

36. 下列关于 $^{60}$ 钴治疗机描述正确的是
 A. 几何半影可以完全消除
 B. 复合式准直器可大大减少散射半影
 C. 照射野越大，散射半影越小
 D. 散射半影可以通过减小放射源面积完全消除
 E. 穿射半影可以通过合理设计准直器消除

37. 电子直线加速器中散射箔的主要作用是
 A. 消除 X 射线污染
 B. 使电子束散开
 C. 使电子束收缩
 D. 减低电子束边缘剂量
 E. 减少散射半影

38. 能够使医用电子直线加速器输出均匀 X 射线的射野装置是
 A. 均整器
 B. 准直器
 C. 偏转磁铁
 D. 散射箔
 E. 电离室

39. 近距离治疗方式**不包括**
 A. 管内治疗
 B. 组织间插植
 C. 表面施用器敷贴治疗
 D. 放射性核素药物治疗
 E. 腔内治疗

40. 对螺旋断层放射治疗系统的临床应用特点描述**错误**的是
 A. 实施螺旋断层放射治疗可以选择任何角度照射患者
 B. 有更大的调制能力，使得靶区的适形度更高
 C. 利用 MVCT 剂量重建
 D. 有较广泛的临床适应证，可以治疗头颈、胸腹、盆腔等部位肿瘤
 E. MVCT 的 CT 值和电子密度间无线性关系

41. 激光定位系统的主要构成部件是
 A. 可移动激光灯、数字控制软件
 B. 可移动激光灯、激光灯驱动系统
 C. 可移动激光灯、驱动系统
 D. 可移动激光灯、激光灯驱动系统、数字记忆软件
 E. 可移动激光灯、激光灯驱动系统、数字控制软件

42. 体位固定能保证患者在治疗时
 A. 能量准确
 B. 机架转角准确
 C. 射野位置准确
 D. 楔形板准确
 E. 机头转角准确

43. 前列腺癌常规外照射根治性放射治疗剂量为
 A. 40 Gy
 B. 50 Gy
 C. 60 Gy
 D. 70 Gy
 E. 80 Gy

44. 早期精原细胞瘤应采用
 A. 放射疗法
 B. 手术
 C. 手术 + 术后放射疗法
 D. 化学疗法
 E. 手术切除睾丸并腹膜后淋巴结清除

45. 全乳腺胸壁切线野（提示采用 2 个带楔形板的 X 线切线野照射全乳腺胸壁）定位时，在照射野中心轴上，肺允许在照射野内的最大宽度（CLD）为
 A. 1.0 cm
 B. 1.5 cm
 C. 2.0 cm
 D. 2.5 cm
 E. 3.0 cm

46. 与常规带楔形板的切线野技术相比，采用三维适形调强野中野放射治疗技术（提示：同侧乳腺胸壁放射治疗，采用三维适形调强野中野放射治疗技术，给予 DT 50 Gy/25 次 /5 周）可以
 A. 增加左侧乳腺癌的冠状动脉区域照射
 B. 使乳腺靶区剂量分布更为均匀

C. 增加对侧乳腺照射剂量

D. 增加同侧肺剂量

E. 增加乳腺的急性皮肤反应

47. 放射治疗体位设计边界为

A. CTV

B. PTV

C. ITV

D. GTV

E. BEV

48. 与外照射相比，对近距离照射特点的描述**错误**的是

A. 放射源强度较小

B. 治疗距离较短

C. 大部分放射线的能量被组织吸收

D. 放射线必须经过皮肤、正常组织才能到达肿瘤

E. 肿瘤剂量不必受到皮肤耐受量的限制

49. 宫颈癌术后残端复发，首选的治疗方法是

A. 加温治疗 + 化学治疗

B. 化学治疗 + 手术

C. 放射治疗 + 手术

D. 手术

E. 放射治疗

50. 术中放射治疗常用的放射源是

A. $^{60}$钴治疗机

B. 快中子

C. 电子束

D. 镭

E. 医用直线加速器

51. 下列**不属于**高 LET 射线的是

A. 质子

B. X 射线

C. α 粒子

D. 重粒子

E. 中子

52. 在细胞周期中的肿瘤细胞，对放射线最敏感的是

A. G0/G1 期

B. S 期和 G2/M 期敏感性相同

C. G2/M 期

D. S 期

E. 以上各期细胞敏感性相同

53. 乳腺癌脑转移作全脑照射时，常用的剂量为

A. 20 Gy/2 w

B. 30 Gy/2 w

C. 40 Gy/3 w

D. 45 Gy/3 w

E. 50 Gy/5 w

54. 临床上用电子线治疗一个有效治疗深度为 2 cm 的肿瘤时，通常选择的能量是

A. 4 ~ 6 MeV

B. 8 ~ 10 MeV

C. 10 ~ 12 MeV

D. 12 ~ 15 MeV

E. 15 ~ 20 MeV

55. 近距离治疗有效距离为

A. 5 mm ~ 20 cm

B. 5 mm ~ 15 cm

C. 5 mm ~ 10 cm

D. 5 mm ~ 5 cm

E. 5 mm ~ 3 cm

56. 放射治疗的基本目标是努力提高放射治疗的

A. 各靶区组织的剂量

B. 肿瘤组织的氧效应比

C. 治疗增益比

D. 靶区外正常组织的耐受剂量

E. 治疗区形状与靶区的适形度

57. 直线加速器的阴极是

A. 磁控管

B. 电子枪

C. 偏转磁铁

D. 钨靶

E. 速调管

58. 限定了射束的最大射野尺寸的是

A. 阳极靶

B. 独立铅门

C. 偏转磁铁

D. 初级准直器

E. 均整器

59. 在直线加速器治疗机头中，能将源皮距显示在患者皮肤上的是

A. 光学距离指示器

B. 机械距离指示器

C. 电子限光筒

D．井字形界定线
E．图像增强器

60．**不是** CT 模拟定位的步骤的是
    A．患者体位设计
    B．扫描医师感兴趣的区域
    C．图像层厚 2～8 mm
    D．当图像重建时，确保患者的解剖和模拟标记被包括在视野内
    E．采用正交图像

61．CT 模拟定位后，放射治疗师必须记录
    A．机架角度
    B．准直器角度
    C．照射野大小
    D．患者体位设计
    E．扫描层厚

62．可根据患者的生理运动（如呼吸运动）来确定的是
    A．大体肿瘤区
    B．内靶区
    C．临床靶区
    D．运动靶区
    E．治疗区

63．描述邻近治疗野内或附近的重要结构的术语是
    A．内靶区
    B．内边界
    C．照射靶区
    D．危及器官
    E．治疗区

64．**不能**用来补偿患者缺失的组织的射线束修正装置是
    A．合金挡块
    B．组织等效填充物
    C．补偿过滤器
    D．楔形板
    E．组织等效填充物和组织补偿物

65．制成多叶准直器（MLC）的材料是
    A．钼
    B．钨
    C．铅
    D．黄铜
    E．铝

66．可以用来补偿缺失的组织并提高皮肤的剂量的是
    A．补偿过滤器
    B．组织等效填充物
    C．楔形板
    D．手动挡块
    E．碳纤维板

67．从射线束发出点的角度观察治疗野投影的是
    A．剂量体积直方图
    B．等剂量分布图
    C．射野方向观
    D．照射区
    E．临床靶区

68．放射治疗中需要勾画的结构**不包括**
    A．人体外轮廓
    B．临床靶区
    C．危及器官
    D．PTV
    E．IV

69．要求在照射方向上照射野的形状与病变一致，而且其靶区内及其表面的剂量处处相等的是
    A．常规放射治疗
    B．适形放射治疗
    C．立体定向外科治疗
    D．调强适形放射治疗
    E．立体定向放射治疗

70．在 CT 模拟定位确定靶区时，下列一般**不需要**考虑的是
    A．体位的重复性误差
    B．设备的机械误差
    C．靶区的扫描时间
    D．肿瘤自主和不自主的运动误差
    E．肿瘤的大小

71．在确定患者放射治疗时体位，**不需要**考虑的是
    A．肿瘤的分化程度
    B．患者的健康情况
    C．布野要求
    D．每次体位设计时体位的重复性
    E．计划能否实现

72．全脊髓照射，为了减少由于射野的重叠或间隔一定距离引起的治疗剂量分布，移动一次各野间隙位置的时间是
    A．1 w

B. 2 w
C. 3 w
D. 4 w
E. 5 w

73. 医用加速器电子线治疗的能量范围为
    A. 10～20 MeV
    B. 10～25 MeV
    C. 4～15 MeV
    D. 4～20 MeV
    E. 4～25 MeV

74. 由于实施肿瘤根治术而可以**不定义**的靶区是
    A. CTV
    B. GTV
    C. ITV
    D. PTV
    E. OAR

75. 放射治疗射野交接处的剂量分布不易达到理想的效果，通常采用的解决办法**不包括**
    A. 相邻野沿相邻方向向外倾斜
    B. 相邻野沿相邻方向向内倾斜
    C. 相邻野在皮肤处保留一定间隔，使一定深度处剂量均匀
    D. 利用半野挡铅技术
    E. 使用半影产生器使射野相邻处剂量均匀

76. 三维适形放射治疗的治疗验证**不包括**
    A. 治疗前放射治疗条件的模拟
    B. 治疗中放射治疗条件验证和记录
    C. 照射中射野及体位的监测
    D. 放射治疗患者体内剂量的监测
    E. 治疗结束后的随访及记录

77. 立体定向放射治疗治疗剂量分布的特点**不正确**的是
    A. 小叶集束照射，剂量分布集中
    B. 靶区周边正常组织剂量很小
    C. 靶区周边剂量梯度变化大
    D. 剂量的大小比靶位置和靶体积重要
    E. 靶区内及靶区附近剂量分布不均

78. 外照射常用的技术**不包括**
    A. 固定源皮距照射技术
    B. 等中心照射技术
    C. 旋转照射技术
    D. 适形调强治疗
    E. 后装治疗

79. 关于姑息性放射治疗的描述**不正确**的是
    A. 是为了改善患者生活质量
    B. 主要追求肿瘤的彻底消失
    C. 相较于根治性放射治疗照射剂量低
    D. 治疗时间短
    E. 其目的主要是减轻患者症状

80. 作为中子源来治疗肿瘤的放射源是
    A. $^{252}$锎
    B. $^{192}$铱
    C. $^{125}$碘
    D. $^{60}$钴
    E. $^{137}$铯

81. 关于近距离放射治疗的描述**不准确**的是
    A. 配合外照射进行治疗
    B. 计算机系统遥控治疗机
    C. 目前主要用镭作为放射源
    D. 剂量计算和布源曾有曼彻斯特系统
    E. 剂量计算和布源曾有巴黎系统

82. 处于不同周期时相的细胞，对热疗最敏感的是
    A. G0 期
    B. G2 期
    C. M 期
    D. S 期
    E. 各期细胞敏感性相同

83. 高能电子束的 PDD 曲线可大致分为
    A. 剂量建成区、高剂量坪区、低剂量区
    B. 表面剂量区、低剂量坪区、剂量上升区
    C. 表面剂量区、剂量跌落区、低剂量坪区以及 X 射线污染区
    D. 表面剂量区、高剂量坪区、剂量跌落区以及 X 射线污染区
    E. 剂量建成区、高剂量坪区、剂量跌落区以及 X 射线污染区

84. 主要采用高能电子束进行临床治疗的情况是
    A. 表浅的、偏体位一侧的病灶
    B. 深度 15 cm 以上的病灶
    C. 多照射野等中心治疗
    D. 位于重要脏器后面的靶区
    E. 体积较大的肿瘤

85. 乳腺癌锁骨上淋巴结及腋顶淋巴结可单用一个前野照射，照射时应注意患者头偏向健侧，为

保护气管、食管、脊髓，机架角向健侧偏

A. 0°

B. 5°

C. 15°

D. 30°

E. 45°

86. 下列有关放射治疗技术的描述中**不正确**的是

A. 多数头颈部鳞癌患者放射治疗时选择仰卧位

B. 全中枢神经系统常规照射的患者，一般取仰卧位

C. 在头部放射治疗时可适当采用多野、多方位照射，以减少周围正常组织的损伤

D. 对头颈部肿瘤患者常规放射治疗时，一般用头颈面罩进行体位固定

E. 对头颈部拟行适形放射治疗或调强放射治疗技术的患者应选择头颈肩面罩固定

87. 鼻咽癌放射治疗靶区范围一般**不包括**

A. 全部鼻咽壁

B. 咽旁、咽后间隙

C. 喉咽

D. 上颌窦腔的后 1/3

E. 蝶窦、蝶骨体

88. 脑瘤放射治疗的指征**不包括**

A. 颅内高压严重且无有效减压措施

B. 手术未能完全切除

C. 高危区域或不易手术

D. 不适合外科手术

E. 术后复发补充放射治疗

89. 垂体瘤常用的放射治疗体位是

A. 俯卧位

B. 左侧卧位

C. 右侧卧位

D. 仰卧位，下颌尽量内收

E. 仰卧位，下颌尽量后仰

90. 食管癌直接侵犯的最常见的邻近组织器官是

A. 主动脉

B. 心包

C. 气管及支气管

D. 喉

E. 贲门

91. 食管上接咽，相当于哪个水平，然后沿气管后缘经上纵隔，过横膈的食管裂孔止于胃的贲门

A. 第 5 颈椎

B. 第 5 颈椎下缘

C. 第 6 颈椎

D. 第 6 颈椎下缘

E. 第 7 颈椎

92. **不是**立体定向放射外科特点的是

A. 精确体位设计

B. 精确定位

C. 精确靶区

D. 精确放射治疗剂量

E. 精确治疗时间

93. 低熔点铅全挡时，其厚度要使射线的穿射量**不超过**

A. 1%

B. 3%

C. 5%

D. 10%

E. 15%

94. 操作放射治疗设备实施治疗的是

A. 放射治疗医师

B. 放射治疗师

C. 放射治疗剂量师

D. 放射治疗物理师

E. 设备工程师

95. 放射治疗师的职责**不包括**

A. 操作医用直线加速器进行放射治疗

B. 操作 CT 模拟定位机确定靶区

C. 制作铅挡块

D. 操作模拟机进行射野验证

E. 对患者进行全面检查，做出诊断和临床分期，确定放射治疗的目的

96. $^{60}$Co 放射源的半衰期是 5.27 年，一个 200 TBq 的放射源衰减到 50 TBq 需要经过

A. 3.14 年

B. 5.47 年

C. 7.59 年

D. 10.54 年

E. 15.08 年

97. 带电粒子与靶物质的相互作用主要有

A. 与核外电子发生弹性与非弹性碰撞

B. 与质子发生弹性与非弹性碰撞，与中子发

生弹性与非弹性碰撞
C. 与核外电子发生弹性与非弹性碰撞，与质子发生弹性与非弹性碰撞
D. 与核外电子发生弹性与非弹性碰撞，与中子发生弹性与非弹性碰撞
E. 与核外电子发生弹性与非弹性碰撞，与原子核发生弹性与非弹性碰撞

98. 铅对 $^{60}$ 钴 γ 射线的半价层是 1.25 cm，因此其线性吸收系数约为
   A. 0.135/cm
   B. 0.349/cm
   C. 0.554/cm
   D. 0.693/cm
   E. 0.985/cm

99. 放射性活度的国际单位是
   A. 贝克勒尔
   B. 居里
   C. 焦耳
   D. 伦琴
   E. 希沃特

# 练习五十三答案

1. B  当鼻咽癌放射治疗到 3600～4000 cGy 缩野时，上界、前界一般不动，后界一般到椎体中后 1/3 处，以保护颈髓。
2. C
3. E  物理师负责放射治疗计划系统运行情况。
4. C
5. A  浇铸铅挡块时，倒铅速度要慢，防漏铅水，防空心有气泡，表面需堆满铅水，防冷却后凹心。浇灌铅水的高度以 9 cm 为准，自然冷却，全部固定后再一起脱模。
6. B
7. D  乳腺癌放射治疗患者自然躺在乳腺切线板稍偏患侧的位置上，调节切线板的高度至患者的胸壁与床面平行，调节膝垫避免患者下滑，用激光灯核对一下患者的体中线（以胸骨切迹和剑突连线为基准），以保持头足方向无扭曲。根据患者手臂功能恢复情况，分别调节患者的双侧手臂上举和外展的角度大于等于 90°，目的是充分暴露胸壁，避免手臂受到照射。也可让患者的健侧手臂自然放于切线板上或手臂弯曲，拇指置于脐部。如需照射锁骨上野，则让患者的头偏向健侧。切线板放在床上也要稍偏患侧，以免外切野的后界落在治疗床或切线板上。
8. D  一楔多用问题：目前有些加速器治疗机的楔形板，是固定在机头里面的，不用人工更换。它由计算机来控制，在每次治疗中，用 60° 的楔形板照射一定剂量后，自动收回楔形板，再照射完此次的剩余剂量，利用有楔形板与无楔形板照射剂量之比，可以合成 60° 楔形角以内的任何角度的楔形野，这样就不只局限在 15°、30°、45°、60° 四种楔形板的应用范围中，并可以在靶区范围内得到更好的剂量分布。
9. B  10. B
11. E  楔形滤过板（简称楔形板）是最常用的一种滤过器。楔形板通常用高密度材料（如铜或铅）做成。楔形角 α 是表示当放射线束通过楔形板以后，其等剂量曲线发生倾斜的角度。原则上，从能量 250 kV 的 X 射线、$^{60}$Co 的 γ 射线到高能 X 射线，都可以使用楔形板来修正其平野的剂量分布，使等剂量曲线发生倾斜。此外，楔形板还可以起到组织补偿作用，用于修正身体曲面。比如乳腺癌切线照射、颈段食管癌照射等，都可以使用楔形板照射来得到更为均匀的剂量分布。
12. A  斗篷后野照射时，颈段脊髓全部保护，纵隔剂量达 30Gy 后再保护胸部脊髓。
13. D  乳腺癌放射治疗，主要靶区包括整个乳腺、胸壁、腋窝、锁骨上及内乳淋巴结区域。
14. D  鼻咽接近颅底，周围有重要的神经、血管毗邻，加之鼻咽癌多为低分化鳞癌，颈部淋巴结转移

率高，外科切除极受限制，所以放射治疗是鼻咽癌的首选治疗手段。此患者无远处转移证据，可以首选放射治疗。

15．E　肝位于腹腔，在胸部肿瘤放射治疗中，出现放射治疗不良反应的可能性要比其他选项的胸腔内脏器小。

16．B　楔形板照射按要求体位设计后，放准楔形板，嘱患者不要移动；常规楔形板两野照射，厚端相邻；楔形板装置应距离患者体表 15 cm 以上，以免散射线增加皮肤表面剂量；一楔多用时，注意有和无楔形板的剂量比，可以合成 60° 楔形角以内的任何角度的楔形野，这样可以在靶区范围内得到更好的剂量分布。

17．E　斗篷野包括 2 个肺挡块、2 个肱骨头挡块、1 个喉挡块（前野）或脊髓挡块（后野）。

18．D　全脑全脊髓照射时，脊髓野下界在第 3 骶椎下缘。

19．A

20．B　直肠癌术后放射治疗野的上下界：①上界：在第 5 腰椎椎体下缘水平。②下界：依据肿瘤的下界而定，如为保肛手术（Dixon's 手术），则下界在闭孔下缘；如为 Miles 手术后，则下界应在原肛门口水平。

21．A　直肠癌术前放射治疗，前后对穿野照射定位时，下界在闭孔下缘，距肿瘤下缘至少 2 cm，如病变为低位直肠癌，则下界应在肛门水平。

22．C　精确治疗方案的制定主要由医师完成。

23．B

24．D　CT 模拟定位机扫描床为平板床，诊断 CT 扫描床为凹面床。

25．A　26．E

27．C　电子线照射时，每位患者都有自己固定的铅块，患者设定几个射野就有几个铅块。体位设计时要注意患者照射野平面与限光筒底部平面平行，患者照射区皮肤尽量贴近限光筒底部。

28．D　楔形角度的选取可参照如下经验公式，即：楔形角 $\alpha=90°-\theta/2$（式中 $\theta$ 为两楔形野中心轴交角）。

29．D

30．D　颈部淋巴结照射，常规照射，5 天/周，每天 1 次，每次 1.8~2.0 Gy，预防剂量为 50~56 Gy/5~5.5 w。

31．A　$^{60}$钴 γ 线与加速器 X 线相比，$^{60}$钴源有一定尺寸，直径大，存在几何半影；放射源线束穿过准直器端面厚度不等，造成剂量渐变分布，准直器穿射半影高；加速器高能 X 射线，散射线主要向前，散射半影小，而 $^{60}$钴源 γ 线相对旁向散射大。

32．C

33．B　等中心治疗的基本原理是将病灶中心或靶区中心放在机架的旋转中心，机架于任何角度时，射线束中心都穿过病灶中心（或靶区）。该技术的体位设计要点是要保证升床准确，先对距离再给角度。

34．D

35．C　神经胶质瘤是最常见、手术难以切除、容易复发的肿瘤，星形细胞瘤是颅内胶质瘤中发病率最高的肿瘤，其治疗原则是手术加术后放射治疗。临床首选三维适形放射治疗和调强放射治疗。放射治疗靶区范围，GTV：能证明的大肿瘤；CTV：GTV+2.5~3 cm；PTV：CTV+0.3~0.5 cm。

36．E　$^{60}$钴治疗机采用带有半影消除装置的复式球面准直器，几何半影会明显缩小。穿射半影通过采用球面聚焦式准直器来消除。组织中散射线造成散射半影，无法消除。总之，半影剂量一部分来自于源具有一定尺寸（几何半影），另一部分来源于准直器遮线器的穿射剂量，而最主要的来自于患者体内组织的散射线（散射半影）。另外，半影还与照射野的面积和深度有关，对给定的组织深度，半影随照射野增大而增大。对给定的照射野，半影随深度的增加而增加。

37．B　38．A　39．D

40．E　MVCT 的 CT 值和电子密度间呈线性关系，可以引导体位设计和放射治疗。

41．E

42. C  为了保证放射治疗过程中治疗计划得到准确的执行，必须保证患者体位固定方式的选择和实施、治疗计划的设计和验证，以及每天体位设计的重复性和治疗计划执行的准确性。治疗体位的确定是整个放射治疗实施过程中的第一步。

43. D  44. C

45. E  全乳腺胸壁切线野包括乳腺底部胸壁和部分肺组织，在照射野中心轴上，切肺深度一般要求在 3 cm 之内。

46. B  采用三维适形调强野中野放射治疗技术可以减少左侧乳腺癌的冠状动脉区域照射，使乳腺靶区剂量分布更为均匀，降低对侧乳腺照射剂量，降低同侧肺剂量，降低乳腺的急性皮肤反应。

47. B  计划靶区（PTV）：CTV+体位设计不确定或患者移动产生的边界，以及设备的机械误差等。

48. D  49. E

50. C  目前术中照射基本上均采用高能电子束照射，利用电子加速器产生的 6～21 MeV 高能电子束，在治疗机头准直器的下端，通过相应的适配器，连接电子束术中照射限光筒进行照射，照射完毕再进行手术缝合。

51. B  LET 是线性能量传递的英文首字母缩写，又称为传能线密度，是单位长度径迹上传递的能量，是以 keV 表达的一个带电粒子通过 1 μm 距离物质的平均能量。高 LET 射线 LET 值一般大于 100 keV·μm$^{-1}$，有中子、重粒子、质子等。X 射线的 LET 值一般小于 10 keV·μm$^{-1}$，属于低 LET 射线。

52. C  实验表明，处于不同周期时相的细胞放射敏感性是不同的。总的倾向是处于 S 期的细胞是最耐受的，处于 G2 和 M 期的细胞是最敏感的。

53. B  乳腺癌脑转移作全脑照射时，常采用 DT30 Gy/10 次 /2 周或 40 Gy/20 次 /4 周或 40 Gy/15 次 /3 周的分割方式。

54. B  电子线治疗时，选择具体能量要根据靶区的深度及靶区后正常组织所能耐受的剂量综合考虑。如果仅考虑靶区深度，若将靶区后缘深度 d 取在 90% 或 95% 剂量线，电子线能量的 MeV 数可以近似选为 E ≈ 3×d+（2～3）（MeV）。对于 2 cm 深度的肿瘤，可以选择的电子线能量为 8～9 MeV。

55. D  近距离照射与外照射相比，其放射源强度小，在几个毫居里到几个居里，治疗距离较短，一般在 0.5～5 cm。

56. C  一般将放射线对正常组织与肿瘤的不同生物效应之比称作治疗增益比。放射治疗的基本目标是努力提高放射治疗的治疗增益比。

57. B  电子枪（直线加速器的阴极）将电子注入加速结构。

58. D  初级准直器帮助塑形光束并设置最大射野大小，射野通常为 40 cm×40 cm。

59. A

60. E  在 CT 模拟定位完成后，重建正交图像。其他均是 CT 模拟定位的步骤。

61. D  CT 模拟定位后，放射治疗师必须记录患者体位设计的信息，以便计划制定好后治疗时的体位重复。

62. B  见下题解析。

63. D  治疗计划包括以下靶区：大体肿瘤区（GTV）：肿瘤本身，通过临床检查和影像诊断可见。临床靶区（CTV）：GTV+ 可能存在显微镜可见病灶以及肿瘤可能侵犯的范围。计划靶区（PTV）：CTV+ 体位设计不确定或患者移动产生的边界，以及设备的机械误差等。内边界（IM）：患者生理运动产生的边界。内靶区（ITV）：CTV+IM。治疗区：接受处方剂量的解剖部位。照射区：接受照射剂量的区域，由 50% 剂量线规定。照射区的范围反映了正常组织所受剂量的大小。危及器官：在治疗野内或邻近治疗野的重要正常组织结构。

64. A  补偿过滤器用于补偿缺失的组织。过滤器由组织等效材料制成，其厚度等于缺失组织的厚度。补偿过滤器可以改善剂量分布，同时提供皮肤保护效应。组织等效填充物是直接置于患者皮肤上的组织等效材料，其可用于补偿缺失的组织或增加对皮肤的剂量。组织等效填充物必须平放在皮肤上，并且避免出现空气间隙。楔形板也可以补偿缺失的组织。

65．B　在放射治疗机器中，多叶准直器是计算机控制的可以改变射野形状的挡块。其由钨制成，在治疗期间多叶光栅移动以调控治疗射线束。

66．B　补偿过滤器用于补偿缺失的组织。过滤器由组织等效材料制成，其厚度等于缺失组织的厚度。组织等效填充物是直接置于患者皮肤上的组织等效材料，其可用于补偿缺失的组织或增加对皮肤的剂量。组织等效填充物必须平放在皮肤上，并且避免出现空气间隙。楔形板也可以补偿缺失的组织。手动挡块是放置在挡铅托架上的标准化的挡块，多用于紧急治疗。碳纤维板多是体位固定装置的材料。

67．C　射野方向观（BEV）是从射束发出点的角度看治疗野的投影。等剂量分布图代表剂量在组织内是如何沉积的。剂量体积直方图（DVH）是器官体积与接受剂量关系的示意图。照射区是接受照射剂量的区域，由50%剂量线规定。临床靶区是肿瘤区＋可能存在显微镜可见病灶以及肿瘤可能侵犯的范围。

68．E　照射区Ⅳ：接受照射剂量的区域，由50%剂量线规定。照射区的范围反映了正常组织所受剂量的大小。除了Ⅳ外，其他均需要勾画。

69．D　调强适形放射治疗要满足两个条件：一是在照射方向上，照射野的形状必须与病变（靶区）一致；二是要求其靶区内及表面各点的剂量处处相等。

70．C

71．A　治疗体位的确定是整个放射治疗实施过程中的第一步。合适的体位既要考虑到布野要求，又要考虑到患者的一般健康条件和每次体位设计时体位的可重复性。

72．A　全脊髓照射，接野处，每周需要移动一次，避免有剂量的"热点"和"冷点"产生。

73．E　医用电子直线加速器可提供连续可调的电子线，能量一般在4～25 MeV。

74．B　根治手术将肉眼可见的大体肿瘤切除后，GTV不存在，可以不定义。

75．B　此处的向外是使两相邻射野的夹角减小，达到相邻处无夹角，减小高剂量区。

76．E

77．D　立体定向放射治疗剂量分布的特点是：小叶集束照射，剂量分布集中，靶区周边剂量梯度变化大，靶区周边正常组织剂量很小，靶区内及靶区附近剂量分布不均。立体定向放射治疗靶位置和靶体积的确定比剂量的大小的确定重要得多，故D选项不正确，其余均正确。

78．E　后装属于近距离放射治疗，不是外照射。

79．B

80．A　锎是较好的用于腔内治疗的中子放射源。

81．C　近距离放射治疗机的放射源多为$^{192}$Ir，而永久性植入的放射源多为$^{131}$I、$^{103}$Pd，血管内近距离放射治疗所用的放射源多为$^{32}$P、$^{90}$Sr等。

82．D　处于不同周期时相的细胞，对热疗最敏感的是S期。

83．E　84．A　85．C

86．B　全中枢神经系统常规照射时，多采用俯卧位进行，患者躺在特制的垫板上，头枕在船形枕上，双臂置于体侧，体中轴与床长轴一致，调整头枕高度使颈椎呈现水平位。

87．C　鼻咽癌常规照射时应包括鼻咽腔、鼻腔及上颌窦后1/3、翼腭窝、双侧咽旁间隙、后组筛窦、颅底及蝶骨体、枕骨体及海绵窦区；颈部淋巴结转移灶和淋巴引流区须考虑做预防性或治疗性照射。

88．A　颅内高压严重且无有效减压措施为放射治疗的禁忌证之一。

89．D

90．C　食管癌直接侵犯邻近组织器官，如气管和支气管、主动脉、心包等，最常见的是气管及支气管。

91．D　食管的解剖上接咽，相当于第6颈椎下缘水平，沿气管后缘经上纵隔，过横膈的食管裂孔止于胃的贲门。

92. E
93. C  低熔点铅全挡时，其厚度要使原射线的穿射量不能超过5%。
94. B  放射治疗师是放射治疗计划的最终实施者。
95. E  对患者进行全面检查，做出诊断和临床分期，确定放射治疗目的是放射治疗医师的职责，除此之外，其他是放射治疗师的职责。
96. D  50 TBq 是 200 TBq 的 1/4，即（1/2）$n$=1/4，$n$=2，所以 $^{60}$Co 放射源要经过 2 个半衰期，即 5.27×2=10.54 年。
97. E  带电粒子与物质相互作用主要有四种形式：与核外电子发生非弹性碰撞、与原子核发生非弹性碰撞、与原子核发生弹性碰撞、与核外电子发生弹性碰撞。
98. C  由公式 HVT=0.693/μ 得出 μ=0.693/HVT=0.693/1.25 cm=0.554 cm。
99. A

# 练习五十四

1. 鼻咽癌放射治疗后低头时出现一过性腰、骶及下肢闪电感，这是因为
   A．早期放射性颞叶损伤
   B．早期放射性小脑损伤
   C．早期放射性颈段脊髓损伤
   D．早期放射性垂体损伤
   E．放射性椎体脱钙
2. 使用石墨材料制作指形电离室的原因是
   A．易于加工
   B．不易损坏
   C．价格便宜
   D．对测量结果影响小
   E．颜色合适
3. 临床上一般放射治疗射野边缘是用模拟灯光的边界来定义的，在放射物理上它所对应的等剂量曲线值为
   A．100%
   B．95%
   C．80%
   D．50%
   E．30%
4. 近距离治疗可分为
   A．大剂量率、中剂量率、小剂量率
   B．超低剂量率、低剂量率、中剂量率
   C．超高剂量率、高剂量率、低剂量率
   D．低剂量率、中剂量率、高剂量率
   E．超高剂量率、中剂量率、超低剂量率
5. 放射治疗中期出现哪种症状，通常不停止治疗
   A．照射野内皮肤发红
   B．发热（T＞38℃）
   C．电解质紊乱
   D．严重口腔溃疡
   E．肠梗阻
6. 当使用电子线照射时，描述正确的是
   A．电子线限光筒尽量靠近皮肤表面
   B．电子线限光筒与皮肤表面的距离以方便体位设计为原则
   C．电子线限光筒与皮肤表面的距离为 4 cm
   D．电子线限光筒与皮肤表面的距离为 10 cm
   E．电子线限光筒与皮肤表面的距离不少于 15 cm
7. 公众照射的年均照射的剂量当量限值为
   A．全身＜5 mSv，任何单个组织或器官＜5 mSv
   B．全身＜5 mSv，任何单个组织或器官＜15 mSv
   C．全身＜5 mSv，任何单个组织或器官＜50 mSv
   D．全身＜1 mSv，任何单个组织或器官＜20 mSv
   E．全身＜1 mSv，任何单个组织或器官＜50 mSv
8. X 射线与物质相互作用中，X 射线仅损失部分能量的相互作用是
   A．相干散射
   B．光电效应
   C．康普顿效应
   D．电子对效应

E．光核反应
9．**不能**行根治性放射治疗的是
  A．鼻咽癌
  B．晚期食管癌
  C．皮肤鳞癌
  D．早期声门癌
  E．早期宫颈癌
10．以下关于放射治疗医务人员的剂量限值，**错误**的是
  A．由审管部门决定的连续5年的年平均有效剂量为 20 mSv
  B．任何一年中的有效剂量为 50 mSv
  C．眼晶体的年当量剂量为 150 mSv
  D．四肢（手和足）的年当量剂量为 150 mSv
  E．皮肤的年当量剂量为 500 mSv
11．治疗记录填写错误时应
  A．涂改错误记录
  B．用双线划在错误记录上，在下一格内记录正确内容，修改人需签名
  C．留下错误记录不修改
  D．采用刮、粘、涂等方法掩盖或去除原来的字迹
  E．重新抄写一份记录单
12．随射线 LET 增加，氧增强比（OER）值
  A．无变化
  B．上升
  C．下降
  D．与 LET 无关
  E．先上升后下降
13．对射线敏感的肿瘤是
  A．骨肉瘤
  B．神经胶质细胞瘤
  C．睾丸精原细胞瘤
  D．食管癌
  E．肾癌
14．射线质用射程表示的射线（或粒子）是
  A．150 kV X 射线
  B．400 kV X 射线
  C．电子线
  D．6 MV X 射线
  E．10 MV X 射线
15．**不是** IMRT 的治疗优势的是

A．采用 CT 或 MRI 三维重建定位，提高了体位设计和照射的精确度
B．可以配置射野内的各线束的权重，保证了剂量分布形状与靶区的实际分布形状相一致
C．射野内诸点的输出剂量率能按要求的方式进行调整
D．单病例的治疗时间可以大大缩短
E．逆向计划的实施确保了剂量分布参数不仅从正向计算，而且利用了逆向算法来验证和审核，实现了射野强度分布的最优化

16．头颈部肿瘤放射治疗中出现明显腮腺肿痛时正确的处理是
  A．不停止放射治疗做特殊处理
  B．保持口腔清洁，给予小剂量激素处理
  C．口含维生素 C
  D．予以热敷
  E．除口腔清洁卫生外，应暂停放射治疗并予以全身抗感染
17．乳腺癌在放射过程中照射野内出现疼痛，正确的处理方法为
  A．用手轻轻拍打
  B．用油膏涂抹
  C．化学药品
  D．贴止痛胶布
  E．用手或其他物品抓挠
18．鼻咽癌转移到下列器官，**不是**淋巴转移的是
  A．锁骨上
  B．纵隔
  C．颏下
  D．颌下
  E．脑
19．$^{60}$钴 γ 射线的特点中，说法**不正确**的是
  A．射线穿透能力较强，可治疗中、深层肿瘤
  B．最大剂量点在表面，皮肤反应重
  C．最大剂量点不在表面，皮肤反应较小
  D．$^{60}$钴 γ 射线一般骨吸收少，可治疗一些骨后面的肿瘤
  E．$^{60}$钴治疗机的半影主要由源的体积造成
20．**不是**近距离放射治疗形式的是
  A．腔内、管内放射治疗
  B．组织间插植放射治疗
  C．全身 X 线照射

D．术中放射治疗

E．敷贴治疗

21．目前最常用的近距离放射源是

A．$^{60}$钴

B．$^{137}$铯

C．$^{192}$铱

D．$^{14}$碳

E．$^{32}$磷

22．下面**不是**低熔点铅成分的是

A．铋

B．铅

C．锡

D．镉

E．铝

23．以下关于模拟定位机结构描述**错误**的是

A．模拟定位机是一台安装在可以等中心旋转机架上的诊断 X 射线机

B．射线源是 MeV 级的 X 射线球管

C．准直器内装有模拟 X 线射影的光学系统

D．焦轴距的可变范围一般在 60～140 cm

E．准直器由遮线器和射野井字界定线组成

24．关于 X 线模拟定位机功能描述**错误**的是

A．不能确定放射治疗靶区的运动范围

B．放射治疗靶区及附近重要器官的定位

C．射野定位和体位设计参考标记确定

D．拍摄射野定位片和验证片

E．检查射野挡块的形状及位置

25．放射治疗中使用分次照射，主要是利用了

A．肿瘤细胞和晚期反应正常组织细胞在低剂量时的亚致死损伤修复能力不同

B．肿瘤细胞和晚期反应正常组织细胞在高剂量时的亚致死损伤修复能力不同

C．治疗过程中肿瘤组织的增殖能力较弱

D．治疗过程中肿瘤组织的修复能力较强

E．晚期反应正常组织细胞的再氧合

26．放射治疗后，晚期反应组织

A．再增殖能力强，再修复能力弱

B．再增殖能力弱，再修复能力弱

C．再增殖能力强，再修复能力强

D．再增殖能力弱，再修复能力强

E．因组织类型不同而不同

27．放射性核素发出的是

A．α、β、γ 射线

B．$^{131}$碘、$^{32}$磷

C．红外线

D．紫外线

E．电子束、质子束、中子束和高能 X 线

28．宫颈癌近距离治疗通常采用

A．组织间照射

B．内用同位素治疗

C．腔内照射

D．电子束照射

E．外照射

29．电子束治疗常用的照射技术是

A．等中心技术

B．固定源皮距技术

C．旋转照射技术

D．拉长源皮距技术

E．平移照射技术

30．关于姑息性放射治疗的目的，下述说法正确的是

A．安慰式治疗

B．控制症状，力争治愈

C．控制症状和加强心理治疗

D．减轻患者痛苦，延长生存期

E．减轻患者痛苦，减轻家人各方面负担

31．关于电子直线加速器操作人员的安全与防护要求，下面叙述**错误**的是

A．在加速器的外壳被拆下、门未关闭的情况下，可以进行出束治疗

B．由于某种原因，治疗被终止时，要立即记录治疗参数，如剂量、显示器上的指示等，并向负责人报告

C．在控制台上的电源开关和出束钥匙开关要由专人保管，避免丢失和滥用

D．在治疗时，给照射头上安放限光筒、楔形滤过板和铅块等附件时，要格外小心，避免掉落

E．当加速器在操作中出现了紧急情况，操作员可按动紧急开关停止工作

32．**不符合**体位固定器材选取原则的是

A．材料要有较好的穿透性

B．能达到所要求的精度

C．选取价格昂贵的固定材料

D．能让患者尽可能感觉舒适

E．每次治疗时能保持体位一致

33．**不符合**体位固定目的的是

　　A．限制患者在治疗时移动

　　B．减少患者对治疗的忧虑，增加对治疗的信心

　　C．确保治疗的精确度

　　D．有助于增加体表标记与体内靶区相对位置的一致性

　　E．能及时了解患者消瘦的程度

34．下面对于肿瘤放射治疗体位固定的描述，**错误**的是

　　A．盆腔肿瘤放射治疗时膀胱充盈能使小肠受照剂量减少

　　B．盆腔肿瘤放射治疗为了使膀胱充盈保持稳定，采用膀胱容量仪实际测量是行之有效的办法

　　C．乳腺肿瘤放射治疗时，乳腺托架的倾斜度与患者胸壁头脚方向的倾斜度有密切关系

　　D．盆腔肿瘤放射治疗时，膀胱充盈能使小肠受照体积增加

　　E．肺癌放射治疗也可以采用翼板加发泡胶

35．关于乳腺癌放射治疗体位固定说法**错误**的是

　　A．乳腺癌的体位固定主要是采取各种不同的固定体架（乳腺托架）

　　B．仰卧位体架的坡度可调，调整到胸壁呈水平状，手臂外展小于 90° 即可

　　C．乳房较大的患者采用俯位体架，以减少心脏和肺的受照剂量

　　D．若无合适的体架，可采用真空垫或发泡胶按患者体型来制作个体化固定装置

　　E．如有需要，照射锁骨上淋巴区域的患者，可以加上热塑膜来固定，需要充分暴露乳房

36．对于特殊类型的体位固定，**错误**的是

　　A．全中枢照射可以采用俯卧位热塑膜加真空袋的综合固定

　　B．对于脊柱弯曲的患者，由于不能平卧，不可能行放射治疗

　　C．头部 X 刀治疗可以采用口咬个体化牙托来改善固定效果

　　D．头部 γ 刀治疗一般采用热塑膜加无创伤头环的固定

　　E．乳房较大的患者采用俯位体架，可以减少心脏和肺的受照剂量

37．放射治疗体位固定选择体位的原则，描述**错误**的是

　　A．应在靶区定位开始前确定

　　B．应考虑治疗方案（布野）的要求

　　C．应结合患者的身体状况考虑体位的可重复性

　　D．应考虑到技术员的操作习惯

　　E．应考虑患者的舒适度

38．适合用组织间插植放射治疗的肿瘤是

　　A．舌癌

　　B．宫颈癌

　　C．肺癌

　　D．表浅皮肤癌

　　E．垂体癌

39．影响射线百分深度量因素中，下列**错误**的是

　　A．射线类型

　　B．射线能量

　　C．照射部位

　　D．照射面积

　　E．源皮距

40．乳腺癌根治术后做胸壁照射时，常用照射技术为

　　A．高能 X 线垂直对穿照射

　　B．电子束切线照射

　　C．电子束照射

　　D．深部 X 线垂直照射

　　E．深部 X 线切线照射

41．二维 X 线模拟机可以为常规放射治疗确定的内容**不包括**

　　A．靶区在体表的参考标记

　　B．照射野方向

　　C．照射野的大小

　　D．挡铅的位置

　　E．照射剂量

42．CT 模拟定位获取影像信息，胸腹部扫描层厚一般是

　　A．1 mm

　　B．3 mm

　　C．4 mm

　　D．5 mm

　　E．1 cm

43．两相邻射野从一侧入射，SSD 均为 100 cm，

相邻射野边长分别为 24 cm 和 26 cm，在深度 2.4 cm 处边缘相接，若得到比较均匀的剂量分布，则两野在皮肤表面的间距为

A. 3 mm

B. 5 mm

C. 6 mm

D. 7 mm

E. 9 mm

44. 4D-CT 扫描后需要重建几套呼吸图像及衍生图像

A. 5 套

B. 6 套

C. 8 套

D. 10 套

E. 12 套

45. 关于 CT 模拟定位的说法**不正确**的是

A. CT 模拟定位机（CT-Sim）已融合为现代放疗技术不可分割的一部分

B. CT 模拟定位设定参考标志点位置尽量接近靶区，接近骨性位置，避开呼吸幅度较大的位置

C. 利用断层扫描功能，可以获得两种信息：人体外轮廓、靶区及危及器官的空间位置关系；不均匀性组织的密度

D. CT 模拟机有两大功能：断层扫描、虚拟模拟

E. CT 模拟定位通常不要设定参考标志点位置

46. 要求在照射方向上照射野的形状与病变一致，而且其靶区内及表面的剂量处处相等的是

A. 后装治疗

B. 适形放射治疗

C. 调强适形放射治疗

D. 立体定向外科

E. 立体定向体部放射治疗

47. 三维适形放射治疗 EPID 技术目前主要用于

A. 射野形状和位置的验证

B. 射野形状和输出剂量的验证

C. 射野位置和输出剂量的验证

D. 射野大小和输出剂量的验证

E. 射野形状和大小的验证

48. 剂量体积直方图的英文缩写是

A. OAR

B. DVH

C. REV

D. SRT

E. BEV

49. 在放射治疗中，总治疗时间延长，肿瘤控制率下降，是由于发生了

A. 放射损伤的修复

B. 细胞周期再分布

C. 乏氧细胞再氧合

D. 再群体化

E. 血管生成

50. **不属于**放射治疗师在平时工作中三查七对内容的是

A. 患者姓名、年龄、性别等

B. 射线能量、照射方式

C. 剂量（时间）、照射面积

D. 源皮距、各种附件装置

E. 患者体厚

51. 体位固定能保证患者在放射治疗时

A. 能量准确

B. 机架转角准确

C. 楔形板准确

D. 射野位置准确

E. 机头转角准确

52. MR 模拟机最突出的优点是

A. 空间分辨力高

B. 几何变形小

C. 软组织分辨力高

D. 层厚薄

E. 密度分辨力高

53. $^{60}$ 钴治疗机发出的 γ 射线的平均能量为

A. 100 keV

B. 1 MeV

C. 1.25 MeV

D. 5 MeV

E. 6 MeV

54. 直线加速器 MLC 端面为弧形的目的是

A. 保持不同位置的半影一致

B. 提高端面剂量

C. 美观

D. 减少漏射

E. 减少碰撞

55. 下列**不属于**计划评估的是
    A. 三维剂量曲线分布图
    B. DVH
    C. CTV 勾画
    D. 生物评估
    E. 剂量统计表
56. 宫颈癌根治性放射治疗**不可缺少**的放射治疗技术是
    A. 三维适形放射治疗技术
    B. 调强放射治疗技术
    C. 图像引导放射治疗技术
    D. 自适应放射治疗技术
    E. 近距离后装技术
57. 获得 3D 影像的方式**不包括**
    A. 滑环 CT 技术
    B. MV CT 技术
    C. 锥形束 CT 技术
    D. MRI 技术
    E. EPID
58. 以下关于头颈部肿瘤的体位固定和靶区定位的说法**错误**的是
    A. 一般采用头先进仰卧位的体位
    B. 不需要考虑义齿或者金属饰品的影响
    C. CT 定位时扫描层厚一般小于 3 mm
    D. 可使用增强 CT
    E. CT 定位扫描条件通常为 120 kV、250 mAs
59. 食管癌放射治疗，CT 模拟定位的扫描层厚一般选择
    A. 1 mm
    B. 2 mm
    C. 3 mm
    D. 5 mm
    E. 1 cm
60. **不符合**鼻咽癌适形放射治疗设计的是
    A. 根据患者 X 线片确定适形野
    B. 根据 CT/MRI 做治疗计划
    C. 直接在模拟机下勾画射野
    D. 利用 X 线片做整体挡铅
    E. 医师根据经验直接在皮肤上画野
61. 以下对于乳腺癌放射治疗定位说法**错误**的是
    A. 右乳腺癌患者推荐使用 DIBH 技术
    B. 左乳腺癌患者推荐使用 DIBH 技术
    C. 右乳腺癌定位时，扫描下界应包全肝
    D. 乳腺定位时要用铅丝标记手术切口
    E. 乳腺癌定位一般推荐使用乳腺托架进行体位固定
62. CT 模拟机使用大孔径的目的是
    A. 提高图像质量
    B. 提高密度对比
    C. 不与定位装置发生碰撞和成像时患者轮廓完整
    D. 降低患者剂量
    E. 操作方便
63. 鼻咽癌单纯放射治疗常规根治量是
    A. 30 ~ 40 Gy
    B. 40 ~ 50 Gy
    C. 50 ~ 60 Gy
    D. 60 ~ 70 Gy
    E. 75 ~ 80 Gy
64. 垂体瘤定位照射野中心放在
    A. 颞窝
    B. 翼颚窝
    C. 下颌窝
    D. 垂体窝
    E. 颈静脉窝
65. 食管癌放射治疗时，脊髓最大剂量应控制在
    A. 25 Gy 以下
    B. 35 Gy 以下
    C. 40 Gy 以下
    D. 45 Gy 以下
    E. 50 Gy 以下
66. 乳腺癌放射治疗，解决锁骨上及腋窝野与乳腺切线野之间的剂量冷热点问题常用
    A. 切线野照射技术
    B. 旋转照射技术
    C. 等中心照射技术
    D. 半野照射技术
    E. 电子线照射技术
67. 乳腺癌切线照射时的主要目的是
    A. 使乳腺及胸壁得到均匀的高剂量照射，且肺损伤少
    B. 减少乳腺皮肤剂量
    C. 靶区获得均匀照射剂量
    D. 解决切线野与内乳野之间的衔接问题

E．提高乳腺皮肤剂量

68．对于腹部肿瘤放射治疗的被动加压技术，以下描述**错误**的是
   A．腹部加压可以有效减小呼吸运动幅度
   B．重复性较好，大多数患者均可耐受
   C．目前多用于腹部肿瘤的立体定向放射治疗
   D．容易引起呼吸肌疲劳，稳定性不易保持
   E．重复性差，部分患者不能耐受

69．低温热塑膜制作时，水箱水温应保持在
   A．20℃
   B．30℃
   C．40℃
   D．70℃
   E．100℃

70．以下关于发泡胶膜体制备的说法**不正确**的是
   A．发泡胶应避免接触眼睛，如不慎接触，立即用大量水冲洗至少15分钟
   B．必要时戴手套操作，如不慎接触皮肤，立即用肥皂和水彻底清洗
   C．材料发泡过程中不会出现发热现象
   D．膜体制备前应帮助患者提前演练制作过程中的体位要求
   E．待发泡胶发泡、膨胀开始后，协助患者再次躺下，发泡胶会根据患者的体表轮廓自然塑形

71．伽马刀最主要的特点为
   A．多个钴源形成聚焦照射
   B．剂量率高
   C．支持 VMAT 技术
   D．支持非共面技术
   E．靶区内及靶区附近的剂量分布不均匀

72．**不常**用在头部放射治疗中的靶区结构是
   A．GTV
   B．CTV
   C．ITV
   D．PTV
   E．OAR

73．关于实施放射治疗的描述**不正确**的是
   A．治疗前需进行患者体位设计
   B．初次放射治疗时应该由医师、物理师、放射治疗师共同参与
   C．初次治疗体位设计完成后不需要位置验证
   D．可按计划采集射野影像进行位置验证
   E．密切观察患者病情变化，必要时更改治疗计划

74．**不能**使用常规模拟机进行三维治疗计划设计的原因是
   A．常规模拟机的影像不如 CT 影像清楚
   B．常规模拟机不能给出 BEV 影像
   C．常规模拟机拍出的射线片是静态的
   D．常规模拟机将患者治疗部位或病变部位的三维实体变成两维影像
   E．常规模拟机的影像密度分辨力不如 CT

75．下列放射治疗常规体位选择错误的是
   A．头颈部一般选择坐卧位
   B．胸腹部一般选择平卧位
   C．乳腺治疗一般使用乳腺托架
   D．全中枢照射可选择仰卧位
   E．盆腔肿瘤可以选择俯卧位

76．完成加速器晨检工作的是
   A．医生
   B．物理师
   C．护师
   D．工程师
   E．授权的放射治疗师

77．下列图像引导系统中图像质量最优的是
   A．EPID
   B．CT-on-rail
   C．MV CT
   D．CBCT
   E．超声

78．关于 SRS/SBRT 技术的描述中**错误**的是
   A．SRS 针对颅内靶区治疗
   B．SBRT 针对颅外靶区治疗
   C．SRT 是 SRS 和 SBRT 的统称
   D．ICRU 推荐使用 SABR，而不是 SBRT
   E．SBRT 采用少分割、高剂量的放射治疗模式

79．乳腺癌二维放射治疗腋锁野的范围，**不正确**的是
   A．上界为环状软骨水平
   B．下界为第1前肋间
   C．内界为中线向患侧1 cm
   D．下界与切线野上界相连
   E．外界完整包绕腋窝

80. 全中枢神经系统照射全脑全脊髓放射治疗（CSI）**不适用**于
   A．髓母细胞瘤
   B．松果体生殖细胞瘤（播散型）
   C．星形胶质细胞瘤
   D．恶性室管膜瘤
   E．脉络丛乳头状瘤

81. 头颈部肿瘤放射治疗，照射区内常见的反应为
   A．急性皮肤和黏膜损伤
   B．放射性喉水肿
   C．前组脑神经损伤
   D．放射性下颌骨坏死
   E．放射性脑损伤

82. 鼻咽癌患者原发灶局限于鼻咽腔，但有一侧下颈、锁骨上淋巴结转移，适合的方案是
   A．原发灶放射治疗，颈部手术
   B．单纯放射治疗
   C．放射治疗 + 化疗
   D．单纯化疗
   E．单纯手术

83. 鼻咽癌患者诉有张口困难，最大的可能是
   A．鼻腔受侵
   B．口咽受侵
   C．颅底受侵
   D．翼腭窝或颞下窝受侵
   E．咽旁间隙受侵

84. 广泛期小细胞肺癌首选的治疗是
   A．手术
   B．化疗
   C．放射治疗
   D．手术 + 化疗
   E．手术 + 放射治疗

85. **不是**早期食管癌 X 线表现的是
   A．局限性黏膜皱襞增粗、断裂
   B．局限性管壁僵硬
   C．局限性小的充盈缺损
   D．小龛影
   E．管腔狭窄和梗阻

86. 男，70 岁，进食后吞咽梗噎感 2 个月，日渐消瘦，临床高度怀疑食管癌。确诊的方法是
   A．CT 检查
   B．食管钡餐 X 线检查
   C．食管脱落细胞检查
   D．淋巴结活检
   E．食管镜检查及组织活检

87. 直肠癌在术前、术后放射治疗时采用俯卧位的目的主要是减少什么的照射体积
   A．小肠
   B．直肠
   C．前列腺
   D．膀胱
   E．子宫

88. 等中心照射技术是一种外照射技术，该技术体位设计的关键是
   A．机架转角一定准确
   B．治疗床的转角要准确
   C．升床一定要准确
   D．床的进出要准确
   E．准直器的角度要准确

89. 对调强放射治疗特点描述正确的是
   A．计划设计方式主要采取正向计划设计
   B．对复杂形状的凹形靶区，也能够获得满意的剂量分布
   C．不能进行多部位放射治疗，但可以采用多靶区放疗的方式
   D．可以进行多部位放射治疗，但必须采用多靶区放疗的方式
   E．靶区剂量分布的适形度较 3D-CRT 差，但有比较好的均匀度

90. 患者呼吸信号的监控内容**不包括**
   A．患者自由呼吸频率、节律
   B．呼吸运动范围
   C．各个呼吸时相的时间
   D．屏气时间
   E．屏气时的阈值

91. 推动 IGRT 技术发展的是
   A．二维放射治疗
   B．3D-CRT
   C．IMRT
   D．SRT
   E．EPID

# 练习五十四答案

1. C　2. D
3. D　照射野在放射物理上指50%等剂量曲线所包绕的范围。
4. D　按照参考点剂量率大小，后装机分为低剂量率（LDR，0.4～2 Gy/h）、中剂量率（MDR，2～12 Gy/h）和高剂量率（HDR，大于12 Gy/h）。
5. A　发热（T > 38℃）、电解质紊乱、严重口腔溃疡、肠梗阻等出现时要暂停放射治疗。
6. A　当使用电子线照射时，电子线限光筒尽量靠近皮肤表面。
7. C　8. C　9. B
10. D　四肢（手和足）或皮肤的年当量剂量为500 mSv。
11. B　12. C　13. C
14. C　400 kV以下X射线质用半价层表示；6 MV X射线和10 MV X射线属于高能X射线，其质用半值深度表示。
15. D　IMRT为调强放射治疗。IMRT是特殊形式的3DCRT，需同时满足以下两个条件：在照射方向上，照射野的形状必须与靶区的形状一致；射野内诸点的输出剂量率能按要求的方式进行调整。
16. B
17. A　①射野内的皮肤会随照射剂量的增加而引起一系列的反应，被照射部位的皮肤会出现红、肿、热、痒等感觉，此属正常现象。②在放射治疗过程中可以淋浴，但对照射野内的皮肤只可用温水冲洗，且次数不宜过多，也不宜用肥皂涂抹，更不可用力擦搓。③若有较严重的皮肤反应，如溃烂面积较大、疼痛较重时，可请示主管医师同意，休息1～2周，好转后再继续治疗。④照射野内不可用油膏、化学药品，不可粘贴胶布，避免过度日晒。
18. E　鼻咽癌脑转移是血行转移。
19. B　$^{60}$Co γ射线建成区皮肤吸收量低，最大剂量点不在皮肤表面，而在皮下0.5 cm处，因此皮肤反应轻。其次，$^{60}$Co γ射线在骨组织中的吸收量比一般X线低得多，骨损伤小。此外$^{60}$Co γ射线旁向散射少。
20. C　近距离放射治疗包括腔内放射治疗、管内照射、组织间照射、术中置管术后放疗及敷贴治疗。全身放射治疗包括全身X线照射以及电子线全身皮肤照射，均是从人体外一定距离集中照射某一部位，属于远距离放射治疗（体外照射）。
21. C　目前几种常用的放射性核素源包括$^{137}$铯、$^{60}$钴、$^{125}$碘、$^{198}$金、$^{252}$锎等，其中，$^{192}$铱是目前最常用的近距离放射治疗源。
22. E　低熔点铅的组成为铋50%、铅26.7%、镉10%、锡13.3%。
23. B　模拟定位机其射线源是keV级的X射线球管，用以模拟治疗设备所产生的MeV级射线源。
24. A　模拟定位机在放射治疗过程中具有以下功能：放射治疗靶区及附近重要器官的定位；确定放射治疗靶区（或危及器官）的运动范围；治疗前模拟放射治疗；勾画射野和定位、体位设计参考标记；拍摄射野定位片和验证片；检查治疗射野挡块的形状和位置。
25. A　26. D
27. A　放射治疗使用的放射源主要有三类：①放射性核素发射出的α、β、γ射线；②X线治疗机和各类加速器产生的不同能量X射线；③各类加速器产生的电子束、质子束、中子束、负π介子束以及其他重离子束。
28. C
29. B　电子线放射治疗时常用单野固定源皮距照射技术。

30．D

31．A  在加速器的外壳被拆下、门未关闭的情况下，不能进行出束治疗。

32．C  体位固定辅助装置选取要遵循以下原则：①射线穿透性好，对射线的衰减较少。②固定效果佳。③稳定性好：使患者在整个治疗流程中保证固定效果的稳定性，尽量减少分次间的误差。④舒适性佳：考虑患者体位的舒适性，避免因强迫体位而导致的误差。⑤操作简单，有利于临床应用和推广。⑥安全、经济：选材耐用、环保，价格合理。

33．E  34．D

35．B  乳腺癌放疗体位固定，仰卧位体架的坡度可调，调整到胸壁呈水平状，手臂外展大于等于90°，标记承托垫位置。

36．B  患者脊柱后凸，取仰卧位，若患者畸形程度较轻，可将真空负压垫塑形成一定角度的楔形垫，固定于头部固定架下，配合热塑面膜使用。若畸形程度严重，可将单个或多个不同规格的真空负压垫折叠堆积，利用适配条固定于体板上，垫高患者背部。

37．D

38．A  组织间插植是将针状施源器植入瘤体内进行治疗的一种方法，一般使用于比较表浅的肿瘤如舌癌、口底癌、阴道癌、外阴癌等。

39．C

40．C  乳腺癌根治术后对表浅皮肤使用电子束单野垂直照射，或者高能X线切线野照射。

41．E  42．D

43．C  公式为（L1+L2）×深度/（SSD×2），其中L1及L2为射野在接野方向的边长，SSD为源皮距。

44．D  45．E

46．C  调强适形放射治疗有两个条件必须满足：一是在照射方向上，照射野的形状必须与病变（靶区）一致；二是要求其靶区内及表面各点的剂量处处相等。

47．A  三维适形放射治疗（EPID）技术目前主要用于射野形状和位置的验证。

48．B  49．D  50．E

51．D  体位固定能保证患者在每次放射治疗时体位的一致性，从而使射野位置准确。

52．C  MR模拟机最突出的优点是软组织分辨力高。

53．C  54．A

55．C  CTV勾画属于放射治疗计划设计阶段的工作。

56．E  放射治疗适用于各期子宫颈癌，但主要应用于ⅡB期以上中晚期患者及早期但不能耐受手术治疗者。放射治疗包括体外照射和腔内治疗，二者联合应用。

57．E  电子射野影像装置（EPID）是当放射线束照射靶区时，采用电子技术在放射线射出方向获取图像的工具。是一种快速的二维剂量测量系统，可以在线或离线验证照射野的大小、形状、位置和患者的体位设计，使误差得以及时纠正，也可以直接测量照射野内的剂量。目前EPID系统广泛用于患者治疗前或治疗中的位置验证。

58．B  头颈部肿瘤放疗的靶区定位需要考虑义齿或者金属饰品的影响。

59．D  60．E  61．A  62．C  63．D

64．D  垂体瘤放射治疗定位时，照射野中心通常以蝶鞍垂体窝为中心。

65．D

66．D  射线中心轴成正交相邻的乳腺癌两胸部切线野和锁骨上野的衔接，最好采用半野照射。

67．A  68．B

69．D  低温热塑膜制作时，水箱水温应保持在70℃左右。

70．C  发泡胶发泡过程中会出现发热现象，随着时间的推移，皮肤热感会逐渐增加，并会持续一定时间，但不会对患者造成伤害。

71．A

72．C　内靶区（ITV）是考虑分次内和分次间器官运动在CTV的基础上外扩后生成的。头部放射治疗中，颅内器官运动很少，所以此靶区不常用。

73．C　初次治疗体位设计完成后，要按计划采集射野影像进行位置验证。

74．D

75．A　头颈部肿瘤放射治疗常规体位一般选择仰卧位。

76．E

77．B　IGRT包括电子射野影像系统（EPID）、kV级X线摄片和透视、滑轨CT（CT-on-rail）、锥形束CT（CBCT）等。EPID操作时只能使用兆伏级能量，对软组织的显像能力不足。滑轨CT系统是集滑轨CT和直线加速器于同一机房、共用同一治疗床的图像引导放射治疗系统。该系统的优势在于成像速度快、成像剂量低、优良的软组织对比度、清晰的图像分辨力、完整的解剖可观性。CBCT中，MV级CT相对于kV级CT，对比度较低，但可减少高原子序数物质的伪影，如牙齿、假体或骨组织等造成的伪影。超声引导放射治疗的最大优势是非侵入式、无辐射、投入成本相对较低。但是，超声影像质量相对较低，可能会对靶区定位精确性产生影响。

78．D　立体定向放射外科（SRS）针对颅内靶区治疗；体部立体定向放射治疗技术（SBRT）针对颅外靶区治疗；立体定向放射治疗（SRT）是SRS和SBRT的统称；立体定向消融放射治疗（SABR）指在1~5次内给予肿瘤大剂量照射。

79．C　乳腺癌二维放射治疗腋锁野，内界应充分包括位于胸锁乳突肌锁骨头附着处深部的淋巴结，在体中线或体中线健侧1 cm。

80．C

81．A　头颈部肿瘤放射治疗，照射区内常见的反应为早期急性皮肤和黏膜反应。

82．C　83．D　84．B

85．E　管腔狭窄和梗阻是晚期食管癌的X线表现。

86．E　食管镜检查并取病变组织活检，是确诊的金标准。

87．A

88．C　等中心照射技术时，升床一定要准确，然后再转机架角度。

89．B　IMRT可以通过对不同方向入射的射野强度进行调整，从而以非均匀的射野对靶区进行照射，最终得到期望的靶区剂量分布，比如凹形的剂量分布。3D-CRT计划设计是正向的计划设计，而IMRT多采用逆向计划设计。IMRT可以多部位同时治疗，可将多个靶区或多个缩野治疗的全部疗程整合到一个计划中完成。

90．D　患者呼吸信号监控内容包括患者自由呼吸运动的频率、范围、节律，各呼吸时相的时间，屏气时的阈值等。

91．C　IGRT技术是在IMRT的推动下发展起来的，IGRT措施要求精度高，同时实施IGRT措施的频率也相应提高。

# 第8章 生物医学工程技术

## 练习五十五

1. 在如下直接耦合基本放大电路中,输入电阻最小的电路是
   A. 共射电路
   B. 共集电路
   C. 共基电路
   D. 共源电路
   E. 共漏电路

2. 在如下直接耦合基本放大电路中,输出电阻最小的电路是
   A. 共射电路
   B. 共集电路
   C. 共基电路
   D. 共源电路
   E. 共漏电路

3. 便携式医疗仪器中所用的放大器,应选用的集成运放类型是
   A. 通用型
   B. 高速型
   C. 低功耗型
   D. 高精度型
   E. 高阻型

4. 在杂质半导体中,少数载流子的浓度主要取决于
   A. 温度
   B. 掺杂工艺
   C. 杂质浓度
   D. 杂质元素性质
   E. 晶体缺陷

5. PN结加正向电压时,其正向电流是
   A. 多数载流子扩散而成
   B. 多数载流子漂移而成
   C. 少数载流子扩散而成
   D. 少数载流子漂移而成
   E. 多数载流子漂移和少数载流子扩散而成

6. 做直线运动的带电粒子,垂直方向穿入均匀磁场后
   A. 仍做直线运动
   B. 向N极运动
   C. 向S极运动
   D. 做圆周运动
   E. 做螺线运动

7. 放大电路在高频信号作用时,放大倍数数值下降的原因是
   A. 耦合电容和旁路电容的存在
   B. 半导体管极间电容和分布电容的存在
   C. 半导体管的非线性特性
   D. 选择的半导体管内阻太大
   E. 放大电路的静态工作点不合适

8. 当信号频率等于放大电路的 $f_L$ 或 $f_H$ 时,放大倍数的值约下降到中频时的
   A. 0.5
   B. 0.6
   C. 0.7
   D. 0.8
   E. 0.9

9. 当信号频率等于放大电路的 $f_L$ 或 $f_H$ 时,增益约下降到中频时的
   A. 2 dB
   B. 3 dB
   C. 4 dB
   D. 5 dB
   E. 6 dB

10. 对于放大电路,所谓开环是指
    A. 无信号源
    B. 无反馈通路
    C. 无电源
    D. 无负载

E. 无偏置

11. 在输入量不变的情况下，若引入反馈后____，则说明引入的反馈是负反馈
    A. 输入电阻增大
    B. 输出量增大
    C. 净输入量增大
    D. 净输入量减小
    E. 输入电阻减小

12. 功率放大电路的转换效率是指
    A. 输出功率与晶体管所消耗的功率之比
    B. 最大输出功率与电源提供的平均功率之比
    C. 晶体管所消耗的功率与电源提供的平均功率之比
    D. 平均输出功率与最大输出功率之比
    E. 晶体管所消耗的最大功率与平均功率之比

13. 若要组成输出电压可调、最大输出电流为 3 A 的直流稳压电源，则应采用
    A. 电容滤波稳压管稳压电路
    B. 电感滤波稳压管稳压电路
    C. 电容滤波串联型稳压电路
    D. 电感滤波串联型稳压电路
    E. 阻容滤波型稳压电路

14. 开关型直流电源比线性直流电源效率高的原因是
    A. 调整管工作在开关状态
    B. 输出端有 LC 滤波电路
    C. 可以不用电源变压器
    D. 具备频率、脉宽等调制方式
    E. 输出电压的纹波比较小

15. 在脉宽调制式串联型开关稳压电路中，为使输出电压增大，对调整管基极控制信号的要求是
    A. 周期不变，占空比增大
    B. 频率增大，占空比不变
    C. 在一个周期内，高电平时间不变，周期增大
    D. 电压幅度适当增大
    E. 频率增大，占空比增大

16. 三种基本放大电路中，电压放大系数近似为 1 的是
    A. 共 e 极放大电路
    B. 共 c 极放大电路
    C. 共 b 极放大电路
    D. 共 e、共 c 极放大电路
    E. 共 e、共 b 极放大电路

17. 当 MCS-51 单片机工作于串口方式 3 时，若波特率为 110 bps，则每秒钟能传送数据
    A. 110 字节
    B. 11 字节
    C. 100 字节
    D. 10 字节
    E. 99 字节

18. 能抑制低频传输的滤波器是
    A. 低通滤波器
    B. 高通滤波器
    C. 带通滤波器
    D. 带阻滤波器
    E. 陷波器

19. 输入相同时输出为 0，输入不同时输出为 1 的电路是
    A. 与门
    B. 或门
    C. 异或门
    D. 非门
    E. 同或门

20. 模拟量向数字量转换时首先要
    A. 量化
    B. 编码
    C. 取样
    D. 保持
    E. 缓冲

21. 微处理器中运算器虽由许多部件组成，但核心部件是
    A. 数据总线
    B. 地址总线
    C. 算术逻辑运算单元
    D. 多路开关
    E. 累加寄存器

22. 关于加速度，下列说法中正确的是
    A. 加速度越大，表示物体的速度变化越大
    B. 加速度越大，表示物体的速度越大
    C. 加速度越大，表示物体的速度变化越快
    D. 物体运动的加速度为零，它的速度也一定为零
    E. 加速度的方向和速度方向一定在同一直

线上

23. 两个点电荷，带电荷量分别为 $Q$ 和 $q$，相距为 $d$，相互作用力为 $F$，为了使它们之间的作用力加倍，下列做法可行的是
    A．仅使 $Q$ 加倍
    B．仅使 $q$ 减小为原来的一半
    C．使 $Q$ 和 $q$ 都加倍
    D．仅使 $d$ 增加为原来的 2 倍
    E．仅使 $d$ 减小为原来的一半

24. 欲将正弦波电压换成二倍频电压，应选用
    A．反相比例运算电路
    B．同相比例运算电路
    C．积分运算电路
    D．微分运算电路
    E．乘方运算电路

25. 欲实现 Au = −100 的放大电路，应选用
    A．反相比例运算电路
    B．同相比例运算电路
    C．积分运算电路
    D．微分运算电路
    E．加法运算电路

26. 欲将方波电压转换成三角波电压，应选用
    A．反相比例运算电路
    B．同相比例运算电路
    C．积分运算电路
    D．微分运算电路
    E．加法运算电路

27. 甲类单管功率放大电路结构简单，但其最大的缺点是
    A．效率低
    B．有交越失真
    C．易产生自激
    D．静态工作点难调整
    E．静态工作点不稳定

28. OTL 功放电路是用大容量电容作输出电容，去掉了输出变压器，但仍存在的缺点是
    A．交越失真
    B．耗电量太大
    C．易产生自激
    D．输出端呈现电容效应，对不同频率的信号会产生不同的相移，输出信号有附加失真
    E．输出阻抗较大，难以进行阻抗匹配

29. 功率放大电路的输出功率大是由于
    A．电压放大倍数大或电流放大倍数大
    B．输出电压高且输出电流大
    C．输出电压变化幅值大且输出电流变化幅值大
    D．输出电压高且输出电流变化幅值大
    E．输出电压变化幅值大且输出电流大

30. 功率放大电路与电压放大电路或电流放大电路的主要区别是
    A．功放电路的功率放大倍数大于 A，即 Au 和 Ai 均大于 1；而电压放大电路只是 Au > 1，电流放大电路只是 Ai > 1
    B．功放电路的输出功率比较大且效率比较高，而电压或电流放大电路的输出功率一般比较小且效率较低
    C．功放电路的电源电压比较高
    D．功放电路的输出电压幅值比电压放大电路的大
    E．功放电路的输出电流幅值比电流放大电路的大

31. 所谓功率放大电路的效率是指
    A．输出功率与输入功率之比
    B．输出功率与晶体管上消耗的功率之比
    C．不失真输出功率与电源提供的功率之比
    D．负载上获得的交流功率与直流功率之比
    E．负载上获得的不失真交流功率与直流功率之比

32. 电感对不同频率的谐波分量表现出不同的感抗。感抗对高次谐波电流有____，因此可以减小电流的非正弦程度
    A．畅通作用
    B．抑制作用
    C．旁路作用
    D．导通作用
    E．放大作用

33. 变压器有多个作用，其中可作
    A．电压变换，不能作电流变换
    B．电流变换，不能作电压变换
    C．电压变换，不能作阻抗变换
    D．电流变换，不能作阻抗变换
    E．既可作电压变换，又可作电流变换

34. 一个 NPN 管在电路中，现测得 UBE > 0，

UBC ＜ 0，UCE ＞ 0，则此三极管工作区为

A．截止区

B．饱和区

C．放大区

D．放大区或饱和区

E．无法判定

35．常用电路中的能耗元件是指

A．电阻元件

B．电容元件

C．电感元件

D．无源元件

E．有源元件

36．叠加原理适用于

A．直流线性电路

B．交流线性电路

C．非线性电路

D．任何线性电路

E．电源电路

37．某只硅稳压管的稳定电压 Vz = 4 V，其两端施加的电压分别为 +5 V（正向偏置）和 –5 V（反向偏置）时，稳压管两端的最终电压分别为

A．+5 V 和 –5 V

B．–5 V 和 +4 V

C．+4 V 和 –0.7 V

D．+0.7 V 和 –4 V

E．+0.3 V 和 –4 V

38．根据某只晶体管的各极对地电压分别是 VB = –6.3V，VE = –7V，VC = –4V，可以判定此晶体管是____管，处于____区

A．NPN，饱和

B．PNP，放大

C．PNP，截止

D．NPN，放大

E．PNP，饱和

39．场效应管起放大作用时应工作在其漏极的

A．非饱和区

B．饱和区

C．截止区

D．击穿区

E．夹断区

40．十进制数 126 对应的十六进制可表示为

A．8F

B．8E

C．FE

D．7E

E．FD

41．CPU 主要的组成部分为

A．运算器，控制器

B．加法器，寄存器

C．运算器，寄存器

D．运算器，指令译码器

E．地址控制器，指令译码器

42．Intel MCS-8051CPU 是多少位的单片机

A．32

B．16

C．8

D．准 16

E．准 32

43．对于 Intel 8031 单片机来说，EA 脚总是

A．接地

B．接电源

C．悬空

D．不用

E．用作调试

44．在单片机中，通常将一些中间计算结果放在

A．累加器

B．控制器

C．程序存储器

D．数据存储器

E．并行口

45．对于 MCS51 单片机来说，指令和程序存放在程序存储器中的形式是

A．源程序

B．汇编程序

C．二进制编码

D．BCD 码

E．ASCII 码

46．对于 MCS51 单片机来说，P0、P1 口作输入用途之前必须

A．相应端口先置 1

B．相应端口先置 0

C．外接高电平

D．外接上拉电阻

E．外接下拉电阻

47. 一个 EPROM 的地址有 A0-A11 引脚，它的容量为
    A. 2 kB
    B. 4 kB
    C. 11 kB
    D. 12 kB
    E. 16 kB

48. 对于 MCS51 单片机来说，唯一一个用户**不能**直接使用的寄存器是
    A. PSW
    B. DPTR
    C. PC
    D. SP
    E. B

49. 三极管是
    A. 电压控制电压器件
    B. 电流控制电压器件
    C. 电压控制电流器件
    D. 电流控制电流器件
    E. 电压控制电阻器件

50. 乙类双电源互补对称功放电路的效率可达
    A. 25%
    B. 78.5%
    C. 68%
    D. 50%
    E. 90%

51. 在计算机系统中，存储器容量的基本单位是
    A. 字位
    B. 字节
    C. 字
    D. 字长
    E. 字码

52. 下列存储器中，存取速度最慢的是
    A. 软盘
    B. 硬盘
    C. 光盘
    D. 内存
    E. 闪存

53. 一个八选一数据选择器的数据输入端有
    A. 1个
    B. 2个
    C. 3个
    D. 4个
    E. 8个

54. 下列正确的是
    A. X线波长短，具有很强的穿透力，能穿透一切可见光不能穿透的物质
    B. X线作用于荧光物质，使波长短的 X 线变成波长长的可见光
    C. 经 X 线照射后，感光的溴化银被氧化而析出金属银
    D. X 线的生物效应是指人体对 X 线有一定的耐受性
    E. 通过测量空气的电离程度可计算出 X 线的波长

55. 根据 Larmor 公式，能使质子发生磁共振的射频（RF）脉冲是
    A. 任何 RF 脉冲
    B. 比质子进动频率快的 RF 脉冲
    C. 与质子进动频率相同的 RF 脉冲
    D. 持续时间长的 RF 脉冲
    E. 能量大的 RF 脉冲

56. CT 扫描使影像诊断的范围大大扩大的根本原因是
    A. 患者接受 X 线量少
    B. 密度分辨率高
    C. 空间分辨率高
    D. 显示的范围大
    E. 可获得冠状面、矢状面图像

57. 关于 CT 像素的正确理解是
    A. 像素是构成 CT 图像最小的单位
    B. 像素是体积元的略语
    C. 像素是三维的概念
    D. 像素又称为体素
    E. 在相同采样野里，矩阵越大，像素点越少

58. 关于 CT 值，**错误**的叙述是
    A. CT 值是 Hounsfield 定义的新的衰减系数的标度
    B. Hounsfield 将空气至致密骨之间的 X 线衰减系数的变化划为 2000 个单位
    C. 人们为了纪念亨氏的不朽功绩，将这种新的标度单位命名为 HU（Hounsfield unit）
    D. 国际上也规定了以 HU 为 CT 值的单位，作为表达组织密度的统一单位

E. 空气的 CT 值为 0 HU，骨密质的 CT 值为 2000 HU

59. CT 值定标为 0 HU 的是
   A. 空气
   B. 脂肪
   C. 水
   D. 骨
   E. 脑组织

60. 下列等式中正确的是
   A. 1 T（特斯拉）= 10 G（高斯）
   B. 1 T = $10^2$ G
   C. 1 T = $10^3$ G
   D. 1 T = $10^4$ G
   E. 1 T = $10^5$ G

61. X 线摄影利用的 X 线特性是
   A. 折射作用
   B. 生物效应
   C. 感光作用
   D. 反射作用
   E. 着色作用

62. X 线透视利用的 X 线特性是
   A. 折射作用
   B. 荧光作用
   C. 感光作用
   D. 生物效应
   E. 着色作用

63. 下面各种措施中与提高显微镜分辨能力**无关**的是
   A. 使用波长较短的光源
   B. 使用折射率高的介质
   C. 扩大物镜直径
   D. 使用放大倍率较高的目镜
   E. 提高分辨本领

64. 血细胞分析仪测定血红蛋白采用的是
   A. 光散射原理
   B. 光衍射原理
   C. 光电比色原理
   D. 透射比浊原理
   E. 散射比浊原理

65. 为减少放大器中各变压器之间的相互干扰，它们铁心的排列方式应是
   A. 相互平行
   B. 相互垂直
   C. 相互成 45°角
   D. 相互成锐角
   E. 相互成钝角

66. 两个小灯泡，分别标有"1A/4W"和"2A/1W"的字样，则它们均在正常发光时的电阻值之比为
   A. 2∶1
   B. 16∶1
   C. 4∶1
   D. 1∶4
   E. 1∶16

67. 用电流表外接法测电阻时，误将两表笔互换位置，则造成的结果为
   A. 电阻烧坏
   B. 电流表烧坏
   C. 电压表示数几乎为零
   D. 电流表示数几乎为零
   E. 电流表满偏，电压表比正常测量值高

68. 电流表应____在所测电流的电路中，其内阻必须____；电压表应____在所测电压的电路中，其内阻必须____
   A. 串联，很大；并联，很小
   B. 并联，很大；串联，很小
   C. 串联，很小；并联，很大
   D. 并联，很小；串联，很大
   E. 串联，很大；并联，很大

69. 直流毫安表头内阻 $R_0$ = 280 Ω，满标值电流 $I_0$ = 0.6 mA，今使其量程扩大为 1 mA，则分流器电阻为
   A. 420 Ω
   B. 240 Ω
   C. 210 Ω
   D. 140 Ω
   E. 70 Ω

70. 为了保证操作者和患者的安全，心电图机应具有良好的绝缘性，绝缘性常用电源对机壳的电阻来表示，一般要求电源对机壳的绝缘电阻**不小于**
   A. 200 MΩ
   B. 20 MΩ
   C. 1 MΩ

D. 200 kΩ
E. 20 kΩ

71. 为了保证操作者和患者的安全，心电图机应具有良好的绝缘性，绝缘性有时也用机壳的漏电流表示。一般要求电源对机壳的漏电流应小于
  A. 10 μA
  B. 20 μA
  C. 50 μA
  D. 100 μA
  E. 200 μA

72. 原子吸收光谱分析应用时常配置与试样组分相近的标准液，这可以消除
  A. 物理干扰
  B. 化学干扰
  C. 电离干扰
  D. 光谱干扰
  E. 背景干扰

73. 不是国际标准（SI）单位制基本单位的是
  A. m
  B. kg
  C. N
  D. A
  E. K

74. 测量单位书写正确的是
  A. hz
  B. kpa
  C. nM
  D. ma
  E. mN

75. 量值表达形式正确的是
  A. 20℃ ±0.6℃
  B. 2% ~ 3%
  C. 60% ±5%
  D. r = 0.8 = 80%
  E. V = 500 V$_{max}$

76. 最大允许误差 δ 和扩展不确定度 V 的表达式均正确的是
  A. δ = 1%，V = 1%
  B. δ = 1%，V = ±1%
  C. δ = ±1%，V = 1%
  D. δ = ±1%，V = ±1%
  E. δ = 1% ±，V = 1% ±

77. 下列不是计量特性术语的是
  A. 测量范围
  B. 最大允许误差
  C. 准确度等级
  D. 示值误差
  E. 分辨率

78. 因为氧化钬玻璃滤光具有比较稳定的____，因此，可以用它来检定分光光度计波长的准确度
  A. 尖锐的吸收峰
  B. 尖锐的发射峰
  C. 溶液的透射比
  D. 透光光谱
  E. 吸光光谱

79. 用干涉滤光片检定分光光度计的波长，是找其什么所对应的波长
  A. 最大透射比
  B. 最大吸光度
  C. 最小透射比
  D. 最小吸光度
  E. 半宽度处

80. 用氧化钬玻璃滤光片检定分光光度计的波长，是找其什么所对应的波长
  A. 最大透射比
  B. 最大吸光度
  C. 最小透射比
  D. 最小吸光度
  E. 半吸收峰处

81. 无论用干涉滤光片检定分光光度计的波长，还是用中性滤光片检定其透射比，滤光片都一定要如何放置，否则测出的数据不准
  A. 平行
  B. 倾斜
  C. 垂直
  D. 平稳
  E. 成45°放置

82. C档B型超声诊断仪，线阵探头标称频率为3.5 MHz，它的探测深度应大于
  A. 200 mm
  B. 180 mm
  C. 160 mm
  D. 140 mm
  E. 120 mm

83. 医学超声成像学上应用的超声波频段为
    A. 1～15 Hz
    B. 20～20 000 Hz
    C. 0.5～1.5 MHz
    D. 3～3.5 MHz
    E. 1～15 MHz

84. 心电图机检定仪实质上是
    A. 信号发生器
    B. 峰值电压表
    C. 频率计
    D. 电阻变换器
    E. 精密信号放大器

85. 心脑电图机技术要求中，对心电图机各导联的共模抑制比要求**不小于**
    A. 99 dB
    B. 89 dB
    C. 79 dB
    D. 69 dB
    E. 59 dB

86. 检定心电监护仪的显示稳定度时，应观察多长时间内的基线漂移量
    A. 60 min
    B. 60 s
    C. 30 s
    D. 20 s
    E. 5 s

87. 心脏除颤器/除颤监护仪同步放电的延迟时间应**不大于**
    A. 30 ms
    B. 20 ms
    C. 15 ms
    D. 10 ms
    E. 5 ms

88. 用数字万用表二极管档测量一只离线正常整流二极管时，显示 0.634，它表示
    A. 反向电阻 0.634 Ω
    B. 正向导通电阻 634 Ω
    C. 正向导通电压 0.634 V
    D. 反向导通电压 0.634 V
    E. 正向导通电流 0.634 mA

89. 目前市场上常见的数字万用表有 31/2 位、32/3 位、33/4 位、41/2 位……一般 31/2 位至 41/2 位数字万用表是便携式，51/2 位以上的数字万用表为台式。33/4 位数字表显示值的范围是
    A. 0000～1999
    B. 0000～2999
    C. 0000～3999
    D. 0000～4999
    E. 0000～9999

90. 数字万用表的分辨力是末位一个数字所代表的物理量值，一般数字万用表用直流电压最小量程档的分辨力表示该仪表的最高灵敏度。一个 3 位半数字万用表的最高灵敏度是
    A. 1 μV
    B. 10 μV
    C. 20 μV
    D. 100 μV
    E. 200 μV

91. 记录心电图时，参考电极一般为
    A. 左手电极
    B. 右手电极
    C. 左腿电极
    D. 右腿电极
    E. 胸电极

92. 对于 MCS51 单片机来说，执行指令"MOVXA, @DPTR"时，WR、RD 脚的电平分别为
    A. WR 高电平，RD 低电平
    B. WR 低电平，RD 高电平
    C. WR 高电平，RD 高电平
    D. WR 低电平，RD 低电平
    E. WR 低电平，RD 高阻态

93. CT 机房的相对湿度应保持在
    A. 20% 以下
    B. 20%～35%
    C. 40%～65%
    D. 70%～80%
    E. 80% 以上

94. 对于 CT 来说，显示器所表现的亮度信号的等级差别称为
    A. CT 值标度
    B. 灰阶
    C. 窗宽
    D. 窗位
    E. 矩阵

95. 不包括在CT机采样系统内的部件是
    A．扫描机架
    B．探测器
    C．X射线管
    D．数模转换器（D/A）
    E．模数转换器（A/D）
96. CT检查时，防止产生图像伪影的准备工作是
    A．换鞋入室
    B．碘过敏试验
    C．去除金属饰物
    D．带齐检查结果
    E．扫描前4h禁食
97. X线摄影的目的是
    A．掌握X线机的性能
    B．正确使用摄影条件
    C．在允许的辐射剂量内，获得最有效的影像信息
    D．发挥增感屏-胶片体系的信息传递功能
    E．掌握显影加工技术
98. 在显微镜下观察标本切片，当转动细调节螺旋时，有一部分细胞看得清晰，另一部分细胞较模糊，这是由于
    A．反光镜未调节好
    B．标本切得厚薄不均
    C．细调节螺旋未调节好
    D．显微镜物镜损坏
    E．聚光镜光圈大小不适合
99. 血细胞分析仪常见的堵孔原因不包括
    A．静脉采血不顺，有小凝块
    B．严重高脂血
    C．小孔管微孔蛋白沉积多
    D．盐类结晶堵孔
    E．用棉球擦拭微量取血管
100. 有关血细胞分析仪堵孔的叙述不正确的是
    A．堵孔分完全堵孔和不完全堵孔
    B．完全堵孔仪器不能计数血细胞
    C．不完全堵孔时，细胞计数慢而准确
    D．长时间停用盐类结晶可堵孔
    E．抗凝剂量与全血不匹配或静脉采血不顺，有小凝块，则可引起堵孔
101. 下列不属于血细胞分析仪维护内容的是
    A．检测器维护
    B．液路维护
    C．清洗小孔管微孔沉积蛋白
    D．样本中凝块的处理
    E．机械传动部分加润滑油
102. 下列不属于血细胞分析仪安装要求的是
    A．环境清洁
    B．良好的接地
    C．电压稳定
    D．适宜的温度和湿度
    E．机械传动部分加润滑油
103. 下列不属于旋转式黏度计维护内容的是
    A．每次测试完毕后均应进行冲洗
    B．清洗剪血板
    C．清除毛细管污染
    D．清洗剪液锥
    E．清除测试头严重污染物
104. 超高压电泳仪一般用于毛细管电泳，其电压范围约是
    A．600 V
    B．3000 V
    C．5000 V
    D．10000 V
    E．30000 V
105. 在绝对零度（0 K）时，本征半导体中____载流子
    A．有
    B．没有
    C．有少数
    D．有多数
    E．仅没有少数
106. Internet使用的主要协议是
    A．ATM
    B．TCP/IP
    C．X25
    D．PPPoE
    E．IEEE 802.15
107. CT中探测器的作用是
    A．探测患者位置是否准确
    B．接收X线并将其转换为电信号
    C．探测扫描时有无散射线
    D．将模拟信号转变为数字信号
    E．将微弱的电流进行放大

108. 关于 CT 机内 X 线探测器的必备性能，**错误**的叙述是
    A. 体积大，灵敏度高
    B. 对 X 线能量具有良好的吸收能力
    C. 对较大范围的 X 线强度具有良好的反应能力及均匀性
    D. 残光少且恢复常态的时间快
    E. 工作性能稳定，有良好的再现性且使用寿命长

109. **不属于**电磁辐射的是
    A. 可见光
    B. 紫外线
    C. X 线
    D. β 射线
    E. γ 射线

110. X 线剂量测量、X 线治疗、X 线损伤的基础是
    A. 穿透作用
    B. 荧光作用
    C. 电离作用
    D. 感光作用
    E. 反射作用

111. 下列关于扫描隧道显微镜的叙述中，**错误**的是
    A. STM 是 IBM 苏黎世实验室的 Binnig 等在 1981 年发明的
    B. 为扫描探针显微镜的一种，具有高分辨本领
    C. 仅可在真空条件下操作
    D. 依靠一极细的金属针尖在标本表面扫描来探测标本的形貌
    E. 可直接观察到 DNA、RNA 和蛋白质等生物大分子

112. 低速离心机的相对离心力可达
    A. 2500 g
    B. 7500 g
    C. 15000 g
    D. 20000 g
    E. 30000 g

## 练习五十五答案

1. C  2. B  3. C  4. A  5. A  6. D  7. B  8. C  9. B  10. B  11. D  12. B  13. D
14. A  15. A  16. B  17. B  18. B  19. C  20. C  21. C  22. C  23. A  24. E  25. A
26. C  27. A  28. D  29. C  30. B  31. C  32. B  33. E  34. C  35. A  36. D  37. D
38. B  39. B  40. D  41. A  42. C  43. A  44. A  45. E  46. A  47. B  48. C  49. D
50. B  51. B  52. A  53. E  54. B  55. C  56. B  57. A  58. E  59. C  60. D  61. C
62. B  63. D  64. C  65. D  66. B  67. D  68. C  69. A  70. B  71. E  72. A  73. C
74. E  75. D  76. C  77. E  78. A  79. A  80. B  81. C  82. C  83. E  84. C  85. B
86. A  87. A  88. C  89. C  90. B  91. D  92. A  93. C  94. B  95. D  96. C  97. C
98. B  99. B  100. C  101. D  102. E  103. C  104. E  105. B  106. B  107. B  108. A
109. D  110. C  111. C  112. C

# 第9章

# 医学影像诊断学

## 练习五十六

1. 大多数前列腺癌发生在
   A. 中央带
   B. 移行带
   C. 周边带
   D. 尿道周围腺体
   E. 无一定规律
2. 儿童骨折常见的特点为
   A. 青枝骨折
   B. 与成人骨折相同
   C. 易见骨折线
   D. 不易发生骨分离
   E. 压缩骨折
3. 下列**不属于**成人骨髓炎特点的是
   A. 发病缓慢
   B. 多数只有局部症状和体征
   C. 容易侵犯关节，导致功能障碍
   D. 无明显全身中毒症状
   E. 预后良好
4. 关于四肢关节 X 线的描述正确的是
   A. 关节间隙代表关节腔
   B. 关节间隙包括了关节软骨及其间的真正微小间隙和少量滑液
   C. 小儿的关节间隙较成人的狭窄
   D. 随年龄增长，小儿的关节间隙逐渐加宽
   E. 关节软骨及关节囊可以在 X 线片上明显显示
5. 关节结核的关节面破坏首先发生在
   A. 干骺端
   B. 骨骺板
   C. 骨骺
   D. 关节持重部位
   E. 关节非持重部位，即滑膜附着处
6. 骨盆骨折常合并邻近器官的损伤，常易损伤的器官**不包括**
   A. 血管
   B. 尿道
   C. 膀胱
   D. 子宫
   E. 直肠
7. 目前诊断半月板撕裂敏感性和特异性最高的影像学检查方法是
   A. X 线平片
   B. X 线关节造影
   C. MRI 检查
   D. CT
   E. 关节镜检查
8. 陈旧性关节脱位是指脱位时间超过
   A. 1 周
   B. 2 周
   C. 3 周
   D. 4 周
   E. 6 周
9. 化脓性关节炎的 X 线表现中，出现较早且又具有特征性的是
   A. 关节囊增大，密度增高
   B. 关节间隙增宽
   C. 关节承重面骨质破坏
   D. 关节周围骨质疏松
   E. 病理性关节脱位
10. 化脓性骨髓炎的最早骨质破坏部位在
    A. 骨皮质
    B. 骨干
    C. 干骺端松质骨
    D. 骨髓
    E. 骨髓腔
11. 骨肉瘤最好发的部位是
    A. 骨盆

B．颅骨

C．脊椎

D．股骨下端、胫骨上端

E．掌（跖）、指（趾）骨

12．痛风性关节炎急性期常首先侵犯

A．腕关节

B．肘关节

C．肩关节

D．膝关节

E．第1跖趾关节

13．类风湿关节炎初期的主要病变发生在

A．关节韧带

B．滑膜组织

C．关节软骨

D．骨端骨组织

E．关节面下松质骨

14．甲状旁腺功能亢进早期骨骼改变是

A．骨质密度减低

B．骨膜下骨质吸收

C．骨内囊状透亮区

D．病理性骨折

E．骨骼变形

15．关节退行性变的 X 线表现**不包括**

A．关节间隙变窄

B．关节强直

C．关节软骨下骨质囊变

D．骨缘骨赘形成

E．骨性关节面硬化

16．下列关于骨折断端移位的描述**不正确**的是

A．横向移位为骨折远侧端向侧方或前后方移位

B．重叠移位为断端发生完全性移位后，因肌肉收缩而导致断端重叠，肢体短缩

C．断端分离为骨折断端之间距离增大

D．横向移位为骨折近侧端向侧方或前后方移位

E．断端嵌入为较细的骨干断端嵌入较宽大的干骺端或骨端的松质骨内

17．Looser 带（假骨折线）是诊断下述哪种疾病的可靠征象

A．畸形性骨炎

B．骨质软化症

C．甲状旁腺功能减退

D．骨纤维异常增殖症

E．石骨症

18．骨肿瘤和肿瘤样病变中，骨皮质膨胀呈"吹泡状"多见于

A．动脉瘤样骨囊肿

B．骨纤维异常增殖症

C．畸形性骨炎

D．骨样骨瘤

E．孤立性骨囊肿

19．关于 Colles 骨折的描述正确的是

A．骨折远端向掌侧移位，向背侧成角

B．骨折远端向背侧移位，向背侧成角

C．骨折远端向背侧移位，向掌侧成角

D．骨折远端向掌侧移位，向掌侧成角

E．骨折远端向桡侧移位，向背侧成角

20．骨肉瘤最主要的 X 线征象为

A．软组织肿胀

B．骨质破坏

C．瘤骨形成

D．骨膜反应

E．骨质增生

21．疲劳性骨折的骨折线 X 线特点为

A．边缘清楚的带状密度增高影

B．边缘模糊的带状密度增高影

C．边缘清楚的透亮线

D．边缘模糊的透亮线

E．骨折断端错位

22．关于强直性脊柱炎的描述**不正确**的是

A．本病多发于 10～40 岁

B．女性多于男性

C．发病隐匿，下腰部疼痛不适为主要症状

D．脊柱活动受限，有晨僵

E．晚期出现脊柱和关节强直

23．骨瘤好发的部位是

A．长骨

B．短骨

C．椎骨

D．颅骨及颜面骨

E．髂骨

24．骨气鼓多见于

A．骨囊肿

B. 骨髓瘤
C. 短骨骨干结核
D. 内生软骨瘤
E. 骨软化症

25. 水杨酸类药物可缓解疼痛的骨肿瘤是
    A. 骨样骨瘤
    B. 软骨肉瘤
    C. 骨肉瘤
    D. 尤因肉瘤
    E. 非骨化性纤维瘤

26. 急性化脓性骨髓炎发病7天内X线平片检查可见
    A. 骨质硬化
    B. 骨质明显破坏
    C. 骨骼无明显变化
    D. 死骨形成
    E. 骨膜增生

27. X线表现为左股骨干广泛骨质硬化，内见坏死区及死骨，常见于
    A. 骨梗死
    B. 成骨性骨肉瘤
    C. 慢性骨髓炎
    D. 尤因肉瘤
    E. 骨结核

28. 男，45岁，胸椎检查时X线平片未见异常，CT显示胸椎骨松质内多发破坏，骨皮质完整，应首先考虑
    A. 甲状旁腺功能亢进
    B. 骨白血病
    C. 多发性骨髓瘤
    D. 老年性骨质疏松
    E. 多发性转移瘤

29. 中年男性患者，诊断肝硬化，结节型肝癌，发现右大腿局限性肿胀4天，伴疼痛，CT平扫示股深部软组织团块影，密度均匀，边界欠清，CT值75 HU，下述诊断最可能的是
    A. 海绵状血管瘤
    B. 转移瘤
    C. 血肿
    D. 脓肿
    E. 蜂窝织炎

30. 颈椎外伤最易引起椎动脉损伤的骨折部位是

A. 椎体粉碎性骨折
B. 椎弓根骨折
C. 椎板骨折
D. 横突骨折
E. 椎体压缩性骨折

31. 腰椎骨关节病小关节病变CT检查最常见的漏诊原因是
    A. 扫描层面厚
    B. 椎间盘突出轻
    C. 骨质病变轻
    D. 椎间隙狭窄
    E. 软组织窗成像

32. 女性，48岁，CT检查显示第12胸椎骨密度减低，内见粗大的骨小梁，病变侵犯椎弓根及椎管，首先应考虑为
    A. 骨髓瘤
    B. 血管瘤
    C. 内生软骨瘤
    D. 转移瘤
    E. 骨结核

33. 上呼吸道与下呼吸道分界的解剖结构是
    A. 口咽部
    B. 喉咽部
    C. 气管隆突部
    D. 环状软骨部
    E. 鼻咽部

34. 男性耻骨联合骨折最常见的合并损伤部位是
    A. 前列腺
    B. 直肠
    C. 膀胱
    D. 睾丸
    E. 尿道

35. 膀胱三角区正确的描述是
    A. 膀胱底部至输尿管开口区域
    B. 膀胱底两侧壁至膀胱颈区域
    C. 膀胱底部两侧至膀胱颈区域
    D. 膀胱底至膀胱颈部区域
    E. 膀胱底输尿管开口至尿道内口区

36. KUB片的含义是
    A. 肾盂造影平片
    B. 逆行肾盂造影平片
    C. 中腹部平片

D．上腹部平片

E．全腹部（包括骨盆）平片

37．肾门向肾内延续于一个较大的间隙称为

A．肾大盏

B．肾盂

C．肾门

D．肾窦

E．肾蒂

38．肾周围结构，自内向外分别是

A．肾脂肪囊、肾筋膜、肾纤维膜

B．肾脂肪囊、肾纤维膜、肾筋膜

C．肾筋膜、肾纤维膜、肾脂肪囊

D．肾纤维膜、肾脂肪囊、肾筋膜

E．肾纤维膜、肾筋膜、肾脂肪囊

39．男性，50岁，CT扫描发现左心后区类圆形"肿块影"，内含少量气体，与横膈关系密切。下述疾病中可能性最大的是

A．神经源性肿瘤

B．食管平滑肌瘤

C．肺隔离症

D．心包囊肿

E．膈疝

40．CT表现**不支持**急性肺脓肿诊断的是

A．多发圆形软组织肿块

B．肿块中心呈低密度

C．患侧胸腔少量积液

D．增强扫描呈明显均匀性强

E．病灶边缘模糊

41．肺梗死CT影像的"血管征"是指

A．楔状影的顶端与一血管相连

B．斜形病灶内高密度血管影

C．病变内肺供血动脉增强缺损

D．病变肺内血管减少

E．病变外肺血管影增粗

42．诊断纵隔畸胎瘤的特征性CT征象是

A．肿块有分叶

B．肿块位于上纵隔

C．增强扫描肿块边缘环形强化

D．肿块内出现脂肪-液-气平面

E．囊内液体的CT密度不一

43．同层动态扫描的目的是研究病灶的增强特征，主要用于鉴别

A．肝炎和肝硬化

B．脂肪肝和血管瘤

C．肝炎和肝癌

D．脂肪肝和肝硬化

E．肝癌和血管瘤

44．胰腺钩突前面，CT显示2个血管断面，应是

A．（右）门静脉、（左）脾静脉

B．（右）肠系膜上静脉、（左）脾静脉

C．（右）肠系膜上动脉、（左）肠系膜上静脉

D．（右）腹腔动脉、（左）门静脉

E．（右）肠系膜上静脉、（左）肠系膜上动脉

45．关于脾钝性伤CT检查，下列**错误**的是

A．脾撕裂伤时可见脾边缘裂缝

B．脾内血肿的密度随时间而变化

C．应行增强扫描以发现包膜下血肿

D．CT平扫检查阴性可除外脾破裂

E．脾破裂出血多聚积于左侧结肠旁沟

46．女性，55岁。CT示胆总管重度扩张，形态不规则，在胰头上缘中断消失，最可能的诊断是

A．急性胆囊炎

B．胰头癌

C．胆囊癌

D．胆总管结石

E．胆总管癌

47．大叶性肺炎实变期一般出现在发病后

A．0.5～1天

B．2～3天

C．4～5天

D．6～7天

E．8～9天

48．X线诊断大叶性肺炎最主要的影像依据是

A．肺大叶性阴影

B．含气支气管影

C．两肺多发大片影

D．肺纹理模糊增粗

E．横膈运动受限

49．肺**不具有**换气功能的解剖结构是

A．小叶支气管

B．呼吸性细支气管

C．肺泡管

D．肺泡囊

E．肺泡

50. 不是良性胃溃疡X线征象的是
    A．项圈征
    B．黏膜线
    C．狭颈征
    D．指压征
    E．黏膜集中
51. 小肠淋巴滤泡最丰富的部位是
    A．十二指肠
    B．空肠上段
    C．空肠下段
    D．回肠近端
    E．回肠远端
52. 下述疾病中引起盲肠缩短、变形收缩最常见的原因是
    A．溃疡性结肠炎
    B．阿米巴性结肠炎
    C．局限性肠炎
    D．增殖性肠结核
    E．慢性痢疾
53. 根据所含纤维不同，可将软骨分为
    A．透明软骨、纤维软骨、弹性软骨
    B．透明软骨、弹性软骨、瘤软骨
    C．玻璃软骨、弹性软骨、瘤软骨
    D．关节软骨、纤维软骨
    E．软骨基质、钙化软骨
54. 软骨的结构是
    A．软骨细胞
    B．软骨细胞和基质
    C．软骨细胞、基质和纤维
    D．软骨细胞和软骨母细胞
    E．钙化软骨和软骨细胞
55. 躯干骨不包括
    A．脊柱
    B．肋骨
    C．胸骨
    D．骨盆
    E．颅骨
56. 股骨颈骨折最严重、最常见的继发病症是
    A．骨折不愈合
    B．骨折畸形愈合
    C．骨折延迟愈合
    D．股骨头坏死
    E．骨性关节炎
57. 脊椎结核不常见的X线表现是
    A．椎体破坏
    B．椎间隙狭窄
    C．椎旁脓肿
    D．跳跃式骨破坏
    E．椎板破坏
58. 骨肉瘤X线诊断的主要依据是
    A．骨质破坏
    B．骨膜增生
    C．肿瘤骨
    D．软组织肿瘤
    E．肿瘤发生转移
59. 肾下垂多发生于
    A．老年女性
    B．老年男性
    C．青壮年男性
    D．青壮年女性
    E．儿童期
60. 正常成人双肾多表现为
    A．左肾稍大，右肾较低
    B．右肾稍大，左肾较低
    C．两肾等大，右肾较低
    D．两肾等大，左肾较低
    E．右肾稍大，左肾较高
61. 成人最常见的肾肿瘤是
    A．肾细胞癌
    B．肾盂癌
    C．多房性囊性肾瘤
    D．血管平滑肌脂肪瘤
    E．转移瘤
62. X线平片显示正常松果体钙化斑的最大径不应超过
    A．2 mm
    B．4 mm
    C．6 mm
    D．8 mm
    E．10 mm
63. 儿童期眼眶内最常见的肉瘤是
    A．滑膜肉瘤
    B．淋巴肉瘤
    C．成骨肉瘤

D．纤维肉瘤
E．横纹肌肉瘤

64．小脑蚓部位于
A．小脑与中脑之间
B．小脑与脑桥之间
C．小脑与延髓之间
D．小脑的上部
E．小脑的正中部

65．组成脑干的结构为
A．间脑、脑桥和延髓
B．间脑、中脑和延髓
C．中脑、脑桥和延髓
D．中脑、丘脑和延髓
E．间脑、丘脑和延髓

66．下列**不是**胃癌介入治疗的禁忌证的是
A．心、肝、肺、肾功能不全患者
B．高龄患者
C．全身广泛转移患者
D．出、凝血功能障碍患者
E．全身衰竭患者

67．胸部CT扫描时，患者的最佳呼吸状态应是
A．深呼气后屏气扫描
B．深吸气后屏气扫描
C．捏搞患者鼻口扫描
D．平静口式呼吸扫描
E．采用腹式呼吸扫描

68．下列检查**不应**用水成像技术的是
A．MR内耳成像
B．MR胆胰管造影
C．MR脊髓造影
D．MR尿路造影
E．MR血管造影

69．胰腺病变中，**不发生**钙化的疾病是
A．胰腺囊肿
B．单纯性急性胰腺炎
C．慢性胰腺炎
D．胰腺癌
E．胰岛细胞癌

70．类风湿关节炎最常侵犯的部位在
A．骶髂关节
B．脊柱
C．手和足
D．膝关节
E．肘关节

71．男，65岁，排尿困难，CT前列腺后叶增大，密度低，增强后左叶内可见16 mm×22 mm低密度区，边缘尚清，病变与左盆底肌分界不清。最可能的诊断为
A．前列腺增生
B．前列腺转移
C．前列腺炎症
D．前列腺癌
E．前列腺脓肿

72．对脊柱结核的检查，CT优于平片在于能够显示
A．骨质破坏
B．椎间隙变窄
C．骨质增生
D．钙化
E．椎管内脓肿

73．肺内结节灶出现爆米花样钙化，应首先考虑
A．结核球
B．错构瘤
C．硅肺
D．胸膜间皮瘤
E．肺癌

74．喉癌最常见于
A．声门区
B．声门上区
C．声门下区
D．喉前庭
E．声门上下区

75．鼻咽部纤维血管瘤造成的骨质改变主要为
A．骨质硬化
B．骨质疏松
C．骨质吸收、破坏
D．骨质软化
E．骨质钙化

76．对成人型多囊肾描述**错误**的是
A．为肾集合肾小管及肾单位的囊状扩张
B．属常染色体隐性遗传病
C．临床上表现为慢性进行性肾功能损害
D．一般从30～40岁开始发病
E．常伴有肝囊肿

77．颅后窝占位病变可引起

A．幕下疝
B．钩回疝
C．小脑扁桃体疝
D．海马回疝
E．扣带回疝

78．螺旋 CT 与普通 CT 相比，最重要的优势是
A．扫描速度快
B．图像可任意重建
C．减轻运动伪影
D．增加扫描覆盖范围
E．得到三维数据信息

79．鞍区最常见的肿瘤是
A．血管母细胞瘤
B．脊索瘤
C．垂体瘤
D．胶质瘤
E．海绵状血管瘤

80．髓母细胞瘤的好发部位是
A．脑干
B．鞍上池
C．小脑蚓部
D．第三脑室
E．第四脑室

81．“双轨”征见于以下眼眶肿瘤中的
A．视神经鞘瘤
B．视神经胶质瘤
C．视神经脑膜瘤
D．海绵状血管瘤
E．肌锥内炎性假瘤

82．面神经在颞骨内段分 3 部分，其中，水平段位于
A．耳蜗旁
B．前庭部
C．岩骨尖
D．鼓室内
E．圆孔区

83．我国肝癌病理协作组制定的小肝癌的诊断标准中规定的单个结节的最大直径是
A．< 1.0 cm
B．< 2.0 cm
C．< 3.0 cm
D．< 4.0 cm
E．< 5.0 cm

84．CT 平扫时，肝细胞癌的密度绝大多数表现为
A．等密度
B．高密度
C．低密度
D．稍高密度
E．混杂密度

85．与正常门静脉相比较，门静脉癌栓 CT 平扫的密度为
A．混杂密度
B．高密度
C．低密度
D．接近等密度
E．无规律

86．脾梗死的典型 CT 表现是
A．呈三角形，低密度，尖端朝向外侧，有强化
B．呈三角形，低密度，尖端朝向脾门，有强化
C．呈三角形，低密度，尖端朝向脾门，无强化
D．呈三角形，高密度，尖端朝向脾门，无强化
E．呈三角形，高密度，尖端朝向外侧，无强化

87．副脾的 CT 表现是
A．多位于脾外侧
B．平扫和增强均与正常脾密度相同
C．一般大于 4 cm
D．平扫密度高于脾
E．多为多发

88．脾破裂出血易积聚于
A．网膜囊
B．胃脾隐窝
C．左侧结肠旁沟
D．右侧结肠旁沟
E．肝下间隙

89．腰椎管前后径 CT 测量值的正常范围是
A．25～30 mm
B．15～25 mm
C．12～15 mm
D．10～12 mm

E. 8～10 mm
90. 右肺分
 A. 2叶
 B. 3叶
 C. 4叶
 D. 5叶
 E. 6叶
91. 患者，女，55岁，气短5个月。胸片显示右上纵隔增宽，右上叶主支气管狭窄。应首先考虑
 A. 肺结核
 B. 大叶性肺炎
 C. 中心型肺癌
 D. 真菌性肺炎
 E. 炎性假瘤
92. 患者，女，50岁。两眼不能完全睁开，全身无力3个月，前纵隔内发现占位性病变，应首先考虑
 A. 恶性畸胎瘤
 B. 良性畸胎瘤
 C. 血管瘤
 D. 胸腺瘤
 E. 皮样囊肿
93. 构成右下肺门阴影外缘的主要解剖结构是
 A. 右下肺动脉及肺静脉
 B. 右下肺动脉及支气管
 C. 右下肺动脉、支气管和肺静脉
 D. 右下肺动脉及右上肺静脉
 E. 右下肺动脉
94. 金黄色葡萄球菌肺炎的特征性X线征象是
 A. 两肺多发片絮状阴影
 B. 肺脓肿形成
 C. 肺气囊
 D. 胸腔积液
 E. 脓气胸
95. 下列检查方法中，显示支气管扩张最可靠的是
 A. 影像增强X线透视
 B. X线体层摄影
 C. 核素肺灌注扫描
 D. 增强CT扫描
 E. 薄层高分辨CT扫描
96. 我国正常成人心胸比率上限为
 A. 0.45
 B. 0.50
 C. 0.52
 D. 0.55
 E. 0.60
97. 慢性十二指肠球部溃疡最常见的X线征象是
 A. 黏膜集中
 B. 龛影
 C. 球部穿孔
 D. 球部变形
 E. 激惹
98. 临床上以呕血为常见症状的十二指肠疾患是
 A. 憩室
 B. 息肉
 C. 溃疡病
 D. 十二指肠癌
 E. 淋巴组织增生
99. 小儿腹部平片出现"双泡"征，应诊断为
 A. 正常变异
 B. 胃扭转
 C. 幽门肌肥大
 D. 十二指肠梗阻
 E. 小肠旋转不良
100. 缩窄性心包炎"定性"诊断特征性X线征象是
 A. 心脏轻-中度增大
 B. 两心缘僵直
 C. 心搏减弱或消失
 D. 上腔静脉扩张
 E. 心包壳状钙化

## 练习五十六答案

1. C 前列腺癌好发于周边带，前列腺增生好发于中央带。

2．A　儿童骨内钙盐沉积较少，柔韧性较大，长骨骨干不完全骨折时表现为骨皮质发生皱褶、凹陷或隆起而不见骨折线，或部分骨皮质横行裂开，伴有相连的纵行裂隙，颇似青嫩树枝折曲后的表现，故又称青枝骨折。

3．C　成人骨髓炎发病缓慢，以局部症状为主，全身症状常不明显，预后较好，一般不侵犯关节，不导致功能障碍。

4．B　考查X线片上关节间隙的定义。

5．E　关节结核滑膜肉芽组织首先从关节囊附着部位，即关节的非承重面侵入骨内，表现为骨端的边缘部分出现虫蚀状、鼠咬状骨质破坏，边缘模糊，关节相对边缘常对称受累。

6．D　骨盆骨折常可合并血管、尿道、膀胱和直肠的损伤。

7．C　MRI是目前诊断半月板撕裂敏感性和特异性最高的影像学检查方法，关节镜检查并非属于影像学检查范畴。以关节镜为标准，MRI诊断半月板撕裂的准确率为90%～97%，特异性为94%。

8．C　关节脱位超过3周者为陈旧性关节脱位，此时常出现纤维愈合、功能丧失。

9．C　化脓性关节炎早期X线表现为关节周围软组织炎性水肿，关节积液所致的关节间隙增宽和关节囊肿胀，以及局部骨质疏松，但均不具特征性。关节软骨下骨质破坏出现相对较早（相对于关节结核），呈小透亮区，且首先见于关节承重面，为本病特点。随病程进展，骨质破坏渐扩大，而呈大片状。

10．C　化脓性骨髓炎最早破坏长骨干骺端松质骨，以后骨质破坏向骨干发展，骨皮质也遭受破坏。骨破坏很少跨过骺板累及骨骺或穿过关节软骨侵入关节。

11．D　骨肉瘤最好发的部位为股骨下端和胫骨上端的干骺端，即膝关节附近骨端最为常见，占骨肉瘤发生率的68%～80%，其次为肱骨和股骨近端。

12．E　痛风临床上分为三期：无症状期（仅有高尿酸血症）、急性关节炎期和慢性关节炎期。急性痛风性关节炎早期多侵犯单关节，以第1跖趾关节最多见，占50%～90%。

13．B　类风湿关节炎的主要病理改变为关节滑膜的非特异性慢性炎症，骨侵蚀最早起始于关节软骨的边缘。

14．B　甲状旁腺功能亢进的早期特征性X线表现为骨膜下骨质吸收，好发于中节指骨桡侧缘，骨干皮质呈花边样骨缺损。

15．B　关节强直不属于关节退变的X线征象。

16．D　骨折的横向移位为侧方移位，是以骨折近端为基准，判定远端骨质向前、后、内或外方移位。

17．B　Looser带是骨质软化症的特征性X线表现。

18．A　动脉瘤样骨囊肿好发于10～20岁青少年，多见于长骨（干骺）端，骺软骨板存在时不累及骨髓，60%～75%发病于股骨上端、椎体及附件。病灶呈显著膨胀的囊状透亮区，多起于骨松质或骨髓，也可位于骨膜下，其外侧为由骨膜形成的薄骨壳，囊内由粗细不等的骨小梁分隔，致病变呈"吹泡状"改变。

19．C　Colles骨折远端向背侧移位，向掌侧成角。

20．C　骨肉瘤的基本X线表现为骨质（包括松质骨和皮质骨）破坏、各种形态的骨膜新生骨和Codman三角、软组织肿块及肿瘤骨（位于骨破坏区和软组织肿块内）等。在上述征象中，肿瘤骨是骨肉瘤本质的表现，因此是最主要的影像征象，可呈云絮状、斑块状、针状等，是诊断骨肉瘤的重要依据。

21．B　疲劳性骨折的骨折线X线表现特点是横行、边缘模糊、有明显不规则硬化，周围由梭形骨痂包围。

22．B　强直性脊柱炎是一种以中轴关节慢性炎症为主的全身性疾病，属于血清阴性脊柱关节病。本病好发于10～40岁男性青少年，男比女约为5∶1。

23．D　骨瘤主要发生于膜内化骨的骨骼，最多见于颅面骨，可引起压迫症状和外貌畸形。其大体病理表现为骨表面的骨性突起、坚硬，完全由成熟的骨组织组成，表面覆有骨膜，根据质地分为致密型和海绵型。
24．C　骨气鼓多见于短骨骨干结核。
25．A　骨样骨瘤服用水杨酸类药物常可缓解疼痛。
26．C　急性化脓性骨髓炎发病7天内，X线平片上受累骨的骨质可无明显异常变化。
27．C　慢性骨髓炎X线平片可见骨破坏周围有活跃的骨质增生硬化现象。骨膜新生骨增厚，并同骨皮质融合，呈现分层状，外缘呈花边状。骨内膜也增生，致使骨密度增高，甚至使骨髓腔闭塞。
28．C　多发性骨髓瘤多见于40岁以上中老年人，CT较X线平片能更早期显示骨质细微破坏和骨质疏松。典型表现为呈弥漫性分布、边缘清楚的溶骨性破坏区，无明显骨膜反应，常见软组织肿块，骨、肌骨破坏多呈膨胀性。脊柱常示椎体病理性骨折，椎体后缘骨质中断或破坏，为肿瘤侵犯硬膜外的可靠征象。
29．C　边界模糊的软组织团块影，CT值75 HU，考虑血肿。
30．D　横突骨折易引起椎动脉损伤。
31．E　软组织窗成像容易漏诊腰椎小关节病变。
32．B　脊椎血管瘤患者年龄11～50岁，以中年人较多，可为单个或多个椎体相连或相间发病，多见于胸椎，尤以第2～7胸椎最多，病灶区骨密度减低，病灶内残存的粗大骨小梁呈纵行排列，似栅栏状，椎体外形和椎间隙一般保持正常，椎旁无软组织影。
33．D　环状软骨部为上呼吸道与下呼吸道的分界。
34．E　男性耻骨联合骨折最常见的合并损伤部位是尿道。
35．E　膀胱底输尿管开口至尿道内口区域为膀胱三角区。
36．E　KUB为全腹部平片的缩写。
37．D　肾门向肾内延续于一个较大的间隙，为肾窦。
38．D　肾周围结构自内向外依次为肾纤维膜、肾脂肪囊、肾筋膜。
39．E　心影后囊袋状肿块影，内含气体，考虑膈疝。
40．D　急性肺脓肿形成脓肿壁，增强扫描时呈环形强化。
41．A　肺梗死时楔状影的顶端与一血管相连。
42．D　畸胎瘤的CT表现为密度不均匀的囊性肿块，囊壁厚薄不等，可有弧形钙化。由于有多种成分，所以内容物中虽有脂肪，但密度常较脂肪为高。改变体位扫描，其内容物可随重力而改变位置。如病变仅表现为囊性而无脂肪或钙化组织特征，则CT所见无特殊性。如见脂肪块内分层或脂-液平面，可诊断为囊性畸胎瘤。
43．E　肝血管瘤的强化特点为早出晚归，肝癌强化特点为快进快出。
44．E　胰腺钩突前面CT显示2个血管断面，即（右）肠系膜上静脉、（左）肠系膜上动脉。
45．D　腹部损伤最常累及脾。脾外伤的分型：①脾挫伤；②包膜下血肿；③脾实质内损伤，而一般有脾外伤史。当脾外伤时，可出现左腹部疼痛、脾大、压痛以及腹膜刺激征。当脾完全破裂时，患者可迅速出现休克等严重症状，危及生命。CT表现：①脾挫伤：CT可无异常表现。②脾包膜下血肿：在脾外围部可见半月状密度异常区（出血较早时如此），出血较长时间以后，逐渐变成低密度区。在早期较小的包膜下血肿，CT平扫不易发现，而至晚期则非常明显，增强扫描能确定诊断。③脾破裂：当仅为脾局部破裂时，表现为脾内局限性低密度或稍高密度区，增强扫描则更清楚。血肿境界可不甚清楚，不过至稍晚时境界清晰，为椭圆形低密度区。当脾完全性破裂时，则脾曲、脾周、腹腔内均可见不规则血肿存在，此时脾体积增大，外形不整齐，有撕裂的裂隙贯穿脾，脾外周也有密度较高的血凝块出现。
46．E　如果梗阻在胰腺以上，应考虑胆管癌。
47．B　大叶性肺炎实变期一般出现在发病后2～3天。
48．A　两肺多发大片影为大叶性肺炎最主要的影像。

49．A 肺实质是指同肺部具有气体交换功能的含气结构，主要包括1、2、3级呼吸性细支气管、肺泡管、肺泡囊、肺泡。

50．D 指压征多见于恶性溃疡。

51．E 小肠淋巴滤泡最丰富的部位是回肠远端。

52．D 肠结核好发于回盲部，分溃疡型和增殖型，增殖型可见肠腔狭窄、肠管缩短变形。

53．A 软骨根据所含纤维不同可分为透明软骨、纤维软骨、弹性软骨。

54．C 骨的结构为软骨细胞、基质和纤维。

55．E 躯干骨指的是在人体内主要起支撑作用的骨骼，通常包括胸骨、脊椎骨、肋骨等。

56．D 股骨颈骨折最严重、最常见的继发病症是股骨头坏死。

57．D 相邻多个椎体受累跳跃性骨质破坏为椎体转移瘤的主要表现。

58．C 骨肉瘤好发于长骨干骺端，以骨远端、骨近端最常见，其次为肱骨近端。骨肉瘤有以下基本X线表现：(1) 骨质破坏：多始于干骺端中央，骨松质出现虫蚀样或小斑片状骨质破坏，继而出现骨皮质边缘破坏区，在皮质内表现为哈弗斯管扩张而呈筛孔状破坏，以后骨破坏区融合扩大形成大片的骨缺损。(2) 肿瘤骨：肿瘤细胞形成的骨组织称为"肿瘤骨"。骨破坏区和软组织肿块内的肿瘤骨是骨肉瘤特征性的表现，也是影像学诊断的重要依据。肿瘤骨的形态主要有：①云絮状肿瘤骨：密度较低，边界模糊，是分化较差的肿瘤骨；②斑块状肿瘤骨：密度较高，边界清楚，多见于髓腔内或肿瘤的中心部，为分化较好的肿瘤骨；③针状肿瘤骨：为骨皮质外呈放射状向软组织伸展的肿瘤新骨，骨针粗细不均，其成因是肿瘤向软组织浸润发展时，肿瘤细胞沿供应肿瘤的微血管周围形成肿瘤性骨小梁。(3) 骨膜增生和Codman三角：骨肉瘤可引起各种形态的骨膜新生骨和Codman三角。Codman三角是由于骨膜反应性新生骨中央部分被快速发展的肿瘤组织破坏，两端残留的骨膜新生骨向外掀起而形成的三角形阴影。(4) 软组织肿块：表示肿瘤已侵犯骨外软组织，肿块多呈圆形或半圆形，境界多不清楚。在软组织肿块内可见肿瘤骨。

59．D 肾下垂多发生于青壮年女性。

60．A 一般情况下，右肾比左肾低半个椎体高度。

61．A 肾细胞癌是最常见的肾恶性肿瘤，在肾恶性肿瘤中占85%，好发于中老年人，男性多于女性。

62．E 松果体钙化斑的最大径不应超过10 mm。

63．E 儿童期眼眶内最常见的肉瘤是横纹肌肉瘤。

64．E 小脑蚓部位于小脑的正中部。

65．C 脑干分为中脑、脑桥和延髓三部分。

66．B 胃癌介入治疗的禁忌证包括：心、肝、肺、肾功能不全患者，全身广泛转移患者，全身衰竭患者，出、凝血功能障碍患者。

67．B 深吸气后屏气扫描可使膈肌向下，胸腔扩大，有利于肺部疾病的检查。

68．E 检查不应用水成像技术的是MR血管造影。

69．B 急性单纯性胰腺炎由于水肿、坏死、出血同时存在而致胰腺密度不均，一般不发生钙化。转变为慢性胰腺炎时常钙化。

70．C 类风湿关节炎最常侵犯的部位在手和足。

71．D 前列腺后叶增大、病变与左盆底肌分界不清提示癌性病变的可能。

72．E CT显示椎体及附件的骨质破坏、死骨和椎旁脓肿等优于X线平片。CT较平片的主要优势是显示椎管内硬膜外脓肿。

73．B 肺错构瘤典型的钙化呈爆米花样。

74．A 喉癌按肿瘤的原发部位可分为声门上区、声门区和声门下区，以声门区最常见，声门上区次之，声门下区很少见。

75. C  鼻咽部纤维血管瘤生长缓慢，呈膨胀性生长，窦壁骨质受压移位或呈吸收改变。
76. B  儿童型：常染色体隐性遗传。成人型：常染色体显性遗传。
77. C  颅后窝占位属幕下病变，最容易引起的是小脑扁桃体疝，其他均为幕上病变所引起。
78. E  螺旋CT最重要的优势是得到三维数据信息。
79. C  鞍区最常见的肿瘤是垂体瘤。
80. C  髓母细胞瘤（medulloblastoma）是恶性程度高、预后较差的胚胎性肿瘤，多见于小儿，是儿童常见肿瘤之一。绝大部分位于小脑蚓部，少数位于小脑半球。易发生脑脊液种植转移，并广泛种植于脑室系统、蛛网膜下腔和椎管内。临床常见症状有头痛、呕吐、步态不稳和共济失调、复视和视力减退等。
81. C  "双轨"征见于视神经脑膜瘤。
82. D  面神经在颞骨内段分三部分：迷路段、鼓室段（水平段）、垂直段（乳突段）。
83. C  小肝癌的诊断标准中规定的单个结节最大直径不超过3.0 cm。
84. C  肝癌CT分型与病理分型相同。巨块型和结节型平扫表现为单发或多发、圆形或类圆形肿块，呈膨胀性生长，边缘有假段包膜，则肿块边缘清晰光滑，这是肝细胞癌CT诊断的重要征像。弥漫型者结节分布广泛，境界不清。肿块多数为低密度，少数表现等密度或高密度。
85. D  门静脉癌栓CT平扫的密度为接近等密度。
86. C  脾梗死的CT表现：①梗死灶多发生于脾前缘近脾门的方向，平扫时为低密度区。②梗死灶呈三角形或楔形，底近脾的外缘，尖端朝向脾门。③增强扫描显示更为清楚，脾密度增高，而梗死灶不增强，对比更加明显。④脾梗死灶在急性期（8天以前）呈低密度区，不强化；在慢性期（15～28天）则密度逐渐恢复正常，由于已出现瘢痕组织，瘢痕挛缩可引起脾出现收缩变形情况。⑤若整个脾梗死，则在增强扫描时，整个脾呈不强化现象，只有脾包膜有增强现象。
87. B  副脾的CT表现：脾门附近或上下层面的圆形、卵圆形软组织肿块，边缘光滑，密度与脾相仿。注射对比剂后动态扫描，此软组织肿块与脾增强及消退时间一致，CT值相同，这些征象可与腹腔内其他占位性病变作鉴别。
88. C  脾破裂出血易积聚于左侧结肠旁沟区。
89. B  腰椎管前后径正常范围是15～25 mm。
90. B  右肺分3个叶，左肺分2个叶。
91. C  右上叶主支气管狭窄考虑中心型肺癌。
92. D  胸腺瘤为前纵隔肿物。肿瘤长大到一定程度时，可因肿物压迫而出现胸痛、胸闷、咳嗽及胸前部不适。30%～50%的胸腺瘤患者合并重症肌无力。
93. E  右下肺门阴影外缘的主要构成是右下肺动脉。
94. C  金黄色葡萄球菌肺炎的特征性X线征象是肺气囊。
95. E  薄层高分辨CT扫描显示支气管扩张效果明显。
96. C  正常成人心胸比率不超过0.52。
97. D  十二指肠球部变形为慢性十二指肠球部溃疡最常见的X线征象。
98. C  溃疡病最常见的临床症状是呕血。
99. D  小儿十二指肠梗阻腹部平片出现"双泡"征。
100. E  平片显示心脏外形不整，有钙化影包绕可提示缩窄性心包炎，CT或MRI上见到心包异常增厚、钙化，即可以诊断为缩窄性心包炎。

# 练习五十七

1. 脑梗死的好发部位为
   A. 大脑前动脉供血区
   B. 大脑中动脉供血区
   C. 大脑后动脉供血区
   D. 椎动脉供血区
   E. 基底动脉供血区
2. 脑脊液鼻漏常见于
   A. 鼻骨骨折
   B. 蝶骨骨折
   C. 额骨骨折
   D. 颞骨骨折
   E. 筛骨骨折
3. 亚急性硬膜下血肿时期为
   A. 3天以内
   B. 3天～1周
   C. 4天～3周
   D. 1～3周
   E. 3周～1个月
4. 影像学检查硬膜下血肿的形状多为
   A. 新月形
   B. 梭形
   C. 球形
   D. 方形
   E. 弥漫性脑沟型
5. 脑囊虫病的影像学分型**不包括**
   A. 脑池型
   B. 脑实质型
   C. 脑室型
   D. 脑膜型
   E. 混合型
6. 急性硬膜外血肿的CT表现**不包括**
   A. 梭形高密度区
   B. 血肿范围一般不超过颅缝
   C. 边界光滑锐利
   D. 内缘模糊不清
   E. 局部脑组织受压内移
7. 下列解剖结构，分泌抑制青春期激素的是
   A. 垂体
   B. 丘脑
   C. 海马
   D. 松果体
   E. 苍白球
8. 以下CT征象最有利于脑外肿瘤定位的是
   A. 边界不清楚
   B. 中线移位
   C. 肿瘤明显强化
   D. 脑皮质受压内移
   E. 颅骨变薄
9. 颅脑肿瘤的间接征象是
   A. 肿块密度
   B. 肿块大小
   C. 肿块形态
   D. 肿块数量
   E. 脑水肿
10. 脑梗死损伤规律是按下列哪项区域分布的
    A. 脑实质
    B. 脑白质
    C. 脑叶
    D. 脑沟
    E. 脑血管分布区
11. 高血压出血最常见的部位是
    A. 壳核
    B. 额叶
    C. 基底节
    D. 内囊
    E. 尾状核
12. 颅内生殖细胞瘤最常见的部位是
    A. 鞍上区
    B. 鞍旁区
    C. 脑桥小脑角区
    D. 脑室内
    E. 松果体
13. 颅咽管瘤的钙化多呈
    A. 蛋壳样
    B. 团块状
    C. 散在斑点状

D. 毛线团样
E. 爆米花样

14. 成人颅内最常见的肿瘤是
    A. 髓母细胞瘤
    B. 胶质瘤
    C. 脑膜瘤
    D. 松果体瘤
    E. 生殖细胞瘤

15. 脑梗死后CT可见"模糊效应"，其发生时间常在
    A. 第1周
    B. 第2周
    C. 第2～3周
    D. 第3～4周
    E. 第5周

16. 蛛网膜下腔出血的主要CT表现是
    A. 侧脑室呈高密度影
    B. 外侧裂池见高密度影
    C. 第三脑室呈高密度影
    D. 基底节区见高密度影
    E. 枕叶见高密度影

17. 下列颅内肿瘤定位征，属于脑内征象的是
    A. 邻近颅板增生
    B. 邻近颅板破坏
    C. 白质挤压征
    D. 瘤周水肿
    E. 脑沟增宽

18. 关于室管膜瘤的描述正确的是
    A. 主要发生在两侧侧脑室
    B. 瘤周水肿明显
    C. 可以种植转移
    D. 主要发生在第三脑室
    E. 不可能发生在脑室外

19. 室管膜瘤常见的钙化形态为
    A. 蛋壳样钙化
    B. 索条状钙化
    C. 块状钙化
    D. 爆米花样钙化
    E. 散在点状钙化

20. 儿童第四脑室内占位性病变，呈"塑型"或"钻孔"样生长，首先应考虑为
    A. 脉络丛乳头状瘤
    B. 室管膜瘤
    C. 淋巴瘤
    D. 生殖细胞瘤
    E. 表皮样囊肿

21. 外伤性迟发性脑内出血多在伤后
    A. 1周后
    B. 12 h内
    C. 24 h内
    D. 48 h内
    E. 72 h内

22. 颅脑外伤临床症状重、CT表现轻，常提示
    A. 脑出血
    B. 脑挫裂伤
    C. 脑白质剪切伤
    D. 脑震荡
    E. 蛛网膜下腔出血

23. 脑脓肿壁形成早期，CT表现为
    A. 水肿最明显
    B. 结节样强化
    C. 不均匀环形强化
    D. 均匀环形强化
    E. 无水肿

24. 关于脑脓肿的描述，**错误**的是
    A. 主要感染途径为鼻窦和乳突感染逆行进入脑内
    B. 细菌侵入引起局限性脑内炎症并形成脓腔
    C. 可分脑炎早期、脑炎晚期、脓肿形成早期和脓肿形成晚期
    D. 脑脓肿应与胶质瘤和转移瘤相鉴别
    E. 晚期增强扫描，脓肿壁呈均匀环状强化

25. 多发性硬化最常见的发病部位是
    A. 基底节
    B. 脑干
    C. 视交叉及视神经
    D. 侧脑室周边脑白质
    E. 小脑白质

26. 下列属于血管母细胞瘤影像学特点的是
    A. 多发生于颅中窝
    B. 表现为"小病灶，大水肿"
    C. 增强扫描表现为"印戒征"或"大囊小结节"
    D. 儿童及青少年多见

E．增强扫描特征为花边状强化
27．多发性硬化的病理改变为
　　A．炎性浸润
　　B．局灶性细胞水肿
　　C．脑白质脱髓鞘
　　D．脑灰质坏死
　　E．缺血缺氧
28．急性期蛛网膜下腔出血首选的检查方法为
　　A．CT
　　B．PET
　　C．ECG
　　D．MRI
　　E．ECT
29．X线观察上颌窦应首选
　　A．柯氏位
　　B．瓦氏位
　　C．头颅正位
　　D．头颅侧位
　　E．颅底位
30．在眼部异物中，CT检查难以发现的为
　　A．铁
　　B．铝
　　C．铜
　　D．合金
　　E．泥沙
31．诊断扁平颅底，颅底角的测量值应大于
　　A．105°
　　B．115°
　　C．125°
　　D．135°
　　E．145°
32．小脑扁桃体下疝的影像学确诊指标为，其下极至少低于枕骨大孔平面以下
　　A．3 mm
　　B．4 mm
　　C．5 mm
　　D．6 mm
　　E．7 mm
33．常累及骨质，有明显骨质增生的是
　　A．脂肪瘤
　　B．胶质瘤
　　C．脑膜瘤

　　D．血管母细胞瘤
　　E．听神经瘤
34．CT平扫呈等密度或高密度，均匀强化，并可见脑膜尾征的是
　　A．脑转移瘤
　　B．多发性硬化
　　C．胶质瘤
　　D．脑脓肿
　　E．脑膜瘤
35．松果体区常见的肿瘤是
　　A．颅内脊索瘤
　　B．颅咽管瘤
　　C．胶质瘤
　　D．生殖细胞瘤
　　E．室管膜瘤
36．鞍区常见的肿瘤是
　　A．颅内脊索瘤
　　B．生殖细胞瘤
　　C．胶质瘤
　　D．颅咽管瘤
　　E．室管膜瘤
37．好发于第四脑室的肿瘤是
　　A．颅内脊索瘤
　　B．颅咽管瘤
　　C．胶质瘤
　　D．生殖细胞瘤
　　E．室管膜瘤
38．好发于斜坡蝶鞍部的肿瘤是
　　A．生殖细胞瘤
　　B．颅咽管瘤
　　C．胶质瘤
　　D．颅内脊索瘤
　　E．室管膜瘤
39．急性颅脑损伤应首选
　　A．颅骨平片
　　B．脑室造影
　　C．血管造影
　　D．CT增强扫描
　　E．CT平扫
40．肺上叶癌肿容易发生霍纳综合征的是
　　A．肺上沟癌
　　B．纵隔型肺癌

C. 肺段型肺癌

D. 瘢痕癌

E. 肺转移癌

41. 下列纵隔肿瘤中能看到牙齿和骨骼的是

A. 神经源性肿瘤

B. 支气管囊肿

C. 恶性淋巴瘤

D. 食管囊肿

E. 畸胎瘤

42. 中心型肺癌最早出现的影像学征象是

A. 黏液嵌塞征

B. 肺门阴影增浓

C. 段或叶肺不张

D. 阻塞性肺炎

E. 局限性肺气肿

43. 大量胸腔积液胸部X线片可见

A. 患侧膈肌抬高

B. 纵隔向患侧移位

C. 患侧肋间隙变窄

D. 液体上缘在第2肋前端以下

E. 液体上缘在第4肋前端以上

44. 下列先天性心脏病，肺血流减少的是

A. 房间隔缺损

B. 室间隔缺损

C. 法洛四联症

D. 艾森曼格综合征

E. 动脉导管未闭

45. 产生液气胸的常见原因是胸腔积液并发

A. 出血

B. 外伤

C. 感染

D. 胸膜粘连

E. 肺转移瘤

46. 下列关于肺脓肿急性化脓性炎症阶段的X线表述中，正确的说法是

A. 小片状磨玻璃影

B. 密度不均匀

C. 边缘清楚

D. 大片状致密影

E. 粟粒结节影

47. 血源性肺脓肿常致两肺多发病变，常易累及的部位为

A. 双肺尖

B. 双下肺膈面上方

C. 双肺门周围

D. 双肺外带

E. 双肺近左心缘处

48. 过敏性肺炎的X线特征是

A. 密度较低的云雾状影

B. 病变可见相互重叠

C. 病变不按肺段分布

D. 呈结节状和粟粒状

E. 病灶具有散在性和游走性

49. 中央型肺水肿的典型X线征象是

A. 双肺大小不一的弥漫性片状模糊影

B. 双肺下野可见柯氏A线和B线

C. 以肺门为中心的蝶翼状阴影

D. 肺门阴影轻度增大而模糊

E. 局部的肺叶实变阴影

50. 常见的良性结节钙化类型**不包括**

A. 中心致密钙巢

B. 同心圆状钙化

C. 中心弥漫性钙化

D. 爆米花样钙化

E. 砂粒样钙化

51. 关于肺叶不张CT表现的描述，**错误**的是

A. 肺体积收缩

B. 纵隔向健侧移位

C. 胸廓变小

D. 同侧膈肌升高

E. 叶间胸膜移位

52. 肺内错构瘤的典型X线征象是

A. 孤立圆形阴影

B. 肿块边界清楚

C. 肿块边缘可分叶

D. 肿块内可见爆米花样钙化

E. 肿块内可形成空洞

53. 下列疾病，胸片上一般**不出现**"空气支气管征"的是

A. 浸润性腺癌

B. 大叶性肺炎

C. 阻塞性肺炎

D. 肺泡性肺水肿

E. 肺出血

54. 下列疾病最易引起胸膜改变的是
    A. 大叶性肺炎
    B. 急性血吸虫肺炎
    C. 麻疹肺炎
    D. 肺结核
    E. 肺组织细胞增多症

55. 肺炎病程在几周内未全部吸收称为慢性肺炎
    A. 1 周
    B. 2 周
    C. 3 周
    D. 4 周
    E. 5 周

56. 下列表现中**不属于**中央型肺癌间接 X 线征象的是
    A. 横"S"征
    B. 阻塞性肺不张
    C. 阻塞性肺气肿
    D. 阻塞性肺炎
    E. 肺门不规则高密度肿块影

57. 肺门、纵隔淋巴结肿大的标准为直径
    A. 5 mm
    B. 10 mm
    C. 15 mm
    D. 20 mm
    E. 只要纵隔窗可见即为肿大

58. 立位 X 线检查时,胸腔积液超过多少可被发现
    A. 100 ml
    B. 150 ml
    C. 200 ml
    D. 250 ml
    E. 300 ml

59. 心包积液少于多少时,胸部 X 线片上心影大小及形态**无**明显改变
    A. 200 ml
    B. 250 ml
    C. 300 ml
    D. 350 ml
    E. 400 ml

60. 法洛四联症的 X 线心影表现为
    A. 梨形
    B. 球形
    C. 水滴形
    D. 烧瓶形
    E. 靴形

61. 法洛四联症最重要的畸形为
    A. 房间隔缺损和室间隔缺损
    B. 右心室肥厚和主动脉骑跨
    C. 肺动脉狭窄和右心室肥厚
    D. 肺动脉狭窄和室间隔缺损
    E. 主动脉骑跨和肺动脉狭窄

62. 室壁厚度减少至多少以下时提示透壁性心肌梗死
    A. 5 mm
    B. 6 mm
    C. 7 mm
    D. 8 mm
    E. 9 mm

63. 风湿性心脏病主要累及的心脏瓣膜是
    A. 二尖瓣
    B. 三尖瓣
    C. 二尖瓣及三尖瓣
    D. 主动脉瓣
    E. 肺动脉瓣

64. 正常的心包腔内含有多少浆液样的液体
    A. 10~15 ml
    B. 20~30 ml
    C. 35~40 ml
    D. 45~60 ml
    E. 65~70 ml

65. 关于慢性肺气肿常见的 X 线征象,**不正确**的是
    A. 胸部膨隆,肋间隙增宽
    B. 血管影细长、稀疏
    C. 由于肺通气及循环障碍,易引起肺源性心脏病
    D. 两肺透亮度增高
    E. 两横膈上升

66. 大量气胸时胸部 X 线片的表现**不正确**的是
    A. 患侧膈下降
    B. 患侧胸廓明显塌陷
    C. 纵隔向健侧移位
    D. 肺完全压缩
    E. 肋间隙增宽

67. 下列关于肺转移瘤的描述**不正确**的是
    A. 血行转移表现为主要分布于两肺中下野的

多发结节或肿块

B．胸部 X 线片上淋巴转移可见 Kerley B 线

C．小结节及粟粒性病变多见于肾癌、结肠癌、骨肉瘤及精原细胞瘤的转移

D．肺是转移瘤的好发脏器

E．肺转移瘤多为单发

68．**不支持**气管、支气管异物影像诊断的征象是

A．膈肌矛盾运动

B．肺门影增大

C．肺不张

D．肺气肿

E．纵隔摆动

69．以下影像学征象，**不属于**周围型肺癌表现的是

A．毛刺征

B．胸膜牵拉征

C．分叶征

D．棘突征

E．空气半月征

70．肺泡壁破裂融合致含气腔隙大于多少时称为肺大疱

A．3 mm

B．5 mm

C．10 mm

D．15 mm

E．20 mm

71．胃癌最主要的转移方式是

A．直接蔓延

B．血行转移

C．腹腔种植转移

D．直接浸润

E．淋巴结转移

72．肠结核最好发于

A．直肠

B．回肠

C．回盲部

D．结肠

E．空肠

73．胃溃疡典型的 X 线征象是

A．黏膜中断破坏

B．龛影

C．充盈缺损

D．排空慢

E．胃小区增大

74．怀疑胃溃疡患者最初选择的检查方法是

A．X 线平片摄影

B．口服钡剂造影

C．B 超

D．CT

E．磁共振成像检查

75．肠梗阻 X 线诊断的主要依据是

A．肠管扩张

B．肠壁钙化

C．肠腔气 - 液平面

D．间位结肠

E．膈下游离气体

76．胃癌的好发部位依次为

A．胃小弯、胃窦、胃体

B．胃窦、胃小弯、贲门

C．贲门、胃窦、胃大弯

D．胃小弯、贲门、胃窦

E．胃窦、贲门、胃体

77．消化道的基本病变**不包括**

A．轮廓的改变

B．黏膜的改变

C．黏膜皱襞的改变

D．肝体积增大

E．管腔、位置及功能性改变

78．十二指肠球后狭窄的最常见原因为

A．结核

B．胰头肿瘤

C．局限性炎症

D．球后溃疡

E．良性肿瘤

79．贲门失弛缓症的 X 线征象是

A．食管下端不规则，充盈缺损

B．食管下端狭窄，边缘呈锯齿状

C．食管下端狭窄，边缘光整，黏膜正常

D．食管下端狭窄，轮廓僵硬，不能扩张

E．食管下端中断，钡剂无法下行

80．慢性胰腺炎较具特征性的影像学表现是

A．胰管、胆管扩张，形成"双管征"

B．动态增强扫描动脉期为低密度

C．胰腺萎缩，胰腺内钙化且假囊肿形成

D．胰腺肿胀，胰周脂肪间隙模糊

E. 肾筋膜增厚，肾前间隙、小网膜囊内、肾后间隙积液

81. 食管最常见的良性肿瘤是
    A. 血管瘤
    B. 脂肪瘤
    C. 平滑肌瘤
    D. 淋巴瘤
    E. 腺瘤

82. 胃恶性溃疡的典型 X 线表现是
    A. 龛影位于腔外
    B. 黏膜向龛影集中逐渐变细
    C. 无环堤征
    D. 充盈缺损
    E. 半月征

83. 下列关于肠结核的描述**不正确**的是
    A. 好发于回盲部
    B. 主要分为溃疡型和增殖型
    C. 少数人可出现肠梗阻表现
    D. 肠结核是腹部结核中最常见的一种，多见于 40 岁以上成人
    E. "跳跃征"是溃疡性肠结核的表现

84. 食管第三蠕动波多见于
    A. 食管静脉曲张
    B. 食管癌
    C. 老年人及食管贲门失弛缓症
    D. 食管憩室
    E. 食管平滑肌瘤

85. 胃溃疡病的并发症中最严重、最紧急的是
    A. 幽门梗阻
    B. 胃出血
    C. 溃疡恶变
    D. 穿孔
    E. 胃窦胃炎

86. 胃肠道穿孔最常见的原因是
    A. 腹腔脓肿
    B. 腹部外伤
    C. 十二指肠溃疡
    D. 胃肠道肿瘤
    E. 胃溃疡

87. 食管平滑肌瘤的特征性 X 线表现是
    A. 充盈缺损
    B. 黏膜紊乱
    C. 管腔变形
    D. 环形征
    E. 浅分叶

88. 典型肝脓肿在 CT 上的表现，中央低密度，脓腔外脓肿壁可出现三层环状结构，从内至外分别代表
    A. 纤维肉芽组织，水肿带，炎性坏死组织
    B. 水肿带，炎性坏死组织，纤维肉芽组织
    C. 炎性坏死组织，水肿带，纤维肉芽组织
    D. 炎性坏死组织，纤维肉芽组织，水肿带
    E. 纤维肉芽组织，炎性坏死组织，水肿带

89. 绞窄性小肠梗阻常见的原因**不包括**
    A. 肠内疝
    B. 肠套叠
    C. 肠扭转
    D. 肠穿孔
    E. 肠粘连

90. 结肠癌的典型 X 线征象为
    A. 肠腔内卵石样充盈缺损
    B. 管腔狭窄
    C. "苹果核"征
    D. 肠壁僵硬
    E. "倒伞"征

91. 自截肾常见于
    A. 慢性肾炎
    B. 肾结核
    C. 慢性肾盂肾炎
    D. 肾癌
    E. 肾结石

92. 检测尿路阳性结石最常用的影像学方法是
    A. B 超检查
    B. 腹部平片
    C. 逆行尿路造影
    D. CT 检查
    E. 磁共振成像检查

93. 泌尿系 X 线检查，临床上最常用的是
    A. 静脉尿路造影
    B. 逆行肾盂造影
    C. 腹膜后充气造影
    D. 膀胱造影
    E. 血管造影

94. 肾平片中肾轮廓能显示的原因是

A．密度比周围组织高
B．密度比周围组织低
C．肾周围包有脂肪垫
D．肾内有尿液
E．肾血运丰富

95．下列**不属于**先天性肾畸形的是
A．单肾
B．异位肾
C．多囊肾
D．马蹄肾
E．重复肾

96．下列肾囊肿的CT表现中**错误**的是
A．圆形或椭圆形，外形光滑
B．囊肿和肾实质分界锐利、清楚
C．囊肿壁很薄，不能测出
D．囊内密度均匀，接近水
E．注射对比剂，轻度强化

97．关于肾转移癌的描述**不正确**的是
A．常多发
B．转移灶为等密度
C．增强后为低密度灶

D．肾无功能
E．半数为双侧

98．肾血管平滑肌脂肪瘤的CT诊断中，有确诊意义的征象是
A．肾实质占位，境界清楚而密度不均
B．增强后部分瘤组织增强
C．瘤内有脂肪成分
D．三种成分缺一不可
E．合并结节硬化确诊

99．泌尿系移行细胞癌最好发的部位是
A．肾实质
B．肾小盏
C．输尿管
D．肾盂
E．膀胱

100．卵巢畸胎瘤的典型X线表现为
A．输卵管受压变形
B．瘤体密度不均
C．卵巢增大，边缘光滑
D．瘤内有透亮区
E．盆腔见骨组织及牙齿影

# 练习五十七答案

1．B  脑梗死以大脑中动脉闭塞最多见，其次为大脑后动脉、大脑前动脉以及小脑的主要动脉闭塞，引起病变血管供应区的脑组织坏死。

2．E  筛骨骨折易造成脑膜撕裂，形成脑脊液鼻漏。

3．C  急性硬膜下血肿为外伤后3天以内，亚急性硬膜下血肿为4天～3周，慢性硬膜下血肿为3周以上。

4．A  硬膜下血肿好发于额部、额颞部，居于脑凸面硬膜与蛛网膜之间，由于蛛网膜无张力，与硬脑膜结合不紧密，故血肿范围较广，多呈新月形或半月形，可掩盖整个大脑半球。

5．A  脑囊虫病按照部位分为实质型、脑室型、脑膜型及混合型四型。

6．D  急性硬膜外血肿的典型CT表现为颅骨内板下双凸形高密度区，边界锐利，内缘光滑，血肿范围一般不超过颅缝。如骨折超越颅缝，血肿亦可超过颅缝。血肿致脑室受压、变形、移位。

7．D  在儿童期，松果体病变引起功能不足时，可出现性早熟或生殖器官过度发育；若分泌功能过盛，可导致青春期延迟。

8．D  脑外肿瘤常出现以下影像学表现：①大部分脑外肿瘤与相邻脑膜以宽基底相连，紧贴于颅骨内面；②脑外肿瘤附着处的脑膜受肿瘤细胞浸润，增强扫描时常有显著强化，远端逐渐变细消失，称为脑膜尾征；③脑外肿瘤生长于蛛网膜之外，凸向脑内生长与脑组织之间由脑脊液相隔，邻近蛛网膜下腔增宽；④脑外占位病灶，嵌入脑灰质，使脑灰质下方的白质受压而变平，这种使白质受到挤压的征象称为白质挤压征；⑤脑外肿瘤一般会引起相邻颅骨增生肥厚或侵蚀性破坏。

9. E  其他项是直接征象。
10. E  脑梗死是脑血管闭塞后其闭塞动脉的供血区发生的一系列病理改变，故其发生规律按脑血管走行区分布。
11. C  高血压脑出血好发于基底节区，其次为丘脑区或基底节-丘脑区。
12. E  生殖细胞瘤多发生于松果体区，也可见于鞍上、背侧丘脑及基底节区，可沿脑室壁蔓延。
13. A  颅咽管瘤的钙化形态不一，可呈沿囊壁的壳状钙化。
14. B  成人中约70%的颅内肿瘤位于幕上，中年人最常见的为神经上皮组织肿瘤和脑膜瘤，老年人最常见的为脑膜瘤和转移性肿瘤。
15. C  脑梗死2~3周，病变区内水肿消退，梗死的占位效应减轻，CT扫描可出现"模糊效应"，即CT平扫梗死灶为等密度表现，此与梗死区内毛细血管大量增生、侧支循环建立及局部充血有关；或与吞噬细胞活动及水肿的消退有关。模糊效应的出现常造成CT假阴性表现，给诊断带来困难。
16. B  蛛网膜下腔出血的直接征象为脑沟、脑池密度增高。
17. D  其余几项均为脑外肿瘤特征。
18. C  室管膜瘤多发生在第四脑室，少数可发生在脑实质内，并以顶枕叶多见。多见于小儿和青少年。CT表现为等密度肿块，边界清楚，瘤内常有散在点状钙化及多发低密度囊变。绝大多数肿瘤位于脑室内，因此一般不伴瘤周水肿。脑室内室管膜瘤可有种植转移，引起脑脊液循环通路的阻塞。
19. E  室管膜瘤常见散在点状钙化，70%的少突胶质细胞瘤有特征性索条状钙化，蛋壳样钙化是颅咽管瘤的特异性表现。
20. B  第四脑室室管膜瘤可经外侧孔进入脑桥小脑角池，并延伸到小脑池，也可直接进入小脑和脑干。
21. A  外伤性脑内血肿往往于头颅外伤后即刻发生，但也可发生于1周后。由于局部缺氧、高碳酸血症，使血流量增加，血管壁受损而失去自动调节能力，致使破入水肿区与坏死区而形成迟发性血肿。
22. C  脑剪切伤是脑白质、脑灰白质交界处和中线结构等部位的撕裂，CT表现较轻，但常常发生深度昏迷。
23. D  脑脓肿急性期表现为边界不清楚的低密度区，也可为不均匀的混合密度区。增强扫描无强化，或呈斑点状强化，有占位效应。化脓期和包膜形成期水肿消退，包膜轻度强化，一般壁厚而均匀，强化明显。
24. C  脑脓肿分为三期：急性脑炎期、脓肿壁形成期、包膜形成期。
25. D  多发性硬化是中枢神经系统最常见的一种脱髓鞘疾病，好发于中青年，女性多见。本病可累及大脑、小脑、脑干、脊髓和视神经，灰、白质均可受累，主要累及白质，尤其是侧脑室旁（前后角及三角区周围）、半卵圆中心等，特征性表现为与侧脑室壁垂直排列的多发病灶，T1WI为低信号、T2WI呈高信号。
26. C  血管母细胞瘤典型表现为一簇细小动脉与毛细血管充盈的均匀阴影混成一团，与一血管环相连，形成印戒状。
27. C  多发性硬化的病理改变是髓鞘崩解，局灶水肿，血管周围炎性反应。
28. A  急性期蛛网膜下腔出血首选的检查方法为颅脑CT，表现为病变区脑沟、脑裂和脑池内"铸型"高密度影。由于出血在脑脊液内，容易被冲淡，出血3日以后用CT定性。MRI在显示超过1周的亚急性期蛛网膜下直接阳性率明显降低，故发病3日后CT表现如果正常，不能排除蛛网膜下腔出血的可能性，在腔内出血方面明显优于CT。
29. B  瓦氏位主要用于观察上颌窦。
30. E  CT反映的是组织的密度分辨力，眼部异物与眶内容物的密度差别越大，越易显示，相对于金属，泥沙更接近软组织密度，因而CT往往难以显示。
31. E  扁平颅底的诊断主要依据颅底角即蝶鞍与斜坡所成角度的测量。在颅骨侧位片上，由鼻根至蝶鞍中心向枕骨大孔前缘连线所形成的夹角，即为颅底角，成人正常值为109°～145°，平均132°，颅底角大于145°具有诊断价值。

32．C　小脑扁桃体下疝畸形又称Chiari畸形，为先天性后脑发育异常所致，矢状面上，小脑扁桃体下段变尖、呈楔形，其下极低于枕骨大孔3 mm可疑，低于5 mm以上即可诊断。

33．C　脑膜瘤可以引起邻近骨质增生。

34．E　脑膜瘤CT平扫呈等密度或高密度，均匀强化，并可见脑膜尾征。

35．D　松果体区肿瘤是多种发生来源、不同病理类型而生长在同一区域肿瘤的总称，虽占颅内肿瘤的不到1%，但却是儿童及青少年最常见的颅内肿瘤之一。其病理类型多样，包括生殖细胞肿瘤、松果体实质细胞肿瘤、胶质细胞肿瘤及神经胶质肿瘤等。原发于中枢神经系统的生殖细胞源性肿瘤是松果体区最常见的肿瘤，多见于青年男性。

36．D

37．E　好发于第四脑室的肿瘤是室管膜瘤。

38．D　好发于斜坡蝶鞍部的肿瘤是颅内脊索瘤。

39．E　CT平扫对于诊断急性颅脑损伤是一种简单、快速、有效的方法。

40．A　肺上沟癌时，交感神经受压可出现霍纳（Horner）综合征。临床表现为单侧性缩瞳（瞳孔缩小）、眼睑下垂（眼裂狭小）及眼球内陷等特征性眼部症状。

41．E　肿瘤中见到牙齿和骨骼提示畸胎瘤。

42．E　中心型肺癌早期，支气管略有狭窄时，产生活瓣效应，形成局限性肺气肿。

43．D　大量胸腔积液时，胸部X线片上见积液上缘达第2肋前端以上，患侧肺野呈均匀致密影，肋间隙增宽，横膈下降，纵隔向健侧移位。

44．C　法洛四联症肺血流减少。

45．A

46．D　肺脓肿急性化脓性炎症阶段，可见大片状的致密影，密度较均匀，边缘模糊。

47．D　血源性肺脓肿通过静脉吸收引起右心细菌性心内膜炎，栓子脱落形成肺脓肿，常为两肺外周部的多发性病变。

48．E　肺内病灶具有散在性和游走性是过敏性肺炎的X线特征。

49．C　蝶翼征是中央型肺水肿的典型表现，为肺门周围的大片状密度增高阴影。

50．E　结节内砂粒样钙化常见于乳腺癌等恶性肿瘤。

51．B　肺不张时纵隔向患侧移位。

52．D　肺内错构瘤的X线征周围型者表现为肺内孤立结节影、边缘清楚无明显分叶，部分可见钙化，典型钙化为爆米花样；中央型者引起阻塞性肺炎或肺不张。

53．C　阻塞性肺炎是由于支气管阻塞而引起的小叶融合、肺段或肺叶实变，一般无支气管充气征。

54．D　肺结核时渗出、增殖、变质病变同时存在，增殖性病变常引起肺内纤维灶及胸膜纤维牵拉。

55．D　肺炎若在病程4周时仍未全吸收，则称作慢性肺炎。

56．E　肺门不规则高密度影应是中心型肺癌的直接征象。

57．C　肺门、纵隔淋巴结直径＞15 mm称为淋巴结肿大，直径介于10～15 mm为可疑肿大。

58．D　立位X线检查时，胸腔积液超过250 ml可被发现。

59．C　在X线平片上，心包积液在300 ml以下时，心影大小和形态可无明显变化。

60．E　法洛四联症的X线表现为肺动脉段凹陷，右心室增大，心影呈靴形。

61．D　法洛四联症主要的解剖畸形为肺动脉狭窄和室间隔缺损。从胚胎发育来看，圆锥间隔向右心室方向移位是导致法洛四联症的根本原因。由于圆锥间隔向右心室方向移位导致了右心室流出道和肺动脉狭窄，以及连接不良型室间隔缺损，右心室肥厚则是右心室压力升高后的继发性改变。

62. B  当室壁厚度减少至 6 mm 以下时提示透壁性心肌梗死。
63. A  风湿性心脏病最常累及二尖瓣，并常伴有关闭不全。
64. B  正常的心包腔内含有 20～30 ml 的浆液样液体。
65. E  肺气肿因肺内压力持续较高，两膈低平。
66. B  大量气胸时，气胸区可占据肺野的中外带，内带为压缩的肺，呈密度均匀的软组织影，同侧肋间隙增宽，膈面下降，纵隔向健侧移位。
67. E  A～D 项均符合转移瘤的影像特征和临床表现。
68. B  气管、支气管异物会因完全或不完全阻塞而导致肺不张、肺气肿、膈肌矛盾运动及纵隔摆动，但不会引起肺门影增大。
69. E  空气半月征是肺曲菌病的典型影像学表现。
70. C  肺泡壁破裂融合致含气腔隙大于 10 mm 时称为肺大疱。
71. E  胃癌有四种扩散途径：①直接扩散，浸润胃浆膜层的癌组织，可直接扩散至邻近器官和组织，如肝、胰腺及大网膜等。②淋巴道转移，为胃癌转移的主要途径，首先转移到局部淋巴结，其中以胃小弯侧的胃冠状静脉旁淋巴结及幽门下淋巴结最为多见。由前者可进一步扩散到腹主动脉旁淋巴结、肝门处淋巴结而达肝内；由后者可到达胰头上方及肠系膜根部淋巴结。转移到胃大弯淋巴结的肿瘤可进一步扩散到大网膜淋巴结。晚期，癌细胞可经胸导管转移到锁骨上淋巴结，且以左锁骨上淋巴结多见。③血行转移，多在晚期，常经门静脉转移到肝，其次转移到肺、骨及脑、空腔器官腹膜上。有时在卵巢形成转移性黏液。④腹腔内种植，胃癌特别是胃黏液癌细胞浸润至胃浆膜后，可脱落到腹腔，种植于腹壁及盆腔，称为 Krukenberg 瘤。
72. C  肠结核的好发部位为回盲部，其次为回肠、空肠，严重者可累及升结肠。
73. B  胃溃疡的 X 线表现因溃疡的形状、大小及部位、病理的不同，可有不同的 X 线表现，但归纳起来可分为两类：直接征象，代表溃疡本身的改变；间接征象则为溃疡所致的功能性与瘢痕性改变。胃溃疡的直接征象是龛影，是钡剂充填胃壁缺损处的直接投影。
74. B  胃溃疡的 X 线征象以胃肠道气钡双重造影及加压法较易显示。
75. C  阶梯状液 - 气平面为单纯性小肠梗阻的特征性影像学表现。
76. B  胃癌可以发生在胃的任何部位，但以胃窦、胃小弯与贲门区常见。
77. D  消化道的基本病变包括轮廓的改变、黏膜的改变、黏膜皱襞的改变，以及管腔位置及功能性改变。
78. D  十二指肠球后狭窄的最常见原因为球后溃疡。
79. C  贲门失弛缓症的 X 线表现为食管下端呈鸟嘴状或萝卜根样变细，黏膜完整，边缘光滑，管壁柔软，钡剂排空明显延长。
80. C  慢性胰腺炎的影像学表现为胰腺萎缩、胰腺内钙化灶并假囊肿形成。胰管扩张呈串珠状，亦可扩张与狭窄交替存在。
81. C  食管肿瘤大多是恶性的，且大多数为癌。食管的良性肿瘤比较少见，主要为平滑肌瘤。
82. E  胃恶性溃疡的典型 X 线表现是半月征。半月征的 X 线表现包括不规则龛影，多呈半月形，外缘平直，内缘不整齐而有多个尖角，龛影位于胃轮廓之内，龛影外围锐利，其中常见结节状或指压状充盈缺损，以上为宽窄不等的透明带即环堤，轮廓不规则但锐于环堤外，称为半月综合征。伴有黏膜纠集但中断于环堤之外。
83. D  肠结核是腹部结核中最常见的，好发部位为回肠末端及回盲部，多继发于肺结核，40 岁以下青少年约占 90%。肠结核病理上可分为溃疡型与增殖型两种：溃疡型多发生在回肠末端，病变开始于黏膜和黏膜下层的淋巴滤泡内，继而发生干酪样坏死，肠黏膜脱落形成溃疡，病变沿肠壁内的淋巴管浸润，使溃疡面扩大，在修复过程中可形成瘢痕狭窄、炎性息肉等继发改变；增殖型多限于回盲部，黏膜下结核性肉芽组织和纤维组织增生，黏膜隆起形成腔内大小不等的结节甚或肿块，肠壁增厚变硬，肠腔狭窄，与周围粘连。X线钡餐造影检查，溃疡型病变肠管由于炎症与溃疡的刺激而痉挛收缩，黏膜皱襞紊乱，钡剂抵达病变区时，不能在该区滞留而导致一部分不充盈，或仅有少量钡剂充盈呈线形即被驱向远侧肠管，导致盲肠、回肠末端、升结肠因炎症刺激痉挛，排空加速，而其上下肠管则充盈正常，即所谓"跳跃征"，为溃疡型肠结核的典型表现。

84．C　所谓第三蠕动波是食管环状肌的局限性不规则收缩运动，形成波浪状或锯齿状边缘，出现突然，消失迅速，多发于食管下段，常见于老年人和食管贲门失弛缓症患者。

85．D　胃溃疡病的常见并发症有幽门梗阻、胃出血、恶变和穿孔，而穿孔最为严重、紧急。

86．C　十二指肠溃疡是胃肠道穿孔最常见的原因。

87．D　食管钡餐造影检查时，当肿瘤被清楚勾画出来形成"环形征"时，为食管平滑肌瘤的典型X线表现。

88．D　脓肿壁可出现三层环状结构，从内至外分别为炎性坏死组织、纤维肉芽组织、水肿带。

89．D　绞窄性肠梗阻的常见原因是小肠扭转、粘连带压迫、内疝和套叠等。

90．C　结肠癌形成的不规则充盈缺损呈环周浸润肠壁，形成管腔不规则的环形向心性狭窄，亦可伴有不规则溃疡，在钡剂充盈相上显示状似啃剩的苹果核。肠腔内卵石样充盈缺损多见于局限性肠炎（克罗恩病）；"倒伞"征见于结肠结核，回盲瓣受累而肥厚增大，使盲肠内侧壁出现凹陷畸形，呈外侧底大、内侧顶小的三角形，加之粗厚的黏膜纹向回肠侧集中，宛如一顶被大风吹成倒转的雨伞样，形成"倒伞"征。结肠管腔狭窄和肠壁僵硬无特征性，肿瘤性和炎性病变均可见。

91．B　自截肾是肾结核晚期的一种表现方式，为病变肾广泛钙化，肾功能丧失。

92．B　由于近90%的尿路结石为阳性结石，所以临床上仍将腹部X线平片作为诊断尿路结石的首选方法。高度怀疑尿路结石而腹部平片无阳性发现者，则应行泌尿系声像图（USG）或平扫CT检查确诊。

93．A　静脉尿路造影检查不仅可以显示尿路形态，还可以大致了解双肾的排泄功能，主要用于发现造成尿路形态改变的病变，还可检出阴性结石，所以临床较为常用，但对于肾实质病变的诊断存在限度。

94．C　肾周围多有较丰富的脂肪组织，因而平片检查可显示肾的轮廓、大小及位置。

95．C　多囊肾即肾的多囊性病变，系遗传性疾病，分成人型和婴儿型。

96．E　肾囊肿包括高密度囊肿，CT增强扫描时无强化，这是与其他肾占位性病变的鉴别要点。

97．D　肾转移癌属于继发性疾病，很少造成慢性肾功能损害而出现肾无功能改变。

98．C　肾血管平滑肌脂肪瘤是由不同比例的平滑肌、血管及脂肪组织构成，是一种无包膜的错构瘤性肿块，而脂肪成分是影像检查确诊的依据。

99．E　膀胱移行细胞癌是泌尿系统最常见的肿瘤，占男性肿瘤的6%，死亡率为2.5%。病因尚不完全清楚，但与环境、吸烟及遗传因素有关。膀胱移行细胞癌的高发年龄为40岁以上。

100．E　卵巢畸胎瘤所含的牙齿、骨骼等结构可以在X线检查中显示。

# 练习五十八

1．增殖型肠结核X线征象**不包括**
　　A．多发生于回盲部
　　B．肠管狭窄变形明显
　　C．多出现"跳跃"征
　　D．可出现不全肠梗阻
　　E．盲肠短缩

2．骨质破坏的基本X线表现是
　　A．骨密度减低
　　B．骨小梁稀疏
　　C．骨小梁变细
　　D．骨结构紊乱
　　E．骨结构消失

3. 患者男，14岁。右小腿近端疼痛、肿胀。X线片示胫骨干端骨质致密，呈象牙样及棉絮样，骨膜反应不明显。诊断应首先考虑
   A．骨纤维异样增殖症
   B．硬化性骨髓炎
   C．软骨母细胞瘤
   D．成骨型骨肉瘤
   E．内生软骨瘤
4. 跟骨骨折最常见的类型是
   A．粉碎性骨折
   B．跟骨体水平骨折
   C．跟骨载距突骨折
   D．跟骨前部撕脱性骨折
   E．跟骨结节纵行骨折
5. 退行性骨关节病的好发部位**不包括**
   A．髋关节
   B．膝关节
   C．指间关节
   D．脊柱
   E．胸骨柄体联合部
6. 属于脊柱化脓性骨髓炎特征性X线表现的是
   A．椎体破坏重
   B．椎间隙狭窄
   C．易侵犯附件
   D．骨增生出现早
   E．椎旁脓肿形成
7. 正常肾长轴与正中线夹角范围在
   A．25°～30°
   B．21°～25°
   C．15°～25°
   D．11°～15°
   E．5°～10°
8. 肾盂癌主要的临床表现是
   A．排尿痛
   B．血尿
   C．尿急
   D．腹部疼痛
   E．蛋白尿
9. 女性生殖器中最常见的肿瘤是
   A．卵巢腺瘤
   B．卵巢囊腺瘤
   C．卵巢纤维瘤
   D．子宫肌瘤
   E．子宫腺肌瘤
10. 输卵管自内向外的解剖分段是
    A．峡部、漏斗部、壶腹部、伞部
    B．间质部、峡部、壶腹部、伞部
    C．漏斗部、峡部、壶腹部、伞部
    D．壶腹部、峡部、漏斗部、伞部
    E．峡部、壶腹部、伞部、漏斗部
11. 颅骨骨折的直接征象是
    A．乳突气房消失
    B．颅内积气
    C．软组织肿胀
    D．骨折线
    E．蝶窦积液
12. "牛眼征"是下列哪种病变的典型征象
    A．肝囊肿
    B．肝脓肿
    C．原发性肝癌
    D．肝转移癌
    E．肝内胆管癌
13. 约80%的原发肝癌合并有
    A．肝内转移
    B．门静脉及下腔静脉瘤栓
    C．肝门及腹膜后淋巴结转移
    D．胆囊内肿后浸润
    E．肝硬化
14. 胆管细胞囊腺癌的CT表现**不包括**
    A．实质部分为低密度
    B．囊壁厚薄不均
    C．可见囊壁结节
    D．囊内液体密度
    E．病变显著强化
15. 患者男，58岁。5年前因结肠癌行左半结肠切除。CT平扫脾前方2 cm处发现一个直径2 cm的结节，增强扫描CT值与脾接近。诊断首选
    A．副脾
    B．转移瘤
    C．结肠脾曲
    D．静脉曲张
    E．空肠曲
16. 可鉴别脊柱结核与脊椎转移瘤的CT表现是
    A．椎体多发骨破坏

B．病变椎体压缩性骨折
C．病变水平椎管狭窄
D．病变脊椎两侧胀肿
E．病变累及相邻椎体

17．输尿管生理性狭窄中最窄的部位位于
　　A．肾盂起始部
　　B．输尿管起始部
　　C．跨过髂动脉处
　　D．跨过骨盆入口处
　　E．进入膀胱壁处

18．"膈倒转"常见于
　　A．膈肿瘤
　　B．横膈疝
　　C．横膈麻痹
　　D．两下肺实变
　　E．大量胸腔积液

19．下列有关副脾的说法**错误**的是
　　A．最常见于脾门附近，单发或多发
　　B．一般小于4.0 cm
　　C．圆形或卵圆形，密度均匀
　　D．增强扫描无强化
　　E．CT值与脾完全相同

20．骨骼系统影像学检查常首选
　　A．X线
　　B．CT
　　C．MRI
　　D．DSA
　　E．超声

21．慢性纤维空洞型肺结核纹理呈
　　A．网格状
　　B．树枝状
　　C．条索状
　　D．垂柳状
　　E．模糊状

22．关于肺叶，下列说法**不正确**的是
　　A．各肺叶由叶间裂分隔
　　B．在正位片上，上下叶分界不清
　　C．侧位片中上下叶分界清楚
　　D．肺叶等同于肺野
　　E．肺叶是解剖单位

23．后纵隔内最常见的肿瘤为
　　A．淋巴瘤
　　B．胸腺瘤
　　C．神经源性肿瘤
　　D．畸胎瘤
　　E．错构瘤

24．最常见的膈疝是
　　A．食管裂孔疝
　　B．肋膈三角区裂孔疝
　　C．外伤性膈疝
　　D．胸腹膜裂孔疝
　　E．胸骨旁裂孔疝

25．下列表述**不符合**特发性肺间质性纤维化的是
　　A．多见于中年
　　B．女性好发
　　C．早期X线表现可正常或仅见两肺中下野细小网格影
　　D．晚期X线可呈蜂窝肺
　　E．可见支气管扩张

26．下列关于早期胃癌的表述**错误**的是
　　A．癌局限于黏膜层
　　B．癌局限于黏膜下层
　　C．癌累及肌层
　　D．癌累及黏膜下层，隆起高度不超过5 mm
　　E．癌累及黏膜下层，形成凹陷，且不超过5 mm

27．小肠最常见的良性肿瘤是
　　A．间质瘤
　　B．脂肪瘤
　　C．血管瘤
　　D．错构瘤
　　E．腺瘤

28．CT检查食管裂孔疝采用的方法是
　　A．单纯CT平扫
　　B．口服高密度对比剂平扫
　　C．CT增强扫描
　　D．CT平扫+增强
　　E．动态增强扫描

29．最常发生肾上腺转移瘤的原发性肿瘤是
　　A．淋巴瘤
　　B．脑膜瘤
　　C．肺癌
　　D．黑色素瘤
　　E．甲状腺瘤

30．**不是**急性水肿型胰腺炎CT表现的是

A．胰腺局部或弥漫肿大
B．胰周蜂窝织炎和假囊肿
C．胰腺内坏死、出血改变
D．肾前筋膜增厚
E．假囊肿内气泡，脓肿形成

31．钡餐造影正常表现中，钡剂达到回盲部的时间是
A．1 h
B．2 h
C．2～6 h
D．6～8 h
E．8～10 h

32．十二指肠憩室好发于
A．球后
B．球部
C．水平部
D．降部
E．升部

33．假肿瘤征是诊断何种疾病的特征性表现
A．胃肠道穿孔
B．单纯性肠梗阻
C．麻痹性肠梗阻
D．绞窄性肠梗阻
E．结肠息肉病

34．早期鼻咽癌的CT表现为
A．无特征性
B．咽隐窝变浅、消失
C．咽隐窝加深、扩大
D．腭帆张肌肥大
E．咽旁间隙内移

35．最有利于中耳胆脂瘤诊断的CT征象是
A．鼓膜增厚内陷
B．中耳腔扩大
C．外耳道棘破坏
D．中耳内软组织影
E．听骨链移位

36．男性，45岁，CT平扫示右肾近髓质部圆形较高密度影，直径约2.0 cm，边缘清楚锐利，CT值50 HU，增强扫描该病变无强化，最可能的诊断是
A．肾细胞癌
B．高密度囊肿

C．肾结石
D．肾错构瘤
E．肾盏（盂）积水

37．关于腰椎椎管狭窄的原因，**不正确**的是
A．外伤
B．炎症
C．退行性变
D．小关节突肥大
E．椎管肿瘤

38．胰腺实性假乳头状瘤好发于
A．年轻男性
B．年轻女性
C．老年男性
D．老年女性
E．儿童

39．关于胆道梗阻病因的鉴别诊断，最重要的征象是
A．胆管扩张的形态
B．胆管扩张的程度
C．梗阻的部位
D．梗阻末端的胆管形态
E．有无伴发肝内胆管、胰管扩张

40．飘带征及水蛇征等征象通常见于
A．真菌性肝脓肿
B．细菌性肝脓肿
C．肝棘球蚴病（肝包虫病）
D．肝血吸虫病
E．肝囊肿

41．阑尾炎伴阑尾周围炎影像学检查宜首选
A．X线平片
B．X线口服钡剂造影
C．X线钡剂灌肠
D．CT
E．MRI

42．临床上子宫输卵管造影的主要目的是
A．有否急性内生殖器炎症
B．是否早孕
C．寻找不孕症的原因
D．寻找子宫内出血的原因
E．明确有无子宫肿瘤

43．关于肾癌的描述**错误**的是
A．早期可无症状

B．主要见于中老年人，男性多于女性
C．典型临床表现为无痛性血尿
D．起源于肾小球上皮细胞
E．多见于肾实质内

44．3岁男孩突发性腹痛，大便有血，腹部可触及包块，可能性较大的疾病是
A．坏死性小肠炎
B．小肠扭转
C．小肠肿瘤
D．肠套叠
E．急性阑尾炎

45．男性，25岁，交通事故受伤，CT见肝裂伤约1.5 cm，包膜下血肿厚度＜3 cm，诊断为肝钝性裂伤，分级为
A．Ⅰ级
B．Ⅱ级
C．Ⅲ级
D．Ⅳ级
E．Ⅴ级

46．在眼外肌中最粗的肌肉是
A．上直肌
B．外直肌
C．内直肌
D．下直肌
E．上睑提肌

47．男性，53岁，右眼突出5个月。CT示右眼眶下直肌肌腹梭形增粗，密度减低，注射对比剂后增强明显，肌腱及肌肉附着点相对正常。最可能的诊断为
A．炎性假瘤
B．甲状腺性突眼（Graves眶病）
C．横纹肌肉瘤
D．海绵窦瘘，眼外肌充血
E．细菌性眼肌炎

48．下列有关鼻咽纤维血管瘤的CT表现**错误**的是
A．翼腭窝区软组织密度肿块
B．肿块体积大，呈膨胀性生长
C．翼腭窝扩大
D．压迫上颌窦后壁弯曲变形并向前移位
E．增强时肿块不强化

49．头颅外伤3天，CT示蝶窦有气液平面，颅内有积气。诊断为

A．急性筛窦炎
B．蝶窦炎
C．颅底骨折
D．化脓性蝶窦炎
E．额骨骨折

50．CT扫描正常前列腺上界一般**不超过**耻骨联合上缘
A．10 mm
B．20 mm
C．30 mm
D．40 mm
E．平耻骨联合上缘

51．腰椎CT示椎小关节间隙变窄，内含气体，关节面增生，诊断为
A．类风湿关节炎
B．强直性脊柱炎
C．结核性关节炎
D．化脓性关节炎
E．退行性关节炎

52．腰椎黄韧带增厚、钙化最常见的原因是
A．原发肿瘤
B．转移瘤
C．外伤
D．结核
E．退行性改变

53．男性，58岁，CT示腰2和腰3椎体骨小梁稀少，增粗呈颗粒样，最可能的诊断是
A．骨质疏松
B．骨质软化
C．转移瘤
D．血管瘤
E．骨髓瘤

54．女性，10岁，右小腿肿块2年，CT示软组织肿块内有圆点状钙化影，首先考虑
A．纤维瘤
B．平滑肌瘤
C．软组织肉瘤
D．血管瘤
E．畸胎瘤

55．直肠癌的主要病理分型是
A．腺癌
B．黏液癌

C．胶样癌
D．乳头状腺癌
E．类癌

56．**不**属于卵巢囊肿 CT 特点的是
A．囊肿边缘光滑
B．囊肿与周围组织结构分界清楚
C．常为多房性，有分隔
D．囊壁厚薄均匀一致
E．囊内容物呈均匀低密度

57．下列易出现钙化性转移的盆腔内肿瘤是
A．卵巢癌
B．宫颈癌
C．前列腺癌
D．膀胱癌
E．精囊癌

58．已婚妇女，盆腔 CT 扫描为了显示阴道和宫颈的部位，应放置
A．避孕环
B．碘油
C．纱布塞子或阴道栓
D．硫酸钡
E．碘水

59．女性盆腔内囊实性肿块，以囊性为主，含脂肪和钙化，最可能的诊断是
A．卵巢囊肿
B．囊性畸胎瘤
C．卵巢囊性瘤
D．卵巢囊性癌
E．滤泡囊肿

60．股骨头无菌性坏死早期诊断的最佳影像学手段是
A．CT 平扫
B．X 线平片
C．MRI
D．核医学
E．血管造影

61．以下关于脊索瘤的叙述**错误**的是
A．脊索瘤起源于脊椎或椎旁残存的脊索细胞
B．好发部位是骶尾部，其次是颅底
C．脊索瘤软组织肿块呈分叶状，50%～90% 有钙化
D．几乎都有骨质破坏

E．好发于颈、胸部、腰椎

62．骨关节病变术后复查，**不宜**使用 CT 扫描的情况是
A．骨折石膏固定术后
B．人工股骨头置换术后
C．骨折合并水肿
D．椎间盘手术摘除后
E．椎管造影后

63．骨囊肿的典型 CT 表现是
A．均匀一致的骨质低密度区并见周围软组织肿胀
B．均匀一致的骨质低密度区，其内常见骨性间隔
C．均匀一致的骨质低密度区，邻近可见骨膜反应
D．均匀一致的骨质低密度区，其内无骨小梁结构
E．均匀一致的骨质低密度区周围广泛骨硬化

64．男性，65 岁，尿频、尿急、排尿困难 3 个月。CT 扫描显示：前列腺密度均匀，形态规则，边缘清楚，膀胱内可见驼峰状软组织肿块。应该首先考虑
A．膀胱肿瘤
B．慢性膀胱炎
C．急性膀胱炎
D．前列腺肿
E．前列腺增生

65．对癌性淋管炎诊断最有价值的胸部 CT 扫描方法是
A．常规 10 mm 层厚扫描
B．增强 CT 扫描
C．高分辨 CT 扫描
D．常规螺旋 CT 扫描
E．螺旋 CT 扫描并做冠状多层面重组（MPR）

66．关于降主动脉夹层动脉瘤的 CT 表现**错误**的是
A．内膜钙化内移
B．两个不同增强密度的主动脉腔
C．主动脉夹层真腔较小，假腔较大
D．平扫不能显示剥离的内膜瓣
E．假腔可无增强

67．腮腺脓肿的特征性 CT 表现是
A．边界清楚的圆形肿块

B. 边缘模糊的高密度影

C. 弥漫性腮腺肿大，仍维持腮腺外形

D. 腮腺内软组织密度影，其内见液-气面

E. 增强 CT 扫描，肿块有强化

68. CT 扫描发现左心后区类圆形"肿块"影，内含少量气体，与横膈关系密切，下述疾病中可能性最大的是

   A. 心包囊肿
   B. 淋巴管瘤
   C. 膈疝
   D. 肺隔离症
   E. 神经源性肿瘤

69. 男性，65 岁，右侧肢体力弱。CT 示左额顶有一 3.5 cm×4 cm 混杂密度影，花环样强化，中线右移。可能性最大的为

   A. 脑膜瘤
   B. 少枝胶质细胞瘤
   C. 恶性淋巴瘤
   D. 胶质母细胞瘤
   E. 神经纤维瘤

70. 双侧大脑半球最大的连接结构是

   A. 大脑镰
   B. 透明隔
   C. 脑干
   D. 胼胝体
   E. 内囊

71. 在 CT 轴位增强扫描通过窦汇的层面上，天幕呈

   A. "Y" 形
   B. "V" 形
   C. "八" 形
   D. "M" 形
   E. "O" 形

72. 关于骨关节软组织 CT，**错误**的是

   A. 在 X 线平片的指导下，确定扫描范围
   B. 肢体检查应双侧同时扫描
   C. 应用骨窗和软组织窗同时观察
   D. 有时可采用斜位扫描
   E. 为发现骨病变行增强扫描

73. 膀胱肿瘤的分期标准是根据

   A. 肿瘤大小
   B. 肿瘤侵犯膀胱壁的深度
   C. 临床症状
   D. 肿瘤部位
   E. 有无肾积水

74. 卵巢囊肿中最常见的是

   A. 皮样囊肿
   B. 单纯囊肿
   C. 巧克力囊肿
   D. 滤泡囊肿
   E. 多囊病

75. CT 诊断髋关节内骨折，意义最重要的征象是

   A. 髋关节前脱位
   B. 髋关节后脱位
   C. 关节周围软组织肿胀
   D. 关节内积脂气征
   E. 髋臼上缘撕脱骨折

76. 颅面血管瘤的主要临床 CT 特点是

   A. 面部血管痣，癫痫，脑萎缩
   B. 面部血管痣，癫痫，基底节钙化
   C. 面部血管痣，头痛，大脑表浅部曲线样钙化
   D. 面部血管痣，癫痫，大脑表浅部曲线样钙化
   E. 面部血管痣，癫痫，大脑深部钙化

77. 脑白质剪切伤最常发生于

   A. 半卵圆中心
   B. 内囊
   C. 桥臂
   D. 大脑脚
   E. 灰白质交界区

78. 许莫氏结节是指椎间盘

   A. 向前突出
   B. 向后突出
   C. 向椎间孔突出
   D. 向椎旁突出
   E. 向椎体内突出

79. 下列关于嗜铬细胞瘤的叙述，**错误**的是

   A. 多见于 14 岁以下儿童
   B. 为圆形或卵圆形的肿块
   C. 既可有实质性肿块，也可有囊性肿块
   D. 增强扫描后肿瘤强化明显
   E. 肿瘤大小不能鉴别良恶性

80. 血栓闭塞性脑梗死好发于

A．大脑前动脉供血区
B．大脑中动脉供血区
C．大脑后动脉供血区
D．椎动脉供血区
E．基底动脉供血区

81．关于颅内出血，叙述正确的是
A．年龄较大的儿童、青少年颅内出血以脑血管畸形多见
B．老年人颅内出血以动脉瘤破裂多见
C．高血压性脑出血常见于额叶皮质下
D．急性期血肿多呈混杂密度
E．外伤性脑出血于基底节区常见

82．骨囊肿好发于
A．长管状骨干骺端
B．长管状骨骨端
C．短管状骨骨端
D．长管状骨骨干
E．短管状骨骨干

83．椎管内髓外硬膜内肿瘤的首选检查方式为
A．CTM（CT脊髓造影检查）
B．X线平片
C．穿刺活检
D．MRA
E．超声造影

84．软组织血肿由高密度变为低密度的时间为
A．1周
B．半个月
C．1个月
D．2个月
E．半年

85．怀疑脊柱转移瘤，**不适宜**用CT检查的情况是
A．腰椎平片因肠气干扰而显示不清者
B．病灶较小，平片不能确定者
C．病灶周围有无软组织肿物
D．椎体转移用于明确有无椎管和硬膜囊受累
E．明确脊髓有无侵犯

86．与MRI相比，CT在显示卵巢畸胎瘤时的主要优点是能显示肿瘤内的
A．脂肪组织
B．皮肤附件
C．钙化和骨化
D．上皮组织
E．囊壁厚度

87．肝癌血行转移最多见的部位是
A．肺
B．肾上腺
C．腹膜
D．肾
E．椎体

88．关于高密度肾囊肿，以下说法**错误**的是
A．增强后未见明显强化
B．增强扫描有利于与肾盂结石的鉴别
C．增强扫描有利于与肾癌的鉴别
D．增强扫描有利于与肾血管平滑肌脂肪瘤的鉴别
E．是由囊肿内出血、蛋白样物质凝集所致

89．直肠癌血行转移最常见的部位是
A．肺
B．肝
C．肾
D．脊柱
E．脑

90．有关肝转移瘤的描述，**错误**的是
A．可经淋巴系统转移至肝
B．肺癌转移已占肝转移瘤首位
C．肝转移瘤组织学特征与原发肿瘤相似
D．肝转移瘤易于发生出血、坏死及钙化
E．肝转移瘤一般无包膜

91．关于霍奇金病（HD）胸部淋巴结肿大CT表现的叙述**不正确**的是
A．多数侵犯纵隔淋巴结
B．很少侵犯心包横膈淋巴结
C．肿大的淋巴结中心可坏死
D．多侵犯心包横膈组或后纵隔淋巴结
E．大血管前及气管周围组淋巴结受累多见

92．关于骨肿瘤的好发部位描述**错误**的是
A．骨巨细胞瘤好发于长骨干骺端
B．骨肉瘤好发于长骨干端
C．骨髓瘤好发于扁骨
D．骨瘤好发于颅骨
E．非骨化性纤维瘤好发于骨皮质

93．硬膜外血肿CT表现的特点**不包括**
A．多呈梭形
B．内缘光滑锐利

C. 范围广泛，常跨越颅缝
D. 常合并骨折
E. 常伴有硬膜外积气

94．垂体微腺瘤是指肿瘤直径≤
A．5 mm
B．10 mm
C．15 mm
D．20 mm
E．25 mm

95．典型肝硬化的 CT 表现为
A．脾大，脾、胃底静脉曲张，肝各叶比例正常
B．肝各叶比例失调，肝密度不均，脾大
C．肝密度增高，各叶比例失调，脾正常大小
D．肝各叶比例正常，密度增高，腹水
E．肝各叶比例失调，密度均匀降低，平扫可见高密度血管影

96．诊断椎间盘膨出的特征性表现为
A．椎间盘内有气影
B．椎间盘后缘有弧形钙化
C．椎间盘局限性超过椎体边缘
D．椎间盘对称性呈环形超过椎体边缘
E．椎体边缘骨质增生

97．下列**不符合**重度对比剂不良反应救治原则的是
A．立即抢救并通知专科或急诊科参加
B．静脉注射肾上腺素、地塞米松
C．开放静脉通道并给升压药
D．给氧、注意保暖
E．对喉头水肿者给予喉头喷雾

98．中纵隔肿瘤最常见的为
A．支气管囊肿
B．食管囊肿
C．胸内甲状腺肿
D．淋巴瘤
E．主动脉瘤

99．前纵隔肿瘤最常见的为
A．支气管囊肿
B．食管囊肿
C．胸内甲状腺肿
D．淋巴瘤
E．主动脉瘤

100．胸片上所示的密度减低阴影是指病变密度低于
A．肺组织
B．胸大肌
C．胸壁软组织
D．肋骨
E．心脏

101．下列有关周围性肺癌的胸片影像**错误**的是
A．病变早期与炎症有时难以鉴别
B．反"S"征
C．短小毛刺
D．癌性空洞，少有液平面
E．合并炎症时，其周缘模糊

102．星形细胞瘤与脑梗死的鉴别最有意义的是
A．低密度
B．不增强
C．单脑叶分布
D．多脑叶分布
E．不按血管支配区分布

103．在后前位胸片上，肺不张最易显示不清而漏诊的肺叶是
A．左肺下叶
B．左肺上叶
C．右肺下叶
D．右肺中叶
E．右肺上叶

104．局限性肺气肿最常见的病因是
A．支气管哮喘
B．支气管扩张
C．慢性支气管炎
D．大叶性肺炎
E．支气管肺癌

105．关于听神经瘤的 CT 表现**不正确**的是
A．内听道可不增宽
B．肿瘤边缘清楚
C．可发生囊性坏死
D．多无明显强化
E．可双侧发病

106．下列关于肾盂癌的描述**错误**的是
A．大多数为移行细胞癌
B．平扫示肾窦内软组织肿块
C．增强扫描显示肾窦变形移位
D．可合并肾盂扩张、积水

E．不侵犯肾实质

107．关于骨折X线诊断的叙述**不正确**的是
　　A．需摄正侧位片
　　B．摄片时至少包括邻近的2个关节
　　C．注意两侧对比
　　D．必要时加拍特殊位置
　　E．摄片时至少包括邻近的1个关节

108．关于肾上腺转移癌的说法**错误**的是
　　A．可为单侧或双侧
　　B．中央可出现坏死
　　C．可有出血或钙化
　　D．CT可鉴别原发或转移
　　E．可无内分泌症状

109．男性，25岁，股骨颈骨折金属物内固定后复查，了解骨折对位、对线情况，最佳检查方法是
　　A．X线透视
　　B．X线平片
　　C．CT
　　D．CT三维重建
　　E．MRI

110．缩窄性心包炎的特征性X线征象是
　　A．心影近似三角形
　　B．两心缘僵直，分界不清，伴胸膜炎改变
　　C．心脏搏动减弱、消失
　　D．上腔静脉扩张
　　E．心包壳状钙化

111．坏血病主要是因缺乏
　　A．维生素A
　　B．维生素B
　　C．维生素C
　　D．维生素D
　　E．维生素E

112．喉与气管上端连接处约平
　　A．C4水平
　　B．C5下缘
　　C．C6下缘
　　D．C7下缘
　　E．C5/6水平

113．咽旁间隙向外侧移位，表明占位来源于
　　A．喉部
　　B．鼻咽部

　　C．梨状隐窝
　　D．会厌
　　E．声门区

114．有关会厌癌的CT表现**不正确**的是
　　A．肿块注射对比剂后有增强
　　B．会厌不规则增厚
　　C．肿块内常可见钙化
　　D．会厌前间隙缩小
　　E．同侧梨状隐窝狭窄

115．胰腺钩突前方CT显示的两个血管断面分别是
　　A．右：门静脉；左：脾静脉
　　B．右：肠系膜上静脉；左：脾静脉
　　C．右：肠系膜上动脉；左：肠系膜上静脉
　　D．右：腹腔动脉；左：门静脉
　　E．右：肠系膜上静脉；左：肠系膜上动脉

116．纵行裂隙状溃疡见于
　　A．溃疡性肠结核
　　B．增殖性肠结核
　　C．肠炎
　　D．克罗恩病
　　E．十二指肠溃疡

117．易经脑脊液种植转移的颅内肿瘤是
　　A．髓母细胞瘤
　　B．脑膜瘤
　　C．蛛网膜囊肿
　　D．血管母细胞瘤
　　E．松果体细胞瘤

118．脂肪CT值是
　　A．0～20 HU
　　B．20～50 HU
　　C．600～1000 HU
　　D．-10～10 HU
　　E．-80～-20 HU

119．空气的CT值为
　　A．0～20 HU
　　B．20～50 HU
　　C．600～1000 HU
　　D．-80～-20 HU
　　E．-1000 HU

120．水的CT值为
　　A．0 HU

B. 0～20 HU

C. 20～80 HU

D. 600～1000 HU

E. -80～-20 HU

121. 脑转移CT平扫常为高密度的肿瘤是
 A. 肺癌
 B. 结肠癌
 C. 肾癌
 D. 胰腺癌
 E. 黑色素瘤

122. 子宫肌瘤好发于
 A. 肌壁间
 B. 浆膜下
 C. 黏膜下
 D. 阔韧带
 E. 圆韧带

123. 脑桥小脑角区最常见的肿瘤是
 A. 表皮样囊肿
 B. 蛛网膜囊肿
 C. 神经鞘瘤
 D. 脑膜瘤
 E. 脊索瘤

124. 男性，14岁，左小腿近段疼痛半年余，间断持续，局部软组织隆起，质硬、皮温高，X线示胫骨干骺端均匀致密，呈象牙样及棉絮状，骨膜反应不明显，应考虑
 A. 骨纤维异常增殖症
 B. 硬化性骨髓炎
 C. 软骨母细胞瘤
 D. 内生软骨瘤
 E. 成骨性骨肉瘤

125. 我国肝癌病理诊断小肝癌的标准中，多个癌结节数目不超过2个，或其最大径之和小于等于
 A. 1 cm
 B. 2 cm
 C. 3 cm
 D. 1.5 cm
 E. 2.5 cm

126. 小泡征常见于
 A. 肺脓肿
 B. 结核球

C. 支气管肺泡癌
D. 肺气肿
E. 肺梗死

127. 女性，52岁，气短3个月，胸片显示上纵隔增宽、右上叶支气管狭窄，考虑为
 A. 肺结核
 B. 支气管肺炎
 C. 中央型肺癌
 D. 周围型肺癌
 E. 肺脓肿

128. 在短期内可以消失的肺内球形病变是
 A. 圆形肺不张
 B. 炎性假瘤
 C. 球形肺炎
 D. 周围型肺癌
 E. 错构瘤

129. 胃良性溃疡较多发生在
 A. 胃小弯
 B. 胃后壁
 C. 胃大弯
 D. 幽门
 E. 胃底

130. 支气管肺隔离症的血供来自
 A. 降主动脉
 B. 肋间动脉
 C. 肺动脉
 D. 支气管动脉
 E. 膈动脉

131. 异物吸入最易进入
 A. 左下叶支气管
 B. 左上叶支气管
 C. 右上叶支气管
 D. 右下叶支气管
 E. 右中叶支气管

132. 诊断肾盂输尿管重复畸形的首选方法是
 A. USG
 B. CT
 C. MRI
 D. X线平片
 E. 尿路造影

133. 喉腔最狭窄的部位为
 A. 喉前庭

B. 假声带
　　C. 喉室
　　D. 声门
　　E. 声门下
134. 鹿角状结石多发生在
　　A. 膀胱
　　B. 输尿管
　　C. 肾盂
　　D. 肾盏
　　E. 肾盂与肾盏
135. 原发性肺结核最典型的X线征象是
　　A. 肺内浸润阴影
　　B. 肺门淋巴结肿大
　　C. 纵隔淋巴结肿大
　　D. 双极征（原发复合征）
　　E. 胸腔积液
136. 大叶性肺炎的分期**不包括**
　　A. 充血水肿期
　　B. 红色肝变期
　　C. 灰色肝变期
　　D. 破坏吸收期
　　E. 溶解消散期
137. 关于儿童青枝骨折的说法**不正确**的是
　　A. 常见于四肢长骨干
　　B. 骨皮质发生皱褶或凹陷或隆起
　　C. 可以看不见骨折线
　　D. 发生原因是儿童骨柔韧性较大
　　E. 属于完全骨折

# 练习五十八答案

1. C　溃疡型肠结核多有激惹征和跳跃征。
2. E　骨质破坏是局部骨质为病理组织所代替而造成的骨组织消失，可由病理组织本身或由它引起的破骨细胞生成和活动增强所致，骨皮质或松质均可发生破坏。骨质破坏的X线表现为骨质局限性密度减低，骨小梁稀疏、消失而形成骨质缺损，其中全无骨结构。早期破坏可形成斑片骨小梁缺损，组织学上发生哈弗斯管的扩大，而在X线上呈筛孔状，骨皮质表面的破坏呈虫蚀状，当骨破坏进展到一定程度时，有骨皮质和骨松质的大片缺失。
3. D　肿瘤细胞形成的骨组织称为"肿瘤骨"。骨破坏区和软组织肿块内的肿瘤骨是骨肉瘤特征性的表现，也是影像学诊断的重要依据。肿瘤骨的形态主要有：①云絮状肿瘤骨：密度较低，边界模糊，是分化较差的肿瘤骨；②斑块状肿瘤骨：密度较高，边界清楚，多见于髓腔内或肿瘤的中心部，为分化较好的肿瘤骨；③针状肿瘤骨：为骨皮质外呈放射状向软组织伸展的肿瘤新骨，骨针粗细不均，其成因是肿瘤向软组织浸润发展时，肿瘤细胞沿供应肿瘤的微血管周围形成肿瘤性骨小梁。
4. A　跟骨骨折多为高处坠落伤所致，最常见的是粉碎骨折。
5. E　退行性骨关节病好发于脊柱、四肢、关节等部位。
6. D　在临床症状出现24 h后，可有软组织肿胀、密度增高改变；肌间隙半透亮线消失；皮下组织与肌肉间的分界移位、模糊、消失；皮下脂肪层内出现致密的条纹影。
7. C　肾的长轴自内上斜向外下。肾与脊柱之间形成的角度为肾脊角，正常为15°～25°。
8. B　肾盂癌好发于40岁以上男性，病理上属于尿路上皮肿瘤，80%～90%为移行细胞癌，常呈乳头状生长，又称乳头状癌。肿瘤可种植在输尿管和（或）膀胱壁上。临床典型表现是无痛性全程血尿，并可有肋腹部疼痛。
9. D　子宫肌瘤又称子宫平滑肌瘤，由平滑肌及纤维间质组成，是子宫最常见的良性肿瘤。好发年龄为40～50岁，其发病可能与长期和过度的卵巢雌激素刺激有关，绝经后逐渐萎缩。
10. B　输卵管自子宫角向外下走行，为迂曲柔软的线状影，依次分为间质部、峡部、壶腹部和伞端。
11. D　骨折是指骨的连续性中断，直接征象为骨折线，其余选项为间接征象。

12．D　根据原发肿瘤病史，肝内多发病灶，典型的呈"牛眼征"或"靶征"及 AFP 检查阴性，可考虑肝转移瘤。

13．E　肝细胞肝癌亦称肝癌，占原发性肝癌的 90% 以上。其发病与肝硬化、病毒性肝炎密切相关。

14．E

15．A　副脾的发生率比较高，高于肾门，多位于腹部左侧、脾门附近。由正常的脾组织构成，为结节或球状的组织，密度或增强特征与正常脾相同。CT 平扫及增强扫描可确诊副脾。

16．D　影像学检查发现 2 个及以上的邻近椎体骨质破坏、椎间隙变窄、椎旁脓肿形成即可诊断为脊柱结核。溶骨性转移性骨肿瘤发病年龄多在 40 岁以上，疼痛明显，表现为椎体大块骨破坏，常伴椎弓根的破坏，但椎间隙正常，无碎片状死骨及寒性脓肿。

17．E　输尿管最窄的部位是膀胱入口处。

18．E　膈倒转的概念：大量胸腔积液使上凸的膈顶变为下凹，膈影呈相反的从大变小。胸片可以根据大量胸腔积液和胃泡位置下移考虑膈倒转。CT 根据膈周边大小在连续层面上的变化可明确诊断。正常时，右膈顶下方为肝，膈影自上向下时从小变大，膈倒转时，膈顶上方为积液，故自上向下时呈相反的从大变小。

19．D　副脾的发生率比较高，多位于腹部左侧、脾门附近，高于肾门。由正常的脾组织构成，为结节或球状的组织，密度或增强特征与正常脾相同。副脾可为 1 个或多个，每个数毫米至数厘米不等。多数患者无症状，故副脾本身无临床意义。CT 平扫及增强扫描可确诊副脾。

20．A　骨骼系统影像学检查常首选 X 线。

21．D　慢性纤维空洞型肺结核中下肺纹理呈垂柳状。

22．D　肺叶是由叶间裂分隔，肺野是为了确定病灶位置人为划分的。

23．C　纵隔肿瘤是纵隔的主要病变，其种类繁多，共同表现为纵隔内肿块性病变。纵隔肿瘤的好发部位常有一定的规律性，前纵隔肿瘤中胸骨后甲状腺肿位于前纵隔上部，胸腺瘤和畸胎瘤多位于前纵隔中部；中纵隔肿瘤以淋巴瘤常见，位于中纵隔的上中部；后纵隔肿瘤以神经源性肿瘤多见。

24．A　食管裂孔疝是指腹腔内脏器通过膈食管裂孔进入胸腔的疾病，疝入的脏器多为胃，是膈疝中最常见的一种。

25．B　特发性肺间质性纤维化以中老年男性多见。

26．C　早期胃癌指癌组织仅侵及黏膜层或黏膜下层，无论有无淋巴结转移。

27．E　腺瘤是小肠最常见的良性肿瘤。

28．B　口服对比剂后增强扫描可清晰显示胃部轮廓及疝囊。

29．C　最常发生肾上腺转移的原发性肿瘤是肺癌。

30．C　出血、坏死是慢性胰腺炎改变。

31．C　钡餐造影时钡剂达到回盲部的时间一般为 2~6 h，超过 6 h 为运动过缓。

32．D　十二指肠憩室为肠壁局部向外膨出的囊袋状病变，少数可并发憩室炎症。多见于中年以上患者，在整个消化道憩室中发病率最高，好发于十二指肠降段的内后壁，其次为十二指肠空肠曲交界处，可单发或多发。

33．D　绞窄性肠梗阻：除出现小肠扩张、积气和积液等肠梗阻的基本 X 线表现外，还可见到其特殊征象（假肿瘤征、咖啡豆征、空回肠换位征等）。

34．B　鼻咽癌患者的鼻咽腔变形、不对称，最好发于咽隐窝，早期在黏膜生长，可呈小肿块突入鼻咽腔，一侧咽隐窝消失、变平为最常见的早期表现。

35．C　胆脂瘤好发于颞骨岩部，乳突气房气体消失，密度增高呈硬化型，上鼓室、乳突窦入口及乳突窦内有软组织密度肿块影，并有不规则形膨胀性骨质破坏，乳突窦入口、鼓室腔扩大，边缘光滑并有骨质增生硬化。

36．B　肾囊肿边缘光滑，增强后无强化。

37．E　椎管狭窄是继发于骨和（或）椎管的狭窄，常见于退行性疾患、外伤、术后等。

38．B　胰腺实性假乳头状瘤好发于年轻女性。

39．D　常见的胆管梗阻病因有胆管肿瘤、结石和炎症。影像学检查主要通过观察胆管扩张的形态和程度、梗阻部位、梗阻末端的胆管形态和有无肿瘤转移的征象等进行分析。一般认为，扩张的胆管呈枯枝状或残根状多为良性病变，胆管扩张较轻；而软藤状中、重度扩张多为恶性肿瘤所致。梗阻部位越高，如在肝门部，恶性肿瘤的可能性越大；胰腺段及壶腹段恶性肿瘤和结石都有可能。肝、胆管等部位有恶性肿瘤存在，胆管梗阻应该考虑转移所致。扩张胆管末端形态异常改变的分析对胆管梗阻病因的诊断最重要。

40．C　肝包虫病影像表现为肝实质内单发或多发、大小不等、圆形或类圆形的低密度囊性病灶，边缘光滑锐利，境界清楚，CT 值 –14 ~ 20 HU。有时见环状、半环状、条索状或结节状钙化。对比增强后囊肿无强化。囊壁一般不显示，除非囊壁钙化。囊内囊为其特征性表现，即于母囊内有大小不一、数目不等的子囊，形成多房或蜂窝状，有时呈车轮状。囊内分离表现特殊，为棘球蚴囊的一个可靠征象；如内、外囊部分分离，囊肿显示"双边征"；内囊完全分离悬浮于囊液中，呈"水上百合征"；内囊完全分离脱落于囊液中呈"飘带征"。滤泡状棘球蚴囊表现为境界不清的低密度或高低混合密度区，可见广泛的颗粒或不规则钙化，无囊壁钙化。病灶亦可见坏死液化。对比增强后无强化。

41．D　阑尾炎 CT 显示阑尾肿大增粗、内伴粪石、周围蜂窝织炎及脓肿，结合临床转移性右下腹痛表现即可诊断为本病。

42．C　子宫输卵管造影是经宫颈口注入 40% 碘化油或有机碘剂以显示子宫和输卵管内腔的检查方法。常用来检查子宫的位置、宫腔的形态、大小及有无先天性畸形；观察输卵管是否通畅，寻找不孕症的原因，有时可使宫腔内的粘连分离，起治疗作用。

43．D　肾癌起源于肾小管上皮。

44．D　肠套叠是指一段肠管套入其相连的肠管腔内，是常见的急腹症，也是小儿肠梗阻的常见病因之一，最多见的是回肠末端套入结肠。肠套叠由三层肠壁组成，内两层肠段称为套入部，外层称为鞘部。常见于小儿，80% 为 2 岁以下婴幼儿。有四大典型症状：肠绞痛、呕吐、黏液血便和腹部肿块。

45．B　肝挫伤根据 CT 表现的损伤程度可分为下列 5 级：Ⅰ级：肝包膜撕裂，表面撕裂小于 1 cm 深，包膜下血肿小于 1 cm，仅见肝静脉血管周围轨迹；Ⅱ级：肝撕裂 1 ~ 3 cm 深，中央和包膜下血肿的直径为 1 ~ 3 cm；Ⅲ级：肝撕裂深度大于 3 cm，实质内和包膜下血肿的直径大于 3 cm；Ⅳ级：肝实质内和包膜下血肿的直径大于 10 cm，肝叶组织破坏或血供中断；Ⅴ级：两叶组织破坏或血供中断。

46．C　眼外肌包括上直肌、内直肌、下直肌、外直肌，内直肌最粗，直径约 4 mm。

47．D

48．E　鼻咽部纤维血管瘤有明显强化。

49．C　颅底骨折时蝶窦有气液平面，颅内有积气。

50．A　正常前列腺上界不超过耻骨联合上缘 10 mm，只有在耻骨联合以上 20 ~ 30 mm 见到前列腺才能确诊其增大。增大的前列腺压迫并突入膀胱，可表现似膀胱内肿块。

51．E　脊柱退行性变时退变的椎间盘可产生氮气，称为所谓的"真空椎间盘"，表现为椎间盘内可有积气影。椎间盘外周可有弧形钙化和髓核钙化。骨结构改变多表现为椎体边缘唇样骨质增生、硬化。

52．E　脊椎退行性变时，黄韧带肥厚、钙化表现为椎板内侧高密度影，硬膜囊侧后缘受压、移位。

53．D　椎体血管瘤 X 线平片表现为栅栏状，CT 横断面上椎体骨小梁稀少，增粗呈颗粒样。

54．D　血管瘤肿块内常见点状钙化。

55．A　大多数的结肠直肠癌在病理上为腺癌，其次为黏液癌、胶样癌、乳头状腺癌、类癌、腺鳞癌等。

56．C　囊卵巢肿多分界清楚、边缘光滑、囊壁薄而均匀一致，CT 上内容物呈均匀低密度，囊腔无分房。

57．A　易出现钙化性转移的盆腔内肿瘤是卵巢癌。

58．C　盆腔 CT 平扫空腹检查前 2～3 h 分多次口服含 1%泛影葡胺的清水 800～1000 ml，以充盈和识别盆腔肠管。检查应在膀胱充盈状态下进行。扫描范围通常自髂嵴水平至耻骨联合，层厚 10 mm，检查子宫及附件用 3～5 mm。已婚妇女可用纱条浸碘水填塞阴道，以便显示阴道及宫颈的位置。

59．B　卵巢畸胎瘤在 X 线平片上能看到富有特征性的骨或牙齿结构。CT 还可以显示肿瘤外形大小以及与周围的关系。畸胎瘤 CT 表现为密度不均匀的囊性肿块，囊壁厚薄不等，可有弧形钙化。由于有多种成分，所以内容物中虽有脂肪，但密度常较脂肪为高。改变体位扫描，其内容物可随重力而改变位置。如病变仅表现为囊性而无脂肪或钙化组织特征，则 CT 所见无特殊性。如见脂肪块内分层或脂-液平面，可诊断为囊性畸胎瘤。

60．C　股骨头无菌性坏死早期诊断的最佳检查为 MRI。

61．E　脊索瘤以男性多见，男女之比为 2∶1，骶尾部多见，约占 1/2，颅底部占 1/3，颈、胸、腰椎最少见，约占 1/6。

62．B　股骨头人工置换术后 CT 检查有伪影，影响图像质量。

63．D　骨囊肿 CT 图像为均匀一致的低密度区，正常骨小梁结构消失，CT 值近似水的密度，偶尔见到骨间隔者。

64．E　前列腺增生多发生在移行带，是老年男性的常见病，主要临床表现为尿频、尿急、夜尿增多及排尿困难。组织学上为腺体增殖而较少间质增殖，增殖可为弥漫性或局限性。主要是尿道周围腺体弥漫性增殖，引起前列腺中部增大，将膀胱三角区抬高，前列腺膀胱下部分（中叶）突入膀胱。这种增殖是进行性的，并伴膀胱三角区肌肉肥厚以及逐渐产生膀胱出口受限。

65．C　高分辨 CT 扫描对癌性淋管炎的诊断最有价值。

66．D　平扫可以显示剥离的内膜瓣。

67．D　腮腺炎症在临床上比肿瘤常见，局限性炎症可形成肿块，类似肿瘤。典型的弥漫性表现为腮腺普遍肿大，密度增高，但仍维持腮腺外形，不难与肿瘤鉴别。若炎症累及相邻软组织，边缘模糊不清，则不易与恶性肿瘤鉴别。若在肿胀区域内发现液气面，则提示为脓肿形成。

68．C　膈疝 CT 表现为左心后区囊袋状影，内含气液平面。

69．D　胶质母细胞瘤呈"花环样"强化。

70．D　双侧大脑半球最大的连接结构是胼胝体。

71．D　天幕或小脑幕增强显影有助于定位，因小脑幕切迹在不同层面有不同的形态：如在高于窦汇的层面上见天幕切迹呈"V"形，与大脑镰相连则为"Y"形；于窦汇层面则显示为"M"形，低于窦汇者呈"八"字线。位于上述"V""Y""M"两侧外方的病灶为幕上病变；其内侧的病灶为幕下病变。

72．E　对软组织的观察，CT 明显优于 X 线。软组织肿块在 CT 上易于观察。增强扫描有助于区别软组织肿块与其邻近组织，也有利于区别肿瘤和肿瘤周水肿，还有利于了解肿瘤内是否有囊变、坏死。动态增强扫描对骨和软组织肿瘤良恶性的判定有一定的帮助。

73．B　临床上根据肿瘤侵犯膀胱壁的深度对膀胱癌进行分期。

74．B

75．D　髋关节骨折时关节内有积脂气征。

76．D　颅面血管瘤的主要临床 CT 特点是面部血管痣、癫痫、大脑表浅部曲线样钙化。

77．E　脑白质剪切伤最常发生于灰白质交界区。

78．E　Schmorl 结节：CT 较普通 X 线片显示更清楚。表现为椎体上或下缘有边缘清楚的隐窝状压迹。多位于椎体上下缘的中后 1/3 交界部，常上下对称出现，形态常为圆形，中心密度较低的为脱出的髓核，周围有反应性骨硬化带。

79．A　嗜铬细胞瘤以 20～40 岁多见。

80．B　脑动脉闭塞性脑梗死的主要病因是脑的大或中等管径的动脉粥样硬化，继发血栓形成，导致管腔狭窄、闭塞。以大脑中动脉闭塞最多见，引起病变血管供应区脑组织坏死。

81．A　颅内出血主要继发于高血压动脉硬化破裂、脑血管畸形出血、脑梗死或脑栓塞后再灌注所致的出血性梗死等。以高血压脑出血最常见，多发于中老年患者，出血可发生于脑实质、脑室内和蛛网膜下腔，儿童及青壮年以脑血管畸形出血多见，颅内出血起病急、病情重。

82．A　骨囊肿是一种常见的骨疾患，病因不明，大多认为与外伤有关。一般无明显症状，或仅有隐痛，或在运动劳累后酸痛。多发生于儿童或青少年人的四肢长管状骨，以肱骨上段、股骨上段干骺端处多见。病变发生于骨骺端的松质骨内，随着年龄的增长，病变逐渐向骨干中段移位。骨囊肿病变范围可大可小，大者可达肱骨的 2/3 以上，小者直径为 1～2 cm。

83．A　椎管内髓外硬膜内肿瘤的首选检查方式为 CT 脊髓造影检查。

84．C　软组织血肿由高密度变为低密度时间为 1 个月。

85．E　观察脊髓病变应做磁共振检查。

86．C　MRI 检查对钙化和骨化不敏感。

87．A　肝癌血行转移最多见的部位是肺部。

88．B　高密度肾囊肿与肾结石增强扫描都明显强化，无法鉴别。

89．B　直肠癌血行转移最常见的部位是肝。

90．B　肝转移瘤以消化系统肿瘤多见。

91．D　霍奇金病很少侵犯心包横膈或后纵隔淋巴结。

92．A　骨巨细胞瘤好发于骨端。

93．C　硬膜外血肿局限，不跨越颅缝。

94．B　垂体腺瘤是鞍区最常见的肿瘤，居颅内肿瘤的第三位。本病成人多见，男女发病率相等，根据其大小可分为微腺瘤（≤10 mm）和大腺瘤（>10 mm）。

95．B　肝硬化的平扫表现：①肝大小的改变：中晚期肝硬化可出现肝叶增大和萎缩，也可为全肝萎缩，常见为尾状叶、左叶外侧段增大，右叶、左叶内侧段萎缩，致肝各叶大小比例失调；②肝形态轮廓的改变：结节再生和纤维化收缩，致肝表面凹凸不平，部分肝段的正常形态消失；③肝密度改变：肝脂肪变性、纤维化可引起肝弥漫性或不均匀性密度降低，较大而多发的再生结节可表现为散在的略高密度结节；④肝门、肝裂增宽，胆囊移位；⑤继发改变：脾增大、腹水、门静脉扩张，侧支循环形成，脾门、胃底、食管下段及腰旁静脉血管增粗扭曲。

96．D　椎间盘膨出的特征性表现为椎间盘对称性呈环形，超过椎体边缘。

97．E　喉头水肿做气管切开或气管插管。

98．D　纵隔肿瘤的好发部位常有一定的规律性，前纵隔肿瘤中胸骨后甲状腺肿位于前纵隔上部，胸腺瘤和畸胎瘤多位于前纵隔中部；中纵隔肿瘤以淋巴瘤常见，位于中纵隔的上中部；后纵隔肿瘤以神经源性肿瘤多见。

99．C

100．A　肺组织内含有大量气体，在胸片上呈低密度。

101．B　反"S"征是中央型肺癌的典型征象。

102．E　脑梗死病灶部位和范围与梗死血管分布有关。

103．A　后前位胸片上左肺下叶与心影重叠，肺不张因不容易发现而漏诊。

104．E　支气管肺癌时支气管阻塞常引起阻塞性肺气肿及阻塞性肺炎。

105．D　听神经瘤增强扫描，肿瘤明显均匀或不均匀强化，病变边界清楚。

106．E　肾盂肿瘤侵犯肾实质，可致肾盏移位、变形，是由于肿块阻塞造成肾盂和肾盏扩张、积水。

107．B　四肢关节标准体位必须包括病变相邻的一侧关节。

108. D　CT无法鉴别肾上腺转移瘤的性质。
109. B　骨关节骨折术后复查最好的检查方法是普通X线片。
110. E　缩窄性心包炎的特征性X线征象是心包壳状钙化。
111. C　维生素C缺乏容易引起坏血病。
112. C　喉和气管上端与C6下缘连接。
113. B　鼻咽部占位时咽旁间隙向外侧移位。
114. C　会厌癌很少有钙化。
115. E
116. D　小肠克罗恩病造影时，局部肠腔内系膜侧可见纵行线状溃疡，游离缘可见多发假憩室，CT显示多处小肠壁增厚，可见卵石征。
117. A　髓母细胞瘤易经脑脊液种植转移。
118. E　脂肪CT值为 –80 ~ –20 HU。
119. E　空气的CT值为 –1000 HU。
120. A　水的CT值为 0 HU。
121. E　脑转移CT表现：①平扫转移瘤可呈混杂、等、低或高密度，多发转移瘤大小不等，多位于皮质或皮质下。②瘤灶周围明显水肿是脑转移瘤的一个显著特征，常累及白质，较少累及灰质。③增强扫描病变可轻度到中度环形或结节状强化。④较大转移瘤易发生坏死及出血，个别可见钙化。肺、乳腺、肾及结肠癌转移多为低密度，淋巴瘤及黑色素瘤转移常为等密度或高密度；转移瘤出血易见于肾癌、乳腺癌、黑色素瘤和绒毛膜上皮癌。钙化常见于骨、软骨肉瘤脑转移。⑤单发巨大转移瘤的CT表现与胶质母细胞瘤相似，但转移瘤位置一般较表浅。⑥目前检查脑转移瘤最好的方法是增强MRI。
122. A　子宫肌瘤好发于肌壁间。
123. C　脑桥小脑角区最常见的肿瘤是神经鞘瘤。
124. E　骨肉瘤的影像典型征象为象牙样及棉絮状肿瘤骨。
125. C　中国肝癌病理协作组对于小肝癌的诊断标准是：单个癌结节的最大直径在3 cm以下，多个癌结节其数目不超过2个，其最大直径总和在3 cm以下。
126. C　小泡征常见于支气管肺泡癌。
127. C　根据肺癌发生部位，可将其分为三型，即中心型、周围型和弥漫型。中心型肺癌原发于段或段以上支气管，以在肺门区形成肿块并合并不同程度的支气管阻塞为其病理特征，以鳞癌多见。早期癌组织局限在支气管壁与腔内，无淋巴结或远处转移。依其生长方式可以分为结节型、浸润型和结节浸润型。
128. C　球形肺炎经对症有效治疗短期内可消失。
129. A　胃良性溃疡较多发生在胃小弯。
130. A　支气管肺隔离症的供血来自降主动脉。
131. D　右下叶支气管走行平直，视为主支气管的延续，因此异物容易进入。
132. E　肾盂输尿管重复畸形的首选方法是尿路造影。
133. D　声门是喉腔最狭窄的部位。
134. E　肾盂与肾盏结石呈鹿角状。
135. D　原发型肺结核是指人体初次感染结核分枝杆菌所引起的肺结核病，仅5% ~ 15%发展成临床活动性结核病。最常见于儿童，少数可见于青年。结核分枝杆菌经呼吸道吸入后进入肺泡，产生急性渗出性改变，称为原发病灶。同时经淋巴管蔓延，引起结核性淋巴管炎与结核性淋巴结炎。肺部原发灶、局部淋巴管炎和所属淋巴结炎三者合称为原发复合征。
136. D　大叶性肺炎分为充血期、实变期（包括红色肝样变期与灰色肝样变期）、消散期。
137. E　儿童青枝骨折是不完全骨折。